"十四五"时期国家重点出版物出版专项规划项目

生殖内分泌学

REPRODUCTIVE ENDOCRINOLOGY

第**2**版

顾 问 张以文 郎景和 陈贵安 庄广伦

主 编 陈子江

副主编 秦莹莹 郁 琦 田秦杰 赵 涵

人民卫生出版社
·北京·

图书在版编目（CIP）数据

生殖内分泌学 / 陈子江主编 . —2 版 . —北京：
人民卫生出版社，2024.5
ISBN 978-7-117-36269-6

Ⅰ.①生…　Ⅱ.①陈…　Ⅲ.①生殖生理学 －内分泌学
Ⅳ.①R339.2

中国国家版本馆 CIP 数据核字（2024）第 087692 号

| 人卫智网 | www.ipmph.com | 医学教育、学术、考试、健康，购书智慧智能综合服务平台 |
| 人卫官网 | www.pmph.com | 人卫官方资讯发布平台 |

生殖内分泌学
Shengzhi Neifenmixue
第 2 版

主　　编：陈子江
出版发行：人民卫生出版社（中继线 010-59780011）
地　　址：北京市朝阳区潘家园南里 19 号
邮　　编：100021
E - mail：pmph @ pmph.com
购书热线：010-59787592　010-59787584　010-65264830
印　　刷：人卫印务（北京）有限公司
经　　销：新华书店
开　　本：889 × 1194　1/16　印张：40
字　　数：1075 千字
版　　次：2016 年 9 月第 1 版　　2024 年 5 月第 2 版
印　　次：2024 年 6 月第 1 次印刷
标准书号：ISBN 978-7-117-36269-6
定　　价：239.00 元

打击盗版举报电话：010-59787491　E-mail：WQ @ pmph.com
质量问题联系电话：010-59787234　E-mail：zhiliang @ pmph.com
数字融合服务电话：4001118166　E-mail：zengzhi @ pmph.com

编委名单

（以姓氏笔画为序）

丁利军	南京大学医学院附属鼓楼医院	李　朋	上海交通大学医学院附属第一人民医院
丁玲玲	山东大学附属生殖医院	李　梅	山东大学附属生殖医院
千日成	同济大学附属第十人民医院	李　铮	上海交通大学医学院附属第一人民医院
王　姝	北京协和医院	李　蓉	北京大学第三医院
王　婷	复旦大学附属妇产科医院	李晓燕	北京协和医院
王海滨	厦门大学	杨　菁	武汉大学人民医院
王雁玲	中国科学院动物研究所	杨冬梓	中山大学孙逸仙纪念医院
石玉华	广东省人民医院	吴克良	山东大学附属生殖医院
叶碧绿	温州医科大学附属第一医院	吴庚香	武汉大学人民医院
田秦杰	北京协和医院	何金彩	温州医科大学附属第一医院
史精华	北京协和医院	何晓晴	北京大学第三医院
邢　琼	安徽医科大学第一附属医院	谷智越	北京协和医院
朱　兰	北京协和医院	冷金花	北京协和医院
朱依敏	浙江大学医学院附属妇产科医院	宋　颖	北京大学第三医院
朱夏琴	北京协和医院	张　丹	浙江大学医学院附属妇产科医院
乔　杰	北京大学第三医院	张　炜	复旦大学附属妇产科医院
华克勤	复旦大学附属妇产科医院	张　倩	山东大学附属生殖医院
刘培昊	山东大学附属生殖医院	张　锋	复旦大学附属妇产科医院
刘嘉茵	南京医科大学第一附属医院	张爱军	上海交通大学医学院附属瑞金医院
许　超	山东大学附属生殖医院	陈子江	山东大学附属生殖医院
阮祥燕	首都医科大学附属北京妇产医院	陈向锋	上海交通大学医学院附属仁济医院
孙　刚	上海交通大学医学院附属仁济医院	林　戈	中信湘雅生殖与遗传专科医院
孙　斐	浙江大学医学院附属邵逸夫医院	林金芳	复旦大学附属妇产科医院
孙　赟	上海交通大学医学院附属仁济医院	郁　琦	北京协和医院
孙海翔	南京大学医学院附属鼓楼医院	周灿权	中山大学附属第一医院
严　杰	北京大学第三医院	赵　涵	山东大学附属生殖医院
苏椿淋	复旦大学附属妇产科医院	赵世斗	山东大学附属生殖医院
杜艳芝	上海交通大学医学院附属仁济医院	洪　燕	上海交通大学医学院附属仁济医院
李　予	中山大学孙逸仙纪念医院	秦莹莹	山东大学附属生殖医院

袁　媛　中山大学附属第一医院　　　　　　焦　雪　山东大学附属生殖医院

袁明振　山东大学第二医院　　　　　　　　谢燕秋　广东省人民医院

党玉洁　山东大学附属生殖医院　　　　　　鄢海蓝　北京协和医院

高　媛　山东大学附属生殖医院　　　　　　鲍海丽　厦门大学

郭淑萍　濮阳市妇幼保健院　　　　　　　　颜　磊　山东大学附属生殖医院

黄荷凤　复旦大学附属妇产科医院　　　　　颜军昊　山东大学附属生殖医院

曹云霞　安徽医科大学第一附属医院　　　　戴　毅　北京协和医院

崔琳琳　山东大学附属生殖医院　　　　　　鞠　蕊　首都医科大学附属北京妇产医院

鹿　群　首都医科大学附属北京朝阳医院　　魏代敏　山东大学附属生殖医院

梁晓燕　中山大学附属第六医院

编写秘书　党玉洁

主编简介

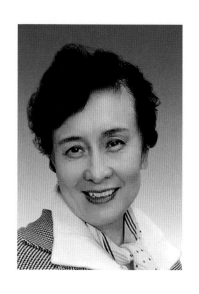

陈子江　中国科学院院士,山东大学讲席教授,主任医师。山东大学附属生殖医院首席专家,山东大学妇儿与生殖健康研究院院长,生殖医学与子代健康全国重点实验室首席科学家,国家辅助生殖与优生工程技术研究中心主任。任国际生殖协会联盟(International Federation of Fertility Societies,IFFS)常务理事兼IFFS国际组织特使。

　　师从著名妇产科学家苏应宽教授,1989年获医学博士学位。三十多年来,始终工作在妇产科生殖医学临床、科研和教学一线,立足国家人口健康重大战略需求,围绕生殖健康及出生缺陷重大临床和科学问题,深度揭示人类配子发生与早期胚胎发育规律,阐释PCOS、POI等生殖重大疾病的病因机制,针对生殖医学辅助生殖技术应用的疑点和新技术问题,牵头完成了系列多中心临床试验研究,产出了多项对生殖医学临床实践具有重大影响的成果,为不孕症防治和出生缺陷防控做出重要贡献。获得国际同行高度赞誉:"中国已成为生育治疗临床研究的领导者"。主编及参编国家级规划教材《妇产科学》《生殖内分泌学》等专业书籍10余部。牵头制订了《不孕症诊断指南》和《多囊卵巢综合征中国诊疗指南》等10余项临床诊疗规范,推动了我国生殖疾病规范化诊疗的进程。作为导师,培养了百余名研究生。

　　先后主持完成国家重点研发计划、"973"项目、"863"计划、国家自然科学基金基础科学中心项目、国家自然科学基金重点项目等多项课题。以通信作者在国际高水平期刊 N Engl J Med、Lancet、JAMA、Science、Nature、Cell、Nature Medicine、Nature Genetics、Cell Research 等发表论文百余篇,连续多年入选爱思唯尔"中国高被引学者"。成果入选"2019年度中国医学重大进展""2022年度中国生命科学十大进展"。2023年荣获国际雄激素过多-多囊卵巢综合征学会"Walter Futterweit临床研究卓越奖",入选妇产科学和内分泌与代谢两个领域全球前2%"终身影响力顶尖科学家"和"2023年度影响力顶尖科学家"。曾获全国创新争先奖、国家科学技术进步奖二等奖、何梁何利基金科学与技术进步奖、教育部高等学校科学技术进步奖一等奖、谈家桢生命科学成就奖、全国"五一"劳动奖章等奖励和荣誉。

生殖内分泌学

REPRODUCTIVE ENDOCRINOLOGY

第 2 版 前言

《生殖内分泌学》首版于 2016 年出版，承蒙广大医师同道和医学院校学生们的厚爱，6 年内累计印刷 5 次，印数逾万册。回顾过去的 6 年，生殖内分泌学领域无论基础研究还是临床实践都取得了突飞猛进的进展，尤其是我国学者在本领域做出了不懈努力，取得了诸多令人瞩目的成果。鉴于此，再版此书以保存经典补充新知，有利于更好地聚焦前沿进展。

《生殖内分泌学》(第 2 版)为"十四五"国家重点出版物出版专项规划项目图书，在第 1 版的基础上，对框架及内容进行了完善调整，每一章内容也作了补充更新。首先，注重基础研究与临床疾病诊疗进展的交叉融合，聚焦常见生殖内分泌疾病发生机制的重大进展，补充了病因学研究的最新进展。结合临床需求，新增"胎盘发育及功能"和"精子发生异常的机制研究进展"章节，前者关注胚胎植入、子宫内膜 - 蜕膜分化和胎盘发育等妊娠建立和维持过程中的关键核心事件；后者则从临床常见男性不育的病因出发，系统论述精子发生异常的病因，并提出干预新方法。其次，重视生殖健康维系的整体观，增加了"代谢紊乱与生殖健康"和"菌群与生殖健康"等内容，将代谢、维生素、微量元素及菌群等躯体内环境或微环境与生殖疾病和妊娠结局联系起来。再次，持续关注辅助生殖领域的诊疗新技术，补充了"卵巢功能不全的治疗新技术"和"辅助生殖技术的前沿进展"等新内容，围绕卵巢功能不全诊疗和胚胎体外培养体系的完善优化，介绍了延迟摄像技术、人工智能技术、无创检测技术、甲基化测序技术和线粒体置换疗法等创新技术在辅助生殖技术中的应用情况。此外，基于我国学者在生殖疾病临床研究取得的重大成果，本书特别设立了"辅助生殖领域的临床研究"一章，系统论述了开展临床研究的常见方法和关键技巧，以期提升我国临床研究的整体水平。最后，基于"积极提高生育水平、应对人口老龄化"的国家战略，新增了"生育调控"的相关内容，强调在新时期生育政策环境下，需将计划生育与优生优育相结合，为大众提供全方位、全周期的生殖健康咨询和服务，促进全民生殖健康水平的提高。

此外，在长期临床循证研究和实践积累的基础上，我国生殖内分泌学专家组共同努力，笔耕不辍，又陆续制订了适用于中国患者的《早发性卵巢功能不全的临床诊疗中国专家共识》《胚胎植入前遗传学诊断 / 筛查技术专家共识》和《排卵障碍性异常子宫出血诊治指南》等共识和指南，有力地推动了我国生殖内分泌疾病及不孕症的诊疗规范化进程。

本书编者都是我国生殖内分泌领域卓有成就的专家学者，他们在繁重的临床与科研任务暇时字斟句酌，孜孜以求，力臻完美，确保了本书的顺利再版。特别感谢本书顾问郎景和院士、张以文教授、陈贵安教授以及已故的庄广伦教授对本书的贡献，在此衷心感谢所有为本书编撰、出版作出贡献的同道们！

本书既可供从事妇产科、生殖医学科、内分泌科和儿科等专业的临床医师参阅,又适合高等医学院校学生尤其是相关专业研究生精读。本书出版之际,恳切希望广大读者在阅读过程中不吝赐教,欢迎发送邮件至邮箱 renweifuer@pmph.com,或扫描下方二维码,关注"人卫妇产科学",对我们的工作予以批评指正,以期再版修订时进一步完善,更好地为大家服务。诚挚致谢!

陈子江

中国科学院院士

2024 年 5 月

人卫妇产科学

第1版 序

几年之前,我曾为陈子江、刘嘉茵主编的《多囊卵巢综合征》写过一篇序言。我的中心思想是强调生殖内分泌学是妇产科学基础。

现在,子江等教授又把沉甸甸的《生殖内分泌学》巨著呈奉给广大妇产科同道,是"雪中送炭",是"锦上添花"? 总之给人一种狂喜。

余从事妇产科临床,五十年有余,始终对生殖内分泌学或者该专业医生有一种从心底生发的敬畏,它复杂、它重要,深藏大学问矣! 唯其为此,我们对生殖内分泌学敬而近之,畏而学之。这就是我们喜欢这本书,推荐这本书的缘由。

这部书的特点是从基础和临床涉猎广泛深入、阐述周详;这部书的优点是既跟踪国际现代发展,又不吝推出本土自己的经验和观点,所谓"中西合璧";这部书的亮点是,集中专家共识,形成在生殖内分泌学领域多项诊治指南。有理论价值,又有实践意义。

生殖内分泌学不仅关乎妇女一生各个时期的健康,也关乎后代孕育、民族繁衍;而且,它与全身多个器官系统均有联系,相互影响。所以,无论从事妇产科哪个亚专业的医生,甚至其他学科的医生,都应将其视为必备的知识和技能。

生殖内分泌的未知数尚多,其发生分泌与调节、器官、组织与功能均有广阔的探索领域、深入的研究学问,希望这部书能发挥一点启示和标杆作用。

我们又从循证医学进入精准医学时代了,但这仅仅是开始。也许最后解决问题的不完全是技术,而是哲学。

谢谢编著者和读者!

郎景和

二〇一六年秋

生殖内分泌学
REPRODUCTIVE ENDOCRINOLOGY

第1版 前言

在人类生生不息、不断进化的历史长河中,生殖与发育始终贯穿于整个生命过程,包括从精子、卵子发生到受精胚胎发育,从母体子宫内到新生命诞生,从青春期到生育期直至生命的终老。生命过程之所以能够完美运行,是因为人体内存在着组织严密、调节有序和精美绝伦的生殖内分泌调节系统,其核心就是大脑皮层、下丘脑 - 垂体 - 性腺轴。该系统任何环节调节失控,都可能引起配子发生发育或激素产生分泌异常,导致生殖障碍和生殖内分泌疾病的发生。临床上此类疾病发生率占妇科疾病半数以上,包括异常子宫出血、多囊卵巢综合征、闭经、高催乳素血症、原发性卵巢功能不全和复发性流产等,主要表现为不孕不育、月经失调等,而远期并发症及一些常见慢性病和肿瘤,如糖尿病、心血管病和子宫内膜癌等,影响广大女性的终身健康。早在 20 世纪 70 年代,生殖内分泌学(reproductive endocrinology)已成为国际上认可的一个相对独立的临床和科研领域(substantive area),是妇产科和生殖医学交叉形成的分支学科。由此可见,生殖内分泌学对不孕不育诊疗、辅助生殖技术的应用、生殖健康和人类繁衍的重要性是不言而喻的。

近年来,随着基因、蛋白质和代谢组学、细胞克隆和基因编辑等技术的突飞猛进发展,生殖、发育及内分泌调节的生理和病理研究也取得了前所未有的进展;跨学科的交叉研究,动物模型或直接地对患者的研究,让我们从发育学、遗传学和免疫学等方面对人类生殖的神经内分泌调控、卵巢局部微环境和生殖相关疾病的病理生理变化有了更深入的了解;植入前遗传学诊断和单细胞基因测序技术等辅助生殖技术的开展,为生殖内分泌疾病导致的不孕不育诊疗开辟了新领域,为提高人类生殖健康水平和减少出生缺陷提供了新的治疗手段。在长期临床循证研究和实践积累的基础上,我国生殖内分泌学专家组共同努力,制定了中国人适用的《多囊卵巢综合征诊断标准》《闭经诊断与治疗指南(试行)》和《异常子宫出血诊断与治疗指南》等标准和规范,推动了我国生殖内分泌疾病及不孕症的诊疗规范化进程。总之,无论是围绕疾病机制的基础研究,还是针对患者管理的临床实践,使得医师与科学家联系更加紧密,使生殖内分泌疾病的一些复杂问题得以逐步解决,也为我们进一步揭示人类生殖奥秘带来新曙光。

本书针对临床上的常见疾病和热点问题,从经典疾病机制和诊疗规范出发,结合日新月异的研究进展,将近年来本领域国内外众多专家学者的实践经验和研究成果收集整理,同时将他们的学术观点和前瞻思考整合并呈现给大家,旨在承前启后,深入浅出,普及教育,使读者格物致知,有所裨益,力求为今后的学术探索提供启迪,为生殖内分泌疾病的临床诊疗提供依据和参考。

本书编者都是我国生殖内分泌领域卓有成就的专家学者,他们在繁重的临床与科研任务暇时字斟句酌,孜孜以求,力臻完美,确保了本书的顺利问世。在此衷心感谢所有为本书编撰、出版作出贡献的同道们!

本书承蒙中华医学会妇产科学分会第九届、第十届主任委员、中国工程院院士郎景和教授亲笔作序，十分荣幸与欣喜，他酣畅而精辟的文字，既道出了前辈们的远见卓识，又彰显了对年轻学者在事业上的爱护与支持，在此表示深深的敬意和感谢！在此还要特别感谢我国生殖内分泌学界的前辈们，我尊敬的老师张以文教授、庄广伦教授和陈贵安教授多年来对我的栽培，他们对本书出版的贡献，远远超出了学术顾问和文字本身！

　　本书既可供从事妇产科、生殖医学科、内分泌科和儿科等专业的临床医师参阅，又适合高等医学院校学生尤其是相关专业研究生精读。由于医学和生命学科发展迅猛，加之编撰时间仓促，书中难免会存在一些不妥之处，望同道和读者不吝赐教，欢迎发送邮件至邮箱 renweifuer@pmph.com，对我们的工作予以批评指正，以期再版修订时进一步完善。诚挚致谢！

陈子江

2016 年 9 月

目　录

第一部分　生殖内分泌学基础

第二部分　临床生殖内分泌学

二维码资源

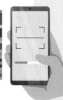

扫描二维码观看配套增值服务：

1. 首次观看需要激活，方法如下：①用手机微信扫描封底蓝色贴标上的二维码（特别提示：贴标有两层，揭开第一层，扫描第二层二维码），按界面提示输入手机号及验证码登录，或点击"微信用户一键登录"；②登录后点击"立即领取"，再点击"查看"，即可观看配套增值服务。

2. 激活后再次观看的方法有两种：①手机微信扫描书中任一二维码；②关注"人卫助手"微信公众号，选择"知识服务"，进入"我的图书"，即可查看已激活的配套增值服务。

生殖内分泌学
REPRODUCTIVE ENDOCRINOLOGY

第一部分

生殖内分泌学基础

1

第一章
神经内分泌学

第一节 下丘脑 - 垂体轴的结构与神经内分泌调节机制

神经内分泌学包含医学2个传统领域：神经科学和内分泌学。神经科学部分研究神经元活动，内分泌学部分研究激素的作用。下丘脑神经细胞与其他神经细胞的不同之处是可将接受的神经冲动在细胞内转化为合成激素的信息，产生的激素释放到循环系统发挥调节作用，因此下丘脑是神经调节与内分泌调节的连接点和协调中心。垂体是人体复杂且重要的内分泌器官，其功能受到下丘脑释放激素的调控，并分泌多种激素调节机体的生长发育、代谢及生殖等活动，是卵巢、肾上腺和甲状腺等内分泌器官的控制中心。

一、下丘脑 - 垂体轴的认识历程

人类对下丘脑及垂体的认识始于20世纪20~30年代，而且对垂体的认识早于对下丘脑的认识。1926年，Philip Smith与Bernard Zondek均发现每天给未成年小鼠注射新鲜垂体提取液可使受体小鼠出现性早熟；1927年，Philip Smith与E. T. Engle发现垂体切除可以阻断性成熟。基于这些观察，20世纪30年代，Dorothy Price及Carl Moore提出垂体与性腺之间可能存在相互作用。20世纪30年代，F. H. Marshall与G. W. Harris等发现刺激家兔的大脑，尤其是下丘脑，可诱发排卵；20世纪40年代，Frederick Dey发现破坏小鼠下丘脑不同部位可导致其持续发情或停止发情，提示下丘脑的不同区域对生殖周期具有不同的调控作用。

在下丘脑与垂体解剖结构的认识方面，G. T. Popa与U. Fielding首先发现有血管连接基底前脑（basal forebrain）与垂体前叶；1935年，B. Houssay在显微镜下观察到沿垂体柄走行的血管及自大脑至垂体的血流；1936年，G. B. Wislocki与L. S. King对正中隆起及下丘脑的组织学进行研究发现正中隆起部位有致密的毛细血管网汇集成门静脉后注入垂体前叶的第二级毛细血管网，这种结构之后被命名为垂体门脉系统。19世纪，Ramon Y Cajal首次描述了进入神经垂体的神经束；在20世纪20年代证实该神经束源自下丘脑的视上核和室旁核。

20世纪30年代，Bernard Zondek提出垂体可能产生2种促性腺激素，不久之后H. L. Fevold与F. L. Hisaw成功分离并纯化了这2种激素：黄体生成素（luteinizing hormone，LH）与卵泡刺激素（follicle stimulating hormone，FSH）。1962年，R. W. Bates分离了催乳素（prolactin，PRL）与生长激素（growth hormone，GH）。1968年，Guillemin实验室从羊的下丘脑中分离得到促甲状腺激素释放激素（thyrotropin releasing hormone，TRH），1年后确定其化学结构为三肽；1971年，Schally的实验室从猪的下丘脑中分离出促性腺激素释放激素（gonadotropin releasing hormone，GnRH），又经过6年的努力确定了其化学结构为十肽，他们俩人也因此获得了1977年诺贝尔奖。此后，生长抑素（somatostatin，SS）、促肾上腺皮质激素释放激素（corticotropin releasing hormone，CRH）及生长激

素释放激素(growth hormone releasing hormone, GHRH)相继分离成功,并确定了化学结构。

二、下丘脑

下丘脑是间脑的一部分,位于大脑基底部,对称地分布于第三脑室侧壁和底部,下方为视交叉与垂体。依据解剖结构,下丘脑由内向外分为3个区域:室周区、内侧区和外侧区。按照矢状轴又分为前区(视上区)、中间区(结节漏斗区)和后区(乳头体区)。从细胞构成而言,下丘脑由约10%的神经元和90%的胶质细胞构成。神经元是高度分化的细胞,通过树突和轴突执行接收和传递信息的功能。神经元间的信号转导是通过化学性神经递质实现的,主要包括氨基酸(如乙酰胆碱、谷氨酸、γ-氨基丁酸)、生物胺(如去甲肾上腺素、肾上腺素、多巴胺、5-羟色胺)及神经肽(如β-内啡肽、kisspeptin、神经激肽B、强啡肽)等。胶质细胞不仅是神经元的支持细胞,还能够对神经元释放的递质产生应答,易化神经细胞营养物的转运,并在血-脑屏障中起重要作用。

(一)下丘脑核团

神经元细胞体紧密聚集的部位称为核团。在下丘脑室周区及内侧区有较多的核团分布,下丘脑的外侧区虽然占据下丘脑体积的大部分,但主要由神经纤维构成,其中包含的核团较少。按照矢状轴的分布,前区的核团包括视前核、室周核、视交叉上核、视上核与室旁核;中间区的核团有腹内侧核、背内侧核、弓状核及正中隆起;位于后区的核团有乳头体核、下丘脑后核、乳头体上核与结节状核。下丘脑核团的生理功能包括维持生物节律、调节睡眠与觉醒、调节血浆渗透压、调节心血管系统、调节体温、调节饮食与代谢、调节生殖功能、调节生长发育及应激反应等。

(二)下丘脑的神经联系

下丘脑并不是一个孤立的结构,一方面,它与中枢神经系统的其他区域有着广泛的联系,它可以从传入神经接收冲动,并向中枢神经系统的各个区域投射传出神经冲动。传入神经冲动源自脑干、丘脑、基底节、大脑皮质及嗅区;传出神经冲动可投射至大脑皮层、边缘系统、基底核、丘脑、脑干及脊

髓,传入与传出神经形成反馈环路。下丘脑的各个核团之间、内外侧区之间也存在内在联系,主要由短的、无髓鞘的小轴突连接。另一方面,下丘脑通过调节垂体功能间接影响全身各系统的功能。下丘脑中与垂体功能调节相关的神经元包括2种:神经内分泌小细胞与神经内分泌大细胞。神经内分泌小细胞主要位于下丘脑的内侧基底部,如视前区、腹内侧核、视交叉上核、弓状核及室周核等区域,其轴突末梢终止于正中隆起处的垂体门脉系统的第一级毛细血管网,其分泌的激素释放到毛细血管网的血液中,调节腺垂体的分泌活动;神经内分泌大细胞位于视上核、室旁核等处,其轴突末梢终止于神经垂体,分泌的激素经轴突输送到神经垂体贮存。总之,下丘脑神经元接受中枢神经系统其他部位传来的信息,将其转变为调控垂体激素释放的信息,通过调控垂体激素的释放,进而影响全身的功能活动,因此下丘脑是联系神经调节和体液调节的中枢。

(三)GnRH神经元

下丘脑神经元中与生殖内分泌功能关系最密切的是分泌促性腺激素释放激素的GnRH神经元。据估计下丘脑中GnRH神经元的数量为1 500~2 000个,散在分布于从嗅球至内侧基底下丘脑之间的连接线上,主要位于弓状核漏斗部和视前叶中部。GnRH神经元的轴突主要投射于正中隆起、边缘系统和神经垂体,释放GnRH作为神经递质,发挥神经内分泌调控作用。

三、垂体

(一)垂体的结构

垂体位于蝶鞍窝内,由腺垂体和神经垂体组成。腺垂体来自胚胎口凹的外胚层上皮,而神经垂体是由间脑底部的神经外胚层向腹侧突出的神经垂体芽发育而成。腺垂体又分为远侧部(垂体前叶)、中间部和结节部,神经垂体包括神经部和漏斗2部分,神经垂体的神经部与腺垂体的中间部合称垂体后叶。

垂体前叶由腺体组织构成,在苏木素伊红(HE)染色标本中,根据腺细胞着色的差异,可将其分为嫌色细胞和嗜色细胞2大类,后者又分为嗜酸

性细胞和嗜碱性细胞。嗜酸性细胞数量较多，占垂体前叶腺细胞总数的 40%，包括 2 种细胞：生长激素细胞与催乳素细胞；嗜碱性细胞数量较嗜酸性细胞少，约占 10%，包括 3 种细胞：促甲状腺激素细胞、促性腺激素细胞和促肾上腺皮质激素细胞；而嫌色细胞目前认为可能是脱颗粒的嗜色细胞，或是处于形成嗜色细胞的初期阶段。垂体的中间部为退化的薄层组织，含有与神经垂体存在联系的阿黑皮素原（pro-opiomelanocortin，POMC）细胞，可释放垂体中间部促肾上腺皮质激素样肽（corticotropin-like intermediate peptide，CLIP）。垂体结节部含有促性腺激素细胞和促甲状腺激素细胞。

神经垂体与下丘脑直接相连，两者是结构和功能上的统一体。神经垂体主要由无髓神经纤维和神经胶质细胞组成，其中无髓神经纤维主要来源于下丘脑视上核与室旁核神经内分泌大细胞神经元的轴突。神经垂体其本身不产生激素，其释放的激素源自视上核和室旁核的神经内分泌大细胞，该神经元胞体内含有许多分泌颗粒，内含抗利尿激素和催产素，分泌颗粒沿神经轴突运输至垂体神经部，贮存于此，释放入窦状毛细血管内。

（二）垂体的血液供应

垂体上动脉从结节部上端进入神经垂体的漏斗，在该处形成毛细血管网，称为第一级毛细血管网，该毛细血管网下行至结节部汇集成十余条垂体门微静脉，并沿垂体柄下行进入垂体前叶，再度形成第二级毛细血管网。垂体门微静脉及其两端的毛细血管网共同构成垂体门脉系统，是下丘脑与腺垂体功能联系的结构基础，保证了下丘脑激素的脉冲式传递不受循环系统的稀释。如前所述，20 世纪 30 年代确立了经典垂体血流模式"自上而下"的概念，近年来的研究对垂体的血流模式提出了新见解，认为垂体前叶的血流可逆向流入神经垂体的漏斗，进而流入下丘脑；也可流入神经部，再逆向流入漏斗，然后再循环到前叶或下丘脑，构成血液在垂体内的循环流动。垂体神经部的血供主要来自垂体下动脉，血管进入神经部分支成为窦状毛细血管网。

（三）下丘脑与垂体的联系

下丘脑与神经垂体是一个整体，两者之间的神经纤维构成下丘脑神经垂体束；下丘脑与腺垂体之间的联系主要为垂体门脉系统的体液联系，传统认为垂体前叶仅有少量自主神经纤维支配垂体前叶内血管的舒缩，近年来的研究发现垂体前叶内亦有若干种肽能神经纤维分布，据此提出了垂体前叶的神经体液双重调节假说。

四、下丘脑 - 垂体轴的神经内分泌调节

（一）下丘脑腺垂体系统

1. 下丘脑分泌的腺垂体调节激素 下丘脑分泌 2 种性质的调节激素：释放激素和释放抑制激素。目前已知有 9 种调节激素，绝大部分是肽类物质，与垂体靶细胞膜受体结合，通过第二信使转导信号发挥作用。释放激素促进靶细胞中激素的合成和激素颗粒的出胞过程，释放抑制激素则表现出相反的作用。由于这些激素的分子量较小且没有与之结合的蛋白，会被迅速降解，因此在外周循环中的浓度极低。垂体门脉系统的独特结构保证了微量的下丘脑调节激素可迅速并直接到达腺垂体发挥生物学作用，而不必通过体循环被稀释或降解。

（1）生长激素释放激素与生长抑素：生长激素释放激素（growth hormone releasing hormone，GHRH）是一种四十四肽，主要由分布在下丘脑弓状核及腹内侧核的神经元产生。GHRH 的释放呈脉冲式，相应地腺垂体生长激素的分泌也呈脉冲式。近年来的研究发现，GHRH 不仅可以促进腺垂体生长激素的分泌，还能够直接作用于垂体外的多种组织，如促进伤口愈合和抑制心肌细胞凋亡等。生长抑素（somatostatin，SS）是一种十四肽，主要由分布在室周核及弓状核的神经元产生。SS 在体内的作用比较广泛，不仅能抑制垂体生长激素的分泌，还能抑制其他腺垂体激素的分泌。SS 还具有多种垂体外作用，如在中枢神经系统起神经递质或调质的作用，对胃肠道运动及消化液的分泌有抑制作用。

（2）促甲状腺激素释放激素：其化学结构为三肽，是最小的肽类激素之一，分泌促甲状腺激素释放激素（thyrotropin-releasing hormone，TRH）的神经元主要分布于下丘脑中间基底部。TRH 的主要作用是促进腺垂体促甲状腺激素（thyroid stimulating hormone，TSH）的合成和释放，也可以

促进催乳素的释放。

(3) 促肾上腺皮质激素释放激素：其化学结构为四十一肽，分泌促肾上腺皮质激素释放激素（corticotropin releasing hormone，CRH）的神经元主要分布在下丘脑室旁核。CRH促进腺垂体合成和释放促肾上腺皮质激素（adrenocorticotropic hormone，ACTH）及内啡肽（endorphin）。CRH的分泌主要受生物节律和应激刺激的调节，呈脉冲式和昼夜节律性释放，在早晨达高峰，白天释放量较高，午夜达最低，与腺垂体分泌ACTH及肾上腺分泌皮质醇的节律一致。当机体处于应激状态时，CRH的分泌量增加，促使肾上腺皮质激素大量分泌，提高机体对伤害性刺激的耐受能力。有研究表明，过量CRH可抑制GnRH的脉冲式释放，与精神性下丘脑性闭经和运动性闭经等生殖功能异常有关。

(4) 促性腺激素释放激素：其化学结构为十肽，产生促性腺激素释放激素（gonadotropin releasing hormone，GnRH）的神经元主要分布于下丘脑的弓状核、内侧视前区及室旁核等处。GnRH促进腺垂体合成和分泌促性腺激素。出生后GnRH水平随个体发育呈"U"形曲线变化，3~6个月时GnRH短暂而明显地增加，之后进行性下降并保持在低水平，至青春期前又显著增加，驱动青春期启动并促进性成熟。GnRH呈脉冲式释放，其周期和振幅对腺垂体促性腺激素释放及性腺活动的调节至关重要。GnRH脉冲的频率减慢导致无排卵和闭经，而频率加快或持续暴露于GnRH时，促性腺激素的合成和分泌会受到抑制，血中促性腺激素水平下降，称为"降调节作用"，与腺垂体促性腺激素细胞表面GnRH受体的耗竭有关。

(5) 催乳素释放因子与催乳素释放抑制素：催乳素释放因子（prolactin-releasing factor，PRF）与催乳素释放抑制素（prolactin release inhibiting hormone，PRIH）分别促进和抑制腺垂体催乳素（prolactin，PRL）的分泌，并以抑制作用为主。目前认为多巴胺是主要的PRIH，而PRF则包括血管活性肠肽（vasoactive intestinal peptide，VIP）、TRH和催乳素释放肽（prolactin releasing peptide，prRP）。

(6) 促黑素细胞激素释放因子与促黑素细胞激素释放抑制因子：促黑素细胞激素释放因子（melanophore stimulating hormone releasing factor，MRF）与促黑素细胞激素释放抑制因子（melanophore stimulating hormone release inhibiting factor，MIF）分别促进和抑制腺垂体黑素细胞刺激素（melanophore stimulating hormone，MSH）的分泌，但其化学结构尚未确认。

2. 腺垂体分泌的激素 目前已知的腺垂体分泌的激素至少有7种，其中TSH、ACTH、FSH与LH均作用于各自的内分泌靶器官，属于促激素，构成"下丘脑-垂体-靶器官轴"形式的三级水平的调节，而GH、PRL与MSH则分别直接作用于靶细胞或靶组织发挥调节作用。

(1) 生长激素：由191个氨基酸残基构成，分子量22kDa。GH是腺垂体中含量最多的促激素，分泌GH的生长激素细胞占腺垂体细胞总数的50%。GH的基础分泌呈节律性的脉冲式释放，通常1~4小时出现1次脉冲，这是由下丘脑GHRH的脉冲式释放决定的。GH可通过直接激活靶细胞的GH受体或间接诱导外周组织释放IGF-1产生促进生长等效应，其靶组织有肝脏、骨骼肌、肾、心、肺等。

(2) 催乳素：由199个氨基酸残基和3个二硫键构成，分子量23kDa。由于催乳素细胞和生长激素细胞起源于同一种前体细胞，所以PRL的分子结构与GH相似，但垂体中PRL的含量只有GH的1/100。血清中还存在二聚体或多聚体形式的大分子PRL，称为巨催乳素，约占血清总催乳素的10%，这些大分子量的PRL表现出较低的受体结合活性，其生理功能尚不完全清楚。PRL的生理作用为维持母体泌乳功能，具体包括促进乳腺发育，引起并维持泌乳，降低生育功能和抑制性冲动。一般情况下，PRL的分泌主要处于下丘脑PRIH的抑制作用之下，所以当肿瘤压迫垂体柄影响垂体门脉循环时，PRIH的抑制作用减弱，会导致高催乳素血症，而高水平的PRL则会抑制脉冲式促性腺激素的分泌，影响女性生殖。

(3) 黑素细胞刺激素：分为MSH-α与MSH-β 2种亚型，人类的垂体中绝大部分为MSH-β，是一种18肽激素，作用于黑素细胞，促进酪氨酸转化为黑色素，使皮肤、毛发等含黑素细胞的部位颜色加深。其分泌受到 MRF 及 MIF 的调节。

（4）促甲状腺激素：由 211 个氨基酸残基构成，整个分子由 α 及 β 2 条肽链构成，作用于甲状腺滤泡上皮细胞，促进细胞增生，促进甲状腺激素的合成和释放。TSH 的分泌受到下丘脑 TRH 的调节及甲状腺激素的反馈调节。TSH 的释放也呈脉冲式，并具有昼夜节律性，但由于其半衰期相对较长，所以 TSH 的波动幅度较小。

（5）卵泡刺激素与黄体生成素：该 2 种激素属于促性腺激素，均由垂体促性腺激素细胞合成，与生殖内分泌功能最为密切。两者均由 α 及 β 2 条肽链构成，两者的 α 链结构相同，不同的 β 链结构决定了两者不同的生理功能。在女性中，两者协同作用，共同促进卵泡的发育及排卵，促进性激素的合成与分泌。FSH 的主要作用为促进卵泡生长发育和雌激素合成与分泌，LH 的主要作用为促进卵母细胞成熟和排卵、促进雄激素合成和黄体形成与维持。二者的合成与分泌均受下丘脑 GnRH 的脉冲式调节，但其调控模式有所差异：高频 GnRH 脉冲会促进 LH 的合成与分泌，而低频 GnRH 脉冲则会刺激 FSH 的合成与分泌。GnRH 的脉冲式释放将对应地产生 LH 与 FSH 的节律性分泌，而 LH 的半衰期短且短期分泌十分依赖 GnRH，故可通过外周血 LH 的脉冲模式推测 GnRH 的脉冲节律。此外，FSH 和 LH 都会受到性腺激素的反馈调节。

（6）促肾上腺皮质激素：为三十九肽激素，作用于肾上腺皮质束状带，促进肾上腺皮质组织的增生，并促进肾上腺皮质激素的合成与分泌，从而维持新陈代谢的稳态和介导神经内分泌应激反应。ACTH 的分泌受下丘脑 CRH 的调节，与 CRH 的分泌节律一致，呈现脉冲式和昼夜节律性释放，并在机体应激状态下分泌增加。

（二）下丘脑神经垂体系统

如前所述，下丘脑视上核、室旁核等部位的神经内分泌大细胞的轴突经过下丘脑垂体束延伸至神经垂体。视上核和室旁核主要分泌血管升压素和催产素，暂时贮存于神经垂体，在适宜的刺激下释放入血发挥生理作用。

1. 血管升压素　又称抗利尿激素，是由下丘脑的视上核和室旁核的神经内分泌大细胞分泌的九肽激素，经下丘脑垂体束到达神经垂体后叶后释放出来。其主要作用是在血容量减少或渗透压升高时引起血管收缩，并提高远曲小管和集合管对水的通透性，促进水的吸收，是维持血容量和渗透压稳定的关键性调节激素。

2. 催产素　由下丘脑视上核和室旁核的神经内分泌大细胞产生，经下丘脑垂体束输送到垂体后叶分泌，再释放入血。催产素能在分娩时引发子宫收缩，对分娩晚期和分娩后胎盘部位的止血十分重要。催产素还能刺激乳汁分泌，协助母性行为的建立。

（三）下丘脑 - 垂体轴的反馈调节

在正常状态下，体内各类激素的分泌量是相对稳定的。内分泌腺活动的稳定性，除受神经系统的调节控制外，某些内分泌腺之间的相互协调也非常重要。

下丘脑肽能神经元从功能上与相关的下级内分泌腺体和靶组织之间构成调节环路，以维持各种激素水平的稳态。下丘脑存在很多不同水平的反馈，终末靶腺体或组织所分泌的激素对其产生长反馈调节；垂体激素以短反馈环的形式实现对下丘脑激素分泌的调节；下丘脑分泌的激素对下丘脑本身也有超短反馈调节作用。

（陈子江　赵世斗）

第二节　神经递质对下丘脑激素释放的影响

神经元脉冲性释放的促性腺激素释放激素（gonadotropin releasing hormone，GnRH）是神经网络对生殖功能调节的最终步骤，在此之前，GnRH 神经元接收来自其他脑区及外周感觉神经等复杂神经网络的传入信息，并将这些信息进行整合，最终体现为 GnRH 脉冲频率及幅度的变化。在神经网络中不同神经元之间信息的传递是通过神经递质（neurotransmitter）完成的。神经递质是指由突触前神经元合成并在末梢处释放，经突触间隙扩散，特异地作用于突触后神经元或效应器细胞上的受体，引起信息从突触前传递到突触后的一些化学物质。利用分子生物学技术，人们发现 GnRH 神经元表达多种神经递质受体，如去甲肾上腺素受体、谷氨酸受体、γ- 氨基丁酸（γ-aminobutyric acid，GABA）受体、神经肽 Y（neuropeptide Y，NPY）受体等。从 20 世纪 80~90 年代开始，人们陆续发现了一些对 GnRH 释放起调节作用的神经递质，主要包括氨基酸类、生物合成胺类及神经肽类递质，其调节作用复杂。限于研究的难度及伦理学问题，目前对人体内各种神经递质的具体作用机制及其相互之间的作用关系尚不明确，多数研究结果来源于动物实验。

1. 生物合成胺类递质 包括儿茶酚胺类（如去甲肾上腺素、肾上腺素、多巴胺）及 5- 羟色胺，主要分布在正中隆起附近，不同的胺类递质对 GnRH 释放的调节作用不同，其中去甲肾上腺素促进 GnRH 的释放；而多巴胺、5- 羟色胺则抑制其释放，其中分泌多巴胺的结节漏斗束源自下丘脑内侧基底部，其轴突终止于正中隆起，对垂体催乳素的分泌也有抑制作用。

2. 氨基酸类神经递质 分为兴奋性递质和抑制性递质。谷氨酸主要起兴奋作用，在下丘脑的弓状核、视上核、室旁核等部位都有较高的浓度，谷氨酸通过增加 NO 浓度而促进 GnRH 的释放。GABA 通过使突触膜电位超极化，降低兴奋性递质引起的活化，对 GnRH 的释放具有抑制作用，进而抑制 LH 脉冲和峰值形成。

3. 神经肽类递质 包括阿黑皮素原（pro-opiomelanocortin，POMC）及其衍生物（如黑素细胞刺激素、内啡肽）、神经肽 Y、生长抑素、血管活性肠肽、血管升压素、催产素等，这些肽类递质中绝大多数对 GnRH 神经元的具体生理作用尚不明确，可能通过多种复杂的途径实现调节作用。下丘脑产生的肽类释放激素，如 CRH、GHRH、TRH 等，对 GnRH 神经元也有调节作用。如 CRH 对 GnRH 的释放具有抑制作用，当机体应激时，CRH 肾上腺轴活性增强，同时 CRH 抑制 GnRH 脉冲发生器，使下丘脑 - 垂体 - 卵巢轴（hypothalamic-pituitary-ovarian axis，HPO）的功能受到抑制。

近年来下丘脑 GnRH 神经元上游 KNDy 神经元群的发现拓宽了人们对 GnRH 分泌调控的认识。KNDy 神经元主要位于弓状核及前腹侧室周核，可产生 kisspeptin、神经激肽 B（neurokinin B，NKB）和强啡肽 3 种神经递质。其中，kisspeptin 是 KISS1R 的配体，KISS1R 是一种 G 蛋白偶联受体，又称为 GPR54，在大多数 GnRH 神经元中表达。kisspeptin 与该受体结合后可刺激 GnRH 的释放，外源性给予 kisspeptin 可使血 LH 水平明显升高、FSH 水平小幅度升高。动物实验证明生理状态下释放入垂体门脉系统的 kisspeptin 也存在着节律，而 kisspeptin 拮抗药物能够降低 LH 的脉冲节律，说明 KNDy 神经元可能还参与了 GnRH 的脉冲式释放。2003 年在 2 个低促性腺激素性闭经家系中发现 *KISS1R* 基因突变，突变导致 KISS1R 功能丧失，进一步研究显示 *Kiss1r* 与 *Kiss1* 基因敲除小鼠表现出低促性腺激素状态，并出现性成熟障碍和生育力低下。随着研究的深入，人们发现 kisspeptin 在介导性激素对 GnRH 分泌的反馈调节方面发挥着重要作用。在卵泡发育过程中，雌激素对 GnRH 释放的正负反馈调节至关重要。研究发现 GnRH 神经元并不表达雌激素受体，雌激素对 GnRH 释放的调节作用是通过对类固醇激素敏感的神经元释放的神经递质间接作用于 GnRH 神经元实现的。KNDy 神经元与 GnRH 神经元的胞体和神经末梢之间都有直接的突触联系，而 KNDy 神经元本身又是类固醇激素作用的靶点。动物实验发现雌激素可抑制 KNDy 神经元产生 kisspeptin，而 kisspeptin/KISS1R 通路被阻断后雌激素对 GnRH 的负反馈作用消失，说明 kisspeptin 可能是雌激素反馈作用的介导者。另外，NKB 是速激肽家族的一员，啮齿类与灵长类动物实验证明其可以通过调控 GnRH 刺激 LH 的分泌，而且可能是通过刺激 kisspeptin 释放而间接实现的。强啡肽是一种内源性阿片肽，可能介导了孕激素对 GnRH 节律的负反馈作用。

另外，下丘脑对生殖功能的调节还受到代谢性因素的影响，代谢调控生殖功能是通过复杂的神经网络实现的，涉及多种细胞和多种神经递质。如产生 POMC 及其衍生物(如内啡肽)的细胞是瘦素、胰岛素的靶细胞,而内啡肽对 GnRH 的释放有抑制作用;又如 NPY 是调控体重和代谢的重要神经内分泌因子,GnRH 神经元表达 NPY 受体,而且 NPY 可刺激 GnRH 的释放。

(陈子江 赵世斗)

———————— 参考文献 ————————

1. STRAUSS J F, BARBIERI R L. Yen & Jaffe's reproductive endocrinology: physiology, pathophysiology, and clinical management. 7th ed. Philadelphia: Elsevier Health Sciences, 2013.

2. JAMESON J L. 哈里森内分泌学. 3 版. 胡仁明, 李益明, 译. 北京: 科学出版社, 2018.

2 第二章
生殖内分泌激素的合成与功能

第一节 促性腺激素释放激素及促性腺激素的作用

一、促性腺激素释放激素

促性腺激素释放激素（gonadotropin releasing hormone，GnRH）为下丘脑分泌的生殖调节激素，其生理作用是调节垂体促性腺激素的合成和分泌，生成促性腺激素，将其从储备池中动员至释放的位置，继而直接释放。

（一）产生部位及运输

GnRH 神经细胞在下丘脑弓状核合成并分泌 GnRH，转运至中隆，直接通过垂体门脉系统输送到腺垂体，或通过脑室膜细胞持续释放入第三脑室。GnRH 含量最多的部位是在下丘脑核团的正中隆起弓状核（arcuate nucleus，ARC）。弓状核对调节 GnRH 脉冲式释放起重要作用。性激素可能通过刺激弓状核神经元突触联系反馈调节 GnRH 释放。弓状核中的神经肽 Y（neuropeptide Y，NPY）可能是联系能量营养与生殖功能的"桥梁"，从而协调生殖与代谢的稳定。GnRH 以黄体生成素释放激素为主，促使脑下垂体前叶释放大量的黄体生成素（luteinizing hormone，LH）及较少的卵泡刺激素（follicle stimulating hormone，FSH），故也称促黄体素释放激素（luteinizing hormone releasing hormone，LHRH）。

（二）分泌特点

GnRH 呈间歇而规律的脉冲式分泌，由弓状核内部固有的节律决定。GnRH 分泌量甚小且主要通过门脉系统进入垂体前叶，外周血中含量甚微，不易测出。GnRH 分泌神经元与其他神经元交互连接，因此多种神经递质、激素及生长因子可交互作用并调节 GnRH 释放。GnRH 半衰期仅 2~4 分钟，由于 GnRH 半衰期短暂并且迅速被周围循环稀释，血液内的 LH 脉冲频率与 GnRH 分泌基本一致，常用测定血 LH 浓度变化以间接判断 GnRH 释放脉冲的频度与幅度。由于传递有生物效应的 GnRH 仅限于垂体门脉系统，对生殖周期的控制就需 GnRH 持续不断释放，并且需有精确的节律与幅度。

试验发现在卵巢周期的不同时期 GnRH 脉冲的频度与幅度是不同的。妇女早卵泡期 GnRH 脉冲频率为 90~120 分钟 / 次，晚卵泡期的高雌激素（estrogen，E）水平抑制 GnRH 的脉冲频率，呈现低幅高频型；孕激素（progesterone，P）抑制 GnRH 的脉冲频率，在黄体期为 3~4 小时 / 次，呈低频高幅型。Knobil 和 Hotchkiss 的研究显示 GnRH 的脉冲频率变化从晚卵泡期的 71 分钟到黄体晚期的 216 分钟。

（三）基因表达和化学结构

包括一个含 23 个氨基酸的信号肽、10 个氨基酸的 GnRH、1 个断裂位点及含 56 个氨基酸的 GnRH 相关蛋白（GnRH associated protein，GAP）。1971 年，Schally 及 Guillemin 分别从猪和羊的下丘脑分离并提纯了 GnRH，确定其结构为 10 肽，由 10 个氨基酸形成 "U" 字形排列，即（焦）谷组色氨酸及其氨基酸末端，是 GnRH 的活性基团，与靶细胞上的受体结合,通过细胞膜的钙通道进入细胞。10 个氨基酸中的第 2、3 位氨基酸残基是生物活性中心,第 4~10 位氨基酸残基参与和受体的结合,第 8 位氨基酸为 GnRH 调控促性腺激素合成后释放的关键。第 6 位甘氨酸、第 5 及 7 位氨基酸的连接易被内肽酶所破坏,第 9 和 10 位的甘氨酸的连接也易被羧基酰胺肽酶切断。故 GnRH 在血液循环中的半衰期仅为 2~4 分钟。若第 6 位氨基酸被 D 型氨基酸替代,第 10 位甘酰胺代之以乙基胺,则可提高与受体的亲和力及耐酶解的能力,成为 GnRH 的高效激动剂。在下丘脑性不排卵的病例,可应用脉冲式 GnRH 促成排卵,用合成的 9 肽的 GnRH 类似物或激动剂增强效应。根据不同的激动剂可为 10 肽 GnRH 数 10~100 倍受体结合效应。开始应用的几天,FSH 和 LH 大量分泌并释放,为升调节期,数天后下丘脑的 GnRH 受体被持续占据,不能反映 GnRH 的脉冲刺激,FSH、LH 的分泌被抑制,此时起的是降调节作用。

到目前根据对受体的亲和力,GnRH 可分为 3 种类型:GnRH Ⅰ、GnRH Ⅱ 和 GnRH Ⅲ。GnRH Ⅰ 即传统的 GnRH;GnRH Ⅱ 和 GnRH Ⅲ 存在于多种人类以外的动物,可能不直接参与促性腺激素的合成与分泌的调控。现已发现人类的 GnRH Ⅱ 基因位于 20 号染色体 P13,与 GnRH Ⅰ 基因有明显区别,GnRH Ⅱ 在中枢神经系统的分布与 GnRH Ⅰ 也明显不同,GnRH Ⅱ 在脑外表达最高,在人体中的作用尚不清楚。GnRH Ⅲ 的存在已经在人脑中被确认,但其作用不明,公认序列尚未在人类基因组中发现。

(四) KNDy 神经元对于下丘脑 GnRH 的分泌调节

1. kisspeptin 的发现 下丘脑 - 垂体 - 卵巢轴(HPO 轴)是大家熟知的经典反馈通路。性激素的正负反馈是调控 GnRH 脉冲频率的重要因素,但 GnRH 神经元上没有性激素受体(雌激素受体、孕激素受体),因此这一联接点一度被称为失联点 "missing link"。在 GnRH 发现后的 30 多年,这个失联点一直是一个未解之谜。直到发现了 kisspeptin 这个古老保守的神经传导介质速激肽(又称"吻肽")大家族中的一员才得以解

密,成为神经内分泌学进程中的里程碑式突破性进展。

kisspeptin 于 1996 年首次发现,它被认为是青春期开始、调节性类固醇反馈和控制成人生育能力的相关因子。KISS 由 *KISS1* 基因编码,是 G 蛋白偶联受体 54(G-protein coupled receptor 54,GPCR54)的配体,现在称为 KISS1R。KISS1 基因的产物是 kisspeptin-10、kisspeptin-13、kisspeptin-14 和 kisspeptin-54 的 154 个氨基酸前体。目前的研究发现,人类的 KNDy 神经元位于下丘脑视前区和漏斗部。但除了 KNDy 神经元外,研究证实 kisspeptin-1 mRNA 的表达遍布整个中枢神经系统中,除此之外还包括胎盘、子宫、卵巢和肠道。KISS1 在生殖调控中的作用最初是 De Roux 等报道了 *GPR54* 基因突变与特发性下丘脑性腺功能减退症相关,青春期发育延迟的患者存在 *GPR54* 基因功能缺失,而 GPR54 活化增强则会引起中枢性性早熟。进一步检查发现 kisspeptin 是调控 GnRH 脉冲频率、介导性激素反馈调节 GnRH 神经元的重要中间介质。kisspeptin-1 mRNA 上调或下调可以参与 E_2 对 GnRH 脉冲分泌的负反馈和正反馈调节。

2. 神经激肽 B/NK3R 通路 哺乳动物中 3 种主要的神经激肽是物质 P(substance P,SP)、神经激肽 A(neurokinin A,NKA)和神经激肽 B(neurokinin B,NKB),这些神经激肽的受体分别是 NK1R、NK2R 和 NK3R。Neurokinin B 是 1 种十肽,由 *TAC3* 基因编码,NKB 与其受体 NK3R 结合,该受体由 *TACR3* 基因编码。NK3R 不仅存在于 KNDy 和下丘脑 GnRH 神经元上,而且还存在位于中枢神经系统之外的器官和组织中,如子宫、肠、胎盘和肠系膜静脉。Topaloglu A. K. 等报道了在携带 *TAC3/TACR3* 基因突变的家系中出现了多位下丘脑性腺功能减退患者;而导致其过度激活的突变则会导致性早熟。在具有 *TAC3* 或 *TAC3R* 基因失活突变的患者中使用 NKB 可恢复 LH 脉冲性分泌,进而恢复性腺功能,证实了 NKB 在调节性腺功能中的重要作用,从而证明了 NKB 是在 GnRH 脉冲分泌调控中的另一重要分子。

3. 强啡肽 /KOR 通路 在哺乳动物中,内源

性阿片肽（EOP）系统由，3个配体和3类受体家族组成：内啡肽，脑啡肽和强啡肽（Dynorphin，Dyn），分别对应3类受体：δ、μ和κ，它们都是G蛋白偶联的七跨膜受体。Dyn主要通过κ-阿片受体（κ-opioid receptor，KOR）发挥其作用。许多证据表明，Dyn参与了动物和人类中性激素的负反馈作用，Dyn似乎充当GnRH/LH分泌的"刹车"。

在正常月经周期的女性中，Dyn通过抑制下丘脑GnRH脉冲式分泌而参与月经周期和生殖轴的调节。阿片受体拮抗剂纳洛酮的研究可能提供一些证据。在正常男性中服用纳洛酮可提高平均LH水平。纳洛酮在年轻男女中的作用可能与Dyn介导性激素的负反馈有关。同时研究发现，注射Dyn可以抑制女性GnRH/LH的脉冲频率，这种作用能被KOR拮抗剂阻断。以上研究均证明了Dyn在GnRH脉冲分泌调控中的重要作用。

4. KNDy神经元作为GnRH/LH分泌的脉冲调节器 KNDy是位于下丘脑的一组神经元，能够共表达kisspeptin、NKB、Dyn 3种神经肽，共同参与生殖内分泌的调节。KNDy神经元还可以表达NK3R和KOR。通过NKB的刺激作用及Dyn的抑制作用，以自分泌和旁分泌方式协同调节。KNDy神经元通过NKB/NK3R、Dyn/KOR通路形成"自动突触反馈"而产生的kisspeptin的"振荡输出"是下丘脑内的GnRH脉冲发生器的起搏器。除了表达KOR和NK3R，KNDy神经元还表达雌二醇受体α（estradiol receptor α，ERα）和孕激素受体（progesterone receptor，PR），而GnRH神经元既不表达ERα也不表达PR；因此，KNDy神经元被认为是生殖系统中反馈回路的中心节点。

在大鼠中，KNDy神经元的同源核位于弓状核，E_2可抑制弓状核中KISS1 mRNA的表达，参与E_2对下丘脑GnRH/LH脉冲式分泌的负反馈调节；在前腹侧室周核（人类没有同源核）参与E_2对下丘脑GnRH/LH脉冲式分泌的正反馈调节，其中雌二醇上调KISS1 mRNA合成，导致LH激增。发生负反馈的弓状核似乎在物种之间相当保守，而发生类固醇激素正反馈的下丘脑结节对每个物种更具特征性。

GnRH神经元上并没有孕酮受体，在KNDy/GABA神经元上有孕酮受体。研究显示，孕酮通过GABA神经元发挥负反馈作用，降低GnRH的频率和振幅。当孕酮对GABA神经元的负反馈降低或消失时，GnRH/LH的频率和振幅增加。雄激素降低GABA神经元上孕酮受体的敏感性，减少孕酮受体数量，从而干扰孕酮的负反馈作用。以上的新认识促进了对生殖内分泌生理病理及发病机制的理解，如生殖衰老、绝经综合征、下丘脑垂体性闭经、中枢性性早熟、多囊卵巢综合征等。

5. KNDy神经元的临床意义 kisspeptin和NKB有望用来治疗病理性中枢性性腺功能减退症，对于GPR54基因突变而导致的特发性低促性腺激素性性腺功能减退患者、TAC3或TAC3R基因失活突变的患者中使用kisspeptin及NKB可恢复LH分泌的脉冲和性腺功能。

kisspeptin拮抗剂也为潜在的新型女性避孕药提供方向，阻止LH排卵峰值的能力，排卵将被抑制，但是雌激素产生和卵泡发育将继续；kisspeptin及NKB的拮抗剂有助于使"LH相对过度分泌"正常化，这有助于改善PCOS患者的卵泡发育和排卵情况，PCOS患者给予NKB拮抗剂后LH脉冲频率和分泌减少，随后睾酮水平显著降低；NKB及kisspeptin的拮抗剂还可以在不影响基础LH分泌的情况下减少LH脉冲的频率/幅度，与GnRH类似物相比，可以降低更年期副作用，如性欲减退、潮热和骨质丢失等。目前开发的NK3R受体拮抗剂有望用来治疗绝经后妇女出现的潮热症状，目前也已有随机、双盲实验中成功使用NK3R受体拮抗剂治疗绝经后潮热。

（五）GnRH类似物

天然GnRH受体为一种G蛋白受体，可通过三磷酸肌醇及甘油二酯作为第二信使刺激蛋白激酶，释放钙离子和激活环磷酸腺苷（cyclic adenosine monophosphate，cAMP）。该受体由14号染色体长臂21.1的基因编码并表达于许多脑外组织中。GnRH受体受许多因素影响，包括GnRH本身、抑制素、激活素、雌激素及孕激素。

通过将不同位置的氨基酸进行置换或去除，可以得到一些化学结构和促性腺激素释放激素相似的化合物，称为促性腺激素释放激素类似物，包括促性腺激素释放激素激动剂（GnRH-agonist，GnRH-a）和促性腺激素释放激素拮抗剂（GnRH antagonist，GnRH-A）。GnRH-a与天然的GnRH作用相同，是因为替换了天然GnRH第6或10位氨基酸，半衰期延长，与受体的亲和性增加数十倍至百倍，且更加稳定。使用GnRH-a后，由于这是一种激动剂且作用更强，与垂体细胞的受体结合后会促使其分泌FSH和LH增加，继而需要受体变构恢复，以待下一个脉冲信号刺激。由于GnRH-a对GnRH受体有更高的亲和力，与GnRH受体的结合更为持久，使受体不能复位接受新的脉冲信号而失活。当GnRH-a持续存在时，大部分的受体被占据并移至细胞内，使垂体细胞表面的GnRH受体明显丢失并得不到补充而缺乏GnRH受体，不能对内源性或外源性的GnRH进一步发生反应。此外，持续而非脉冲式兴奋垂体可能增加了垂体的无反应性，使垂体的FSH和LH分泌显著减少，呈药物去垂体状态，卵巢处于卵泡早期甚至达绝经水平，称为垂体的降调节。这就是在辅助生殖技术中采用这种降调节达到使垂体呈现FSH和LH的低分泌状态，不再有LH峰出现，再使用外源性促性腺激素（gonadotropin，Gn）刺激卵巢生长较多卵泡，从而一次获得多枚卵泡发育以达到一次获得多个可移植胚胎的作用。这种降调节状态会随停药而逐渐恢复。

GnRH-A的特点是天然十肽GnRH中多个氨基酸被取代。GnRH-A通过竞争性阻断GnRH受体而产生效应，没有最初应用GnRH-a后的垂体刺激作用，起效迅速，抑制效果呈剂量依赖性，保留垂体的反应性，对症状的早期改善更有效。GnRH-A同样可以在辅助生殖技术中广泛应用，可以在卵泡生长到一定大小时直接抑制垂体LH峰的出现，从而可使一批卵泡同步生长，达到一次获得多枚卵泡的效果。目前GnRH类似物在辅助生殖技术中应用广泛，同时通过长期降调节可以治疗多种性激素依赖性疾病，如子宫内膜异位症、子宫肌瘤、卵巢癌、乳腺癌、儿童性早熟、前列腺增生、前列腺癌等，可降低子宫颈癌的风险。胎盘自身可生成GnRH或GnRH样多肽物质。

二、促性腺激素

（一）产生部位

包括促卵泡激素（FSH）和黄体生成素（LH），均由腺垂体促性腺激素细胞即腺垂体嗜碱性细胞分泌。腺垂体位于垂体窝前方，即垂体前叶，它有许多分泌不同调节激素的细胞群，如分泌促性腺激素、催乳素等的细胞群。

（二）分泌特点及化学结构

腺垂体对GnRH的脉冲式刺激起反应，亦呈脉冲式分泌。

FSH和LH均为糖蛋白，均由α和β两个亚基肽链以共价键结合而成。其α亚基的结构相同，β亚基的结构不同，β亚基决定激素特异性抗原性和特异功能，但需与α亚基结合成完整分子才具活性。α亚单位基因位于第6号染色体，LH和FSH的β亚单位基因分别位于第19和第11号染色体。α亚单位有种属差异，但无激素差异，β亚单位是决定激素特异的抗原性及生理功能的部分，和α亚单位合成后各自释放入血液循环，结合后方能发挥其生物活性。

（三）生理作用及机制

FSH是卵泡发育必需的激素，主要生理作用是促进窦前卵泡及窦状卵泡的生长发育；激活颗粒细胞芳香化酶，促进雌二醇的合成与分泌；调节优势卵泡的选择和非优势卵泡的闭锁；在卵泡晚期与雌激素协同，诱导颗粒细胞生成LH受体，为排卵及黄素化作准备。LH的主要生理作用是在卵泡期刺激卵泡膜细胞合成雄激素，为E_2的合成提供底物；排卵前促使卵母细胞进一步成熟及排卵；在黄体期维持黄体功能，促进孕激素、雌激素合成与分泌。

LH和FSH发挥生物活性时，应首先与其相应的细胞膜上的受体相结合，然后进入细胞，使细胞发挥2种功能：细胞质内促成类固醇激素的合成，在细胞核内促进蛋白质复制，合成DNA，导致细胞增殖。Gn经过细胞内作用后大部分与受体分离而继续运行于血液循环中，有的受体可以再与相应组织受体结合而发挥生物作用，其余的经肝脏代谢，肝脏将激素的涎酸部分分解去除，剩余部分经肾脏排泄。Gn 的半衰期及稳定性与涎酸成分的比重有密切关系,LH 含涎酸 2%,代谢和排泄较快,半衰期为 30 分钟;FSH 含涎酸 5%,半衰期为 3 小时。

（四）分泌调控

垂体 Gn 的分泌受下丘脑 GnRH 和卵巢雌、孕激素等的综合调控。促使垂体合成与分泌 LH、FSH。GnRH 在雌激素的协同作用下,多次脉冲间断刺激,有诱导 GnRH 受体的作用,从而提高垂体对 GnRH 的敏感性。

雌、孕激素对垂体有正负反馈作用。

1. 负反馈　较小量的雌激素对垂体的 FSH 分泌产生明显抑制作用,对 LH 也有一定的抑制作用;雌激素也抑制下丘脑的 GnRH 分泌,又通过阿片类物质抑制 GnRH 脉冲的幅度而抑制垂体促性腺激素的释放。孕激素协同雌激素抑制垂体功能。

2. 正反馈　性激素是在负反馈的基础上产生正反馈作用。有报道称雌激素水平持续在 300pg/ml 左右时,便可以迅速增加 Gn 的释放。随着卵泡的发育,雌激素水平增高并持续一定时间,垂体的促性腺激素分泌量增多,并在雌激素的作用下垂体前叶促性腺激素分泌细胞合成更多的 GnRH 受体,分泌细胞对 GnRH 的敏感性也提高,至卵泡晚期雌激素的分泌达高峰时,垂体分泌的促性腺激素,尤其是 LH 骤然升高形成峰值,造成血清中促性腺激素的峰状分泌,从而诱发卵母细胞的减数分裂;LH 峰又可诱导成熟卵泡壁上的多种酶的活性,消化和水解卵泡壁组织形成一个薄弱点,并促使卵泡外膜细胞分泌前列腺素,引起卵泡收缩增加卵泡内压,在 LH 峰值后 36 小时左右,挤压卵母细胞卵丘复合物从卵泡壁薄弱点排出,成熟卵泡破裂并排卵。小剂量孕酮在月经中期可以加强雌激素的作用,诱导 LH 峰的出现。

3. 抑制素　抑制素为一种糖蛋白,共 2 种,分别为抑制素 A 和抑制素 B。近代对在卵巢周期调节中作用的研究有所进展,发现抑制素 A 和抑制素 B 虽然都对 FSH 的分泌有抑制作用,但其分泌模式不同。抑制素 A 在早、中卵泡期处于较低水平,在晚卵泡期上升,并与 LH 同时达高峰分泌,排卵后一过性下降,于黄体中期再次达到高峰,与雌激素水平的周期变化基本一致。而抑制素 B 则在早、中卵泡期上升,以后逐渐下降,于黄体卵泡过渡期再次上升,其分泌的周期性变化与 FSH 基本一致。上述变化提示抑制素在卵巢周期调节中对 FSH 的调控有重要意义,在黄体卵泡过渡期抑制素 A 的下降引发 FSH 分泌增加,对卵泡发育募集有重要作用;而抑制素 B 在早、中卵泡期的上升参与对晚卵泡期 FSH 的降调作用,对卵泡和非优势卵泡的选择有重要意义。

（五）促性腺激素制剂

人类对促性腺激素使用的历史可以概括为从孕马血清、垂体提取物、尿 Gn 直至使用基因重组的 Gn。促性腺激素制剂目前广泛应用于辅助生殖技术,现在广泛使用的还有基因重组 FSH(rFSH)制剂,也有基因重组 LH(rLH)制剂。促性腺激素的发明和使用为排卵障碍患者和辅助生殖技术带来了革命性的变革。尤其是在 GnRH 激动剂和拮抗剂的配合使用下,使得辅助生殖技术的一次性获卵率、可移植胚胎率大大上升,临床妊娠率、胚胎着床率和活产率都得到很大提高。至于各类产品的优劣,大多数临床研究结果显示无论何种制剂对辅助生殖技术结果没有影响或差异不显著,包括着床率、妊娠率、流产率等。

三、下丘脑 - 垂体 - 卵巢轴

下丘脑分泌 GnRH,调节垂体促性腺激素释放,调节卵巢周期。卵巢分泌的性激素对下丘脑、垂体又具有反馈调节作用。下丘脑、垂体与卵巢之间相互调节及相互影响,形成完整而又协调的神经内分泌系统,称为下丘脑 - 垂体 - 卵巢轴(hypothalamic-pituitary-ovarian axis,HPO)。由于下丘脑生殖调节激素由神经细胞分泌,下丘脑 - 垂体 - 卵巢轴调节属于神经内分泌调节。

下丘脑是 HPO 轴的启动中心。中枢神经系统对下丘脑抑制影响的解除和下丘脑促性腺激素释放激素(GnRH)、促性腺激素(Gn)脉冲分泌的激活是启动 HPO 轴功能的关键。GnRH 的分泌受到来自循环的激素信号(特别是垂体促性腺激素和卵巢性激素)的反馈调节,也受神经递质的调节。激素的反馈调节作用按作用方式分为正反馈和负反馈,正反馈起促进作用,负反馈起抑制作用。反馈调节按路径分为长反馈、短反馈和超短反馈,长反馈是指卵巢分泌到循环中的性激素对下丘脑垂体的反馈作用;短反馈是指垂体激素对下丘脑 GnRH 分泌的影响;超短反馈是指血液中的 GnRH 反过来作用于下丘脑,调节自身的合成、分泌。另外,来自更高神经中枢的神经递质也影响下丘脑 GnRH 的分泌,如去甲肾上腺素可促进 GnRH 释放,内源性鸦片肽抑制 GnRH 释放,而多巴胺对 GnRH 分泌具有促进和抑制双重作用。

HPO 轴是完整而协调的神经内分泌系统。下丘脑通过分泌 GnRH 调节垂体 FSH 和 LH 的释放,控制性腺发育和性激素的分泌。女性生殖具有周期性,卵巢在促性腺激素的作用下发生周期性排卵,并伴有性激素分泌的周期性变化;而卵巢性激素对中枢生殖调节激素的合成和分泌又具有反馈调节作用,使循环中的 FSH 和 LH 呈现周期性变化。女性生殖内分泌与全身内分泌系统存在密不可分的联系,如 GnRH-Gn 系统与下丘脑促甲状腺激素释放激素(TRH)-促甲状腺激素(TSH)-甲状腺素(TH)系统、促肾上腺皮质激素释放激素(CRH)-促肾上腺皮质激素(ACTH)-皮质醇系统、促生长激素释放激素(ghrelin)/生长激素释放激素(GHRH)/生长抑素(SS)-生长激素(GH)系统、多巴胺(DA)-催乳素(PRL)系统之间都存在复杂的联系。

(一)下丘脑和垂体对卵巢的调控作用

GnRH 呈脉冲式分泌后,与垂体 Gn 分泌细胞膜特异受体结合后变构形成激素受体复合物,将信息传入细胞内促进激素合成等生理反应,细胞于反应后即进入不反应的惰性状态,稍停息后再恢复它对新刺激的敏感性和活动能力,促性腺激素分泌必须呈间歇性方能有效应。GnRH 脉冲频率的刺激对信号转导通路的差异修饰在不同的促性腺激素合成和分泌过程中有重要的作用,它们参与了转录因子的修饰过程。

FSH 是刺激卵泡发育最首要的激素。它促使窦前卵泡及窦状卵泡颗粒细胞的增殖与分化,分泌卵泡液,促使卵泡生长发育;前一周期黄体晚期及早卵泡期 FSH 的升高,促使卵巢内窦状卵泡募集;激活芳香化酶系统,合成与分泌雌激素;参与卵巢

卵泡自分泌与旁分泌物质的合成与分泌,促使优势卵泡的选择;诱导颗粒细胞生成 LH 受体。

在卵泡早期,间质细胞及其内卵泡膜细胞上出现 LH 受体,LH 与之结合后启动细胞内一系列酶活动合成雄激素;排卵前 LH 峰能促使卵母细胞最终成熟及排卵;黄体期低水平 LH 能支持卵巢黄体功能,促使孕酮和雌激素分泌。

(二)卵巢性激素的反馈作用

卵巢在接受下丘脑和垂体激素的正调节作用的同时,它分泌的性激素也对下丘脑和卵巢的功能产生反馈调节,以此来保证生殖周期的正常规律。使下丘脑兴奋,分泌性激素增多称为正反馈(positive feedback);反之,则称为负反馈(negative feedback)。

小剂量雌激素对垂体的 FSH 和 LH 分泌产生负反馈抑制作用;雌激素也抑制下丘脑的 GnRH 分泌,又通过阿片类物质抑制 GnRH 脉冲的幅度,从而抑制垂体促性腺激素的释放。孕激素协同雌激素抑制垂体功能,也可通过阿片类物质抑制 GnRH 的调节。小剂量的孕激素在黄体期可以降低 GnRH 的脉冲频率,对中枢形成很强的负反馈调节。如果黄体中期孕激素和雌激素分泌不足,或对下丘脑和垂体的负反馈减弱,不能抑制内源性的 FSH 分泌波出现,就可能诱导卵泡发育,形成非卵泡期的卵泡成熟。

性激素是在负反馈的基础上产生正反馈作用。有报道称雌激素水平一旦达到 300pg/ml 左右并保持一定时间,垂体的促性腺激素分泌量增多,并在雌激素的作用下使垂体促性腺激素分泌细胞合成更多的 GnRH 受体,分泌细胞对 GnRH 的敏感性也提高,直至血清中促性腺激素 LH 和 FSH 的峰值分泌,促使卵母细胞减数分裂完成,排出第一极体,并引起成熟卵泡破裂并排卵。小剂量孕激素在月经中期可以加强雌激素的作用。

在卵泡期,循环中的雌激素浓度低于 200pg/ml 时,雌激素会抑制下丘脑、垂体的 GnRH 和 FSH、LH 分泌(负反馈)。随着卵泡发育,雌激素水平逐渐升高,负反馈作用逐渐加强,循环中的 FSH 浓度下降;当卵泡发育接近成熟时,卵泡分泌的雌激素达高峰,循环中雌激素浓度达到 200pg/ml 及以上

时,刺激下丘脑 GnRH 和垂体 FSH、LH 大量释放(正反馈),形成排卵前 FSH、LH 峰;排卵后,卵巢形成黄体,分泌雌激素和孕激素,两者联合作用使 FSH、LH 合成和分泌又受到抑制,进而抑制卵泡发育;黄体萎缩时,循环中雌、孕激素浓度下降,两者联合对 FSH 和 LH 的抑制作用逐渐解除,FSH、LH 浓度回升,卵泡又开始发育,新的卵巢周期开始。上述过程周而复始。

(曹云霞 邢 琼)

第二节　生殖内分泌类固醇激素的合成与功能

类固醇激素(steroid hormone),又称"甾体激素"。类固醇激素来源于胆固醇,这是一类具有极其重要作用的激素。在维持生命、男女性生殖过程和免疫调节等方面均有明确的作用。本节主要讨论有关性类固醇激素的合成、代谢及作用机制等。

一、类固醇激素的结构和分类

所有的类固醇激素具有相似的化学结构,而它们细微的结构差异就可导致显著的生物学活性改变。类固醇激素是一类四环脂肪烃化合物,具有环戊烷多氢菲母核(polyhydrocyclopentanephenanthrene),是以其为骨架的脂类。其中的核心结构环戊烷多氢菲母核由 3 个六碳环(第一个为苯环,第二个为萘环,第三个为菲环)和 1 个五碳环(环戊烷)组成。

类固醇可以根据不同方法进行分类。按药理作用分:性激素和皮质激素;按化学结构(甾烷母核结构)分:雄甾烷类、雌甾烷类和孕甾烷类;按药理作用分:甾体雌激素、非甾体雌激素、雄性激素、抗雌激素、蛋白同化激素、孕激素、甾体避孕药、抗孕激素和肾上腺皮质激素等。

二、类固醇激素命名

性激素(性类固醇激素或性甾体激素)按照含碳原子数目分为以下 3 组:① 19 碳类固醇:基本结构为雄甾烷核,包括所有雄激素;② 18 碳类固醇:基本结构为雌甾烷核,为雌激素,如雌二醇、雌酮及雌三醇;③ 21 碳类固醇:基本结构为孕甾烷核,包括肾上腺皮质激素和孕激素。

三、类固醇激素的合成

类固醇激素都是由其前体——胆固醇在体内进一步合成得到的。

(一)胆固醇的合成

除了脑组织和成熟红细胞外,几乎全身各组织均可合成胆固醇,肝脏合成能力最强,占总量的 3/4 以上。乙酰 CoA 是起始原料,需 ATP 供能和还原型烟酰胺腺嘌呤二核苷磷酸(reduced nicotinamide adenine dinucleotide phosphate, NADPH)供氢。合成酶系存在于细胞液和内质网。

胆固醇的合成过程是一个极其复杂的过程,有近 30 步酶促反应,大致分为 3 个阶段。循环中的胆固醇由低密度脂蛋白(low density lipoprotein, LDL)、高密度脂蛋白(high density lipoprotein, HDL)和其他脂蛋白携带,是激素合成的前体,而不是从头合成的胆固醇。有报道显示用放射性物质标记后的血浆胆固醇在男性体内与类固醇激素产生池内胆固醇的量几乎平衡,表明循环中的胆固醇含量对于性激素的合成具有重要作用。同时,其他脂蛋白对于类固醇激素的产生也很重要。针对低脂蛋白血症的研究显示,这种血液循环中缺乏 LDL 的疾病,导致肾上腺皮质激素降低,患有此疾病的孕妇,黄体期及妊娠期孕酮水平也同样降低,但其量仍能足够完成足月妊娠的需要。

(二)类固醇的合成

除胎盘外,所有生成类固醇的器官组织均可以醋酸盐为原料合成胆固醇。图 2-1 是 Kenneth J. Ryan 和他的团队研究出的全部类固醇合成途径,所有合成类固醇激素的内分泌器官和细胞均遵循这条合成途径。

3 种性激素可在卵巢内利用二碳醋酸盐分子原位合成胆固醇。这些原位合成的胆固醇就可以作为合成性激素的前体物质。卵巢自身合成的胆固醇并不能够满足需求,因此血液循环中的胆固醇才是合成性类固醇激素的主要来源。这些血液循环中的胆固醇必须进入卵巢细胞内的类固醇激素合成途径中,或者以酯化的形式储备以便需要时用。在血液中 LDL 是胆固醇的载体,胆固醇进入细胞则需要细胞表面的 LDL 受体的介导才能完成。

肾上腺皮质产生 3 组类固醇激素,包括糖皮质激素、盐皮质激素和性激素。肾上腺皮质产生的性激素是糖皮质激素和盐皮质激素合成过程中的中间产物。肾上腺皮质产生的性激素增加仅见于肾上腺肿瘤或特定代谢酶类缺乏等病理情况。一般来说,肾上腺皮质生成的性激素的意义要低于性腺生成的性激素。女性卵巢可以合成 3 种性激素:雄激素、雌激素和孕激素。在卵巢中生成的雄激素不单单只是合成雌激素的前体物质,还有着重要的生理意义。

本节主要以性腺(卵巢)生成的性激素为例说明激素的合成与代谢。

类固醇生成中可能发生的反应如下:①一个侧链断裂(碳链裂解酶反应);②羟基转换为酮基或酮基转换为羟基(脱氢酶反应);③增加羟基(强化作用);④形成双键(去氢);⑤增加氢还原为双键(饱和)。在此过程中,胆固醇或其他任何类固醇分子中的碳原子数目均可能减少,但绝不会增加。以前认为在类固醇合成的每一步中均需要多种类不同的酶类参与,现在随着基因研究的深入,人们

对于类固醇合成系统的认识也逐步加深。对 P450 酶的氨基酸和核苷酸序列进行研究后发现,从胆固醇到孕烯醇酮之间的所有步骤均受到结合于线粒体内膜的蛋白胆固醇侧链裂解酶(P450scc)介导。而这个 *P450scc* 基因则位于 15 号染色体上。这些结论证明了类固醇合成的所有步骤并不需要多种酶类的参与。反应中需要的不同的酶活性也只是来自翻译后水平的修饰。而不同组织中调节机制的不同可能是由于不同组织中相同基因不同的组织特异性启动子或其他特异调节序列所致。

类固醇合成所需要的胆固醇的主要来源为细胞内储备和输送。由于胆固醇疏水的特性,类固醇生成真正的限速步骤是将胆固醇从线粒体膜外侧转运至内侧,与此同时完全活化的 P450scc 已经在线粒体膜内侧等待着胆固醇的到来。慢速胆固醇转运需要基因转录和通道或调节蛋白的合成,但快速转运则不依赖基因转录和新 RNA 的合成,但仍需要蛋白的合成,特别是调节胆固醇通过线粒体膜的蛋白质。

胆固醇在 P450scc 作用下,经过碳二十位和二十二位的羟化作用和侧链裂解,在线粒体内转化为孕烯醇酮。随后,女性性腺卵巢内类固醇的进一步合成则按照以下 2 种代谢途径之一进行:① Δ3 酮途径:通过孕酮和 17 羟孕酮进行;② Δ3 羟基类固醇途径:通过孕烯醇酮和脱氢表雄酮进行(图 2-1)。

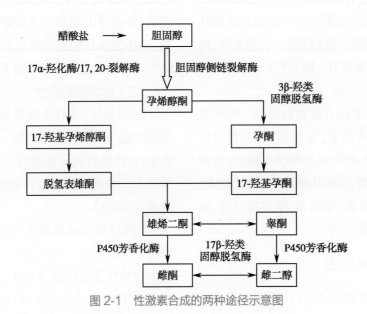

图 2-1 性激素合成的两种途径示意图

1. 雌激素合成与代谢 雄激素是雌激素的前体。具有 27 碳原子的胆固醇在卵巢内若干种类酶的作用下,衍变为 21 碳原子的孕激素和 19 碳原子的雄激素,最后转化为 18 碳的雌激素。如睾酮于 19 位 C 原子脱去甲基,再通过芳香化酶芳香化转化为雌二醇(estradiol,E_2)。E_2 是妇女体内生物活性最强的雌激素。卵巢内 E_2 主要通过雄烯二酮雌酮代谢途径合成。

雌激素 95% 为卵巢分泌,从肾上腺及周围血转化而来的雌酮(estrone,E_1)仅为 5% 以下。雌激素是在 FSH 和 LH 两种促性腺激素作用下由卵巢卵泡膜细胞、颗粒细胞共同合成的,即两促性腺激素两细胞学说(图 2-2)。

卵泡发育过程中,卵泡膜细胞上有 LH 受体,接受 LH 刺激合成雄激素,即雄烯二酮和睾酮,颗粒细胞不能合成雄激素,但细胞上有 FSH 受体,接受 FSH 刺激激活芳香化酶,将周围卵泡膜细胞所提供的雄激素经芳香化酶作用后合成 E_1 和 E_2。颗粒细胞和卵泡膜细胞虽然都可以单独合成雌激素,但颗粒细胞的芳香化酶含量为卵泡内膜细胞的 700 倍,2 种细胞一起培养,雌激素产量可大大提高。雌激素合成后可进入血液,并集中在卵泡液中,排卵前卵泡液中雌激素水平可千倍于血中水平。

卵巢主要合成雌二醇和雌酮 2 种雌激素,但在血液循环内尚有雌三醇(estriol,E_3)。非妊娠期妇女 E_2 生成率为 100~300μg/d,雄烯二酮为 3mg/d,外周组织中雄烯二酮转化为 E_1 的转化率为 1%,占雌酮每天生成量的 20%~30%。由两者计量单位的差别可见,即使雄烯二酮转化率很低,每天生成的 E_1 量也是很可观的。因此,女性血液中的雌激素是卵巢直接分泌的 E_2 和 E_1 与外周组织中转化而来的雌激素的总和。E_3 是 E_2 和 E_1 的外周代谢产物,活性最弱,且不由卵巢分泌。E_3 的产生即是把高生物活性的雌激素转变为低生物活性的激素形式。排卵前的雌激素主要由颗粒细胞分泌,排卵后的雌激素和孕激素主要由黄体细胞分泌,其分泌功能随着卵巢功能周期性变化而波动。

2. 孕激素合成与代谢 孕激素主要包括天然的黄体酮和一系列人工合成的孕激素,如异炔诺酮、炔诺孕酮和己酸孕酮等。胆固醇在细胞的线粒体内,经裂解酶作用,转化为孕烯醇酮(pregnenolone)。孕烯醇酮是合成孕激素、雄激素和雌激素的前体物质。孕烯醇酮通过 3β- 羟类固醇脱氢酶(3β-HSD)使 C3 上的羟基氧化为酮基;再经 Δ4 异构酶使 C56 位的双键,转为 45 位,即形成孕酮。孕激素是由卵巢的黄体细胞分泌,以孕酮为主。在肝脏中灭活成孕二醇后与葡糖醛酸结合经尿排出体外。非妊娠妇女,由于其外周组织中的类固醇不能转化为孕酮,其孕酮生成即包括肾上腺和卵巢分泌的总和。先天性肾上腺皮质增生症患者的血液中孕酮水平显著高于正常人。孕酮代谢的大致过程与其他性激素相似,但较雌激素复杂,10%~20% 的孕酮以孕二醇的形式排出体外。

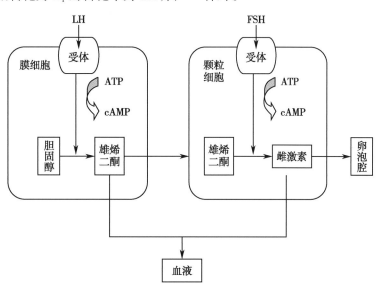

图 2-2　两促性腺激素两细胞学说示意图

3. 雄激素合成与代谢 雄激素是由孕烯醇酮合成雌激素过程中的关键中间产物。由孕烯醇酮转化为雄激素有2条途径：一条途径是在17-羟化酶（CYP17）、17,20-裂解酶（CYP17）和3β-羟类固醇脱氢酶（3β-HSD）的作用下，孕烯醇酮经羟化、裂解、脱氢逐步转化为脱氢表雄酮和雄烯二醇；另一条途径是先在3-HSD作用下脱氢，再经CYP17作用羟化、裂解生成雄烯二酮。目前认为CYP17是一种多功能酶，具有17-羟化酶和17,20-裂解酶2种酶活性，是卵巢合成性类固醇激素的关键酶。

卵巢内生成的主要雄激素为雄烯二酮，仅有少量的睾酮，均来自卵巢间质组织细胞的分泌。正常女性月经中期，血液中雄烯二酮和睾酮浓度也会因为间质组织的正常蓄积而升高。在另一种情况下，如卵巢间质组织的过度蓄积或存在分泌雄激素的肿瘤时，睾酮就会成为主要的雄激素分泌产物，浓度升高。在正常女性体内，每天生成的脱氢表雄酮和雄烯二酮中，有90%的脱氢表雄酮来自肾上腺，来自卵巢的约10%；雄烯二酮40%~50%来自卵巢，40%~50%来自肾上腺，其余的来自外周组织。正常妇女的睾酮生成率为0.2~0.3mg/d，其中50%由外周组织中雄烯二酮转化而来，25%由卵巢产生，剩余25%由肾上腺分泌。在某些组织，如阴蒂、毛囊、皮脂腺中的雄激素，尤其是睾酮可受5α-还原酶的作用转化为双氢睾酮（dihydrotestosterone，DHT）。5α-还原酶在体内有2种存在形式：Ⅰ型和Ⅱ型，由独立的基因编码。Ⅰ型还原酶存在于皮肤中，Ⅱ型还原酶主要存在于生殖相关组织中。DHT这一5α衍生物在靶组织中形成，并且也是多种靶组织中主要的雄激素形式。它在外周血中不易测到，局部含量也很小，但有着较强的作用，可主导男性性器官的生长。DHT被认为是胞内分泌激素（intracrine hormone），在靶细胞内产生并发挥作用。

大部分DHT在细胞内完成代谢，血液中DHT含量只占睾酮的1/10。显然，睾酮仍是血液中的主要雄激素形式。即使在对DHT敏感的组织中，如毛囊，也仅在当DHT进入胞核后才能呈递雄激素信息。在无法实现睾酮和DHT间转化的细胞中，DHT也能起到雄激素的作用。DHT在3α-酮还原酶的作用下，可转化为相对无活性的雄烷二醇（androstanediol）。DHT的主要代谢产物就是与葡糖醛酸相结合产生的3α-雄烷二醇。可以通过对这一代谢产物在血浆中浓度的测定反应组织中睾酮转化为DHT的活性。男性性器官的发育分化过程中，附睾、输精管和精囊的发育及分化依赖于睾酮的作用，而男性外生殖器、前列腺等的分化发育则需要睾酮转化为DHT发挥作用。

（三）类固醇转运的调节

几种调节细胞内胆固醇快速转运的蛋白已经明确：类固醇载体蛋白2（sterol carrier protein 2，SCP2）、类固醇生成活化因子多肽（steroidogenesis activator polypeptide，SAP）、外周苯二氮䓬受体（peripheral benzodiazepine receptor，PBR）和类固醇激素合成急性调控蛋白（steroidogenic acute regulation protein，StAR）。SCP2可结合和转运胆固醇，PBR可以调节穿孔素结构的胆固醇流量，而StAR是性腺激素合成的主要调节因子。StAR可促进类固醇的生成并使其进入线粒体内。cAMP可以在加速StAR的mRNA和蛋白快速生成的同时，也快速增加胆固醇的生成。*StAR* 基因突变引起的终止密码子过早表达可以导致类固醇生成障碍等疾病，这是一种常染色体隐性遗传病，称为先天性类脂性肾上腺皮质增生症（congenital lipoid adrenal hyperplasia）。肾上腺和性腺内类固醇生成过程中，通过StAR介导胆固醇进入线粒体，而胎盘和脑组织中则不是如此。胎盘和脑组织中并未观察到有StAR的表达，说明这些组织中存在其他胆固醇转运机制。未进入线粒体的StAR是一个含有285个氨基酸的蛋白，当被转运至线粒体后，其N端的25个残基序列即被裂解下来。而发生突变的StAR就不会出现这种裂解。

四、类固醇激素的代谢

性激素均为脂溶性物质，经过肝脏的代谢后转变为水溶性物质，然后通过肾脏从尿液中排出体外。雄激素大部分经代谢后以17-酮类固醇形式从尿中排泄。所谓的"雌激素肝肠循环"即是雌激素降解为雌三醇葡萄糖醛酸盐或者硫酸盐经肾脏排泄，其中1/4的雌激素经过肝脏时与胆汁一同排入肠道,进入肠道内的雌激素可被再次吸收入血而再次利用。余下极少部分未被肠道吸收的雌激素从肠道排泄出去。孕激素也同样经过肝脏代谢后,从肾脏排泄。

五、类固醇激素的作用机制

组织对性激素的特异性反应是由组织或细胞内特异受体的存在而决定的。不同的组织对于同一种激素的应答机制却十分相似。类固醇激素的作用机制包括类固醇激素通过弥散等方式穿过细胞膜进入胞质内,与相应的胞质内受体结合,形成的激素受体复合物与细胞核中的 DNA 相互作用,产生信使 RNA(mRNA),mRNA 被转运至核糖体内,在胞质内合成蛋白,并发挥其生物学功能,如图 2-3 所示。类固醇激素受体可通过多种机制调节基因转录或转录后事件。

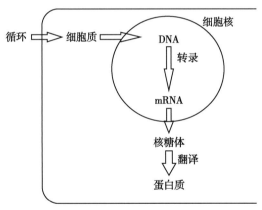

图 2-3　类固醇激素作用示意图

重要的性类固醇激素包括雌激素、孕激素和雄激素,遵循基本机制发挥生物学效应。负责类固醇激素跨膜转运的因子并不明确,但血液中游离激素的浓度决定了细胞功能的发挥。未与激素结合的游离受体与热休克蛋白(heat shock protein,HSP)结合,保持受体结构稳定,使 DNA 结合位点处于无活性状态。性激素一旦进入细胞,就会与各自相应受体结合,引发受体变构或激活。所谓受体变构或激活是指激素与受体结合后,激素受体复合物的构型发生变化,受体热休克蛋白复合物发生解离,暴露出结合位点,促进复合物与核内 DNA 的结合。激素受体复合物与激素反应元件(hormone responsive element,位于基因上游的特异性 DNA

位点)结合。在激素发挥生物效应的过程中,激素与受体的解离率、胞核内染色质与激素受体复合物的半衰期长短是重要的影响因素。因为正常情况下,激素反应元件较为丰富,但仅有极少部分长期结合占据。

性激素的合成主要发生在细胞质内,但雌、孕激素受体在合成后须立刻转入细胞核内,构成了核信号网络。细胞合成蛋白质时,每 3 分钟从胞质中输入约 100 万个组蛋白分子。特定细胞能够合成 1 万～2 万种不同的蛋白质。这些蛋白质合成后的去向是由蛋白自身决定的——蛋白自身的定位信号(localization signal)。对类固醇激素受体而言,它的信号序列位于铰链区(hinge region)。多数情况下,类固醇激素受体可通过以下几种形式激活转录:①其他转录因子:与 DNA 和聚合酶相互作用的多肽;②共活化和共抑制因子:共调因子或连接蛋白,与受体转录活化区相互作用;③染色质因子:促使影响转录的结构变化。除二聚化类固醇受体与 DNA 反应元件相结合外,类固醇激素活性还受其他影响转录活性机制的调节,如其他蛋白转录因子、共活化因子和共抑制因子等。

激素受体复合物的加工和处理就是基因活化后对激素受体复合物的解体作用。

(一)雌激素受体

雌激素有 2 种受体,为雌激素受体 α(ER-α)和雌激素受体 β(ER-β)(图 2-4)。近年来第 3 种雌激素受体 ER-γ 也已从硬骨鱼(teleost fish)中得到克隆。由于其激素特征不明显,很难确定与 ER-α 和 ER-β 的相似性,因此人类组织中的 ER-γ 被称为雌激素相关受体 -γ。

ER-α 和 ER-β 的激素结合特性十分类似,提示它们有着相似的对同一激素的反应模式,雌激素受体的结构上可分为调节区域(A/B 区)、DNA 结合区域(C 区)、铰链(D 区)、激素结合区域(F 区)。其中的 DNA 结合区 ER-α 有 97% 的氨基酸序列与 ER-β 同源;激素结合区有 59% 同源。2 种受体与雌激素反应元件结合亲和力相同。它们的不同在于雌激素对不同受体的亲和力不同。遗传信息的差异引起了亲和力的差异,作用机制亦不同。

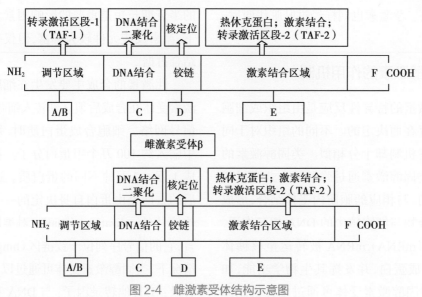

图 2-4 雌激素受体结构示意图

（资料来源：Fritz MA，Speroff L. Clinical gynecologic endocrinology and infertility. 8th ed.
Philadelphia：Lippincott Williams & Wilkins，2012.）

转录功能活化区（transcription activation function，TAF）是受体的一部分，与 DNA 结合后可激活转录。ER 中含有多个磷酸化位点和转录功能活化区 1（transcription activation function 1，TAF-1），而 ER-β 的 TAF-1 与 ER-α 的不同，使得 ER-β 不能通过 TAF-1 方式激活基因转录。E 区除了与激素结合外，这一区域还含有可引起二聚化（dimerization）的辅助因子结合位点及转录功能活化区 TAF-2。TAF-2 可与热休克蛋白（尤其是 HSP90）结合，阻止二聚化与 DNA 的结合。雌二醇可引起受体构象的变化，与 TAF-1/TAF-2 产生协同作用。

雌激素受体虽然和类固醇家族受体一样位于细胞核内，但它参与核质穿梭（nucleocytoplasmic shuttling），即连续不断地从核内弥散出来，又快速地被转运回核内。穿梭一旦受到阻碍，受体便会在胞质内很快被降解。缺乏雌激素时，受体与雌激素反应元件相连亦会引发蛋白酶体的降解信号，从而被降解。

雌激素除了调节生殖器官功能的正常作用外，也是乳腺癌发生和发展的危险因素。ER 拮抗剂能通过阻断雌激素调节基因的表达，减缓或阻止乳腺癌的生长。人类体细胞突变和 ER 本身的基因多态性与多种疾病相关。缺失功能性 ER-α 的

成年男性可能出现骨密度下降、骨骺闭合不完全等，雌激素和 ER 在人类的骨生长和内环境稳定方面起着重要的作用。人类 ER 遗传多态性与骨质疏松症的风险增高相关，但机制尚不清楚。乳腺癌中也已检测到多种 ER 突变。

（二）孕激素受体

在转录水平上，雌激素诱导孕激素受体（PR）的生成，孕激素则可以在转录和翻译 2 个水平上降低它的生成。类似于雌激素，孕激素受体也存在 2 种形式——PR-A 和 PR-B（图 2-5）。PR-A 与 PR-B 由同一基因表达，但是由不同的启动子引发转录。已克隆出第 3 种 PR 同型体，称 PR-C，可能是下游甲硫氨酸翻译启动的结果。孕激素受体均与某些附加蛋白相关，便于与激素结合发挥受体活性。

在孕激素中，TAF-1 位于 DNA 结合区上游，TAF-2 位于激素结合区域。某些细胞内 B- 上游片段（B-Upstream segment，BUS）还存在有 TAF-3，可以增强其他 TAF 的作用或者自动激活转录。孕激素受体与类固醇受体超家族作用机制相同，与热休克蛋白结合形成无活性的复合物，与激素结合，发生聚化、结合 DNA 与孕激素反应元件、磷酸化和各种蛋白调节转录。同时，靶细胞种类还决定了 PR-A 和 PR-B 的转录活性，尤其是启动子的影响。

大多数细胞中，PR-B 是孕激素反应基因的正向调节因子，PR-A 抑制 PR-B 的活性。PR-B 转录活性会受到自身羧基末端突变影响，而 PR-A 却不会。说明孕激素受体转录激活和抑制是由两条独立的途径分别进行的。因此，人类雌激素受体、雄激素受体等转录活性的抑制有赖于 PR-A 的表达。另外，PR-A 还可以与 ER 竞争抑制同一种关键蛋白，即必需的转录活化因子。

在子宫组织，孕激素上调促进细胞周期进展的调节因子、生长因子及其受体，而抑制细胞周期抑制蛋白。孕激素和其受体发挥的另一个重要作用使妊娠期胚胎对免疫系统发生局部抑制。孕激素调节的其他基因包括骨桥蛋白的诱导和催产素受体的抑制，在子宫生理功能和分娩中产生重要作用。

（三）雄激素受体

雄激素受体（AR）也存在 2 种形式：较短的 A 型和全长的 B 型（图 2-6），两者可能在功能上存在差异，但目前并不明确。雄激素受体 DNA 结合区的氨基酸序列类似于 PR、糖皮质激素和盐皮质激素受体的氨基酸序列，且与孕激素的极为相似。雄激素缺乏或 AR 敲除的小鼠沃尔夫管（Wolffian duct）退化而外生殖器发育为女性。人类 AR 突变可导致雄激素不敏感综合征和性器官不明确，部分患者社会性别表现为女性，但无女性生殖器官，但有男性睾丸，睾丸的位置可能位于盆腔、腹股沟或大阴唇内，因此这类患者常常因"原发性闭经"或"腹股沟肿物（未下降的睾丸）"就诊于妇产科门诊。

六、类固醇激素的生理作用

（一）雌激素的生理作用

雌激素在体内有广泛的生理学作用，它的主要作用是促进和维持女性生殖器官的发育及第二性征的出现。体内三种雌激素中雌二醇的作用最强，雌三醇最弱，雌酮介于两者之间。

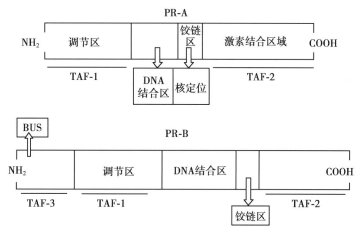

图 2-5　孕激素受体示意图

（资料来源：Fritz MA，Speroff L. Clinical gynecologic endocrinology and infertility. 8th ed. Philadelphia：Lippincott Williams & Wilkins，2012.）

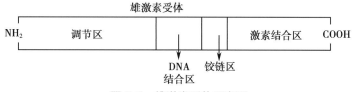

图 2-6　雄激素受体示意图

（资料来源：Fritz MA，Speroff L. Clinical gynecologic endocrinology and infertility. 8th ed. Philadelphia：Lippincott Williams & Wilkins，2012.）

雌激素的合成受到下丘脑垂体的调节,相反雌激素也对下丘脑垂体轴有反馈调节作用(参见本章第一节"促性腺激素释放激素及促性腺激素的作用")。

1. 参与卵泡生长发育过程的调节 卵泡膜细胞和颗粒细胞均为雌激素的靶细胞。雌激素能够促进颗粒细胞有丝分裂,促进卵泡上 FSH 和 LH 受体基因的表达,也可以激活芳香化酶。雌激素在优势卵泡选择机制中占重要地位。优势卵泡的选择很大程度上与雌激素 2 方面作用相关:①雌激素在卵泡内与 FSH 的相互作用;②雌激素对垂体 FSH 分泌有负反馈抑制作用。卵泡早中期,随卵泡发育和雌激素分泌的增加,FSH 分泌下降。分泌雌激素能力强并对 FSH 敏感的卵泡即被选择为优势卵泡。而发育不良的卵泡分泌雌激素能力低,且因为 FSH 的分泌减少引起 FSH 依赖性芳香化酶活性降低,从而使发育不良卵泡闭锁。优势卵泡的出现、雌二醇分泌增加和卵泡中期 FSH 逐渐降低三者间呈现同步化反应。

2. 促进子宫内膜修复和增生 雌激素可以增加子宫肌层血液供应,促进子宫平滑肌细胞增生,增厚子宫肌层,因此雌激素也是与子宫肌瘤密切相关的原因。分娩前雌激素还可以提升子宫肌层对于催产素的敏感性。卵泡期促进子宫内膜增殖,月经期由于雌、孕激素的快速下降子宫内膜发生剥脱,月经来潮。

3. 促进乳腺发育 雌激素可以促进乳腺上皮细胞有丝分裂,与乳腺癌发生相关。促进女性外阴、阴道、子宫颈和输卵管的发育,可使阴道上皮增生和角化,宫颈腺体分泌增加。促进儿童骨骼发育,促进钙沉积,抑制骨吸收。因此,绝经后妇女常见的骨质疏松与雌激素水平低下有关。

4. 影响多种凝血因子的合成进而影响凝血系统 雌激素可以刺激肝脏合成凝血因子进而引起凝血功能的增强,可能导致血栓的形成。雌激素还可以调节血脂的代谢,主要是降低低密度脂蛋白胆固醇水平,增加血管弹性,因此绝经后妇女常见的心血管疾病风险增加与长期缺乏雌激素相关;雌激素还可以促进神经细胞的生长发育,可影响多种神经递质的释放,因此更年期妇女的各种所谓更年期症状与绝经期雌激素水平的波动有关,老年女性发生增多的阿尔茨海默病也可能与雌激素的长期缺乏相关。

(二)孕激素的生理作用

孕激素对下丘脑 - 垂体 - 卵巢轴存在负反馈调节,可以抑制 FSH 和 LH 的分泌。孕激素使增殖期子宫内膜转化为分泌期内膜,为受精卵的着床和发育作好准备。由于孕激素对于子宫内膜上皮细胞和间质细胞的作用不同,它可以抑制子宫内膜上皮细胞增殖,但能促进间质细胞的蜕膜化,为受精卵着床做好准备。孕激素使宫颈口闭合,抑制宫颈黏液分泌,使黏液减少、变稠,不利于精子穿透。孕激素诱导透明带水解酶的合成,这是受精卵着床的关键。同时,孕激素还可以抑制母体对胎儿的免疫反应,有利于妊娠维持。

对子宫平滑肌产生负性肌力的作用,使子宫平滑肌松弛,减弱平滑肌活动力;降低妊娠期子宫对于催产素的敏感性,利于妊娠维持。而这种作用被认为与其能降低细胞内钙离子水平,同时抑制前列腺素合成等机制有关。

孕激素也可以促进乳腺发育。与雌激素不同的是,孕激素能促进乳腺小叶的发育。妊娠期高浓度的雌、孕激素使得乳腺进一步发育,为泌乳作好准备。促进阴道上皮细胞的脱落,抑制宫颈腺体分泌。上调体温,排卵后基础体温升高,这种基础体温的双相改变可作为判断排卵的重要指标。

(三)雄激素的生理作用

雄激素不仅是合成雌激素的前体,也是维持女性生殖功能的重要激素之一。可减缓子宫及内膜的生长、增殖,抑制阴道上皮的增生和角化,促使阴蒂、阴唇发育,促进腋毛、阴毛的生长,维持女性性欲。雄激素过多可能影响卵泡的正常生长发育,进而影响排卵,最终导致月经不调。雄激素对机体的代谢功能也有重要的影响,能促进蛋白质的合成,使基础代谢率增加,刺激骨髓中红细胞的增生。在性成熟期前,促进长骨骨基质生长和钙的保留,性成熟后可导致骨骺的关闭,生长停止。

(曹云霞 邢琼)

第三节　卵巢局部的多肽类因子

卵巢在生殖过程中起到至关重要的作用,它是女性的性腺,除了在HPO轴的激素调节下发挥作用外,卵巢局部的各种多肽类因子也发挥着各自的作用。近年来许多学者在此领域做出了诸多研究,确定了众多该类调节因子。

一、肽类激素

包括几种不同的抑制素(inhibin,INH)和激活素(activin,ACT),在卵巢颗粒细胞中合成,分泌进入卵泡液中,均受到FSH的调节,同时在不同情况下,可在卵巢局部参与自分泌或旁分泌过程。

(一)抑制素

多肽类激素的一种,是一种由女性卵巢颗粒细胞及男性睾丸支持细胞分泌的异二聚体蛋白质激素。由α亚基和β亚基2个亚单位以二硫键相连。完整的抑制素分子的分子量约为32kD。β亚单位有2种结构,即βA和βB。βA和α亚基形成抑制素A,βB和α亚基形成抑制素B。临床上常将抑制素B作为男性或女性性腺功能检测的内分泌标志物。抑制素具有强烈的抑制FSH分泌的作用,但对于LH的分泌仅有轻微的抑制作用。有研究认为,抑制素可阻断GnRH受体的合成,或作为GnRH的阻断剂,阻碍GnRH受体后水平的信息传递,降低细胞对GnRH的反应性。它还可以反馈抑制垂体前叶促卵泡激素的释放,调节卵泡的生成。随着卵泡的逐渐成熟,抑制素对卵泡发育的作用逐渐增强,具有剂量依赖性。当存在FSH时,抑制素可以降低颗粒细胞芳香化酶的活性,从而降低雌激素的产生。

(二)激活素

与抑制素是结构相似的同类物质。它仅由抑制素中的2种亚单位组成,有3种形式,即激活素A(AA)、激活素AB(AB)和激活素B(BB)。激活素是卵泡液中的一种正常成分。与抑制素作用相反,其作用是作为一种激活成分,通过激活相应胞质受体,增加颗粒细胞FSH受体的数量,从而加强FSH诱导LH受体的生成及芳香化酶活性,增加雌激素的产生及LH结合位点。激活素也同时诱导GV期卵母细胞的原位裂解,促进卵泡的发育,降低卵泡膜雄激素的分泌和颗粒细胞的黄体酮分泌,从而有助于不成熟卵泡的黄素化。也有研究表明,激活素能促进颗粒细胞分化,阻止排卵前卵泡的黄素化。

(三)卵泡抑素

卵泡抑素(follistatin,FS)是一种与INH和ACT结构不同但功能密切相关的单体糖蛋白激素,与INH和ACT一起简称为INH-ACT-FS系统。它是由小窦状卵泡和排卵前卵泡产生的,而卵泡液中游离FS水平与卵泡大小、成熟度保持一致。FS能与激活素结合,但对INH的亲和力较低。主要在卵巢颗粒细胞中表达。FS能调节FSH对未分化颗粒细胞的作用,促进FSH诱导的孕酮产生,抑制FSH诱导的芳香化酶活性以及INH的产生。卵泡抑素可刺激人颗粒细胞产生孕酮,虽然具体的机制还不清楚,无法判断是FS自身的作用还是其与激活素结合后的作用。但其在小鼠中的过度表达可导致小鼠卵泡发育停滞在次级阶段,有力地证明了FS在卵泡成熟过程中起到了重要的作用。

二、生长因子/细胞因子

某些位于卵巢内的细胞(如颗粒细胞、卵泡膜细胞和间质细胞等)有生长因子的表达,包括胰岛素样生长因子(insulin-like growth factor,IGF)、表皮生长因子(epidermal growth factor,EGF)、转化生长因子(transforming growth factor,TGF)及碱性成纤维细胞生长因子(basic fibroblast growth factor,BFGF)等。而细胞因子就是与免疫功能相关的各类因子,如白细胞介素(interleukin,IL)-1、IL-6、IL-8和肿瘤坏死因子(tumor necrosis factor,TNF)。这些因子在卵巢内起到不同的调节作用,它们可以通过调节卵泡的发育、调控激素水平等发挥作用。

(一)IGF

IGF是一类多功能细胞增殖调控因子。在细胞的分化、增殖和个体的生长发育中具有重要的促进作用。

IGF可以促进各种细胞的有丝分裂及分化。在卵巢局部,它们能以自分泌及旁分泌的方式来调控卵泡的发育。IGF 家族由 2 种低分子多肽(IGF-1、IGF-2)、2 类特异性受体及 6 种结合蛋白组成。IGF-1、IGF-2 两者与人类胰岛素前体的结构和功能相似。IGF 的生物学功能是通过与特异性的靶细胞表面的受体结合而实现的。IGF 通过自分泌 / 旁分泌发挥功能的系统包括 IGF-1/2、其靶细胞的特异性受体和与其结合并调节其生物学活性的 IGF 结合蛋白类。IGF 结合蛋白与 IGF 结合后抑制 IGF 与受体的结合,降低代谢速度,抑制 IGF 的生理作用。人类卵泡的颗粒细胞和卵泡膜细胞都可以合成 IGF。IGF 与卵泡生长、优势卵泡选择、卵泡成熟或闭锁、类固醇激素形成和黄体功能密切相关。

(二) EGF、TGF 及 BFGF

其他一些可以调节卵泡发育或类固醇激素合成的肽类激素生长因子早已被发现,包括表皮生长因子(EGF)、转化生长因子(TGF)及碱性成纤维细胞生长因子(BFGF)。EGF 是一条由 53 个氨基酸通过 3 个二硫键组成的单链多肽,其最大特点是能够促进细胞的增殖分化,从而以新生的细胞代替衰老和死亡的细胞。TGF 是一条由 50 个氨基酸组成的多肽链。它产生于巨噬细胞、脑细胞与角质形成细胞,能诱导上皮的发展。现已证实可在卵巢中检测出 EGF、TGF、BFGF 及其受体还有 mRNA 的表达。还发现具有免疫学活性的 EGF 及其受体存在于排卵前卵泡及黄体中。另有研究证实,TGF 及 BFGF 的 mRNA 存在于卵泡膜细胞中,体内的 FSH 还可以上调 TGF 的信号强度。FSH 与 TGF 及 BFGF 两者间协同作用可以使体外培养的颗粒细胞显著提高孕激素与 20- 羟孕酮的水平。在体外培养的颗粒细胞中可以检测到 TGF 信号的存在,并能通过结合 EGF 受体调节其活性。以上种种都在提示 TGF 在卵泡发育、颗粒细胞分化中发挥自分泌的功能。有研究从胎儿卵巢和颗粒细胞中检测到了 BFGF 及其受体 mRNA 的表达。目前来看,BFGF 被认为可促进颗粒细胞的分裂增殖,对颗粒细胞分化及优势卵泡的卵泡膜细胞类固醇激素合成具有调节作用。

(三) 细胞因子

多数细胞因子由白细胞产生,可调节各种细胞的功能。卵巢中的细胞因子是由卵巢周期循环中募集的免疫细胞、卵泡膜细胞和颗粒细胞产生的。其中许多细胞因子与卵巢功能调节有关,包括白细胞介素 -1(IL-1)、白细胞介素 -6(IL-6)和肿瘤坏死因子(TNF)。已有研究显示卵泡液中含有大量 IL-1 和 IL-6。对其进行免疫染色观察,发现绝大部分存在于颗粒细胞中,提示这些细胞因子是由颗粒细胞产生,且影响颗粒细胞功能。

IL-1 对于 HPO 轴的主要作用是抑制 GnRH 的分泌。在卵泡发育阶段中,IL-1 可促进增殖、抑制分化。而在排卵过程中,IL-1 通过增加化学因子、糖皮质激素和血管活性底物的产生来促进排卵。IL-6 可抑制 FSH 刺激的颗粒细胞分泌雌二醇和孕酮。生殖系统感染时,IL-6 的升高可能与生殖功能障碍有关。经过免疫组织化学已发现人类窦卵泡和闭锁卵泡的颗粒细胞内都有 TNF 的表达,并且 TNF 在体外可增加健康及闭锁卵泡中类固醇激素的合成,提示其具有旁分泌或自分泌的作用。

(曹云霞 邢 琼)

第四节　其他生殖相关激素的合成与功能

女性生殖功能的调节不仅需要性腺功能的正常,更需要整个女性生殖功能内分泌调节轴的共同作用。这条内分泌调节轴为由下丘脑、垂体和卵巢组成的生殖功能调节轴(HPO)(具体内容见本章第一节)。

一、催乳素

催乳素(prolactin,PRL)是由垂体前叶催乳素细胞分泌的一种多肽类激素,最早于 1928 年在牛垂体中发现,1932 年得到纯化。人催乳素在 1971 年被纯化。大多数哺乳动物的催乳素是含有 199 个氨基酸的单链多肽。40% 结构类似于生长激素和胎盘催乳素。人催乳素在体内有多种形态,可以根据分子大小和分子结构的修饰进行分类。催乳素的这种异质性是在包括转录、翻译和外周代谢的多种因素作用下的结果。催乳素的分泌与睡眠周期有关。入睡后催乳素分泌明显增加,直至睡眠结束。清醒后分泌量骤减。一般来说,人体内催乳素水平在清晨5~7点最高,上午9~11点最低。催乳素的分泌与精神状态也相关,激动或紧张时分泌明显增加。

PRL由6号染色体上的单基因编码,该基因由4个内含子和5个外显子组成,长度约为10kb。激素分子主要是通过二硫键维持的三环状结构,三级结构呈球形(图2-7)。

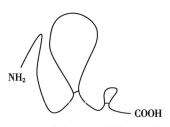

图2-7 催乳素分子结构示意图

PRL的生物合成与其他蛋白激素相似。成熟的催乳素分泌颗粒储存在细胞内,细胞接收到分泌信号后就会分泌PRL。PRL非糖基化形式是分泌进入血液循环的主要形式。PRL受体基因位于5号染色体上,与生长激素受体基因相邻。催乳素信号由胞质内酪氨酸激酶通路介导。PRL的分泌受到下丘脑分泌的激素或因子的调节,其中多巴胺被认为是下丘脑分泌的最主要的催乳素抑制因子,它是目前已知的最强的催乳素抑制因子。一旦多巴胺分泌减少或下丘脑垂体多巴胺转运功能或途径受阻,就会出现高催乳素血症。

PRL的分泌有昼夜节律,入睡后逐渐升高,早晨睡醒前可达到24小时峰值,睡醒后迅速下降,上午10点至下午2点降至一天中谷值。由于母体雌激素的影响,刚出生的婴儿血清PRL水平高达100g/L左右,之后逐渐下降,到3月龄时降至正常水平。PRL水平在青春期轻度上升至成人水平。成年女性的血PRL水平始终比同龄男性高。妇女绝经后的18个月内,体内的PRL水平逐渐下降50%,但接受雌激素补充治疗的妇女下降较缓慢。老年男性与年轻人相比,平均血清

PRL水平约下降50%。PRL水平随月经周期变化不明显,一些妇女在月经周期的中期PRL水平升高,而在卵泡期水平降低。排卵期PRL轻度升高可能引起某些妇女不孕。妊娠期间雌激素水平升高刺激垂体PRL细胞增殖和肥大,导致垂体增大及PRL分泌增多。在妊娠末期血清PRL水平可上升10倍,超过200g/L。分娩后增大的垂体恢复正常大小,血清PRL水平下降。正常生理情况下,PRL分泌细胞占腺垂体细胞的15%~20%,妊娠末期可增加到70%。若不哺乳,产后4周血清PRL水平降至正常。哺乳时乳头吸吮可触发垂体PRL快速释放,产后4~6周内授乳妇女基础血清PRL水平持续升高。此后4~12周基础PRL水平逐渐降至正常,随着每次哺乳发生PRL升高幅度逐渐减小。产后3~6个月基础和哺乳刺激情况下PRL水平的下降主要是由于添加辅食导致的授乳减少。如果坚持严格授乳,基础PRL水平会持续升高,并有产后闭经。在健康的妇女,非授乳状态下刺激乳房也可以导致PRL水平上升。应激(如情绪紧张、寒冷、运动等)时垂体释放的应激激素包括PRL、ACTH和GH。应激可以使得PRL水平升高数倍,但通常持续时间不到1小时。PRL的生理作用极为广泛复杂,催乳素受体在体内有广泛的表达,如乳腺、垂体、肾小管、肾上腺皮质、前列腺、卵巢、睾丸、附睾、心、肺和脑等。在人类,主要是促进乳腺分泌组织的发育和生长,启动和维持泌乳,使乳腺细胞合成蛋白增多。PRL可影响性腺功能,在男性PRL可增强睾丸间质细胞合成睾酮,在睾酮存在下PRL可促进前列腺及精囊生长;但慢性高PRL血症却可导致性功能减退、精子发生减少,而出现阳痿和男性不育。在女性,卵泡发育过程中卵泡液中PRL水平变化明显;但高PRL血症不仅对下丘脑GnRH及垂体FSH、LH的脉冲式分泌有抑制作用,还可直接抑制卵巢合成黄体酮及雌激素,导致卵泡发育及排卵障碍,临床上表现为月经紊乱或闭经。另外,PRL和自身免疫相关。人类B和T淋巴细胞、脾细胞和NK细胞均有PRL受体,PRL与受体结合调节细胞功能。PRL在渗透压调节上也有重要作用。

二、人绒毛膜促性腺激素

人绒毛膜促性腺激素（human chorionic gonadotrophin，hCG）是由胎盘的滋养层细胞分泌的一种糖蛋白，由 α 和 β 两个亚单位构成。α 亚单位是最大的亚单位，含有 145 个氨基酸残基和较大的碳水化合物，在它的氨基酸残基中还有一个独特的包含 29 个氨基酸的羧基末端。HCG 的 β 亚单位含有的 4 个糖基化位点存在于该羧基末端延伸序列中，使得 hCG 糖基化程度大于 LH，也从分子水平上解释了为何 hCG 拥有较长的半衰期，其半衰期为 24 小时。hCG 的 β 亚单位的转录位点位于 hCG β 亚单位基因的上游区。同时 hCG β 亚单位基因内无激素反应元件。因此，不同于 FSH 和 LH，hCG 的分泌调节不受激素反馈调节机制的控制。

hCG 在受精后就进入母血并快速增殖直到孕期的第 8 周，然后缓慢降低浓度直到第 18~20 周，之后保持稳定。所有人类组织以完整形式分泌 hCG。由于胎盘的蛋白糖基化功能是以延长半衰期和增强激素的生物学活性为目的，胎盘分泌的完整 hCG 半衰期长达 24 小时。糖蛋白激素的碳水化合物部分主要由果糖、半乳糖、甘露糖、氨基半乳糖和唾液酸等组成。其中唾液酸是决定生物半衰期的关键因素。从实验中可以看到去除唾液酸的 hCG、FSH 和 LH 都很快地被清除。

hCG 的主要作用是在妊娠早期接替垂体 LH 的作用，以维持妊娠黄体的持续存在，直到胎盘产生足够的雌激素和孕激素。因此，在孕早期，特别是面临确定的黄体功能不足时采用垂体促性腺激素释放激素激动剂（GnRH-a）的体外受精 - 胚胎移植（in vitro fertilization-embryo transfer，IVF-ET）周期中，常用于黄体支持。但 hCG 在黄体支持中易发生卵巢过度刺激综合征（ovarian hyperstimulation syndrome，OHSS），使用时需权衡利弊。通过尿液检测 hCG 被广泛用于妊娠期的管理以及滋养细胞恶性肿瘤的早期监测。高度糖基化的 hCG 联合甲胎蛋白以及雌二醇可用于检测唐氏综合征的发生风险。

三、神经垂体的激素

神经垂体是由胶质细胞和神经纤维组成。神经胶质细胞具有神经胶质内分泌功能，分泌神经介质和神经垂体素。同时，由下丘脑视上核和室旁核生成的加压素和缩宫素，通过下丘脑垂体束流入神经垂体储存并释放。加压素和催产素都含有 9 个氨基酸残基，人类加压素含有精氨酸，有别于动物加压素含有赖氨酸。神经垂体素则是分子量为 1 000 的多肽，以神经垂体素 I 和神经垂体素 II 两种形式存在。前者是雌激素促进，后者则为烟碱促进。

加压素和催产素基因在 20 号染色体上紧密排列，来自共同祖先。2 种由神经元分泌的大分子前体物质：一种为加压素原，含有加压素和神经垂体蛋白；另一种为催产素原，含有催产素和神经垂体蛋白。因为这种奇特的包装，加压素和催产素是唯一同时合成、同一颗粒包装，由同一携带蛋白分泌的激素。加压素影响 ACTH 的分泌，而催产素影响促性腺激素的分泌。研究发现卵巢、输卵管、睾丸和肾上腺内也存在加压素和催产素这类物质，说明这些神经垂体激素具有旁分泌和自分泌功能。

在血液循环中，加压素和催产素半衰期较短。血液渗透压、血容量的改变和精神刺激（如疼痛）均是促进加压素释放的主要刺激。加压素的主要功能是调节血容量和血液渗透压，是强力的血管收缩因子和抗利尿激素。当血浆渗透压上升，其释放量增加。催产素可促进子宫平滑肌的收缩，但其作用与子宫状态相关。非妊娠期子宫平滑肌催产素受体浓度较低，妊娠期催产素受体浓度稳步提高，可增加约 80 倍。分娩前，夜间母体血液中催产素水平增高。分娩期，出现规律宫缩时，催产素水平明显升高，并在第二产程中快速升高。因此，催产素是增强子宫收缩及促进产程进展的重要因素。从临床上发现，临产和分娩活动多发生于夜间，可能是夜间催产素分泌增加的原因。催产素的另一主要作用是促进乳腺肌上皮的收缩，与产后乳汁分泌和射乳相关。婴儿吸吮乳头时可促进催产素的释放，催产素也可反射性引起与哺乳相关的子宫收缩。性交时阴道及宫颈刺激可促使催产素释放,此外,嗅觉、视觉和听觉途径的刺激也可引起催产素的释放。

（曹云霞　邢　琼）

———— 参考文献 ————

1. 庄广伦. 现代辅助生育技术. 北京: 人民卫生出版社, 2005.
2. JEROME F. STRAUSS Ⅲ, ROBERT L. BARBIERI. Yen and Jaffe 生殖内分泌学. 5 版. 林守清, 译. 北京: 人民卫生出版社, 2006.
3. 张丽珠. 临床生殖内分泌与不育症. 2 版. 北京: 科学出版社, 2006.
4. 王世阆. 卵巢疾病. 北京: 人民卫生出版社, 2004.
5. 黄荷凤. 现代辅助生育技术. 北京: 人民军医出版社, 2003.
6. SCHALLY A V, NAIR R M, REDDING T W, et al. Isolation of the luteinizing hormone and follicle-stimulation hormone-releasing hormone from porcine hypothalami. J Biol Chem, 1971, 246 (23): 7230-7236.
7. TOMMASO F, WILLIAM W. HURD. 临床生殖医学与手术. 乔杰, 译. 北京: 北京大学医学出版社, 2010.
8. CHANDRAN U R, DEFRANCO D B. Regulation of gonadotropin-releasing hormone gene transcription. Behav Brain Res, 1999, 105 (1): 29-36.
9. HERBISON A E, MOENTER S M. Depolarising and hyperpolarizing action of GABA (A) receptor activation on gonadotrophin-releasing hormone neurons: towards an emerging consensus. J Neuroendocrinol, 2011, 23 (7): 557-569.
10. Navarro V M. New insights into the control of pulsatile GnRH release: the role of Kiss 1/neurokinin B neurons. Front Endocrinol (Lausanne), 2012, 3: 48.
11. OKUBO K, NAGAHAMA Y. Structural and functional evolution of gonadotropin-releasing hormone in vertebrates. Acta Physiol (Oxf), 2008, 193 (1): 3-15.
12. CHEN A, ZI K, LASKAR-LEVY O, et al. The transcription of the hGnRH-Ⅰ and hGnRH-Ⅱ genes in human neuronal cells is differentially regulated by estrogen. J Mol Neurosci, 2002, 18 (1-2): 67-76.
13. MATAGNE V, LEBRETHON M C, GÉRARD A, et al. In vitro paradigms for the study of GnRH neuron function and estrogen effects. Ann N Y Acad Sci, 2003, 1007: 129-142.
14. KRAJEWSKI S J, ABEL T W, VOYTKO M L, et al. Ovarian steroids differentially modulate the gene expression of gonadotropin-releasing hormone neuronal subtypes in the ovariectomizedcynomolgus monkey. J Clin Endocrinol Metab, 2003, 88 (2): 655-662.
15. VAN WELY M, KWAN I, BURT AL, et al. Recombinant versus urinary gonadotrophin for ovarian stimulation in assisted reproductive technology cycles. Cochrane Database Syst Rev, 2011, 2011 (2): CD005354.
16. WESTERGAARD L W, BOSSUYT P M, VAN DER VEEN F, et al. WITHDRAWN: human menopausal gonadotropin versus recombinant follicle stimulation hormone for ovarian stimulation in assisted reproductive cycles. Cochrane Database Syst Rev, 2011, 2011 (2): CD003973.
17. 高江曼, 于洋, 乔杰. 促性腺激素释放激素在女性生殖系统的分布与作用. 生殖与避孕, 2013, 33 (5): 338-342.
18. CICCONE N A, LACZA C T, HOU M Y, et al. A composite element that binds basic helix loop helix and basic leucine zipper transcription factors is important for gonadotropin-releasing hormone regulation of the follicle-stimulation hormone beta gene. Mol Endocrinol, 2008, 22 (8): 1908-1923.
19. 张以文. 女性生殖内分泌与全身生殖内分泌疾病. 国际生殖健康/ 计划生育杂志, 2013, 32 (5): 319-322.
20. MILLER W L. Mitochondrial specificity of the early steps in steroidogenesis. J Steroid Biochem Mol Biol, 1995, 55 (5-6): 607-616.
21. STOCCOS D M, CLARK B J. Regulation of the acute production of steroids in steroidogenic cells. Endocr Rev, 1996, 17 (3): 221-244.
22. SOCCIO R E, BRESLOW J L. Intracellular cholesterol transport. Arterioscler Thromb Vasc Biol, 2004, 24 (7): 1150-1160.
23. REAVEN E, TSAI L, AZHAR S. Cholesterol uptake by the 'selective' pathway of ovarian granulosa cells: early intracellular events. J Lipid Res, 1995, 36 (7): 1602-1617.
24. RUSSELL D W, WILSON J D. Steroid 5 alpha-reductase: two genes/two enzymes. Annu Rev Biochem, 1994, 63: 25-61.
25. STEINER AZ, CHANG L, JI Q, et al. 3alpha-Hydroxysteroid dehydrogenase type Ⅲ deficiency: a novel mechanism for hirsutism. J Clin Endocrinol Metab, 2008, 93 (4): 1298-1303.
26. TOMASZEWSKI M, CHARCHAR F J, MARIC C, et al. Inverse associations between androgens and renal function: the Young Men Cardiovascular Association (YMCA)

study. Am J Hypertens, 2009, 22 (1): 100-105.

27. MOORADIAN A D, MORLEY J E, KORENMAN S G. Biological actions of androgens. Endocr Rev, 1987, 8 (1): 1-28.

28. PALANIAPPAN M, MENON K M. Luteinizing hormone/human chorionic gonadotropin-mediated activation of mTORC1 signaling is required for androgen synthesis by theca-interstitial cells. Mol Endocrinol, 2012, 26 (10): 1732-1742.

29. CLARK B J, WELLS J, KING S R, et al. The purification, cloning, and expression of a novel luteinizing hormone-induced mitochondrial protein in MA-10 mouse Leydig tumor cells. characterization of the steroidogenic acute regulatory protein (StAR). J Biol Chem, 1994, 269 (45): 28314-28322.

30. CLARK B J, SOO S C, CARON K M, et al. Hormonal and developmental regulation of the steroidogenic acute regulatory protein. Mol Endocrinol, 1995, 9 (10): 1346-1355.

31. MANNA, P R, WANG X J, STOCCO D M. Involvement of multiple transcription factors in the regulation of steroidogenic acute regulatory protein gene expression. Steroids, 2003, 68 (14): 1125-1134.

32. LIN D, SUGAWARA T, STRAUSS J F 3RD, et al. Role of steroidogenic acute regulatory protein in adrenal and gonadal steroidogenesis. Science, 1995, 267 (5205): 1828-1831.

33. TEE M K, LIN D, SUGAWARA T, et al. T → A transversion 11 bp from a splice acceptor site in the human gene for steroidogenic acute regulatory protein causes congenital lipoid adrenal hyperplasia. Hum Mol Genet, 1995, 4 (12): 2299-2305.

34. SUGAWARA T, HOLT J A, DRISCOLL D, et al. Human steroidogenic acute regulatory protein: functional activity in COS-1 cells, tissue-specific expression, and mapping of the structural gene to 8p11. 2 and a pseudogene to chromosome 13. Proc Natl Acad Sci U S A, 1995, 92 (11): 4778-4782.

35. BEATO M, SANCHEZ-PACHECO A. Interaction of steroid hormone receptors with the transcription initiation complex. Endocr Rev, 1996, 17 (6): 587-609.

36. HAN K H, KIM M K, KIM H S, et al. Protective effect of progesterone during pregnancy against ovarian cancer. J Cancer Prev, 2013, 18 (2): 113-122.

37. GERACE L. Molecular trafficking across the nuclear pore complex. Curr Opin Cell Biol, 1992, 4 (4): 637-645.

38. HYDER S M, SHIPLEY G L, STANCEL G M, et al. Estrogen action in target cells: selective requirements for activation of different hormone response elements. Mol Cell Endocrinol, 1995, 112 (1): 35-43.

39. SHANG Y, HU X, DIRENZO J, et al. Cofactor dynamics and sufficiency in estrogen receptor-regulated transcription. Cell, 2000, 103 (6): 843-852.

40. KUIPER G G, ENMARK E, PELTO-HUIKKO M, et al. Cloning of a novel receptor expressed in rat prostate and ovary. Proc Natl Acad Sci USA, 1996, 93 (12): 5925-5930.

41. MOSSELMAN S, POLMAN J, DIJKEMA R, et al. ER beta: identification and characterization of a novel human estrogen receptor. FEBS Lett, 1996, 392 (1): 49-53.

42. HAWKINS M B, THORNTON J W, CREWS D, et al. Identification of a third distinct estrogen receptor and reclassification of estrogen receptors in teleosts. Proc Natl Acad Sci U S A, 2000, 97 (20): 10751-10756.

43. ARIAZI E A, CLARK G M, MERTZ J E, et al. Estrogen-related receptor alpha and estrogen-related receptor gamma associate with unfavorable and favorable biomarkers, respectively, in human breast cancer. Cancer Res, 2002, 62 (22): 6510-6518.

44. KUIPER G G, CARLSSON B, GRANDIEN K, et al. Comparison of the ligand binding specificity and transcript tissue distribution of estrogen receptors alpha and beta. Endocrinology, 1997, 138 (3): 863-870.

45. GREENE G L, GILNA P, WATERFIELD M, et al. Sequence and expression of human estrogen receptor complementary DNA. Science, 1986, 231 (4742): 1150-1154.

46. ZHUANG Y, KATZENELLENBOGEN B S, SHAPIRO D J, et al. Estrogen receptor mutants which do not bind 17 beta-estradiol dimerize and bind to the estrogen response element in vivo. Mol Endocrinol, 1995, 9 (4): 457-466.

47. PAECH K, WEBB P, KUIPER G G, et al. Differential ligand activation of estrogen receptors ERalpha and ERbeta at AP1 sites. Science, 1997, 277 (5331): 1508-1510.

48. MANI S, PORTILLO W. Activation of progestin receptors in female reproductive behavior: interactions with neurotransmitters. Front Neuroendocrinol, 2010, 31 (2): 157-171.

49. READ L D, KATZENELLENBOGEN B S. Characterization and regulation of estrogen and progesterone receptors in breast cancer. Cancer Treat Res, 1992, 61: 277-299.

50. KASTNER P, KRUST A, TURCOTTE B, et al. Two distinct estrogen-regulated promoters generate transcripts

encoding the two functionally different human progesterone receptor forms A and B. EMBO J, 1990, 9 (5): 1603-1614.

51. WEN D X, XU Y F, MAIS D E, et al. The A and B isoforms of the human progesterone receptor operate through distinct signaling pathways within target cells. Mol Cell Biol, 1994, 14 (12): 8356-8364.

52. SARTORIUS C A, MELVILLE M Y, HOVLAND A R, et al. A third transactivation function (AF3) of human progesterone receptors located in the unique N-terminal segment of the B-isoform. Mol Endocrinol, 1994, 8 (10): 1347-1360.

53. TANENBAUM D M, WANG Y, WILLIAMS S P, et al. Crystallographic comparison of the estrogen and progesterone receptor's ligand binding domains. Proc Natl Acad Sci U S A, 1998, 95 (11): 5998-6003.

54. WILLIAMS S P, SIGLER P B. Atomic structure of progesterone complexed with its receptor. Nature, 1998, 393 (6683): 392-396.

55. D'AMORA P, MACIEL T T, TAMBELLINI R, et al. Disrupted cell cycle control in cultured endometrial cells from patients with endometriosis harboring the progesterone receptor polymorphism PROGINS. Am J Pathol, 2009, 175 (1): 215-224.

56. WILSON C M, MCPHAUL M J. A and B forms of the androgen receptor are present in human genital skin fibroblasts. Proc Natl Acad Sci U S A, 1994, 91 (4): 1234-1238.

57. BROOKE G N, POWELL S M, LAVERY D N, et al. Engineered repressors are potent inhibitors of androgen receptor activity. Oncotarget, 2014, 5 (4): 959-969.

58. YANG D Z, YANG W, LI Y, et al. Progress in understanding human ovarian folliculogenesis and its implications in assisted reproduction. J Assist Reprod Genet, 2013, 30 (2): 213-219.

59. PUCHE J E, CASTILLA-CORTÁZAR I. Human conditions of insulin-like growth factor - I (IGF- I) deficiency. J Transl Med, 2012, 10: 224.

60. BROGAN R S, MIX S, PUTTABYATAPPA M, et al. Expression of the insulin-like growth factor and insulin systems in the luteinizing macaque ovarian follicle. Fertil Steril, 2010, 93 (5): 1421-1429.

61. LIST E O, SACKMANN-SALA L, BERRYMAN D E, et al. Endocrine parameters and phenotypes of the growth hormone receptor gene disrupted (GHR–/–) mouse. Endocr Rev, 2011, 32 (3): 356-386.

62. GEISTHOVEL F, MORETTI-ROJAS I, ASCH R H, et al. Expression of insulin-like growth factor- II (IGF- II) messenger ribonucleic acid (mRNA), but not IGF- I mRNA, in human preovulatory granulosa cells. Hum Reprod, 1989, 4 (8): 899-902.

63. YABA A, DEMIR N. The mechanism of mTOR (mammalian target of rapamycin) in a mouse model of polycystic ovary syndrome (PCOS). J Ovarian Res, 2012, 5 (1): 38.

64. BAUMGARTEN S C, CONVISSAR S M, FIERRO M A, et al. IGF1R signaling is necessary for FSH-induced activation of AKT and differentiation of human Cumulus granulosa cells. J Clin Endocrinol Metab, 2014, 99 (8): 2995-3004.

65. BROGAN R S, MIX S, PUTTABYATAPPA M, et al. Expression of the insulin-like growth factor and insulin systems in the luteinizing macaque ovarian follicle. Fertil Steril, 2010, 93 (5): 1421-1429.

66. CARSON R S, ZHANG Z, HUTCHINSON L A, et al. Growth factors in ovarian function. J Reprod Fertil, 1989, 85 (2): 735-746.

67. CONTI M, IISIEII M, ZAMAII A M, et al. Novel signaling mechanisms in the ovary during oocyte maturation and ovulation. Mol Cell Endocrinol, 2012, 356 (1-2): 65-73.

68. KHAN-DAWOOD F S. Human corpus luteum: immunocytochemical localization of epidermal growth factor. Fertil Steril, 1987, 47 (6): 916-919.

69. AYYAGARI R R, KHAN-DAWOOD F S. Human corpus luteum: presence of epidermal growth factor receptors and binding characteristics. Am J Obstet Gynecol, 1987, 156 (4): 942-946.

70. WANG C, LV X, JIANG C, et al. Transforming growth factor alpha (TGFα) regulates granulosa cell tumor (GCT) cell proliferation and migration through activation of multiple pathways. PLoS One, 2012, 7 (11): e48299.

71. KUDLOW J E, KOBRIN M S, PURCHIO A F, et al. Ovarian transforming growth factor-alpha gene expression: immunohistochemical localization to the theca-interstitial cells. Endocrinology, 1987, 121 (4): 1577-1579.

72. YEH J, OSATHANONDH R. Expression of messenger ribonucleic acids encoding for basic fibroblast growth factor (FGF) and alternatively spliced FGF receptor in human fetal ovary and uterus. J Clin Endocrinol Metab, 1993, 77 (5): 1367-1371.

73. GELBER K, TAMURA A N, ALARCON V B, et al. A potential use of embryonic stem cell medium for the in vitro culture of preimplantation embryos. J Assist Reprod Genet, 2011, 28 (8): 659-668.

74. WANG T, RAINEY W E. Human adrenocortical carcinoma cell lines. Mol Cell Endocrinol, 2012, 351 (1): 58-65.

75. ORYAN ABKENAR Z, GANJI R, EGHBAL KHAJEH-RAHIMI A, et al. Vitrification and subsequent in vitro maturation of mouse preantral follicles in presence of growth factors. Cell J, 2014, 16 (3): 271-278.

76. SOUTHCOMBE J H, LÉDÉE N, PERRIER D'HAUTERIVE S, et al. Detection of soluble ST2 in human follicular fluid and luteinized granulosa cells. PLoS One, 2013, 8 (9): e74385.

77. YOUSEFIAN E, NOVIN M G, FATHABADI F F, et al. The expression of IL-6Rα and Gp130 in fallopian tubes bearing an ectopic pregnancy. Anat Cell Biol, 2013, 46 (3): 177-182.

78. PIQUETTE GN, SIMÓN C, EL DANASOURI I, et al. Gene regulation of interleukin-1 beta, interleukin-1 receptor type I, and plasminogen activator inhibitor-1 and-2 in human granulosa-luteal cells. Fertil Steril, 1994, 62 (4): 760-770.

79. CARLOCK C I, WU J, ZHOU C, et al. Unique temporal and spatial expression patterns of IL-33 in ovaries during ovulation and estrous cycle are associated with ovarian tissue homeostasis. J Immunol, 2014, 193 (1): 161-169.

80. ALTUN T, JINDAL S, GREENSEID K, et al. Low follicular fluid IL-6 levels in IVF patients are associated with increased likelihood of clinical pregnancy. J Assist Reprod Genet, 2011, 28 (3): 245-251.

81. SON D S, TERRANOVA P F, ROBY K F. Interaction of adenosine 3', 5'-cyclic monophosphate and tumor necrosis factor-alpha on serum amyloid A3 expression in mouse granulosa cells: dependence on CCAAT-enhancing binding protein-beta isoform. Endocrinology, 2010, 151 (7): 3407-3419.

82. ANDERSON A D, SOLORZANO C M, MCCARTNEY C R. Childhood obesity and its impact on the development of adolescent PCOS. Semin Reprod Med, 2014, 32 (3): 202-213.

83. WOLFE A, DIVALL S, WU S. The regulation of reproductive neuroendocrine function by insulin and insulin-like growth factor-1 (IGF-1). Front Neuroendocrinol, 2014, 35 (4): 558-572.

84. NIKOLICS K, MASON A J, SZÖNYI E, et al. A prolactin-inhibiting factor within the precursor for human gonadotropin-releasing hormone. Nature, 1985, 316 (6028): 511-517.

85. WHITE R B, EISEN J A, KASTEN T L, et al. Second gene for gonadotropin-releasing hormone in humans. Proc Natl Acad Sci U S A, 1998, 95 (1): 305-309.

86. LAPTHORN A J, HARRIS D C, LITTLEJOHN A, et al. Crystal structure of human chorionic gonadotropin. Nature, 1994, 369 (6480): 455-461.

87. WEISS J, AXELROD L, WHITCOMB R W, et al. Hypogonadism caused by a single amino acid substitution in the beta subunit of luteinizing hormone. N Engl J Med, 1992, 326 (3): 179-183.

88. WEISS J, GUENDNER M J, HALVORSON L M, et al. Transcriptional activation of the follicle-stimulating hormone beta-subunit gene by activin. Endocrinology, 1995, 136 (5): 1885-1891.

89. Besecke L M, Guendner M J, Schneyer A L, et al. Gonadotropin-releasing hormone regulates follicle-stimulating hormone-beta gene expression through an activin/follistatinautocrine or paracrine loop. Endocrinology, 1996, 137 (9): 3667-3673.

90. BOLE-FEYSOT C, GOFFIN V, EDERY M, et al. Prolactin (PRL) and its receptor: actions, signal transduction pathways and phenotypes observed in PRL receptor knockout mice. Endocr Rev, 1998, 19 (3): 225-268.

91. SINHA Y N. Structural variants of prolactin: occurrence and physiological significance. Endocr Rev, 1995, 16 (3): 354-369.

92. BEN-JONATHAN N, MERSHON J L, ALLEN D L, et al. Extrapituitary prolactin: distribution, regulation, functions, and clinical aspects. Endocr Rev, 1996, 17 (6): 639-669.

93. MOHR E, MEYERHOF W, RICHTER D. The hypothalamic hormone oxytocin: from gene expression to signal transduction. Rev Physiol Biochem Pharmacol, 1992, 121: 31-48.

94. BROWNSTEIN M J, RUSSELL J T, GAINER H. Synthesis, transport, and release of posterior pituitary hormones. Science, 1980, 207 (4429): 373-378.

95. KASSON B G, ADASHI E Y, HSUEH A J. Arginine vasopressin in the testis: an intragonadal peptide control system. Endocr Rev, 1986, 7 (2): 156-168.

96. CHEN Y, ZHU B, ZHANG H, et al. Epigallocatechin-3-gallate reduces myometrial infiltration, uterine hyperactivity, and stress levels and alleviates generalized hyperalgesia in mice induced with adenomyosis. Reprod Sci, 2013, 20 (12): 1478-1491.

97. ZHANG J, WESTON P G, HIXON J E. Role of progesterone and oestradiol in the regulation of uterine oxytocin receptors in ewes. J Reprod Fertil, 1992, 94 (2): 395-404.

3 第三章
卵巢功能与卵巢周期

第一节 卵巢的解剖结构及其各阶段发育特点

一、卵巢的解剖结构

卵巢是女性产生和排出卵子的性腺,具有生殖和内分泌功能。卵巢呈扁椭圆形、成对,位于输卵管的后下方,两者以输卵管系膜相连。卵巢后缘游离;前缘借卵巢系膜与阔韧带相连,前缘中部有卵巢门,卵巢主要的血管和神经通过骨盆漏斗韧带经卵巢系膜在此出入卵巢。卵巢的内侧(子宫端)以含有血管和神经的卵巢固有韧带与子宫相连,外侧(盆壁端)以骨盆漏斗韧带(又称卵巢悬韧带)与盆壁相连,使得卵巢悬于盆壁与子宫之间。

卵巢表面无腹膜覆盖,其表层为单层立方上皮,即生发上皮。上皮的深层为一层致密纤维组织,称为卵巢白膜。再往内为卵巢实质,卵巢实质又分为皮质和髓质2部分。皮质在外层,青春期后由原始卵泡、初级卵泡、次级卵泡、窦状卵泡(囊状卵泡)和成熟卵泡等各级卵泡、黄体和它们退化所形成的残余结构及间质组织组成,随着年龄增大,卵泡数逐渐变少,皮质层也逐渐变薄;髓质在卵巢中央,是卵巢的中心部分,与卵巢门相连,无卵泡结构,含有疏松结缔组织及丰富的血管、神经、淋巴管以及少量与卵巢悬韧带相延续、对卵巢运动有作用的平滑肌纤维。

青春期以前,卵巢表面光滑;青春期后,因卵泡发育和排卵,其表面逐渐凹凸不平,生育年龄妇女卵巢大小约4cm×3cm×1cm,重约5~6g;绝经后卵巢逐渐萎缩变硬变小,盆腔检查时不易触到。

二、各阶段卵巢的发育特点

胚胎6周后原始性腺开始分化,若胚胎细胞不含Y染色体即无雄性特异性组织相容性抗原(male specific minor histocompatibility-Y antigen,H-Y antigen)时,或Y染色体短臂上缺少决定男性性别的睾丸决定因子(testis-determining factor,TDF)基因时,性腺分化缓慢,至胚胎8~10周性腺组织才出现卵巢的结构。卵巢从胚胎时期形成到衰老是一个渐进的生理过程,它体现了下丘脑-垂体-卵巢轴(hypothalamic-pituitary-ovarian axis,HPO)功能发育、成熟和衰老的变化过程。依据不同的年龄和生理特征,卵巢的发育可分为儿童早期、儿童后期、青春期、性成熟期、绝经过渡期和绝经后期6个阶段。各个阶段之间并无明显界限,可以因遗传、环境、体质、营养状况、心理精神因素等的影响而有个体差异。

儿童早期(8岁以前)HPO轴处于负反馈抑制状态,这是由于下丘脑、垂体对低水平雌激素(≤10pg/ml)的负反馈和中枢性抑制因素高度敏感。此期生殖器为幼稚型,卵巢长而窄,表面光滑,卵泡虽能大量自主生长(非促性腺激素依赖性),但仅发育到窦前期即萎缩和退化。卵巢此期位于腹腔内。

儿童后期(约8岁以后至青春期前)下丘脑GnRH抑制状态解除,卵巢内的卵泡受垂体Gn的影响有一定程度的发育并开始分泌性激素,但仍不成熟。此期,卵巢形态逐渐变为扁椭圆形并逐渐向骨盆腔内下降。

青春期是生殖器逐渐发育至成熟的阶段。此时,中枢性负反馈抑制状态解除,GnRH脉冲式释放,通过HPO轴引起垂体Gn和卵巢性激素分泌水平升高,卵巢增大,皮质内有不同发育阶段的卵泡(包括窦状卵泡),可出现成熟卵泡,致使卵巢表面稍呈凹凸不平现象。此期,卵巢等生殖器从幼稚型逐渐转变为成人型。卵巢产生的雌激素足以使子宫内膜增殖,雌、孕激素达到一定水平并有明显波动时,引起子宫内膜脱落形成月经。女性第1次月经来潮称为月经初潮,是青春期的重要标志。由于HPO轴对雌激素的正反馈机制尚未成熟,故月经周期常不规律,经5~7年建立规律的周期性排卵后,月经周期才逐渐正常。

性成熟期又称生育期,卵巢发育成熟,表面因排卵逐渐凹凸不平,大小约4cm×3cm×1cm,重5~6g,呈灰白色。此时已建立规律的周期性排卵,卵泡经过募集、选择和优势化,每月有1~2个成熟卵泡排出。

绝经过渡期卵巢功能逐渐衰退,卵泡数量明显减少,卵泡体积逐渐缩小。

绝经后期卵巢进一步萎缩,变小变硬,其内分泌功能消退。

（朱依敏　黄荷凤）

第二节　卵泡的发育和排卵

从青春期开始到绝经前,卵巢在形态和功能上发生周期性变化,称为卵巢周期(ovarian cycle)。其主要变化如下。

一、卵泡的发育和成熟

人类卵巢中卵泡的发育始于胚胎的6~8周时,不断有丝分裂,细胞体积增大,数目增多,称为卵原细胞(oogonium),约60万个。自胚胎11~12周开始卵原细胞进入第一次减数分裂,并静止于减数分裂双线期,称为初级卵母细胞(primary oocyte)。胎儿16~20周生殖细胞数目达到高峰,两侧卵巢共含600万~700万个。胎儿16周至出生后6个月,停留于减数分裂双线期的初级卵母细胞被单层梭形前颗粒细胞围绕而形成原始卵泡(primordial follicle,又称"始基卵泡"),这是女性的基本生殖单位,也是卵细胞储备的唯一形式。卵泡自胚胎形成后即进入自主发育和闭锁的轨道,此过程不依赖Gn的刺激,其机制尚不清楚。胎儿期后20周原始卵泡闭锁迅速,新生儿出生时卵巢大约剩100万~200万个卵泡,儿童期卵泡不断退化,近青春期只剩下约30万~40万个卵泡。进入青春期后,卵泡由自主发育推进至依赖Gn刺激而发育成熟。生育期每月发育一批卵泡,经过募集、选择和优势化,只有1个卵泡完全成熟并排出卵子。因此,妇女一生中一般只有400~500个卵泡发育成熟并发生排卵。

卵泡的发育始于原始卵泡到初级卵泡的转化,原始卵泡可以在卵巢内处于休眠状态数十年。原始卵泡发育远在月经周期起始之前,从原始卵泡发育到窦前卵泡是自主发育阶段,约需9个月以上的时间(图3-1),从窦前卵泡发育至成熟卵泡需经历持续生长期(1~4级)和指数生长期(5~8级),跨越了3个月经周期共85天(图3-2)。一般卵泡生长的最后阶段正常需15天左右,卵泡指数生长阶段对Gn刺激敏感,即月经周期的卵泡期。

根据卵泡的形态、大小、组织学特征和生长速度,可将其生长过程分为以下4个阶段(图3-3)。

(一)原始卵泡

又称始基卵泡,是由停留于减数分裂双线期的初级卵母细胞及环绕其周围的单层梭形前颗粒细胞层组成。位于卵巢皮质浅层,直径约30~60μm。

(二)窦前卵泡

包绕卵母细胞的梭形前颗粒细胞分化为单层立方形细胞后,并进行有丝分裂,即为初级卵泡(primary follicle)。与此同时,颗粒细胞合成和分泌黏多糖,在卵母细胞周围形成一透明环形区,称为透明带(zona pellucida)。颗粒细胞的胞膜突起可穿过透明带与卵子的胞膜形成缝隙连接,为颗粒

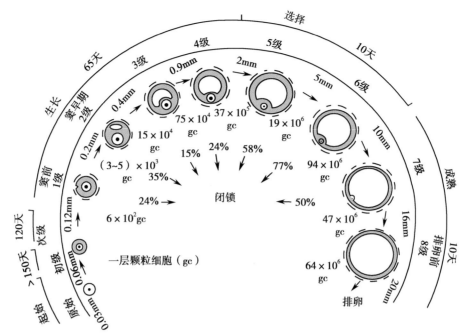

图 3-1 　成人卵巢内卵泡的生长发育及各级生长卵泡出现的比例

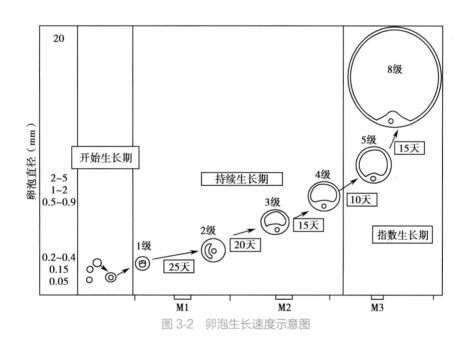

图 3-2 　卵泡生长速度示意图

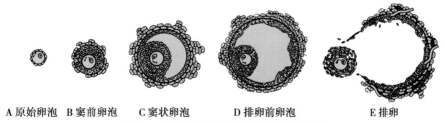

A 原始卵泡　B 窦前卵泡　C 窦状卵泡　D 排卵前卵泡　E 排卵

图 3-3 　不同发育阶段的卵泡形态示意图

细胞和卵子间信息传递和输送营养的通道。当初级卵泡颗粒细胞层数增至6~8层（600个细胞以下）时，卵泡进一步增大，直径约120μm，形成次级卵泡（secondary follicle）。颗粒细胞内出现卵泡生长发育所必备的3种受体，即卵泡刺激素（follicle stimulating hormone, FSH）、雌激素（estrogen, E）和雄激素（androgen, A）受体，具备了对上述激素的反应性。颗粒细胞层与卵泡膜层之间出现基底膜层，卵泡基底膜附近的梭形细胞形成卵泡内膜（theca interna）和卵泡外膜（theca externa）2层卵泡膜。卵泡内膜细胞出现黄体生成素（luteinizing hormone, LH）受体，具备了合成类固醇激素的能力。

（三）窦状卵泡

颗粒细胞在雌激素和FSH的共同作用下，增殖且分泌液体，随着颗粒细胞间积聚的液体量增加，最后融合形成卵泡腔，卵泡增大直径达500μm，称为窦状卵泡（antral follicle）。窦状卵泡发育的后期，相当于前一卵巢周期的黄体晚期及本周期卵泡早期，血清FSH水平及其生物活性增高，超过一定阈值后，卵巢内有一组窦状卵泡群进入了"生长发育轨道"，这种现象称为卵泡生长发育。约在月经周期第7天，在被募集的生长发育卵泡群中，有1个FSH阈值最低的卵泡，发育成优势卵泡（dominant follicle），其余的卵泡逐渐退化闭锁，这个现象称为选择（selection）。月经周期第11~13天，优势卵泡增大至18mm左右，颗粒细胞分泌雌激素量增多，血清雌激素含量可达到250~500pg/ml，且在颗粒细胞内又出现了LH受体和催乳素（prolactin, PRL）受体，具备了对LH、PRL的反应性，此时便形成了排卵前卵泡。

（四）排卵前卵泡

排卵前卵泡（preovulatory follicle）又称为赫拉夫卵泡（Graafian follicle）或成熟卵泡，为卵泡发育的最后阶段。卵泡液急骤增加，卵泡腔增大，直径可达18~23mm，卵泡体积显著增大，卵泡迅速生长、向卵巢表面突出，其结构从外向内如下所示。

1. 卵泡外膜 为致密的卵巢间质组织，与卵巢间质无明显界限。

2. 卵泡内膜 从卵巢皮质层间质细胞衍化而来，含丰富的血管，细胞呈多边形，较颗粒细胞大。

3. 颗粒细胞 分布在卵泡周围，腔细胞呈立方形，细胞间无血管存在，营养来自外围的卵泡内膜，在颗粒细胞层和卵泡内膜层间有一层基底膜。

4. 卵泡腔 腔内充满大量清澈的卵泡液，卵泡液中含有雌激素、孕激素等。

5. 卵丘 由于卵泡腔的扩大，卵母细胞周围的颗粒细胞被挤到卵泡一侧，呈丘状突出于卵泡腔，卵细胞深藏其中，形成卵丘（cumulus oophorus）。

6. 放射冠 直接围绕卵细胞的一层呈放射状排列的颗粒细胞。

7. 透明带 在放射冠与卵细胞之间的一层很薄的透明膜。

二、排卵

卵细胞和它周围的卵冠丘复合体（oocyte-coronacumulus complex, OCCC）一起从卵巢排出的过程称为排卵（ovulation）。OCCC包含了卵细胞、透明带、放射冠及小部分卵丘内的颗粒细胞，简称为卵子。排卵前，颗粒细胞分泌的抑制素减少，同时形成雌激素高峰（雌二醇≥200pg/ml）对下丘脑产生正反馈作用，促使下丘脑大量释放GnRH，刺激垂体释放促性腺激素（gonadotropin, Gn），出现LH/FSH峰。LH峰通常出现于排卵前36小时，是即将发生排卵的可靠指标，它使得卵母细胞重新启动减数分裂进程，直至完成第一次减数分裂，排出第一极体，初级卵母细胞成熟为次级卵母细胞。在LH峰作用下排卵前卵泡黄素化，产生少量孕酮。LH/FSH排卵峰与孕酮协同作用，激活卵泡液内纤维蛋白溶酶活性，溶解卵泡壁隆起的尖端部分的胶原，形成一个小孔，卵子由此排出，称为排卵孔（stigma）。排卵前卵泡液中前列腺素含量显著增加，排卵时达高峰。前列腺素可促进卵泡壁释放纤维蛋白溶酶，并促使卵巢内平滑肌收缩，有助于排卵。正常情况下排卵多发生于下次月经来潮前14天左右，卵子可由两侧卵巢交替排出，也可由一侧卵巢连续排出。卵子排出后，经输卵管伞部捡拾、输卵管壁蠕动以及输卵管黏膜纤毛活动等协同作用进入输卵管，在输卵管壶腹部与峡部连接处等待受精，受精过程中完成第二次减数分裂，释放出第二极体。

三、黄体形成及退化

排卵时卵子随卵泡液流出,排卵后卵泡腔内压力下降,卵泡壁塌陷,形成许多皱襞,卵泡壁的卵泡颗粒细胞和卵泡内膜细胞向内侵入并黄素化,周围由结缔组织的卵泡外膜包围,共同形成黄体(corpus luteum)。排卵后的卵泡颗粒细胞和卵泡内膜细胞在 LH 峰的作用下进一步黄素化,分别形成颗粒黄体细胞及卵泡膜黄体细胞。黄体细胞的直径由原来的 12~14μm 增大到 35~50μm。在血管内皮生长因子的作用下颗粒细胞血管化,孕酮由此进入体循环中。排卵后 7~8 天,即相当于月经周期第 22 天左右,黄体体积和功能均达到最高峰,直径约 1~2cm,外观呈黄色。正常黄体功能的建立需要正常发育的排卵前卵泡形成、FSH 刺激和一定水平的持续性 LH 来维持。

若卵母细胞未受精,黄体在排卵后 9~10 天开始退化,正常排卵周期黄体功能限于 14 天,其机制尚未完全明确。可能与其分泌的雌、孕激素反馈性抑制垂体 LH 释放而导致黄体退化有关。黄体退化时黄体细胞逐渐萎缩变小,周围的结缔组织及成纤维细胞侵入黄体,逐渐由结缔组织所代替,组织纤维化,外观色白,称为白体(corpus albicans)。黄体衰退后,雌、孕激素下降导致子宫内膜脱落即月经来潮,卵巢中又有新的卵泡发育,开始新的周期。

(张 丹 黄荷凤)

第三节 卵巢甾体激素的合成及分泌

卵巢是雌激素和孕激素(progestin)分泌的主要腺体,也分泌少量雄激素,3 种激素均为类固醇激素(steroid hormone)。排卵前雌激素主要来源于卵泡膜细胞和颗粒细胞。排卵后孕激素及雌激素主要来源于黄体细胞,孕激素主要由颗粒黄体细胞(大黄体细胞)分泌,雌激素主要由膜黄体细胞(小黄体细胞)分泌。雄激素主要由卵巢间质细胞和

门细胞产生。除类固醇激素外,卵巢还分泌其他多肽激素、细胞因子和生长因子。

一、类固醇激素的基本化学结构

类固醇激素又称甾体激素,基本化学结构为环戊烷多氢菲环。按碳原子的数目分为 3 组:含 18 个碳原子为雌激素,基本结构为雌烷核,如雌二醇、雌酮、雌三醇;含 19 个碳原子为雄激素,基本结构为雄烷核,如睾酮;含 21 个碳原子为孕激素,基本结构为孕烷核,如孕酮(图 3-4)。

二、类固醇激素的生物合成过程

卵巢类固醇激素生物合成需要多种羟化酶及芳香化酶的作用,它们都属于细胞色素 P450 超基因家族。胆固醇是卵巢合成类固醇激素的原料,在 LH 的刺激下,卵泡膜细胞内 27 碳的胆固醇在线粒体内细胞色素 P450 侧链裂解酶催化下形成 21 碳的孕烯醇酮,这是性激素合成的限速步骤,再缩短为 19 碳的雄烯二酮和睾酮,最后通过芳香化作用生成 18 碳的雌激素,进入体循环。孕烯醇酮是卵巢合成各类类固醇激素的前体,从孕烯醇酮转化为雄烯二酮和睾酮有 Δ4 和 Δ5 两条途径(图 3-5)。排卵前卵泡膜细胞和颗粒细胞间有基底膜形成的屏障作用,颗粒细胞内无血管进入,形成的激素无法进入循环,因此排卵前体循环中的雌激素主要来自卵泡膜细胞,是以 Δ5 途径合成的。排卵后黄体期的颗粒黄体细胞内有新生血管,颗粒黄体细胞分泌的激素得以进入体循环,雌激素可由 Δ4 和 Δ5 两条途径合成。孕酮的合成是通过 Δ4 途径(Δ4 表示双键位于 C4 和 C5 之间,Δ5 表示双键位于 C5 和 C6 之间)。

Δ5 途径是在 17α- 羟化酶的作用下,孕烯醇酮的第 17 位碳原子增加羟基而变成 17α- 羟孕烯醇酮,再经 17,20 碳链裂解酶的作用,使 17 位和 20 位碳原子上的侧链断开,形成脱氢表雄酮,又在 3β- 羟基类固醇脱氢酶(3β-hydroxysteroid dehydrogenase,3β-HSD)作用下形成雄烯二酮;Δ4 途径,即孕烯醇酮经 Δ5-Δ4 异构酶和 3β-HSD 的作用下形成孕酮,孕酮在 17α- 羟化酶作用下形成 17α- 羟孕酮,又经 17,20- 裂解酶的作用

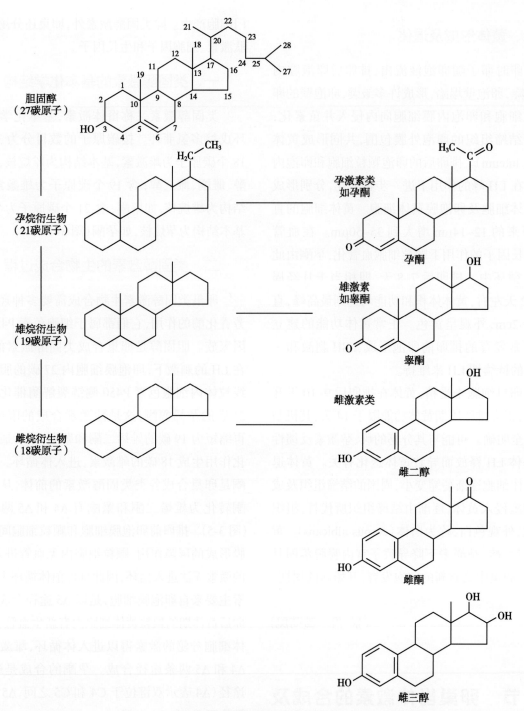

图 3-4　类固醇激素的化学结构

形成雄烯二酮,再经 17β- 羟类固醇脱氢酶 (17β-hydroxysteroid dehydrogenase,17β-HSD) 作用下形成睾酮。雄烯二酮和睾酮在芳香化酶作用下分别生成雌酮和雌二醇。Δ5 途径的每一步产物均可经 3β-HSD 和 Δ5-Δ4 异构酶的作用而形成相当的 Δ4 产物(图 3-5)。

两细胞 - 两促性腺激素学说认为雌激素是由卵巢的卵泡膜细胞和颗粒细胞在 FSH 和 LH 的共同作用下完成的。首先 LH 与卵泡膜细胞 LH 受体结合后,使胆固醇形成雄烯二酮和睾酮,二者进入颗粒细胞,FSH 与颗粒细胞上 FSH 受体结合后激活细胞内芳香化酶,将来自卵泡膜细胞的睾酮和雄烯二酮分别转化为雌二醇和雌酮,进入血液循环和卵泡液中(图 3-6)。

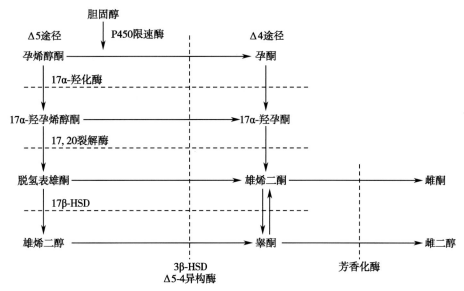

图 3-5　类固醇激素的生物合成途径

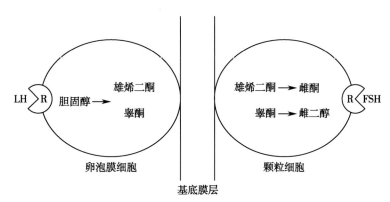

图 3-6　两细胞 - 两促性腺激素学说

三、类固醇激素代谢

类固醇激素主要在肝内代谢形成葡糖醛酸酯或硫酸酯等水溶性较强的结合物,经肾脏通过尿液或经胆汁排出。孕激素主要代谢产物为孕二醇;雌二醇的代谢产物为雌酮及其硫酸盐、雌三醇、2-羟雌酮等,经胆汁排入肠内的雌激素可再吸收入肝,即肠肝循环;睾酮代谢产物为雄酮、原胆烷醇酮,主要以葡糖醛酸盐的形式经肾脏排出体外。

四、卵巢类固醇激素分泌的周期性变化

1. 雌激素　雌激素的分泌随卵泡发育发生周期性变化。早卵泡期仅分泌少量雌激素;大约从月经周期第 7 天开始,卵泡分泌的雌激素显著增多,并于排卵前达到高峰;排卵后,由于卵泡液中

雌激素释放致腹腔使循环中雌激素急剧下降;排卵后 1~2 天,黄体开始分泌雌激素使循环中雌激素水平又逐渐上升,于排卵后 7~8 天黄体成熟时形成第二高峰,但是这一高峰一般低于排卵前高峰。此后黄体逐渐萎缩,雌激素水平又一次急剧下降,在月经期达最低水平。

2. 孕激素　卵泡期卵泡膜细胞不分泌孕激素;排卵前成熟卵泡的颗粒细胞在 LH 排卵峰的作用下黄素化,开始分泌少量孕激素;排卵后,黄体分泌的孕激素量逐渐增加,至排卵后 7~8 天黄体成熟时分泌量达最高峰,此后逐渐下降,到月经来潮时降至最低水平。

3. 雄激素　女性的雄激素主要来自肾上腺和卵巢,包括睾酮、雄烯二酮和脱氢表雄酮。卵泡内膜层是合成分泌雄烯二酮的主要部位,卵巢间质细

胞和门细胞主要合成与分泌睾酮。排卵前卵巢局部及循环中雄激素水平升高,一方面可促进非优势卵泡闭锁,另一方面可提高性欲。

五、卵巢类固醇激素的生理作用

游离状态的类固醇激素才能发挥生物学活性,而大部分类固醇激素在血中以与蛋白结合的形式转运至靶细胞处,游离者仅占 2%~3%。雌激素和雄激素在血液循环中与睾酮-雌二醇结合球蛋白(testosterone-estradiol binding globulin,TEBG)或白蛋白相结合;孕激素则与白蛋白(90%)或皮质醇结合球蛋白(10%)结合。结合状态下的性激素无生物活性,但可避免激素过快地被破坏和排出。有生物活性的游离激素与无活性的结合激素维持着动态平衡。

(一)雌激素的生理作用

内源性雌激素主要包括雌酮(estrone,E_1)、雌二醇(estradiol,E_2)和雌三醇(estriol,E_3),其中 E_2 的生物活性最强。雌激素的靶器官包括生殖系统(外阴、阴道、子宫、输卵管和卵巢)、非生殖系统(皮肤及其附属物、骨骼、心血管系统、免疫系统、中枢神经系统和肝脏)和乳腺。

1. 子宫平滑肌 促进子宫平滑肌细胞增生和肥大,使肌层增厚;增加血供,促使和维持子宫发育;增加子宫平滑肌对缩宫素的敏感性。

2. 子宫内膜 修复月经期后的子宫内膜并使子宫内膜腺体增生,为排卵后孕酮使内膜向分泌期转变做好准备。

3. 宫颈 使宫颈口松弛、扩张,排卵前雌激素高峰时宫颈外口可扩张成瞳孔样。宫颈黏液分泌增多,由于水分增加变稀薄,富有弹性,易呈拉丝状,出现羊齿状结晶,此时有利于精子通过。

4. 输卵管 促进输卵管肌层发育及上皮的分泌活动,并可加强输卵管节律性收缩振幅,有利于输送精子和拾卵。

5. 阴道上皮 使阴道上皮细胞增生和角化,黏膜变厚,并增加细胞内糖原含量,使阴道维持酸性环境。

6. 外生殖器 使阴唇发育、丰满、色素加深。

7. 第二性征 促进乳腺管增生,乳头和乳晕着色,促进其他第二性征的发育,如阴毛的生长。

8. 卵巢 在卵巢局部发挥自分泌和旁分泌作用,协同 FSH 促进卵泡发育。

9. 下丘脑、垂体 通过对下丘脑和垂体的正/负反馈调节,控制 Gn 的分泌,调节卵泡发育。

10. 代谢作用 刺激性激素结合球蛋白、血管紧张素原、凝血因子、C 反应蛋白等的合成;刺激肝脏胆固醇代谢酶的合成,提高血载脂蛋白的含量,提高高密度脂蛋白胆固醇的浓度,降低低密度脂蛋白胆固醇水平。雌激素还有抗血小板和抗氧化的作用,但并不能据此治疗高血脂。

11. 骨骼 促进青春期骨骼的生长和骨骺的闭合,降低破骨细胞活性,对减少骨骼重吸收有重要意义。

12. 心血管 雌激素可直接作用于心血管,促进血管内皮细胞一氧化氮等血管活性物质的合成,有助于血管内皮细胞修复,抑制平滑肌的增殖;还能够维持血管张力,保持血流稳定。

13. 中枢神经系统 促进神经胶质细胞发育,突触形成,神经递质合成以及神经细胞生长、分化、存活与再生。

14. 免疫系统 促进抗体产生、影响 B 淋巴细胞发育,可能与两性在免疫反应和自身免疫性疾病中的差异有关。

(二)孕激素的生理作用

孕激素通常是在雌激素作用的基础上发挥效应的。

1. 子宫肌 通过增加蜕膜氮氧化物的合成促进局部血管扩张,抑制子宫前列腺素的合成及促进前列腺素的代谢失活,从而降低子宫组织中前列腺素的含量,同时使子宫平滑肌及肾上腺素能神经突触前膜上的受体占优势,降低子宫平滑肌兴奋性及对缩宫素的敏感性,抑制子宫收缩,有利于胚胎及胎儿在宫内生长发育。

2. 子宫内膜 使增生期子宫内膜转变为分泌期,开启着床窗,为受精卵着床做好准备。

3. 宫颈 使宫口闭合,黏液分泌减少,性状变黏稠,出现椭圆体状结晶。

4. 输卵管 抑制输卵管肌节律性收缩的振幅。增强输卵管平滑肌对前列腺素 E 的反应,使输卵管峡部松弛,以利于受精卵加速进入宫腔。

5. 阴道上皮 加快阴道上皮脱落。

6. 第二性征 促进乳腺腺泡发育。

7. 下丘脑、垂体 孕激素在排卵期具有增强雌激素对垂体 LH 峰释放的正反馈作用;在黄体期对下丘脑、垂体有负反馈作用,抑制 Gn 分泌。

8. 体温 兴奋下丘脑体温调节中枢,可使基础体温在排卵后升高 0.3~0.5℃。临床上可以此作为判定排卵日期的标志之一。

9. 代谢作用 促进水钠排泄。

10. 免疫抑制作用 保护胚胎免受免疫损害。

(三)孕激素与雌激素的协同和拮抗作用

孕激素与雌激素既有协同作用也有拮抗作用。孕激素在雌激素作用的基础上,进一步促使女性生殖器和乳房的发育,为妊娠准备条件,两者有协同作用;另外,雌激素和孕激素又有拮抗作用,雌激素促进子宫内膜增生及修复,孕激素则限制子宫内膜增生,并使增生的子宫内膜转化为分泌期。其他拮抗作用表现在子宫收缩、输卵管蠕动、宫颈黏液变化、阴道上皮细胞角化和脱落以及水钠潴留与排泄等方面。

(四)雄激素的生理作用

1. 女性生殖系统 雄激素通过自分泌和/或旁分泌作用调节卵泡发育。自青春期开始,雄激素分泌增加,促使阴蒂、阴唇和阴阜发育,促进阴毛、腋毛的生长。雄激素还与性欲有关。但雄激素过多会对雌激素产生拮抗作用,如减缓子宫平滑肌及内膜的增生,抑制阴道上皮的增生和角化。长期使用雄激素,可出现男性化的表现。

2. 机体代谢功能 在细胞水平起作用时,睾酮常须转化成双氢睾酮,后者与受体蛋白结合的亲和力高于睾酮。雄激素促进合成蛋白质,促进肌肉生长,并刺激骨髓中红细胞的增生。在性成熟方面,促使长骨骨基质生长和钙的保留;性成熟后可导致骨骺的关闭,使生长停止。雄激素还可促进肾远曲小管对水、钠的重吸收并保留钙。

(五)类固醇激素的作用机制

类固醇激素与相关组织和器官细胞内的专一性受体结合形成复合物而发挥其特定的作用。类固醇激素具有脂溶性,主要以扩散方式通过细胞膜,与胞质受体蛋白结合,形成激素-胞质受体复合物,随之受体蛋白发生构型变化和热休克蛋白(heat shock protein,HSP)解离,从而使激素-胞质受体复合物获得进入细胞核内的能力,并由胞质转移至核内,与核内受体结合,形成激素-核受体复合物,从而引发 DNA 的转录过程,生成特异的信使 RNA(messenger RNA,mRNA),在胞质核糖体内翻译,生成蛋白质,发挥相应的生物效应。

(张 丹 黄荷凤)

第四节 女性青春期:性腺功能初现和肾上腺皮质功能初现

一、女性青春期概述

青春期(puberty)是从儿童期至成年期过渡的生理时期,青春期的女性不仅身体发育向成年人过渡,同时认知和社会心理也逐步成熟。青春期最显著的外在变化是第二性征发育和身高增长;同时全身各系统也发生显著变化,如身体成分组成改变、具备生育能力、骨骼的生长与钙化、大脑发育,以及心血管系统的有氧能量储备增加、心电图和血压变化等。

(一)青春期的定义与起止时间

青春期通常的定义是从第二性征出现、生殖功能逐渐达到成熟的转换时期,伴随其过程,下丘脑、性器官和性激素分泌等一系列的生理特征日趋成熟。青春期有 2 个主要的生理事件:性腺功能初现(gonadarche)和肾上腺功能初现(adrenarche),分别由性腺激活分泌雌激素和肾上腺皮质雄激素合成增加所启动。但“青春期”常用于特指性腺功能初现及其相关的变化,如“性早熟(precocious puberty)”和“青春期延迟(delayed puberty)”等。

青春期启动的年龄有较宽的范围,启动年龄超出这一范围可能为性早熟或青春期延迟。性早熟的定义是性腺功能初现发生于同人种、同性别青春期启动平均年龄的2~3个标准差之前。多数研究表明，女性青春期的起止时间大约为从9~12岁到18~20岁，我国目前界定女性在8岁前青春期启动为性早熟，13岁尚无第二性征发育为青春期延迟，须进一步评估和诊治。

青春期发育常用"Tanner分期"评估性成熟度，根据女性第二性征乳房和阴毛的发育变化分为5期，其中Ⅰ期代表青春期前，Ⅴ期代表成人。根据Tanner分期将青春期分为如下3个时期，①青春早期（Tanner Ⅱ~Ⅲ期）：从第二性征初现至月经初潮时止，年龄为9~12岁，以体格生长突增为主；②青春中期（Tanner Ⅲ~Ⅳ期）：以性器官及第二性征发育为主，月经初潮来临，年龄为13~16岁；③青春晚期（Tanner Ⅴ期）：自出现周期性月经至生殖功能完全成熟、身高增长停止，年龄约为17~20岁。也有报道将青春期分为早、晚2个时期，青春期早期为第二性征开始发育至月经初潮出现；青春期晚期则自月经初潮开始至生殖功能完全或近成熟，身体发育停止。

（二）青春期发育的顺序与类型

青春期各种特征开始发育的年龄虽不同，但常按一定的顺序进行（表3-1），反映了下丘脑肽类激素、垂体蛋白激素、肾上腺及性腺类固醇激素分泌及活性的有序改变。

表3-1　青春期发育的顺序、平均年龄及相关激素分泌

发育体征	平均开始年龄/岁	相关激素
乳房发育	9~10	雌激素
生长突增开始	9~10	生长激素与胰岛素样生长因子（insulin-like growth factor-1，IGF-1）
阴毛出现	10~11	肾上腺雄激素
生长突增高峰	11~12	生长激素与IGF-1
内、外生殖器发育	11~12	雌激素
月经初潮	12~13	雌激素
腋毛出现	月经初潮前后	肾上腺雄激素

根据国内外统计资料，正常青春期各种性征开始出现的年龄有很大的个体差异，如乳房开始发育可早至8岁，晚至13岁；阴毛出现的年龄为8~14岁；月经初潮可发生于9~17岁；身高突增可开始于9~14.5岁。此外，不同个体间发育顺序也存在差异，如一般乳房发育是青春期发育的首现体征，但约20%的女性阴毛初现在乳房发育前；单侧乳房可比对侧乳房提早发育数月；月经初潮通常发生在乳房初现后2~3年，但少数女性月经初潮可发生在乳房开始发育后数月内。这些均属正常发育的变异。由于每个女性青春期发育开始的年龄、发育速度及成熟年龄的不同，青春期发育可分3种类型：早发育、一般发育及晚发育。早发育型青春期开始年龄及身高突增高峰出现早，但突增过程较短，第二性征出现及月经初潮年龄均较早，具有身材较矮、肩窄、骨盆宽的矮胖体型；晚发育型女性的各项发育指标均较晚，具有身材较高、肩宽、骨盆窄的细长体型；一般发育型则介于早发育型与晚发育型之间。

青春期是一系列生理过程的联合，在生理征象出现前的几年内由不同的神经内分泌变化而启动。至少存在3个独立的神经内分泌轴在青春期生理变化中发挥作用，包括下丘脑-垂体-卵巢轴激活的性腺功能初现、肾上腺雄激素激活的肾上腺功能初现以及生长激素-胰岛素样生长因子轴激活的身高突增。性腺功能初现和肾上腺功能初现是青春发育启动期的2个重要现象，虽然二者可以同时发生，但生物学基础不同。

青春期时相的差异主要由遗传因素和神经内分泌因素决定，如母亲的初潮年龄是预测女性青春期启动和初潮时间的最佳因素，虽然具体的遗传机制尚未明确，但其他如全身健康情况（健康情况差与青春期延迟相关）、营养状态、社会环境因素（家庭压力大与青春期早启动相关）、运动、体脂和瘦素水平（超重或肥胖与青春期早启动和/或青春期进展相关）以及环境化合物等也影响青春期启动的时间。近20年，世界各地不同的研究都显示青春期启动的年龄提前了12~18个月，这些变化可能不仅与营养和生长状态相关，还与环境内分泌干扰物（environmental endocrine disruptor，EED）引起的内在改变有关；研究提示EED可导致甲基化降低，有可能改变了青春期的过程和/或个体对环

境适应的能力；EED 在动物研究模型中显示可干扰性激素的活性，因此可能与青春期时相的变化相关。

二、性腺功能初现

性腺功能初现以乳房发育为首现体征，由下丘脑-垂体-卵巢轴激活，最终导致性成熟和生殖成熟，是青春期启动最核心的生理过程。

（一）青春期性腺功能初现时下丘脑-垂体-卵巢轴的变化

1. 促性腺激素释放激素（GnRH） 通常女性真正意义上的青春期启动是指中枢性发动，其机制与下丘脑成熟和 GnRH 的脉冲释放有关，可能涉及 3 种机制：①出现促进下丘脑 GnRH 脉冲释放的信号；②中枢神经系统对下丘脑存在对 GnRH 释放的抑制信号解除或减低；③有单向及双向效应的信号存在，该信号在青春期发动前抑制下丘脑，在特定时间转为兴奋下丘脑，发动青春期。

随着下丘脑分泌 GnRH 神经元的激活，产生内源性 GnRH 的幅度和频率逐步增加，首先出现睡眠时夜间 GnRH 脉冲分泌幅度增加，但频率无改变；继而日间 GnRH 脉冲释放也逐渐增加，形成成人型的脉冲分泌相。GnRH 的分泌量很少，半衰期仅为 4~8 分钟，外周血循环中浓度很低，不易测出，仅能在垂体门脉血流中检测到。受 GnRH 的调控，垂体细胞膜 GnRH 受体增加，促性腺激素，尤其是 LH 脉冲性释放的频率和数量增加，对性腺的刺激作用增强，合成雌激素诱导性征发育，并激活停滞在减数分裂前期的卵母细胞启动卵泡发育与成熟。

2. 促性腺激素（Gn） 在胎儿和新生儿期，Gn 的分泌水平同早青春期相似，但继而下降至极低的阈值浓度，整个儿童期血 LH 及 FSH 水平均较低；随年龄增长小幅增加，FSH/LH>1，无昼夜差别。青春发育启动后，随着下丘脑 GnRH 脉冲分泌的激活，24 小时血 LH、FSH 平均水平、LH 脉冲峰值进行性升高；首先夜间睡眠期升高，LH 脉冲频率增多，随后日间 LH 及 FSH 的脉冲分泌频率及幅度增高，至晚青春期，24 小时均呈现有规律的脉冲释放，血 LH 和 FSH 浓度逐渐达成人水平。根据放射免疫分析测定结果，整个青春期日间 LH 水平增加 4.5 倍以上，FSH 增加 2.5 倍以上。青春期早期出现特征性 LH 及 FSH 脉冲释放的醒睡差异可作为预示青春期来临的指标，也见于真性性早熟的患儿。

Gn 的脉冲分泌依赖于 GnRH 的脉冲释放，正常女性青春发育的不同阶段，FSH 及 LH 对 GnRH 刺激的反应性不同。青春发育早期 FSH 反应比 LH 反应强，为 FSH 优势反应型；青春发育后期 LH 的反应逐渐增强，而 FSH 的反应相应减弱，为 LH 优势反应型。

另外，GnRH 脉冲的反复刺激，上调了垂体 Gn 细胞膜 GnRH 受体，使其反应性逐渐增强，合成和分泌更多的 FSH 和 LH，称为 GnRH 的自启效应（self-priming effect）。FSH 刺激卵巢中卵泡发育、合成及分泌更多的类固醇激素。

3. 雌二醇（E_2） 整个儿童期血 E_2 水平很低，常<36.7pmol/L（即 10pg/ml）。青春期早期随着 GnRH-LH 脉冲分泌的激活，卵巢内卵泡发育，卵泡颗粒细胞分泌 E_2 水平逐渐增高达成人水平。E_2 水平升高首先出现在夜间，逐渐在白天和夜间都升高。雌酮（E_1）的产生分别来自卵巢和外周组织 E_2 和雄烯二酮的转换，在青春早期有所升高，从中期开始则持平。因此，E_1/E_2 在整个青春期持续降低，提示在青春期成熟的过程中，E_2 的生理作用日益重要，引发了第二性征及生殖器官的生长发育及青春期的一系列事件。白天任何时间测定 E_2 水平均可作为青春期发育的可靠指标。

4. 孕酮及雄激素 在青春期晚期排卵功能建立后，血孕酮开始出现黄体期的周期性升高；进入青春期后卵巢内发育的卵泡产生一定量的雄烯二酮及睾酮，血浓度较成人略高。雄激素具有促进蛋白合成和生长发育的作用，也可刺激皮肤毛囊发生结节性炎症，以及出现轻度多毛的表现。

（二）性腺功能初现的发动机制

性腺功能初现、青春期的激活机制与动因目前仍然是一个尚未阐明的复杂问题。从青春期发育过程的规律性和程序性，反映了这一过程是由中枢神经系统、下丘脑肽类激素、垂体蛋白激素、肾上腺和性腺激素及外周内分泌代谢信号等环节共同参与调控的。下丘脑 GnRH 的脉冲式分泌增加是青春期启动、性腺功能初现的关键激素事件，但是，驱动、激活 GnRH 分泌增加的机制尚未明确。目前研究提示，GnRH 分泌激活因子的出现和 GnRH 分泌抑制因子解除或减低可能共同参与了激活 GnRH 脉冲式分泌增加的过程。

1. GnRH 分泌的激活因子　青春期最可能发挥 GnRH 分泌激活因子作用的包括 kisspeptin 和神经激肽 B(neurokinin B)。

(1)kisspeptin：由下丘脑的 kisspeptin/ 神经激肽 B/ 强啡肽(dynorphin,KNDy) 神经元合成，可显著促进下丘脑 GnRH 神经元分泌 GnRH，显示在青春期启动中发挥重要作用。在人类，编码 kisspeptin 前激素原的 *KISS1* 基因或编码 kisspeptin 受体的 *KISS1R* 基因(又名 *GPR54*)发生丧失功能的突变时，导致缺乏青春期的特发性低促性腺激素性腺功能减退症；在动物模型的青春期过渡时期，下丘脑的 *KISS1* 基因转录 mRNA 和 kisspeptin 表达增加，提示该信号通路对青春期 GnRH 神经元的复苏起关键作用，是青春期发育启动的分子阀门(gatekeeper)。但是，促使青春期下丘脑 *KISS1* 基因表达增加的具体机制仍有待进一步研究。

(2)神经激肽 B：由下丘脑的 KNDy 神经元合成，研究显示该信号通路在青春期启动过程中是重要的促进因子。在人类，编码神经激肽 B 前激素原的 *TAC3* 基因或编码神经激肽 B 受体的 *TACR3* 基因突变时，也可导致低促性腺激素性性腺功能减退症；*TAC3* 或 *TACR3* 基因突变的患者还有一个独特的特征，即她们的低促性腺激素性性腺功能减退症在成年期有逆转的倾向，也就是生殖内分泌功能恢复的倾向；有报道在青春期延迟的患者中也发现存在 *TAC3* 或 *TACR3* 基因突变；还有研究发现，在 *TACR3* 基因附近常见的遗传变异与正常青春期的时相相关。这些研究提示，该信号通路在青春期生殖内分泌系统的激活过程中可能发挥特定的作用，但对维持正常成年时期的生殖内分泌功能的作用有限。

(3)其他：在动物模型中，神经递质谷氨酸、神经肽 Y(neuropeptide Y)、内啡肽(endorphin)、

阿片类物质(opioid)和褪黑素(melatonin)可刺激 GnRH 神经元的活性，可能参与了青春期的时相，但是否与青春期启动直接相关仍未确定；由脂肪细胞合成的瘦素(leptin)也参与调节 GnRH 的脉冲分泌，与月经初潮相关，但瘦素更可能是正常生殖内分泌功能所需要的允许信号，而并非决定青春期启动的指示信号。

2. GnRH 分泌的抑制因子　性早熟患者为探索 GnRH 分泌的可能抑制因子提供了线索。人们很早知道中枢神经系统发生病变时可导致性早熟，提示儿童期中枢神经系统存在抑制 GnRH 神经元活性的通路，这些通路被破坏可导致青春期提前启动，但是确切的通路至今尚未阐明。研究提示，以下神经递质或因素可能对 GnRH 的分泌发挥抑制作用。

(1)γ 氨基丁酸：γ 氨基丁酸(γ-aminobutyric acid,GABA)是在中枢神经系统的抑制性通路中发挥重要作用的神经递质；恒河猴的研究显示，青春期过渡期时，下丘脑分泌的 GABA 减少；通过 GABA 受体药物破坏其信号通路可诱导早期青春期。

(2)*MKRN3* 基因：*MKRN3* 基因功能丧失的突变可导致中枢性、*GnRH* 依赖性性早熟；MKRN3 是母源性印记基因，发生突变时仅父源性等位基因表达可导致发生性早熟；小鼠 *Mkrn3* 的表达在性成熟期降低，提示在青春期前发挥抑制生殖分泌功能的作用；在人类，约 1/3 性早熟家族性病例和约 3% 的散发性早熟病例发现有 *MKRN3* 基因的突变。

(3)*DLK1* 基因：*DLK1* 基因突变也提示是性早熟的病因之一，有研究报道一个家系中，5 个性早熟家族成员检测到同一个 *DLK1* 基因的缺失突变。

3. 其他提示与青春期启动相关的因素

(1)宫内生长受限：人类宫内生长的特点是存在一个敏感的窗口期，在此期间，各个系统器官和组织发育的可塑性较强。胎儿宫内生长受限可能引起永久的内分泌轴的重塑并影响青春期发育。小于胎龄儿(small for gestational age infant, SGA)表现为宫内发育迟缓(intrauterine growth retardation,IUGR)，其原因很多，如母亲高雄激素

血症和高胰岛素血症、营养不良、贫血、宫内感染、某些药物及胎儿基因缺陷等。发生在此发育关键时期的损伤可影响宫内编程机制，在基因、细胞、组织、器官、系统的各个水平发生变化，可能导致出生后永久性的结构与功能改变，并影响青春期发育，也称"胎源性成人疾病"。

(2)早期生长模式：青春期发动时相的提前与婴儿期体重增长过快相关。对于SGA，快速生长期通常是0~2岁，儿童期体重快速增加与5~8岁时的肥胖关联，而肥胖又与胰岛素抵抗、肾上腺功能初现以及性激素结合球蛋白(sex hormone binding globulin, SHBG)水平降低相关联；IGF-1及肾上腺雄激素水平升高，低水平的SHBG增加了芳香化酶活性和游离的性激素水平，可促进GnRH脉冲释放活性；肥胖儿童的瘦素水平较高，而瘦素可促进GnRH的脉冲分泌。因此，低出生体重、体重早期生长早和快、月经初潮提前、成年后身材较矮形成循环事件。

(3)脂肪重积聚：有研究者提出"临界体重"假说，认为青春发育的启动需要达到一定的体重标准，儿童期肥胖和青春期发育相关。儿童出生后9~12个月体重指数(body mass index, BMI)迅速增加，然后逐渐降低，在3~8岁出现最低值；继而在青春期BMI发生第2次增加，这种BMI二次增长的现象称为脂肪重积聚(adiposity rebound)。在脂肪重积聚期，体重的增长速度高于身高的增长速度，而且体重的增加主要是脂肪而不是瘦组织(lean tissue)。脂肪重积聚较早(5岁之前)与成人期慢性代谢性疾病的发生有一定关系；脂肪重积聚的发生年龄与月经初潮的年龄之间也存在相关性，较早发生初潮的女性在成人期更容易发生肥胖。但是，关于脂肪重积聚、肥胖与性成熟相互影响的机制目前尚不明确。

【关键点】

1. 青春期是由内而外向性成熟过渡的生理时期，此时期内一系列发育事件有序地进行，如乳房发育、身高突增、阴毛初现、月经初潮等，同时其启动、顺序和节奏有一定范围的变异性。女性的青春期起止时间约在9~12岁到18~20岁。青春期时相的差异主要与遗传因素、神经内分泌因素及环境因素等相关。

2. 性腺功能初现和肾上腺功能初现是青春期发育的2个重要事件，乳房发育和阴毛初现分别是性腺功能初现和肾上腺功能初现的首现体征。青春期启动常指由下丘脑、垂体、卵巢轴激活所导致的性腺功能初现。

3. 青春期性成熟度的分期一般以通过乳房、阴毛的Tanner分期分为Ⅰ~Ⅴ期，Ⅰ期代表青春期前，Ⅴ期代表成人。

4. 性腺功能初现、青春期的发育机制与动因目前仍然是一个尚未完全阐明的复杂问题。下丘脑GnRH的脉冲式分泌增加是青春期启动、性腺功能初现的关键激素事件。GnRH分泌激活因子的出现(如kisspeptin、neurokinin B等)、GnRH分泌抑制因子(如GABA等)解除或减低以及宫内生长受限、儿童期体重增长模式与肥胖等可能共同参与了这 过程。

三、肾上腺功能初现

(一)定义与概述

肾上腺功能初现是肾上腺分泌雄激素功能成熟的生理过程，通常起始于女性6岁，表现为血液中硫酸脱氢表雄酮(dehydroepiandrosterone sulfate, DHEAS)升高。这一过程中肾上腺皮质网状带合成的雄激素量逐渐增加，且大多数为弱活性的雄激素，这些雄激素导致青春期发生身体特征变化，包括阴毛生长、皮脂腺和汗腺的发育。肾上腺功能早现(premature adrenarche)一般定义为女性在8岁以前发生孤立性的阴毛早现。

肾上腺功能初现是高级灵长类动物发育的一个独特特征，除了人类、黑猩猩和大猩猩，其他哺乳动物无此现象，有研究者描述为"肾上腺青春期"，可能在青春期前人类的个体发育和大脑皮质发育中发挥作用。大多数女性阴毛初现(pubarche)发生在其他青春期发育特征起始之后不久，少数个体阴毛初现可以发生在青春期发育之前。肾上腺功能初现的发生与否及时间早晚并不影响性腺功能初现，即性腺青春发育的年龄。典型的情况如原发性性腺发育不良(特纳综合征、睾丸发育不良、卡尔曼综合征等)的患者无性腺发育，但存在肾上腺发育,阴毛的发育可正常;原发性肾上腺皮质功能减退的患者无肾上腺发育,但存在正常的性腺发育过程;特发性中枢性性早熟在 6 岁前发病者无肾上腺发育改变,而 6 岁后发病者则会发生肾上腺功能初现;使用 GnRH 激动剂治疗中枢性性早熟的女性,性腺暂停发育,治疗期间性腺功能回至发育前状态,治疗前无阴毛者,随着治疗的持续,性腺虽处于持续抑制状态,但 DHEAS 水平随年龄而升高,阴毛可在持续治疗中出现;先天性肾上腺皮质增生症的患儿有较高的 DHEA、DHEAS 和睾酮水平,常伴中枢性性早熟,但此早熟年龄不会发生在 6 岁前。总而言之,肾上腺初现与下丘脑 - 垂体 - 性腺轴的青春期发育无关,肾上腺和性腺的发育是 2 个互不依赖的过程,分别由不同的机制调控。

（二）肾上腺功能初现雄激素变化的特点与调控机制

肾上腺功能初现的激活机制和调控机制目前尚未明了,涉及肾上腺组织学(网状带)、免疫细胞(T 淋巴细胞)、肾上腺皮质激素合成酶活性的改变以及肾上腺皮质对促肾上腺皮质激素

(adrenocorticotropic hormone,ACTH)应答的改变等。

肾上腺功能初现是肾上腺对 ACTH 反应分泌模式改变的结果,即血液中肾上腺合成雄激素如 DHEAS 及与其相关的性激素上升,而皮质激素并未改变。因此,肾上腺功能初现过程中,肾上腺合成性激素的变化呈现独特的模式,包括:①肾上腺功能初现前的儿童,ACTH 刺激皮质醇的分泌,但几乎对 17 酮类性激素的分泌无效应;②肾上腺功能初现前,经 ACTH 刺激后雄激素的分泌以雄烯二酮为优势,而肾上腺功能初现后,经 ACTH 刺激后则分泌 DHEAS、脱氢表雄酮(dehydroepiandrosterone,DHEA)、Δ5 性激素合成路径的前体(如 17- 羟孕烯醇酮和 5- 雄烯二醇)比分泌睾酮和 Δ4 性激素合成路径的前体(如 17- 羟孕酮和雄烯二酮)更多,同时皮质醇的分泌与体格大小相关并保持稳定;③在肾上腺网状带中 DHEA 被硫酸化,形成 DHEAS,因此,DHEAS 成为肾上腺功能初现血液中的主要标记物;④血中的雄烯二酮和睾酮轻微增加,在肾上腺功能初现的早期(6~8 岁)波动在青春前期范围的上限(表 3-2)。

表 3-2 雄激素和性激素前体在不同年龄正常女性、早发性肾上腺功能初现和成年人的参考水平(放射免疫法)

项目	17- 羟孕酮 / ng·dl⁻¹	17- 羟孕烯醇酮 / ng·dl⁻¹	11- 脱氧皮质醇 / ng·dl⁻¹	皮质醇 / μg·dl⁻¹	DHEAS/ μg·dl⁻¹	DHEA/ ng·dl⁻¹	雄烯二酮 / ng·dl⁻¹	睾酮 / ng·dl⁻¹
基础 8a.m.								
1~5 岁	10~105	5~115	20~160	3~20	5~35	20~130	10~50	<20
6~10 岁	10~200	5~115	20~160	3~20	10~115	20~345	10~75	<20
早发肾上腺功能初现	20~350	5~200	20~160	3~20	40~130	50~600	20~75	10~35
青春期早期	35~350	15~200	20~160	3~20	35~130	40~600	40~175	1~35
成年女性卵泡期	55~360	15~200	20~160	3~20	75~255	100~850	60~200	20~60
ACTH 兴奋试验后(10μg/m² 静脉推注后 30~60 分钟)								
1~5 岁	45~350	50~335	95~300	17~45	5~35	25~100	15~70	<20
6~10 岁	60~650	85~335	95~300	17~45	10~115	70~320	25~100	<20
早发肾上腺功能初现	80~750	85~335	95~300	17~45	40~130	80~725	25~230	10~35
青春期早期	150~750	90~335	95~300	17~45	35~130	70~725	55~230	10~35
成年女性卵泡期	150~1 070	35~335	95~300	17~45	75~255	250~1 470	60~250	20~60
单位换算	0.031 6 /nmol·L⁻¹	0.030 3 /nmol·L⁻¹	0.028 9 /nmol·L⁻¹	0.027 6 /μmol·L⁻¹	0.027 1 /μmol·L⁻¹	0.0347 /nmol·L⁻¹	0.034 9 /nmol·L⁻¹	0.034 7 /nmol·L⁻¹

肾上腺功能初现的雄激素变化是 ACTH 依赖性的，但其对 ACTH 的反应性改变并非 ACTH 分泌变化所导致，ACTH 的信号通路对肾上腺网状带的功能发挥关键作用。ACTH 缺乏可完全改变肾上腺的雄激素分泌，如糖皮质激素治疗抑制 ACTH 后，DHEA 和 DHEAS 的分泌迅速降低，ACTH 信号通路重启后其分泌又逐渐恢复。ACTH 促进肾上腺雄激素分泌的作用由多个信号网络所调控，如发挥抑制效应的骨形成蛋白 -4、发挥促进效应的白介素 -6、可促进肾上腺 17- 羟化酶和 3β-HSD Ⅱ型活性的胰岛素和 IGF-1 以及可促进肾上腺 17,20- 裂解酶活性的瘦素和脂肪因子等。此外，PRL 可能也参与调节肾上腺网状带的功能，观察性研究显示先天性垂体功能紊乱的患者，发生 PRL 的缺乏而非 ACTH 的缺乏时严重影响肾上腺功能初现；而高 PRL 血症的患者常伴雄激素的分泌过多，提示 PRL 和 ACTH 相互作用可促进肾上腺功能初现。

出生后的身体生长情况（如营养状态）与肾上腺功能初现相关，尤其表现在女性中。肥胖，特别是儿童早期体重的快速增加可能导致血中 DHEAS 水平增加，相关分子机制可能与胰岛素、IGF-1 及瘦素有关。然而，出生体重却与儿童血 DHEAS 的水平呈负相关，独立于肥胖，与出生正常体重儿相比较，在 5~8 岁时小于孕龄儿血 DHEAS 水平更高，而大于孕龄儿则更低。

卵巢功能也影响肾上腺网状带功能和 DHEAS 水平，但机制尚不明确。独立于雌激素，卵巢切除早期血 DHEAS 水平迅速下降；相矛盾的是，早发性卵巢功能不全患者的血 DHEAS 水平提前上升，但阴毛初现却是延迟的。

（三）肾上腺功能初现时雄激素的作用特点

仅一小部分肾上腺皮质网状带分泌至血液循环中的雄激素转化为生物活性更强的激素。肾上腺功能初现过程中，血中的 11β- 睾酮至少发挥着与睾酮相似的雄激素生物活性，是血中具有强生物活性的雄激素类型。雄激素主要以局部内分泌的形式发挥效应，即在靶器官转化为生物活性更强的雄激素，如睾酮在雄激素靶器官的 5α- 还原酶作用下转化为双氢睾酮，发挥 10 倍增强的激活雄激素

受体的效应；DHEAS 不能激活雄激素受体，但雄激素作用的靶器官，如皮肤，可以表达将 DHEAS 转化为双氢睾酮需要的全部酶类，皮脂腺含有合成雄烯二酮和睾酮的高活性 3β-HSD。

（四）肾上腺功能初现的临床表现

肾上腺功能初现的过程中肾上腺源性雄激素可促使阴毛初现及生长、皮脂腺和汗腺的发育。雄激素是皮肤的"性激素"区域毛囊皮脂腺单位（pilosebaceous unit，PSU）生长和发育的前提条件，肾上腺功能初现过程中的临床表现主要由雄激素作用于 PSU 所导致：①作用于皮肤的皮脂腺表现为粉刺，是儿童中期面部的主要改变。②作用于汗腺表现为具有成年人的体味。③作用于外阴阴毛，阴毛初现正常始于女性 8 岁后；当雄激素水平更高时腋毛出现，其出现偶尔早于阴毛。8 岁以前女性发生阴毛早现是肾上腺功能早现的主要临床表现。④肾上腺功能初现的其他可能效应：促进青春期启动，促进儿童骨密度和强度，对肥胖儿童的血脂水平发挥保护效应，与儿童中期性吸引、压力适应性和社会成熟行为的出现相关。

【关键点】

1. 肾上腺功能初现是肾上腺分泌雄激素功能成熟的生理过程，表现为血中以 DHEAS 为主的雄激素水平升高。一般起始于青春期启动之后不久，偶尔可在青春期启动、性腺功能出现之前，两者是独立的成熟过程。

2. 肾上腺功能初现的生化改变由肾上腺皮质对 ACTH 的分泌反应模式改变所致，即转变为分泌 DHEA、Δ5 性激素合成路径的前体为优势。ACTH 信号通路是肾上腺皮质束状带和网状带发育所必需，但激活肾上腺功能初现时 ACTH 反应模式改变的机制目前未阐明。出生体重与肾上腺功能初现呈负相关，而出生后身体增长、肥胖和 PRL 水平与其呈正相关。

3. 肾上腺分泌入血的雄激素仅一小部分转化为具有更强生物活性的雄激素，肾上腺功能初现过程中，血中的 11β- 睾酮至少发挥着与睾酮相似的生物活性。雄激素主要在靶器官转化为更具生物活性的形式发挥效应。

4. 肾上腺功能初现促使了阴毛初现、皮脂腺

和汗腺的发育,表现为第二性征阴毛生长、具备成人体味和皮肤粉刺,并且可能在促进骨骼发育、性吸引、压力适应和社会成熟等神经生物学发育中发挥作用。

(李予 杨冬梓)

第五节 月经周期的建立和子宫内膜的周期性变化

月经周期(menstruation)是指在卵巢雌、孕激素周期性变化影响下的子宫内膜周期性变化和子宫内膜功能层的周期性脱落、出血的过程。女性进入青春期将迎来第 1 次子宫撤退性出血——初潮(menarche)。随着下丘脑 - 垂体 - 性腺轴逐渐发育成熟,每次子宫出血的间隔时间开始呈现出规律性,平均长度为 29.5 天,与月球运转周期的长度巧合,又被称为月经。而月经并非人类独有,某些灵长类动物如狒狒、类人猿、猴等亦有规律性月经周期,短则 1 个月,长达 1 年,其间可交配并繁衍后代。因此,规律性月经周期的建立是女性生殖功能成熟的重要标志。每个月经周期雌、孕激素交替主导着子宫内膜的内分泌环境,使得子宫内膜在各阶段呈现不同特点,与卵泡同步发育,为胚胎植入做好充分准备。

一、正常月经周期的建立

(一)初潮及正常月经周期

1. 初潮 女性第一次月经来潮称为初潮。继女性乳房发育等第二性征出现后,月经在数月至数年内来潮,是女性开始具备生育能力的重要标志。青春早期各激素水平开始规律性波动,直到雌激素水平达到一定高度而下降时,引起子宫内膜脱落、发生第一次子宫撤退性出血即月经初潮。目前大多数国家女性初潮年龄在 12~13 岁。初潮年龄与母亲初潮年龄、父母生活地区以及居住的纬度等因素有关,提示遗传、文化因素、气温、光照时间可影响初潮年龄。近百年来,女性初潮年龄有提前

的趋势,这可能与社会经济情况及营养状态的改善有关。女性身体的脂肪量对初潮启动很重要。研究表明,超重女性($BMI > 25kg/m^2$)比低体重女性($BMI < 18.5kg/m^2$)的初潮年龄提前 10 个月。

2. 正常月经周期 性成熟女性的正常月经周期为 21~35 天(从出血第 1 天开始,至下次出血前结束),80% 女性的正常经期为 3~7 天,平均持续(4.6 ± 1.3)天,2 次周期之间的波动不超过 7 天。月经量变化较大,约为 5~80ml。正常情况下,成熟女性建立正常的月经周期,如果子宫出血的周期、出血天数、出血量、月经周期的频率波动不在上述范围称为异常子宫出血(abnormal uterine bleeding,AUB)。月经周期短于 21 天为月经频发,大于 35 天为月经稀发;月经时长超过 7 天,则为经期延长,短于 3 天,则为经期过短,经期延长或过短常合并月经量过多或过少。若每月失血量多于 80ml,则为月经过多;若每月失血量少于 5ml 或较自身既往正常月经量明显减少,则为月经过少。初潮后的最初几年,青春期女性常出现异常子宫出血,多是由于下丘脑垂体卵巢轴发育不成熟、无规律性排卵所导致的。约 75% 的青春期女性在第 1 个妇科年的平均月经周期长度为 21~45 天;到了第 3 个妇科年,60%~80% 女性的月经周期为 21~35 天,接近性成熟成年女性的月经周期。

(二)月经周期的建立

月经的建立发生在青春期启动后相当长的一段时间,青春期启动和初潮是在复杂的神经内分泌调节下完成的。在青春期以前,生殖器官处于幼稚状态,青春期启动后生殖器官在性激素刺激下迅速发育。青春期的启动起始于下丘脑 - 垂体系统激活,下丘脑脉冲分泌促性腺激素释放激素(GnRH),垂体分泌促性腺激素(Gn),Gn 刺激卵巢内卵泡发育、性激素分泌,第二性征和生殖器官在性激素的作用下开始发育。大脑皮质有各种多肽因子和神经递质,对 GnRH 神经元具有刺激或抑制作用,青春期下丘脑受大脑皮质神经递质的影响被激活,开始脉冲性分泌 GnRH。最新研究表明下丘脑 *KISS1* 基因产生的 kisspeptin 及其受体 G 蛋白偶联受体 54(G protein coupled receptor 54,GPR54)与青春期的启动及女性生殖密切相关,

kisspeptin 和 GPR54 分布在 GnRH 神经元,通过旁分泌和自分泌作用调节其功能,在青春期启动和月经建立中起决定作用。

月经周期的建立是通过下丘脑 - 垂体 - 卵巢轴(HPO)的正 / 负反馈调节完成的。在下丘脑和垂体激素的调节下,卵巢发生周期性变化,包括周期性的卵泡发育、成熟、排卵、黄体生成等,同时有规律地分泌雌、孕激素等卵巢激素,使子宫内膜发生周期性变化,形成月经。HPO 轴的周期性调节控制着月经来潮,这种调节既有上游器官对下游器官的调节,也有下游器官对上游器官的反馈,由此形成一个闭路循环(HPO 轴调节见第二章第一节)。

二、子宫内膜的周期性变化及调节

(一)子宫内膜的组织特点

子宫内膜(endometrium)表面由单层柱状上皮覆盖,其下是包含多种细胞的基质,包括子宫内膜基质细胞、腺上皮细胞、螺旋动脉和固有免疫细胞。腺上皮细胞组成的腺体与内膜表面腔上皮和内膜深部肌层连通;成纤维细胞样基质细胞则构成内膜结缔组织的细胞成分;固有免疫细胞可在被募集时于内膜和小动脉血管之间交通流动。

在组织形态上子宫内膜可分为上 2/3 的功能层及下 1/3 的基底层。功能层是胚胎植入的场所,受雌、孕激素调控,月经周期中子宫内膜增殖、分泌及脱落也主要发生于此层。功能层由螺旋动脉供血,由子宫肌层的弓形动脉垂直穿入子宫内膜,伸

向子宫内膜表面的小动脉主支螺旋改变而形成,无吻合支。子宫肌层和内膜交界处分出直的小分支供应内膜基底层,称基底动脉。基底动脉对激素改变无反应,而螺旋动脉对激素改变非常敏感。独特的血管结构对功能层的生长及脱落极其重要。基底层紧贴子宫肌层,在月经周期中变化相对较小,是子宫内膜干细胞 / 祖细胞群的储备库。这些细胞具有生长分化成为基质细胞和上皮细胞的能力,在功能层脱落后促进内膜再生,从而恢复子宫内膜的完整性。最新研究认为,功能层内也存在干细胞 / 祖细胞群参与维持子宫内膜完整性,当该细胞群增殖失控时,可能无法替换剥脱的子宫内膜,导致子宫内膜变薄或消失;亦可能无限增殖,发生癌变,形成子宫内膜癌。

(二)子宫内膜的周期性变化及激素调节

人类的子宫内膜在卵巢分泌的雌、孕激素的序贯调节下,基质、腺体、血管和免疫细胞发生一系列周期性的动态变化。除了雌、孕激素,雄激素和糖皮质激素在月经周期内膜变化中也发挥重要作用。子宫内膜为适应卵泡成熟、受精和胚胎着床等重要事件,其形态、功能在不同的月经周期阶段发生周期性变化。基于子宫内膜的变化,月经周期可分为 3 期:增殖期、分泌期、月经期(图 3-7)。

1. 增殖期 对应卵巢的卵泡期,约在月经周期第 5~14 天,卵泡发育并逐渐成熟,分泌雌激素,雌激素水平在排卵前形成峰值,此期子宫内膜内分泌环境受 E_2 主导,是月经期过后的内膜修复、重建并迅速生长的过程。

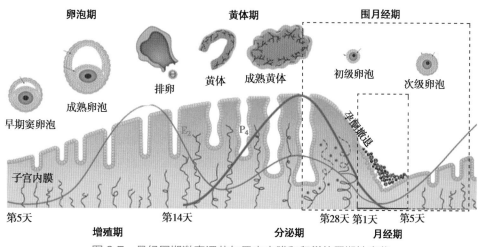

图 3-7 月经周期激素调节与子宫内膜和卵巢的周期性变化

(1)增殖早期:约为月经周期第5~7天,是月经过后的内膜修复过程,内膜组织薄而致密。基质细胞、上皮细胞均表现增殖,核DNA及胞质RNA合成增加;基质间有较直而壁薄的小动脉向内膜表层生长;腺体的反应最明显,最初腺体短而狭窄,呈管形,之后被覆低柱状上皮可看到有丝分裂及假复层,腺上皮逐渐向周围扩张与邻近腺体联结。此期对应卵巢周期的卵泡早期,窦状卵泡分泌雌激素水平逐渐增加,刺激子宫内膜修复。

(2)增殖中期:约为月经周期第8~10天,对应于卵巢周期的卵泡中期,血中E_2水平逐渐增高。在雌激素作用下,子宫内膜进一步增殖,功能层有丝分裂活跃,基质明显水肿,血管继续增生。

(3)增殖晚期:约为月经周期第11~14天,对应卵巢周期的卵泡晚期,雌激素水平逐渐增加,达到该周期的第1个高峰。受其影响内膜进一步增厚,表面高低不平,腺上皮呈高柱状,腺体开始变得弯曲;小动脉继续增生,呈弯曲状。当子宫内膜增殖期结束时,内膜的高度可从0.5mm增长至6~8mm,但仍保持致密状态。

整个增殖期雌激素调节占优势,子宫内膜上皮细胞和基质细胞的细胞核内均分布有雌激素受体(estrogen receptor,ER),雌激素作用于ER,启动共激活因子等招募、激活靶基因的转录,诱导腺上皮细胞和基质细胞增殖。ER还存在于血管平滑肌细胞和内皮细胞,因此雌激素可对子宫内膜血管生成和血管通透性变化产生直接影响。分泌期,孕酮的出现干扰了子宫内膜上皮细胞和基质细胞中ER表达,拮抗雌激素,同时刺激17-羟类固醇脱氢酶及磺基转移酶,使雌二醇转为生物活性较低的雌酮并从细胞排出。

2. 分泌期 对应卵巢的黄体期,约在月经周期第15~28天。排卵后黄体形成,除继续分泌雌二醇外,还分泌大量孕酮,形成孕酮高峰,同时伴随第2个雌激素高峰出现。分泌期子宫内膜内分泌环境转由孕酮主导,内膜具有分泌能力。

(1)分泌早期:约月经周期第15~19天,排卵后黄体开始分泌孕激素,受孕激素影响子宫内膜开始向分泌期转化。排卵后内膜的第1个重要转变是腺上皮出现核下空泡,空泡内含有丰富的糖原。

腺上皮细胞中还出现巨大的线粒体及"核仁腔系统"。"核仁腔系统"是由孕酮引起的独一无二的表现,是一种核膜的折叠。腺上皮细胞还产生结合蛋白,通过它从循环中获取免疫球蛋白。

(2)分泌中期:约月经周期第20~23天,孕激素水平在此期达到高峰,雌激素在此期达到第2个高峰,子宫内膜发育至最佳的状态,为胚胎着床做好准备。因此,此期被称为着床窗口期。此期内膜腺体的扩张屈曲已非常明显,表面呈锯齿状。腺上皮空泡逐渐从细胞核下移至细胞核上,并向腺体腔内分泌空泡内容物,称为顶浆分泌。腺上皮细胞的分泌活动在排卵后的第7天达顶峰,与胚囊植入时间相一致,约为月经周期的第20~22天。与此同时,显微扫描电镜下还可见到椭圆形的内膜腔上皮细胞,出现大的细胞质突起物,呈微绒毛突出,无数直径0.3~0.6μm的小滴被覆在这些细胞的表面,称为胞饮突(pinopode)。胞饮突的形成取决于孕酮水平,仅在排卵后出现,普遍认为胞饮突的出现是人子宫内膜容受期的形态学指标,可能涉及囊胚和上皮细胞间的信息传递。子宫内膜基质细胞发生蜕膜化反应,细长的纺锤状子宫内膜基质成纤维细胞分化成大而圆的上皮样蜕膜细胞。在月经周期的第22~23天,蜕膜细胞首先出现在内膜血管周围,细胞核增大、呈分叶状,有丝分裂活跃,胞质扩张饱满,丰富的糖原和脂滴积聚,粗面内质网状扩大,细胞骨架肌动蛋白微丝重组。螺旋动脉在雌、孕激素协同作用和血管内皮前列腺素E_2(prostaglandin E_2,PGE_2)自分泌和旁分泌作用下增殖速度再次加快,进一步卷曲扩张。局部前列腺素增加使毛细血管通透性增加,内膜基质变得高度水肿、疏松。排卵后5~7天子宫内膜形成胚胎植入的窗口期,子宫内膜局部会发生巨大的形态和分子变化,以利于胚胎着床,这就是子宫内膜容受性的建立。

(3)分泌期晚期:约月经周期第24~28天,达到孕酮峰值时子宫内膜将面临2种结局:妊娠或月经。一旦成功妊娠,孕酮水平将继续升高,起到维持妊娠的重要作用。如若胚胎种植,在孕激素的影响及蜕膜细胞自分泌、旁分泌的作用下,子宫内膜基质细胞的蜕膜化逐步扩大至整个功能层,蜕膜细胞更肥大，糖原和脂滴更丰富，内膜进一步增厚；如果没有妊娠，黄体将退化，雌、孕激素水平开始下降，月经来临前雌、孕激素降至最低，子宫内膜失去雌、孕激素的支持，功能层从基底层脱落，形成月经。深处功能层内屈曲扩张的腺体腔累积了大量的糖原和蛋白等分泌物，向宫腔开口溢出，分泌期结束时，腺体耗尽。基质更加疏松、水肿。螺旋小动脉增长并逐步超出内膜厚度，血管管腔扩张。月经周期的第 27 天（排卵后的第 13 天），内膜经历了一系列的变化最终形成 3 层，表面 1/4 是致密层；中间层厚而松软（又称海绵层），占整个内膜的 1/2；基底层占 1/4。

分子机制上，子宫内膜组织孕激素受体（progesterone receptor，PR）可被孕酮激活而调控不同内膜组织功能，其表达具有时空分布的特异性。整个月经周期基底层的腺上皮细胞和基质细胞持续表达 PR。增殖期子宫内膜功能层上皮细胞和基质细胞核内均表达 PR；分泌期子宫内膜功能层腺上皮细胞内 PR 浓度显著下降，而子宫内膜功能层基质细胞继续表达 PR。

PR 在功能层子宫内膜基质细胞向蜕膜细胞分化的过程中起关键性作用。分泌期，内膜血管周围的基质细胞 PR 最为丰富，在孕酮的作用下首先向蜕膜细胞分化，然后蜕膜化反应向腔上皮下的内膜基质细胞扩散开来，尤其是在允许胚胎植入的子宫内膜区域。蜕膜细胞会产生催乳素、松弛素、肾素、糖原、组织因子、胰岛素样生长因子结合蛋白 1（insulin-like growth factor-binding protein-1，IGFBP-1）等，为胚胎着床和胎盘发育提供必要的容受性良好的细胞微环境，以适应植入胚胎的生长和侵袭，并成为组成胎盘的重要结构。迄今为止，人类是已研究的经期物种中子宫内膜蜕膜化反应最广泛的，这一特征可能进而促成了人类胚胎植入时滋养细胞广泛地侵袭母体。相关研究证据指出，蜕膜细胞来源的趋化因子 / 细胞因子的异常表达，可能导致子宫内膜免疫细胞迁移、存活和黏附的改变，与子宫内膜上皮细胞和 / 或内皮细胞的异常相互作用，引起滋养细胞侵袭过浅或失败，从而增加早期自然流产或胎儿生长受限或子痫前期的发生风险。此外，人类女性子宫内膜蜕膜化反应并不依

赖于妊娠，于每个月经周期孕酮暴露下自发发生，而其他物种可能仅在胚胎种植后才会发生蜕膜化反应。最近一种新发现的经期啮齿动物多刺鼠被证实存在月经前自发的蜕膜化反应，在构建行经小鼠模型中无须假孕处理，可能成为研究月经周期子宫内膜变化的新模式生物。

尽管子宫内膜基质细胞整个月经周期均表达 PR，但分泌期 A 型 PR（PRA）占主导而 B 型 PR（PRB）表达下降。在 PRA 敲除小鼠中，孕酮补充无法抑制雌激素介导的子宫内膜上皮增生，这说明孕酮对雌激素刺激的上皮生长的抑制作用依赖于 PRA 而不是 PRB；在 PRA 和 PRB 双重缺失小鼠中，孕酮无法抑制大量炎症细胞内流进入子宫内膜。越来越多的研究结果支持 PR 亚型以及 ER 亚型的功能存在差异。

3. 月经期 如果没有妊娠，排卵后 14 天黄体退化，将引发孕酮、雌二醇水平急速下跌，螺旋动脉出现逐渐加强的阵发性痉挛，子宫内膜功能层发生坏死、崩塌，内膜的高度从 10mm 皱缩至 1mm，血液和内膜组织碎片脱落入宫腔，最后排出体外，月经来潮，这发生在月经周期第 1~4 天。

孕酮撤退（progesterone withdrawal）后孕激素水平的骤然下降被公认为是月经来潮的重要扳机。既往认为，孕激素的下降启动了内膜缺氧事件发生，导致功能层内膜血管收缩、缺血，组织坏死并出血，形成月经。而目前认为，月经过程类似一个炎症过程，孕酮撤退后子宫内膜的变化共经历 2 个阶段：第一阶段，月经来潮前期，孕酮的抑炎作用消失后，大量炎症细胞入侵，子宫内膜局部细胞因子和前列腺素增加；第二阶段，高水平的细胞因子和固有免疫细胞涌入局部子宫内膜，产生不可逆的基质金属蛋白酶（matrix metalloproteinase，MMP）介导的细胞外基质破坏。具体来说，黄体萎缩后，随着孕酮浓度下降，血管周围蜕膜细胞内核因子 κB（nuclear factor kappa-B，NF-κB）信号蛋白家族抑制被解除，诱导炎性介质表达，包括细胞因子白细胞介素 -6（interleukin-6，IL-6）、肿瘤坏死因子（tumor necrosis factor，TNF）以及多种趋化因子等。高浓度的趋化因子吸引血管内固有免疫细胞从扩张的子宫内膜血管中迁出，浸润邻近子宫内

膜,产生炎症反应。内膜组织分泌的 TNF、IL-6 增加,促进凋亡蛋白在内膜上皮细胞和基质细胞中广泛表达。被募集到内膜中的中性粒细胞内含有大量的 MMP,在内膜组织内被激活和释放,降解细胞外基质及基底膜成分,包括胶原(collagen)、明胶(gelatin)、纤维连接蛋白(fibronectin)及层粘连蛋白(laminin),细胞与细胞之间的连接变得疏散,导致子宫内膜被分解。同时,局部前列腺素增加使毛细血管通透性和脆性增加,小血管破裂,红细胞进入基质,发生基质出血。最终,内膜组织功能层瓦解,与血液一起经阴道流出。

有趣的是,在双侧卵巢切除的非人类灵长类动物进行模拟实验时,于月经周期末持续给予雌激素的基础上撤除孕酮,可成功诱使月经来潮;若撤除孕酮 24 小时内再补充孕酮,可以抑制子宫内膜 MMP 上调,避免月经来潮;相反,36 小时后再补充孕酮,则无法阻止月经来潮,仅能部分抑制 MMP 的产生。这提示,孕酮撤退后子宫内膜第一阶段的变化是可逆的,而第二阶段的变化则不依赖于孕酮受体的作用,无法通过补充孕酮逆转。

(三)围月经期子宫内膜的"损伤"与"修复"

分泌晚期黄体退化后子宫内膜损伤至增殖早期子宫内膜修复的这一阶段,又称围月经期(即卵巢黄体 - 卵泡转换期)。围月经期的子宫内膜经历脱落与修复的变化及内分泌环境的更迭。子宫内膜月经周期性的"损伤"和"修复"过程,在妇女一生中重复约 400~500 次,正常情况下,这种子宫内膜损伤受到严格的调控并迅速修复。

1. 内膜出血的自限机制 月经期子宫内膜出血是自限性的,这依赖于炎症及时消除、螺旋小动脉血管收缩、有效的止血反应和基质扩张。月经出血就像月经周期子宫内膜的炎症反应,伴有重要的生物学事件变化,包括固有免疫细胞涌入、组织水肿、内膜血流、血管渗透性和脆性增加等,与身体其他部分的经典炎症反应类似。在及时消除炎症以限制组织损伤并恢复组织完整性和正常功能的过程中,去除有害刺激至关重要。子宫内膜前列腺素通过一系列氧化和还原反应被分解,趋化因子受体依赖的趋化因子伴随着中性粒细胞的凋亡而被清除。巨噬细胞通过吞噬作用清除凋

亡细胞和细胞碎片,并促进抗炎因子如白细胞介素 -10(interleukin-10,IL-10)和转化生长因子 -β(transforming growth factor-β,TGF-β)的释放,有助于月经相关的炎症反应趋于局限,并产生血管生成因子,促进月经后期子宫内膜功能层的重塑和修复。内膜巨噬细胞还表达核糖皮质激素受体,子宫内膜局部组织可通过 11β- 羟类固醇脱氢酶(11β-hydroxysteroid dehydrogenase,11β-HSD)酶产生糖皮质激素,直接或间接作用于巨噬细胞,限制炎症反应过激。

孕激素在子宫内膜出血的自限过程发挥重要作用。孕激素撤退引发血管收缩因子释放增加,调控螺旋小动脉血管有节律地收缩和舒张。腺上皮细胞的前列腺素 F-2α(prostaglandin F-2α,PGF-2α)及基质蜕膜细胞的内皮素 1(endothelin-1,ET-1)是内膜主要的血管收缩因子。血管收缩因子减少导致月经期间血管半径变大,明显增加经血损失。血管半径是流动阻力的主要决定因素,即使是血管半径的小幅度增加也会对流动产生显著影响。根据泊肃叶方程($R \propto \frac{\eta L}{r4}$,$R$ = 流动阻力,η = 黏度,r = 血管半径,L = 血管长度),血管半径增加 2 倍,流动阻力就会减少 16 倍。螺旋小动脉节段性阵发性痉挛,导致子宫内膜的局部缺血,创造了短暂的缺氧环境。低氧诱导因子 -1α(hypoxia inducible factor-1,HIF-1α)介导的靶基因在围月经期迅速上调以适应缺氧,其中就包括血管内皮生长因子(vascular endothelial growth factor,VEGF)表达增加促进子宫内膜血管生成和内膜再上皮化。若给予有氧环境,子宫内膜修复则出现延迟,而补充 HIF-1α 稳定剂可以挽救有氧条件下修复延迟的情况。

在其他组织部位的创伤修复过程,血小板黏附于血管受伤后暴露的基底膜胶原蛋白,并刺激凝血级联反应,形成纤维蛋白凝块。相反,在月经止血过程中,血小板较少参与子宫内膜血管修复,血管收缩和凝血级联反应的激活更为重要。内膜中同时存在促凝血因子和抗凝血因子:组织因子激活凝血因子,促进纤维蛋白原转换为纤维蛋白,在内膜脱落表面形成小栓子,利于局部止血;纤维蛋

白溶酶原活化物驱动活性纤溶酶产生,促进纤维蛋白降解。子宫内膜出血时,由于内膜组织的纤溶机制,纤维蛋白在纤溶酶的作用下被溶解,同时内膜组织的其他活性酶也能破坏多种凝血因子,使月经血表现为不凝血。

2. 内膜修复 月经后子宫需要新生内膜组织以修复"创面",以恢复正常的内膜功能。月经后的内膜修复过程与其他组织的创伤后修复类似,包括炎症细胞涌入、再血管化、上皮再生、细胞间基质重塑等过程,但有别于其他组织的是,子宫内膜的创伤后修复是一种无瘢痕修复(scarless repair),这种独特的修复方式确保了子宫内膜正常生殖潜能的维持。短暂的缺氧和自限性的炎症为子宫内膜修复提供了理想的环境。然而基于目前人们对子宫内膜修复过程的理解仍处于初级阶段。越来越多的研究证实,子宫内膜基底层存在大量干细胞,同时,在内膜功能层也发现有干细胞的存在,提示子宫内膜具有再生潜能。子宫内膜间充质-上皮转化是子宫内膜功能修复的研究热点之一,间充质干细胞呈梭形、多极化,具有侵袭性和迁移性;相比之下,上皮细胞表现为多边形,具有细胞极性和细胞间黏附特性。扫描电子显微镜发现月经出血后子宫内膜上皮细胞再生发生在基质扩张之前。子宫内膜功能层脱落后,隐藏在子宫内膜中的间充质干细胞和祖细胞群能增殖并分化成子宫内膜的功能细胞,伴随间充质干细胞标志物表达减少而上皮细胞标志物表达增加。新生的上皮细胞迅速分裂、迁移、汇聚,形成新的内膜腔表面。

雌激素对子宫内膜的修复起主要作用。在月经末期,随着新一周期的卵泡发育,雌激素水平逐渐增加,在雌激素的作用下损伤的内膜开始修复,进入下一轮的子宫内膜增殖变化过程。一些研究认为这些新生上皮细胞从子宫内膜腺体颈部祖细胞分化并迁移,与其他腺体的上皮细胞汇聚成一个新的管腔表面。也有研究人员利用动态宫腔镜和显微镜技术研究人体子宫内膜,发现子宫内膜脱落和再生是零碎的,同时发生与子宫的不同区域,提出再上皮化是由脱落的基质细胞产生而非残留腺体的新假设。

子宫内膜新组织重塑和血管生成的过程中不

会导致瘢痕残留或功能丧失,这种无瘢痕修复对维护女性生育潜能至关重要。子宫内膜每周期重复的损伤和修复过程,提供每月1次的胚胎种植环境,为人类生殖提供保障。当子宫内膜修复异常时,闭经、异常子宫出血、胚胎种植失败等问题会为女性带来巨大的身心负担。仍有许多人类月经相关子宫内膜生理问题尚未得到解答,不断探索月经形成及其异常的机制对患者管理的优化和准确性至关重要。

(张 炜)

参考文献

1. 曹泽毅, 乔杰. 中华妇产科学. 4版. 北京: 人民卫生出版社, 2023.
2. 杜敏连. 青春期内分泌学. 北京: 人民卫生出版社, 2006.
3. 杨冬梓, 石一复. 小儿与青春期妇科学. 2版. 北京: 人民卫生出版社, 2008.
4. CABRERA S M, BRIGHT G M, FRANE J W, et al. Age of thelarche and menarche in contemporary US females: a cross-sectional analysis. J Pediatr Endocrinol Metab, 2014, 27 (1): 47-51.
5. CEBECI A N, TAŞ A. Higher body fat and lower fat-free mass in girls with premature adrenarche. J Clin Res Pediatr Endocrinol, 2015, 7 (1): 45-48.
6. CHODANKAR R R, MURRAY A, NICOL M, et al. The endometrial response to modulation of ligand-progesterone receptor pathways is reversible. Fertil Steril, 2021, 116 (3): 882-895.
7. DAUBER A, CUNHA-SILVA M, MACEDO D B, et al. Paternally inherited DLK1 deletion associated with familial central precocious puberty. J Clin Endocrinol Metab, 2017, 102 (5): 1557-1567.
8. DAY F R, BULIK-SULLIVAN B, HINDS D A, et al. Shared genetic aetiology of puberty timing between sexes and with health-related outcomes. Nat Commun, 2015, 6: 8842.
9. JAIN V, CHODANKAR R R, MAYBIN J A, et al. Uterine bleeding: how understanding endometrial physiology underpins menstrual health. Nat Rev Endocrinol, 2022, 18 (5): 290-308.
10. LAM B Y H, WILLIAMSON A, FINER S, et al. MC3R links nutritional state to childhood growth and the timing of puberty. Nature, 2021, 599 (7885): 436-441.

11. OWUSU-AKYAW A, KRISHNAMOORTHY K, GOLD-SMITH L T, et al. The role of mesenchymal-epithelial transition in endometrial function. Hum Reprod Update, 2019, 25 (1): 114-133.

12. REAVEY J J, WALKER C, NICOL M, et al. Markers of human endometrial hypoxia can be detected in vivo and ex vivo during physiological menstruation. Hum Reprod, 2021, 36 (4): 941-950.

13. REGE J, TURCU A F, KASA-VUBU J Z, et al. 11-ketotestosterone is the dominant circulating bioactive androgen during normal and premature adrenarche. J Clin Endocrinol Metab, 2018, 103 (12): 4589-4598.

14. SANTAMARIA X, MAS A, CERVELLÓ I, et al. Uterine stem cells: from basic research to advanced cell therapies. Hum Reprod Update, 2018, 24 (6): 673-693.

15. WANG W, VILELLA F, ALAMA P, et al. Single-cell transcriptomic atlas of the human endometrium during the menstrual cycle. Nat Med, 2020, 26 (10): 1644-1653.

16. WYATT K A, FILBY C E, DAVIES-TUCK M L, et al. Menstrual fluid endometrial stem/progenitor cell and supernatant protein content: cyclical variation and indicative range. Hum Reprod, 2021, 36 (8): 2215-2229.

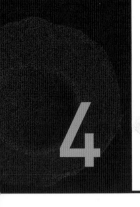

第四章
受精、胚胎发育与着床

第一节　卵子的发生与成熟

一、卵子的发生

（一）生殖细胞迁移

卵子是雌性生物的生殖细胞。卵子发生的狭义定义为原始生殖细胞迁移和卵原细胞有丝分裂的过程。广义定义为雌性生殖细胞的形成、发育与成熟，包括生殖细胞有丝分裂过程和卵母细胞减数分裂过程。

生殖细胞，其前体细胞是原始生殖细胞（primordial germ cell，PGC）。原始生殖细胞的形态、分子标志以及分化潜能都类似于胚胎干细胞，体积比其周围的细胞大，细胞内碱性磷酸酶、酯酶呈阳性，在体内及体外具有多向分化潜能。人PGC还含有糖原和脂滴，所以人PGC可以被碘酸染色。近年研究发现，在主动脉-性腺-中肾区（aorta-gonad-mesonepheros region，AGM）的人PGC中，*NANOG*、*TFAPS2*和*PRDM1*等呈特异性表达。在受精后4~5周，PGC最早出现在靠近尿囊的卵黄囊基部的内胚层细胞间，最初大概有50~90个细胞。PGC在发育中借变形运动沿后肠迁移，出现在背侧肠系膜和紧连的体腔膜中，经过发育的中肾，在受精后5~6周，最终达到正在发育中的生殖嵴处，并和生殖嵴的中胚层细胞共同形成睾丸或卵巢，在此进一步分化为精原细胞或卵原细胞。这就是两性发育时期生殖腺所经历的第1个时期，即生殖嵴期。PGC在进入生殖嵴之前，既可分化为精

原细胞，也可分化为卵原细胞，这种分化是由PGC和不同的生殖嵴细胞的结合所决定的。既往已知HY抗原是只存在于雄性个体细胞膜上的特有蛋白质，是睾丸发生的定向抗原。具有XY或XX性染色体的PGC，其细胞膜上均无HY抗原，但都有HY抗原的受体。如果PGC的HY抗原受体和生殖嵴细胞的HY抗原结合，则原始生殖细胞形成精原细胞；若生殖嵴的细胞膜上无HY抗原，其原始生殖细胞则形成卵原细胞。此外，还发现一种G蛋白偶联受体Tre1在PGC迁移过程中发挥作用，而且Tre1的2个高度保守的结构域，即E/N/DRY和NPⅡY，在其中发挥不同的作用。E/N/DRY在PGC迁移过程中对引导和生存线索的识别和反应发挥作用；NPⅡY则在Rho1和E-钙黏蛋白介导的极化中发挥作用，而不依赖于G蛋白信号转导。

PGC向卵母细胞转变的过程中经历了广泛的表观遗传重编程，如DNA（去）甲基化、多硫复合物生成等，来激活配子生成和减数分裂的关键种系重编程应答基因。生殖细胞的分化需要TDRD7依赖的染色质和以生殖质重定位为标志的转录组重编程。在PGC迁移过程中，生殖质的核周重定位受生殖质决定因子TDRD7的调控，并与PGC和体细胞转录组之间的显著差异相结合。这种转录差异依赖于以启动子-近端分布为特征的PGC特异性顺式调控元件。新近研究发现，依赖于TDRD7的染色质可及性重构是阐明PGC命运所必需的，但对PGC迁移则不需要。PR结构域包含蛋白14（PRDM14）控制迁移小鼠原始生殖细胞中H3K27me3的X染色体和整体表观遗传重编程，

在迁移小鼠 PGC 中负责全局重编程和 X 染色体重编程。

PGC 不仅是未来生殖细胞的先驱，也是刺激生殖腺中体细胞的发育所必需的。人类 PGC 自出现之日一旦形成就开始活跃地进行有丝分裂增殖，PGC 数目不断增加。到达生殖嵴并分化为精原细胞或卵原细胞后进入主要增殖阶段，持续 3~4 周。通过频繁的有丝分裂，精原细胞或卵原细胞数目迅速增加。同时体组织也相应增生，体腔上皮扩展，形成原始的皮质。此时从中肾区有向生殖嵴生长的细胞形成原始的髓质。它们之间有一间质细胞区域为初级白膜。上皮细胞呈索状向内侧生长，称为性索，携带 PGC 进入白膜层，估计数目为 1 000~2 000 个。此时胎儿的性别尚未见分化。8 周时，在雌体，皮质扩展形成卵巢，原始髓质发育停滞不前，皮质占优势，形成原始卵巢；只有当生殖细胞到达生殖嵴时，女性胚胎的性腺原基的原始皮质才分化完全，形成卵巢。髓质部分则退化。此阶段称为生殖腺期。

（二）卵母细胞发育

至胎儿 12 周，卵巢内卵原细胞达 600 000 个。此时皮质最深部的生殖细胞很少有从卵原细胞分化到卵母细胞，几乎无生殖细胞进入减数分裂前期。这时一方面继续进行有丝分裂增加卵原细胞，另一方面有许多卵原细胞分化成为初级卵母细胞，细胞体积增大，细胞核进入减数分裂的前期阶段，染色质形成纤细的染色细丝。初级卵母细胞本身的演化是走向发生减数分裂，伴随着在它的外围是各级卵泡的发展形成演化。原始卵泡的形成表现在一些单层扁平的卵泡细胞包围初级卵母细胞，此时染色体已处于粗线期和双线期。由于卵泡细胞的入侵，原有的生殖细胞群被隔离分散。少量卵原细胞进入减数分裂，卵巢中处于有丝分裂的卵原细胞和处于减数分裂各个时期的卵母细胞同时存在。胎儿发育到 20 周时，卵巢中约含有 200 万～300 万枚卵原细胞和 500 万枚初级卵母细胞，此时是生殖细胞数量最多的时期。6~7 个月时数目急剧减少，卵原细胞不再分裂，到胎儿出生时（10 个月）卵巢内仅有约 100 万枚初级卵母细胞，其中绝大多数均已进入双线期，并长期停滞在此阶段，直至青春

期后才有变化。人类卵泡闭锁现象最早发生在胚胎 6 个月的时候，出生前后数量变化显著，出生时已丢失约 80% 的卵泡；出生后闭锁现象持续存在，7 岁时大概剩余 30 万枚初级卵母细胞，其中 40% 是处于退化状态；进入青春期，由于松果体、下丘脑、垂体等神经内分泌的作用，策动月经来潮与排卵，大约只有 400 个卵泡可以在生育期内正常发育和排卵，其余大部分在发育的不同时期闭锁退化消失。因此，在卵子发生过程中，只有约万分之一的生殖细胞能够发育成熟和排出。一般认为卵子的存活时间为 12~24 小时，也有个别报道称卵子可以存活 36 小时。成熟的卵子直径可达 20mm，是人体中最大的一种细胞。

二、卵母细胞成熟

（一）卵母细胞减数分裂

卵母细胞成熟是指卵母细胞减数分裂的过程，故又称为成熟分裂或减数分裂。卵母细胞的减数分裂包括 2 次分裂过程。第一次减数分裂开始于胎儿 3 个月时，该过程被人为地划分为 4 期：前期、中期、后期和末期。卵母细胞在第一次减数分裂前期停滞的时间很长，可持续数周、数月，甚至几十年，直到青春期或绝经期前四五十年才完成。在这漫长的过程中，很多卵母细胞特有的事件发生，包括同源染色体相互识别、配对、联会和重组，RNA 和蛋白质合成。第一次减数分裂在卵巢内完成，经过排卵过程等待受精。根据染色质（体）的形态特征，可分为 5 个亚期，即细线期、偶线期、粗线期、双线期和终变期。

1. 细线期 初级卵母细胞的核内染色质最初是颗粒状的，后因发生凝集，形成细长纤维丝，逐渐折叠，螺旋化，变粗变短，丝上有大小不等的染色粒，联会复合体形成。此期初级卵母细胞主要表现为细胞核体积增大，伴随细胞内不成对的染色体出现，核圆形呈空泡状，核仁嗜碱性减弱。孕 3~4 个月胎儿性腺皮质可以发现大量卵原细胞和卵泡细胞的有丝分裂相，但皮质深部出现了进入减数分裂前期的卵母细胞。此时卵母细胞仅处于细线期，少数进入到偶线期。

2. 偶线期 母源和父源的染色质细丝，相互

靠近、识别、配对,形成二价体。此期核膜不清晰、不完整,此期很短。孕 7 个月的胎儿卵巢皮质中不再出现处于细线期和偶线期的卵细胞。

3. 粗线期 双价体的细丝缩短变粗。此期完成了同源染色体的联合,配对的同源染色体更粗、更短、更显而易见,可见明显的核仁。处于粗线期的卵母细胞最早出现在孕 19 周胎儿的卵巢内,孕 27 周时最明显,孕 36 周后逐渐减少。

4. 双线期 第 4 步同源染色体开始分离,此时每条染色体自己又分裂为 2 条子染色体,这样双价同源的单位合中有分,实为四分体。异源子染色体间可发生互换的交叉,出现特征性的十字形。孕 28 周胎儿的卵巢内首次看到双线期的卵母细胞,随妊娠进展数量逐渐增加。早期双线期表现为粗、短、宽的染色体逐渐变得细长、浅染,此时同系染色体发生了纵向分散,形如网,故双线期后期又称核网期,此期是胎儿卵母细胞发育的最高阶段。胎龄 9 个月的卵巢内初级卵母细胞几乎全部进入双线期。卵母细胞停滞于双线期的阶段很长,直至恢复减数分裂或发生闭锁,可持续数天、数年,甚至数十年。此期除了染色体似网状外很少出现其他变化,故认为此期是“静止期”,细胞的超微结构可见高尔基复合体、内质网、线粒体和双层板,在近核的胞质处有新月状胞质区又称囊核复合体。“静止期”也意味着细胞中代谢活动减弱,RNA 转录活跃,为卵母细胞成熟、受精及胚胎发育做物质储备。

5. 终变期 染色体变粗变短,各对双价体彼此进一步分离。RNA 转录活动逐渐停止。

第一次减数分裂的中期、后期和末期与有丝分裂过程相似。第一次减数分裂末期,卵母细胞分裂 1 次,染色体数目减半,由初级卵母细胞分裂为 1 个次级卵母细胞和 1 个极体,即第一极体。

第二次分裂时间很短促,是在排卵之后受精进行中完成,包括染色体的复制、同源染色体配对与重组、交换。精子进入卵母细胞后,卵母细胞分裂 1 次,排出第二极体,完成第二次减数分裂。减数分裂过程中染色体只复制 1 次,而细胞分裂 2 次,所以染色体数减半,成熟卵子是单倍体,只有受精的受精卵恢复为双倍体。

形态学上,根据光镜观察特征,卵母细胞被大致分为 4 个发育阶段。

生发泡期(GV):光镜观察此期卵母细胞有一完整的球形核,内有单个核仁,清晰可见,胞质中心略黑,呈颗粒状,卵周隙较大,无第一极体,形态学上称为生发泡。

生发泡破裂期(GVBD):生发泡结构破裂、消失,称之为生发泡破裂,此期时间很短,持续数小时。

第一次减数分裂中期(M Ⅰ):光镜下未见生发泡,也无第一极体,胞质圆满均匀,将具有此种光镜特征的卵母细胞统称为 M Ⅰ 期,事实上囊括了第一次减数分裂前期至终变期和第一次减数分裂中后期。

第二次减数分裂中期(M Ⅱ):卵母细胞完成第一次减数分裂后,变成次级卵母细胞并伴有第一极体,迅速度过第二次减数分裂前期进入第二次减数分裂中期,并停止在此期,等待受精。形态学上,将具有第一极体的卵母细胞统称为 M Ⅱ 期。若无精子结合,则卵母细胞不能完成第二次减数分裂,停滞于 M Ⅱ 期逐渐老化,凋亡。一旦有精子进入,激活 M Ⅱ 卵母细胞突破 M Ⅱ 停滞,排出第二极体。受精卵恢复二倍体,进入后续有丝分裂的胚胎发育阶段。

(二)卵母细胞减数分裂的调控

关于人卵母细胞减数分裂过程的调控机制,由于受到伦理、标本来源及技术手段的限制,研究相对较少。因此,人们对于卵母细胞减数分裂过程的认识,主要借鉴了动物研究结果,尤其是啮齿类和灵长类动物研究,近年来针对人卵母细胞减数分裂过程的调控机制取得了重要发现。

卵母细胞减数分裂过程受卵巢局部因子和 HPO 轴的共同调控,共存在 3 个关键调控点:第一次减数分裂前期、第一次减数分裂中 / 后期和第二次减数分裂中期。既有卵巢局部调控,也有机体系统调节。卵巢局部存在胰岛素样生长因子 -1、表皮生长因子 / 转化生长因子、白细胞介素 -1、肿瘤坏死因子等多种因子调节卵细胞的发育与成熟。机体通过下丘脑同时接受下丘脑垂体卵巢所释放的各种激素的综合协调控制。性成熟后,在促性腺激素及其他内分泌、自分泌、旁分泌因子作用下，卵母细胞中环磷酸腺苷水平下降，激活促进成熟因子，启动第一次减数分裂进入终变期；此后，细胞静止因子、后期促进复合物、蛋白激酶C等蛋白因子在G蛋白偶联受体信号通路、磷脂酰肌醇信号通路、酪氨酸激酶信号通路、泛素-蛋白酶体通路等信号通路的调控作用下，促进第一次减数分裂和第二次减数分裂完成。FSH和LH对卵母细胞减数分裂过程的调控是通过卵丘颗粒细胞卵母细胞对话通路实现的。FSH受体和LH受体都是G蛋白偶联受体。LH受体是由FSH与E_2协同诱导形成的。FSH/LH与卵丘颗粒细胞上的受体结合，通过G蛋白偶联受体信号通路、磷脂酰肌醇信号通路、酪氨酸激酶信号通路、泛素-蛋白酶体通路等信号通路，借助颗粒细胞卵母细胞之间的缝隙连接进入卵母细胞内，调控基因表达和蛋白活性。FSH受体、LH受体表达除了受自身配体和内分泌激素的反馈调节之外，生长因子对其同样具有调控作用：胰岛素样生长因子-1（IGF-1）可增加LH受体的表达。转录生长因子（TGF）和FSH可协同促进颗粒细胞表达LH受体。另外，表皮生长因子（EGF）主要是通过抑制受体合成使LH/HCG受体水平下降。近年来，从单个卵泡水平对人卵母细胞与颗粒细胞基因表达特征的研究，描绘了人类卵泡发育过程中转录组动态全景图，发现卵母细胞及颗粒细胞整体基因表达模式有显著差异，并阐释了卵母细胞-颗粒细胞相互作用规律，同时通过小鼠与人类卵母细胞转录组数据对比分析，发现了参与调控卵泡发育的保守性和物种特异性基因。

1. 调控卵母细胞减数分裂的关键因子

（1）促成熟因子（maturation-promoting factor，MPF）：减数分裂过程中DNA复制1次，细胞分裂2次，是生殖细胞特有的过程。卵母细胞成熟过程中GV期→MⅠ期和MⅠ期→MⅡ期的转换需要MPF参与。MPF的合成与降解、活性的增加与减少调控卵母细胞的细胞周期进程。

研究发现未成熟卵母细胞中MPF活性很低，在FSH、LH作用下发生生发泡破裂（GVBD），MPF活性增加并达到高峰；随后卵母细胞进入中期（metaphase，M）和后期（anaphase），MPF活性降低；接着卵母细胞排出第一极体，进入MⅡ期，MPF

活性又随之增加，并且维持数小时，在M期阻滞过程中保持高水平。卵母细胞受精时，MPF活性降低，使卵子克服M期阻滞，促进姐妹染色单体的分离和第二极体的排出，完成第二次减数分裂。受精后，MPF活性在合子第一次有丝分裂和第二次有丝分裂时达到峰值。

（2）集落刺激因子（colony-stimulating factor，CSF）：CSF主要发挥维持MPF活性、保持M期阻滞的作用。受精后在Ca^{2+}的作用下，CSF活性下降，下调MPF活性，卵母细胞解除M期阻滞，完成减数分裂。

（3）后期促进复合物（anaphase-promoting complex，APC）：APC是一种泛素连接酶复合物，其活性是MPF所需，促使GVBD发生、M/M转变以及第二次减数分裂过程中参与纺锤体装配、极体排出和细胞周期蛋白B（cyclin B）降解。

（4）纺锤体组装检查点（spindle assembly checkpoint，SAC）蛋白：细胞分裂过程中存在的一种蛋白，可以延迟细胞进入分裂后期，直到所有的染色体都通过着丝粒连接到纺锤体上。SAC通过着丝粒蛋白抑制后期促进复合物/循环体（APC/C）活性，阻碍cyclin B降解，维持卵母细胞中高水平的MPF，阻止细胞分裂进入后期。主要参与第一次减数分裂同源染色体分离过程和第二次减数分裂姐妹染色单体分离。

（5）分离酶抑制蛋白（securin）：准确的染色体分离需要一种称为分离酶抑制蛋白的蛋白酶，它通过内聚切割分离姐妹染色单体。卵母细胞中内源性和外源性分离酶抑制蛋白的表达都是区域化的，该蛋白在减数分裂期间在纺锤体上聚集，这可能直接影响了染色体附近分离酶活性的调控。

（6）极光激酶A（aurora A）：是有丝分裂和减数分裂细胞中纺锤体构建和染色体分离的成熟调节因子，是小鼠卵母细胞减数分裂所必需的。在小鼠卵母细胞中，当其他极光激酶同源物被删除时，存在显著的极光激酶A代偿能力。使用条件小鼠卵母细胞敲除极光激酶A模型，我们证明了这种代偿不是相互的，因为雌性卵母细胞特异性敲除的小鼠是不孕的，而且它们的卵母细胞不能完成第一次减数分裂。极光激酶A的功能：①活化减数分裂纺锤体极点(aMTOC)处的极样激酶1,这个激活导致 aMTOC 的碎裂,是构建双极纺锤体的必要步骤;②极光激酶 A 是调控 TACC3 定位所必需的,这是另一种纺锤体构建所需的蛋白。

(7)肌成束蛋白(fascin):调节小鼠卵母细胞减数分裂中纺锤体运动和极体排出所需的肌动蛋白组装。肌动蛋白丝在小鼠卵母细胞减数分裂中发挥多种作用,如纺锤体迁移和胞质分裂。肌成束蛋白被证明是一种肌动蛋白结合和捆绑蛋白,使肌动蛋白丝紧密排列和平行排列。肌成束蛋白在卵母细胞减数分裂的不同阶段表达,从 GV 期到第二次减数分裂主要定位于卵母细胞的皮质,与肌动蛋白和 DAAM1 具有相似的定位模式。肌成束蛋白的消耗影响了第一极体的排出。这可能是由于肌动蛋白组装的缺陷,进一步影响了减数分裂纺锤体的定位。此外,蛋白激酶 C(protein kinase C,PKC)活性降低了肌成束蛋白的表达,表明肌成束蛋白可能受到 PKC 的调控。

(8)富亮氨酸重复激酶2(LRRK2):LRRK2 属于 RocoGTPase 家族,是一个同时具有 GTPase 和激酶活性的大型多结构域蛋白。LRRK2 在小鼠卵母细胞减数分裂中调节肌动蛋白组装、纺锤体迁移、线粒体的功能。在卵母细胞成熟过程中,LRRK2 主要累积在减数分裂的纺锤体周围。LRRK2 的缺失导致极体排出障碍,并导致小鼠卵母细胞的大极体。LRRK2 与几种肌动蛋白调节因子相关。LRRK2 的缺失并不影响纺锤体的组织,但导致了纺锤体迁移的失败,这主要是由于细胞质肌动蛋白丝的减少。

(9)cAMP 反应元件结合蛋白(cAMP response element binding protein,CREB):CREB 是一种转录因子,也是核蛋白,CREB 参与多种生理过程,包括代谢调节、神经功能、先天免疫、细胞增殖和凋亡。许多蛋白激酶,包括 MAPK3/1,p38 MAPK,钙调蛋白依赖性蛋白激酶(calmodulin-dependent protein kinase,CaMK)和 S6K1,通过磷酸化 Ser133 激活 CREB。磷酸化的 CREB 招募其共激活蛋白 CREB 结合蛋白(CBP),并调节靶基因的转录,通常通过与启动子区域内的完整 cAMP 反应元件(cAMP response element,CRE)序列(TGACGTCA)

或半 CRE 序列(CGTCA/TGACG)结合来调节靶基因转录。CREB 的活性是小鼠卵母细胞成熟和卵丘扩张所必需的,是前颗粒细胞增殖及卵母细胞存活所必需的,也是原始卵泡激活的先决条件。CREB 的激活需要 MAPK3/1-mTORC1 信号转导,然后通过增加 KIT 配体表达来促进原始卵泡的激活。

(10)全反式视黄酸(all-trans-retinoic acid,ATRA):在新生小鼠卵巢中,视黄酸合成酶(RALDH1、RALDH2)主要表达在前颗粒细胞胞质内,视黄酸受体(RARα、RARγ)和视黄酸降解酶(CYP26A1)主要表达于卵母细胞胞质中。ATRA 可以抑制小鼠和人卵巢皮质区原始卵泡的激活,RARα 的缺失可以引起原始卵泡库的过早丢失。

(11)鞘氨醇-1-磷酸酯裂解酶(SGPL1):SGPL1 是一种不可逆的降解酶,介导脂质信号分子鞘氨醇 1 磷酸(S1P)的裂解。SGPL1 主要表达在颗粒细胞的胞质中。SGPL1 敲除小鼠卵巢中的 S1P 水平显著升高,SGPL1 通过调节细胞内 S1P 水平,降低利尿钠肽受体 2(natriuretic peptide receptor 2,NPR2)的活性,增加抑制细胞增殖因子 p21 的 mRNA 水平和蛋白质水平并增加细胞凋亡,导致早期卵泡生长停滞,从而抑制雌性生殖细胞的发育。

(12)基因 TUBB8 与 PATL2:卵子成熟障碍为新的孟德尔遗传病,目前发现的此疾病的第一个致病基因为 TUBB8、第二个致病基因为 PATL2。人类基因 TUBB8 的突变导致卵子减数分裂阻滞。该基因突变部分来自患者父亲,部分为新发突变。突变会造成蛋白质体外折叠异常,干扰细胞微管网络的形成,影响酵母微管的动力学,破坏鼠及人卵子纺锤体的组装,从而引起卵子成熟失败。TRIP13 基因编码产生 AAA$^+$-ATPase 蛋白,TRIP13 不同突变类型会引起蛋白剂量差别,导致其在减数分裂与有丝分裂中的差异作用,最终导致不同疾病的发生。

2. 调控卵母细胞减数分裂的信号通路

(1)激素→G 蛋白偶联受体→G 蛋白→腺苷酸环化酶→cAMP→PKA→基因调控蛋白→基因转录。卵母细胞中的 cAMP 水平影响 MPF 的活性。高水平的 cAMP 使 MPF 失活,卵母细胞停滞在第一次减数分裂前期;cAMP 水平的下降则产生相反的作用。

PDE3A 是小鼠卵母细胞中一种主要的磷酸二酯酶亚型。卵丘包围的卵母细胞中,PDE3A 在 LH 受体作用下活化,通过水解 cAMP 促进第一次减数分裂恢复。此外,卵丘细胞中还存在 PDE4 亚型。抑制 PDE3A 活性会阻碍减数分裂恢复,而抑制 PDE4 活性却可以增强 FSH 活化卵丘细胞中 MAPK 的能力,诱导生发泡破裂(GVBD)发生。

(2)磷脂酰肌醇信号通路:磷脂酰肌醇信号通路涉及的反应链为激素→ G 蛋白偶联受体→ G 蛋白→磷脂酶 C →磷脂酰肌醇→二酰基甘油、肌醇三磷酸→ Ca、二酰基甘油→ PKC →基因调控蛋白→基因转录。

PKC 在卵泡中发挥作用的部位决定其是促进还是抑制减数分裂恢复:卵丘细胞中 PKC 的激活促进卵母细胞恢复减数分裂,而卵母细胞中 PKC 的激活抑制其自身的成熟。这可能是由于 2 种细胞中表达不同 PKC 亚型,通过激活各自下游分子产生不同效应。是在促性腺激素刺激下由卵丘细胞产生的能促进哺乳动物生殖细胞减数分裂恢复的物质。在 FSH 的作用下,卵丘细胞产生的促减数分裂甾醇(meiosis activating sterol,MAS)经由 PKC 信号通路诱导卵母细胞恢复减数分裂。哺乳动物卵子中 Ca^{2+} 浓度的升高可以激活 PKC,使卵子克服 M 期阻滞。

(3)酪氨酸激酶信号通路:RTKRas 蛋白信号通路涉及的反应链为:配体→ RTK →接头蛋白→鸟苷酸释放因子→ MAPK 通路、磷脂酰肌醇信号通路→进入细胞核→其他激酶或基因调控蛋白的磷酸化修饰。IGF、EGF、TGF 生长因子的受体多为 RTK 型受体,通过此信号通路激活下游基因,协同促性腺激素调控卵成熟。

(4)泛素蛋白酶体通路:APC 是一种泛素连接酶复合物,其活性为促进成熟因子 MPF 所需。细胞静止因子 CSF 包含内源性减数分裂抑制因子 2(endogenous meiotic inhibitor 2,EMI2)和癌蛋白 Mos。CSF 通过 APC 调控 MPF 活性,维持卵母细胞中高水平的 MPF。另外,纺锤体装配检验点(SAC)通过着丝粒蛋白抑制 APC 活性,阻碍 MPF 活性降解,阻止细胞分裂进入后期,主要参与第一次减数分裂中同源染色体分离过程和第二次减数分裂过程中姐妹染色单体分离。卵母细胞 GVBD 之前,颗粒细胞在 FSH 和 LH 作用下分泌孕酮、雌二醇(E_2)等激素。孕酮刺激卵母细胞中癌蛋白 cMos 的合成,激活 CSF,触发 MPF 激活和 MAPK 级联反应。MAPK 的下游因子 p90RSK 磷酸化 p34cdc2 激酶的抑制性蛋白激酶 MYT1,降低 MYT1 活性,促进 MPF 活化,刺激 GVBD 的发生。MAPK 也可能通过磷酸化 cyclin B1 使其向卵母细胞核内转移,促进 MPF 活化和 G2/M 转化。在 LH 作用下,MAPK 信号通路通过磷酸化连接蛋白 43 使卵泡细胞以及卵泡与卵母细胞间的缝隙连接中断,导致卵母细胞中 cAMP 水平下降。

(5)转化生长因子 -β 信号通路:壁层颗粒细胞中转化生长因子 -β(TGF-β)促进的 C 型利尿钠肽(C-type natriuretic peptide,CNP)参与维持卵母细胞减数分裂阻滞。FSH 和 LH 可通过 TGF-β 信号通路调节壁层颗粒细胞中的 CNP 水平,进而控制卵母细胞减数分裂过程。

综上所述,人类卵子发生和成熟从胎儿期开始,持续近 50 年。卵母细胞减数分裂是一个复杂的多因素、多通路调节过程。其调控过程包括卵巢局部因素和机体系统调节。卵巢局部生长因子与 FSH/LH 在卵泡发育过程中相互配合,作用于颗粒细胞,将 FSH/LH 峰对卵母细胞及整个卵泡的效应传递下去,调节卵泡成熟。其中任何关键细胞周期事件出现异常,卵母细胞都不能发育为正常的卵子。

3. 卵母细胞成熟过程的调控机制 近年来,随着多组学技术的发展,对卵母细胞体内成熟与体外成熟过程的调控机制有了进一步的深入研究。对单个卵母细胞同时进行转录组、甲基化组及染色体倍性的分析研究发现,体内与体外成熟卵的转录组整体水平相似,染色体倍性也无显著差异,但甲基化组中的 mCHH 修饰却首次被发现存在显著差异,mCHH 修饰差异是否对胚胎发育有影响或可能在受精后被重塑有待进一步分析。

对小鼠卵母细胞体内成熟过程中的动态代谢

图谱及定量蛋白质组进行分析,获得了小鼠卵母细胞在体内成熟过程中的动态代谢谱。有研究发现通过添加内源性代谢调节物,可以促进卵母细胞的成熟,提高卵母细胞质量。β-烟酰胺单核苷酸(nicotinamide mononucleotide,NMN)是 NAD^+ 的前体代谢物,通过恢复老龄动物卵母细胞中 NAD^+ 水平、改善线粒体功能,增强卵子减数分裂成熟率、受精能力以及受精后的胚胎发育潜能。对 14~16 月龄小鼠连续 10 天注射 NMN 后观察排卵数和卵子质量,发现补充 NMN 不仅可获得更多的卵子数量,还能有效减少由于老化造成的纺锤体组装及染色体排列异常,避免减数分裂成熟阻滞和非整倍体的产生,促进雌性动物形成高质量的成熟卵子,从而提高受精率和囊胚发育率。褪黑素是一种抗氧化剂,主要由松果体分泌。褪黑素可以促进人未成熟卵母细胞的体外发育,提高卵母细胞发育潜能。

此外,对人体外成熟的卵母细胞进行单细胞测序,发现代谢通路的改变是体外成熟卵母细胞与体内成熟卵母细胞的最显著的差异通路,ACAT1、HADHA、DPYD 与辅酶 A 相关的酶编码基因是潜在影响体外成熟卵母细胞发育潜能的关键基因,但其具体功能有待于未来去验证。

综上所述,近年来卵母细胞发育成熟的调控机制更为丰富,将有望为女性内分泌疾病和不孕症的个体化精准治疗提供理论依据。

(何晓晴 严杰 千日成)

第二节 受精及早期胚胎发育过程

妊娠以受精开始,以子代出生为结束,因此,受精意味着新生命的开始。卵子和精子一旦排出,如果精卵相遇并受精,精卵得以继续存活,否则会在 1~2 天内死亡。受精后卵子的发育程序被激活,2 个配子的单倍体核合成 1 个新的双倍体生物。受精的机制被广泛研究,但目前仍不完全清楚。每次性交有上亿个精子进入女性生殖道,但到达输卵管受精部位的精子仅有 200 个左右,最终受精的通常只有 1 个精子。人类自然受精过程是在输卵管内完成的,但随着科技的发展,辅助生殖技术已实现了体外受精(in vitro fertilization,IVF)。

一、受精

受精是指精子穿入卵子形成受精卵的过程。自然受精的发生必须具备一定的先决条件,即精子具有运动能力和获能,同时有正常的卵子发生和排卵。受精过程是严格有序的生理过程,包括精卵识别、精子发生顶体反应并穿透透明带、精卵质膜融合、卵子皮质反应阻止多精子入卵、雌雄原核形成与融合等。

受精一般发生在输卵管壶腹部,排卵后 12 小时内,整个受精过程大约持续 24 小时。排卵后卵子能受精的时间究竟多长尚不清楚,据估计大概是 12~24 小时,但是 IVF 过程采集的不成熟卵子在孵育 36 小时后仍能受精。人类精子的可受精时间同样不清楚,通常认为是 48~72 小时,此后,尽管精子仍有活动能力但失去了受精能力。一般在排卵前 3 天内性交,妊娠发生率较高。

(一)精子的成熟和获能

哺乳动物射出精液中的精子必须通过获能(capacitation)才能具备受精能力。因此,获能是精子与卵子结合的必要前提条件。精子获能指的是在生理条件下,精子必须先经过雌性生殖管道并停留一段时间后,才能获得穿透卵丘和透明带与卵子结合的能力。

由生精小管发生并释放入管腔的精子虽在形态上已经成熟,但并不具备向前运动和受精的能力。当精子经过生精小管、直精小管、输出小管转运至附睾时,附睾管上皮细胞分泌的雄激素、左旋肉碱、甘油磷酸胆碱及唾液酸等物质作用于精子,经过 8~10 天的进一步成熟和发育,精子在代谢、能量储备、质膜特性等方面发生巨大的变化,同时精子具备了向前运动的能力和使卵子受精的潜能。然而,由于精子表面被附睾分泌的去能因子覆盖,此时的精子仍然不能释放顶体酶,所以不具备穿透放射冠和透明带的能力。只有当精子通过女性生殖道时,经历一系列的生化和生理的变化,雌性生殖道中的"获能因子"可以水解精浆中的"去能因子"，才能最终获得受精能力。

精子获能时发生一系列变化，包括精子膜、精子运动及精子代谢变化等。精子膜的变化是精子获能过程的主要变化，包括膜受体变化、膜流动性变化和膜结构变化，这些变化有利于精子获能；精子获能后其运动能力和方式发生显著变化，呈现一种超活化运动，精子头部侧摆幅度和频率增加，尾部呈鞭打样运动，有利于精子穿过透明带；精子获能时的耗氧量明显增加，通过有氧氧化和糖酵解2种方式供应能量，有利于提供精子增强运动所需能量。

精子获能伴随着质膜重组、离子通道的调节、胆固醇的流失以及许多蛋白磷酸化状态的改变，胆固醇、HCO_3^-、Ca^{2+} 以及蛋白磷酸化在该过程中发挥着重要的调节作用。

1. 质膜上的胆固醇的修饰或流失　获能精子细胞膜表面胆固醇外流，导致胆固醇/磷脂的比例下降及膜流动性升高，膜表面蛋白质重组，使质膜离子通道发生改变，影响细胞内外离子的分布，精子细胞体积也可发生改变。体外诱导胆固醇流失的物质主要有白蛋白、环糊精（cyclodextrin，CD）和高密度脂蛋白（high density lipoprotein，HDL）。

2. 膜通道的开放，离子浓度改变　在获能过程中蛋白磷酸化及蛋白激酶活性发生变化，HCO_3^- 浓度增加，pH升高，胞内 Ca^{2+} 及 cAMP 浓度增加。Ca^{2+} 通过浓度和分布的变化调节精子，射精之后，精液中的 Ca^{2+} 和 HCO_3^- 迅速通过钙离子通道进入精子，Na^+/HCO_3^- 通过协同运输进入精子。Ca^{2+} 和 HCO_3^- 是精子获能过程的第二信使，Ca^{2+} 和 HCO_3^- 的流入激活了精子的信号级联反应。有一类电压门控钙离子通道仅在睾丸组织中表达，命名为"CatSper"，其中的 CatSper1 和 CatSper2 定位于精子鞭毛。CatSper1 和 CatSper2 协同表达于精子，敲除 *CatSper1* 或 *CatSper2* 基因后的雄性小鼠因精子不能进行超活化运动而丧失生育力。

3. 蛋白磷酸化及信号途径　激活精子发生顶体反应前，在女性生殖道内历经了一系列的生化的修饰过程和信号激活。Ca^{2+} 和 HCO_3^- 激活的信号级联反应包括：①腺苷酸环化酶的激活及 cAMP 的形成；②蛋白激酶A（PKA）或其他蛋白激酶的

激活；③蛋白酪氨酸磷酸化：蛋白酪氨酸磷酸化是精子获能后期的标志性变化。所有这些变化最终使精子获得受精的能力。

精子获能后主要具有以下3个方面的能力：①结合卵细胞透明带并发生顶体反应的能力；②精子的超激活运动有利于精子进入卵细胞的能力；③与卵细胞融合的能力。

（二）精卵识别和结合

精卵结合是由精子表面的配体和卵子透明带上精子受体结合而介导完成的，人类卵子透明带由卵子分泌的糖蛋白组成，已知有 ZP1、ZP2、ZP3 和 ZP4 四种透明带蛋白，其中 ZP3 最为丰富，它们是卵子表面的主要精子受体。卵母细胞透明带中的 ZP3 被认为是精子的初级受体和顶体反应的诱导物。ZP2 与顶体反应后的精子结合，是次要的精子受体，形成了受精机制的经典理论。精子与卵子透明带的结合是精子质膜上的初级卵子结合蛋白和卵子透明带上的初级精子受体 ZP3 的结合，形成受体配体复合物。人类精卵识别的初级识别是精子质膜上的配体与卵子表面的 ZP3 和 ZP4 结合形成配体受体复合物，配体受体复合物一方面使精子附着在透明带上，另一方面是激发顶体反应。顶体酶释放后精子与透明带之间发生次级识别，精子的次级卵子结合蛋白与透明带中的 ZP2 结合参与透明带反应，防止多精受精。研究表明，ZP1 可能也是精子的次级受体，在精卵结合中发挥作用。受精后这些糖蛋白的结构发生改变导致其失活。ZP 基因只表达在生长的卵子上，很多哺乳类动物的 *Zp3* DNA 序列有高度相似性，说明该基因在进化过程中是保守的。精子和透明带上的 ZP 结合是哺乳动物受精过程的共同机制。*ZP3* 基因异常小鼠产生的卵子缺乏透明带而不能受孕；来源于猪的抗透明带疫苗可以用来控制多种雌性哺乳动物的生育，包括大象、鹿等，制作人类抗透明带疫苗暂时受到纯化糖蛋白技术的阻碍，但是目前已经可以应用重组技术合成。

精子与透明带相互作用非常复杂，透明带的多糖部分可能是精子受体的关键结构，受精后可能因为这些糖基脱落，导致受精卵的透明带不再结合精子，人卵透明带的 N- 糖链和 O- 糖链的

末梢有丰富的选择素配体 Sialyl-Lewis-X 结构 [NeuAcGal(Fuc)GlcNAc]，因此 Sialyl-Lewis-X 可能是人类精卵识别的主要碳水化合物。目前鉴定出几个存在于精子上的透明带受体，如 1,4- 半乳糖基转移酶、sp56、甘露糖苷酶和透明带外源凝集素等，它们都有识别特殊糖残基的凝集素样亲和力，它们中的每一个分子在识别过程的不同阶段起到特殊的作用。

近十年来，在小鼠中的系列研究对于哺乳动物精子识别和结合的透明带初级受体有了一些新发现和认识。如果将小鼠 ZP3 蛋白的 332 和 324 位丝氨酸突变，使其不能被 O- 糖基化修饰，或是用人类 ZP1~4 蛋白替代小鼠 ZP 蛋白在小鼠卵母细胞外组装的透明带，虽然没有 Sialyl-Lewis-X 修饰，仍然可以与小鼠或是人类精子结合，提示 ZP 蛋白的这些糖基化修饰不是精卵结合所必需的。ZP2 的 N′ 端结构域是人类和小鼠精子结合的初级配体，并且介导了种属特异性的精子 - 透明带结合和穿透，这种结合不依赖于 ZP 蛋白的 N- 或 O- 糖基化修饰。近期，人类 ZP2 基因突变病例的研究也进一步支持了上述观点，缺失 ZP2 蛋白的患者仍然可以在卵母细胞外组装形成一层极薄的透明带，但是其结构紊乱且失去了精卵结合能力，因而导致常规 IVF 失败和女性不育。

顶体反应是指精子获能后，在很短一段时间内顶体所发生的一系列形态和生化变化，并释放顶体酶，溶蚀放射冠和透明带的过程。

1. 顶体与顶体酶 顶体（acrosome）是指精子头前部有膜结构包围的帽状结构，顶体的前部为顶体帽，内含各种水解酶类。顶体内所包含的顶体酶有 20 种以上，其中主要是顶体蛋白酶（acrosomal protease）和透明质酸酶。顶体蛋白酶又称顶体素（acrosin），位于顶体内膜上，与顶体内膜紧密结合。顶体素酶原（proacrosin）无生物学活性。当大量 Ca^{2+} 内流时顶体素酶原被激活成为顶体素，进而分解透明带；透明质酸酶的作用主要使卵丘细胞分散及透明质酸分解，利于精卵接触。翻译形成顶体蛋白酶的基因 Acr 敲除的小鼠可繁育后代，但是会出现精子穿透明带和受精延迟的情况。顶体蛋白酶敲除的仓鼠模型完全不育，精子无法穿透透明带

导致受精失败。在人精子中顶体素的作用是否是可替代的目前仍不明确。

2. 顶体反应的机制 从形态上可见，精子获能后部分精子接触放射冠，顶体内透明质酸酶释放出来分解卵丘细胞之间的透明质酸等物质，使获能精子能够接触到透明带。研究发现精子穿透放射冠的过程中，精子已发生顶体反应，头部脱去顶体帽外的质膜和顶体外膜，释放透明质酸酶。精子接触透明带后，精子顶体内膜的顶体蛋白酶水解透明带蛋白，溶解并穿透透明带。

一旦精子获能，精卵通过特异的糖蛋白完成配受体结合，顶体反应就被受体糖蛋白的肽链成分激发，传统理论认为 ZP3 是激发顶体反应的始动子，近几年也有研究认为 ZP1 及 ZP4 都有诱发顶体反应的能力。精子头部存在 G 蛋白信号系统，该系统及时地被孕激素激活，打开钙离子通道增加细胞内钙离子水平，Ca^{2+} 的大量流入对顶体反应是必需的。蛋白激酶 C 的激活在顶体反应中也是重要的一步，它可以导致涉及该过程的蛋白发生磷酸化。

很多离子参与精子获能和顶体反应过程，而且受女性生殖道调控，这些离子的成分和浓度在生殖道的不同部位及其在月经周期的不同时期有所变化。Ca^{2+} 是研究最多的一种离子，它对精子获得活力、精子获能以及顶体反应都是必需的。有学者认为，精子与透明带 ZP 结合启动了 G 蛋白通路，导致结合钙的释放刺激腺苷酸环化酶产生 cAMP，而 cAMP 又激活 cAMP 依赖性蛋白激酶，从而改变精子受精前的功能。Na^+ 和 K^+ 对精子获能和顶体反应都是非常重要的，顶体反应比精子获能需要更高浓度的 Na^+，适当浓度的 K^+ 有利于精子获能，但过高浓度的 K^+ 抑制精子的受精潜能。在排卵前，女性生殖道的 Na^+ 和 K^+ 浓度对精子获能来说是足够的，但对于顶体反应和受精来说却过高了。排卵后随着卵泡液的释放，生殖道中 K^+ 浓度降低，Na^+ 浓度升高，使得精子获得了受精的潜能。所以，精子获得顶体反应和受精能力靠各种离子浓度调节，而离子浓度在女性生殖道的不同部位和不同时间的变化也确保了精子能够获得最佳的受精状态。

（三）精子穿过卵丘和透明带

获能的精子能穿过卵丘，然后到达透明

带,这个过程中卵丘细胞外基质成分透明质酸(hyaluronic acid,HA)对精子的选择和成熟发挥重要作用。研究发现,与HA结合的精子更成熟并且顶体完整。HA受体位于精子顶体区域的质膜表面,一方面HA受体具有HA酶活性,降解卵丘HA从而帮助精子穿过卵丘;另一方面,HA与受体结合后激活精子钙离子通道使胞内Ca²⁺浓度迅速上升,精子获得超活化运动能力才能穿过卵丘,同时精子的顶体反应能力也有所提高。

精子与ZP结合后,精子头以不同的角度向透明带内部穿入。精子透明带的相互作用主要依赖于酶,精子质膜上的酶,如顶体蛋白和半乳糖基转移酶,可以广泛水解ZP蛋白,改变ZP的结构,提高精卵融合能力。但也有人认为,精子穿透透明带仅仅是机械作用,在通过透明带时靠精子强烈的运动,将ZP打开一个通道。2017年,Luca Jovine团队发现,无脊椎动物卵黄包膜蛋白VERL与哺乳动物ZP2蛋白有着相似的三维晶体结构,精子顶体蛋白lysin与VERL结合并介导了配子初始识别,结合后的VERL-lysin复合物带正电荷,破坏卵黄包膜蛋白表面纤维的组织性并引发纤维之间的静电斥力,从而为精子穿透打开通道。

(四)精卵质膜融合

卵母细胞是一个有微绒毛被覆的球状细胞。精子的头部呈椭圆状,厚度小于卵母细胞微绒毛间隙。精子以一种角度穿透透明带到达卵周隙(perivitelline space,PVS)后,头部很快附着在卵质膜的微绒毛上,然后以其赤道段和顶体后区接触卵微绒毛,精子尾部作强烈的摆动,卵母细胞的质膜、胞质和核物质整体在PVS中转动。此后,次级卵母细胞借助微绒毛内肌动蛋白、收缩蛋白和肌球蛋白的作用,以吞噬的方式将精子包入卵胞质内,完成精子与卵膜融合。

精卵融合的分子机制尚不清楚,研究表明其可能是由卵膜的表面受体和精子膜的表面配体相互识别而介导的。有研究表明卵细胞膜上JUNO蛋白可以与精子顶体内膜的配体IZUMO1相互识别,使精子进入卵胞质内。在Juno基因敲除小鼠中发现PVS的精子数量增加,精子无法与卵膜融合,雌性小鼠不孕。此外,近期研究发现了新的精子膜表面配体SOF1、SPACA6、TMEM95蛋白可与IZUMO1蛋白识别,共同参与精卵融合事件。在卵母细胞中,CD9蛋白同样是一个重要的卵膜分子,Cd9基因敲除小鼠模型中卵母细胞微绒毛的长度、密度、厚度发生改变,精子与卵膜融合障碍,雌性小鼠不孕;然而精子上识别CD9的膜表面配体目前尚不明确。

(五)阻止多精受精

虽然有许多精子可以和卵子结合,但最终通常只有一个精子进入到卵母细胞内,完成受精。只有在异常情况下,可能有2个或多个精子受精,即双精或多精入卵。这样形成三倍体胚胎,这种胚胎一般以流产或出生后立即死亡告终。目前认为阻止多精入卵主要依赖皮质反应、透明带反应及卵质膜的阻止作用。哺乳动物精子进入卵母细胞后,激发卵质膜下的皮质颗粒与卵膜融合发生胞吐,即发生皮质反应。皮质颗粒胞吐首先会释放大量的锌(称为"锌风暴"),减弱精子的前向运动从而阻止更多精子穿过ZP,这为后续的透明带反应提供了一个时间窗,皮质颗粒胞吐释放一些酶类到卵周隙,其中Ovastacin被认为是主要发生作用的酶,负责切割ZP2蛋白的N'端结构域,破坏了精子结合受体因而阻止精子穿透ZP。精子进入后,卵母细胞质膜上的精子受体JUNO蛋白会迅速脱落,从而阻止精子穿过卵膜进入卵母细胞。

(六)雌雄原核的形成和融合

当精子进入卵子后发生精核核膜破裂,精子内的卵母细胞激活因子(sperm-borne oocyte activation factor,SOAF)释放,会使胞内的Ca²⁺震荡产生,进而激活一系列重要事件,如恢复第二次减数分裂、第二极体排出、细胞骨架的重排、原核形成等。1磷脂酰肌醇4,5-二磷酸磷酸二酯酶ζ1(PLCZ1)是最主要的SOAF,有研究发现男性携带编码PLCZ1的蛋白PLCZ1突变会造成卵母细胞激活障碍,导致受精失败发生。同时,男性携带Actin-like蛋白家族成员ACTL7A、ACTL9基因突变会造成顶体结构异常,导致精子PLCZ1无法正确定位,而造成受精失败。在卵母细胞激活后,精子将发生核DNA解螺旋,这个过程叫精核去致密。研究发现卵母细胞内SRPK1激酶催化精子鱼精蛋白磷酸化并启动染色质重构,使精子内的鱼精蛋白被组蛋白替换,启动父源基因组重编程。同时精子核周物质与卵胞质相混合。精子核去致密后,头部出现小颗粒状的集合体,染色体分散与顶体内膜分离,在分散的染色质周围形成囊泡,融合形成雄原核,随后出现核仁。卵子在雄原核形成过程中起激活作用,不成熟的卵子或不伴卵丘的裸卵不能使雄核正常发育。

精卵融合后,在 Ca^{2+} 震荡的作用下使 MPF 发生解聚,次级卵母细胞完成第二次减数分裂,使第二极体排出。其中 Wee2 激酶可以催化 MPF 成员 CDC2 发生磷酸化,有研究发现女性携带 *WEE2* 基因突变导致卵母细胞停滞在第二次减数分裂中期,导致受精失败。完成第二次减数分裂后,在第二极体附近,母源的单倍染色体被囊泡包裹,最终融合形成雌原核,此后雌原核内出现核仁。

精子的中心体通过半保留复制形成微管组织中心,在微管蛋白的作用下,雌雄原核相互毗邻,雌雄原核形成是受精完成的标志。随后,由于核膜高度弯曲,使雌雄原核核膜部分融合,最终破裂,纺锤体形成,染色体拉向两极排列,并发生浓缩。雌雄染色体的融合起到保证双亲遗传的作用,并恢复双倍体。在分子水平上,受精不仅启动 DNA 的复制,而且激活卵内的 mRNA、rRNA 等遗传信息,合成出胚胎发育所需要的蛋白质(图 4-1)。

二、胚胎的早期发育

胚胎早期发育分 2 个阶段,即着床前胚胎发育和着床后胚胎发育。受精卵着床前经历生长发育、卵裂、脱透明带等过程,才能最终具备在子宫内膜上植入着床的能力。不同物种的受精卵着床前历经的时间有所不同,人类受精卵历经 7 天的发育才最终着床,小鼠需要 4 天,大鼠需要 5 天;着床后胚胎发育包括受精后 2~8 周,这个过程的发育快速而复杂,人类胚胎着床后约 6~7 天即建立了胎盘和胚胎结构,至 8 周时已完成三胚层的分化。

(一)着床前胚胎发育

人类植入前胚胎发育大致分为 2 个阶段。第一阶段是从受精后至发育第 3 天,受精卵会经历 3 次卵裂发育形成 6~8 细胞。在这个阶段,胚胎基因组的转录处于相对"沉默"的状态,主要依靠卵母细胞生长所储存的母源性 mRNA 及其转录产物来支持早期的发育;胚胎基因组则经历重编程为随后基因组激活做准备。第二阶段,胚胎基因组活化(embryonic genome activation,EGA),由于母源性 mRNA 大部分降解,胚胎的发育转而由激活的胚胎源性基因转录产物所控制,这个过程也称为母源 - 合子转换(maternal-to-zygotic transition,MZT),无论是母源性 mRNA 的降解缺陷及胚胎基因组的激活障碍将严重影响胚胎发育潜能。

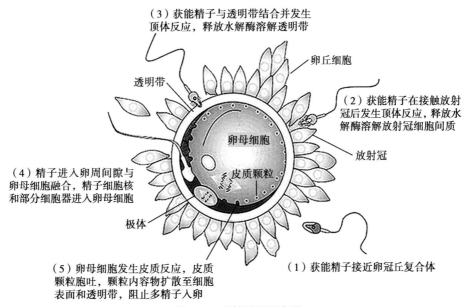

（3）获能精子与透明带结合并发生顶体反应,释放水解酶溶解透明带

透明带

卵丘细胞

（2）获能精子在接触放射冠后发生顶体反应,释放水解酶溶解放射冠细胞间质

卵母细胞

放射冠

（4）精子进入卵周间隙与卵母细胞融合,精子细胞核和部分细胞器进入卵母细胞

皮质颗粒

极体

（5）卵母细胞发生皮质反应,皮质颗粒胞吐,颗粒内容物扩散至细胞表面和透明带,阻止多精子入卵

（1）获能精子接近卵冠丘复合体

图 4-1　受精过程示意图

MZT 后,8 细胞中的卵裂球之间开始形成紧密及缝隙连接,细胞之间的界限变得模糊,此时胚胎历经紧密化并逐步建立细胞极性,进而卵裂球开始表现出细胞表面不同部位的形态和成分的差异,细胞器和细胞质物质的不均匀分布,逐步形成顶端结构域和基底外侧区域,为胚胎特异性分化奠定基础;胚胎进一步形成多细胞的实心细胞团,此细胞团形似桑葚,故称此期为桑葚胚期。桑葚胚在宫腔内汲取营养,继续生长、分裂,细胞逐渐增多并呈有序排列,当卵裂球的细胞达到一定数量的时候,外侧的桑葚胚细胞发挥分泌功能,液体在细胞间隙聚集,逐渐形成一些小的腔隙,之后这些间隙发生融合,形成一个大的腔隙结构,腔中充满液体,胚胎呈囊泡状,此时的胚胎称为囊胚。囊胚内的腔隙称为囊胚腔(blastocoele),囊腔的周围是一层扁平状细胞,被称为滋养层(trophoblast),将来发育成绒毛和胎盘。而一群聚集在囊胚一端的细胞,形成内细胞团(inner cell mass,ICM),内细胞团有多向分化的潜能,将来发育成胚胎的各种组织器官。

着床前胚胎除 EGA 分子事件外,不同发育阶段胚胎的全基因组甲基化水平也发生了剧烈的变化,历经去甲基化到甲基化重建的过程。最初的快速 DNA 去甲基化发生在受精卵到 2 细胞阶段,并

保持稳定直至桑葚胚期,随后是从桑葚胚到囊胚阶段的第二次 DNA 去甲基化。在囊胚阶段开始重新建立 DNA 甲基化。

早期囊胚外周仍有透明带,它与囊胚间存在一个潜在的间隙。随着囊胚的增长、变大,透明带也逐渐长大、变薄,最终破裂,使得囊胚滋养层细胞裸露,直接与子宫内膜接触。着床前囊胚必须突破透明带的限制,穿出透明带,此过程称为胚胎孵出。囊胚只有从透明带中孵出之后方能在子宫内膜黏附。

正如前述卵子中基因组转录激活主要发生在卵母细胞的生长发育阶段,而胚胎基因组的转录激活大多数起始于 8 细胞阶段,故卵母细胞基因组的转录激活和胚胎基因组的转录激活存在一个时间差,而在这个过程中,涉及卵母细胞的减数分裂、受精、卵裂等一系列重要的生理学事件,其中所需的 mRNA 和蛋白质均来源于前期存储于卵母细胞中的母源性因子,因此母源性基因的突变将直接通过影响卵子的质量进而干扰早期胚胎发育。随着全外显子组测序技术的成熟应用,相继鉴定出了参与人类早期胚胎发育的 10 余个致病基因(表 4-1),这些基因的变异将分别从母源性 mRNA 的调控异常、胚胎基因组激活障碍、细胞周期调控缺陷等方面导致着床前胚胎发育的异常。

表 4-1 母源性基因变异对着床前胚胎发育的影响

致病基因	表型	致病机制	遗传模式
BTG4	完全卵裂失败,合子期停滞		AR
ZFP36L2	卵裂障碍,2~8 细胞期停滞	母源性 mRNA 降解障碍	AR
MOS	卵裂障碍,2~8 细胞期停滞		AR
PADI6	异常卵裂,2~8 细胞期停滞		AR
TLE6	异常卵裂,2~8 细胞期停滞	破坏皮质下母源蛋白复合物,破坏细胞骨架,影响细胞器重排,造成胚胎基因组激活和母源性 mRNA 降解缺陷	AR
NLRP5	卵裂障碍,2~8 细胞期停滞		AR
NLRP2	卵裂障碍,2~8 细胞期停滞		AR
KHDC3L	卵裂障碍,2~8 细胞期停滞,复发性葡萄胎		AR
TUBB8	完全卵裂失败/卵裂障碍,合子期或 2~8 细胞期停滞	纺锤体组装障碍	AD/AR
CHEK1	完全卵裂失败,合子期停滞		AD
CDC20	卵裂障碍,2~8 细胞期停滞		AR
FBXO43	卵裂障碍,2~8 细胞期停滞	细胞周期调控异常	AR
MEI1	卵裂障碍,2~8 细胞期停滞,复发性流产		AR

注:AR 为常染色体隐性遗传;AD 为常染色体显性遗传。

人类早期胚胎发育遵循其内在的生物时钟，从受精卵开始到囊胚形成都是按照特定的时间节律。通过胚胎延时成像技术可以直接记录胚胎发育的全部过程。具体而言，胚胎在受精后的 17 小时左右可以观察到原核，在受精后的第 2 天(44 小时)形成 4 细胞，第 3 天(68 小时)形成 8 细胞，第 4 天(92 小时)形成桑葚胚，第 5 天(116 小时)形成囊胚(图 4-2)。胚胎发育的时间节点和持续时间与正常发育的时间表相比，一致性越高，其胚胎植入率也越高。而发育速度异常(发育停滞、发育过速和发育迟缓)都提示异常的胚胎发育发生。此外，除了植入前胚胎发育的时间参数，通过延时成像技术，目前观察到多种与胚胎发育潜能相关的异常分裂行为，如直接卵裂、逆向卵裂等这些传统形态学评估观察不到的异常分裂行为都会影响胚胎发育及临床结局(表 4-2)。

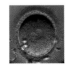   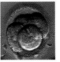 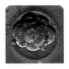   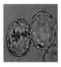

| 原核出现 | 原核消失 | 2细胞 | 4细胞 | 8细胞 | 桑葚胚 | 囊腔 | 囊胚扩张 | 囊胚孵出 |
| (17±1)小时 | (23±1)小时 | (27±2)小时 | (44±1)小时 | (68±1)小时 | (92±1)小时 | (96±1)小时 | (116±2)小时 | (120±1)小时 |

图 4-2　着床前胚胎发育

表 4-2　行为学指标对胚胎发育的影响

行为学指标	特征	发生率	影响
直接卵裂	一次有丝分裂直接形成 3 个或 3 个以上子细胞，或是连续 2 次快速分裂，分裂间隔小于 5 小时	13.7%	显著降低囊胚形成率(11.7% *vs.* 43.1%，48% *vs.* 69.1%)、优质囊胚形成率(0% *vs.* 52.6%)、植入率(1.2%~3.7% *vs.* 13.1%~18.0%)
卵裂球不等大	指大卵裂球的平均直径比小卵裂球大 20%~25%	10.0%	降低囊胚形成率(56.5% *vs.* 70.3%)及优质囊胚形成率(35.9% *vs.* 54.3%)
多核	1 个或多个卵裂球中出现 2 个或以上的细胞核	23.0%	降低胚胎植入率(23.3% *vs.* 43.6%)及临床妊娠率(23.4% *vs.* 44.0%)
异常原核运动	胞质内异常原核运动，伴随原核核膜消失延迟	25.0%	显著降低囊胚形成率(21.5% *vs.* 44.9%)及胚胎植入率(0 *vs.* 17.9%)
逆向分裂	卵裂球分裂后重新融合和出现卵裂沟后未分裂	27.4%	显著降低胚胎植入率(0 *vs.* 22.1%)

(二)着床后胚胎发育

在受精卵形成的第 2 周，内细胞团和滋养层细胞分别分化发育成胚胎及胎盘。

胚胎植入母体蜕膜后，滋养细胞即向绒毛和绒毛外 2 个方向分化。绒毛外包合体滋养层和细胞滋养层，内有胚外中胚层和血管。根据其发育阶段和构成成分的不同，分为初级绒毛、次级绒毛和三级绒毛。位于绒毛表面的滋养细胞称绒毛滋养细胞，而位于其他部位的滋养细胞称绒毛外滋养细胞。绒毛滋养细胞具有绒毛的表型，覆盖于绒毛的外表面，与来自母体的血窦直接接触，参与营养物质和代谢产物的物质转运。而绒毛外细胞滋养细胞具有侵袭力，向子宫间质和螺旋动脉腔内呈侵袭性生长，主要功能是使胚胎锚定在母体面，并完成子宫螺旋动脉的重塑，提高胎盘血流量。在入侵蜕膜时，绒毛外滋养细胞会遇到蜕膜巨噬细胞、子宫 NK 细胞(uterus NK，uNK)、腺细胞和基质细胞等。腺细胞分泌可能促进早期胎盘发育的生长因子，如白血病抑制因子(leukemia-inhibitory factor，LIF)、表皮生长因子(epidermal growth factor，EGF)、血管内皮生长因子(vascular endothelial growth factor，VEGF) 和内分泌腺源性血管内皮生长因子(endocrine gland-derived vascular endothelial growth factor，EG-VEGF)。蜕膜成纤维细胞表达细胞外基质蛋白，如纤连蛋白、EMILIN1、decorin、纤维蛋白、胶原和层粘连蛋白，通过与滋养细胞表达的黏附分子和受体结合来控制绒毛外滋养细胞的运动性。uNK 分泌 IL8、TNF、INFγ、TGFB1、趋化因子(C-X-C 基序)配体 10(C-X-C motif chemokine ligand 10,CXCL10)以及血管内皮生长因子 A（vascular endothelial growth factor A,VEGF-A）、VEGF-C 和胎盘生长因子（placental growth factor,PGF），从而调控绒毛外滋养细胞的侵袭以及滋养细胞介导的螺旋动脉重塑。如果滋养细胞侵袭力不足，可能是导致自然流产的原因，妊娠期高血压疾病、胎儿生长受限（fetal growth restriction,FGR）等都与滋养细胞对螺旋动脉壁的侵袭力不足或缺如有关。

在孕卵着床时，囊胚最外层与子宫内膜接触的一层扁平细胞演变为单核、立方形、细胞膜界线清楚的细胞滋养细胞。细胞滋养细胞为滋养干细胞，具有增殖活性和分化能力。着床后 7~8 天，着床部位的细胞滋养细胞经历上皮间充质转化，分化出合体滋养细胞。合体滋养细胞位于细胞滋养细胞与子宫蜕膜之间，相互融合失去细胞膜形成多核的细胞团，并出现明显的空泡。合体滋养细胞为分化成熟细胞，合成妊娠相关的各种激素，并承担胎儿和母体间的物质交换。随后，细胞团内空泡又扩展、融合成许多腔隙，腔隙之间的合体滋养细胞排列成柱状结构，称合体滋养细胞柱，为绒毛的雏形。约在着床后 12 天，细胞滋养细胞侵入合体滋养细胞柱内并在柱的外侧末端与合体滋养细胞一起形成滋养层的最外层，即滋养层壳。约妊娠后 2 周，胚外中胚层长入合体滋养细胞柱内，合体滋养细胞柱演变成初级绒毛，合体滋养细胞柱之间的腔隙也演变成绒毛间隙（图 4-3）。随着妊娠的进展，细胞滋养细胞的增殖活性逐渐减弱，合体滋养细胞的数量相对增加。位于绒毛外与胎盘床相连的锚定绒毛（anchoring villi）部位的细胞滋养细胞则分化为中间型滋养细胞，并形成滋养细胞柱，中间型滋养细胞形态为单核、多形，胞质丰富，起固定作用。部分中间型滋养细胞可离开滋养细胞柱，侵入子宫蜕膜间质。绒毛与蜕膜、血管组织融合最终形成胎盘。胎盘形成在胚胎的发育过程中非常重要，具有胎儿与母体间物质交换、内分泌和屏障功能。没有健康的胎盘，胚胎就难以生存，胎盘异常会导致流产。

1. 二胚层形成　在胚胎发育第 2 周，内细胞团增殖分化，逐渐形成一圆盘状结构叫二胚层胚盘（图 4-4）。上胚层是邻近绒毛膜的一层柱状细胞，下胚层是位于卵泡腔的一层立方细胞，上胚层和下

胚层紧贴，中间隔以基膜。羊膜上皮细胞是上胚层细胞分离出来的细胞系，将来发育形成羊膜。羊膜是一种光滑的上皮组织，由少量的立方细胞组成，通过近端连接复合体。在上胚层细胞与羊膜上皮细胞间出现一个空腔叫羊膜腔，羊膜腔内充满羊水，最初的羊膜腔位于胚盘背侧，随着胚盘向腹侧包卷并形成柱状胚，胚胎完全掉入羊膜腔内并生活在羊水中，整个妊娠过程胚胎漂浮在羊膜腔内。下胚层的周缘向下延伸形成卵黄囊，下胚层周缘与初级卵黄囊交界处的细胞增生并向腹侧延伸，当其在腹侧遇合后，便形成了次级卵黄囊，此时初级卵黄囊萎缩退化。滋养层、羊膜腔、卵黄囊是提供胎儿营养和保护的附属结构，胚盘是形成人体的基础。胚胎染色体异常是影响胚胎发育的主要因素，导致生长停滞、空孕囊、仅有卵黄囊等现象。

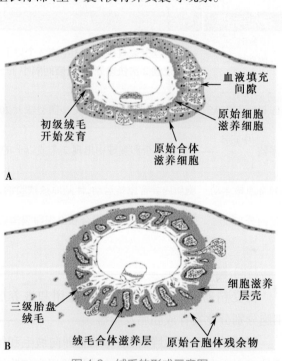

图 4-3　绒毛的形成示意图

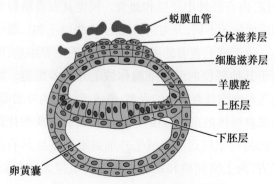

图 4-4　二胚层胚盘的结构示意图

2. 三胚层形成　受精后的 2 周,上胚层细胞开始分化,至受精后第 3 周,着床后的胚胎由上胚层形成具有三胚层的原肠胚。首先上胚层细胞增生并向二胚层胚盘尾端中线迁移,在中轴线上聚集而成的一纵行细胞柱,称为原条。原条的出现标志着 3 个胚层形成的开始,也决定了胚盘的中轴及其头尾方向,原条的一端称为尾端,另一端为头端。此后原条细胞在内外胚层之间逐渐向两侧和头端增殖迁移,形成中胚层。由内、中、外 3 个胚层构成的椭圆形盘状结构称为三胚层胚盘(图 4-5)。其背侧有羊膜囊,腹侧有卵黄囊,尾端借体蒂连于绒毛膜上。人体的各种组织器官均来自三胚层胚盘。

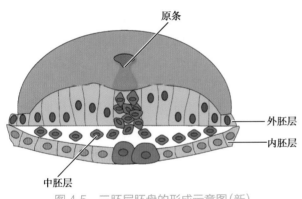

图 4-5　三胚层胚盘的形成示意图(新)

原条的前端细胞加厚膨大呈结节状的结构称为原结;原结处的细胞向头部增生形成一条细胞索,以后分化为脊索。原条的头尾部各有一块内外胚层直接相连的无中胚层区,分别称为口咽膜和泄殖腔膜。中胚层向头端伸展时绕过口咽膜在其前方汇合形成生心区,此区为以后生成心脏的原基。

3. 胚层分化

(1)胚体形成:由于各胚层之间生长速度的差异,导致扁平的胚盘逐渐卷曲为头大尾小的圆柱形的胚体,至第 8 周,胚体外表可见眼、耳、鼻的原基和发育中的四肢,初具人形。

(2)三胚层分化:胚体形成同时,三胚层逐渐分化成人体各器官的原基。外胚层主要发育为神经系统、垂体、脊髓、肾上腺髓质,还形成皮毛、角膜上皮、晶状体、内耳迷路、外耳道上皮、口腔、鼻咽及肛门上皮等。中胚层分为轴旁中胚层、间介中胚层和侧中胚层,轴旁中胚层分化为真皮、中轴骨骼和骨骼肌;间介中胚层分化成泌尿生殖系统;侧中胚层分化成内脏平滑肌、结缔组织、浆膜、心包腔、胸膜和腹膜腔等。内胚层分化成消化管、消化腺、呼吸道和肺的上皮,以及中耳、甲状腺、甲状旁腺、胸腺、膀胱和阴道等上皮组织(图 4-6、图 4-7)。

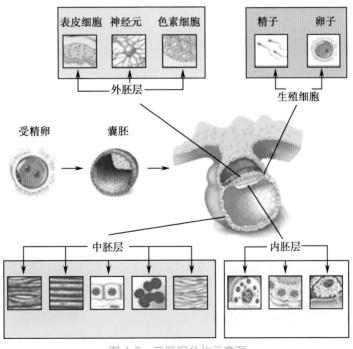

图 4-6　三胚层分化示意图

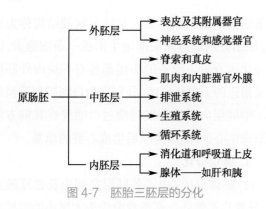

图 4-7 胚胎三胚层的分化

（林 戈）

第三节 胚胎着床

哺乳动物中，新生命起始于精卵结合，即受精。受精卵经历卵裂和形态建成形成囊胚，在此期间由输卵管转运至子宫腔中，囊胚与母体子宫内膜建立第 1 次物理和生理交流并启动着床（图 4-8）。胚胎着床依赖于囊胚获得植入能力与子宫内膜进入容受态的同步化，该过程发生在一段称为植入窗口期的有限时间内，受到卵巢雌激素和孕激素的精确调控。

胚胎着床的成功进行是后续妊娠事件正常发生的前提条件和重要保证，胚胎与母体子宫内膜对话的失败或异常会导致不良妊娠结局。事实上，围植入期出现的早期流产在人类中较为普遍。自然怀孕的情况下，每个月经周期妊娠成功的概率仅为 30% 左右。另外，胚胎着床失败也是辅助生殖技术妊娠成功率有限的主要原因之一。

一、胚胎着床发生所需的内分泌环境

人类的月经周期可分为月经期、增殖期（也称卵泡期）和分泌期（也称黄体期）。增殖期阶段，随着卵泡的发育、成熟，雌激素水平逐渐升高，子宫内膜经历广泛增殖。排卵之后，颗粒细胞形成的黄体开始大量分泌孕酮，子宫内膜进一步增厚并发生蜕膜化，这一阶段称为分泌期。胚胎着床发生在分泌中期。如果没有胚胎着床，黄体消亡，激素撤退，分化了的子宫内膜脱落出血。

小鼠的动情周期包括动情前期、动情期、动情后期和间情期。其中，动情前期类似于人的增殖期，雌激素水平较高，子宫上皮细胞在雌激素的调控下进行大量增殖。随着排卵后黄体的形成，孕酮水平在动情后期和间情期迅速升高，基质细胞在孕酮的作用下广泛增殖，与人的分泌期类似。如果

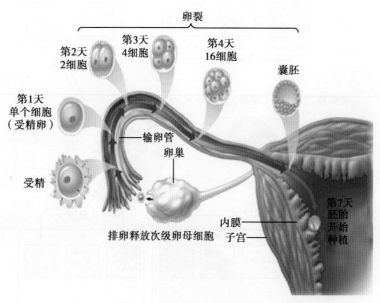

图 4-8 胚胎着床过程示意图

受精卵经历卵裂并形成囊胚，由输卵管转运至子宫腔中，
与母体子宫内膜建立第一次物理和生理交流并启动着床。

动情期没有交配,黄体迅速消亡,小鼠进入下一个动情周期。如果交配成功,妊娠第 1 天,子宫上皮细胞在排卵前雌激素的作用下大量增殖;妊娠第 3 天开始,子宫基质细胞在孕酮的调控下进行增殖;妊娠第 4 天上午,一个小的雌激素峰和孕酮一起促使子宫进入容受态。

虽然目前普遍认为孕酮在胚胎着床过程中发挥主导作用,但在啮齿类动物中,如果在妊娠第 4 天(阴道见栓日为妊娠第 1 天)雌激素分泌前摘除卵巢,胚胎不能着床并且进入延迟植入状态,而在雌激素分泌之后进行卵巢摘除,胚胎可以正常着床。此外,从第 5 天开始对该处理后的妊娠雌鼠补充孕酮能够维持囊胚休眠状态,建立延迟植入的小鼠模型,此时外源补充雌激素能够诱导着床的发生。这些发现清楚地表明雌激素对于胚胎着床是关键的。值得注意的是,胚胎着床对卵巢雌激素的依赖具有物种特异性。在豚鼠、猕猴、兔、金仓鼠等物种中,孕酮就足以诱导胚胎着床。然而,这些物种的着床过程并不能完全排除雌激素的参与,有人猜想这些物种的囊胚能够局部合成并分泌雌激素从而启动胚胎着床。人类和灵长类动物的胚胎着床是否需要雌激素仍不清楚。

雌、孕激素发挥效应依赖于各自的核受体。当没有配体时,雌、孕激素核受体与伴侣分子结合并定位于细胞质中;与配体结合后,核受体转运至细胞核,招募其他转录共激活因子,共同调控靶基因的转录。

雌激素受体(ER)具有 2 种亚型,即 ERα 和 ERβ,分别由 ESR1 基因和 ESR2 基因编码。ERα 全身敲除的雌鼠子宫功能存在缺陷,不能支持胚胎着床和后续蜕膜化的发生,而敲除 ERβ 的雌鼠是可育的,说明在小鼠早期妊娠过程中,ERα 主要介导了雌激素的效应。虽然 ERβ 敲除小鼠能够正常着床,但有证据显示其对子宫来说同样重要。ERβ 表达于子宫内膜内皮细胞,可能通过调节血管生成参与着床过程,另外,其在子宫肌层和宫颈中高表达,可能参与了分娩的启动。孕酮受体(PR)也存在 2 种亚型,即 PRA 和 PRB,均由 PGR 基因编码,受到不同启动子的控制,这 2 种亚型在子宫中均有表达。PRA 和 PRB 双敲除的雌性小鼠不育,

卵巢和子宫功能存在许多缺陷,不能进行胚胎着床和蜕膜化。单独敲除 PRA 的雌鼠与双敲小鼠表型一致。这些结果表明小鼠胚胎着床和蜕膜化过程中孕酮的效应主要是由 PRA 介导的。

二、囊胚激活

囊胚获得植入能力,即囊胚激活,是成功植入的先决条件。囊胚激活的概念来源于延迟植入现象的发现。在啮齿类动物中,哺乳期的雌鼠可以进行交配,如果雌鼠继续哺育幼仔,囊胚进入子宫腔后不会立即发生植入,该现象被称为延迟植入。自然界中约有 100 种哺乳动物存在延迟植入现象,这使生物体能在适宜的时间段内开始胚胎植入和后续妊娠事件,对物种适应自然环境具有重要意义。但是,人类是否存在延迟植入尚不清楚。延迟植入期间,囊胚进入休眠状态,代谢活动低于正常水平,DNA 合成减少,细胞分裂变慢,细胞亚显微结构变化包括核糖体以单体形式存在、内质网轮廓不明显、高尔基体发育不完全。囊胚这种休眠状态可在子宫腔内维持数天甚至数周,在适宜的条件下,囊胚可以迅速激活,重新开始发育并进行植入。激活囊胚的滋养层细胞表面更不规则,并具有更多微绒毛结构,另外细胞质中存在糖原颗粒的积累。

研究表明,哺乳期小鼠中胚胎自然进入休眠状态与人为诱导的延迟植入模型类似,也是由于雌激素缺失引起的。哺乳行为会抑制卵巢中卵泡的发育和雌激素的合成分泌,如果在植入前给予低剂量雌激素,可使哺乳期雌鼠起始胚胎植入。正常妊娠情况下,妊娠第 4 天上午的一个小雌激素峰能够指导子宫进入容受态,并诱导囊胚的激活。如果在卵巢雌激素峰到来前摘除小鼠的卵巢,并外源补充孕酮,能够促使囊胚在子宫腔中进入休眠状态;如果再给予低剂量雌激素刺激,囊胚可以重新激活并开始植入。延迟植入模型的建立为我们认识和研究囊胚激活提供了有力的工具。目前已知的影响囊胚激活的信号分子包括以下 3 种。

1. 雌激素相关信号 延迟植入小鼠模型中,休眠囊胚在给予低剂量雌激素后能够重新植入,这体现了雌激素在子宫容受态建立和囊胚激活过程中的重要性。由于植入前的小鼠胚胎中表达 ER,

人们曾经认为雌激素通过作用于胚胎中的 ER 促进囊胚激活。然而,ER 的特异性拮抗剂不能阻止休眠囊胚重新激活,提示囊胚激活并不是由雌激素-ER 信号介导的。进一步的研究显示,子宫局部产生的儿茶酚类雌激素可以指导囊胚激活并发生植入。处于容受态的子宫表达 CYP1B1,能将天然雌激素转化为儿茶酚类雌激素 4-羟基雌二醇 ($4\text{-}OH\text{-}E_2$),通过促进前列腺素(PG)合成,从而有效地启动囊胚激活。

2. 大麻素信号 小鼠围植入期间,子宫中内源性大麻素配体花生四烯酸乙醇胺(anandamide)和囊胚中大麻素受体 CB1 的表达受到精确调控,在非容受态子宫和休眠囊胚中维持较高水平,但随着子宫进入容受态以及囊胚激活,它们同时被下调。事实上,低浓度花生四烯酸乙醇胺能够激活有丝分裂原活化蛋白激酶 MAPK 信号并赋予囊胚植入能力,但是较高浓度的花生四烯酸乙醇胺则会通过阻断钙离子通道活性抑制囊胚激活。子宫内源性大麻素或囊胚大麻素受体表达水平的异常会干扰植入期间胚胎-子宫的正常对话,从而导致植入失败。值得注意的是,女性早期流产与花生四烯酸乙醇胺水平异常升高存在一定相关性,进一步证明了内源性大麻素信号在胚胎植入过程中的重要角色。

3. Wnt 信号 研究表明经典 Wnt 信号是囊胚获得植入能力所必需的。过表达经典 Wnt 信号抑制因子 DKK1 虽然不会影响子宫容受态的建立,但会显著阻碍囊胚获得植入能力。研究表明,经典 Wnt 信号能够诱导环前列腺素核受体过氧化物酶体增殖子激活受体 PPARδ 的表达,经典 Wnt 信号与 PG 信号协同增强,从而促使囊胚获得植入能力。

虽然人类是否存在延迟植入现象尚不清楚,但是对小鼠等模式动物中囊胚休眠-激活的研究有助于深入理解囊胚获得植入能力过程关键的调控因子和标志分子,能够为临床辅助生殖实践中胚胎体外培养体系的优化、胚胎质量的评估提供一定的指导和借鉴。此外,临床上可通过人为操作诱导胚胎进入类似的休眠状态,在适当的时间重新激活,从而克服子宫内膜容受性与胚胎发育不同步造成的移植难题。

三、子宫内膜容受性

除了囊胚获得植入能力之外,胚胎植入的另一个先决条件是子宫内膜进入容受态(也称接受态)。子宫内膜只有在特定的时间段内才能接纳胚胎并有利于其着床,子宫内膜对胚胎的这种接受能力称为子宫内膜容受性。根据子宫对胚胎接受能力的不同,可将子宫容受性分为容受前期、容受期和不应期 3 个阶段。育龄女性的月经周期一般为 28~30 天,其中分泌期的前 7 天是容受前期,此时子宫能够维持胚胎的存活和发育,但不能起始植入反应;分泌期第 7~9 天子宫进入容受期,可以发生植入反应,即"着床窗口期";分泌期的其余时间为不应期,子宫失去接纳胚胎的能力,也不再有利于胚胎的生存。类似的,小鼠妊娠第 1~3 天的子宫处于容受前期;妊娠第 4 天,子宫进入容受期;而妊娠第 5 天开始,子宫进入不应期。

子宫内膜容受态建立伴随着一系列组织形态变化,其中最明显的变化是子宫腔上皮胞饮突的形成和微绒毛的消失。成熟的胞饮突出现在月经周期的第 20 天,持续 48 小时左右,其作用可能是直接或间接提高子宫内膜对胚胎的黏附性。人子宫内膜腔上皮由纤毛细胞和具有微绒毛的无纤毛细胞组成,其中无纤毛细胞在分泌期变化很大,在月经周期的第 20 天微绒毛消失。由于胞饮突的出现、微绒毛的消失与子宫内膜容受性的建立、胚胎起始植入的时间一致,因此被认为是子宫内膜容受性的形态学标志。此外,子宫内膜腔上皮细胞的桥粒连接在围着床期显著减少,使胚胎易于侵入,从而促进着床发生;另一方面,紧密连接由顶端集中分布变成侧面分散分布,这对子宫内膜上皮完整性维持起到一定作用,但并不阻碍胚胎的植入。除了上皮细胞,子宫内膜基质细胞也会出现明显的形态变化。从分泌中期开始,基质细胞在孕酮的作用下转化为蜕膜细胞,胞核变大,胞质更为丰富。基质细胞的胞外基质黏性下降,胶原纤维松散分布,更利于胚胎的侵入。除了组织形态之外,子宫内膜容受态建立还伴随着基因表达谱的显著变化。单细胞转录组测序结果表明,随着人类子宫内膜"着床窗口期"的到来,子宫上皮细胞的转录组图谱出现剧烈改变。

子宫容受态的建立依赖于卵巢雌、孕激素的精确调控。小鼠妊娠第 1 天,在排卵前雌激素的作用下,子宫上皮细胞大量增殖;从妊娠第 3 天开始,随着黄体形成、孕酮分泌,子宫基质细胞开始增殖;妊娠第 4 天,1 个小雌激素峰协同孕酮进一步诱导基质细胞的增殖和上皮细胞的分化,此时上皮逐渐失去极性,子宫内膜进入容受态。利用 ER 或 PR 敲除小鼠进行上皮 - 基质重构实验证实,雌激素对子宫上皮细胞的促进增殖效应是由基质细胞中的 ER 介导的。基质细胞响应雌激素分泌胰岛素样生长因子(IGF1)、表皮生长因子(EGF)和成纤维细胞生长因子(FGF)等,以旁分泌形式作用于上皮中的相应受体,从而诱导上皮细胞增殖。而在子宫内膜容受性建立期间,子宫上皮细胞的分化同时需要基质和上皮 ER 的参与。另 方面,孕酮通过基质和上皮中的 PR 拮抗雌激素诱导的上皮增殖,同时促进基质细胞增殖。孕酮 -PR 信号的紊乱会造成子宫上皮异常增殖以及容受性建立失败。如 PR 伴侣分子 *FKBP52* 基因敲除的小鼠由于不能很好地响应孕酮,基质细胞增殖减弱,而上皮细胞过度增殖,子宫无法正常建立容受态,最终造成胚胎植入失败。孕酮下游的许多关键分子被证实参与了子宫内膜容受性的建立。鸡卵清蛋白上游启动子转录因子 II(COUP-TF II,也称 NR2F2)高表达于子宫基质细胞,其表达受到由上皮至基质的孕酮 -IHH-PTCH1 信号的调控。子宫条件敲除 COUP-TF II 会导致胚胎植入和蜕膜化的失败。另外,孕酮能够诱导子宫基质细胞中碱性螺旋 - 环 - 螺旋转录因子心脏神经嵴衍生物表达蛋白 2(HAND2)的表达,子宫 HAND2 缺失会导致雌激素诱导的上皮增殖无法停止,从而引起胚胎植入失败。ER 和 PR 的翻译后修饰对其发挥转录活性非常重要。已有研究表明,蛋白酪氨酸磷酸酶 SHP2 通过促进 SRC 激酶介导的 ER 磷酸化,从而增强 ER 的转录活性以及下游 PR 的表达水平,子宫特异性敲除 *SHP2* 的雌鼠由于 PR 表达不足,子宫内膜无法正常建立容受态。另外,多梳蛋白复合体成员 BMI1 能够促进 PR 的泛素化和转录活性,

BMI1 缺失的小鼠由于孕酮响应不足,子宫容受态建立失败,而这一机制在人类中也是保守的。

一定程度上,子宫内膜容受态窗口期是具有可延伸性的,雌激素是决定子宫"植入窗口期"持续时间的关键因素。利用不同剂量的雌激素处理延迟植入小鼠模型时,较低水平的雌激素可以延长窗口期,但是较高水平的雌激素会迅速关闭植入窗口,使子宫进入不应期。实际上,雌激素合成关键的芳香化酶在子宫内膜的异常高表达与 IVF 失败存在一定相关性。另外有证据表明,降低促卵泡激素水平或使用芳香化酶抑制剂使植入前雌二醇水平降低,能够促进子宫容受态建立并提高 IVF 患者的妊娠成功率。

除了雌、孕激素之外,众多生长因子、细胞因子、转录因子参与了子宫容受态的建立。包括 LIF、IL-6、IL-11 在内的 IL-6 家族是一类对胚胎植入非常重要的细胞因子,通过 GP130 进行细胞内信号转导并促进下游 STAT3 激活。其中,LIF 在胚胎植入过程中扮演了尤为重要的角色。LIF、GP130、STAT3 的缺失均会造成小鼠胚胎植入失败。在人类中,LIF 高表达于分泌期的子宫内膜腺上皮中,临床证据表明 LIF 缺失常伴随着不明原因复发性流产以及不孕不育。IL-6 也是一个影响胚胎植入的细胞因子。缺失 IL-6 的小鼠胚胎植入成功率降低,而且分娩存在延迟。在人类,IL-6 在分泌期表达显著上升,其表达水平降低常伴随着复发性流产的发生。此外,*HOXA10* 和 *HOXA11* 基因敲除的小鼠胚胎植入存在缺陷。人类分泌中期的子宫内膜中,HOXA10 和 HOXA11 的表达显著升高,且其表达在不孕女性中明显降低。另一个同源框蛋白 MSX1 的缺失同样会导致胚胎植入异常,而同时敲除 *MSX1* 和 *MSX2* 的雌鼠胚胎植入能力完全丧失。

四、胚胎着床

胚胎着床是一个动态的过程,分为定位期、黏附期和侵入期 3 个阶段,涉及囊胚和子宫内膜之间一系列物理和生理相互作用(图 4-9)。在小鼠中,随着子宫腔的闭合,囊胚滋养外胚层细胞逐渐靠近并黏附在子宫腔上皮细胞。小鼠胚胎黏附反应发

生在妊娠第 4 天半夜，伴随子宫内膜局部血管通透性增强，因此可以通过静脉注射芝加哥天蓝染料标记植入位点。黏附反应之后，着床的胚胎进一步侵入子宫腔上皮以及上皮下基质。

1. 定位期　胚胎着床之前，子宫腔内的液体能促进胚胎在宫内的运动，而妊娠第 4 天子宫腔液体的重吸收和子宫腔闭合促使囊胚最终分布在子宫腔中的特定位置，即定位过程。

在啮齿类动物中，卵巢雌激素会刺激子宫腔内液体的分泌，而孕酮则能诱导黏附反应前液体的重吸收，雌、孕激素对子宫腔液体分泌和重吸收的调控作用主要是由氯离子通道囊性纤维化跨膜转导调节因子 CFTR 和上皮钠离子通道 ENaC 所介导的。雌激素通过上调 CFTR 表达并抑制 ENaC 表达促进子宫腔内液体的积累，而孕酮以相反的方式调控这两个基因从而引起子宫腔液体的重吸收。

母体-胚胎对话的正常进行是启动植入的关键，其中肝素结合性表皮生长因子 HB-EGF 信号在胚胎定位和黏附反应中发挥了重要的作用。对休眠和激活囊胚的全基因组表达分析发现，HB-EGF 在囊胚激活期间表达显著上调。另一方面，

HB-EGF 在小鼠囊胚黏附反应 6 小时前表达于子宫腔上皮的囊胚定位处，而且其受体 ERBB1 和 ERBB4 的表达水平以及配体结合活性在获得植入能力的囊胚中均有升高。将吸附了 HB-EGF、囊胚大小的琼脂糖珠子移植到假孕小鼠的子宫腔中，能够诱导珠子周围的子宫上皮细胞表达 HB-EGF，并促使血管通透性的增强，这与正常妊娠情况下囊胚诱导的生理变化非常相似。同时，HB-EGF 信号反过来作用于胚胎，促进滋养层细胞分化，这对后续囊胚黏附和侵入非常重要。这些研究结果表明胚胎植入期间，囊胚和子宫之间存在一个由 HB-EGF 信号介导的自诱导回路。子宫中 HB-EGF 的缺失会推迟植入窗口期并对妊娠结局造成危害。在人类，HB-EGF 高表达在处于容受态的子宫内膜中，其受体 ERBB4 定位于围植入期的囊胚滋养层细胞表面，说明 HB-EGF-ERBB4 信号也介导了人类胚胎植入过程中胚胎滋养层细胞与子宫上皮细胞之间的相互交流。

2. 黏附期　胚胎着床的黏附阶段依赖于相应黏附分子的参与。目前发现的参与胚胎着床的黏附分子包括整合素、选择素、钙黏蛋白、trophinin-bystin-tastin 复合体等。

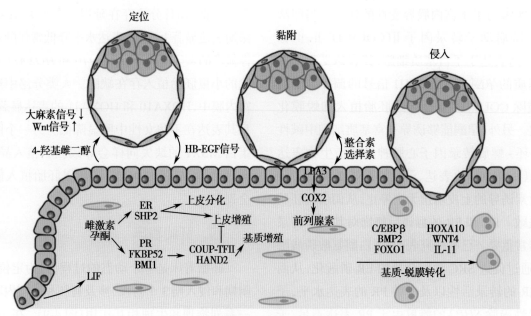

图 4-9　胚胎着床涉及的分子调控机制

胚胎着床同时需要囊胚获得植入能力以及子宫内膜进入容受态，可分为定位期、黏附期和侵入期三个阶段，该过程受到复杂分子网络的调控。

包括 αvβ3、α9β1、αvβ1、α1β1、α3β1、α6β1、αvβ5 和 αvβ6 在内的多种整合素在胚胎着床过程中扮演了重要的角色。在人类子宫内膜中，整合素 αvβ3 高表达于容受期的子宫腔上皮和腺上皮，其表达异常与复发性流产和不孕相关。类似的，αvβ3 也表达在围植入期的小鼠子宫腔上皮中，向子宫腔内注射 αvβ3 封闭抗体会导致胚胎植入率显著降低。

L- 选择素被认为介导了囊胚与子宫腔上皮间的黏附。人类胚胎滋养层细胞表达 L- 选择素，而其配体主要存在于子宫内膜上皮细胞的胞饮突中，用特异性抗体阻断 L- 选择素会导致胚胎在子宫内膜上黏附的失败。另外，不孕女性子宫内膜中 L- 选择素配体的表达显著低于正常女性，而且 L- 选择素配体表达的异常会引起胚胎着床成功率的降低。

胚胎黏附位点处的子宫内膜血管通透性增强，这是胚胎着床的典型标志之一，该过程涉及前列腺素的参与。调控前列腺素合成的关键酶环氧合酶 2（COX2）特异性表达在囊胚黏附位点的子宫腔上皮以及下方的基质中，COX2 基因敲除的小鼠胚胎着床失败，且这一缺陷可被外源补充前列腺素所挽救。此外，溶血磷脂酸 LPA 通过激活子宫腔上皮中的相应 G 蛋白偶联受体 LPA3，能够上调 COX2 表达，有利于胚胎植入。

3. 侵入期 胚胎黏附在子宫内膜腔上皮后，需要进一步突破上皮侵入基质。在小鼠中，已有研究表明胚胎滋养层细胞能够直接吞噬周围的上皮细胞（该过程称为细胞侵入性死亡），并同时分泌 TNFα 诱导邻近上皮细胞的凋亡，最终突破上皮屏障到达基质床。

五、子宫内膜蜕膜化

蜕膜化是指子宫内膜基质细胞为了适应妊娠，向特化的、分泌型蜕膜细胞的转化过程。"蜕膜"的概念最早来自拉丁文，意为退化、消失。事实上，蜕膜组织在妊娠结束后会伴随胎盘一起娩出。

在人类，每个月经周期的分泌期，子宫内膜在雌、孕激素的精确调控下经历组织重塑，其标志性

事件是基质细胞的蜕膜化。蜕膜化起始于子宫螺旋动脉周围的基质细胞。胚胎植入之后，蜕膜化范围和程度进一步扩大和加深。胎盘分泌的人绒毛膜促性腺激素（human chorionic gonadotrophin，hCG）能够促使黄体不断合成孕酮，维持基质细胞的蜕膜分化。如果没有胚胎植入，黄体会缺乏 hCG 等信号的支持，发生黄体消亡，激素撤退，子宫内膜脱落出血。人类子宫内膜蜕膜化是胚胎植入以及后续妊娠事件正常进行的重要保证。

与人类不同，小鼠等啮齿类动物中子宫内膜蜕膜化依赖于胚胎植入或人为刺激（如向容受态子宫腔中注射芝麻油等）的诱导。伴随妊娠第 4 天半夜发生的胚胎植入，围绕囊胚的子宫基质细胞经过增殖、分化形成蜕膜细胞，并在妊娠第 5 天下午建立致密的初级蜕膜区（primary decidual zone，PDZ）。随后，PDZ 外围的基质细胞进一步蜕膜化形成次级蜕膜区（secondary decidual zone，SDZ）。小鼠子宫基质细胞蜕膜化一个标志性事件是蜕膜细胞的多倍体化，涉及独特的细胞周期调控机制。多倍体化的发生可能与蜕膜细胞需要短期之内合成大量蛋白有关，人类蜕膜细胞是否存在多倍体化现象尚不明确。多倍体蜕膜细胞的寿命很短，蜕膜组织很快退化，为胚胎的生长腾出空间。

蜕膜的功能包括可以对植入的胚胎进行"选择"，选择继续支持胚胎发育或是淘汰胚胎；调控胚胎滋养层细胞向母体子宫的侵入；在母体免疫豁免机制的建立中发挥重要的作用，能够保护半同种异体胚胎免受母体免疫系统的攻击；另外，小鼠蜕膜细胞能够分泌催乳素家族成员 PRL8A2、PRL3C1 等，有研究表明，除了垂体和胎盘来源的催乳素，蜕膜产生的催乳素分子也能贡献于早期妊娠的维持。

无论是在人还是小鼠中，孕酮都在子宫内膜蜕膜化过程中发挥主导作用。孕酮通过下游的 CCAAT/ 增强子结合蛋白 C/EBPβ、同源框蛋白转录因子 HOXA10、骨形态发生蛋白 BMP2、Wnt 家族成员 WNT4 等关键分子调控蜕膜化的发生。C/EBPβ 基因敲除的雌鼠胚胎植入和蜕膜化失败，在人子宫内膜基质细胞系（hESCs）中敲除 C/EBPβ 会导致细胞周期阻滞以及蜕膜分化异常，研究表明

C/EBPβ 能够结合在蜕膜化标志分子 PRL 的启动子上，直接调控其转录。此外，子宫中 HOXA10、BMP2 或 WNT4 的缺失均会导致基质细胞不能正常响应孕酮信号进行增殖和分化，最终引起蜕膜化失败。

虽然孕酮在子宫内膜蜕膜化中扮演了核心的角色，然而有研究表明，在胚胎植入后给小鼠注射雌激素受体拮抗剂 ICI 会抑制蜕膜化的发生，说明雌激素也参与了子宫内膜蜕膜化的调控。但对摘除卵巢的小鼠进行人工诱导蜕膜化的模型中，孕酮就足以维持蜕膜反应，提示蜕膜化需要子宫局部合成的雌激素。事实上，蜕膜细胞中表达将雄激素转化为雌激素的芳香化酶，阻断芳香化酶活性会导致蜕膜化的失败。

除此之外，cAMP 信号、叉头框蛋白 O1（FOXO1）等转录因子、白细胞介素 IL-11 等细胞因子、组蛋白甲基转移酶 Zeste 同源蛋白 2 增强子 EZH2 等表观调控分子、周期蛋白 Cyclin D3 等细胞周期调控分子均参与了对子宫内膜蜕膜化的调控。

（鲍海丽　王海滨）

参考文献

1. GOMESFERNANDE S M, BIALECKA M, SALVATORI D C F, et al. Characterization of migratory primordial germ cells in the aorta-gonad-mesonephros of a 4. 5-week-old human embryo: a toolbox to evaluate in vitro early gametogenesis. Mol Hum Reprod, 2018, 24 (5): 233-243.

2. LEBLANC M G, LEHMANN R. Domain-specific control of germ cell polarity and migration by multifunction Tre1 GPCR. J Cell Biol, 2017, 216 (9): 2945-2958.

3. HILL P W S, LEITCH H G, REQUENA C E, et al. Epigenetic reprogramming enables the transition from primordial germ cell to gonocyte. Nature, 2018, 555 (7696): 392-396.

4. D'ORAZIO F M, BALWIERZ P J, GONZÁLEZ A J, et al. Germ cell differentiation requires Tdrd7-dependent chromatin and transcriptome reprogramming marked by germ plasm relocalization. Dev Cell, 2021, 56 (5): 641-656. e5.

5. MALLOL A, GUIROLA M, PAYER B. PRDM14 controls X-chromosomal and global epigenetic reprogramming of H3K27me3 in migrating mouse primordial germ cells. Epigenetics Chromatin, 2019, 12 (1): 38.

6. PAUEROVA T, RADONOVA L, HORAKOVA A, et al. Accumulation of securin on spindle during female meiosis I. Front Cell Dev Biol, 2021, 9: 701179.

7. BLENGINI C S, IBRAHIMIAN P, VASKOVICOVA M, et al. Aurora kinase A is essential for meiosis in mouse oocytes. PLoS Genet, 2021, 17 (4): e1009327.

8. HU L L, PAN M H, YANG F L, et al. FASCIN regulates actin assembly for spindle movement and polar body extrusion in mouse oocyte meiosis. J Cell Physiol, 2021, 236 (11): 7725-7733.

9. PAN Z N, LIU J C, JU J Q, et al. LRRK2 regulates actin assembly for spindle migration and mitochondrial function in mouse oocyte meiosis. J Mol Cell Biol, 2022, 14 (1): mjab079.

10. LI J, ZHANG Y, ZHENG N, et al. CREB activity is required for mTORC1 signaling-induced primordial follicle activation in mice. Histochem Cell Biol, 2020, 154 (3): 287-299.

11. YUAN F, WANG Z, SUN Y, et al. Sgpl1 deletion elevates S1P levels, contributing to NPR2 inactivity and p21 expression that block germ cell development. Cell Death Dis, 2021, 12 (6): 574.

12. ZHANG Z, LI B, FU J, et al. Bi-allelic missense pathogenic variants in TRIP13 cause female infertility characterized by oocyte maturation arrest. Am J Hum Genet, 2020, 107 (1): 15-23.

13. YANG J, ZHANG Y, XU X, et al. Transforming growth factor-β is involved in maintaining oocyte meiotic arrest by promoting natriuretic peptide type C expression in mouse granulosa cells. Cell Death Dis, 2019, 10 (8): 558.

14. LI L, ZHU S, SHU W, et al. Characterization of Metabolic Patterns in Mouse Oocytes during Meiotic Maturation. Mol Cell, 2020, 80 (3): 525-540. e9.

15. ZHANG Y, YAN Z, QIN Q, et al. Transcriptome landscape of human folliculogenesis reveals oocyte and granulosa cell interactions. Mol Cell, 2018, 72 (6): 1021-1034. e4.

16. GAO Z, ZHANG X, YU X, et al. Zbed3 participates in the subcortical maternal complex and regulates the distribution of organelles. J Mol Cell Biol, 2018, 10 (1): 74-88.

17. MIAO Y, CUI Z, GAO Q, et al. Nicotinamide mononucleotide supplementation reverses the declining quality of maternally aged oocytes. Cell Rep, 2020, 32 (5): 107987.

18. ZHANG Z, MU Y, DING D, et al. Melatonin improves the effect of cryopreservation on human oocytes by

suppressing oxidative stress and maintaining the permeability of the oolemma. J Pineal Res, 2021, 70 (2): e12707.

19. ZHAO H, LI T, ZHAO Y, et al. Single-cell transcriptomics of human oocytes: environment-driven metabolic competition and compensatory mechanisms during oocyte maturation. Antioxid Redox Signal, 2019, 30 (4): 542-559.

20. YE M, YANG Z Y, ZHANG Y, et al. Single-cell multiomic analysis of in vivo and in vitro matured human oocytes. Hum Reprod, 2020, 35 (4): 886-900.

第五章
妊娠的内分泌学基础

人类胚胎植入和妊娠初期的维持主要依靠卵巢黄体分泌的激素,然后由绒毛滋养细胞分泌的激素与卵巢黄体相互作用继续维持妊娠,随着卵巢黄体的萎缩,妊娠期临时胎儿器官胎盘通过分泌大量激素维持妊娠和胎儿的正常发育,并在胎儿发育基本成熟后发动分娩。卵巢黄体分泌的激素主要为类固醇激素,而胎盘分泌的激素涵盖了所有激素的种类,包括类固醇激素、蛋白肽类激素和脂肪酸类激素等,而且数量繁多,这些激素或独立或与母体胎儿相互作用共同决定妊娠结局。本章将从胎盘内分泌、妊娠期母体内分泌系统的变化和母胎内分泌系统的相互作用3个方面介绍妊娠内分泌激素的特点和作用。

第一节　胎盘内分泌

一、概述

Halban 于 1905 年首先提出胎盘内分泌的概念,他认为卵巢和胎盘可以分泌一些类固醇和蛋白质类激素。这一崭新概念的提出曾经引发了人们对胎盘分泌的类固醇和蛋白质类激素的研究热潮。近 30 年来,胎盘内分泌的研究进展迅速,特别是 1980 年 Khodr 等在 *Science* 杂志上发表胎盘可以分泌下丘脑神经内分泌激素促黄体素释放激素(luteinizing hormone releasing hormone,LHRH)以来,胎盘内分泌的概念发生了根本性的变化。人们

陆续发现,胎盘除了合成一些经典的类固醇激素和蛋白质类激素外,还可以合成神经内分泌激素、神经肽、垂体激素、生长因子和细胞因子等,就连合成气体介质的酶如一氧化氮合酶也毫无例外地存在于胎盘组织。这些经典的和非经典的胎盘激素在妊娠建立、调节母体妊娠适应性、防止免疫排斥、维持妊娠、胎儿发育和分娩启动中起着重要作用。

(一) 胎盘内分泌的特点

胎盘内分泌功能除了具有其他内分泌器官的共性外,还具有胎盘本身的特性,具体表现在以下几个方面。

1. 一般内分泌器官所合成分泌的激素类型相对比较单一,如甲状腺主要合成分泌由酪氨酸来源的甲状腺激素,胰岛主要合成分泌胰岛素和胰高血糖素等肽类激素,肾上腺皮质则主要合成分泌糖皮质激素和盐皮质激素等类固醇激素。胎盘合成分泌的激素类型则比较多样,几乎涵盖了所有类型的激素。除了蛋白质类激素如人绒毛膜促性腺激素和人绒毛膜生长素外,胎盘还产生类固醇激素和脂肪酸衍生物如前列腺素等,目前所发现的胎盘激素的数量还在不断增加,体内几乎所有激素都可以在胎盘找到它们的身影。

2. 曾经认为不能合成激素的胎膜现在发现也具有合成激素的能力,这些激素主要是由羊膜的上皮细胞、间质细胞和绒毛膜的滋养层细胞合成的。

3. 胎盘、胎膜所合成的激素既可以分泌入母体血液循环,也可以分泌入胎儿血液循环,以内分泌的方式调节妊娠期母体激素的分泌、物质代谢和胎儿激素的分泌和生长发育等。胎盘、胎膜合成的

激素还可以分泌入羊水,通过羊水影响胎儿。有些激素在正常人血液的浓度很低,妊娠时由于胎盘、胎膜的合成及分泌增加,使得这些激素在母体血液中的水平显著升高,如促肾上腺皮质激素释放激素(corticotropin releasing hormone,CRH)、促性腺激素释放激素(Gonadotropin-releasing hormone,GnRH)、促进素 A 等。有些激素在正常人血液中不存在,但在妊娠时由于胎盘的合成分泌而出现,如人绒毛膜促性腺激素(human chorionic gonadotrophin,hCG)、人胎盘催乳素(human placental lactogen,hPL)和人生长激素变异体(human growth hormone variant,hGH-V)等。

4. 胎盘激素除了进入血液循环的经典内分泌作用途径外,还有自分泌和旁分泌作用途径,即通过组织间液就可以作用于相邻的细胞或自身细胞,从而在胎盘局部形成错综复杂的旁分泌和自分泌的局域调控网。

5. 一般认为,内分泌激素的作用比较专一,有特异性的靶器官,但胎盘激素往往可以作用于多个靶组织,产生多样化作用。如下丘脑分泌的神经内分泌激素促肾上腺皮质激素释放激素(corticotropin releasing hormone,CRH)一般不进入外周血液,主要分泌入垂体门脉血液并进入垂体前叶,因此下丘脑分泌的 CRH 的作用主要促进垂体前叶促肾上腺皮质激素(adrenocorticotropic hormone,ACTH)的分泌。而胎盘合成的 CRH 既可以进入血液循环又可以在胎盘局部发挥作用,因此胎盘分泌的 CRH 不仅促进胎儿和胎盘的 ACTH 的释放,还可以促进胎儿肾上腺激素的分泌。另外,胎盘分泌的 CRH 还可以在局部扩张胎盘血管、促进子宫内膜蜕膜化、加强子宫肌的收缩等。

6. 胎盘合成的一些激素在体内其他部位是以神经递质的形式发挥作用的,如乙酰胆碱。乙酰胆碱是一种经典的神经递质,在体内其他部位的乙酰胆碱一般都是以神经递质的方式发挥作用,而胎盘合成的乙酰胆碱却是以激素的方式发挥作用。

(二)胎盘激素的主要作用

虽然胎盘激素作用非常复杂,但总起来讲,胎盘合成的激素参与了妊娠建立、维持和分娩的各个过程,其主要作用包括以下几个方面。

1. 对胚泡植入的调节 虽然胎盘激素主要是在绒毛小叶合体滋养层合成和分泌,但其他胎盘细胞也有不同程度的激素合成功能。绒毛外滋养层细胞产生激素有助于胚泡的植入和对母体血管的重塑。植入时,在胚泡与子宫内膜的相互作用过程中,子宫内膜和胚泡绒毛外滋养细胞产生的蛋白水解酶、前列腺素、蛋白质类激素、类固醇类激素、细胞因子等参与调节子宫内膜的微环境,使其容易接受胚泡的植入和绒毛外滋养细胞对螺旋动脉的重塑。绒毛外滋养细胞分泌的转化生长因子 -β(TGF-β)和高度糖基化的 hCG 通过调控子宫内膜的微环境促进胚泡的植入和妊娠的建立。

2. 调节胎盘滋养细胞的分化 胎盘滋养细胞的分化受胎盘分泌的生长因子的调节。TGF 促进绒毛外滋养细胞的分化及其对子宫内膜的侵入;表皮生长因子促进滋养细胞融合为合体滋养层细胞;胰岛素样生长因子促进胎盘滋养细胞和基质成纤维细胞的分裂;血小板来源的生长因子促进胎盘血管的发生和细胞滋养层细胞的分裂等。

3. 维持妊娠 受孕后黄体合成孕激素和雌激素功能是维持妊娠的关键,黄体功能的维持需要胎盘分泌的激素 hCG。在 hCG 的作用下,妊娠黄体分泌的孕激素和雌激素功能可以维持几周的时间,但妊娠黄体终究要走向萎缩,取而代之的是来源于胎盘的雌激素和孕激素,使妊娠得以维持下去。由此可见胎盘激素在妊娠维持中有不可或缺的重要地位。

4. 妊娠期母体适应性反应 进入母体血液循环的胎盘激素对母体内分泌和代谢产生巨大影响,使其适应妊娠期的生理变化,妊娠期母体适应性反应与胎盘激素的关系详见本章第二节"内分泌激素与妊娠母体适用性变化"。下面以抑制素、CRH、hCG 和变异型生长激素为例简要说明胎盘激素对母体内分泌的影响。

妊娠第 1 周,来源于胎盘的抑制素进入母体循环抑制母体垂体 LH 和 FSH 的合成和释放,以利于胎盘局部 GnRH 的合成和释放,后者促进胎盘 hCG 的合成和释放。hCG 进一步促进黄体孕激素的合成以维持妊娠。妊娠期母体心血管系统发生了巨大变化，出现高心输出量、低外周阻力等特征。母体外周阻力降低的原因与子宫/胎盘血管极度扩张有关，胎盘分泌的一氧化氮、前列腺素、CRH 在其中起着重要作用。妊娠期母体的下丘脑-垂体-肾上腺轴处于激活状态，肾上腺皮质功能亢进，糖皮质激素的合成和分泌增加，虽然由于母体血液 CRH 结合蛋白的存在，胎盘合成的 CRH 不能直接作用于母体垂体，但胎盘 CRH 可以促进胎盘局部 ACTH 的释放，后者可以促进母体肾上腺糖皮质激素的合成和释放。胎盘的 hCG 具有促甲状腺激素(thyroid stimulating hormone，TSH)样作用，可以与甲状腺的 TSH 受体结合，促进甲状腺素的合成和释放，因此 hCG 可能是妊娠期母体甲状腺生理性增生的原因。人类胎盘还合成一种与垂体生长激素(growth hormone，GH)结构不同的人生长激素变异体(human growth hormone variant，hGH-V)，hGH-V 的结构与垂体 GH 的结构存在 13 个氨基酸残基的不同，但具有相似的生物效应，都可以促进胰岛素样生长因子(IGF)和胰岛素样生长因子结合蛋白 -3(IGFBP-3)的合成和分泌，妊娠期胎盘 hGH-V 和 IGF 的分泌增加，可能与母体在妊娠后期出现的类似肢端肥大症的症状有关。

5. 调节胎儿的生长发育　胎儿的生长发育受胎盘产生的胰岛素样生长因子(IGF)、转化生长因子(TGF)和表皮生长因子(EGF)等的调节。胎盘 IGF 和 EGF 的受体功能发生异常可以导致胎儿宫内发育迟缓。另外，激活素(activin)的结构与两栖类动物的中胚层诱导因子 XTC-MIF 有一定的同源性，胎盘分泌的激活素可能具有促进胎儿中胚层分化的作用。胎盘还表达一些调控胎儿生长发育的酶，如糖皮质激素的失活酶 11β- 羟基类固醇脱氢酶 2(11-HSD2)，此酶可以将母体来源的糖皮质激素皮质醇转化为没有活性的代谢产物 11- 脱氢 -17- 羟皮质酮(可的松)，从而保护胎儿免受高浓度母体糖皮质激素对生长发育的不良作用。胎盘还表达和分泌降解 IGFBP 的蛋白水解酶，如分泌型短解整合素 - 金属蛋白酶 12(ADAM12-S)和妊娠相关血浆蛋白 A(PAPP-A)，这些蛋白水解酶通过降解 IGFBP 释放游离 IGF，参与胎儿胎盘的

生长发育调控。

6. 调节胎盘的物质转运　物质转运是胎盘的主要功能之一，胎盘分泌的生乳素(hPL)促进母体血糖的升高；胎盘分泌的 EGF 促进胎盘葡萄糖转运蛋白的表达；胎盘乙酰胆碱的分泌则与氨基酸的摄取相关联。

7. 调节胎盘局部激素的合成和分泌　胎盘、胎膜激素的主要作用之一就是以旁分泌或自分泌的方式调节胎盘其他激素的合成和释放。如胎盘 hCG 的合成和释放，除了受胎盘分泌的 GnRH 的调节外，还受胎盘分泌的内啡肽、强啡肽、促进素、抑制素、卵泡抑制素、TGF、成纤维细胞生长因子、EGF、IGF 和白细胞介素等的调节。

8. 调节子宫的收缩　妊娠期子宫的舒缩状态可以分为 4 个期，0 期(静息期)：妊娠期的大部分时间里，子宫平滑肌处于一种相对静息状态。子宫平滑肌的舒张依赖于一些胎盘分泌的抑制子宫收缩的激素，如孕酮、前列腺素、抑制素、甲状旁腺激素基因相关肽、一氧化氮等。1 种或几种子宫收缩抑制激素的缺乏或作用减弱，可能导致分娩的启动或早产。1 期(激活期)：妊娠足月时，子宫在雌激素的调控下，平滑肌收缩相关蛋白(contraction-associated protein，CAP)的表达增加，包括子宫平滑肌间隙连接蛋白 43(connexin 43)、催产素受体和前列腺素受体等，使子宫处于一种一触即发的激活状态。2 期(收缩期)：激活的子宫平滑肌便可接受子宫收缩素的刺激发生收缩，启动分娩。因此，此期也称为收缩期。子宫收缩素主要包括缩宫素、前列腺素 E_2/F_2 和 CRH 等。3 期(复原期)：收缩期达到高峰后分娩结束，子宫平滑肌由收缩期转入复原期。缩宫素为复原期的主要激素。胎盘可以合成和分泌以上各期参与的多数激素，有些激素母体和胎盘都可以分泌，如缩宫素。

(三)胎盘激素的作用方式和机制

1. 作用方式　激素的经典作用方式为内分泌(endocrine)。所谓内分泌是指激素经血液运输至远距离的靶组织而发挥作用。随着内分泌研究的进展，关于激素传递方式的认识亦逐步深入。现在发现激素还可以不经血液运输，仅由组织液扩散就可以作用于邻近细胞发挥作用，这种方式称为

旁分泌（paracrine）；如果内分泌细胞所分泌的激素作用于本身，则称为自分泌（autocrine）。旁分泌和自分泌在胎盘激素的作用方式中尤为突出，虽然胎盘分泌的激素可以进入母体和胎儿的血液循环，以内分泌的方式作用于靶器官外，但胎盘激素的自分泌和旁分泌的作用方式同等重要。如胎盘本身合成的前列腺素、雌激素、激活素等促进胎盘本身 GnRH 的合成和释放，而胎盘合成的抑制素、孕激素等则抑制胎盘 GnRH 的分泌。再如胎盘分泌的前列腺素还可以扩散到蜕膜、子宫平滑肌发挥作用。

激素的作用不仅取决于分泌的量、作用途径和靶细胞的受体，而且还取决于靶细胞内代谢酶的作用，对于受体存在于细胞内或细胞核内的受体尤为重要，如甾体激素。人们将激素的作用受细胞内代谢酶的调节方式，称为胞内分泌（intracrine）。如 11β- 羟基类固醇脱氢酶催化糖皮质激素与其代谢产物之间的转化；17β- 羟基类固醇脱氢酶催化雌二醇与雌酮之间的转化。在这些酶的作用下，一部分糖皮质激素和雌激素在作用于受体前就已经被转化为活性较弱或无活性的形式，反之亦然。

2. 作用机制 胎盘分泌的激素化学性质多样，包括多肽类、蛋白类、类固醇类和前列腺素等，不管激素的化学性质如何，几乎所有的激素对靶器官或靶细胞的作用都是从识别和结合靶细胞上的受体（receptor）开始的，与受体结合的激素或因子则称为配体（ligand）。根据受体的细胞存在部位，可以把受体分为细胞膜受体、细胞质受体和细胞核受体，细胞膜受体又可以根据其偶联的信号转导机制分为与 G 蛋白相偶联的受体和受体本身具有酪氨酸蛋白激酶或鸟苷酸环化酶活性的受体。大多数蛋白类、肽类激素和前列腺素受体都属于与 G 蛋白偶联的细胞膜受体，根据偶联的 G 蛋白不同，这些激素可激活磷脂酶或激活腺苷酸环化酶，在这些酶的催化下进一步释放第二信使二酰甘油（DAG）/ 三磷酸肌醇（IP3）、钙离子和环腺苷酸（cAMP）等，这些第二信使再进一步激活蛋白激酶 C 或蛋白激酶 A（PKC、PKA），并由这些激酶磷酸化细胞内蛋白质而发挥作用。类固醇类激素受体位于细胞质或细胞核内，这些受体与脂溶性的类固醇激素结合后被激活，并以转录因子的形式发挥作用。糖皮质激素、雄激素和孕激素受体位于细胞质内，而雌激素和甲状腺激素受体则位于细胞核内，位于细胞质内的受体与配体结合后需要转位到细胞核发挥转录因子的作用。胰岛素、催乳素和生长激素类受体尽管位于细胞膜上，但并不与 G 蛋白偶联，这些受体本身或与其结合的接头蛋白具有酪氨酸蛋白激酶的活性，受体与配体结合后，激活这些酪氨酸蛋白激酶，后者对细胞含有酪氨酸残基的蛋白磷酸化从而发挥作用，在有些情况下被酪氨酸蛋白激酶磷酸化的蛋白就是受体本身。值得注意的是，心房钠尿肽家族的受体位于细胞膜，但既不与 G 蛋白偶联，也不具有酪氨酸蛋白激酶活性，心房钠尿肽的受体本身具有鸟苷酸环化酶活性，当心房钠尿肽与其受体结合后，其受体上的鸟苷酸环化酶则被激活，后者通过促进第二信使 cGMP 的生成发挥作用。

二、胎盘分泌的主要激素

（一）类固醇激素

类固醇激素（steroid hormone）主要包括糖皮质激素、盐皮质激素、孕激素、雌激素、雄激素和 1,25- 二羟基维生素 D_3，胆固醇是类固醇激素合成的前体，胆固醇和类固醇激素都有 1 个环戊烷多氢菲为基本结构（图 5-1）。非孕时，类固醇激素主要来源于肾上腺和性腺。妊娠期胎盘分泌大量的类固醇激素，但主要为孕激素和雌激素。胎盘虽然不能从头合成糖皮质激素，但存在糖皮质激素的转化酶。妊娠初期，孕激素和雌激素主要来源于卵巢黄体，妊娠第 8 周左右起，胎盘分泌的孕激素和雌激素逐渐增多，于妊娠第 10 周左右，黄体萎缩，胎盘完全取代黄体合成孕激素和雌激素的功能。为了更好地理解胎盘类固醇激素的合成，本节将首先介绍性腺和肾上腺类固醇激素的经典合成途径。

卵巢、睾丸和肾上腺的类固醇激素合成的基本途径相似（图 5-1），这些腺体都可以利用醋酸盐合成胆固醇继而合成类固醇激素，它们也可以从血液中的低密度脂蛋白（low-density lipoprotein，LDL）直接摄取胆固醇。进入细胞内的胆固醇被线粒体膜上的类固醇激素生成急性调节蛋白（steroidogenic acute regulatory protein，StAR）转运

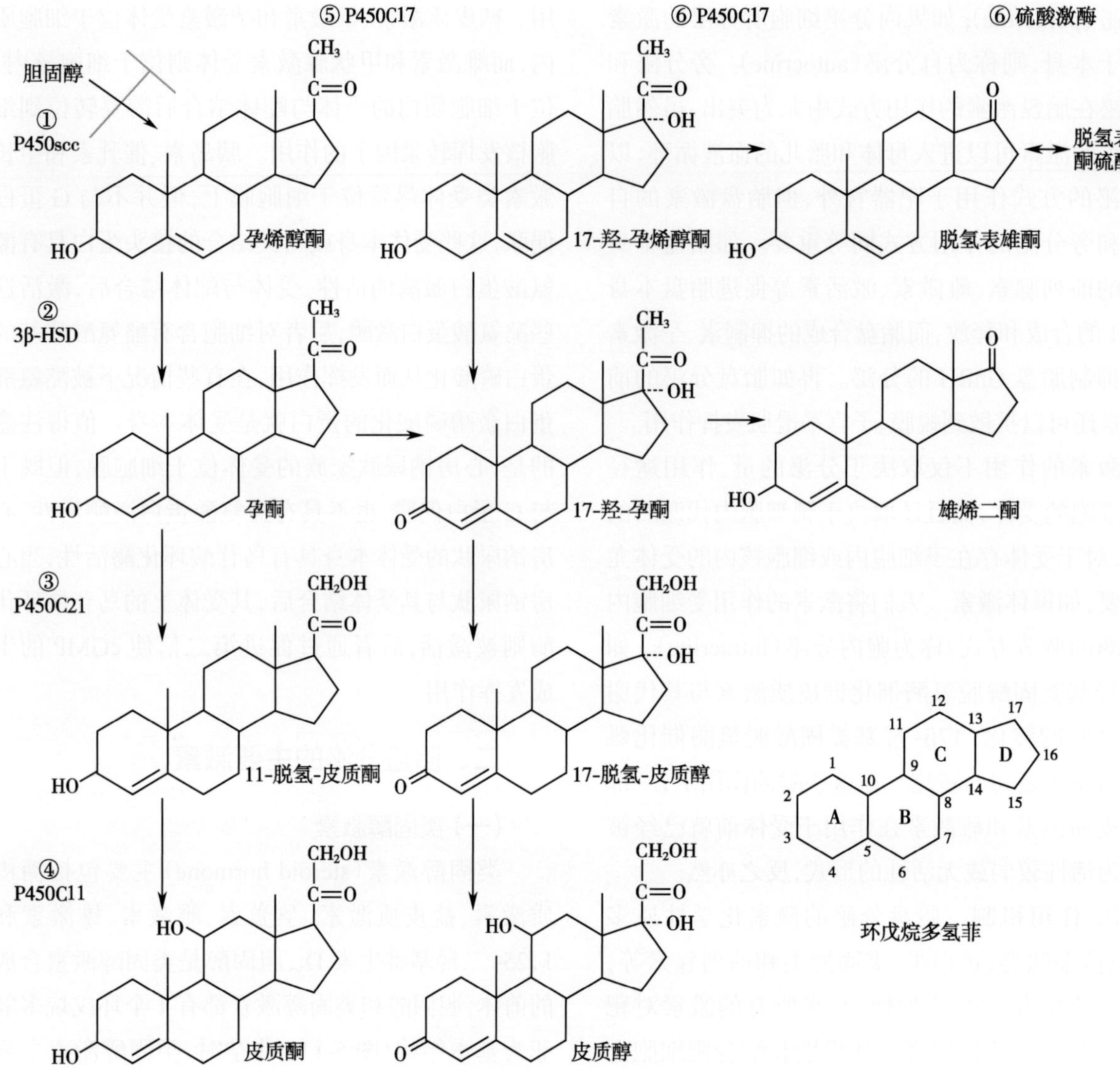

⑤ P450C17   ⑥ P450C17   ⑥ 硫酸激酶

胆固醇 ① P450scc

孕烯醇酮

17-羟-孕烯醇酮

脱氢表雄酮硫酸酯

脱氢表雄酮

② 3β-HSD

孕酮

17-羟-孕酮

雄烯二酮

③ P450C21

11-脱氢-皮质酮

17-脱氢-皮质醇

④ P450C11

皮质酮

皮质醇

环戊烷多氢菲

图 5-1 类固醇激素的基本结构和经典合成途径

进入线粒体参与类固醇激素的合成。参与类固醇激素合成的酶体系主要包括 4 种细胞色素 P450 同工酶、3β- 羟基类固醇脱氢酶(3β-hydroxysteroid dehydrogenase,3β-HSD)和芳香化酶(aromatase),但不同组织的类固醇激素合成酶体系存在差别,这些差别决定着不同腺体所合成的类固醇激素的不同。类固醇激素合成的第一步反应是胆固醇在线粒体细胞色素 P450 胆固醇侧链裂解酶(P450scc)的催化作用下,将其 C20 和 C22 之间的碳链断裂,形成孕烯醇酮(pregnenolone),继而孕烯醇酮在滑面内质网酶 3β-HSD 的催化下,将 C3 位的羧基脱氢氧化为酮基,成为孕酮(progesterone),又称为孕激素。孕烯醇酮和孕酮均可在另一种滑面内质网细胞色素酶 17α- 羟化酶(P450C17)的催化

下,转化为脱氢表雄酮(dehydroepiandrosterone,DHEA)或雄烯二酮(androstenedione),后两者均可以在 17β- 羟基类固醇脱氢酶(17β-HSD)的催化下继续转化为睾酮(testosterone)或雄烯二醇(androstenediol)。睾酮和雄烯二醇则在芳香化酶的催化下分别转化为雌二醇(estradiol)或雌酮(estrone)。孕酮还可在另外 2 种细胞色素酶的催化下转化为皮质酮(corticosterone)、皮质醇(cortisol)或醛固酮(aldosterone),这 2 种细胞色素 P450 酶分别是位于线粒体的 21- 羟化酶(P450C21)和位于滑面内质网的 11β- 羟化酶(P450C11)。肾上腺皮质球状带、束状带和网状带合成的类固醇激素分别以盐皮质激素(醛固酮)、糖皮质激素(皮质醇、皮质酮)和性激素(脱氢表雄酮)为主;睾丸以合成睾酮为

主;卵巢则以合成雌激素和孕激素为主。

胎盘合成的类固醇激素主要为孕烯醇酮、孕酮、雌酮、雌二醇和雌三醇(estriol)。不同于其他类固醇激素的合成组织,胎盘不能利用醋酸盐合成胆固醇,只能从血液低密度脂蛋白(LDL)中摄取胆固醇,所以胎盘合体滋养层细胞膜表面 LDL 受体表达量成为胎盘类固醇激素合成的限速步骤之一。值得注意的是,胎盘不表达 StAR,胆固醇进入胎盘细胞线粒体是由 StAR 类似蛋白 STARD3 承担的,但胎盘表达大量的 P450scc 和 3β-HSD,P450scc 可以将胆固醇转化为孕烯醇酮,后者再由 3β-HSD 转化为孕酮。虽然低等动物胎盘表达的 P450C17 可以沿着类似卵巢的途径进一步合成雌激素,但是高级灵长类动物胎盘缺乏 P450C17,因此不能将孕烯醇酮和孕酮转化为脱氢表雄酮和雄烯二酮,因此灵长类动物胎盘不能利用孕激素合成雌激素。但是灵长类动物胎盘表达大量的芳香化酶,胎盘芳香化酶利用胎儿和母体肾上腺来源的脱氢表雄酮硫酸酯和 16α- 羟基脱氢表雄酮硫酸酯合成雌激素是胎盘雌激素合成的独特途径,由于胎盘和胎儿都参与了胎盘雌激素的合成,这种雌激素合成的模式又称为胎儿 - 胎盘单位(详见本节雌激素部分)。此外,胎盘还具有很强的再生和失活糖皮质激素的能力,再生和失活糖皮质激素的能力分别由存在于胎膜和胎盘的 11β- 羟基类固醇脱氢酶Ⅰ和Ⅱ型承担的。以下将着重介绍胎盘合成的孕激素和雌激素及胎盘对糖皮质激素的代谢。

1. 孕激素 妊娠初期,母体血液的孕激素来源于卵巢黄体,妊娠第 8 周以后,则主要来源于胎盘。在妊娠 8~10 周后切除黄体或双侧卵巢,既不影响妊娠过程,也不影响尿中孕激素代谢产物的排出量,说明此时胎盘孕激素的合成已经完全取代了卵巢黄体孕激素的合成。母体血孕激素的水平随妊娠期逐渐增高,妊娠晚期也继续升高,孕期末人类母体血液孕激素的浓度可以达到 60~100ng/ml,这一点不同于低等动物妊娠晚期出现的孕激素水平的下降,即孕激素撤退。

(1)孕激素的合成:排卵后,残余的卵泡壁内陷,大量新生血管长入,形成黄体,颗粒细胞和膜细胞转变为粒黄体细胞与膜黄体细胞。黄体生成

素(LH)与受体结合并通过 cAMP/PKA 系统,促使黄体细胞分泌大量的孕激素与雌激素。子宫内膜在雌激素作用的基础上,受孕激素的刺激进入分泌期,表现为基质细胞体积增大,糖原含量增加,腺管由直变曲,分泌含糖原的黏液,为受孕做准备。若不受孕,在雌激素和孕激素的负反馈作用下,垂体 FSH 和 LH 的分泌减少,黄体逐渐退化导致雌激素和孕激素分泌减少,出现子宫内膜脱落与出血(月经);若受孕,则在受精后第 6 天左右,胚泡滋养层细胞开始分泌 hCG,hCG 具有 LH 样作用,可以替代垂体 LH 的作用,继续维持卵巢的黄体功能,使其变为妊娠黄体,并继续分泌孕激素和雌激素,这也是母体和胎儿在妊娠期激素合成过程中的最早合作形式,随着黄体对 hCG 的敏感性降低黄体逐渐萎缩,但在妊娠第 8 周时,胎盘合体滋养层细胞开始自己合成孕激素,并在第 10 周其合成类固醇激素的功能逐渐成熟,最终取代黄体的功能,此时胎盘成为妊娠期孕激素和雌激素合成的主要场所。如果此时摘除卵巢,尿液孕激素的代谢产物水平不受影响,也不影响妊娠的维持。

人类胎盘合成孕激素的功能很强,孕激素的合成和分泌量随孕期逐渐增加(图 5-2),此合成特点有别于低等动物妊娠后期出现孕激素水平下降的现象。妊娠后期,胎盘每天分泌的孕激素量可达 250~600mg,多胎妊娠时,甚至可以超过 600mg。但不像其他合成类固醇激素的腺体,胎盘不能利用醋酸盐从头合成胆固醇,因此只能从母体血液中的 LDL 摄取胆固醇。如上所述,在由胆固醇合成孕激素的过程中需要 P450scc 和 3β-HSD 两种酶的催化作用,在肾上腺皮质,这 2 种酶都受促肾上腺皮质激素(ACTH)的调控。虽然胎盘的这 2 种酶的调节目前还不清楚,但胎盘含有大量高活性的 P450scc 和 3β-HSD,在它们的催化下胆固醇极易转化为孕烯醇酮和孕酮,所以由 P450scc 和 3β-HSD 催化的两步反应不构成胎盘孕激素合成的限速步骤,而胎盘合体滋养层细胞膜表面表达的摄取胆固醇的 LDL 受体则成为胎盘孕激素合成的限速步骤之一。除此之外,线粒体肾上腺皮质铁氧还原蛋白(adrenodoxin)为 P450scc 催化作用提供电子的过程也为胎盘孕激素合成的限速步骤。

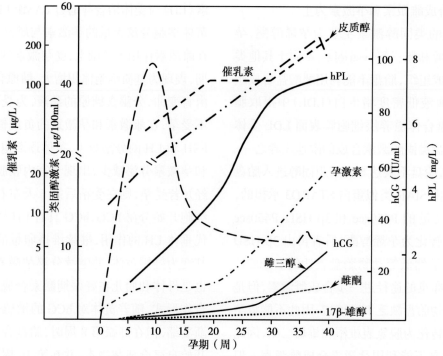

图 5-2　人类妊娠期母体血浆激素变化曲线

1) 胆固醇的摄取：结扎脐带血管、死胎或无头畸形胎儿，胎盘雌激素的合成锐减，但孕激素的合成则基本不受影响，说明胎儿不参与胎盘孕激素的合成。人类胎盘合体滋养层细胞的胆固醇主要来源于母体血液的 LDL。合体滋养层细胞对 LDL 具有很强的摄取能力，其摄取能力依赖于 LDL 受体的表达，妊娠第 6 周即有 LDL 受体的表达。合体滋养层细胞对 LDL 的水解包括胆固醇酯酶对酯化胆固醇的水解和对 LDL 载脂蛋白的水解。由酯化胆固醇和载脂蛋白水解产生的必需氨基酸和脂肪酸可以作为营养物质转运给胎儿。因此，合体滋养层细胞对 LDL 的水解既为合成类固醇激素提供了前体，又为胎儿提供了营养物质。有一种罕见的低 β 脂蛋白血症（hypobetalipoproteinemia），患者由于 LDL 水平降低，体内胆固醇的合成代偿性增加。此类患者妊娠虽然基本正常，但由于可利用的 LDL 减少，胎盘合成孕激素和雌激素的能力降低，患者血液孕激素和雌激素的水平很低。

2) 胆固醇侧链裂解酶：由胎盘滋养细胞 LDL 受体摄取的 LDL 胆固醇首先被线粒体膜上的 STARD3 转运到线粒体内，然后在线粒体内由胆固醇侧链裂解酶（P450scc）将其转化为孕烯醇酮。P450scc 是一种细胞色素酶，其基因位于 15 号染色体上，它首先催化胆固醇结构 C22 和 C20 位羟基化，然后再裂解它们之间的碳链，形成孕烯醇酮。缺乏 P450scc 的先天性肾上腺增生症患者，由于 P450scc 的基因突变，患者胎盘孕烯醇酮生成减少。

3) 3β- 羟基类固醇脱氢酶：妊娠期间，胎盘表达大量的 3β-HSD，胎盘 3β-HSD 除了催化孕烯醇酮向孕酮转化外，还催化脱氢表雄酮向雄烯二酮的转化。3β-HSD 存在于胎盘合体滋养层细胞的内质网和线粒体内，具有脱氢酶和 Δ5-4 异构酶的双重催化活性，它首先将孕烯醇酮 C3 上的羟基脱氢氧化为酮基，再将 C5~C6 之间的双键经 Δ5-4 异构酶的作用，移至 C4~C5 之间成为孕酮。

体内存在 2 种类型的 3β-HSD：Ⅰ 型 3β-HSD 存在于胎盘，主要与胎盘孕激素的合成有关；Ⅱ 型 3β-HSD 存在于肾上腺和性腺，为糖皮质激素、盐皮质激素和性激素的合成提供孕酮。Ⅰ 型 3β-HSD 和 Ⅱ 型 3β-HSD 是不同基因的产物，Ⅰ 型 *3β-HSD* 基因位于 1 号染色体上，所表达的 Ⅰ 型 3β-HSD 含 372 个氨基酸残基。当辅酶 NAD 水平较高时，Ⅰ 型 3β-HSD 表现为氧化酶的活性；当辅酶 NADH 水平较高时，则表现为还原酶的活性。2 个 *3β-HSD* 基因都是由 4 个外显子和 3 个内含子组成,基因长度都为 7.8kb,由其转录的 mRNA 为 1.7kb。胎盘 Ⅰ 型 *3β-HSD* 基因与肾上腺 Ⅱ 型 *3β-HSD* 基因有多个碱基序列的差别,导致胎盘和肾上腺 *3β-HSD* 基因的翻译产物有 12 个氨基酸残基的差别。尽管如此,2 种 3β-HSD 酶结构仍然有 90% 以上的同源性。肾上腺 Ⅱ 型 3β-HSD 对孕烯醇酮的亲和力约为胎盘 Ⅰ 型 3β-HSD 的 1/10。因此,根据 Ⅰ、Ⅱ 型 3β-HSD 的功能不同,可以设计针对 Ⅰ 型 3β-HSD 的特异性抑制剂,特异性阻断妊娠早期孕激素的合成,以达到终止早期妊娠的目的。

(2) 孕激素的合成调节:卵巢黄体孕激素的合成受多种激素的调节,但最重要的为 LH 和 hCG,它们通过第二信使 cAMP 促进黄体孕激素的合成和释放。另外 FSH、催乳素和前列腺素等对黄体孕激素的合成也有一定的调节作用,这些激素调控的靶酶主要为 3β-HSD。

胎盘孕激素的合成调节与卵巢各有异同,胎盘 hCG 为垂体 LH 的对应激素。过去有文献报道 hCG 同样也促进胎盘孕激素的合成和释放,但最近的研究均否定了 hCG 对胎盘孕激素合成的调节作用,为什么 hCG 调节黄体孕激素的合成而不影响胎盘孕激素的合成目前尚不清楚。虽然 hCG 对胎盘孕激素的合成没有影响,但生长激素、胰岛素、胰岛素样生长因子 -1、ACTH、肾上腺 β 受体激动剂和第二信使 cAMP 类似物可以通过促进 P450scc 和 3β-HSD 表达来增加胎盘孕激素的合成。PKC 激活剂则主要通过促进 3β-HSD 的表达来促进胎盘孕激素的合成。芳香化酶抑制剂 4- 羟基雄烯二酮和雌激素受体拮抗剂 MER-25 可以导致胎盘孕酮的合成减少,提示雌激素促进胎盘孕激素的合成。尽管已经发现了多种调控胎盘孕激素合成的因素,但调控胎盘孕激素合成的主要因素目前尚未明确。

(3) 孕激素的作用:孕激素由胎盘分泌入血液后,多数与血液中的转运蛋白皮质类固醇结合球蛋白(corticosteroid-binding globulin,CBG)结合运输,只有游离的孕激素才有生物活性。

孕激素的作用是由孕激素受体(progesterone receptor,PR)介导的。PR 与其他类固醇激素、甲状腺素、维生素 D 和类视黄醇(retinoid)受体一样,都属于细胞内受体超家族,激活后作为转录因子发挥作用。孕激素受体未被激活时主要位于胞质内,当孕激素与 PR 羧基末端的孕激素结合位点结合后,孕激素 - 受体复合物便可以由细胞质转运到细胞核,并与靶基因启动子的孕激素反应元件(progesterone response element,PRE)相结合,调节靶基因的转录。孕激素受体存在 PRA 和 PRB 两种亚型,PRA 和 PRB 是同一基因不同转录起始位点的产物,PRA 比 PRB 缺少了 1 个转录激活区域,虽然两者都能与孕激素结合,但 PRA 转录激活功能远低于 PRB。PRB 主要激活靶基因的转录,而 PRA 则主要为 PRB 的抑制子。当 PRA 的表达高于 PRB 的表达时,孕激素的作用减弱。妊娠晚期 PRA/PRB 比值上升,导致 PRB 介导的舒张子宫平滑肌作用减弱,这样可以在高孕激素环境下削弱孕激素的子宫静息作用,此即所谓的孕激素功能性撤退,这不同于低等动物的孕激素合成减少的撤退形式。

孕激素受体大量存在于人类子宫内膜和腺体的上皮细胞、子宫基质细胞和子宫平滑肌细胞。排卵前的卵泡颗粒细胞、黄体化的颗粒细胞也表达孕体激素受体。另外,乳腺、下丘脑腹内侧和视前区、垂体、血管内皮和成骨细胞等也都有孕激素受体的表达。雌激素促进 PR 的表达,孕激素则反馈抑制 PR 的表达。

1) 孕激素对子宫内膜增生和蜕膜化的影响:月经周期中子宫内膜腺体细胞和基质细胞的周期性增生受血液中雌激素和孕激素的直接影响。随着卵巢周期(卵泡期和黄体期)孕激素和雌激素的分泌变化,子宫内膜也呈周期性的变化,此周期性变化可分为 3 期:增生期、分泌期和月经期。雌激素促进子宫内膜细胞的增生,而孕激素拮抗雌激素的作用,孕激素抑制子宫内膜细胞的增生并促进子宫内膜向分泌期转化。在卵泡期分泌的雌激素的诱导下,子宫内膜上皮细胞和基质细胞的高度增殖,随着孕激素主导的黄体期的来临,子宫内膜细胞的增殖受到明显抑制。黄体后期,子宫内膜上皮细胞的增殖仍然处于孕激素的抑制之下,但基质细胞则在孕激素的作用下发生蜕膜化。孕激素诱导基质细胞 EGF 的表达,但抑制上皮细胞 EGF 的表达,这可能是孕激素对内膜上皮细胞和基质细胞作用不同的机制之一。子宫内膜基质细胞和子宫平滑肌细胞都可分泌催乳素(PRL),其分泌水平与黄体中、晚期的孕激素水平呈正相关。体外试验发现,孕激素不仅促进子宫内膜组织PRL的释放,还同时诱导内膜发生类似早期妊娠的蜕膜化变化,提示PRL参与孕激素对子宫内膜的蜕膜化作用。胰岛素样生长因子-1(IGF-1)促进子宫内膜上皮细胞和基质细胞的增生,此作用受内膜基质细胞分泌的胰岛素样生长因子结合蛋白-1(IGFBP-1)的影响。在黄体中、晚期分娩的孕激素的作用下,基质细胞IGFBP-1的合成和分泌增加,IGFBP-1通过结合IGF-1抑制IGF-1对内膜上皮细胞和基质细胞的增生作用。

2)孕激素对排卵的影响:卵丘卵母细胞复合体要从卵泡中排出,除需要与颗粒细胞层分离外,还需要卵泡壁的同步破裂。除了LH、FSH、GnRH等与卵泡壁的破裂有关外,孕激素也参与卵泡壁的破裂。孕激素受体存在于卵泡和黄体细胞,敲除PR基因的大鼠卵细胞虽然可以成熟,但不能发生排卵,说明孕激素参与卵巢的排卵过程。孕激素的作用机制可能与其促进卵泡颗粒细胞合成和释放松弛素(relaxin)有关,松弛素通过促进纤维蛋白溶酶原激活因子、胶原酶、蛋白多糖酶和β-葡萄糖醛酸酶的分泌,促进卵泡壁的破裂和成熟卵细胞的排出。卵巢松弛素的分泌在黄体中、晚期最多,这与孕激素的释放时相一致。应用3β-HSD抑制剂阻断孕激素的合成,可以导致血浆纤维蛋白溶酶原激活因子、蛋白水解酶、激肽释放酶的合成和分泌减少、活性下降,从而抑制排卵,而孕激素可以逆转此过程。

3)孕激素对胚泡着床的影响:着床是胚泡植入子宫内膜的过程,包括定位、黏着和穿透3个阶段。一般认为,着床开始于受精后的第6~7天,至第11~12天时完成整个着床过程。孕激素在受精卵着床中起着至关重要的作用,若血液中的孕激素水平降低,胚泡的植入发生延迟。着床成功的关键在于胚泡与子宫内膜发育程度的同步协调。着床前,孕激素与雌激素协同作用使子宫内膜增生、增厚,并进入分泌期,以利于受精卵在子宫内膜的着

床和着床后的生存。一方面,孕激素促进子宫基质细胞转化为蜕膜细胞,蜕膜细胞体积较大,胞质富含糖原颗粒,可以为胚泡提供丰富的营养物质;另一方面,孕激素通过诱导细胞生长因子的表达促进子宫内膜和胚泡滋养层的增生。在孕激素的影响下,子宫IGF-1的表达逐渐由内膜上皮细胞转移到基质细胞、内膜基质细胞EGF受体和上皮细胞集落刺激因子-1的分泌也增加,导致受孕后子宫不断增生和扩展、胎盘滋养层细胞的生长和分化,以适应妊娠的需要。

着床除了依赖于胚泡的分化程度与子宫内膜的发育程度相一致外,还需要子宫内膜和胚泡分泌的蛋白水解酶溶解子宫内膜,形成小的缺口。孕激素通过诱导受精卵透明带水解酶的合成促进受精卵的植入。近年来PRL在植入过程中的作用越来越受到人们的重视。PRL受体缺乏的大鼠,受精卵完全不能植入子宫内膜而导致不孕。孕激素促进子宫内膜PRL的合成,因此PRL可能是孕激素影响胚泡植入的环节之一。孕激素还通过诱导子宫淋巴细胞抑制因子的表达抑制细胞因子的产生和降低淋巴细胞的细胞毒性作用,以利于胚泡的植入。孕激素还诱导Th2辅助淋巴细胞产生有利于胎盘、胎儿生长发育的细胞因子。

4)孕激素对子宫平滑肌的舒张作用:妊娠时子宫平滑肌的静息需要孕激素的维持。孕激素通过调节细胞内钙离子的水平和前列腺素、催产素及松弛素的作用防止妊娠期子宫平滑肌发生收缩。

对细胞内钙离子水平的调节:钙离子是肌肉兴奋收缩偶联的关键。钙结合蛋白-D9k(calbindin-D9k)通过转运钙离子增加子宫平滑肌细胞内钙离子的水平。妊娠期随着孕激素水平的增加,子宫平滑肌的钙结合蛋白-D9k表达受到抑制,细胞内钙离子水平降低,子宫平滑肌的兴奋性也随之降低。孕激素受体拮抗剂RU38486可以阻断妊娠期子宫平滑肌钙结合蛋白-D9k表达的下降,说明此作用是由孕激素介导的。

降钙素是调节血钙平衡的重要激素,它通过抑制溶骨过程和肾脏对钙离子的重吸收降低血钙水平,从而使细胞内钙离子水平降低,并抑制子宫平滑肌的兴奋-收缩偶联。虽然降钙素主要是由

甲状腺滤泡旁细胞合成和分泌的,但子宫内膜腺体细胞在妊娠早期即有降钙素的表达,孕激素对子宫内膜降钙素的表达具有促进作用。

对前列腺素的调节:前列腺素 F2α(PGF2α)和前列腺素 E2(PGE2)为体内刺激子宫收缩和促进宫颈成熟的重要激素,孕激素通过多种途径抑制 PGF2α 和 PGE2 对子宫的作用。妊娠期间,高水平的孕激素抑制前列腺素的合成、促进羟基前列腺素脱氢酶(PGDH)的表达,从而使子宫内膜 PGF2α 和 PGE2 的水平降低,有利于子宫静息状态的维持。妊娠晚期,许多种属动物(灵长类动物除外)都出现孕激素向雌激素的转化增加,在孕激素水平降低的同时,雌激素水平升高,同时前列腺素的作用加强,导致分娩的启动。虽然妊娠晚期灵长类动物孕激素合成没有明显下降,但孕激素可能通过其受体亚型表达量的改变出现功能性撤退。

对肽类激素的调节:分娩一旦启动后,胎儿对产道的压迫将导致大量催产素的释放,催产素强烈收缩子宫以完成分娩。催产素主要是由垂体后叶分泌,但近年来发现,子宫内组织也具有合成催产素的能力,而且子宫内组织分泌的催产素可能在分娩中发挥重要的作用。孕激素抑制子宫催产素的表达,雌激素和 PGF2α 则促进其表达。除催产素外,血管紧张素 Ⅱ 和心房钠尿肽也是收缩子宫的激素,孕激素抑制子宫平滑肌血管紧张素 Ⅱ 和心房钠尿肽受体的表达。松弛素为妊娠期重要的子宫舒张激素,它不仅抑制子宫平滑肌的自发性收缩,还抑制由前列腺素导致的子宫平滑肌的收缩,孕激素可促进黄体、蜕膜和胎盘等部位的松弛素表达,舒张子宫平滑肌。

对肾上腺素能系统的调节:妊娠期子宫平滑肌的肾上腺素 β 受体系统通过第二信使 cAMP 参与维持子宫平滑肌的静息,孕激素促进妊娠晚期子宫平滑肌 β- 肾上腺素能受体的表达。

降低平滑肌细胞膜的电兴奋性:孕激素能使子宫平滑肌细胞膜发生超极化,对刺激的阈值升高,从而降低子宫平滑肌的兴奋性。

5) 孕激素对乳腺的作用:青春期乳腺的发育主要依靠雌激素和孕激素的作用,前者促进乳腺导管的发育,后者促进乳腺小叶的发育,月经周期中,随着孕激素的周期性变化,乳房腺体细胞的分裂也呈周期性变化,其 DNA 的合成高峰与黄体晚期孕激素的合成高峰相吻合。妊娠时,雌激素和孕激素水平进一步升高,加上催乳素水平的升高,导致乳腺进一步增生,为分娩后泌乳做好准备。缺乏孕激素受体的小鼠,雌激素和催乳素虽然可以促进乳房小叶导管的增生,但腺泡的发育出现障碍。孕激素的促进乳腺小叶增生作用可能是通过调节生长因子及其受体的表达实现的。EGF、TGFα、胰岛素等生长因子促进乳腺细胞的生长分化,而 TGFβ 则抑制乳腺细胞的生长。孕激素促进乳腺 TGFα、EGF 及其受体、胰岛素受体的表达,但抑制乳腺 TGFβ 的表达。

虽然孕激素和雌激素与催乳素在促进乳腺增生方面具有协同作用,但孕激素和雌激素均拮抗催乳素的生乳作用,孕激素的抗催乳素的催乳作用是通过抑制催乳素及其受体的表达实现的。分娩后孕激素的水平的急剧下降,导致催乳素的分泌增加,其泌乳作用也因失去孕激素和雌激素的拮抗而得以表现出来。乳糖合成酶复合体成分 α- 乳白蛋白(α-lactalbumin)与产后的产乳有关,它受催乳素、糖皮质激素的诱导,孕激素则可以拮抗催乳素和糖皮质激素对 α- 乳白蛋白的诱导作用。除了 α- 乳白蛋白外,孕激素对另一种乳酪蛋白的表达也有抑制作用。

6) 孕激素对脑的作用:雌激素和孕激素调控与生殖有关脑区的功能。孕激素受体存在于大脑皮质、下丘脑和垂体。孕激素除了本身对下丘脑和垂体 GnRH、FSH 和 LH 的分泌起负反馈调节作用外,还加强雌激素的负反馈作用。

女性基础体温在排卵前出现短暂降低,在排卵后升高 0.5℃ 左右,并在黄体期一直维持在此水平。临床上将这一基础体温的双相变化作为判断排卵的标志之一。妇女在绝经或卵巢摘除后,这种双相的体温变化消失,如果注射孕酮则可以引起基础体温的升高,提示基础体温的升高与孕酮有关。孕酮可能作用于下丘脑的体温调节中枢升高基础体温。

7) 孕激素对雌激素的拮抗作用:孕激素的许多作用是通过拮抗雌激素的作用实现的,两者的拮抗作用在子宫尤为突出。当孕激素受体基因敲除后,雌激素促进子宫内膜腔上皮和腺上皮的增生作用失去拮抗因素,造成子宫内膜上皮的过度增生。孕激素除了拮抗雌激素促子宫内膜上皮增生的作用外,还在妊娠后期拮抗雌激素对子宫平滑肌的激活作用,雌激素对子宫平滑肌的激活作用是分娩启动的先决条件,因此,妊娠晚期孕激素水平的下降和雌激素水平的升高有利于分娩的启动。孕激素拮抗雌激素作用的机制主要包括以下几个方面:①降低子宫雌激素受体的表达;②拮抗雌激素受体对靶基因的调节作用;③降低雌激素的水平。

2. 雌激素　妊娠初期,雌激素主要来源于卵巢黄体。随着胎盘类固醇激素合成功能的成熟,妊娠第 7 周时,母体循环中胎盘来源的雌激素已经达到 50%。以后逐渐增加,妊娠第 10 周时,切除两侧卵巢已不影响孕妇尿液雌激素的排出量,说明此时胎盘已经完全取代卵巢黄体成为雌激素的来源。胎盘雌激素的分泌量随孕期逐渐增加,足月时达到高峰,分娩后急剧下降(图 5-2)。整个妊娠期由胎盘分泌的雌激素量相当于 150 个育龄妇女一年的雌激素分泌量,可见胎盘合成和分泌的雌激素

量的巨大。胎盘分泌的雌激素主要为雌三醇,此外还有雌二醇和雌酮,其中雌二醇、雌三醇和雌酮的结构如图 5-3 所示。妊娠末期尿中雌二醇与雌酮为非孕黄体期的 100 倍,而雌三醇为非孕黄体期的 1 000 倍,且尿中雌激素约 90% 是雌三醇。

(1)胎盘雌激素的合成:高级灵长类动物(包括人类)胎盘雌激素的合成途径不同于卵巢雌激素合成的经典途径,为了更好地理解胎盘雌激素合成的非经典途径,下面先介绍卵巢雌激素合成的经典途径。

卵巢雌激素合成的经典途径:卵巢雌激素是由胆固醇从头合成的。胆固醇既可以由醋酸盐合成,也可以由 LDL 摄取。在卵泡膜细胞(theca cell)内,胆固醇在 P450scc 和 3β-HSD 的作用下,首先合成含有 21 个碳原子的孕烯醇酮或孕酮,孕烯醇酮和孕酮继续在微粒体细胞色素 P450 酶 17α- 羟化酶(17α-hydroxylase,P450C17)的催化下生成雌激素的前体,此过程包括 2 步:首先孕烯醇酮和孕酮在 P450C17 的催化下,在 C17 位发生羟基化,分别形成 17- 羟基孕烯醇酮和 17- 羟孕酮,然后继续在 P450C17 的催化下,C17 位含有 2 个

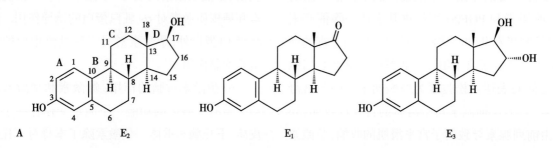

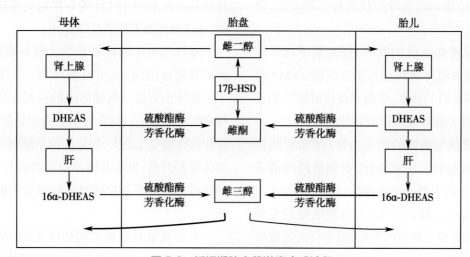

图 5-3　妊娠期胎盘雌激素合成途径

碳原子的侧链发生裂解，形成含有 19 个碳原子的雄性激素脱氢表雄酮和雄烯二酮(C19 类固醇)，因此 -450C17 具有羟化酶和裂解酶的双重催化功能。脱氢表雄酮 C17 位上的酮基可在 17β- 羟基类固醇脱氢酶(17β-HSD)的作用下加氢还原成为雄烯二醇。脱氢表雄酮和雄烯二醇 C3 位上的羟基又可在 3β-HSD 的催化下脱氢氧化为酮基，并将 C5 和 C6 之间的双键转移至 C5 和 C4 之间分别形成雄烯二酮和睾酮。然后，睾酮和雄烯二酮由卵泡膜细胞转运至卵泡质中，再由卵泡的颗粒细胞(granulose cell)摄取，在颗粒细胞中由芳香化酶分别催化生成雌二醇和雌酮。雌酮还可在 17β-HSD 的催化下进一步还原为雌二醇。非灵长类动物胎盘雌激素的合成与卵巢类似。

高级灵长类胎盘雌激素合成的非经典途径：通过卵巢雌激素合成经典途径可以看出，C19 雄性激素为雌激素合成的前体，P450C17 是转化 C21 类固醇激素(孕烯醇酮和孕酮)成为 C19 雄性激素(脱氢表雄酮和雄烯二酮)的关键酶。高级灵长类胎盘缺乏 P450C17，因此不能利用胆固醇、孕烯醇酮和孕酮为雌激素合成提供雄激素前体。虽然高级灵长类动物胎盘不能利用孕激素合成雌激素，但高级灵长类动物胎盘含有高活性的芳香化酶，因此转化 C19 类固醇(脱氢表雄酮、雄烯二酮、睾酮)为雌激素的能力很强，胎盘 C19 雄激素的来源便成为灵长类动物胎盘雌激素合成的限速步骤。非灵长类动物胎盘存在 P450C17，因此可利用胆固醇、孕烯醇酮和孕酮合成雌激素。P450C17 是糖皮质激素的靶基因，其表达受糖皮质激素的诱导。所以，非灵长类动物的妊娠晚期随着胎儿下丘脑 - 垂体 - 肾上腺轴的成熟，胎儿肾上腺来源的糖皮质激素增加，在糖皮质激素的驱动下胎盘 P450C17 表达增加，导致孕激素向雌激素的转化增加，使得母体血液孕激素水平下降的同时雌激素水平升高，结果孕激素静息子宫作用被削弱，而雌激素激活子宫作用被加强，从而分娩得以启动。由于高级灵长类胎盘缺乏 P450C17，因此不存在孕激素向雌激素的转化，所以母体血液的孕激素和雌激素水平在妊娠晚期同时升高，现在发现高级灵长类孕激素的撤退采用的是功能性撤退模式，即通过受体亚型(PRA 和 PRB)比例的改变实现的(详见本节孕激素受体)。

1)胎盘雌激素合成所需 C19 类固醇的来源：1961 年 Frandsen 和 Stakemann 发现怀有无脑畸形儿的孕妇尿液的雌激素浓度只有正常孕妇的 1/10，根据胎儿肾上腺皮质萎缩是无脑畸形儿的典型特征这一事实，他们提出胎儿肾上腺皮质可能是胎盘雌激素合成前体的主要来源。进一步的试验发现，胎盘可将注入母体血液循环的脱氢表雄酮硫酸酯(dehydroepiandrosterone sulfate，DHEAS)、脱氢表雄酮、雄烯二酮和睾酮迅速转化为雌激素，说明含有 19 个碳原子的雄性激素确实为胎盘雌激素合成的前体。试验还发现，孕妇血液的 DHEAS 含量很高，而且半衰期较长。妊娠第 7 周时，胎盘既具有转化 DHEAS 为雌二醇的能力；妊娠第 30 周时，至少 25% 的母体血液 DHEAS 被胎盘转化为雌激素，还有 30% 的 DHEAS 被母体肝脏转化为 16α- 羟基脱氢表雄酮硫酸酯。

妊娠期母体血液的 DHEAS 来源于何处呢？一般认为肾上腺为 DHEAS 的主要来源，但妊娠期母体肾上腺 DHEAS 的合成并不像胎盘雌激素的合成随孕期逐渐增加，说明母体肾上腺可能不是 DHEAS 的主要来源。由于怀有无脑畸形儿的孕妇胎盘雌激素的合成大大减少，脐带血 DHEAS 的浓度又很高，而且流入脐带动脉的 DHEAS 可被胎盘迅速转化为 17β- 雌二醇和雌酮，根据以上证据人们提出，胎儿肾上腺皮质可能是胎盘雌激素前体 DHEAS 的主要来源。现在已经明确，妊娠晚期胎盘合成的 17β- 雌二醇中，50% 来源于母体肾上腺提供的 DHEAS，50% 来源于胎儿肾上腺提供的 DHEAS。值得指出的是，比较低级的灵长类动物如猴和狒狒妊娠期血液循环中的雌激素是以雌二醇为主，而高级灵长类动物如大猩猩、黑猩猩及人类妊娠期血液循环的雌激素主要是雌三醇，非孕期妇女尿液的雌三醇与雌酮和雌二醇之间的比例为 1∶1，孕妇尿液中雌三醇与雌酮和雌二醇之间的比例为 10∶1，接近妊娠足月时这一比例进一步升高，说明高级灵长类动物胎盘雌激素合成的前体除了上述雄性激素外可能还有其他前体。

虽然雌三醇可以由雌酮和雌二醇转化而来，雌二醇 C16 位进一步羟基化便可转化为雌三醇

(见图 5-3),但胎盘并无羟化雌二醇的功能。一般认为,妊娠期雌三醇可能有以下 3 个来源:①由胎盘合成的雌酮和雌二醇先进入胎儿体内,由胎儿转化为雌三醇,然后再进入母体循环;②胎盘合成的雌酮进入胎儿体内,由胎儿转化为 16α- 雌酮后,再由胎盘还原为雌三醇;③胎儿和母体血液中存在 1 种可以作为胎盘合成雌三醇前体的雄激素,即 16α-C19 羟基类固醇。虽然妊娠期这 3 条途径都存在,但以第 3 条合成途径为主。注射入母体血液的同位素标记的 16α- 羟基脱氢表雄酮(16α-DHEA)及 16α- 羟基脱氢表雄酮硫酸酯(16α-DHEAS)可以被胎盘迅速转化为雌三醇。母体和胎儿血液中存在大量的 16α-DHEAS,可以为胎盘合成雌三醇提供足够的前体。虽然胎儿和母体都可以合成 16α-DHEAS,但由胎儿来源的 16α-DHEAS 合成的雌三醇占胎盘雌三醇合成总量的 90%,即胎盘雌三醇的合成前体主要来源于胎儿。现在已经明确,妊娠期胎盘雌三醇的合成途径如下:胎儿肾上腺首先合成 DHEAS,然后 DHEAS 再在肝脏中羟化为 16α-DHEAS,后者随脐带血到达胎盘,在胎盘硫酸酯酶的作用下脱硫酸酯成为 16α-DHEA,后者再在芳香化酶的催化下转化为雌三醇(见图 5-3B)。由此可见,妊娠期雌三醇是主要由胎儿、胎盘共同参与制造的,故把妊娠期雌三醇合成模式称为胎儿 - 胎盘单位。由于 16α-DHEAS 主要来源于胎儿,因此胎盘雌三醇的合成量可以反映胎儿的健康状况,所以临床上用母体血液雌三醇的水平来判断胎儿是否存活。

2)硫酸酯酶(sulfatase):由以上胎盘雌激素合成途径可以看出,DHEAS 和 16α-DHEAS 分别是胎盘合成雌二醇和雌三醇的前体,但无论 DHEAS 还是 16α-DHEAS 都必须首先在胎盘脱去硫酸基才能继续被芳香化酶转化为雌二醇或雌三醇。胎盘含有丰富的硫酸酯酶,硫酸酯酶主要存在于滋养细胞的内质网内,当细胞滋养层细胞向合体滋养层细胞转化时,硫酸酯酶的表达增加,胎盘合成的雌激素对硫酸酯酶具有负反馈性调节作用。胎盘存在多种硫酸酯酶亚型,包括芳基硫酸酯酶 A、B、C,不同亚型硫酸酯酶的结构类似,它们都是由 8 个亚基组成的多聚体。先天性缺乏硫酸酯酶的孕妇,组织中硫酸酯化的胆固醇水平增高,导致男性胎儿出现干皮病(ichthyosis)。

3)芳香化酶(aromatase):当 DHEAS 和 16α-DHEAS 被脱去硫酸基团后,首先转化为雄烯二酮和雄烯三醇(5-androsten-3β,16α,17α-triol),然后再被芳香化酶转化为雌酮或雌三醇。芳香化酶属于细胞色素 P450 酶,它主要存在于合体滋养细胞的线粒体和微粒体中,催化类固醇结构中 C10 位上甲基的裂解和 A 环的芳香化,从而将雄烯二酮、雄烯三醇分别转化为雌酮和雌三醇。芳香化酶基因已被克隆,芳香化酶基因与 P450scc 基因共同位于 15 号染色体上,2 种酶的基因共存于同一染色体的意义目前还不清楚。芳香化酶基因长约 75kb,含有 11 个外显子,其中 2 个外显子不起转录作用。人类芳香化酶基因具有 2 个鲜明的特点:①第 1 个内含子很大,约有 35kb,几乎占整个基因的一半;②芳香化酶的基因存在多个转录启动位点,因此可表达出不同的 mRNA 及芳香化酶。

4)17β- 羟基类固醇脱氢酶:雄烯二酮转化为雌酮后还需在 17β-HSD 的催化下,进一步转化为作用更强的 17β- 雌二醇。另外,脱氢表雄酮向雄烯二酮、雄烯二酮向睾酮的转化也需要 17β-HSD 的催化。17β-HSD 存在于胎盘滋养细胞的微粒体内,它催化雌酮 C17 位的酮基还原为羟基成为雌二醇。现在已有五型 17β-HSD cDNA 被克隆。根据克隆的先后,分别命名为 17β-HSD Ⅰ、Ⅱ、Ⅲ、Ⅳ 和 Ⅴ 型。Ⅰ 型和 Ⅱ 型 17β-HSD 存在于胎盘组织,Ⅰ 型 17β-HSD 催化雌酮向雌二醇的转化,而 Ⅱ 型 17β-HSD 催化雌二醇向雌酮的转化。

(2)雌激素的作用:妊娠期母体血液的雌激素以雌三醇的浓度为最高,但血液中的雌三醇 95% 是以结合状态存在的,雌酮和雌二醇与结合蛋白结合比例分别为 75% 和 5%。因此妊娠期的雌激素作用主要还是雌二醇产生的,雌酮次之,雌三醇的作用最弱。雌酮可以在 17β-HSD Ⅰ 型的作用下转化为作用更强的雌二醇发挥作用。雌激素为调节女性机体生理功能的重要激素,尤其对生殖系统和乳腺的调节更为重要。

雌激素受体(ER)与其他类固醇激素受体一样属于细胞内受体超家族,此类受体都是由配基激活的转录因子蛋白,当配体与受体结合后,便与靶基因启动子的激素反应元件结合,影响靶基因的转录。此类受体蛋白结构一般可分为 DNA 结合位点、配体结合位点、热休克蛋白结合位点、二聚体聚合位点和与转录因子 AP-1 相互作用位点等,其中 DNA 和配体的结合位点在进化发生上相对比较保守。雌激素受体即使未被激活时也存在于细胞核中,雌激素与雌激素受体结合后,先聚合成同源二聚体(homodimer),然后再与 DNA 启动子部分的雌激素反应元件(estrogen response element,ERE)结合从而调节靶基因转录。雌激素受体与孕激素和糖皮质激素受体类似,都存在 2 种亚型,分别为 ERα 和 ERβ。ERα 和 ERβ 受体的基因分别在 1986 年和 1996 年被克隆,2 种受体的 DNA 和配体结合位点分别存在 96% 和 58% 的同源性,而其他结构域的变异较大。ERα 对 17β- 雌二醇的亲和力高于 ERβ。某种配体对于一种雌激素受体亚型可能为拮抗剂,而对于另一种雌激素受体亚型可能为部分拮抗剂或弱激动剂。如临床上常用的雌激素拮抗药物他莫昔芬为 ERα 受体的拮抗剂,但为 ERβ 的部分激动剂。2 种雌激素受体亚型可能各自拥有特异性的靶基因,但二者又可以形成异源性二聚体(heterodimer),相互影响对各自靶基因的调节作用。ERα 和 ERβ 共存于下丘脑内侧视前区和弓状核、终纹床核、杏仁核和海马结构,但下丘脑室旁核、视上核、脑室脉络丛和小脑的浦肯野细胞只存在 ERβ 受体亚型,而下丘脑的腹内侧核只存在 ERα 受体亚型。下丘脑室旁核和视上核的 ERβ 可能介导雌激素释放催产素的作用,而下丘脑的腹内侧核的 ERα 可能介导雌激素对性行为的调节作用。ERα 和 ERβ 都存在于子宫肌、羊膜、绒毛膜,但子宫肌的 ERα mRNA 水平高于 ERβ mRNA 水平,而羊膜则相反,绒毛膜的 2 种雌激素受体水平相似。胚泡外胚层也表达 ERβ,ERβ 基因敲除的胚泡由于植入和胎盘形成发生异常而导致早期流产。另外,雌激素对血管损伤的保护也主要是通过 ERβ 实现的,这可能与 2 种雌激素受体亚型在血管上的分布不同有关,ERα 主要存在于大血管的内皮和血管平滑肌细胞,而 ERβ 则主要存在于小血管和毛细血管的内皮细胞。作为妊娠期胎盘分泌的主要激素,雌激素在妊娠中起着独特的作用,下面讨论雌激素在妊娠中的作用。

1)对胎盘孕激素合成的调节作用:卵巢黄体为妊娠初期孕激素合成的主要场所,妊娠第 10 周左右胎盘孕激素合成功能成熟并取代黄体成为妊娠期孕激素合成的主要场所。黄体和胎盘合成的雌激素有维持黄体和胎盘孕激素合成的功能。因此,不管是孕激素合成的黄体期,还是孕激素合成的胎盘期,整个孕期的孕激素合成都受雌激素的调节。妊娠后期口服雌激素拮抗剂 MER-25 或摘除胎儿造成的胎盘雌激素合成障碍可以导致胎盘孕烯醇酮的合成减少、母体外周血液中孕激素水平急剧下降。芳香化酶抑制剂 4- 羟基雄烯二酮同样可以抑制胎盘合体滋养层细胞孕激素的合成。以上研究说明,雌激素对胎盘孕激素的合成起促进作用。雌激素影响孕激素合成的主要环节为:①雌激素通过促进胎盘滋养层细胞 LDL 受体的表达,促进胎盘对孕激素合成原料胆固醇的摄取;②雌激素通过促进 P450scc 的表达,促进胆固醇向孕烯醇酮转化;③雌激素促进胎儿肝脏从头合成胆固醇,从而促进 LDL 的合成,为胎盘孕激素的合成提供更多的原料。

2)对母体、子宫、胎盘血流的调节作用:为了适应妊娠的需要,妊娠期母体心血管功能发生了显著变化,包括母体血容量、心输出量、子宫 / 胎盘血流量的显著增加。妊娠后期,母体血容量、心输出量、子宫 / 胎盘血流量增加了 35%~40%,而子宫 / 胎盘血流量可占心输出量的 25% 左右。妊娠期母体心血管系统的适应性变化机制目前尚未完全阐明,雌激素和孕激素在此适应性变化中可能起着重要作用。雌激素影响妊娠期母体心血管系统和子宫 / 胎盘血流量的机制主要包括以下几个方面:①通过激活肾素 - 血管紧张素系统,增加醛固酮的合成,后者促进水 / 钠的重吸收,从而增加妊娠期的血容量。肾脏和肝脏是合成肾素 - 血管紧张素系统的主要器官,但人类的绒毛膜、羊膜、蜕膜和胎盘绒毛小叶也表达肾素和血管紧张素原。胎盘局部产生的血管紧张素可能参与局部血管阻力的调节和胎盘的血管发生。②雌激素通过扩张血管增加子宫 / 胎盘血流量。由于胎盘血管没有神经支配,子宫/胎盘的血管张力的调节有别于体内其他部位的血管,体液因素是调节子宫/胎盘血管张力的主要因素。雌激素通过存在于子宫/胎盘血管的雌激素受体扩张子宫/胎盘血管,增加子宫/胎盘的局部血流量。妊娠期绒毛外滋养细胞对子宫螺旋小血管的侵蚀也使得子宫/胎盘血管系统处于一种阻力相对较低的状态。临床观察发现,绝经期妇女的心血管发病率高于绝经前,而雌激素替代治疗可以降低心脏冠状动脉的阻力和心血管的发病率,提示雌激素不仅扩张子宫和胎盘的血管,也扩张体循环的血管。雌激素扩张血管的机制可能与一氧化氮有关,雌激素诱导血管内皮一氧化氮合酶 eNOS 的表达。③雌激素通过促进胎盘血管的发生影响胎盘的血流。胎盘血管的发生与子宫内膜和胎盘局部产生的胰岛素样生长因子(IGF)、血管内皮生长因子(VEGF)、胎盘生长因子和血管紧张素 Ⅱ 等有关,雌激素对这些因子的表达都有促进作用。

3)对妊娠期子宫平滑肌张力的影响:雌激素对妊娠期子宫平滑肌张力的影响比较复杂,妊娠期间和妊娠晚期的作用可能不同。一般认为,妊娠期间雌激素与孕激素协同促进子宫增生、维持子宫静息,这样有利于胚泡的植入和妊娠的维持。妊娠期间,雌激素还促进子宫一氧化氮合酶的表达,通过一氧化氮促进子宫的舒张。

妊娠晚期,雌激素对子宫平滑肌的作用发生了变化,且向孕激素相反作用发展。在非灵长类动物妊娠晚期,逐渐成熟的胎儿肾上腺分泌的糖皮质激素逐渐增多。在糖皮质激素的诱导下,胎盘 P450C17 的表达和活性增加,使孕激素向雌激素的转化增加,导致孕激素水平下降,而雌激素水平不断上升。但灵长类动物胎盘,妊娠晚期雌激素的合成与孕激素的合成同期增加,其原因在于灵长类动物胎盘缺乏 P450C17,不能利用胎盘合成的孕激素作为雌激素合成的原料。随着胎儿肾上腺的成熟和脱氢表雄酮硫酸酯的分泌增加,灵长类动物胎盘雌激素的合成不断增加,不断增加的雌激素通过多种机制使子宫平滑肌兴奋阈值降低,以利于分娩的启动。

雌激素降低子宫平滑肌兴奋阈值的机制主要有以下几个方面:①促进细胞膜的钙离子 L 型通道和快速钠离子通道的表达,增加平滑肌细胞的钙离子的内流;②促进电压门控钾通道(I_{SK})的表达,加速细胞内钙离子的清除;③促进子宫平滑肌缝隙连接蛋白 connexin43 的表达,加速去极化过程向整个子宫的扩展;④促进子宫催产素、PGE2 和 PGF2α 受体的表达,加强催产素、PGE2 和 PGF2α 收缩子宫的作用;⑤促进胎膜、蜕膜的 PGE2 和 PGF2α 的合成。

妊娠期间和妊娠晚期雌激素对子宫平滑肌的不同作用,很可能与雌激素的浓度有关。不同浓度的雌激素可能激活不同的雌激素受体亚型,产生不同的生理效应。

4)对妊娠期乳腺的作用:虽然在胎儿期、青春期和月经周期都有乳腺的生长或发育,但乳腺的充分发育出现在妊娠期。妊娠早期主要为乳腺腺泡上皮和导管上皮的分裂增生,使腺泡增多、导管分支增加。从妊娠中期开始,乳腺的发育主要表现在功能上的成熟,为泌乳作好准备。与乳腺发育有关的激素除了垂体分泌的催乳素外,糖皮质激素、生长因子、孕激素和雌激素等也参与了这一过程。体内试验表明,雌激素主要促进乳腺导管上皮细胞的分裂增殖,孕激素主要促进乳腺小叶的发育。雌激素对乳腺导管上皮细胞的促分裂作用可能与乳腺表达的生长因子如 EGF、TGFα、IGF-1 有关。雌激素对乳腺小叶也有一定作用。但此作用是直接作用还是间接通过孕激素、催乳素或生长因子的作用尚不清楚。

(3)雌激素与异常妊娠

1)无脑畸形胎儿:胎儿肾上腺皮质的萎缩为无脑畸形胎儿的典型特征。由于无脑畸形胎儿肾上腺合成的雌激素前体减少,新生儿脐带血的 DHEAS 和 16α-DHEAS 的水平极低,胎盘主要依靠母体肾上腺和肝脏来源的 DHEAS 和 16α-DHEAS 合成雌激素,由于 16α-DHEAS 主要来源于胎儿,无脑畸形胎儿胎盘的雌激素特别是雌三醇的合成严重减少。

2)母体肾上腺功能失调:虽然艾迪生病(Addison 病)孕妇肾上腺功能减退,母体来源的雌激素前体减少,但胎儿肾上腺功能正常,因此胎儿来源的雌激素合成前体 DHEAS 和 16α-DHEAS

正常。胎盘雌二醇的合成依赖于母体和胎儿肾上腺共同提供 DHEAS，而胎盘雌三醇的合成主要依赖于胎儿提供 16α-DHEAS。所以 Addison 病孕妇的血液或尿液的雌二醇水平降低，但雌三醇的水平正常。

3) 产生雄激素的卵巢肿瘤：胎盘含有大量的芳香化酶，到达胎盘的雄激素一般都被有效地转化为雌激素，因此雄激素通过胎盘屏障进入胎儿体内的很少，女性胎儿一般不会发生男性化。但当孕妇患有可以分泌雄激素的卵巢肿瘤时，肿瘤合成的有些雄激素不能被芳香化为雌激素，如 5α-二氢睾酮。这样 5α-二氢睾酮可以通过胎盘屏障进入胎儿体内，使女性胎儿发生男性化。

4) 胎盘缺乏硫酸酯酶：先天性硫酸酯酶缺乏的患者，造成胎盘利用雌激素前体的功能发生障碍，导致雌激素合成减少。受此疾病影响的都为男性胎儿，组织中硫酸酯化的胆固醇水平增高，出生后患有干皮病。

5) 接受糖皮质激素治疗的孕妇：由于糖皮质激素对母体和胎儿垂体 ACTH 释放具有负反馈调节，使垂体 ACTH 的分泌减少，导致肾上腺雌激素前体的合成减少，最终导致胎盘雌激素的合成减少。因此，接受糖皮质激素治疗的孕妇，胎盘雌激素合成减少。

6) 滋养层细胞肿瘤：葡萄胎和绒毛膜癌患者，由于没有胎儿肾上腺供应雌激素前体，胎盘滋养层细胞主要依靠母体来源的雄激素合成雌激素，因此雌激素水平的下降以雌三醇为主。

7) LDL 合成、利用障碍的孕妇：先天性缺乏 β 脂蛋白的孕妇所孕育的胎儿一般基因表型为 LDL 缺乏的杂合子。母体和胎儿 LDL 的生成都发生障碍，因此卵巢黄体、胎盘和胎儿肾上腺由 LDL 摄取的胆固醇量锐减，导致雌激素前体的合成减少，因此母体血液和尿液的雌三醇水平下降。妊娠高血压和妊娠糖尿病时，也可以出现胎儿肾上腺 LDL 的利用降低，胎儿肾上腺雄激素的合成减少，导致胎儿脐带血 16α-DHEAS 水平下降，母体血液和尿液的雌三醇水平降低。

(4) 雌三醇与胎儿状态检测：根据妊娠期母体血液和尿液的雌三醇主要来源于胎儿-胎盘单位的事实，准确测定母体尿液中雌三醇的水平，理论上可以反映胎儿状态和胎盘功能。使雌三醇减少的因素有胎儿肾上腺皮质功能减退、死胎、无脑畸形、胎盘缺乏合成雌激素的酶、孕妇肝肾功能不全、孕妇先天性缺乏 β 脂蛋白、孕妇接受糖皮质激素的治疗、滋养层细胞肿瘤等。但母体尿液雌激素的水平还受下列因素的影响：①虽然多数孕妇尿液雌三醇水平的日间差小于 20%，但不同孕妇血液和尿液的雌三醇水平的正常变异很大，再加上试验误差、孕期误差和尿液采样是否完全等都为判断尿液雌三醇水平是否正常带来困难；②孕妇血液、尿液雌三醇水平除了受胎盘功能和胎儿状态的影响外，还受一些疾病如肾盂肾炎和一些药物如某些抗生素、苯巴比妥、阿司匹林等的影响，这些因素也可导致雌三醇水平的降低。因此在衡量雌三醇水平异常的意义时，应当全面衡量孕妇的状态和用药情况。

3. 糖皮质激素代谢酶 11β-羟基类固醇脱氢酶 虽然胎盘合成孕激素和雌激素的能力很强，但由于胎盘缺乏 2 种细胞色素 P450 酶（21β-羟化酶和 11β-羟化酶），因此不能催化孕酮转化为皮质酮、皮质醇或醛固酮。因此，胎盘也就不具备从头合成糖皮质激素和盐皮质激素的能力。但妊娠期间，母体肾上腺和胎儿肾上腺来源的糖皮质激素随孕期逐渐增多，胎盘、胎膜存在糖皮质激素受体，是糖皮质激素的重要靶器官，妊娠期糖皮质激素不仅调节胎盘激素的合成和释放，而且还可以促进胎儿器官的成熟，特别是肺、肠道和脑等器官。但胎儿过早、过多地接触糖皮质激素往往导致胎儿宫内发育迟缓。虽然胎儿肾上腺较早具有合成雄激素供给胎盘合成雌激素的能力，但直到妊娠晚期，胎儿肾上腺才合成和分泌少量糖皮质激素，而妊娠期间母体血液中的糖皮质激素的浓度却随孕期不断升高。虽然血液中的大部分糖皮质激素与皮质类固醇结合球蛋白（corticosteroid-binding globulin，CBG）结合在一起，但母体血液中游离的糖皮质激素仍然比胎儿体内高十几倍，所以必须建立一道阻止母体糖皮质激素进入胎儿体内的胎盘屏障，以保证胎儿体内低水平的糖皮质激素环境。糖皮质激素对胎盘、胎膜作用的调节和胎盘的糖皮质激素屏障是由 2 型糖皮质激素代谢酶——11β- 羟基类固醇脱氢酶(11β-hydroxysteroid dehydrogenase,11β-HSD)承担的。

11β-HSD 属于短链乙醇脱氢酶家族成员之一,它催化糖皮质激素结构中第 11 位碳原子上的酮基与羟基之间的氧化还原反应,使有生物活性的皮质醇(cortisol)与无活性的 11- 脱氢 -17- 羟皮质酮(可的松,cortisone)相互转化;在啮齿类动物,它催化皮质酮(corticosterone)与脱氢皮质酮(dehydrocorticosterone)之间的转化(图 5-4)。近年来随着 11β-HSD 亚型的发现及其基因的克隆,11β-HSD 在体内新的功能不断被发现,目前关于此酶的研究已经成为糖皮质激素研究的一个活跃领域。

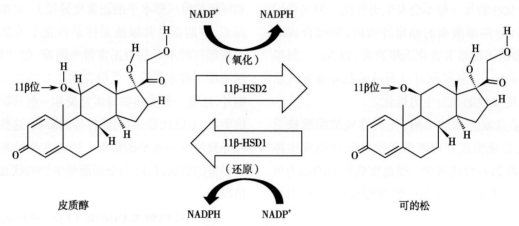

图 5-4 11β- 羟基类固醇脱氢酶催化的糖皮质激素的转化

(1)11β-HSD 酶Ⅱ型:人们首先从大鼠肝脏分离纯化了 11β-HSD1,发现此酶主要以糖基化的形式存在于微粒体中,其作用依赖于辅酶 NADP(H),它具有氧化还原酶的双向催化作用,既可使皮质醇脱氢氧化为无活性的 11- 脱氢 -17- 羟皮质酮,又可使无活性的 11- 脱氢 -17- 羟皮质酮还原为有活性的皮质醇,但在 NADPH 充足的条件下11β-HSD1 是活化糖皮质激素的还原酶。后来人们又从肾脏中发现了另外一种高亲和力并仅具有单向氧化酶作用的 11β-HSD2 亚型,此酶的氧化作用依于辅酶 NAD$^+$,11β-HSD Ⅱ型的比较见表 5-1。

(2)11β-HSD2 的胎盘糖皮质激素屏障作用:糖皮质激素虽然可以促进胎儿肺脏和胃肠道等器官的成熟,但过多的糖皮质激素抑制胎儿的生长发育,并对脑和肾脏产生不良影响,甚至编程胎源性疾病的发生。胚胎初期,胎儿本身基本不产生糖皮质激素。胚胎后期,由于胚胎器官成熟和分娩启动的需要,胎儿肾上腺开始产生少量的糖皮质激素。接近足月时,胎儿血液循环的糖皮质激素 75% 来源于自身。因此妊娠期间母体和胎儿之间需要一道糖皮质激素屏障以阻挡高于胎儿 5~10 倍浓度的母体糖皮质激素进入胎儿血液循环。

表 5-1 人类 11β-HSD1 和 11β-HSD2 的比较

比较项目	11β-HSD1	11β-HSD2
基因	*11HSD1B*	*11HSD2B*
基因长度	9kb	6kb
外显子数	6	5
基因定位	1 号染色体	16q22 染色体
mRNA	1.5kb	1.9kb
酶分子量	34Kda	40Kda
氨基酸数	292	405
糖基化位点	2	1
酶活性	还原酶	氧化酶
辅酶	NADPH	NAD
Km	μM	nM
分布	广泛,肝脏最高	盐皮质激素靶器官,肾脏、胎盘最高

虽然胎儿的一些器官在胚胎早期就有11β-HSD2的表达，可以灭活进入胎儿体内的糖皮质激素，但胎儿循环中 11- 脱氢 -17- 羟皮质酮主要来源于母体，说明母体糖皮质激素在通过胎盘时，多数已被胎盘表达的 11β-HSD2 转化为无活性的 11- 脱氢 -17- 羟皮质酮，因此胎盘 11β-HSD2的糖皮质激素屏障作用比胎儿组织本身表达的11β-HSD2 更为重要。人类胎盘灌流实验则直接表明，灌流入胎盘母体侧绒毛小叶间隙的皮质醇大部分被转化为 11- 脱氢 -17- 羟皮质酮并由胎儿侧静脉流出，即糖皮质激素在进入胎儿循环前大部分被胎盘 11β-HSD2 转化为无活性的 11- 脱氢 -17-羟皮质酮，胎儿组织中 11β-HSD2 只为保护胎儿免受母体糖皮质激素作用提供了第二道防线。胎盘是体内 11β-HSD2 含量最高的器官之一，整个妊娠过程中胎盘 11β-HSD2 的活性都比较活跃，而且高等和低等动物胎盘中都发现有 11β-HSD2 的存在，说明此保护机制广泛存在于哺乳类动物。免疫组织化学研究发现，胎盘 11β-HSD2 主要分布于胎盘绒毛膜小叶的合体滋养层细胞，此分布使11β-HSD2 处于调控母体糖皮质激素进入胎儿循环的最前沿。

英国 David Barker 教授等的流行病学研究表明，相对胎龄低出生体重（宫内发育迟缓）并伴有过大胎盘的婴儿，成年后高血压、非胰岛素依赖性糖尿病的发病率较高，提示胎儿宫内生长发育的环境可能编程成年慢性疾病的发生，此即疾病的胚胎源性学说。近年来发现，糖皮质激素是宫内发育迟缓的重要原因，而且与疾病印迹的关系非常密切，因此，胎盘 11β-HSD2 的功能异常造成过多的糖皮质激素进入胎儿体内可能是胎儿宫内发育迟缓和疾病印迹的重要环节。人类研究发现，宫内发育迟缓胎儿的血液中糖皮质激素浓度增加，妊娠期接受糖皮质激素治疗的孕妇，可以导致胎儿宫内发育迟缓。另外，先天性缺乏 *11β-HSD2* 基因的表观盐皮质激素过多综合征（AME）患者，出生时也多有宫内发育迟缓发生。人类胎盘 11β-HSD2 的活性虽然与胎盘的重量无相关性，却与出生体重呈正相关。动物实验发现，妊娠期营养不良导致的宫内发育迟缓伴有胎盘 11β-HSD2 的活性降低和胎儿体内糖皮质激素浓度过高。大鼠胎盘 11β-HSD2 的活性与出生体重成正比，与胎盘重量成反比。妊娠期给予大鼠可以通过胎盘屏障的人工合成地塞米松或 11β-HSD2 抑制剂，可以导致胎鼠宫内发育迟缓，而且胎鼠成年后心血管疾病和糖尿病的发病率均高于正常鼠。以上动物和人类的观察均表明，11β-HSD2 是胎盘的糖皮质激素屏障，其功能异常是胎儿宫内发育迟缓的重要原因。

（3）胎膜 11β-HSD1 的分娩启动作用：11β-HSD1 与 11β-HSD2 在胎盘和胎膜的分布截然不同。如上所述，11β-HSD2 主要存在于胎盘的合体滋养细胞。11β-HSD1 则少量存在于人类胎盘的血管内皮，但大量存在于胎膜，而且胎膜是胎儿所有组织器官中表达 11β-HSD1 最多的组织。胎膜表达的11β-HSD1 在妊娠晚期糖皮质激素的驱动下正反馈活化产生大量有活性的糖皮质激素，活化的糖皮质激素在胎膜局部促进胎膜前列腺素的合成和促进胎膜细胞外基质的重构，从而参与分娩启动和胎膜破裂，这与低等动物胎儿肾上腺来源的糖皮质激素在分娩启动中的作用具有异曲同工之效。

（二）肽类激素

胎盘分泌大量的多肽类或蛋白质类激素，发现最早和研究较多的是人绒毛膜促性腺激素（human chorionic gonadotropin, hCG）、人胎盘催乳素（human placental lactogen, hPL）和人生长激素变异体（human growth hormone variant, hGH-V）等。除了这些经典的胎盘肽类或蛋白质类激素外，近年来发现胎盘也能够合成许多下丘脑、垂体和其他组织合成分泌的肽类或蛋白质类激素，如促肾上腺皮质激素释放激素（CRH）、促性腺激素释放激素（GnRH）、生长激素释放激素（GHRH）和生长抑素（somatostatin）、瘦素（leptin）、松弛素（relaxin）、肾素 - 血管紧张素系统、心房钠尿肽和脑肠肽等，它们在早期妊娠维持、胎儿生长发育和分娩中起着重要作用。本节介绍几种主要的胎盘合成分泌的多肽类或蛋白质类激素。

1. 人绒毛膜促性腺激素　人绒毛膜促性腺激素（human chorionic gonadotropin, hCG）是胎盘最早能够合成分泌的激素之一，受精后第 10 天左右即可在母体血液检测到 hCG，其实受精后第 6 天左右，胚泡滋养层细胞便开始分泌 hCG。月经周期的卵巢黄体分泌大量的雌激素和孕激素，它们反馈抑制垂体黄体生成素（LH）的分泌。如果没有受孕，由于黄体失去了垂体来源的 LH 的支持，黄体功能只能维持 2 周左右便萎缩；如果怀孕，胎盘分泌的 hCG 则可以替代垂体来源的 LH 继续维持黄体的功能 7~9 周，直到妊娠第 10 周左右胎盘本身产生孕激素和雌激素的功能成熟，此时黄体对 hCG 的敏感性下降也出现萎缩。因此 hCG 是维持早期妊娠的关键激素。

（1）hCG 结构：hCG 属于糖蛋白激素家族的一员，此家族成员还包括 LH、FSH 和 TSH 等，hCG 是体内糖基化程度最高的蛋白之一。这些激素的共同特点是由 α 和 β 两个亚基组成，其中 α 亚基的一级结构相同，但 α 亚基上的糖基化不同；这些激素的 β 亚基的一级结构和糖基都不相同，β 亚基是赋予此家族成员功能特异性的关键所在，但当浓度较高时，hCG 还能与 TSH 受体结合。

hCG α 亚基由 92 个氨基酸组成，分子量为 14 500，α 亚基多肽链中有 10 个半胱氨酸，它们之间可形成 5 个二硫键；α 亚基多肽链中还含有 2 个通过 N'- 糖苷键连接于第 52 位和 78 位的天冬酰胺的寡聚多糖链，多肽链的糖成分占 α 亚基分子量的 30%。hCG β 亚基由 145 个氨基酸组成，分子量为 22 000，分子内有 12 个半胱氨酸，它们之间可形成 6 个二硫键。hCG β 亚基与 FSH 和 TSH β 亚基分别存在 34% 和 38% 的同源性；hCG β 亚基多肽链的 N' 末端的 120 个氨基酸与 LH β 亚基多肽链存在 80% 的同源性，而 hCG β 亚基多肽链 C' 末端的 24 个氨基酸为 hCG 的特异性结构，不存在于 LH β 亚基。hCG β 亚基含有 6 个寡聚多糖链，其中 2 条寡聚多糖链通过 N'- 糖苷键分别与第 13 和 30 位的天冬酰胺连接，另外 4 条多糖链则通过 O'- 糖苷键分别与第 121、127、132 和 138 位的丝氨酸连接。hCG β 亚基的糖成分占分子量的 30%。hCG 分子内的二硫键起着稳定 hCG 三级结构的作用，而多糖成分起着维持 hCG 与受体结合所需构象的作用，α 亚基和 β 亚基都是 hCG 与其受体结合所需要的。

人类妊娠母体血浆、尿液和胎盘除了存在 hCG αβ 二聚体外，还存在一定量的游离的 α 亚基、β 亚基和 β 亚基的核心片段（code fragment）。游离 α 亚基与 hCG αβ 二聚体中的 α 亚基含有的寡聚多糖链不同：游离 α 亚基 N'- 糖苷键连接的寡聚多糖的分支较多，含有较多的果糖和唾液糖成分；游离 α 亚基第 39 位的苏氨酸残基还含有 O'- 糖苷键连接的寡聚多糖。由于游离 α 亚基的寡聚多糖体积较大，因此妨碍 α 亚基与 β 亚基的结合。过去认为游离的 α 亚基没有生物活性，但最近发现它具有一定的生物活性，游离的 α 亚基参与蜕膜催乳素的释放调节。游离 β 亚基除了 N'- 糖苷键连接的寡聚多糖与 hCG 中 β 亚基稍有不同外，其他结构与 hCG β 亚基结构基本一致。只有当游离的 β 亚基浓度较高时才有一定的生物活性。另外，游离 β 亚基可以与 α 亚基结合形成完整的 hCG 二聚体。人类胎盘还分泌一种 β 亚基核心片段，妊娠血浆和尿液都含有这种片段，其中尤以尿液含量为高。此片段由 hCG β 亚基的第 6~40 位的氨基酸残基片段通过二硫键与第 55~92 位氨基酸肽链片段结合而成，分子中含有 2 个 N'- 糖苷键连接的寡聚多糖链，β 亚基核心片段没有生物活性。妊娠血浆和尿液中还存在少量结构缺陷的 hCG αβ 二聚体（nicked dimer），其 β 亚基缺少第 44~52 位氨基酸残基，结构缺陷的 hCG 生物活性只有完整 hCG 生物活性的 20%。

（2）hCG 基因：hCG α 亚基的基因位于 6 号染色体上，长度约为 9.4kb，包括 4 个外显子和 3 个内含子，转录起始位点位于 TATAAA 共有序列下游第 23 和 25 对碱基处，基因启动子位于转录起始位点上游 100 个碱基以内。α 亚基基因启动子部分包括 cAMP 反应元件（cAMP response element，CRE）、滋养层细胞特异元件（trophoblast cell specific element，TSE）、α- 激活蛋白（α-activin，α-ACT）、连接调节元件（JRE）、糖皮质激素反应元件（glucocorticoid response element，GRE）和 GnRH 调节位点等。其中 CRE 主要与第二信使 cAMP/ 蛋白激酶 A（PKA）通路激活的转录因子 cAMP 反应元件结合蛋白（cAMP response element binding protein，CREB）结合，被 PKA 磷酸化的 CREB 形成二聚体，然后与 CRE 结合并启动 hCG α 亚基基因的转录。TSE 也称上游调节位点（URE），与 TSE 结合的转录因子目前尚不明了，但 TSE 和 CRE 之间可相互作用。JRE 可与连接调节因子等几种转录因子结合，JRE 可能与 hCG α 亚基的基础和特异性表达有关。

hCG β 亚基有 6 个基因，它们与 LH 基因形成 1 个基因簇，位于 19 号染色体上，依次分别为 CGβ7、CGβ8、CGβ5、CGβ1、CGβ3、LHβ 基因，LHβ 基因过去也称为 CGβ4。这 7 个基因的总跨度为 50kb，每个基因长度为 1.45kb，包含 3 个外显子和 2 个内含子。CGβ3 和 CGβ5 表达的 β 亚基蛋白相同，由 CGβ7 和 CGβ8 表达的 β 亚基蛋白与 CGβ3 和 CGβ5 表达的 β 亚基蛋白之间有 1~2 个氨基酸的差别。这 4 个基因 5′ 末端的结构非常相似，转录起始于翻译启动位点的上游第 366 个碱基处，转录起始位点周围没有 TATA 结构。CGβ1 和 CGβ2 的第 1 个内含子存在变异，它们虽然可以转录 mRNA，但目前尚未发现由它们表达的 β 亚基蛋白。因此表达 hCG β 亚基的基因实际上只有 4 个，分别为 CGβ3、CGβ5、CGβ7 和 CGβ8。它们在妊娠早期都有表达，但表达的程度不同，其中 CGβ5 转录的 mRNA 占 hCG β 亚基 mRNA 总量的 65%，由 CGβ7、CGβ1、CGβ2 表达的 mRNA 只占 hCG β 亚基 mRNA 总量的 2%。另外，hCG β 亚基基因的启动子部分也存在多个 cAMP 反应元件（CRE），提示 hCG α 和 β 亚基基因的转录都可以被 cAMP/PKA 通路所调节。

（3）hCG 的分泌：受精后第 6 天左右，胚泡滋养层细胞便开始分泌 hCG，妊娠 6 周以前，hCG 主要是由胎盘绒毛的细胞滋养细胞合成和分泌的，第 6 周以后转为主要由绒毛的合体滋养细胞合成和分泌。hCG 合成后通过胞吐的方式迅速释放入血，细胞内 hCG 的储存量很少。月经周期 LH 高峰后或受精后第 10 天左右即可在母体血液检测到 hCG，此时正值胚泡植入和滋养细胞与母体血液开始接触的时期，以后母体血液 hCG 浓度呈指数增加。妊娠第 8 周时达到高峰（10~15μg/ml），并持续至第 12 周，然后开始下降，并于第 18 周以后稳定在相对较低水平，但仍有高峰值的 1/5 左右，而且一直维持至妊娠足月，于产后第 4 天由母体血液中消失（见图 5-2）。母体血液 hCG 水平虽然没有昼夜节律，但存在一定的波动，这主要是滋养细胞激素分泌的波动特性所决定的。妊娠期尿液 hCG 的水平与母体血液相平行，如果受孕，妊娠后第 6~10 周，孕妇尿液的 hCG 水平可由 1IU/ml（妊娠第 4 周）迅速升高到 100IU/ml。因此根据此现象，临床可以检测尿液 hCG 的水平判断早期妊娠。胎儿血液 hCG 浓度的变化规律虽然与母体血液类似，但浓度只有母体血液的 3%，提示胎盘 hCG 主要分泌进入母体循环，少量可以进入胎儿循环。妊娠早期羊水的 hCG 浓度与血液浓度相仿，但妊娠中、晚期羊水中 hCG 浓度迅速下降到母体血液水平的 20%。羊水 hCG 除了来源于滋养层细胞外，胎儿肾脏排泄的 hCG 可能也为羊水 hCG 的来源。

母体血浆游离 α 亚基和 β 亚基水平的变化不同于完整 hCG 分子。游离 α 亚基在妊娠第 6 周时出现在母体血浆，以后逐渐升高，最高时可达 500ng/ml；妊娠晚期，游离 α 亚基可占母体血液 α 亚基总量的 30%~50%。妊娠第 3 周时母体血浆出现游离 β 亚基，其变化特征与完整 hCG 有相似之处，但浓度远远低于 hCG，浓度最高时只达到 300ng/ml，只占母体血液 β 亚基总量的 3%。游离 α 亚基和 β 亚基也存在于羊水中，而且占羊水的 α 和 β 亚基总量的比例较高，说明完整的 hCG 主要分泌入母体血液，而分泌入羊水的量比较少。

母体血液 hCG 的清除呈现快、慢 2 个时相，半衰期分别为 6 小时和 36 小时，20% 的 hCG 经尿液排出，其余部分主要由肾脏的近曲小管、肝脏的网状内皮和卵巢细胞摄取，然后在细胞内酶解。母体血液的游离 α 和 β 亚基的清除虽然也有 2 个时相，但清除速度比 hCG 快得多，半衰期分别为 13 分钟和 40 分钟，很少有完整的游离 α 和 β 亚基随尿液排出。

（4）合成、分泌的调节：胎盘 hCG 的合成和分泌受多种激素、细胞因子和生长因子的调节，但何为调节胎盘 hCG 分泌的关键因素目前尚不清楚。PKA 和 PKC 通路的激活都可以磷酸化 CREB，CREB 通过与 hCG 基因启动子的 CRE 结合促进胎盘 hCG 的合成和释放，而且 PKC 与 PKA 通路之间还存在相互作用。

(5)hCG 的生物作用

1)对卵巢功能的影响：hCG 最重要的生物作用是维持卵巢黄体并促进卵巢黄体孕激素和雌激素的合成和释放。排卵后卵巢黄体的形成和功能主要受垂体 LH 的调节，但随着黄体分泌孕激素和雌激素量的增加，这些激素负反馈作用于下丘脑和垂体使 GnRH 和 LH 的分泌减少。如果此时没有受孕，随着垂体 LH 的释放减少，黄体功能只能维持 2 周左右，黄体的萎缩导致血液循环中孕激素和雌激素浓度急剧下降，子宫内膜因为失去了孕激素和雌激素的支持而出现脱落和出血，形成月经。如果受孕，胚泡的滋养细胞在受精后第 6 天便开始分泌 hCG，随着胎盘分泌 hCG 的逐渐增多和垂体来源的 LH 的逐渐减少，逐渐增多的胎盘 hCG 取代垂体 LH 的作用，继续维持妊娠初期(7~9 周)卵巢黄体的存在，此即所谓的妊娠黄体，使妊娠黄体继续分泌孕激素和雌激素，直到妊娠第 10 周左右胎盘本身建立起成熟的合成孕激素和雌激素的能力。因此，hCG 是维持早期妊娠的关键激素。未受孕妇女如果接受 hCG 治疗可以延长卵巢黄体的寿命、刺激黄体孕激素和雌激素的合成；早期妊娠如果给予孕妇 hCG 抗体可以导致流产。

黄体 hCG 受体研究发现，此受体对垂体的 LH 和胎盘的 hCG 都有很高的亲和力，因此也称为 LH/hCG 受体。hCG 受体为 G 蛋白偶联受体，第二信使为 cAMP，cAMP 激活的细胞内信号转导途径除了促进黄体细胞 LDL 受体的表达和增加胆固醇的摄取外，还促进 P450scc 的表达，后者催化胆固醇向孕烯醇酮的转化，最后导致孕激素的合成增加。受孕后在 hCG 的作用下，妊娠黄体可以维持 7~9 周，以后虽然血液中的 hCG 水平较高，但由于黄体对 hCG 的敏感性降低而出现萎缩，黄体对 hCG 的失敏原因目前尚不清楚，雌激素可能是其失敏的原因之一。HCG 在促进黄体合成孕激素的同时也促进雌激素的合成，雌激素具有抑制 hCG 释放孕激素的作用，因此随着雌激素的合成增多，hCG 对黄体孕激素分泌的影响受到抑制，而 hCG 促进雌激素的释放作用则没有失敏现象。hCG 除了促进黄体孕激素和雌激素的分泌外，还促进黄体抑制素和松弛素的释放，抑制素抑制垂体 FSH 的释放，从而使妊娠期卵泡发育受到抑制。

2)对胚泡植入的影响：hCG 是体内糖基化程度最高的蛋白之一。有趣的是，Cole LA 等发现绒毛外滋养细胞合成一种比绒毛滋养细胞合成的糖基化程度更高的 hCG，被称为高糖基化 hCG(hCG-H)，高糖基化使得 hCG 三级结构不能折叠，暴露出与 TGF β 类似的结构域。因此，绒毛外滋养细胞分泌的 hCG-H 不具有促进黄体功能的作用，但可以通过 TGF β 受体促进绒毛外滋养细胞的侵袭，促进胚泡的植入和妊娠的建立。

3)对胎盘激素分泌的影响：hCG 除了促进黄体孕激素和雌激素的分泌外，还促进胎盘孕激素的分泌。用 hCG 抗血清中和胎盘分泌的内源性 hCG，胎盘孕激素的分泌减少，提示 hCG 促进胎盘孕激素的合成和释放，其作用机制类似对黄体的作用。hCG 同样促进胎盘雌激素、抑制素、IGF-Ⅱ和 PGE2 的产生。用 hCG 抗血清可使胎盘滋养层细胞的增生受到抑制，提示内源性的 hCG 还促进胎盘滋养层的增生。

4)对胎儿类固醇激素合成的影响：胎儿血液睾酮的浓度高峰与胎儿血液和羊水的 hCG 浓度高峰的时间一致，因此有人提出 hCG 可能参与胎儿睾酮的合成。实验发现，睾丸存在高亲和力的 hCG 结合位点，hCG 可能通过 cAMP 促进睾酮的分泌和睾丸间质细胞的分化。

妊娠 15 周以前，胎儿肾上腺胎儿带类固醇激素的合成不受垂体 ACTH 的调控，提示存在调控胎儿肾上腺功能的其他激素。胎儿肾上腺的胎儿带在妊娠第 10 周左右开始合成脱氢表雄酮，后者为胎盘雌激素合成的前体，此时也恰为血浆 hCG 高峰出现的时间，因此，hCG 很可能为胎儿肾上腺类固醇激素合成的主要调节因素之一。成年人肾上腺的网状带存在 hCG 受体，虽然相当于网状带的胎儿肾上腺胎儿带是否存在 hCG 受体目前尚不清楚，但给予新生儿 hCG 可以使新生儿尿液的脱氢表雄酮排出增加。体外研究也发现，hCG 促进胎儿肾上腺脱氢表雄酮的产生。

5)对甲状腺功能的影响：hCG 与 TSH 同属糖蛋白激素家族成员，它们具有类似的结构和相同的 α 亚基。甲状腺细胞膜不仅存在 hCG 的结合位点,而且 hCG 和 TSH 受体还有交叉结合。临床研究发现,患有分泌 hCG 肿瘤的患者通常有甲状腺亢进的症状,给予正常人 hCG 也可促进甲状腺的功能。妊娠血浆 hCG 水平与血浆游离甲状腺激素水平的升高和血浆 TSH 水平的下降呈一定的相关性。流产后 hCG 水平的急剧下降伴随着母体血浆甲状腺激素水平的下降和 TSH 水平的升高。动物实验发现,hCG 和人类妊娠血浆都能促进动物甲状腺的功能,而且妊娠血浆的作用可被 hCG 抗血清所中和。以上发现为 hCG 促进母体甲状腺功能提供了直接证据,这与妊娠期母体甲状腺功能增强具有一定关系。

2. 人胎盘催乳素 人胎盘催乳素(human placental lactogen,hPL)为胎盘绒毛合体滋养层细胞分泌的单链多肽激素,又称人绒毛膜生长激素(human chorionic somatomammotropin,hCS),具有生长激素的作用,调节母体与胎儿的物质代谢,促进胎儿生长。最初发现 hPL 对动物具有很强的催乳作用,故命名为人胎盘催乳素,但后来的研究证明,hPL 对人类几乎没有催乳作用,而主要促进胎儿生长,因此又称为人绒毛膜生长激素,但 hPL 的名称一直沿用至今,实际上 hCS 的名称更为确切。

(1)hPL 的分子结构:hPL 是一个不含糖基的 191 个氨基酸的单链多肽,分子量为 22 279。它与胎盘分泌的 hGH-V、垂体分泌的生长激素和催乳素属于同一家族。hPL 的结构与生长激素有 95% 的同源性,与催乳素也有 67% 的同源性。hPL 通过 2 个二硫键形成与生长激素结构类似的二级、三级结构。hPL 与生长激素都可以与催乳素受体结合,而且具有相似的亲和力,进一步的分析发现两者与催乳素受体结合的结构域同源性很高。hPL 也可以与生长激素受体结合,但亲和力比生长激素低约 2 300 倍,主要原因是其与生长激素受体结合部位的结构不同于生长激素。血浆和胎盘的 hPL 除了以单体形式存在,还可以二聚体和多聚体的形式存在。多数二聚体是由 2 个 hPL 的单链以二硫键首尾结合而成,也有少数二聚体只是 hPL 单链之间的非共价键结合。

(2)hPL 的基因结构:hPL 的基因与生长激

素的基因共同位于 17 号染色体上,形成 *GH-hPL* 基因簇,此基因簇包括转录 hPL 的基因 *hCS-A*、*hCS-B*、*hCS-L* 和转录正常生长激素的基因 *hGH-N* 及转录变异生长激素的基因 *hGH-V*。这 5 个基因都是由 5 个外显子和 4 个内含子组成,长度约 2kb,基因的编码区及其两侧的序列结构同源性高达 91%~98%。*hCS-A* 和 *hCS-B* 基因为 hPL 的主要编码基因,由它们表达的 hPL 前体只在信号肽处有 1 个氨基酸残基的差别。因此经过翻译后加工,两者表达的 hPL 结构完全一致。妊娠早、中、晚期由 *hCS-A* 基因转录的 hPL mRNA 各占 hPL mRNA 总量的 60%、60% 和 85%。*hCS-A* 和 *hCS-B* 基因在其转录起始位点的 -30/-25 和 -85/-80 处存在 2 个共有序列,分别为 TATAAA 和 CATAAA,82%~95% 的 hPL 的转录起始位点位于 TATAAA 结构下游的第 30 对碱基处,其余起始于下游第 56 对碱基处。*hCS-L* 基因可以在胎盘转录,但目前尚未在胎盘发现由此基因表达的 hPL 蛋白。

hCS-A 和 *hCS-B* 基因的启动子部位存在多种转录因子的反应元件,① GHF-1 反应元件:GHF-1 为调节垂体生长激素基因表达的转录因子,GHF-1 也同样促进胎盘 *hCS-A* 和 *hCS-B* 基因的表达,但由于目前尚未发现胎盘有 GHF-1 蛋白的存在,因此 GHF-1 在胎盘 *hCS-A* 和 *hCS-B* 基因表达调节中的生理意义还有待进一步研究;② Sp-1 反应元件:*hCS-A* 和 *hCS-B* 基因的启动子部分还存在转录因子 Sp-1 的结合位点,Sp-1 是调节胎盘 *hCS-A* 和 *hCS-B* 基因转录的重要转录因子;③ TEF-1 结合部位:TEF-1 是促进垂体生长激素基因转录作用很强的转录因子,胎盘可能存在类似的转录因子;④甲状腺激素反应元件:*hCS-A* 和 *hCS-B* 基因启动子部分还存在多个甲状腺激素反应元件,GHF-1 可以影响甲状腺素受体与 *hCS-A* 和 *hCS-B* 基因的结合;⑤糖皮质激素受体也可以与 *hCS-B* 基因结合,但如何调节转录目前尚不清楚;⑥转录抑制因子:*hCS-A* 和 *hCS-B* 基因还有转录抑制因子 PSF 的结合位点,PSF 可以抑制 GHF-1 启动的 *hCS-A* 和 *hCS-B* 基因转录。

(3)hPL 分布、分泌和代谢:hPL 为胎盘分泌的主要激素之一,胎盘每日分泌量约 0.3~1.0g,足月时 hPL mRNA 占胎盘总量的 5%。免疫组织化学和原位杂交方法都证明，妊娠前 6 周，hPL 主要由人绒毛膜滋养层细胞合成和分泌，以后随着细胞滋养层细胞向合体滋养层的融合，合体滋养层细胞成为 hPL 的主要合成场所。

妊娠第 3 周左右就可以在胎盘和母体血浆检测到 hPL，母体血浆 hPL 水平在妊娠早期呈指数性急剧升高，妊娠中期以后增加速度放缓，直至妊娠足月（见图 5-2）。足月时母体血浆 hPL 的浓度为 5~15μg/ml，其中二聚体和多聚体的比例少于10%，血浆中少量的 hPL 与巨球蛋白相结合。母体血液循环的 hPL 的半衰期为 10~20 分钟，由尿液排出的 hPL 主要以 hPL 代谢产物为主，少量为完整的 hPL。胎儿血液循环中 hPL 的浓度低于母体循环，妊娠 12~20 周时胎儿循环 hPL 的浓度为400~500ng/ml，足月时下降为 20~30ng/ml。胎盘hPL 还可分泌进入羊水，妊娠第 11 周时羊水 hPL浓度就已达到 400ng/ml，以后不断升高，妊娠中期开始下降，足月时降至妊娠早期水平。胎盘生乳素进入胎儿循环和羊水的途径目前尚不清楚。

（4）胎盘 hPL 合成和分泌的调节：胎盘首先合成带有信号肽的 hPL 前体，此前体为 217 个氨基酸，经翻译后加工脱掉信号肽，成为成熟的 hPL。hPL 的翻译后加工和分泌为经典的蛋白 / 肽类激素加工和分泌途径。影响 hPL 合成和分泌的因素很多，包括胎盘体积和合成 hPL 的细胞数目增加、能量代谢产物、多种激素和生长因子等，但影响hPL 表达的主要调节因素目前仍未阐明。

（5）hPL 的生物作用：由于 hPL 的结构与催乳素和生长激素类似，hPL 与催乳素和生长激素受体又存在交叉结合，因此 hPL 的许多功能与催乳素和生长激素的功能类似。生长激素和催乳素受体属于造血因子类受体家族。此类受体细胞内部分虽然不具有酪氨酸蛋白激酶的活性，但与其结合的接头蛋白质具有酪氨酸蛋白激酶的活性，与此类受体结合的常见蛋白质为 JAK 酪氨酸蛋白激酶。当配基与受体结合后，导致 JAK 和受体的磷酸化，磷酸化的 JAK 进一步对细胞内的其他与生长相关的蛋白质磷酸化，磷酸化的蛋白质转位到细胞核内调节靶基因的转录。胎盘 hPL 的催乳作用在动物身上比较明显，在人类不明显。在人类，hPL 的主要作用为促进细胞的增生、影响能量代谢和保证胎儿对营养物质的需求等。

1）对能量代谢的影响：妊娠中、后期母体的糖代谢和脂类代谢发生了一些适应性变化，以保证胎儿对葡萄糖的需求。这些变化包括胰岛素的基础分泌和葡萄糖诱导性分泌增加、某些母体组织对胰岛素敏感性降低、糖耐量异常和脂类代谢增加等，hPL 是造成母体产生这些适应性代谢变化的主要激素之一。

hPL 对胰岛 β 细胞的胰岛素的表达、分泌具有直接的促进作用。妊娠时母体血液胰岛素水平增加可能与 hPL 有关。hPL 造成的某些母体组织对胰岛素的失敏可以降低母体组织对葡萄糖的利用，这样可以保证胎儿对葡萄糖的需求。hPL 可以使母体葡萄糖的耐受能力降低，给予孕妇葡萄糖可以导致血液葡萄糖浓度异常升高。hPL 还促进母体脂肪的水解，给予 hPL 可以导致血液游离脂肪酸、酮体和甘油水平的升高。在能量充足的状态下，hPL 可以增加脂肪细胞葡萄糖的摄取、促进脂肪酸重新脂化为甘油三酯以贮存能量，以便饥饿时可以动员更多的母体脂肪为母体提供能量，这样可以节省母体葡萄糖以保证胎儿对葡萄糖的需求。

值得指出的是，hPL 尽管可以与生长激素受体结合，但亲和力低于生长激素的 1/2 300，而胎盘产生的 hGH-V 与生长激素受体的亲和力却很高，hPL 可以与催乳素受体结合，但 hGH-V 与催乳素受体亲和力却比较低。因此，妊娠时胎盘分泌的hPL 和 hGH-V 虽然都影响能量代谢，但侧重面不同。hPL 具有促进胰岛细胞胰岛素表达的作用，但hGH-V 无此作用；hGH-V 具有较强的脂肪水解作用，而 hPL 的这方面作用则比较弱。

2）对胎儿生长的影响：过去认为 hPL 的促生长作用只有生长激素的 1%，因此 hPL 本身对胎儿生长的作用甚微，hPL 主要通过影响母体的能量代谢间接影响胎儿的生长发育。但现在发现胎儿的许多器官组织表达 hPL 受体，如肝脏、骨骼肌、皮肤、肾上腺、心脏、小肠、肾脏和脑组织等。体外研究发现，hPL 促进胎儿成纤维细胞、肝细胞、肌细胞对氨基酸、胸腺嘧啶脱氧核苷的摄取，促进胎儿组织胰岛素样生长因子及其结合蛋白的分泌,hPL 产生这些作用所需的浓度也与妊娠中期胎儿体内的 hPL 浓度类似,因此 hPL 可能既可以通过母体代谢间接促进胎儿生长发育,也可以直接促进胎儿组织细胞的增殖。

先天性 hCS-A 和 hCS-B 基因缺陷的孕妇血液 hPL 和 hGH-V 浓度很低,甚至缺如。但在这种情况下,妊娠仍能正常进行,而且母体血液的雌激素、孕激素、催乳素、生长激素和 hCG 的浓度正常,产后泌乳,胎儿出生时和出生后的发育也正常,说明 hPL 在妊娠中的作用并不关键。但也有研究发现,hPL 基因缺陷时,虽然妊娠可以维持,但胎儿出生时存在宫内发育迟缓,妊娠期母体有轻微的先兆子痫症状。hPL 很可能是妊娠期垂体催乳素和生长激素的后备军,一般情况下,垂体激素的作用已经足够满足妊娠的需要,但在饥饿状态下,需要大量的生长激素才能保证胎儿能量的需求,这是由于胎盘分泌的 hPL 与生长激素和催乳素的作用交叉,因此可以弥补生长激素的分泌不足。

3)对乳腺功能的影响:妊娠期乳腺的发育包括乳腺导管、乳腺小泡的增生和乳汁蛋白的表达等。hPL 对动物乳腺具有很明显的促泌乳作用,但对人类乳腺的泌乳作用不明显。试验发现,hPL 可以促进乳腺肿瘤的增殖和乳腺导管上皮的 DNA 合成。因此,hPL 对人类乳腺的主要作用可能为促进细胞的增生,而不是促泌乳作用。

3. 人生长激素变异体　人生长激素变异体(human growth hormone variant,hGH-V)为胎盘分泌的生长激素,与 hPL 同属生长激素家族。hGH-V 的偶然发现与妊娠期生长激素的测定有关,当人们用 2 种生长激素的单克隆抗体测定妊娠血浆生长激素的变化特征时,发现用一种抗体测定的生长激素水平在妊娠 25 周后明显上升,而另一种抗体测得的生长激素水平反而下降,用第 1 种抗体也可以在胎盘检测到生长激素的存在,但第 2 种抗体不能检测到胎盘生长激素,说明妊娠 25 周后,母体血浆生长激素的增加来源于胎盘分泌的一种抗原性与垂体生长激素有交叉的生长激素。随着胎盘生长激素的纯化、基因的克隆,人们认识到胎盘生长激素的结构不同于垂体生长激素,是一种变异的生长激素。

(1)胎盘 hGH-V 及其基因的结构:胎盘分泌的 hGH-V 与垂体分泌的正常生长激素 hGH-N 一样,都是含有 191 个氨基酸的多肽,其分子内存在 2 个二硫键,分别将 Cys53 和 Cys165、Cys182 和 Cys189 连接。分子内第 140 位的天门冬酰胺残基发生糖基化。hGH-V 前体结构与 hGH 前体相比存在 15 个氨基酸的差别,前体经翻译后加工脱掉信号肽成为成熟激素后,两者之间还有 13 个氨基酸的差别。hGH-V 基因转录产物经过不同剪切还可以形成另外一种 hGH-V2 mRNA,根据推测 hGH-V2 应含有 230 个氨基酸,其 N′ 端的 126 个氨基酸残基与 hGH-V 相同,但 C′ 端区别较大,而且不含糖基化位点,二硫键的形成位置也与 hGH-V 不一样,因此其三级结构也不同于 hCG-V。由于 hGH-V2 分子内存在疏水性结构,因此有人认为 hGH-V2 可能是细胞膜蛋白。

hGH-V 的基因属于 GH-PL 基因簇的一员,也由 5 个外显子组成。如上所述,hGH-V 基因转录的 mRNA 经不同剪切后可以产生 2 种 mRNA,分别表达 hGH-V 和 hGH-V2。hGH-V2 mRNA 只占 hGH-V mRNA 总量的 5%~15%。hGH-V 基因的表达不同于 hGH-N,后者外显子 3 的前 15 个密码子不被转录。hGH-V 基因的转录起始位点位于 TATAAA 序列的下游第 30 个碱基处,其启动子部分可以与转录因子 GHF-1 结合,后者也是 hCG 基因转录激活因子。抑制子 PSF 也可以与 hGH-V 基因结合,抑制 GHF-1 的转录激活作用。由于垂体表达大量的 PSF,因此垂体 hGH-V 基因不能表达,而只能表达 hGH-N。

(2)胎盘 hGH-V 的分布与分泌:hGH-V 与 hPL 的基因和蛋白质结构类似,因此为研究 hGH-V 的特异性分布带来了困难。用针对 hGH-V2 基因内含子 4 的探针进行原位杂交,发现 hGH-V2 基因存在于胎盘绒毛膜的合体滋养层细胞,因此推测 hGH-V 基因也存在于合体滋养细胞。用与垂体 GH 和 hGH-V 有交叉反应的单克隆抗体对胎盘进行免疫组织化学染色,发现 hGH-V 蛋白存在于胎盘绒毛的合体滋养层和胎盘基底板的细胞,但此抗体与 hGH-V2 的交叉反应尚不清楚。母体血浆 hGH-V 的测定也存在抗体特异性问题,目前关于母体血浆 hGH-V 的数据主要通过 2 种特异性不同的单克隆抗体所获得的,一种抗体只能识别 hGH-N,另一种既可识别 hGH-N,又可识别 hGH-V。妊娠 21~26 周时用 2 种抗体测定的母体血浆生长激素样免疫活性物质开始出现分离,用与 hGH-V 有交叉反应的单克隆抗体测得的血浆 GH 水平在妊娠 21~26 周时开始升高,并持续到妊娠第 36 周,以后稳定在这个水平,直到足月妊娠,可以认为以上变化特点反映了妊娠 hGH-V 分泌的特点。由于妊娠第 9 周时,胎盘就可检测到 hGH-V 和 hGH-V2 mRNA,因此有人认为胎盘 hGH-V 的分泌可能早于妊娠 21 周,只是受测定方法灵敏度所限未能测出。母体血液 hGH-V 水平没有昼夜节律的变化,这一点不同于血液中垂体生长激素水平。甲状腺激素促进胎盘 *hGH-V* 基因的表达,但生长激素释放激素(GHRH)对胎盘 hGH-V 的分泌没有影响。

(3)胎盘 hGH-V 的生物作用:胎盘 hGH-V 的生物作用目前尚不明了,hGH-V 与生长激素受体的亲和力很高,但与催乳素受体亲和力比较低。虽然过去认为 *hGH-V* 基因的先天性缺陷不影响妊娠的正常进行,但最新的临床观察发现,*hGH-V* 和 *hPL* 基因的先天性缺陷可以导致胎儿宫内发育迟缓,母体发生轻微先兆性子痫。胎盘存在 hGH-V 的受体,因此 hGH-V 在胎盘局部可能有旁分泌和自分泌作用,hGH-V 可能与 IGF-I 的表达有关,两者在妊娠中的变化呈一定的相关性。

4. 促肾上腺皮质激素释放激素 促肾上腺皮质激素释放激素(corticotropin releasing hormone,CRH)为下丘脑分泌的 41 肽激素。CRH 的主要作用为促进垂体前叶阿黑皮素原(pro-opiomel-anocortin,POMC)来源的激素合成与释放。POMC 经酶解产生促肾上腺皮质激素(ACTH)、β- 趋脂素(β-LPH)和 β- 内啡肽(β-EP)。CRH 主要由下丘脑的室旁核小细胞神经元分泌,经正中隆起的垂体门脉系统转运至垂体前叶,调节 ACTH 的释放。CRH 还广泛分布于下丘脑以外的中枢其他部位,如大脑皮质、小脑、丘脑、海马和脑干等。肾上腺、胃肠道、肺等外周组织也表达 CRH。20 世纪

80 年代发现胎盘分泌大量的 CRH,并成为妊娠期 CRH 的主要分泌器官。

(1)妊娠期母体血液 CRH 水平:下丘脑合成的 CRH 主要分泌入垂体门脉在垂体前叶发挥作用,正常情况下,遗漏到外周循环的量很少,因此正常人外周血液的 CRH 水平很低,约为 6.2pg/ml,一般方法难以检测。20 世纪 80 年代中期,人们发现妊娠早期血浆 CRH 水平轻微升高或接近正常水平,但妊娠中期开始血浆 CRH 水平明显升高(35.4pg/ml),妊娠后期逐渐升高到 263pg/ml,以后迅速呈指数增加,至妊娠第 35~40 周时可达 800pg/ml,产程开始后进一步急剧升高,高峰时可达到 4 409pg/ml,分娩后,母体血浆 CRH 水平急剧下降,产后 24 小时,血浆 CRH 水平已基本恢复正常。双胎妊娠母体血浆 CRH 水平高于单胎妊娠母体血浆 CRH 水平的 6~7 倍。进一步的研究还发现,母体循环 CRH 水平高于胎儿循环,胎儿脐带静脉血 CRH 水平高于动脉血,提示 CRH 来源于胎盘。免疫组织化学染色发现,CRH 免疫活性样物质存在于胎盘绒毛的合体滋养层细胞、羊膜的上皮细胞、绒毛膜的滋养层细胞和底蜕膜细胞;用原位杂交方法染色发现,CRH mRNA 的分布与 CRH 的分布类似。用胎盘体外灌流方法研究发现,CRH 既可以释放进入母体循环,又可以释放进入胎儿循环,但释放进入母体循环的 CRH 量比进入胎儿循环的量多十几倍。以上证据表明胎盘具有合成和分泌 CRH 的能力,妊娠期母体循环 CRH 来源于胎盘,胎盘合成的 CRH 可以分泌进入胎儿循环,但主要分泌进入母体循环。有趣的是,只有高级灵长类动物胎盘能够合成和分泌 CRH,大鼠、豚鼠、狐猴等胎盘均未发现有 CRH mRNA 的存在。

(2)妊娠期母体血液 CRH 结合蛋白(CRH-BP)水平:妊娠中晚期,虽然母体血浆 CRH 水平显著升高,但母体血浆 ACTH 的水平并没有相应升高,ACTH 直到产程开始才显著升高,说明母体血浆 CRH 并没有导致母体垂体 ACTH 分泌功能亢进。1987 年 Orth 和 Mount 从母体血浆中分离出一种分子量为 37kD 的 CRH-BP。CRH-BP 主要是由肝脏合成,脑和胎盘可能也有合成 CRH-BP 的能力。

当 CRH 与 CRH-BP 结合后,CRH 的生物活性丧失。一般认为,CRH-BP 起着保护母体,使母体免受妊娠期显著增加的 CRH 的作用。妊娠期 CRH-BP 的水平比较稳定,分娩前 4~6 周时开始下降,但仍结合约 70% 的 CRH。接近足月时母体血浆 CRH-BP 水平的下降,有利于 CRH 在分娩中发挥作用,早产患者血浆 CRH-BP 水平下降的时间早于正常妊娠。

(3)CRH 受体:CRH 的结构和生物功能与多肽蛙皮降压肽(sauvagine)和尾紧张肽(urotensin)类似,蛙皮降压肽是从蛙皮提取的含 40 个氨基酸的多肽,尾紧张肽是从硬骨鱼尾端神经内分泌系统分离的 41 个氨基酸的多肽。根据 CRH、蛙皮降压肽、尾紧张肽与 CRH 受体的亲和力不同,CRH 受体分为 2 型:CRH-R1 与 CRH、蛙皮降压肽和尾紧张肽的亲和力基本相同,CRH-R1 存在于垂体前叶,介导 CRH 促进垂体前叶 ACTH 释放。此外,CRH-R1 还分布于中枢神经系统以及卵巢和子宫平滑肌等外周组织。CRH-R2 与蛙皮降压肽的亲和力最高,尾紧张肽次之,CRH 最弱。CRH-R2 分布于心血管、骨骼肌和子宫平滑肌等外周组织和中枢神经系统。人类 CRH-R1 和 R2 的基因均已被克隆,两者结构有 70% 的同源性,它们都是与 G 蛋白相偶联的七次跨膜受体,它们在不同组织可能偶联的 G 蛋白不同,但 Gs 蛋白是目前公认的 CRH-R1 和 R2 偶联 G 蛋白,CRH 与 CRH-R1 和 R2 受体结合后,可以激活细胞内 cAMP/PKA 信号通路。另外,这两型受体激活后还可以激活 PKC、Akt 和 MAPKs 等信号通路。常用的 CRH 受体拮抗剂 α- 螺旋 CRH9~41 拮抗 CRH-R2 的作用强于 CRH-R1。

(4)CRH 在妊娠中的作用

1)CRH 与分娩启动的关系:母体血液 CRH 水平在妊娠晚期呈指数性升高,产程开始后进一步升高,并在分娩时达到高峰,CRH 的这一变化特征提示 CRH 可能参与分娩过程。进一步的研究发现,早产孕妇血液 CRH 水平比正常妊娠提前升高,而且与早产时间呈正相关,提示 CRH 与子宫收缩和早产密切关系。尽管子宫平滑肌存在 CRH 受体,但 CRH 本身并没有收缩子宫平滑肌的作用,但它可以通过以下几种机制促进子宫收缩激素的作用:①加强前列腺素的作用:PGE2 和 PGF2α 为促进子宫平滑肌收缩的重要激素,胎盘、胎膜、蜕膜均有合成前列腺素的能力,CRH 促进胎盘、胎膜和蜕膜细胞 PGE2 和 PGF2α 的释放,CRH 加强 PGF2α 对子宫的收缩作用,前列腺素也促进 CRH 的释放,形成前列腺素和 CRH 之间的正反馈调节;②促进催产素的作用:催产素为早已认识的收缩子宫激素,虽然催产素主要由垂体后叶释放,胎盘也有合成催产素的能力,CRH 促进胎盘细胞催产素的释放,并与催产素协同收缩子宫;③ CRH 通过改变孕激素 / 雌激素的比例影响宫缩。孕激素为维持子宫静息状态的重要激素,妊娠晚期,雌激素的迅速增加可以拮抗孕激素的作用,导致子宫兴奋阈值降低。CRH 本身或通过促进 ACTH 的释放,促进胎儿肾上腺雌激素合成前体 DHEAS 的合成和分泌,导致胎盘雌激素的合成增加,孕激素 / 雌激素的比例下降。

CRH-R1 和 R2 受体都存在于子宫平滑肌和蜕膜,虽然子宫平滑肌和蜕膜的 CRH-R2 受体在分娩过程中没有变化,但子宫下段的平滑肌 CRH-R1 受体出现向上调节,提示在分娩过程中 CRH 通过 CRH-R1 受体的作用加强,但此作用具体含义目前尚不清楚。

2)CRH 的血管扩张作用:CRH 通过 CRH-R2 受体扩张外周血管、降低血压。CRH 不仅扩张外周血管,而且对胎盘血管也有很强的扩张作用。体外胎盘灌流实验发现,一氧化氮参与了 CRH 的扩张胎盘血管作用。缺氧可以导致下丘脑 - 垂体 - 肾上腺轴的激活,肾上腺糖皮质激素的合成增多,糖皮质激素对胎盘 CRH 的合成具有正反馈作用,使胎盘的 CRH 释放增加,CRH 的扩血管作用可以使胎儿的氧气和营养物质供应增加,这可能为妊娠期缺氧的生理性保护反应。

3)CRH 对胎儿肾上腺的促进作用:下丘脑 CRH 的主要功能为促进垂体前叶 ACTH 的释放,但妊娠中、晚期母体血浆 CRH 水平显著升高,母体血浆 ACTH 和糖皮质激素水平与 CRH 的变化并无相关性,这主要因为 CRH-BP 结合了大部分胎盘来源的 CRH,使其失去活性。另外,孕期母体血浆高浓度的 CRH 还对垂体 CRH 受体有向下调节的作用,也削弱了胎盘来源的 CRH 对母体垂体的作用。

胎盘分泌的 CRH 除了主要进入母体循环外,还可以少量进入胎儿循环。妊娠第 16 周时即可在胎儿循环检测到胎盘来源的 CRH。但胎儿下丘脑的神经内分泌核团和神经内分泌激素在妊娠第 6 周时即已发生,而且胎儿的下丘脑 - 垂体轴在妊娠第 12 周时功能已经建立,因此胎儿下丘脑 - 垂体轴功能的维持并不是胎盘来源的 CRH 维持的,而且脐带血的 CRH 水平与 ACTH 和 β- 内啡肽的水平也确实没有相关性。那么进入胎儿循环的 CRH 主要发挥什么作用呢? 胎儿肾上腺主要由胎儿带和很窄的成人带组成,前者主要分泌 DHEAS,后者妊娠晚期可以分泌一定量糖皮质激素皮质醇,CRH 可以促进胎儿肾上腺胎儿带的发育和 DHEAS 的产生,从而为胎盘雌激素的合成提供前体。

(5)CRH 的分泌调节:人类 *CRH* 基因位于 8 号染色体的长臂上,含有 2 个外显子和 1 个内含子,第 1 个外显子转录 CRH mRNA 的非翻译区,第 2 个外显子除转录 CRH 前体原 mRNA 外,还转录 CRH mRNA 3′ 末端的非翻译区。CRH 基因启动子有 cAMP 反应元件(CRE),CRH 和糖皮质激素都可以对 CRH 基因的表达进行调节。胎盘 CRH 分泌的调节与下丘脑相比各有异同。经典类神经递质如去甲肾上腺素、肾上腺素、乙酰胆碱均不同程度地促进胎盘细胞 CRH 的释放。肽类激素如 Ang-Ⅱ、催产素、加压素、神经肽 Y 也促进胎盘 CRH 的释放。白细胞介素 -1 促进胎盘 CRH 的释放,并可被前列腺素合成酶抑制剂所阻断,提示白细胞介素 -1 的作用是间接通过前列腺素实现的。前列腺素促进胎盘 CRH 的分泌的作用是由第二信使 cAMP 介导的。由于 CRH 具有促进前列腺素合成和加强前列腺素收缩子宫的作用,因此前列腺素和 CRH 在分娩中很可能相辅相成促进收缩子宫。糖皮质激素为动物分娩启动的关键激素,有趣的是,糖皮质激素对人类胎盘 CRH 的合成分泌具有促进作用,这一作用完全不同于糖皮质激素对下丘脑 CRH 表达的负反馈作用。除了上述促进 CRH 合成分泌的因子外,孕激素抑制胎盘 CRH 的产生,孕激素的这一作用可能有利于妊娠的维持。

(三) 前列腺素

前列腺素为体内分布广泛、作用复杂的含 20 个碳原子的多不饱和脂肪酸激素。早在 20 世纪 30 年代人们既已发现,精液含有调节子宫收缩的物质,人们推测此物质来源于前列腺,因此命名为前列腺素(prostaglandin,PG)。前列腺素在血液中的半衰期很短,一般认为,前列腺素主要以旁分泌和自分泌的方式在组织局部发挥作用,但有些前列腺素如血管内皮细胞合成的前列环素(prostacyclin,PGI2)可以以经典的内分泌方式发挥作用。

结构:前列腺素的结构类似发夹,含有 1 个由 5 个碳原子组成的环和 2 条由此环发出的碳链,碳原子的位置从碳链最末端的羧基碳原子开始计数(图 5-5)。根据环上取代基的不同,前列腺素存在 PGA、PGB、PGC、PGD、PGE、PGF、PGJ 系列,它们的合成都经过 PGG 和 PGH 两个中间化合物。在所有前列腺素系列当中,以 PGA、PGE 和 PGF 含量最高、作用最为重要。前列腺素命名中的下标阿拉伯数字 1~3 是指 2 条侧链中双键的数目,而下标中的希腊字母 α、β 则指取代基的立体方位,在戊环平面之上的基团为 β 位,戊环平面之下为 α 位。PGF2α 在 9、11、15 位共有 3 个在戊环平面之下的羟基,2 条侧链中有 2 个双键,与 PGA 和 PGE 相比,它的水溶性最强,最容易溶入磷酸缓冲液,因此称其为前列腺素 F,F 取自瑞士语磷酸盐的第一个字母。PGE₂ 除了第 9 位为酮基外,其他结构与 PGF2α 相同,由于少了 1 个羟基,因此其水溶性次于 PGF2α,而更易溶于乙醚等有机溶剂。因此称其为前列腺素 E,E 取自乙醚的英文第 1 个字母。与 PGF2α 和 PGE2 相比,PGA 的水溶性最差,其结构中除了第 9 位的羧基变为酮基外,第 11 位也缺少羟基。

合成途径:前列腺素合成的前体花生四烯酸来源于细胞膜的磷脂,后者在磷脂酶 A2 的作用下释放出花生四烯酸,花生四烯酸进一步在环氧合酶(cyclooxygenase,COX)的作用下转化为环内过氧

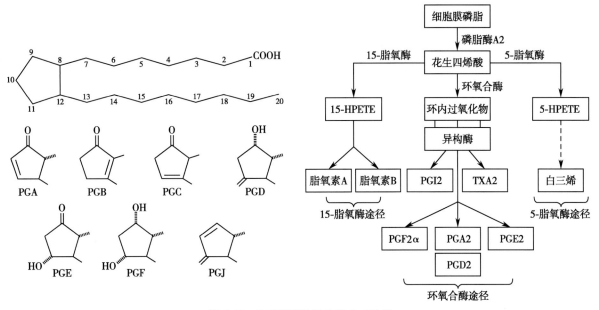

图 5-5　前列腺素的结构和合成途径

化物（cyclicendoperoxide），后者在不同异构酶（isomerase）的作用下转化为前列腺素、血栓素和前列环素（见图 5-5）。花生四烯酸还可以在 5- 脂氧酶或 15- 脂氧酶的作用下转化为白三烯或脂氧素（见图 5-5）。环氧合酶又称前列腺素 H 合成酶（prostaglandin H synthase，PGHS），体内存在固有型（constitutive）和诱导型（inducible）2 种环氧合酶，分别称为 COX1 和 COX2，后者在体内存在感染时可以受到诱导大量表达。

降解途径：前列腺素降解的第一步是在 15- 羟基前列腺素脱氢酶（15-hysroxyprostaglandin dehydrogenase，PGDH）的作用下第 15 位的羟基发生氧化反应，然后 13~14 位之间的双键发生氧化，随后发生一系列的 β 氧化反应，逐步降解。肺脏为前列腺素的主要代谢器官，经过第一步 PGDH 的作用后，前列腺素即已转化为无活性的代谢产物，因此 PGDH 的作用在前列腺素的代谢中是非常重要的，这也是进入血液循环的前列腺素半衰期特别短的原因。PGDH 已经被克隆，它是分子量 29kD 的细胞质酶，由 2 个相同的亚基组成，其作用需要辅酶 NAD$^+$ 的参与，主要分布于肺脏、肾脏、肝脏、胎盘和绒毛膜。PGB 和 PGD 不受 PGDH 的作用。尽管 PGI2 为 PGDH 的底物，但由于 PGI2 被肺细胞摄取的很少，因此只被肺脏不完全降解，所以 PGI2 可以以内分泌的方式发挥作用。

作用：前列腺素体内作用非常广泛，是非常重要的炎症因子，是炎症症状红、肿、热、痛的重要介质。此外，它通过作用于中枢神经系统的神经元如下丘脑、小脑和网状结构参与体温、自主神经和行为的调节；作用于甲状腺、肾上腺、卵巢、睾丸等内分泌腺体影响这些腺体的激素分泌；作用于胰腺和肠道黏膜影响这些组织的外分泌功能；作用于生殖系统、心血管系统、消化系统和呼吸系统的平滑肌影响这些系统的功能；还作用于血细胞影响免疫功能等。前列腺素的作用是由细胞膜与 G 蛋白偶联的受体介导的。目前发现的 PGE2 受体至少存在 EP1、EP2、EP3、EP4 四型，一般认为，EP1 和 EP3 通过第二信使 IP3/DAG 动员钙离子，EP3 还抑制 cAMP 的生成，EP2 和 EP4 则促进 cAMP 的生成，但 EP4 还激活 PI3K。PGF2α 的作用是由 FP 受体介导的，第二信使是 IP3/DAG 和钙离子。

1. 妊娠期宫内组织前列腺素的分泌　早产时胎儿、母体和羊水的前列腺素水平均有升高，依沙吖啶（ethacridine）引产时，羊水中花生四烯酸和 PGF2α 水平平行升高，提示前列腺素可能参与分娩过程。进一步研究发现，宫内组织来源的前列腺素与分娩有关，目前一般认为羊膜、绒毛膜、蜕膜、胎盘和子宫平滑肌都具有合成前列腺素的能力，且羊膜和绒毛膜以合成 PGE2 为主，蜕膜和胎盘以合成 PGF2α 为主，而子宫平滑肌以合成 PGF2α 和

PGI2 为主。

2. 妊娠期宫内组织前列腺素的合成与代谢

（1）PLA2：前列腺素合成的第一步是细胞膜的磷脂酸在 PLA2 的催化下释放出花生四烯酸。人类宫内组织都存在 PLA2 的活性，其活性需要毫摩尔水平钙离子的存在，最适 pH 为 8。妊娠晚期（38~41 周）羊膜的 PLA2 活性比妊娠早期（13~17 周）显著升高。

磷脂酶 C（PLC）的主要功能为促进细胞膜磷脂酰肌醇水解为第二信使二酰基甘油（DAG）和三磷酸肌醇（IP3）。近年来发现 PLC 也有促进细胞膜磷脂酸水解释放花生四烯酸的作用。人类羊膜、绒毛膜、蜕膜的 PLC 活性都很高，而且随孕期活性增高，妊娠晚期羊膜和包蜕膜 PLC 活性比妊娠早期分别增加了 6 倍和 2 倍。但有人比较了自然分娩和剖宫产羊膜和蜕膜的 PLC 活性，发现分娩过程中这些组织的 PLC 活性没有显著的改变。

（2）PGHS：前列腺素的合成不仅依赖于花生四烯酸的释放，还受前列腺素合成酶（PGHS）的调节。PGHS 又称环氧合酶（cyclooxygenase，COX），它主要位于内质网、细胞核膜上，对花生四烯酸结合的米氏常数 Km 值为 2~10μM。目前发现和克隆了两型 PGHS，它们都为含血红素的蛋白，由 2 个 70kD 的亚基组成，既具有环氧合酶的活性，又具有过氧化物酶的活性。PGHS 首先将花生四烯酸转化为含戊环的 PGG2，然后进一步生成 PGH2。PGH2 在不同的异构酶的作用下沿不同的途径生成前列腺素、血栓素和前列环素。PGHS-1 为细胞固有型（constitutive）酶，其表达不受其他激素和炎症的诱导，PGHS-1 mRNA 为 2.7~3.0kb；PGHS-2 为可诱导型（inducible）酶，可被 PKC 激活剂佛波醇酯、生长因子、细胞因子和炎症等所诱导，在多数细胞糖皮质激素抑制 PGHS-2 的表达，但在胎膜细胞糖皮质激素诱导其表达。妊娠晚期，胎膜的羊膜上皮、羊膜上皮和成纤维细胞、绒毛膜的滋养层细胞、蜕膜基质、血管和胎盘都表达 PGHS-2 mRNA 及其蛋白。PGHS-1 和 PGHS-2 为不同基因的产物，其基因分别定位于 9 号染色体和 1 号染色体上，但两者结构之间仍有 60% 的同源性，PGHS-2 的 C 末端含有一段 17 个氨基酸的特异

性片段。一些非甾体类抗感染药物如吲哚美辛（indomethacin）、阿司匹林等对 PGHS-2 有很强的抑制作用，这些药物在高浓度时对磷酸二酯酶、氧化硫酸酶和胶原酶也有抑制作用。

胎膜 PGHS 的分布与糖皮质激素受体的分布类似，早产时这些组织的糖皮质激素受体水平升高，糖皮质激素促进胎膜 PGHS-2 的表达和酶的活性，这与糖皮质激素抑制其他组织 PGHS-2 的作用截然不同。糖皮质激素对胎膜前列腺素合成的促进作用与其促分娩作用有关。除了糖皮质激素外，促炎性细胞因子如 IL-1β、IL-4、IL-6 和 TNF-α 以及生长因子 EGF、TGF 等也诱导胎膜组织 PGHS-2 的表达和酶的活性，导致前列腺素合成增加，促炎性细胞因子的作用可能与感染导致的流产有关。

（3）PGDH：如上所述，前列腺素降解的第一步是在 PGDH 的催化下，第 15 位的羟基发生氧化反应，然后 13~14 位之间的双键发生氧化，随后发生一系列的 β 氧化反应，逐步降解。肺脏为前列腺素的主要代谢器官。有趣的是，胎膜中的绒毛膜滋养层细胞表达大量的 PGDH，PGDH 阳性滋养层细胞占绒毛膜滋养层细胞的 60%~70%，但羊膜和蜕膜不表达 PGDH。除绒毛膜外，胎盘组织也含有 PGDH 酶的活性，胎盘 PGDH 主要存在于合体滋养层和绒毛外滋养细胞。早产时绒毛膜 PGDH 的表达和酶活性都有降低，感染导致早产时，绒毛膜 PGDH 的表达和酶的活性进一步降低，提示早产时不仅前列腺素的合成增加，而且降解也减少。另外，自然分娩与剖宫产相比，前者绒毛膜的 PGDH 水平较低，提示前列腺素在早产和分娩启动机制中起着关键性的作用。

鉴于 PGHS 主要存在于羊膜，而 PGDH 主要存在于绒毛膜的事实，正常妊娠时绒毛膜的 PGDH 起着降解羊膜来源的前列腺素的作用，由此形成一道前列腺素到达子宫平滑肌的屏障。分娩或早产时绒毛膜的 PGDH 水平下降，使羊膜合成的前列腺素得以穿越绒毛膜作用于子宫平滑肌，收缩子宫，启动分娩。

关于 PGDH 的调节目前所知不多。糖皮质激素除了促进羊膜 PGHS 的活性外，还抑制绒毛膜

PGDH 的活性,因此糖皮质激素对于胎膜前列腺素既开源又节流,使前列腺素水平在宫内局部显著升高。炎症细胞分泌的细胞因子如 IL-1β、IL-6 和 TNF-α 等对 PGDH 和 PGHS 的作用与糖皮质激素相似。

3. 前列腺素在妊娠中的作用

(1) 前列腺素与动物分娩:低等动物妊娠晚期,随着胎儿下丘脑 - 垂体 - 肾上腺轴的成熟,胎儿血浆糖皮质激素皮质醇水平升高,来自胎儿的皮质醇一方面促进胎盘 P450C17 酶的活性,使孕激素向雌激素转化增加;另一方面,胎盘是低等动物前列腺素合成的重要器官,来自胎儿的皮质醇促进胎盘 PGHS-2 的活性,导致前列腺素(PGE2 和 PGF2α)合成增加。PGE2 和 PGF2α 通过旁分泌和自分泌的方式促进胎盘 P450C17 酶活性增加,进一步使雌激素水平升高、孕激素水平下降;PGE2 和 PGF2α 还是很强的促子宫收缩和宫颈成熟的激素。雌激素水平的增加,一方面诱导 PGHS-2,增加前列腺素的合成,使分娩中雌激素和前列腺素之间形成正反馈环路,另一方面雌激素通过诱导子宫平滑肌细胞的缝隙连接蛋白 -43(connexin-43)、催产素受体和前列腺素受体表达降低子宫平滑肌的兴奋阈值。因此,在胎儿来源的糖皮质激素驱动下,雌激素和前列腺素的合成正反馈性增加是动物分娩启动的关键机制。

(2) 前列腺素与人类分娩:前列腺素特别是 PGE2 和 PGF2α 在人类分娩过程中也起着关键性的作用,妊娠期任何时间给予孕妇 PGE2 和 PGF2α 都可以导致流产。相反,前列腺素合成抑制剂则可以延长妊娠和治疗早产。分娩时羊水中花生四烯酸、PGE2、PGF2α 及其代谢产物 PGFM 水平显著升高。胎儿娩出后,羊水中前列腺素及其代谢产物的水平进一步增加,直到胎盘娩出,提示前列腺素还与胎盘的娩出有关。

人类羊膜、蜕膜和绒毛膜分别是妊娠期前列腺素 PGE2、PGF2α 和 PGDH 合成的主要组织。足月自然分娩的羊膜 PGHS-2 活性和 mRNA 水平均比剖宫产羊膜高,不明原因的早产和感染导致的早产羊膜 PGHS-2 表达和活性进一步升高,而绒毛膜 PGDH 水平则有下降,提示前列腺素参与了足月分娩和早产。

PGE2 和 PGF2α 在分娩启动中的作用包括促子宫收缩、宫颈成熟和炎症反应。子宫是分娩的最后效应器官,PGE2 和 PGF2α 对子宫平滑肌都有很强的收缩作用,其作用可能是由子宫平滑肌细胞表达的 EP1、EP3 和 FP 受体所介导的。子宫颈的成熟包括软化、扩张和子宫颈管的消失,为分娩过程必不可少的关键事件之一,这一过程与前列腺素的作用密切相关,分娩时子宫颈 PGE2 合成分泌增加,子宫颈成熟时也可在局部检测到高浓度的 PGE2,而且分娩开始后,子宫下段 EP4 受体表达显著增加。PGE2 为天然存在的前列腺素中最有效的宫颈成熟促进剂。除了 PGE2 和 PGF2α 的促子宫收缩和宫颈成熟作用外,它们还能促进子宫内组织的炎症反应,这些炎症反应在正常分娩和早产中都起着非常重要的作用。

(3) 前列腺素与胚泡植入:敲除 *PGHS-2* 基因的纯合子小鼠排卵次数下降,胚泡植入障碍,因此生育能力下降。用药物抑制杂合子或正常动物 PGHS-2 酶活性可以得到类似结果,但抑制 PGHS-1 则不影响胚泡的植入过程。

(4) 前列腺素与主动脉导管:人类主动脉导管闭锁不全的胎儿,血液 PGE2、PGF 和 PGFM 水平异常升高,其中尤以 PGE2 升高明显。一般认为,胎儿期间主动脉导管的开放有赖于循环和局部 PGE2 的水平,PGE2 对血管平滑肌具有舒张作用。出生后 2~4 天主动脉导管的关闭可能与氧分压的急剧增加和 PGE2 作用的撤退有关。曾经利用前列腺素合成抑制剂吲哚美辛治疗早产,但后来发现吲哚美辛在抑制 PGE2 合成的同时可能导致胎儿主动脉导管过早关闭。因此,尽管抑制前列腺素的合成具有很好的治疗早产的效果,但此类药物对胎儿的副作用妨碍了它们在临床中的应用。

(孙　刚)

第二节 妊娠期母体内分泌系统的变化

一、妊娠期间母体内分泌系统的变化

(一)垂体

正常妊娠时母体垂体体积增大了135%,理论上讲垂体的增大可能压迫视交叉出现视觉障碍,但正常妊娠时却很少出现视觉障碍。尽管妊娠时母体垂体体积增大,但母体垂体的内分泌功能却并不是妊娠维持所必需的,有些患者因为种种原因切除了垂体,但仍然可以完成妊娠过程,而且只要给予患者糖皮质激素、甲状腺激素和加压素还可以完成自然分娩过程。

1. 生长激素 虽然孕早期生长激素主要来源于母体垂体,但血液和羊水的生长激素浓度与非孕期浓度范围(0.5~7.5ng/ml)类似。至妊娠第8周时来自胎盘来源的人生长激素变异体(hGH-V)开始可以检测到,妊娠第17周时胎盘hGH-V成为母体血液生长激素的主要来源。hGH-V由绒毛合体滋养层分泌,与垂体生长激素的分泌不同,胎盘hGH-V的分泌不具有脉冲式分泌的特点,胎盘分泌的hGH-V与垂体分泌的生长激素结构存在13个氨基酸残基的不同,因此胎盘分泌的生长激素称为hGH-V,其作用和分泌调控详见本章第一节hGH-V内容。母体血液生长激素(含hGH-V)的浓度随孕周逐渐增加,妊娠第10周时浓度约为3.5ng/ml,第28周时达到高峰平台,约为14ng/ml。羊水中的生长激素浓度于孕第14~15周时达到高峰,然后逐渐下降并于第36周后达到基础水平。

2. 催乳素 正常妊娠时母体血液催乳素水平增加非常明显,妊娠足月时约10倍(约150ng/ml)于非妊娠水平。分娩后即使母乳喂养母体血液催乳素水平也出现下降。妊娠期催乳素水平增加的机制还不是很清楚,但有研究发现,雌激素可以增加垂体催乳素细胞的数量和促进催乳素的分泌。促甲状腺激素释放激素(TRH)和5-羟色胺也促进催乳素的分泌,而多巴胺则抑制催乳素的分泌。母

体来源的催乳素主要功能为保证产后的正常泌乳。孕早期时,催乳素促进乳腺上皮细胞和腺泡细胞的DNA合成和有丝分裂,增加这些细胞上的雌激素和催乳素受体。孕早期后,催乳素促进乳腺腺泡细胞乳汁成分的合成。羊水中催乳素的水平非常高,妊娠第20~26周时约为10 000ng/ml,第34周后下降到低谷,有证据表明羊水中的催乳素主要来源于子宫蜕膜的分泌。尽管羊水催乳素的功能还不是很清楚,但有研究发现羊水中的催乳素可以避免胎儿水分流失到母体侧,因此具有防止胎儿脱水的作用。

(二)甲状腺

为了适应妊娠期生理变化,妊娠期母体甲状腺腺体和血管增生使甲状腺体积增加,甲状腺激素的可以利用量也增加了40%~100%,而且这些变化主要发生在妊娠前半程,并一直维持到分娩。母体甲状腺发生增生和功能增强的原因主要有以下3个方面:①妊娠期增加的雌激素可以促进肝脏合成甲状腺激素的运载蛋白即甲状腺素结合球蛋白,导致游离甲状腺激素减少,游离甲状腺激素的减少刺激下丘脑-垂体-甲状腺轴使得母体甲状腺增生和分泌增加;②由于hCG与TSH的结构类似,hCG具有一定的促甲状腺功能,妊娠期hCG的增加也刺激母体甲状腺的功能。孕早期在胎盘分泌的hCG的作用下,母体甲状腺分泌T_4增加,导致血液循环中的游离T_4水平升高,母体血液游离T_4水平于孕早期升高后不再进一步升高,维持在此水平至分娩。母体血液游离T_3水平于整个孕期变化不大;③妊娠期胎盘合成单脱碘酶Ⅲ型增加,使得甲状腺激素的外周脱碘代谢增加,有活性的甲状腺激素的减少刺激下丘脑-垂体-甲状腺轴使得母体甲状腺增生和分泌增加。孕期母体甲状腺功能的增强有利于孕期母体物质代谢的变化和基础代谢率的增加以及胎儿的早期发育(详见本章第三节)。

(三)甲状旁腺

孕早期母体血清甲状旁腺激素水平下降,然后逐渐增加,主要原因是孕妇血钙浓度的降低,而钙浓度的降低则主要是因为母体血容量的增加、肾小球滤过率的增加和钙离子向胎儿转运量的增加

等。雌激素具有抑制甲状旁腺激素促进骨吸收的作用,这也可以导致甲状旁腺激素的分泌代偿性增加。以上作用的总体效果是妊娠期母体甲状旁腺出现生理性的功能亢进,这可以为胎儿提供更多的钙。

（四）肾上腺

正常妊娠期,尽管母体肾上腺总体重量和体积没有出现大的变化,但母体肾上腺的确存在慢性增生,特别是产生糖皮质激素的肾上腺皮质束状带,从而导致糖皮质激素皮质醇的分泌增加。

1. 皮质醇 孕期母体血液皮质醇浓度逐渐增加,但由于在雌激素的作用下肝脏运皮质激素蛋白的合成和分泌增加,致使母体血液中游离皮质醇略有增加。除了肾上腺皮质醇的分泌增加外,孕期皮质醇的清除速率也明显降低,这也进一步增加了母体血液皮质醇的水平。母体肾上腺功能增强的原因可能与孕期 ACTH 和 CRH 增加有关。负责肾上腺皮质分泌的垂体激素 ACTH 在孕早期母体血出现了明显下降,但随后随着孕期而逐渐增加。一般认为垂体 ACTH 的释放与肾上腺皮质醇的分泌之间存在负反馈机制,有人认为孕期母体血 ACTH 和皮质醇的同时增加可能是下丘脑 - 垂体 - 肾上腺轴负反馈调定点上调的原因。促进垂体 ACTH 分泌的下丘脑激素 CRH 自孕中期开始在母体外周血呈指数升高,但孕期母体外周血的 CRH 主要来源于胎盘,CRH 除了参与孕期外周血管扩张和分娩外,还对肾上腺皮质激素的分泌有直接促进作用(详见 CRH 一节)。孕期皮质醇的增加可能具有以下作用:①孕酮具有拮抗盐皮质激素醛固酮的作用,为了抵抗孕期孕酮增加导致的醛固酮作用的降低,母体肾上腺采用皮质醇合成增加的策略以替代醛固酮,从而维持机体的内环境的稳定;②孕晚期,皮质醇的增加可能有利于分娩的启动。

2. 醛固酮 自孕 15 周开始,母体肾上腺醛固酮的分泌量大增,孕晚期时母体肾上腺每天约分泌 1mg 醛固酮。与此相适应,其上游刺激激素肾素和血管紧张素 - Ⅱ也升高,孕晚期肾素活性增加了 3~7 倍,雌激素与肾素活性的增加有关。如上所述,孕激素与醛固酮作用相拮抗,孕期醛固酮水平

的增加可以在一定程度上拮抗孕激素和心房钠尿肽对肾脏的利钠作用。

3. 脱氧皮质酮 脱氧皮质酮具有很强的醛固酮作用,孕期母体血浆脱氧皮质酮水平逐渐升高,足月时可以达 1 500ng/ml,增加了约 15 倍。但有研究发现,妊娠期脱氧皮质酮并非来源于肾上腺的分泌,而是在雌激素的刺激下由肾脏分泌的。胎儿血液的脱氧皮质酮及其硫酸酯水平显著高于母体血浆水平,提示胎儿来源的脱氧皮质酮也可能通过胎盘进入母体。

4. 脱氢表雄酮硫酸酯 母体血浆和尿液脱氢表雄酮硫酸酯(DHEAS)水平在孕期出现了下降,这可能是因为肝脏利用 DHEAS 合成 16α- 羟基脱氢表雄酮硫酸酯(16α-DHEAS)和胎盘利用 DHEAS 合成雌激素有关。

5. 雄烯二酮和睾酮 母体血浆雄烯二酮和睾酮的水平都在孕期增加,被胎盘用来合成雌激素,这些雄激素的来源目前尚不清楚,可能来源于卵巢。由于这些雄激素被胎盘高度利用合成雌激素,因此母体来源的这 2 种雄激素很少进入胎儿体内。

（五）松果体

孕期母体松果体在胎盘未知因素的刺激下褪黑素分泌增加。妊娠 24 周开始母体血液褪黑素水平增加,妊娠 32 周后增加明显,于分娩后第 2 天恢复正常水平。由于白天母体血浆的褪黑素水平增加幅度小于夜间,孕期母体血浆夜间褪黑素的水平显著高于白天。褪黑素是为数不多的可以自由通过胎盘进入胎儿体内的母体激素,胎儿体内的褪黑素主要来源于母体。进入胎儿体内的褪黑素与胎儿激素分泌、呼吸、心率、睡眠和行为等的昼夜节律有关。

二、内分泌激素与妊娠母体适用性变化

（一）血液系统

妊娠期血液系统最为显著的变化是母体循环血容量的增加,循环血容量比非孕期增加了 30%~40%。母体血容量的增加主要是因为血浆的增加,其次为红细胞的增加。从妊娠第 6~8 周起,母体血容量开始增加,28~34 周达到峰值,比非孕

期增加了 1.2~1.6L,然后维持于此水平,直到足月时稍有下降。孕期由于母体血容量增加产生的稀释作用,导致血红蛋白浓度、红细胞比容下降。一氧化氮导致的血管扩张使得肾素-血管紧张素-醛固酮系统激活,然后导致水钠潴留,这是孕期母体血容量改变的原因之一。除了一氧化氮外,孕激素也使静脉张力下降,容量增加,孕激素还使血管阻力下降。另外,雌激素和孕激素还通过改变肾素的活性,参与肾脏的水钠潴留。红细胞的增加则与孕激素、催乳素和人类胎盘生乳素对红细胞生成素的促进作用有关。

(二)心血管系统

心输出量的增加是妊娠期心血管系统最为显著的变化,心输出量增加 50% 发生在妊娠前 8 周,这主要是血管阻力下降导致的。然后心输出量继续缓慢增加直到妊娠晚期,此时比非孕时增加了 30%~50%。心输出量的增加与每搏输出量和心率的增加都有关系,孕晚期接近足月时由于每搏输出量的降低,心输出量稍有下降。另外,子宫对下腔静脉的压迫也可以导致接近足月时静脉回流的减少和每搏输出量及心输出量的降低。尽管妊娠期心输出量和血容量增加,但由于外周血管阻力的下降,孕妇动、静脉血压的变化不是很大。实际上,孕妇血压特别是舒张压出现下降,并于妊娠中期时达到最低点。血压的降低与一氧化氮、前列环素、CRH 和松弛素对血管的舒张作用导致外周阻力下降有关。另外,孕激素对静脉的扩张作用也使得静脉压不会在血容量和心输出量增加的情况下发生太大的变化。

(三)呼吸系统

虽然孕期子宫的增大在一定程度上限制了横膈的运动,但肋骨角度的变化和肋骨韧带的软化使胸腔横径变大,这样导致孕期母体通气量并未减少反而增大。孕期影响呼吸最为重要的激素是孕激素,后者与雌激素和前列腺素相互配合促进通气量的增加。孕激素具有刺激呼吸中枢、降低二氧化碳刺激阈值作用,雌激素则具有增加呼吸中枢孕激素受体的作用。孕激素还具有舒张呼吸道平滑肌降低呼吸阻力的作用。前列腺素中的 PGE1 和 PGE2 也具有舒张呼吸道平滑肌的作用。

(四)泌尿系统

孕期母体血容量和母胎代谢产物的增加使得母体泌尿系统必须适应孕期新需求。孕期母体泌尿系统的适用性变化包括结构和尿动力学功能方面的变化,孕期最为显著的肾脏变化是肾盂的增大和输尿管的扩张,此外还有肾小球滤过率的增加、肾小管对某些物质重吸收的改变和膀胱容积的增大,这些变化除了与逐渐增大的子宫的压迫和心血管系统的变化有关外,还与激素的变化相关。

1. 肾盂和输尿管的扩张早在妊娠第 7 周时即已出现,因此妊娠期出现生理性的肾盂积水,肾脏体积增大了 30%。孕激素对肾盂输尿管平滑肌和周围结缔组织的促增生作用以及 PGE2 对输尿管平滑肌的舒张和蠕动抑制作用可能参与了上述妊娠期肾盂和输尿管变化。

2. 妊娠中期时肾小球滤过率增加高达 50%~80%,然后缓慢下降。妊娠期肾小球滤过率的增加与一氧化氮、前列环素、心房钠尿肽、孕激素、内皮素、松弛素等这些激素的作用有关。一氧化氮和松弛素对入球小动脉具有舒张作用,而前列环素、心房钠尿肽、人绒毛膜促性腺激素和人胎盘催乳素等则对松弛素的分泌具有促进作用。

3. 妊娠期,肾小管钠离子和水的重吸收增加。孕期除了肾脏外,子宫、胎盘和胎儿也可以产生肾素,孕早期肾素水平即已增加了 2~3 倍,于 32 周时达到高峰平台。孕激素具有拮抗醛固酮的作用,但孕期肾上腺糖皮质激素皮质醇的增加可以替代部分醛固酮的作用。另外,孕期增多的醛固酮、脱氧皮质酮、雌激素、胎盘催乳素也促进肾小管的水钠重吸收。

4. 孕激素对膀胱壁平滑肌的舒张作用使得膀胱容积于妊娠晚期增加了近 2 倍,另外雌激素对膀胱三角区组织也有促增生作用。

(五)消化系统

为了满足妊娠期孕妇和胎儿的营养需求,母体消化系统在解剖和生理方面都发生了很大变化。

1. 妊娠使孕妇食欲增加,孕激素刺激食欲,而雌激素抑制食欲。除了雌、孕激素外,胰岛素、胰高血糖素和瘦素等也参与了妊娠食欲的变化。胎盘分泌的胎盘生乳素可以抵抗瘦素作用导致食欲增加。

2. 妊娠期雌激素促进口腔牙龈血管增生充血并容易感染,妊娠时牙龈容易出血也是这个原因。

3. 孕激素对胃肠道平滑肌张力降低作用,使得胃肠道运动下降,食物停留时间增加,加上孕激素促进乳酸酶和麦芽糖酶活性的功能,孕激素的这些作用增加了营养成分的吸收。但孕激素对食管下括约肌的舒张作用使得妊娠期容易反酸;胃肠道运动的下降使得孕妇因此可能感到腹胀;幽门括约肌的舒张使得碱性的十二指肠内容物容易反流进入胃腔。另外,胆囊在孕激素的影响下也发生了扩张,使得妊娠期胆囊容积增大、排空减慢。

（六）免疫系统

胎儿作为母体的半同种异体抗原组织并未受到母体免疫系统的排斥,这与母体免疫系统对胎儿的免疫耐受与妊娠内分泌的适应性变化密切相关。人体免疫分为先天性免疫和获得性免疫,一般认为,妊娠时先天性免疫得到了加强,而获得性免疫受到了抑制。获得性免疫又可以进一步分为细胞介导的免疫反应(Th1)和体液介导的免疫反应(Th2),妊娠时获得性免疫由 Th1 向 Th2 转化。

妊娠期先天性免疫的变化:妊娠期先天性免疫的介质发生了变化,表现为化学趋化性反应的抑制,这使得母体对感染反应迟钝。妊娠期单核细胞和粒细胞活性的加强使得它们的吞噬速度更为有效,有利于母体血液中出现的滋养细胞和胎儿细胞得到及时清理,避免引起母体发生免疫反应,hCG 在其中发挥着重要作用。自然杀伤细胞(NK cell)的变化则比较复杂,机体除子宫局部外的 NK 细胞功能得到抑制,NK 细胞的细胞杀伤作用在孕早期正常,但孕中期和晚期下降,孕激素在其中发挥着重要作用。

妊娠期获得性免疫的变化:获得性免疫在妊娠期由 Th1 向 Th2 介导的免疫反应转化,孕激素在此转化中也起着非常重要的作用。孕激素促进 Th2 细胞因子如 IL-3、IL4、IL-6 和 IL-10 的产生,抑制 Th1 细胞因子如 IL-2、IFN-γ 和 TNF-β 的产生。另外,在雌激素、孕激素、糖皮质激素、甲胎蛋白、hCG、人胎盘催乳素和 PGE1 和 PGE2 的影响下,淋巴细胞和巨噬细胞的产生、激活和活性都受

到了抑制。

孕激素在妊娠免疫调控中起着非常重要的作用,它促进 IL-4 和 IL-6 的产生,促进 Th1 向 Th2 的转化。孕激素还促进被激活的淋巴细胞和蜕膜细胞合成孕激素诱导阻断因子(progesterone-induced blocking factor,PIBF)。PIBF 刺激 B 细胞产生不对称抗体,即富含甘露糖寡糖集团的抗体 Fab 区域。不对称抗体与抗原结合,但不能启动补体和巨噬细胞吞噬功能,这样就阻断了抗体和抗原的进一步结合和相互作用。PIBF 还抑制 NK 细胞的细胞杀伤作用。孕激素还具有上调 TLR-4 和下调 TRL-2 的作用。宫内感染时导致孕激素功能下降和促炎性细胞因子的产生增加。

（七）能量代谢

孕早期和中期母体的合成代谢增加最为明显,母体脂肪合成和血容量的增加导致体重增加明显;孕妇肌肉蛋白和糖原合成增加,而肝脏糖原分解增加、糖酵解减少;外周组织对胰岛素的敏感性正常或稍有增加。

孕晚期母体的分解代谢增加,母体储存的脂肪分解,肝脏的糖异生减少、肠道的脂肪吸收增加。由于母体储存的脂肪分解导致血液游离脂肪酸和甘油增加,母体的酮体产生增加。孕晚期拮抗胰岛素的激素增多导致孕妇胰岛素抵抗。孕晚期母体体重的增加主要是胎儿的生长加快导致的,90%胎儿体重的增长是在孕期后半程发生的。

妊娠期胎盘来源的人胎盘催乳素、人胎盘生长激素、雌激素、孕激素和瘦素通过影响葡萄糖的利用和胰岛素的作用以及脂肪的代谢对母体代谢产生巨大作用,这些变化使得妊娠期母体具有糖尿病倾向,导致蛋白质和脂肪的代谢增加,这样可以为胎儿提供更多的葡萄糖和氨基酸,同时又为母体提供更多的游离脂肪酸。

妊娠晚期出现的胰岛素抵抗主要由于对胰岛素的敏感性降低所致,这与人胎盘催乳素、孕激素、皮质醇的抗胰岛素作用有关。孕激素促进胰岛素的分泌、降低外周组织胰岛素的敏感性;皮质醇降低肝脏糖原储量、促进肝脏葡萄糖的产生;虽然人胎盘催乳素对胰岛 β 细胞胰岛素分泌具有直接的促进作用,但也同时降低母体组织对葡萄糖的利

用,这样可以保证胎儿对葡萄糖的需求。由于肝脏对胰岛素的摄取减少和胰岛代偿性的增生,孕期出现高胰岛素血症。孕第10~30周时母体脂肪储存最为明显,这主要是为了胎儿营养需求的高峰到来做好准备,这时期胰岛素参与促进脂肪合成增加、降解减少,雌激素则有降低脂蛋白酯酶活性的作用。孕晚期脂肪合成和分解都增加,人胎盘生长激素具有抗胰岛素和促进脂肪分解作用,另外皮质醇、胰高血糖素和催乳素也参与了这一过程。

妊娠期母体胰岛素水平和组织胰岛素的敏感性发生了巨大变化,妊娠早期和晚期胰岛素的产生量和敏感性不同。孕12~14周内,胰岛素敏感性是加强的,孕妇葡萄糖耐受和葡萄糖水平及外周肌肉对胰岛素的敏感性都正常,而脂肪组织对胰岛素的敏感性增加,使得脂肪组织的脂肪合成增加导致脂肪储存增加。孕20周到足月,胰岛素敏感性下降、胰岛素分泌和抵抗增加,肌肉和脂肪组织的葡萄糖摄取减少。孕晚期母体血液胰岛素水平增加了2.5~3倍,同时伴有母体胰腺增生。胰岛素的分泌增加可以在外周组织胰岛素抵抗的情况下保证母体足够的蛋白质合成。随着妊娠的进展,母体外周组织特别是肝脏、脂肪和肌肉组织胰岛素的敏感性下降了50%~70%,这也保证了营养向胎儿体内的流动。如果母体胰岛素分泌没有增加,妊娠晚期的胰岛素抵抗产生的高糖血症则可能导致妊娠糖尿病或加重以往的糖尿病症状。

妊娠期肌肉和脂肪胰岛素受体的亲和力变化不大,但受体后信号转导发生了变化,如胰岛素受体酪氨酸激酶活性、胰岛素受体底物(IRS-1)、葡萄糖转运蛋白等出现下调。胎盘分泌的激素在母体胰岛素抵抗中发挥了重要作用,特别是雌激素、孕酮和人胎盘催乳素,另外催乳素、皮质醇、细胞因子如肿瘤坏死因子α也参与其中。妊娠晚期产生的胰岛素抵抗导致母体脂肪降解、糖异生增加和酮体产生增加,这样能够保证营养物质进入胎儿体内。

总而言之,妊娠过程胰岛素产生和敏感性的适应性改变对于调节糖和脂肪的代谢以适应妊娠的需求非常重要,可以把妊娠期胰岛素的适应性变化总结如下:孕早期葡萄糖刺激胰岛素的产生增加,胰岛素的敏感性变化不是很大,脂肪细胞胰

岛素受体数目增加,这样使得糖耐受正常或略微增加,同时肝脏甘油三酯的合成增加,再加上利用稍微增加,导致脂肪储备增加。妊娠晚期,血浆胰岛素水平增加,脂肪胰岛素受体数目减少和胰岛素抵抗,导致母体组织对葡萄糖和甘油三酯的利用降低,使得这些营养物质可以被胎儿利用。综合效应是母体血糖降低、葡萄糖周转率增加、母体组织转为依赖脂肪代谢作为能量的来源。

(孙 刚)

第三节 母胎内分泌系统的相互作用

从妊娠建立伊始,胎儿、胎盘以及母亲便通过内分泌系统建立彼此之间的联系并积极地交流。胎盘作为胎儿附属物,是胎儿和母亲内分泌系统交流与联系的纽带,其所分泌的激素是妊娠期内分泌的重要部分。胎盘分泌的大量激素和蛋白质进入母体血液循环,与母体组织的相应受体结合从而调整母体的稳态环境,以保障妊娠的建立、维持及胎儿的正常发育。母体内分泌系统作为内环境稳态调控的重要部分,既受到胎盘激素的调控,也对胎盘和胎儿的内分泌功能发挥着重要的影响。

一、滋养细胞分泌的 hCG 对母体卵巢黄体功能的维持作用

妊娠早期胎盘分泌的人绒毛膜促性腺激素(human chorionic gonadotropin,hCG)对卵巢黄体功能的维持作用可能是妊娠期最早出现的母胎内分泌系统相互作用。排卵后的卵泡在垂体分泌的黄体生成素(luteinizing hormone,LH)的作用下演变为黄体,黄体所分泌的孕激素和雌激素促进了子宫内膜的蜕膜化,使其易于胚胎的植入和妊娠的建立。在黄体分泌的孕激素和雌激素的负反馈作用下,母体垂体分泌的 LH 逐渐减少。无论是否受孕,黄体功能终将失去来自垂体 LH 的维持。如未受孕,失去 LH 维持的黄体将发生萎缩并失去分泌

孕激素和雌激素的功能,失去孕激素和雌激素的支持作用,蜕膜化的子宫内膜也将脱落并形成月经;如果受孕,胚胎的滋养细胞几乎在植入后立即具备了分泌 hCG 功能,正是这些早期滋养细胞分泌的 hCG 作用于母亲的黄体,阻止其萎缩并维持类固醇激素的产生,从而维持了孕激素和雌激素的水平。正常情况下,孕早期 hCG 的分泌水平每 2~3 天呈双倍增加,并于妊娠第 8~10 周时达到高峰,持续到第 12 周。然后下降并在妊娠第 18~20 周以后稳定在一个新的较低水平,直到足月。hCG 合成的调节机制尚不明确,许多物质可以影响 hCG 的分泌。如孕酮、生长因子、抑制素以及促性腺激素释放激素,并且可能存在类似于下丘脑 - 垂体 - 性腺轴的激素调节轴。妊娠女性血液循环中的 GnRH 水平与 hCG 的水平保持一致,而且在既往的体外细胞实验中也发现 GnRH 增加能够促进 hCG 的分泌。

hCG、LH 和卵泡刺激素(follicle-stimulating hormone,FSH)一样都是由 α 和 β 两个亚基组成的糖蛋白激素家族。它们的 α 亚基结构相同,而 β 亚基的结构不同,因此 β 亚基是赋予此家族成员功能特异性的结构基础。hCG 与 LH 亚基 N′ 末端的 120 个氨基酸残基具有 80% 的同源性,但 hCG C′ 末端的 24 个氨基酸残基为 hCG 所特有。尽管如此,两者通过同一受体即 LH/hCG 受体发挥作用,而且两者与此受体都具有很高的亲和力。滋养细胞分泌的 hCG 逐渐增多并取代垂体 LH 的作用,在 hCG 的作用下卵巢黄体演变为妊娠黄体,继续分泌孕激素和雌激素,以保障妊娠的维持。妊娠黄体的功能维持 5~7 周,因此妊娠的最初 5~7 周维持妊娠的孕激素完全来源于黄体,妊娠第 6~7 周胎盘才开始具有合成孕激素的能力,与此同时黄体合成的孕激素减少。此时虽然血液中的 hCG 水平仍然较高,但由于黄体对 hCG 的敏感性降低而出现萎缩。黄体对 hCG 失敏的原因目前尚不清楚,雌激素可能是其失敏的原因之一。

hCG 在促进黄体合成孕激素的同时也促进黄体雌激素的合成和释放,雌激素具有抑制 hCG 促进释放孕激素的作用,因此随着雌激素的合成增多,hCG 对黄体孕激素分泌的影响受到抑制,而

hCG 促进雌激素的释放作用没有失敏现象。hCG 除了促进黄体孕激素和雌激素的分泌外,还促进黄体抑制素和松弛素的释放,抑制素抑制垂体 FSH 的释放,从而使妊娠期卵泡的发育受到抑制。此外 hCG 还有许多性腺外的功能。比如妊娠期间甲状腺活性的上升主要就是因为 hCG 特异性结合甲状腺细胞膜上的受体,从而部分代替了促甲状腺素(thyroid stimulating hormone,TSH)的功能。同样 hCG 还影响胎儿的肾上腺和睾丸发育,也对母体的生殖系统有一定的作用。

二、胎盘激素与母体胰岛的相互作用

妊娠期母体物质代谢发生的适应性变化主要受到胎盘来源激素相互作用的影响,特别是雌激素、孕激素、人胎盘催乳素(human placental lactogen,hPL)、人胎盘生长激素(human placental growth hormone,hPGH)和瘦素。妊娠期的前半期,母体的代谢变化主要受雌、孕激素的影响;妊娠后半期随着 HPL 和瘦素分泌量的增加,它们的作用逐渐显现和突出。除了上述激素的影响外,催乳素和皮质醇也参与其中,妊娠晚期母体血浆皮质醇浓度约增加 2.5 倍。

雌激素可刺激胰岛细胞增殖和胰岛素分泌,提高外周组织葡萄糖的利用,提高血液皮质醇水平。从而导致妊娠期空腹血糖下降,葡萄糖耐受提高和糖原储备增加。孕激素促进胰岛素的分泌、增加空腹血液胰岛素水平、降低外周组织的胰岛素敏感性。皮质醇抑制葡萄糖的摄取和氧化、增加肝脏葡萄糖的产生和胰高血糖素的分泌。

HPL 在妊娠期增加了 5~10 倍,尤其在妊娠 20 周后胎盘 HPL 的分泌显著增加,并在妊娠末期达到高峰。HPL 是一个由胎盘合体滋养层细胞分泌的单链多肽激素,是胎盘所分泌的激素中拮抗胰岛素作用最强的。HPL 主要分泌进入母体血液循环,妊娠第 6 周后也可少量进入胎儿循环。HPL 与生长激素的作用类似,被称为妊娠后半期的生长激素,它同样也受到生长激素释放因子(growth hormone-releasing factor,GRF)的促进作用和生长抑素(somatostatin,SS)的抑制作用。HPL 具有提高血液葡萄糖和氨基酸水平供胎儿利用的作用;

还可降低胰岛素的敏感性、促进胰岛β细胞增殖；促进脂肪分解使血液游离脂肪酸增加；抑制钾离子的尿排泄、促进钙离子的尿排泄。最终使母体能量代谢转化为依赖游离脂肪酸，从而节省葡萄糖以供胎儿利用。

hPGH与HPL有很高的同源性，与生长激素受体的亲和力大约是HPL的2 000倍，它们可能通过共同的受体发挥作用。与HPL分布不同的是，hPGH并不进入胎儿侧，但是hPGH与HPL一样仍主要通过调节母体代谢功能维持妊娠期胎儿对营养物质的需求。其抗胰岛素的效应引起母体糖消耗减少，从而保证胎儿稳定的糖供应，并在妊娠的中晚期刺激母体游离脂肪酸的释放为胎儿提供能源。

多个脂肪因子包括瘦素、脂联素和视网膜结合蛋白4(retina binding protein 4,RBP4)也参与了保证胎儿能量物质的作用。胎盘分泌的瘦素大部分被释放进入母体循环中，一小部分进入胎儿循环。妊娠第6~8周时瘦素分泌开始增加，于妊娠后半期进一步增加。在妊娠期间，瘦素起着调控葡萄糖代谢、胰岛素敏感性和脂肪分解的作用，通过促进母体脂肪组织水解为胎儿提供脂肪营养。

三、胎盘雌激素合成中的母胎相互作用

比较低级的灵长类动物如猴和狒狒妊娠期血液循环中的雌激素是以雌二醇为主，而高级灵长类动物如大猩猩、黑猩猩及人类妊娠期血液循环的雌激素主要是雌三醇。一般认为雌三醇是由雌酮和雌二醇转化而来的，雌二醇C16位置的羟基化是转化为雌三醇的关键一步。非孕期正常妇女尿液的雌三醇与雌二醇之间的比例为1:1。孕妇尿液中雌三醇与雌二醇之间的比例为10:1，接近妊娠足月时这一比例进一步升高，提示妊娠时雌二醇C16位的羟基化增多。

胎盘虽然能够利用胆固醇从头合成孕激素，但胎盘缺乏将孕激素转化为雌激素的关键酶——细胞色素酶P450C17。此酶具有对类固醇结构中C17位羟化酶和侧链裂解酶的双重活性，在卵巢雌激素合成过程中，P450C17羟化产生的17α-羟孕烯醇酮和17α-羟孕酮在P450C17继续裂

解下成为脱氢表雄酮和雄烯二酮，这些雄性激素进一步在芳香化酶的作用下转化为雌激素。现在已经明确，妊娠期胎盘雌三醇的合成主要途径如下：胎儿肾上腺首先合成脱氢表雄酮硫酸盐(dehydroepiandrosterone sulfate,DHEAS)，DHEAS再在肝脏中羟基化为16羟基脱氢表雄酮硫酸酯，后者随脐带血到达胎盘，在胎盘硫酸酯酶、芳香化酶的催化下转化为雌三醇。由此可见，妊娠期雌三醇是由胎儿、胎盘共同参与制造的，故把妊娠期雌三醇合成称为胎儿胎盘单位。

妊娠第8周时，在母体血浆就可以检测到雌三醇，提示胎儿肾上腺此时已经具有合成雌三醇前体DHEAS的能力。妊娠第12周时，胎儿垂体开始分泌ACTH，并促进胎儿肾上腺皮质胎儿带迅速增生，此时胎儿肾上腺合成DHEAS的能力进一步增强，母体血浆雌三醇浓度增加了近100倍。至妊娠中期时，胎儿肾上腺每天分泌的DHEAS约100mg。以后分泌量逐渐增加，足月时每天分泌量可以达到200mg。

由于DHEAS主要来源于胎儿，因此胎盘雌三醇的合成量可以反映胎儿的健康状况及胎儿下丘脑-垂体-肾上腺(HPA)轴的活性。临床上检测母体血液雌三醇的含量可用来判断胎儿是否存活。无脑畸形儿由于缺乏垂体ACTH对胎儿肾上腺的刺激，胎儿肾上腺发育不全，因此母体血浆雌三醇水平极低或根本不存在雌三醇。

四、肾上腺相关激素的母胎相互作用

最早在妊娠的第7周，胎盘中分泌的促肾上腺皮质激素释放激素(corticotropin releasing hormone,CRH)就能够被检测出，后面随着孕周的增加而缓慢增加。在临近足月时，胎盘分泌的CRH能够上升到20倍及以上。胎盘分泌的CRH能够进入母体和胎儿，但主要是进入母体一侧。虽然母亲外周血的CRH水平显著高于非妊娠女性，甚至可以高达1 000倍以上，但是在妊娠的大多数时间内，CRH并没有表现出相应的生物学活性，这与CRH结合蛋白有关，其高亲和力导致了CRH的失活。而在妊娠的最后1个月内，CRH结合蛋白的量显著下降，使得CRH的活性明显增加。

虽然胎盘分泌的 CRH 只有少量进入胎儿侧，但却可以通过胎儿垂体促进 ACTH 的分泌，从而促进胎儿肾上腺皮质醇的分泌增加。胎儿垂体分泌的 ACTH 是主要调节胎儿肾上腺皮质的激素。在妊娠 6~8 周，胎儿的肾上腺开始产生类固醇，并随着孕周的增加而逐渐增加，其中肾上腺皮质分泌的 DHEAS 则是妊娠期雌激素的重要来源。不仅胎盘分泌的 CRH 会对胎儿肾上腺功能产生影响，其他胎盘合成的激素亦可以反过来调节胎儿肾上腺的功能。

（一）hCG

在妊娠早期，人绒毛膜促性腺激素（hCG）主要起着维持黄体分泌孕激素的作用，直到胎盘本身具有合成孕激素的能力。因此，人类胎盘的 hCG 分泌高峰出现在妊娠第 8~10 周左右，以后分泌逐渐减少，妊娠第 17~20 周时分泌水平降至最低点，并维持在此水平直到分娩。胎盘 hCG 的分泌高峰与胎儿肾上腺的分泌功能存在一定的时间关系，而且成年人肾上腺皮质的网状带（类似胎儿带）存在 hCG 的受体，提示胎盘分泌的 hCG 可能影响胎儿肾上腺的功能。试验发现，给予出生 1 周的新生儿 hCG，新生儿尿液的 DHEAS 排出量增加，提示 hCG 促进肾上腺 DHEAS 的分泌。

（二）CRH 和 ACTH

CRH 和 ACTH 分别是下丘脑和垂体分泌的激素，下丘脑分泌的 CRH 的主要功能为促进垂体 ACTH 的分泌。近年来发现人类胎盘也存在 CRH 基因和 ACTH 前体阿片-促黑素细胞皮质素原（POMC）的基因，胎盘可以合成大量的 CRH 和少量 ACTH。在妊娠第 7 周，胎盘分泌的 CRH 能够检测出并逐渐增加直至足月。胎盘分泌的 CRH 还在胎盘局部以旁分泌或自分泌的方式调节胎盘 ACTH 的分泌，这可能是通过 CRH 在胎盘内调控 POMC 的表达及剪切而实现的。由胎盘和胎儿垂体分泌的 ACTH 则可以促进胎儿肾上腺的发育和分泌功能。因此，胎盘的 CRH 可以间接通过 ACTH 促进胎儿肾上腺的发育和激素分泌。有实验证明，CRH 除了间接通过 ACTH 促进胎儿肾上腺的发育和分泌外，还可直接作用于胎儿肾上腺的 CRH 受体促进 DHEAS 的分泌。既往的研究发现

胎盘的 CRH 与下丘脑的 CRH 对压力做出的反应相当，推测胎儿部分通过 CRH 来应对压力，这可能对研究胎盘血管发育不良和宫内感染的影响机制有一定的帮助。

五、甲状腺激素合成的母胎相互作用

甲状腺激素（thyroid hormone，TH）包括三碘甲腺原氨酸（T_3）和四碘甲腺原氨酸（T_4），在胎儿发育尤其是中枢神经系统发育中起着非常关键的作用。妊娠早期胎儿主要依靠母体来源的甲状腺激素，因此妊娠早期母体甲状腺功能的异常对胎儿的发育影响是很大的。人体甲状腺 T_4 的分泌量比 T_3 高 10 多倍，血液中 99.7% 的 T_4 与血液中的甲状腺激素结合蛋白相结合。妊娠早期在胎盘分泌的 hCG 的作用下，母体甲状腺分泌 T_4 增加，导致血液循环中的游离 T_4 水平升高，而垂体来源的 TSH 负反馈性下降。母体血液游离 T_4 水平于孕早期升高后不再进一步升高，维持在此水平至分娩。母体血液游离 T_3 水平于整个孕期变化不大。

妊娠 14~16 周前胎儿甲状腺尚不具备甲状腺激素合成的能力，尽管如此，在孕早期（5~6 周）的胚外体腔和胎儿组织均发现有母体来源的甲状腺激素，而且孕早期母体甲状腺功能的不足的确可以导致胎儿神经精神发育的障碍，以上发现除了说明孕期母体甲状腺来源的甲状腺激素可以通过胎盘外，也说明母体甲状腺激素对胎儿发育有至关重要的作用。

早在妊娠的第 2 个月，母亲血清在胚外体腔的超滤就提示了 TH 由母体向胎儿转移，这个时候虽然胎儿侧的 TH 浓度比母体侧血清 TH 浓度低了约 100 倍，但是胎儿游离甲状腺素与甲状腺素结合蛋白的比值则远远低于母体，导致了胎儿侧 TH 的高生物学活性，这对发育中的胎儿非常重要。其后随着胎盘的形成，母体与胎儿甲状腺激素之间的交换则是通过细胞膜及滋养细胞间质。

现在的研究发现，通过胎盘的甲状腺激素受到多个因素的调控，①脱碘酶（deiodinase）：甲状腺激素脱碘酶有 3 种类型，分别为 DⅠ，DⅡ以及 DⅢ，其中 DⅡ和 DⅢ在胎盘中表达。DⅢ的活性大约是 DⅡ活性的 200 倍。2 种酶之间

存在着相互作用,前者起着阻碍母体甲状腺激素进入胎儿体内的功能,保护胎儿组织免受母体 TH 的过度激活;后者起着维持胎盘局部活性甲状腺激素基础水平的作用。②甲状腺激素转运蛋白(thyroid hormone transporter):TH 的主动转运有不同的跨膜转运蛋白家族负责,目前已知的胎盘中的六种 TH 转运蛋白分别是单羧酸转运蛋白-8(MCT-8)、MCT-10,系统 L 氨基酸转运蛋白 1(LAT-1)LAT-2,有机阴离子转运多肽 1A2(OATP1A2)和 OATP4A1。其中又以 MCT8、MCT10 和 OATP1A2 对 TH 有高度特异性。胎盘转运蛋白的表达在 20 周以后随着孕周的增加而增加,并在妊娠 27~34 周达到足月水平。③甲状腺素结合蛋白:血清中的甲状腺素结合蛋白主要包括甲状腺素结合球蛋白(TBG)、白蛋白和转甲状腺素蛋白(TTR)。除了 TBG 外,白蛋白及 TTR 均可在胎盘内合成。在妊娠的第 6 周,滋养细胞 TTR 的 mRNA 已经可以被检测到,它们起着转运母体的甲状腺激素至胎盘的作用。④甲状腺激素受体:既往的研究发现在人类胎盘中有多种 TH 受体亚型 mRNA 的表达,分别为 TRα1、TRα2、TRβ1 和 TRβ2。并通过免疫组织化学的方法发现随着孕周的增加,TRα1、TRα2、TRβ1 的蛋白表达亦有增加。⑤磺基转移酶和芳基硫酸酯酶:在人类胎盘中亦有表达磺基转移酶和芳基硫酸酯酶,大量的生物物质通过这两种酶硫酸化和脱硫化。而在既往的研究中发现,硫酸化可能是 TH 失活的重要步骤。

胎儿甲状腺是最早发育的内分泌器官,在孕 5~6 周时,胎儿甲状腺开始发育,但直到孕 14~16 周时才具备分泌甲状腺激素的功能,孕 20 周时,胎儿甲状腺分泌甲状腺激素的量开始达到有意义的水准,直到出生时才达到成人的水平。胎儿下丘脑垂体甲状腺轴功能直到孕晚期才开始逐渐成熟。胎儿侧母体来源的甲状腺激素水平最高可以达到母体侧的 50%。进入胎儿体内的母体 TH 需在胎儿组织 D Ⅱ 的作用下转化为 T_3 才能够与甲状腺激素受体结合并与基因的甲状腺激素反应元件结合发挥生理作用。在胎儿的大脑皮质,妊娠第 5 周时即已出现甲状腺激素受体,第 7 周时出现二型脱碘酶,除了二型脱碘酶外,胎儿组织也存在三型脱

碘酶,后者将 T_4 转化为无活性的 rT_3,提示胎儿体内甲状腺激素的作用可能与孕周具有一定的时空关系。

妊娠期大约 0.3%~0.5% 的孕妇可能发生甲状腺功能减退,原因可能是碘缺乏、自身免疫性甲状腺疾病和环境污染物所引起的。胎盘不具备代偿母体甲状腺功能减退的能力,即母体甲状腺功能减退并不能改变胎盘甲状腺激素脱碘酶型的水平。因此,当胎儿甲状腺尚不能分泌足够量的甲状腺激素时,母体甲状腺功能减退将显著影响胎儿的甲状腺激素水平,影响胎儿器官特别是神经系统的发育,并增加其他妊娠并发症的发生风险,如自然流产、先兆子痫、低出生体重等。

妊娠期由于结节性甲状腺疾病或摄入过多的甲状腺激素孕妇还可能出现甲状腺功能亢进。虽然目前尚无过多的母体甲状腺激素影响胎儿生长和抑制胎儿促甲状腺激素 TSH 释放的报道,但导致母体甲状腺功能亢进的 TSH 受体刺激抗体可以通过胎盘进入胎儿体内,从而刺激胎儿甲状腺,导致胎儿甲状腺功能的亢进,这将导致胎儿生长受限、心律失常、充血性心力衰竭、骨龄提前、颅缝早闭和脑积水等。

(张 丹)

第四节　胎盘发育及功能

在哺乳动物中,新生命起始于精卵结合形成受精卵,受精之后,受精卵经过多次有丝分裂和形态建成形成囊胚,即具有 2 个明显细胞谱系的胚胎阶段,分别是外层特化的滋养外胚层和腔内的内细胞团。在人类和啮齿类等哺乳动物中,胚胎发育到囊胚阶段进入子宫腔,随后囊胚必须在子宫着床、并与母体建立功能性联系——形成胎盘,才能继续发育。胚胎植入是囊胚与子宫细胞相互作用的过程,也是胎盘发育分化的起始。胚胎植入发生后,胚胎的滋养外胚层细胞与子宫内膜开始相互作用,并向子宫壁内浸润。而成功妊娠的建立有赖于滋

养外胚层细胞的精细分化及其与母体子宫内膜多种细胞的复杂互作,发育为功能完善的胎盘,并在母胎界面上建立免疫豁免微环境。

胚胎植入、子宫内膜-蜕膜分化和胎盘发育等是妊娠建立和维持过程中先后发生的事件,它们看似独立,实际上是有密切生理联系的核心级联事件,前一事件的正确发生往往决定了后续妊娠事件是否能够发生以及发生的质量,成功的妊娠需要各个环节上的生理学事件都能正确发生。前期来自模式动物的研究结果证实胚胎植入质量决定了后续蜕膜分化和胎盘发生的正常与否,近期研究也发现人类多种妊娠疾病(如子痫前期)的发生与子宫内膜的蜕膜分化异常相关。因而近年来领域内比较前沿的观点是:胚胎植入的质量程序性地决定了后续的妊娠事件。这就提示我们在认识和研究妊娠时要有系统性和整体性的视野,针对各个生物学事件开展深入研究,但要把握和理解相互之间的关联性。

成熟胎盘中的主要细胞类型是滋养层细胞,来源于囊胚最外层的滋养外胚层细胞。滋养外胚层细胞作为有干细胞性质的细胞类型,伴随着妊娠的进程,在子宫环境中发生活跃的增殖和分化,产生各类具有不同空间定位和功能的滋养层细胞亚型;它们执行多种功能,包括胚胎植入时与子宫内膜上皮的对话和对内膜的侵入、与母体间营养和气体交换、对子宫螺旋动脉重铸、内分泌及免疫豁免调节等。

胚胎的滋养外胚层细胞是胚胎发育过程中最早表现出高分化潜能的细胞。在人类,滋养外胚层细胞可以通过两条路径发生分化:第一条路径是单核的细胞滋养层细胞(cytotrophoblast,CTB)通过合体化过程形成多核的合体滋养层细胞(syncytiotrophoblast,STB),由此形成的漂浮绒毛表面覆盖一层STB,内层为CTB,漂浮绒毛浸泡在母体的血窦中。STB的功能主要包括:①参与母胎界面上的气体、营养物质以及代谢产物的交换;②分泌人绒毛膜促性腺激素(hCG)、胎盘催乳素(hPL)等妊娠相关激素,对妊娠的维持具有重要作用;③STB直接与母体血液相接触,参与母-胎免疫耐受性的建立。滋养层细胞的第二条分化途

径是形成锚定于子宫壁上的锚定绒毛,锚定绒毛近端是活跃增殖的滋养层细胞,构成滋养层细胞柱(trophoblast column),它们可进一步分化为绒毛外滋养层细胞(extravillous trophoblast,EVT),并向子宫蜕膜迁移;一部分EVT被称为间质滋养层细胞(interstitial extravillous trophoblast,iEVT),它们浸润至子宫内膜的深层,可达到子宫肌层的上1/3,从而把胎儿锚定于母体子宫内;另一部分EVT被称为血管内滋养层细胞(endovascular extravillous trophoblast,enEVT),它们侵入子宫螺旋动脉并获得血管内皮细胞样的特征,取代母体血管内皮细胞,从而将子宫螺旋动脉改建成低阻抗、高通量的子宫-胎盘动脉血管。改建后的血管可以向胎盘供给大量的血液保证胎儿成长对营养物质的需求。

一、滋养层细胞合体化

合体化即单核的细胞滋养层细胞融合形成多核的合体滋养层。根据胎盘发育过程中合体化发生的生理阶段,滋养层细胞合体化可分为初级合体化和次级合体化。

(一)初级合体化

胚胎植入起始后,胚胎主要通过外侧的一层多核细胞与母体建立联系,这种多核细胞是由滋养外胚层细胞通过初级合体化途径形成的初级合体滋养层(图5-6),它们在胚胎植入前后形成,是最早与母体接触并建立母胎联系的胎儿细胞。大约在受精后第11天胚胎完全植入子宫壁,胚胎被合体滋养细胞覆盖,这时初级合体化停止。对于人类初级合体化最早的描述是基于对受精后第7天胚胎植入到子宫内膜的宝贵组织学切片的观察。但由于伦理问题和实验方法的限制,对于人类初级合体化的形态发生和功能的研究都十分有限,基本上停留于简单的形态学描述阶段。

日趋成熟的人类胚胎体外培养技术已经使胚胎离体培养时间达到10天以上,胚胎在培养皿中经历的变化与在母体内发育并无显著差异。同时,胚胎-子宫内膜三维共培养模型已用于对胚胎植入机制的研究,应用这个模型能够在体外条件下观察到合胞体的形成。上述新技术的应用有望为揭示初级合体化机制提供科学证据。

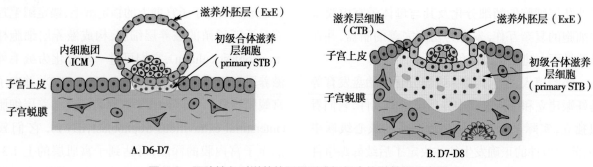

图 5-6　胚胎植入时滋养外胚层形成初级合体滋养层示意图

A. D6-D7　　　　　B. D7-D8

（二）次级合体化

初级合体化完成后，滋养层细胞的融合形成合体滋养层的过程即为次级合体化，这一细胞分化可持续整个妊娠进程，主要是通过滋养层细胞的膜融合来实现的。细胞融合发生在合体滋养层和紧贴合体滋养层的细胞滋养层细胞间。STB 不具有增殖能力，因此需要其下层的 CTB 不断地融合以形成新的合体滋养层，同时老化的合体滋养层形成合体结节不断脱落以实现自我更新。合体化的过程使绒毛表面积不断增大，极大地提升了漂浮绒毛的物质吸收与交换能力。

滋养层细胞的融合受到多种转录因子、膜蛋白、细胞因子、生长因子以及细胞骨架等的精细调控。

1. 介导次级合体化的融合分子（fusogen） 内源性逆转录病毒膜糖蛋白 Syncytin 是人类内源性逆转录病毒家族（human endogenous retroviruses, HERVs）基因编码的膜糖蛋白，是迄今发现的唯一的介导胎盘滋养层合体化的融合分子。据报道，大约在 2 500 万 ~ 4 000 万年前，不同种系的逆转录病毒侵入灵长类动物的生殖细胞并整合到宿主基因组中。在漫长的进化过程中，HERVs 经历反复扩增、转座等事件后，在基因组产生多拷贝和单拷贝的原病毒。HERVs 与目前的外源性逆转录病毒具有相似的基因结构，如人类免疫缺陷病毒（human immunodeficiency virus, HIV）、人类嗜 T 细胞病毒（human T-cell lymphotropic virus, HTLV），均由 2 个长末端重复序列（long terminal repeat, LTR）间的 gag、pol 和 env 区域组成。目前已知 HERVs 构成了人类基因组的 8%，并且已经鉴定出超过 20 个 HERV 家族成员，尽管在编码序列中有突变、缺失和编码终止信号提前等缺陷，小部分 HERVs 还是有生产病毒产物和病毒类颗粒的能力。逆转录病毒包膜蛋白锚定于宿主病毒膜中，这些蛋白由两个亚基组成，一个是跨膜亚基（transmembrane, TM），主要负责膜融合，包含 1 个疏水肽段，在介导病毒与细胞膜融合时，能穿透靶细胞的细胞膜；另一个是细胞表面亚基（surface, SU），主要对靶细胞的细胞膜受体进行识别和黏附。

在已检测的 23 种人体组织中，syncytin 在胎盘组织特异性高表达。在人类基因组中，*HERV-W* 和 *HERV-FRD* 基因分别编码 syncytin-1 和 syncytin-2。syncitin-1 定位于合体滋养层，并在整个妊娠过程中持续表达；在滋养层细胞融合体外模型中的研究表明，syncytin-1 对细胞融合的启动具有决定性作用，因此 syncytin-1 可视作人类滋养层细胞融合的标志分子。syncytin-2 定位在细胞滋养层细胞中，且在妊娠过程中表达水平逐渐降低；syncytin-2 的受体是 MFSD2，属于跨膜碳水化合物转运蛋白超家族，该受体表达仅限于合胞体滋养层。与 syncytin-1 不同的是，syncytin-2 的表达在合体滋养层形成后会出现下调。

尽管 syncytin-1 和 syncytin-2 的结构和促融合的能力相似，但 2 种蛋白的作用和调控机制可能不同。它们通过不同的受体调控滋养层细胞的分化；膜融合的起始需要由 syncytin-1 与 2 个氨基酸转运蛋白（amino acid transporter 1/2, ASCT1/2）结合来启动。近年来的研究还发现 HERVs 在滋养层细胞中可能有更加多样化的功能，如 syncytin-2 和 ERV3 在胎盘中的表达可能与母胎间免疫耐受有关。

2. 参与细胞融合的相关分子 参与滋养层细胞融合调控的一个关键因子是蛋白激酶A（protein kinase A，PKA）。目前认为，cAMP水平的升高是膜融合的起始信号，进而级联激活PKA和重要转录因子GCM-1（glial cells missing homolog 1），启动其靶基因HERV-W（编码syncytin-1）的表达。GCM-1是第1个被发现调控滋养层细胞融合的转录因子，激活syncytin-1和syncytin-2编码基因的转录以促进细胞膜融合。

丝裂原活化蛋白激酶（mitogen-activated protein kinase，MAPK）信号中有2个经典的信号通路，即胞外信号调节激酶1/2（extracellular signal-regulated kinase 1/2，ERK1/2）和p38，均在细胞分化和融合过程中发挥重要作用。特异性ERK1/2和p38抑制剂可以抑制原代滋养层细胞的自发融合。

氨基酸转运蛋白CD98对滋养层细胞融合也有重要作用，干扰CD98的表达或者CD98与其配体galectin3结合，均可导致滋养层细胞融合程度显著下降。此外，一些细胞间连接分子（如connexin 43、ZO-1等）、细胞骨架蛋白、细胞间黏附分子等均参与合体化过程，而Caspases家族成员能特异参与细胞骨架和细胞间黏附分子的降解。

滋养细胞原代培养和绒毛外植体模型中的研究显示，细胞膜上磷脂酰丝氨酸外翻是细胞融合的先决条件；在PKA激活剂forskolin诱导BeWo细胞融合的模型中发现，与细胞外膜的磷脂酰丝氨酸蛋白辅酶因子结合的拮抗性抗体可阻断细胞融合的发生。去整合素和金属蛋白酶（a disintegrin and a metalloproteinase domain，ADAM）家族蛋白可促使细胞膜脂质重组来完成磷脂酰丝氨酸外翻。静电吸引在这个融合过程中起着至关重要的作用，磷脂酰丝氨酸带负电荷，由Caspase激活它的外翻，为细胞表面融合蛋白发挥作用提供负电荷环境。

3. 滋养层细胞合体化与细胞周期 胎盘绒毛中只有CTB具有DNA合成能力，如在妊娠第6~9周的绒毛中，约1.5%~2.9%的细胞具有有丝分裂活性，而STB中未检测到有丝分裂活性。活跃增殖的CTB细胞在保证自我更新的基础上，提供分化所需的细胞库。近年来研究发现CTB细胞需要退出细胞周期才能发生融合，细胞周期抑制因子p21与转录因子GCM1协同作用，确保细胞周期的限制与syncytin-2的表达，从而保证细胞融合能够形成具有正常功能的多核细胞。

4. 合体滋养层再生与脱落的平衡 CTB不断地融合形成STB，引发了关于STB再生与脱落平衡的争议。合体滋养层是否持续不断地累积细胞核，或老化的细胞核是否会选择性地通过凋亡途径脱落掉，这两方面的观点仍然存在很大争议。争议之一为是否需要通过老化的细胞核脱落、CTB不断融合来维持合体滋养层脱落与再生间的平衡，实现合体滋养层的更新。有研究证实，合体滋养层中的一些细胞核会被膜包裹形成囊泡，最终产生合体结节，并释放至母体循环系统中；从正在不断更新的合体滋养层细胞中把衰老的核清除掉大概需要3~4周的时间。而反之，也有研究认为在整个妊娠过程中合体滋养层中的细胞核一直累积，合体层的异质性就是其中的细胞核处于不同分化阶段的表现。该争议很大程度上集中在凋亡是否参与了滋养层更新。有观点认为从早期CTB融合到凋亡效应分子Caspase的活化，再到接下来的细胞死亡是一连续过程，但具体机制还不清楚。有研究显示，在合体滋养层中凋亡的执行是受时空调控的，最终可导致合体结节的形成。然而，另有研究发现，CTB凋亡的发生率远大于STB，在妊娠晚期胎盘绒毛中，主要是CTB而不是STB发生了凋亡。因此，STB更新和分化涉及的事件和机制仍有待深入阐释。

二、滋养层细胞向浸润途径的分化

人类胚胎植入后14天左右，细胞滋养层迅速生长，突破合体滋养层的包绕，形成滋养层细胞柱，进入绒毛外分化途径。滋养层细胞柱细胞逐渐分化为具有强浸润能力的绒毛外滋养层细胞（EVT），并进一步分化为间质滋养层细胞（iEVT）与血管内滋养层细胞（enEVT）（图5-7）。

（一）间质滋养层细胞（iEVT）的特性

滋养层细胞柱从其近端到远端，细胞的表型逐渐发生改变。绒毛基底膜近端的数层细胞为活跃增殖的极性上皮细胞，与绒毛CTB的形态相似；至滋养层细胞柱远端，细胞不再发生分裂，且形态

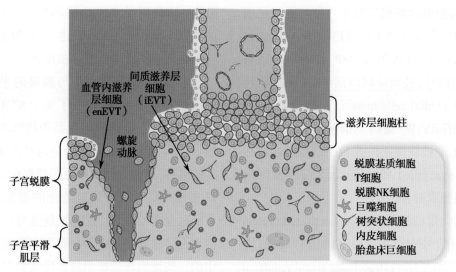

图 5-7　人类滋养层细胞沿浸润途径分化示意图

发生改变，成为较大的多角形间质样细胞。这些细胞或迁移浸润进入子宫蜕膜直至子宫肌层的上 1/3，称为间质滋养层细胞（iEVT），或浸润进入子宫螺旋动脉，表现出血管内皮细胞的特性，称为血管内滋养层细胞（enEVT）。滋养层细胞柱中的细胞分化过程还不是很清楚，但体外的研究表明这种分化过程可能是一个以内源性因素为主的过程，涉及相关黏附分子的变化和几种蛋白酶的表达调控。

iEVTs 有 2 种明显的表型：大的多角形 iEVTs 和小的纺锤状 iEVTs。大的 iEVTs 存在于胎盘向蜕膜过渡的区域，其作用是把胎盘锚定到子宫壁，因为它们在妊娠过程中可以分泌由基质型的纤维蛋白构成的"滋养层胶"。相比之下，小的 iEVTs 可以浸润到蜕膜的深层，甚至到子宫肌层的上 1/3。

iEVTs 有独特的黏附分子和主要组织相容性复合体（major histocompatibility complex，MHC）的表达谱。在细胞滋养层柱远端的细胞中整合素 α6β4 表达下调，而整合素 α5β1 的表达则明显上调，而在浸润到蜕膜深层的 iEVTs 中，整合素 α1β1 高表达。此外，在细胞滋养层柱远端的细胞中上皮钙黏素（E-cadherin）的表达下调，可能使细胞间相互作用减低和迁移性增加。iEVTs 可分泌多种蛋白酶，降解蜕膜组织中的细胞外基质，包括尿激酶型纤溶酶原激活物（urokinase-type plasminogen activator，u-PA）、多种基质金属蛋白酶（matrix metalloproteinase，MMP）等。同时，这些酶的内源性抑制因子也同时表达于 iEVTs 中〔如纤溶酶原激活物抑制物

1/2（plasminogen activator inhibitor 1/2，PAI-1/2）、组织金属蛋白酶抑制物（tissue inhibitor of metall-oproteinase，TIMP），表明 iEVTs 的浸润是有节制性调控的。此外，与绒毛滋养层细胞不同的是，iEVTs 高表达 HLA Ⅰ型 MHC，特别是 HLA-E、滋养层特异性的 HLA-G 和具有多态性的 HLA-C，这与其免疫豁免特性直接相关。

妊娠早期，在胚胎植入位点附近，蜕膜自然杀伤细胞（dNK cell）是蜕膜免疫细胞的主要组成部分。dNK 细胞上的受体识别 iEVTs 所表达的 3 类 HLA 分子，对母胎界面免疫耐受的建立至关重要。如 HLA-E 可以和 dNK 细胞的抑制性受体以高亲和力相结合，从而抑制 dNK 细胞的细胞毒性；二聚化的 HLA-G 对 dNK 细胞上抑制性白细胞免疫球蛋白样受体（the leukocyte Ig-like receptor，LILR）有很高的亲和力，可以对母体免疫反应进行调节；HLA-C 和 dNK 细胞上的杀伤细胞抑制性受体（killer inhibitory receptor，KIR）的相互作用可能在胎儿生长和胎儿血液供给中发挥重要作用。

iEVT 的浸润涉及细胞增殖、基质降解、细胞迁移与分化等过程，这些过程受到多种因素的严格调控。iEVT 可应答多种自分泌与旁分泌因子信号，包括细胞因子、生长因子、蛋白酶等；促进性因子与抑制性因子的平衡调节 iEVT 的浸润。许多激素对 EVT 浸润具有调节作用，包括人绒毛膜促性腺激素（hCG）、甲状腺激素、胎盘生长因子（placental growth factor，PLGF）、促性腺激素释放激

素（GnRH）等。免疫细胞产生的多种细胞因子也对 iEVT 浸润起调节作用，如 IL-1β、IL-8、IL-15 等细胞因子促进浸润，而 IL-10、IL-12、IL-24 等细胞因子抑制浸润。子宫肌层中 MMP-2、MMP-9 和 u-PA 的表达水平低于蜕膜，可能控制 iEVT 向子宫肌层浸润的深度。上述内分泌、自分泌和旁分泌因子的时空精细调节，保证了滋养层细胞的浸润限制在整个子宫内膜与子宫肌层的上 1/3 处。

iEVTs 最终分化为胎盘床滋养层巨细胞。与 STB 类似的是，胎盘床巨细胞也可以分泌 hPL 和 hCG。这些细胞还产生多种蛋白酶抑制因子，防止 iEVT 过度浸润至子宫肌层的深部。

（二）间质滋养层细胞（iEVT）分化的调节

1. 氧分压对滋养层细胞浸润分化的调节　氧分压被认为是滋养层细胞增殖与分化平衡的一个关键调节因素。某些特定的转录因子作为氧感受器发挥作用，如缺氧诱导因子（hypoxia-inducible factor，HIF）。妊娠期间，绒毛内氧分压随子宫 - 胎盘循环的逐步建立而发生改变。据估计，妊娠第 8 周和第 10 周时，绒毛内的平均氧分压分别为 (17.9 ± 6.9) mmHg 和 (39.6 ± 12.3) mmHg；随着血管改建，母胎间的气体交换能力增强，氧分压水平随之增至 80~100mmHg。氧分压在妊娠阶段的变化不仅依赖于母胎界面血管发育，也对调节滋养层细胞行为、维持正常的胎盘发育起关键作用。

研究发现，低氧浓度（2% 或 14mmHg）可刺激细胞滋养层细胞进入细胞周期并活跃增殖，但阻止其向 iEVT 或 enEVT 的浸润途径分化。然而，也有报道显示低氧浓度可抑制滋养层细胞的增殖，或促进其浸润能力。这些有争议的结果也提出了问题，即体外模型中的低氧环境能否真实反映体内的生理与病理氧浓度。有学者指出，体外氧分压相关研究必须注意 3 个问题：①体外模型中缺乏血红蛋白作为氧载体；②缺少妊娠进程中体内真实氧分压的精确测量；③样品采集与细胞体外培养期间可能的组织缺氧和氧化应激。

2. 参与调控滋养层细胞浸润能力的信号　至今为止，已发现许多参与调控滋养层细胞浸润的分子，如 GnRH、hCG、Wnt、Notch、TGF-β 超家族、EGF、HGF、LIF、VEGF、PLGF、IGF 家族分子等；主

要的下游信号包括 MAPK、AKT、JAK-STAT、FAK、Rho/ROCK、Smad 等通路。近年来研究也显示多种 mRNA 分子参与滋养层细胞浸润的调节。

MAPK 信号是许多促浸润因子的下游通路。如经典的 Wnt 信号与 PI3K/Akt 信号可独立地参与介导 Wnt3a 刺激的滋养层细胞迁移和 MMP-2 产生；IGF-II、IGFBP-I、内皮素和前列腺素 E$_2$ 等均可在人滋养层细胞中激活 ERK1/2，促进细胞的浸润与迁移；EGF 通过激活 MAPK 与 PI3K，诱导滋养层细胞 MMP-9 的生成，从而促进细胞迁移；HGF 通过 p42/p44 激活 MAPK 通路，LIF 通过激活 ERK1/2 与 STAT3 诱导滋养层细胞浸润；ERK 和 AKT 信号通路能够提高 MMP-2 水平，参与 hCG 介导的滋养层细胞浸润和迁移。

JAK-STAT 信号通路的多个成员都与滋养层细胞浸润有关，包括 STAT1、STAT3 与 STAT5。STAT1 与 STAT3 的激活参与 LIF 的促浸润作用；PlGF 通过 JAK2 激活 STAT5，促进 EVT 浸润；EGF 也可通过 STAT5 诱导滋养层细胞增殖和浸润。值得注意的是，STAT3 表达于早孕期滋养层细胞中，但在足月胎盘滋养层细胞中难以检测到，提示 JAK-STAT 信号通路可能在人类胎盘发育早期的滋养层细胞行为调控中发挥作用。

FAK 信号接受整合素、生长因子和 G 蛋白偶联受体的刺激，激活下游的激酶级联反应，磷酸化 Rho 家族 GTP 酶的正向调节因子 GEF 与负向调节因子 GAP，激活 Rho、Rac、Cdc-42 等，并级联激活 ROCK 和 PAK 等下游效应分子，调节细胞骨架蛋白等多种基因的转录。FAK-Src 信号参与环孢多肽 A 诱导的滋养层迁移与浸润，上调 MMP-2 和 MMP-9 活性，并抑制上皮钙黏素表达。IGF-I 和 IGF-II 可通过 RhoA、RhoC 与 ROCK 促进滋养层细胞的迁移。

TGF-β 超家族包括 40 余个成员，通过 I 型和 II 型丝 / 苏氨酸受体酪氨酸激酶传导信号。该家族的每一个成员都结合特定的 I 型与 II 型受体，自身磷酸化并随后激活 Smad，入核进行基因转录。TGF-β 超家族对滋养层细胞的浸润具有负向调节作用。例如 TGF-β1、Nodal、Nodal 受体及组成性激活 ALK7 均可抑制滋养层细胞迁移和浸润；TGF-β 信号通过 Smad2 降调细胞 - 细胞黏附分子

血管内皮钙黏蛋白（ve-cadherin）表达；Nodal 可提高 TIMP-1 表达水平，并降调 MMP-2 和 MMP-9，抑制 EVT 的迁移；而抑制 TGF-β I 型受体的表达，可增强滋养层细胞的迁移与浸润能力。

（三）血管内滋养层细胞（enEVTs）分化和子宫螺旋动脉重铸

妊娠期间，绒毛浸没在绒毛间隙的母体血窦中，胎儿血管发育并形成分支进入绒毛，形成绒毛内毛细血管，在绒毛滋养层细胞的介导下进行母体和胎儿间的物质、营养和气体的交换。同时，滋养层细胞重铸子宫螺旋动脉，增加其血流量并降低血流阻力，建立子宫 - 胎盘循环，保障母血通过子宫动脉向绒毛间隙的血流供应，满足胎儿宫内发育日益增长的营养和物质供应。

1. 子宫螺旋动脉重铸的进程 目前多种证据认为，子宫 - 胎盘循环的建立始于妊娠第 8~12 周，至妊娠第 20~22 周子宫血管重铸完成。子宫螺旋动脉重铸过程中，enEVTs 替代螺旋动脉的内皮细胞，血管周围平滑肌细胞消失，由此将高阻低容的螺旋动脉改建为低阻力、高通量、收缩能力降低的血管。这种替代是一个血管拟态的过程，侵入血管的 enEVTs 黏附分子表达发生改变，细胞由上皮特性转化为内皮特性，因此该过程也称为血管模拟（vascular mimicry）或假性血管发生（pseudovasculogenesis）。螺旋动脉重铸过程的形态学特征包括血管平滑肌细胞脱离、内皮细胞肿胀、血管扩张、绒毛外滋养层细胞浸润、内皮细胞丢失、血管平滑肌丢失、纤维蛋白沉积、血管内部出现 EVT、内皮更新等。

有学说认为螺旋动脉重铸过程分为 4 个阶段：第一阶段，小动脉完整，血管周围具有完整的平滑肌层，内部覆盖完整的血管内皮层；第二阶段，平滑肌层开始瓦解，但动脉内并不出现血管滋养层细胞；第三阶段，平滑肌细胞和血管内皮细胞大量丢失，血管周围聚集间质滋养层细胞（iEVTs），血管内出现血管内滋养层细胞（enEVTs）；第四阶段，螺旋动脉完全改建，平滑肌层完全丢失，enEVTs 嵌入血管完全替代内皮细胞。

母体子宫螺旋动脉的重铸持续至妊娠中期，其深度与 iEVT 的浸润类似，可以深达子宫肌层的

上 1/3 处。子宫螺旋动脉重铸的发生并不均匀，主要发生在胎盘的中央部位，边缘区域相对较少。重铸完成后，螺旋动脉在长度上有所增加，管腔直径增加数倍，且对促进血管紧张的药物不再敏感。重铸后的低阻抗、高流速螺旋动脉可以向绒毛间隙中提供足够的母体血液，为妊娠过程中维持胎儿生长发育所必需。

2. enEVTs 的分化及功能特征 目前推测，enEVTs 的分化起源可能有 2 种途径，分别为 iEVT 和 enEVT 栓。妊娠早期蜕膜化过程中，母体血管即开始发生改造，为 EVT 的浸润做好准备。这一血管改造过程是滋养层细胞非依赖的，表现为血管平滑肌细胞膨大和内皮细胞空泡化。淋巴细胞，特别是 dNK 细胞和巨噬细胞，在此改造过程中发挥作用。紧接着，随着 iEVT 细胞对子宫蜕膜的浸润，蜕膜浅表层的子宫螺旋动脉被 iEVTs 包围；这些 iEVTs 沿着螺旋动脉分布，打乱血管平滑肌细胞的正常排布。这些 iEVTs 浸润到动脉管腔中，呈现出血管内皮细胞样的表型。研究认为，从 iEVTs 转变成 enEVTs 仅发生在蜕膜浅表层的螺旋动脉，而深层的螺旋动脉重铸则涉及另外一种起源的 enEVTs，即 enEVT 栓（enEVT plug）。基于大量的组织学结构分析，有学者认为滋养层细胞可以沿着血管腔逆行迁入螺旋动脉，早期在动脉开口处形成栓样结构，称之为 enEVT 栓；随后 enEVTs 向管腔深部迁移，并导致血管内皮细胞发生凋亡。

enEVTs 进而取代母体螺旋动脉血管内皮细胞。在重铸的螺旋动脉中，enEVTs 以血管内皮细胞样的特性存在，其表面黏附分子由上皮细胞型转化为内皮细胞型，包括下调了上皮细胞特异的上皮钙黏素和整合素 α6β4，而上调了内皮细胞特异的血管内皮钙黏蛋白、PECAM、NCAM/CD56 以及整合素 α5β1、α1β1 和 αvβ3 的表达。近期有研究显示，enEVTs 可通过产生 TGFβ 等细胞因子，诱导流经螺旋动脉的母血 CD4+ T 细胞分化为调节性 T 细胞（Treg），从而有助于在母体 - 胎盘循环路径上建立免疫豁免。这一研究也提示 enEVTs 可能是一种具有免疫调节作用的独特滋养层细胞亚群。

迄今，有关 enEVTs 的分化起源及其功能特性、enEVTs 取代子宫血管内皮细胞的分子机制及

其生理意义等都是有待深入研究的科学问题。

3. 螺旋动脉血管平滑肌细胞的命运 螺旋动脉重铸过程伴随着血管周围平滑肌层的逐渐丢失。关于这些平滑肌细胞的去向一直存在争议,有观点认为它们发生了凋亡,但研究发现凋亡信号多集中于血管内皮细胞,而非管周的平滑肌细胞;另有研究认为它们发生迁移,但尚无明确证据表明它们的迁移去向。近年来的研究认为在螺旋动脉重铸进程中,血管平滑肌细胞发生了去分化,并且这一过程受到蜕膜基质细胞、蜕膜 NK 细胞(dNK cell)、蜕膜巨噬细胞和 EVT 细胞的程序性调控,而蜕膜化是螺旋动脉血管平滑肌细胞去分化的起始诱因。但平滑肌细胞去分化为何种细胞,其命运如何被调控,仍是悬而未决的问题。

人胎盘中不同类型滋养层细胞的形态学特点以及特异性标志分子总结于图 5-8 和表 5-2 中。事实上,当前对人类胎盘的认识还非常肤浅,滋养层细胞的谱系分化进程仍不清晰。这主要是由于伦理学的限制,无法对胎盘发育进程进行连续动态的取样分析。因此,亟待发展新的在体实时动态监测手段以及细胞体外诱导分化模型等,深刻揭示人类胎盘发育的奥秘。

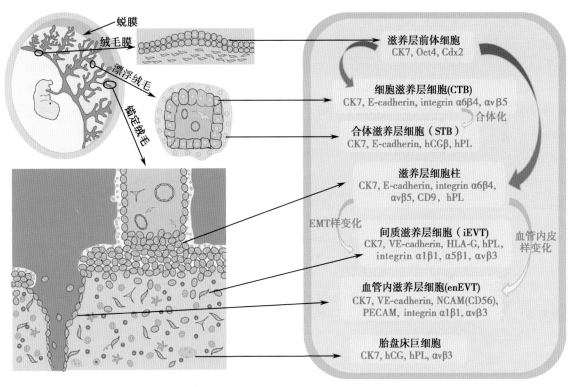

图 5-8 人类胎盘滋养层细胞分化及特征示意图

表 5-2 人胎盘各种类型滋养层细胞的标志分子

标志分子	细胞类型					妊娠阶段
	STB	CTB	Column CTB	iEVT	enEVT	
CK7	+	+	+	+	NA	孕早期
波形蛋白	−	−	−	−	NA	孕早期
血管内皮钙黏蛋白	−	−	−	+	+	孕中期
上皮钙黏素	+	+	+	−	−	孕中期
PECAM	+	+	+	−	−	孕中期
NCAM(CD56)	−	−	−	−	+	孕中期
整合素 α1β1	−	−	−	+	+	孕早期

标志分子	细胞类型					妊娠阶段
	STB	CTB	Column CTB	iEVT	enEVT	
整合素 α5β1	NA	–	–	+	NA	孕早期
整合素 α6β4	–	+	+	–	NA	孕早期
整合素 αvβ5	–	+	+	–	–	孕中期
整合素 αvβ3	–	–	–	+	+	孕中期
hPL	+	–	+	+	NA	孕早期
hCG α	+	+	+/–	+/–	+/–	孕早期
hCG β	+	+/–	–	–	–	孕早期
EGF/TGF α	+	+	+	+	NA	孕早期
EGF-R	+	+	+	–	NA	孕早期
TGFβ	+	+	+	–	NA	孕早期
内皮联蛋白	+	–	+	–	NA	孕早期
VEGF	+	NA	NA	+	NA	孕晚期
Flt-1	+	NA	NA	+	NA	孕晚期
KDR	+	NA	NA	+	NA	孕晚期
pro-renin	+	+	+	NA	NA	孕早期
renin-R	+	–	+	NA	NA	孕早期
IL-1R	+	–	+	+	NA	孕早期
IL-1β	+	+	+	+	NA	孕早期
HLA I	–	–	–	+	NA	孕早期
HLA-G	–	–	–	+	NA	孕早期
HIF-1	–	+	+	–	NA	孕晚期
pVHL	–	+	+	–	NA	孕晚期
半乳凝素 -8	+/–	+	+	+/–	NA	孕早期
PAI-1	+	+	+	+	NA	孕早期
PAI-2	+	+	+	+	NA	孕早期
u-PA	+	+	+	+	NA	孕早期
MMP-1	NA	NA	–	+	NA	孕期
MMP-2	NA	NA	+	+	NA	孕期
MMP-3	NA	NA	+	+	NA	孕期
MMP-7	+	+	+	+	NA	孕期
MMP-9	NA	NA	+	+	NA	孕期
TIMP-1	NA	NA	+	+	NA	孕期
TIMP-2	NA	NA	–	+	NA	孕期
精氨酸酶 I	–	+	NA	NA	NA	孕早期和孕晚期
精氨酸酶 II	+	+	NA	NA	NA	孕早期和孕晚期
CD9	–	–	+	NA	NA	孕早期

注：+ 为可检测到；– 为未检测到；NA 为不可检测；孕早期为妊娠前 12 周；孕中期为妊娠第 13~28 周；孕晚期为妊娠第 29~38 周。

三、母胎界面免疫豁免

免疫豁免(immune privilege)又称免疫耐受(immunologic tolerance),是指在特定部位或特定条件下,机体的免疫系统对外来抗原不产生免疫应答的现象。免疫豁免的作用在于保护机体自身组织尤其是重要器官不会因局部免疫应答反应而损伤,是一种重要的生理性自我保护机制。

母-胎免疫豁免最早由英国免疫学家 Peter M 于 1953 年提出,他意识到妊娠过程中存在一个重大的免疫学问题,即携带外来抗原的同种半异体胎儿如何在母体中长期生存而不遭受母体的免疫排斥。经过数十年的探索,这方面的研究取得了长足进展,尽管其精确的细胞互作和分子调控机制尚未完全阐明,但目前普遍的观点认为,母-胎免疫豁免是由胎儿诱发、母体和胎儿共同调节适应实现的,而母胎界面是这一免疫耐受过程的核心部位。母体来源的多种细胞(包括蜕膜基质细胞和多种免疫细胞)、胚胎来源的滋养层细胞以及这些细胞产生的各种细胞因子、生长因子和激素等协同构成母胎界面特殊的免疫微环境,共同参与正常妊娠的维持。

母胎界面上母体免疫细胞大多集中于母体蜕膜组织中。妊娠早期蜕膜局部聚集着丰富的免疫细胞群,其中含量最丰富的类群为蜕膜自然杀伤细胞(dNK 细胞,约占总淋巴细胞的 70%),其次为巨噬细胞(约为总淋巴细胞的 20%)和 T 细胞(比例变化较大,约为总淋巴细胞的 10%~20%),树突状细胞(DC)、B 细胞和 NK T 细胞的含量极少。这些蜕膜免疫细胞通过表达特殊活化标志和产生大量的细胞因子,在母胎界面局部发挥着不同于外周的免疫调控作用,并通过旁分泌作用调控滋养细胞的生长、分化和迁移。

(一) 辅助型 T 细胞(Th)与免疫豁免

1. Th1/Th2 细胞平衡 Th 细胞是妊娠期间一类重要的免疫细胞类群,可以通过分泌多种细胞因子影响其他免疫细胞的功能和活性。根据分泌细胞因子的不同,可将其分为 Th1 型细胞和 Th2 型细胞。Th1 型细胞主要分泌 TNF-α、IFN-γ 和 IL-2 等诱发细胞免疫的细胞因子,而 Th2 型细胞则大量分泌 IL-4、IL-5、IL-9、IL-10 和 IL-13 等促进体液免疫的细胞因子。众多研究表明,Th1 型细胞介导的细胞免疫反应严重影响胎儿生长,会引发流产等不良妊娠结局;而 Th2 型细胞介导的体液免疫在很大程度上可以促进胎儿的生存和发育,维持妊娠正常进行。因而妊娠过程中,母体的免疫反应偏向 Th2 型细胞主导的体液免疫,相对减少因细胞免疫造成的胎儿免疫排斥,进而实现母体免疫豁免。

2. Th17/Treg 细胞 Th17 细胞与 Treg 细胞的免疫平衡也是母体免疫豁免和正常妊娠所必需的。Th17 细胞是一类新发现的 CD4+ 辅助性 T 细胞亚群,可选择性分泌 IL-17A、IL-17F、IL-6 和 TNF-α 等炎性细胞因子,进一步动员、募集和活化中性粒细胞,同时活化补体反应,从而防止病原微生物的入侵。此外,机体 Th17 细胞的过激活也会导致中性粒细胞自身免疫疾病。由此可见 Th17 细胞是具有与 Th1 型细胞相似功能的细胞类群,其过度增殖将激活母体的细胞免疫反应,不利于妊娠的维持。

Treg 细胞是一类控制体内自身免疫反应性的特殊 CD4+ T 细胞亚群,高表达 CD25、CTL4、和 Foxp3,可选择性分泌 IL-10 和 TGF-β 等免疫调节因子。Treg 细胞具有抑制抗原呈递、T 细胞活化、促炎性细胞因子产生与抗体分泌等重要免疫抑制功能,在母胎免疫耐受的维持中起着关键性作用。事实上,在胚胎植入前 Treg 细胞就已经在子宫中大量聚集,其中携带父本特异性抗原的 Treg 细胞可通过抑制母体的免疫反应介导免疫耐受的发生。这类父源抗原特异性 Treg 细胞来源于既往妊娠过程中的记忆性 Treg 细胞,并且可通过母胎屏障进入胎儿,形成微嵌合细胞,从而保证雌性后代在妊娠过程中具备同样的免疫耐受机制。

(二) 子宫蜕膜 dNK 细胞与免疫豁免

蜕膜中 dNK 细胞从妊娠第 6 周开始大量增殖,到第 12 周数量达到顶峰,约占蜕膜淋巴细胞的 70%,妊娠第 20 周数量开始下降,至足月时消失。在妊娠过程中,dNK 细胞一方面可直接作用于胎盘滋养层细胞,调控其分化和浸润活性,促进子宫螺旋动脉改建;另一方面,dNK 细胞可产生一系列细胞因子和趋化因子调节母胎界面免疫微环境,确保胎儿生长发育和妊娠正常维持。

1. dNK 细胞的特性 与外周的 CD56^{dim}CD16$^+$ NK（pNK）不同，dNK 细胞不表达杀伤性受体 CD16，表现为 CD56^{bright}CD16$^-$。dNK 细胞表面还特异性高表达众多其他抗原标记和黏附分子，如 CD9、CD151、CD69、Galactin-1 和 CD49a（ITGα1）等；其激活性和抑制性受体的表达也显著区别于 pNK，如 dNK 细胞可表达 CD94/NKG2、KIR2DL4 和 CD313 等抑制性受体；在趋化因子受体的表达模式上，dNK 细胞呈现与 pNK 相似的特性，不同的是，CXCR3 和 CXCR4 在 dNK 细胞中分别高表达和中表达，但在 pNK 中则相反。

细胞表面标志分子表达模式的独特性决定了 dNK 细胞功能的特殊性。不同于强杀伤低分泌的 pNK 细胞，dNK 细胞呈现极为显著的高分泌低杀伤特性。dNK 细胞可高表达并分泌 IFN-γ、TNF-α、GM-CSF、IL-10、IL-8、VEGF、PLGF、IP-10 和 SDF-1 等，参与调节血管发生、螺旋动脉重铸和滋养层细胞浸润。然而，dNK 细胞仍可以像 pNK 一样大量表达并分泌颗粒酶和穿孔素等杀伤相关因子，近期研究表明这可能是 dNK 细胞在外来病原体入侵时，发挥清除病原菌功能的机制。

2. dNK 细胞与滋养层细胞的互作 dNK 细胞的主要功能之一在于与滋养层细胞互作。它们可通过受体和配体介导的直接互作以及分泌因子介导的间接互作等方式，促进滋养层细胞的生长分化和浸润迁移，参与螺旋动脉的重铸。

杀伤细胞免疫球蛋白样受体（KIR）家族是 dNK 细胞表达的一类重要膜受体，呈现高度多态性，根据激活型受体基因的存在与否可分为 KIR A 和 KIR B 两种单倍型。EVT 细胞表面表达 KIR 的经典 MHC-I 配体 HLA-C，配体 - 受体的特异性识别介导了 dNK 细胞与滋养层细胞之间的相互作用。如滋养层细胞表达的 HLA-C2 可以识别 dNK 细胞上的抑制型受体（如 KIR2DL1 等），特异性抑制 dNK 细胞的活性，而当滋养层细胞的 HLA-C2 与 dNK 细胞的激活型受体（如 KIR2DS1 等）识别，则可以激活 dNK 细胞，促使其分泌 GM-CSF 等细胞因子，促进滋养层细胞的浸润。

滋养层细胞还表达的 2 类非经典的 MHC-I 分子 HLA-E 和 HLA-G。HLA-G 可识别并结合 dNK 细胞的白细胞免疫球蛋白样受体 B（leukocyte immunoglobulin-like receptor B，LILRB），从而直接抑制 dNK 细胞的杀伤活性。HLA-G 还可以特异性识别 CD158b/KIR2DL4，进而激活诱导 dNK 细胞衰老的信号通路，免除 dNK 对滋养层细胞的杀伤。HLA-E 可以结合 dNK 细胞表面的抑制型受体 CD94/NKG2A，稳定并提呈 HLA-G 的核心肽段，间接抑制 dNK 细胞的杀伤活性。

除了受体 - 配体介导的直接互作，细胞因子和趋化因子介导的间接互作也是滋养层细胞与 dNK 细胞在母胎界面发挥功能的重要方式。dNK 细胞可以通过分泌一系列细胞因子调控绒毛外滋养层细胞的浸润活性。与此同时，滋养层细胞也可以通过分泌细胞因子、趋化因子作用于 dNK 细胞，调控其活性和功能。

3. dNK 细胞的其他功能 dNK 细胞还是调控子宫螺旋动脉重铸的重要免疫细胞，参与血管重铸的各个阶段，包括平滑肌细胞重排、血管内皮发生空泡化、绒毛外滋养层细胞侵入并取代血管内皮等环节。

dNK 细胞的重要功能还体现在与其他免疫细胞的互作。妊娠早期的蜕膜中，DC 细胞大多处在未成熟状态（iDC），且与 dNK 细胞有相邻的定位。蜕膜中 CD1a$^+$ 的 iDC 细胞比 CD83$^+$ 的成熟 DC 细胞（mDC）产生更多的 IL-15、IFN-γ 和 TNF-α，并且可以由此促进 dNK 细胞的增殖和穿孔素、FasL 和 TRAIL 蛋白的表达，实现对 dNK 细胞的调控。同时，dNK 细胞分泌 IL-10、MIC-1 等，调控 DC 细胞增殖和激活。

dNK 细胞对蜕膜 T 细胞的调控主要由 DC 和其他髓系单核细胞介导。dNK 细胞可以在自身分泌的 IFN-γ 的帮助下，上调 DC 和其他髓系单核细胞的吲哚胺 -2,3- 双加氧酶（IDO）表达水平，后者可以催化单核细胞内的色氨酸转化为 L- 犬尿素，L- 犬尿素一方面可以协同 TGF-β 诱导 T 细胞向 FOXP3$^+$ 的 T 细胞分化，另一方面也可以抑制 T 细胞的增殖，保护胎儿免受 T 细胞杀伤。

（三）子宫蜕膜巨噬细胞与免疫豁免

蜕膜巨噬细胞（macrophage，Mφ）是妊娠早期母胎界面主要的免疫细胞之一,其数量在整个妊娠期保持稳定。滋养细胞表达的趋化因子募集单核细胞到达母胎界面,如 CD14$^+$ 蜕膜 dMφ 可表达 CXCR6,与滋养细胞表达的 CXCL16 相互作用趋化到母胎界面局部;CCR1 和 CCR2 也介导蜕膜 Mφ 在母胎界面的富集。

1. 蜕膜巨噬细胞的特性 类似于 Th1/Th2 细胞,Mφ 按诱导条件、表型及功能的不同可分为 M1/M2 亚型。在 GM-CSF 和 / 或 IFN-γ 及脂多糖(LPS)诱导刺激下,巨噬细胞向 M1 型分化;M1 型细胞高表达 CD80,可以产生更多的 IL-12、IL-23、NO 等,促进 Th1 型免疫反应;而 M-CSF 和 / 或 IL-1β 及 IL-4 或 IL-13 则可以诱导 M2 型分化;M2 型细胞高表达 CD163、CD209 等,可以产生更多的 IL-10,促进 Th2 型免疫反应而发挥免疫调节功能。

蜕膜 Mφ 与 iEVT 密切接触,在母胎界面独特的微环境中形成了独特的表型,其可塑性强且难以归入经典的 M1 或 M2 型分类中。总体上看,蜕膜 Mφ 表型倾向于调节性的 M2,高表达 IL-10、IDO 等免疫调节性分子,低表达 CD86 等。早孕期蜕膜细胞和胎盘组织可以产生 M-CSF、IL-10,诱导 Mφ 向 M2 型分化。但近年来研究发现,蜕膜 Mφ 不能简单地认为是 M2 型,它们可以被 IL-10 和 M-CSF 而不是 IL-4 诱导分化,同时可以产生促炎性细胞因子 IL-6 和 TNF-α 等。研究发现蜕膜局部存在 CD11c^{hi}Mφ(约占蜕膜 Mφ 总数的 33%)和 CD11c^{lo}Mφ(约 66%)两群细胞,这两群 Mφ 都可以产生促炎性及抗炎性细胞因子,吞噬能力也相当。CD11c^{hi}Mφ 低表达 CD206 和 CD209,在脂质代谢、炎症反应及抗原提呈过程中发挥重要作用;而 CD11c^{lo}Mφ 高表达 CD206 和 CD209,在调节平滑肌细胞功能、细胞外基质(ECM)和组织生长修复中发挥重要作用。

2. 蜕膜巨噬细胞的功能 蜕膜 Mφ 在诱导母 - 胎免疫耐受、子宫血管重铸、抵抗外来病原体侵袭中发挥重要作用。蜕膜 Mφ 上高表达的模式识别受体如 CD163、CD206、CD209 等在清除病原体中发挥重要作用。对凋亡滋养层细胞碎片的及时吞噬也避免了母体免疫系统对滋养层细胞的攻击。蜕膜 Mφ 可以产生大量 IL-10、IDO 直接发挥免疫调节功能;分泌的 IL-15 可以直接诱导内膜中驻留 NK 向 dNK 细胞表型分化,促使其毒性降低、分泌大量细胞因子。值得注意的是,蜕膜 Mφ 可以增加 dNK 细胞分泌的 IFN-γ,而 IFN-γ 可以反过来促进蜕膜 Mφ 表达 IDO,IDO 可以抑制 T 细胞活化,诱导 Treg 的产生,进而促进母 - 胎免疫耐受;还可以通过协调刺激信号诱导母胎界面 Th2 型免疫优势和 Treg 扩增。也有研究推测蜕膜 Mφ 高表达炎性细胞因子、协同抑制分子 PD-1 以及免疫抑制分子 IDO,而 IL-1、IL-12、IL-8 等促炎性细胞因子、MHC Ⅱ类分子、协同刺激分子、趋化因子和黏附分子等的表达则被抑制,故在这种缺乏炎性危险信号和协同刺激信号的微环境下,识别同种异体抗原的 T 细胞产生了耐受。

在滋养层细胞侵入蜕膜的部位,聚积的大量蜕膜 Mφ 可以诱导细胞外基质 ECM 降解,吞噬凋亡的血管平滑肌细胞,分泌多种细胞因子(IL-2、IL-8、TNF-α 等)、蛋白酶(MMP-9 等)、促血管生成因子(血管生成素、血管内皮生长因子等),以促进子宫血管重铸。蜕膜 Mφ 表达的 ILT2/4 可与 EVT 上的 HLA-G 结合,促进滋养层细胞侵袭,同时产生调节性细胞因子,诱导对携带有父系抗原的滋养层细胞的耐受。

妊娠晚期蜕膜 Mφ 产生 NO,且诱导性一氧化氮合酶(inducible NO synthase,iNOS)活性增强。分娩前巨噬细胞迅速在宫颈处聚积,并产生大量促炎性细胞因子,如 IL-1β 和 TNF-α 等。NO 和 iNOS 活性增强都与 M1 分化相关,因此认为分娩期间,蜕膜 Mφ 倾向于促炎性的 M1。而在产后小鼠模型中发现宫颈局部 Mφ 倾向于 M2,推测与产后组织修复相关。

(王雁玲)

———— 参考文献 ————

1. WANG W, CHEN Z J, MYATT L, et al. 11β-HSD1 in human fetal membranes as a potential therapeutic target for preterm birth. Endocr Rev, 2018, 39 (3): 241-260.

2. NWABUOBI C, ARLIER S, SCHATZ F, et al. hCG: biological functions and clinical applications. Int J Mol Sci, 2017, 18 (10): 2037.

3. LIAO S, VICKERS M H, STANLEY J L, et al. Human placental growth hormone variant in pathological pregnancies. Endocrinology, 2018, 159 (5): 2186-2198.

4. SIBIAK R, JANKOWSKI M, GUTAJ P, et al. Placental lactogen as a marker of maternal obesity, diabetes, and fetal growth abnormalities: current knowledge and clinical perspectives. J Clin Med, 2020, 9 (4): 1142.

5. LI W J, LU J W, ZHANG C Y, et al. PGE2 vs PGF2α in human parturition. Placenta, 2021, 104: 208-219.

6. EERDEKENS A, VERHAEGHE J, DARRAS V, et al. The placenta in fetal thyroid hormone delivery: from normal physiology to adaptive mechanisms in complicated pregnancies. J Matern Fetal Neonatal Med, 2020, 33 (22): 3857-3866.

7. OLMOS-ORTIZ A, FLORES-ESPINOSA P, DÍAZ L, et al. Immunoendocrine dysregulation during gestational diabetes mellitus: the central role of the placenta. Int J Mol Sci, 2021, 22 (15): 8087.

8. PLANTE I, WINN L M, VAILLANCOURT C, et al. Killing two birds with one stone: pregnancy is a sensitive window for endocrine effects on both the mother and the fetus. Environ Res, 2022, 205: 112435.

9. CINDROVA-DAVIES T, SFERRUZZI-PERRI A N. Human placental development and function. Semin Cell Dev Biol, 2022, 131: 66-77.

10. STERN C, SCHWARZ S, MOSER G, et al. Placental endocrine activity: adaptation and disruption of maternal glucose metabolism in pregnancy and the influence of fetal sex. Int J Mol Sci, 2021, 22 (23): 12722.

11. KILCOYNE K R, MITCHELL R T. Effect of environmental and pharmaceutical exposures on fetal testis development and function: a systematic review of human experimental data. Hum Reprod Update, 2019, 25 (4): 397-421.

12. FOWDEN A L, FORHEAD A J. Endocrine regulation of fetal metabolism towards term. Domest Anim Endocrinol, 2022, 78: 106657.

13. SALAZAR-PETRES E R, SFERRUZZI-PERRI A N. Pregnancy-induced changes in β-cell function: what are the key players？. J Physiol, 2022, 600 (5): 1089-1117.

14. ABBAS Y, TURCO M Y, BURTON G J, et al. Investigation of human trophoblast invasion in vitro. Hum Reprod Update, 2020, 26 (4): 501-513.

15. ANDER S E, DIAMOND M S, COYNE C B. Immune responses at the maternal-fetal interface. Sci Immunol, 2019, 4 (31): eaat6114.

16. Knöfler M, Haider S, Saleh L, et al. Human placenta and trophoblast development: key molecular mechanisms and model systems. Cell Mol Life Sci, 2019, 76 (18): 3479-3496.

17. LU X, WANG R, ZHU C, et al. Fine-tuned and cell-cycle-restricted expression of fusogenic protein syncytin-2 maintains functional placental syncytia. Cell Rep, 2017, 21 (5): 1150-1159.

18. Ma Y, Yang Q, Fan M, et al. Placental endovascular extravillous trophoblasts (enEVTs) educate maternal T-cell differentiation along the maternal-placental circulation. Cell Prolif, 2020, 53 (5): e12802.

19. Ma Y, Yu X, Zhang L, et al. Uterine decidual niche modulates the progressive dedifferentiation of spiral artery vascular smooth muscle cells during human pregnancy-dagger. Biol Reprod, 2021, 104 (3): 624-637.

20. Pollheimer J, Vondra S, Baltayeva J, et al. Regulation of placental extravillous trophoblasts by the maternal uterine environment. Front Immunol, 2018, 9: 2597.

21. TURCO M Y, MOFFETT A. Development of the human placenta. Development, 2019, 146 (22): dev163428.

22. YU X, WU H, YANG Y, et al. Placental development and pregnancy-associated diseases. 母胎医学杂志 (英文), 2022, 4 (1): 36-51.

6

第六章
其他内分泌轴与生殖内分泌的相互关系

下丘脑是内分泌系统的协调中心，能够整合大脑皮质、自主神经、周围环境以及外周内分泌系统的反馈信息；同时，下丘脑的释放激素和抑制性激素通过垂体门静脉系统向垂体传递精确的信息，通过垂体的分泌激素，对靶腺进行调控。具体而言，下丘脑-垂体轴直接调控甲状腺、肾上腺及性腺功能，以及生长发育、乳汁分泌及水盐平衡。各个内分泌系统虽然是相对独立的几套系统，但绝不是互不干扰各自为战的。当一个腺体的某一个层级发生问题而导致某一个层级的激素分泌过多或过少时，势必影响其他内分泌轴的整体功能；而在下丘脑和垂体，各种促腺体激素释放激素和促腺体激素分泌细胞彼此非常接近，其分泌亢进和减退也将通过旁分泌的方式影响邻近的其他细胞；再者，卵巢激素、肾上腺激素和甲状腺激素从功能上就是有交叉的，除了完成它们的本职工作外，都对代谢有一定的影响。以上3条内分泌轴的调控及反馈体系间的交叉影响如图6-1所示。因此了解各内

分泌轴之间的相互关系，是生殖内分泌工作者必须掌握的。

第一节　下丘脑-垂体-肾上腺轴与生殖内分泌轴的相互关系

一、下丘脑-垂体-肾上腺轴的激素分泌及其调控机制

下丘脑分泌促肾上腺皮质激素释放激素（corticotropin releasing hormone，CRH），通过垂体门静脉刺激垂体促肾上腺皮质激素分泌细胞分泌促肾上腺皮质激素（adrenocorticotropic hormone，ACTH），从而兴奋肾上腺皮质激素的分泌；反之，升高的皮质醇可作用于下丘脑，抑制CRH的分泌，也可作用于垂体，抑制ACTH的分泌，从而减少肾上腺皮质醇的分泌，维持三者之间的平衡，称之为下丘脑-垂体-肾上腺轴（hypothalamic-pituitary-adrenal axis，HPA）。

肾上腺皮质的球状带分泌醛固酮，束状带分泌皮质醇，网状带以分泌少量雄激素为主，并有极微量的雌激素、孕激素分泌，同时分泌少量皮质醇。肾上腺的各种类固醇激素均来自胆固醇，经各种酶多级转化而形成功能迥异的各种激素。

醛固酮调节电解质的代谢，减少钠的排出，增加钾的排出，维持细胞外体液的容量稳定。

糖皮质激素为生存所必需，促进肝糖异生，增

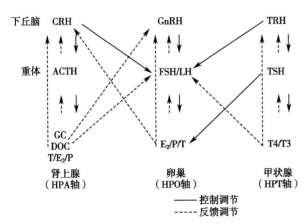

图 6-1　内分泌轴的调控及反馈体系间的交叉影响

加葡萄糖的产生,抑制细胞对葡萄糖的吸收,促进脂肪及蛋白质的分解;同时对免疫系统有着重要的调节作用,大剂量的糖皮质激素抑制多数的免疫及炎症反应,具有正性肌力作用,增加左心室收缩指数。各种应激因素会刺激HPA轴,增加糖皮质激素的分泌,从而产生对机体的保护作用。

肾上腺皮质是女性雄激素的重要来源。少量雄激素为正常妇女的阴毛、腋毛、肌肉和全身发育所必需。若雄激素分泌过多,可抑制下丘脑分泌GnRH,并对抗雌激素的作用,使卵巢功能受到抑制而出现闭经及男性化表现。

二、HPA 轴与下丘脑 - 垂体 - 卵巢轴的相互关系

排卵前HPA轴和下丘脑-垂体-卵巢轴(hypothalamic-pituitary-ovarian axis,HPO)之间有正相关性。部分正常女性LH出现在凌晨4点,大部分人出现在早晨8点;这与皮质醇的生理节律峰值几乎是同步的。慢性应激情况下,排卵前LH峰可能会被阻断或延迟,从而造成月经周期的紊乱。相反,急性应激时,在适当的雌激素水平基础上,肾上腺来源的孕激素可引起LH峰。这一机制可以解释,非意愿性行为的妊娠率高于正常性生活的妊娠率。

CRH可抑制下丘脑分泌促性腺激素释放激素(gonadotropin-releasing hormone,GnRH),而糖皮质激素可抑制垂体分泌黄体生成素(luteinizing hormone,LH),同时抑制卵巢分泌雌、孕激素,并降低靶组织对雄激素的敏感性。因此,HPA轴的影响是应激、营养不良、慢性酗酒导致的中枢性闭经以及库欣综合征时性腺功能低下的主要原因。反之,雌激素可以刺激CRH的基因启动子,并可刺激中枢去甲肾上腺素系统,因而成年女性表现为轻度的皮质醇增多症;在雌激素波动时,对免疫炎症性疾病相对易感。另外,卵巢、子宫内膜及胎盘等组织也分泌CRH,参与免疫炎症过程。胎盘部位产生的CRH引起孕晚期的皮质醇增多症及产后暂时性的肾上腺抑制状态;同时,产后雌激素的撤退,使产妇易发生产后抑郁,并容易发生免疫性疾病。

三、HPA 轴异常对 HPO 轴的影响

(一) HPA 轴机能亢进对 HPO 轴的影响

1. 库欣综合征 库欣综合征(Cushing 综合征)又称皮质醇增多症。是一组因HPA轴调控失常,肾上腺皮质分泌过多糖皮质激素而导致的以向心性肥胖、满月脸、多血质外貌、紫纹、高血压、继发性糖尿病和骨质疏松等症状为表现的临床综合征,常见于垂体或者垂体外分泌ACTH的肿瘤,肾上腺皮质肿瘤或结节以及外源性糖皮质激素过多。可在任何年龄发病,但多发于20~45岁,成人多于儿童,女性多于男性。Cushing综合征的常见病因包括垂体或者垂体外肿瘤分泌过多ACTH(ACTH依赖性)、肾上腺皮质腺瘤、皮质癌、增生或其他原因(非ACTH依赖性)导致的糖皮质激素分泌过多。临床上以垂体分泌ACTH过多所致的库欣病最为常见。

Cushing综合征的治疗原则是祛除引起肾上腺皮质醇增多的病因,一般而言肿瘤以手术治疗为主,对于没有生育要求者,手术切除范围是垂体前叶次全切除。手术的治愈率为70%~80%,复发率约为10%。当手术存在禁忌证或失败时,可行药物治疗,包括帕瑞肽、肾上腺皮质激素抑制剂(酮康唑、甲吡酮、米托坦、依托咪酯)、糖皮质激素受体拮抗剂(米非司酮)及生长抑素类似物(奥曲肽)、卡麦角林。除死于围手术期及并发症外,Cushing综合征常是可以治愈的。高皮质醇血症的相关症状和体征在治疗后2~12个月可以逐渐消退。

患有Cushing综合征的女性患者,肾上腺分泌过多的皮质醇及雄激素,皮质醇对垂体促性腺激素产生抑制作用;罕见异位升高的CRH及ACTH也影响下丘脑垂体分泌GnRH及LH;肾上腺来源的雄激素过多以及肥胖均引起性腺外的雄激素过多转化为雌激素,从而对下丘脑垂体的反馈作用发生紊乱,最终引起血清雌激素的降低及无排卵状态。大多数患者出现月经减少、月经不规律或停经,并常见痤疮。

Cushing综合征的患者有75%伴有排卵异常,故未治疗者常伴有不孕症。Cushing病患者的原始卵泡数目显著下降,卵巢皮质基质增生缺乏、

黄素化缺陷、卵巢纤维化、体积减小。妊娠女性以 ACTH 依赖性 Cushing 综合征居多，其原因可能为单纯肾上腺增生分泌过多的皮质醇，相对于 ACTH 增多，同时引起皮质醇及雄激素分泌过多对于排卵的干扰要小。

妊娠期 Cushing 综合征的发病率约 0.1‰~0.2‰，目前数据显示妊娠期的 Cushing 综合征 40%~50% 是因为合并肾上腺瘤。患该病的妊娠女性常常年龄更大，更为肥胖，更易合并高血压及孕前糖尿病。对于孕前已发生的 Cushing 综合征，少数病例，妊娠会加重病情。少数患者 Cushing 综合征在产后可恢复。但也有报道，在多次妊娠后有疾病复发者，其可能的机制包括胎盘 CRH、异位表达在肾上腺皮质的黄体生成素受体 / 人绒毛膜促性腺激素受体以及雌激素依赖的肾上腺结节样增生。

正常妊娠可能伴有体重增长、腹部皮纹、水肿、易疲劳等征象，很难与妊娠期 Cushing 综合征进行鉴别诊断。如果孕期过早发生高血压，合并淤血及水肿，则需要强烈怀疑 Cushing 综合征，并进一步评估。妊娠期 HPA 轴及肾素 - 血管紧张素 - 醛固酮系统的激活导致体内内分泌环境的急剧改变，使得根据生化检查诊断 Cushing 综合征同样困难。

妊娠期，胎盘部位的 11β- 羟基类固醇脱氢酶可以将 85% 的母体皮质醇转化为无活性的皮质酮，从而保护胎儿。但是，Cushing 综合征未治疗者的自然流产率、早产率、围产儿死亡率是升高的，并且可能发生新生儿肾上腺功能不全。约 70% 的孕妇发生高血压，25% 发生妊娠期糖尿病、子痫前期，5% 发生骨质疏松、骨折，少数发生心衰，产后发生切口感染，甚至发生孕妇死亡。患有 Cushing 综合征的母亲病死率为 0.007%~0.7%。分娩期输血比例相对增加。

妊娠期疾病诊断方法同非孕期，但目前没有一致的指标。根据现有文献，分析和测量尿皮质醇水平和血浆皮质醇的昼夜节律是妊娠期检测 Cushing 综合征的有效策略。深夜唾液皮质醇水平检测是诊断内源性高皮质醇症的最佳方法。诊断 Cushing 综合征的一个更困难的方法是过夜地塞米松抑制试验，该试验评估肾上腺偶发瘤患者的

临床皮质醇水平过高。另一种诊断包括嗜铬细胞瘤和原发性醛固酮增多症。MRI 可以被视为一种有用的工具，用于识别妊娠期肾上腺偶发肿瘤引起的 Cushing 综合征。妊娠期的治疗仍首推对无其他并发症的孕妇在孕中期行手术治疗，药物治疗旨在控制不能手术或手术失败的患者的皮质醇过量。抗甾体生成剂，如甲吡酮，已被发现在控制皮质醇水平过高等方面有效，但由于脱氧皮质酮的积累，可能会加重高血压，从而增加先兆子痫的发病率，同时也会通过胎盘屏障，从而影响胎儿肾上腺类固醇的合成。在报告的病例中，酮康唑作为一种治疗选择的使用较少，并且在怀孕期间没有对胎儿和母亲造成任何并发症。然而，应该考虑到动物研究中观察到的潜在致畸性和流产率的增加。此外，卡麦角林被用于各种库欣病病例，作为替代选择。事实上，在 2 个报告的病例中，服用大剂量卡麦角林后怀孕，并在整个怀孕期间保持完全缓解。目前还没有在怀孕期间使用帕瑞肽的报道，米托坦因有致畸风险而被禁用。

2. 原发性醛固酮增多症　原发性醛固酮增多症（primary aldosteronism，PA）为肾上腺皮质自主分泌过量醛固酮所引发的疾病，可导致水钠潴留，血容量增加，同时肾素 - 血管紧张素系统活性受到抑制。PA 患者临床主要表现为高血压伴 / 不伴低血钾。家族性醛固酮增多症 I 型（familial hyperaldosteronism- I，FH- I）是一种罕见的常染色体显性遗传病，具有明显的表型异质性，包括轻度到重度的动脉高血压，可在年轻时因脑卒中和心血管事件而复杂化。由于受影响的患者通常达到生育年龄，该疾病传播给后代是常见的。

对于非孕期的原发性醛固酮增多症，手术和药物治疗在高血压控制程度、心血管和肾脏参数改善方面的差异没有显著性。

原发性醛固酮增多症是引起妊娠期高血压疾病最常见的内分泌疾病。因孕期肾素 - 血管紧张素系统的生理性改变，妊娠期该疾病的诊断更为困难。妊娠期原发性醛固酮增多症的处理具有较高的并发症风险。对于孕前诊断的原发性醛固酮增多症，如果醛固酮分泌是单侧的，建议孕前行肾上腺切除术；如果为双侧肾上腺增生所致，则应在怀

孕前至少1个月停止服用螺内酯或其他药物。孕期通常推荐α-甲基多巴和β受体阻滞剂。血清钾水平必须定期检查。螺内酯可穿过胎盘,在怀孕期间应避免使用,因为它具有抗雄激素作用,并且有男性女性化的风险。螺内酯利钠作用可能导致胎儿生长受限。根据血压和血清钾水平,在妊娠前和妊娠期间可以使用噻嗪类利尿药。怀孕期间发现的单侧醛固酮分泌腺瘤,肾上腺切除术的益处尚不清楚,只要术前充分控制血压,腹腔镜肾上腺切除术在妊娠期可以安全进行。更合理的选择是妊娠中期早期进行肾上腺切除术,手术期间必须进行胎儿监护。

(一) HPA 轴机能减退对 HPO 轴的影响

1. 先天性肾上腺皮质增生症 先天性肾上腺皮质增生症(congenital adrenal hyperplasia,CAH)是最为常见的一组常染色体隐性遗传性疾病,新生儿发病的主要病理机制在于肾上腺皮质激素生物合成过程中某种代谢酶的先天性完全或部分缺乏,引起肾上腺皮质合成皮质醇及皮质酮不足,经HPA 轴反馈调节,使 CRH 及 ACTH 分泌增加,导致肾上腺皮质增生、肾上腺皮质激素合成过程中的中间产物堆积及体内代谢紊乱。95% 以上的 CAH 为 21-羟化酶缺乏症(21 hydroxylase deficiency,21-OHD),是位于染色体 6p21.3 的 *CYP21A2* 基因突变所致。其他引起 CAH 的代谢酶缺陷类型包括 11β-羟化酶缺乏症(11β-hydroxylase deficiency,11β-OHD)、3β-羟基类固醇脱氢酶(3β-hydroxysteroid dehydrogenase,3β-HSD)缺乏症、17α-羟化酶缺陷症(17α-hydroxylase deficiency,17α-OHD)、17β-羟类固醇脱氢酶(17β-hydroxysteroid dehydrogenase,17β-HSD)缺乏症以及类固醇激素合成急性调节蛋白(steroidogenic acute regulatory protein,StAR)缺乏症。

图 6-2 显示肾上腺皮质激素的合成过程中各代谢酶的作用环节。21-OHD 所致 CAH 主要改变为皮质醇合成减少及雄激素合成增加,造成肾上腺雄激素前体物质(孕酮,17α-羟孕酮,脱氢表雄酮)及其代谢产物(如 21-脱氧皮质醇)分泌增加。21-羟化酶和 11β-羟化酶缺陷仅影响肾上腺类固醇生成,而 17α-羟化酶和 3β-羟类固醇脱氢酶缺乏症也影响性腺类固醇生物合成。根据酶的缺乏程度及临床表现的不同,21-OHD 可分为失盐型(salt wasting form)、单纯男性化型(simple virilizing form)和非经典型(non-classical form)3 大类。失盐型是由于 21-羟化酶活性完全缺乏,为最严重、最经典型,常于新生儿期发病,表现为呕吐、腹泻、脱水、严重的代谢性酸中毒、低血钠、顽固性高钾血症与低血糖;单纯男性化型则为 21-OHD 活性部分缺乏,血浆醛固酮和皮质醇合成部分受阻,醛固酮在反馈性 ACTH 调节下合成正常而无失盐症

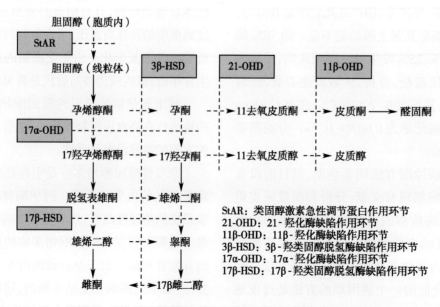

图 6-2 肾上腺皮质激素合成过程中各代谢酶缺陷的作用环节

状,主要的临床表现为雄激素水平升高的症状与体征;非经典型中21-羟化酶轻度缺乏,患儿出生后多无临床症状,但随着年龄增加而出现雄激素水平升高体征,女性患者可表现为多毛、月经初潮延迟、月经过少、原发性闭经、慢性无排卵及不孕症。由于相似的临床特征,可能很难区分CAH和多囊卵巢综合征(polycystic ovary syndrome,PCOS)。CAH患者的17-OHP和孕酮浓度往往高于PCOS患者;PCOS患者中,胰岛素抵抗、肥胖、多囊卵巢形态和LH/FSH升高更常见。

罕见的一种CAH是卵巢肾上腺残余肿瘤(OART),既符合21-OHD临床症状,同时也会在卵巢发现肿瘤,最早在1994年由Greene及Lapp诊断,目前为止英文报道的OART例数为二十几例。对于伴有男性化体征的女性可发现卵巢肿瘤,术前超声可能无法预测其病理分型,多数须进行病理诊断,镜下结节形态与增生性肾上腺网状带皮质相似。迄今为止,所发现的个案均为良性;与之相对应的男性睾丸肾上腺残余肿瘤发病相对较多,但也没有恶性肿瘤的发现。其病因不明,多数认为是源于胚胎期随性腺迁移的异常肾上腺组织。

CAH的治疗主要是提供足够的皮质醇,以减少CRH、ACTH及雄激素的分泌。对于因治疗及雄激素过度分泌引起的性早熟患儿可使用生长激素、GnRH类似物、芳香化酶抑制剂及抗雄激素制剂等改善其最终身高。女性患者轻者仅阴蒂稍增大,严重者可有男性发育的外生殖器,但内生殖器仍为女性型。对于有外生殖器异常的女性患者,常常需要在成年前后进行阴蒂缩小术及阴道成形术。对于重度肾上腺皮质增生的患者亦可采取手术切除肾上腺。

女性CAH患者由于产前暴露于雄性激素,常表现出男性化的行为和认知,然而,大多数人有女性的性别认同,并认为自己是异性恋。CAH患者对生殖器外观和性功能的满意度更低,存在一定的性心理障碍和与性伴侣相处困难。

月经不规律是较为常见的表现,能否获得妊娠取决于突变的严重程度。

患有CAH的女性分娩率低,被发现与社会心理原因而降低,如想要怀孕的愿望低,患有CAH的女性不像患有CAH的男性或健康女性那样会结婚,而且与对照组相比生的孩子更少。与21-羟化酶突变的严重程度有关,包括生殖道发育异常、同性恋比例增加。生育力降低主要由于伴发多囊卵巢综合征(肾上腺源性的雄激素分泌过多)及雄激素过多,影响卵巢的激素周期导致无排卵。有生育要求的CAH患者获得治疗后,其妊娠率约为60%。

CAH患者妊娠,其女性后代若无基因突变,生殖器则没有男性化问题,但妊娠期需要对CAH患者的雄激素水平进行严格的监控。

妊娠期应避免使用能够穿透胎盘的糖皮质激素,如地塞米松;可以使用氢化可的松或泼尼松及氟氢可的松。孕期、围产期及产后及时合理调整激素用量以防止发生肾上腺皮质功能危象;分娩或手术时应使用糖皮质激素的应激剂量(2~3倍既往激素剂量,或进入第一产程活跃期后或术前可先给予100mg氢化可的松静脉推注,再行200mg/24h维持静脉滴注),分娩后氢化可的松剂量可以迅速缩小至妊娠剂量。

11β-OHD主要是皮质醇合成减少,ACTH分泌增多,酶催化反应步骤的前体类固醇11-脱氧皮质醇、11-脱氧皮质酮和雄激素蓄积。其与21-OHD相同的是雄激素过多的相关症状,不同的是,11-脱氧皮质酮有足够的盐皮质激素作用而无失盐表现,过多的盐皮质激素作用引起高血压。

17α-OHD患者其睾酮及雌二醇水平下降,FSH及LH增高。皮质醇水平下降,孕酮、孕烯醇酮及孕二醇浓度增多,醛固酮及肾素水平降低。女性患者卵巢不发育,内外生殖器为幼稚女性型,到了青春期无性成熟表现,第二性征缺如。多数有高血压和低血钾。少见17α-羟化酶不完全缺乏者,患者可有不同程度的乳房发育、外生殖器性别模糊、高血压及低血钾,其17α-羟孕酮、皮质醇和醛固酮可正常,也可以降低。

以上几种CAH其他类型的糖皮质激素的补充治疗方法与21-OHD相同。

2018年美国内分泌学会对21-OHD所致CAH更新了临床实践指南,对遗传咨询、生育力评估及妊娠期管理有更为详细的指导。典型CAH

患者生育典型 CAH 子代的概率是 1∶120，建议生育力受损的 CAH 患者转诊至生殖内分泌专家和／或生育专家进行合理的生育力评估，制订助孕策略。对于妊娠的 CAH 女性，建议转诊给熟悉 CAH 诊疗的内分泌学专家，继续维持孕前糖皮质激素的剂量，若出现糖皮质激素不足的症状和体征，再调整药物剂量，分娩计划需有产科专家参与。

2. 原发性慢性肾上腺皮质功能减退症　肾上腺皮质功能减退症按病程可分为慢性和急性，按病因可分为原发性和继发性。慢性肾上腺皮质功能减退症多见于中年人；急性肾上腺皮质功能减退症多继发于希恩综合征或是慢性肾上腺功能不全患者在应激、手术、感染、创伤等情况下诱发。原发性慢性肾上腺皮质功能减退症又称为 Addison 病，是由于自身免疫、结核感染等因素破坏了 90% 以上的肾上腺所致。其中结核性以男性多见，自身免疫性多见于女性。继发性是指垂体、下丘脑等部位病变引起 ACTH 不足所致，以继发于垂体疾病多见，也有继发于下丘脑 CRH 和其他促肾上腺皮质激素释放激素不足者。结核在全球得以防控后，自身免疫因素为 Addison 病的主要原因。

慢性肾上腺皮质功能减退症起病隐匿，病情逐渐加重，主要表现为易疲劳、乏力、体重减轻、厌食、恶心呕吐、腹痛和体位性低血压等。其最特征的表现是皮肤黏膜色素沉着，呈棕褐色，分布全身，但在暴露及易摩擦的部位（面部、躯干、掌纹、乳晕、甲床、足背、瘢痕和束腰带部位）更明显，牙龈、舌表面和颊黏膜也常有色素沉着，更典型皮肤改变是在弥漫性色素沉着中有白癜风表现。肾上腺脑白质营养不良还可有中枢神经系统症状，而且多数患者的肾上腺皮质功能减退的症状不典型。而继发性肾上腺皮质功能减退症肤色苍白。合并其他腺垂体功能减退时可有甲状腺和性腺功能减退，表现为不耐寒、便秘、闭经、腋毛阴毛稀少、性欲减退、阳痿等；青少年患者常表现生长发育迟缓和青春期发育延迟。下丘脑或垂体占位性病变还可有头痛、视野缺损和中枢性尿崩症。

Addison 病的治疗首先是让患者了解终身替代治疗的重要性，药物包括糖皮质激素、盐皮质激素及矿物质。如为免疫因素所致，需要检查其他腺体的功能，合并其他腺体功能异常者需要做相应的治疗。如为结核所致，应积极给予抗结核治疗。

Addison 病女性患者阴毛、腋毛减少或脱落稀疏，月经失调或闭经。早期诊断，及时进行治疗，有望获得妊娠，但生育力是下降的，可能的原因是雄激素的减少，影响性欲及性生活，以及担心妊娠加重病情而采取避孕措施，另一些人由于合并免疫系统的异常而降低妊娠率；少部分患者因发生卵巢早衰而丧失生育能力。最新的总结发现约 10%~20% Addison 病患者将发生卵巢早衰。

Addison 病的患者妊娠可加重母体负担，严重者可发生孕妇死亡；Addison 病孕妇剖宫产率增加，早产的比例也增加，但良好的药物补充及病情监测可平稳度过妊娠及分娩，并获得健康新生儿。

妊娠期间孕激素产生生理性的醛固酮拮抗，需要根据血压及电解质调整盐皮质激素的用量。妊娠期应使用氢化可的松或泼尼松及氟氢可的松等不能穿透胎盘的糖皮质激素，孕晚期所需药物剂量一般会增加，应激及临产分娩／剖宫产前后需要量增加，用药根据血钾及血压调整剂量，产后迅速恢复孕前所需剂量。

综上，HPA 轴与 HPO 轴同为女性重要的内分泌系统，2 个系统的下丘脑 - 垂体解剖结构邻近、激素分泌反馈效应机制相似、HPA 轴自身分泌雌、孕激素及雄激素等性激素，某些致病因素如免疫、炎症因素可能同时作用于这 2 个内分泌系统的某一个或多个靶器官，HPA 轴的某些病变会同时引起 HPO 轴的变化，表现为女性性激素的改变、月经的变化及性征异常，影响妊娠分娩的结局。因此，对 HPA 轴与 HPO 轴相互关系的理解，有助于妇产科医生更好地理解和处理临床相关问题，改善女性生殖健康。

（郁　琦　朱夏琴）

第二节 甲状腺轴与生殖内分泌轴的相互关系

一、下丘脑 - 垂体 - 甲状腺轴的激素分泌及其调控机制

甲状腺是人体内最大的有特异性内分泌功能的腺体,产生甲状腺激素包括甲状腺素(thyroxine,T_4)和少量的三碘甲状腺原氨酸(triiodothyronine,T_3)。甲状腺激素对正常生长发育至关重要,并能调节产热、物质代谢、肾上腺素能相互作用等机体多种稳态功能。

甲状腺激素(thyroid hormone,TH)的合成及分泌受到下丘脑及垂体的严密调控,下丘脑分泌促甲状腺激素释放激素(thyrotropin releasing hormone,TRH),通过垂体门静脉系统刺激垂体前叶促甲状腺激素细胞分泌促甲状腺激素(thyroid stimulating hormone,TSH),从而引起甲状腺中 T_3 和 T_4 的合成及分泌。甲状腺激素水平升高可迅速而直接地抑制 TSH 基因表达及 TRH 对 TSH 的刺激作用,而甲状腺激素降低促使基础 TSH 产生增加,也加强 TRH 的刺激作用,进而形成一个经典的内分泌反馈环路,称为下丘脑 - 垂体 - 甲状腺轴(hypothalamic-pituitary-thyroid axis,HPT)。TSH 在 HPT 轴功能控制中起关键作用,血清 TSH 的测量现被认为是确定甲状腺功能正常的主要依据,而大多数患者的 TSH 水平异常表明存在甲状腺功能障碍。和其他垂体激素一样,TSH 的释放也是脉冲式的,但由于其半衰期较长(约 50 分钟),与其他垂体激素相比,血中 TSH 浓度波动相对较小,其分泌具有昼夜节律,最高和最低水平分别在 2:00~4:00 和 16:00~20:00 之间。

尽管 TSH 是甲状腺功能的主要调节剂,仍有许多生长因子影响 TH 的合成及分泌,这些生长因子多由甲状腺局部产生,如胰岛素样生长因子 -1(IGF-1)、表皮生长因子(EGF)、转化生长因子 -β(TGF-β)、内皮素及其他各种细胞因子。如在自身免疫性甲状腺疾病中,白介素及相关细胞因子可诱导甲状腺生长,而其他因子则诱导细胞凋亡。

此外,体内外各种刺激可通过感受器经传入神经传到中枢神经系统,促进或抑制下丘脑分泌 TRH,进而影响 TH 的分泌,如寒冷就是通过皮肤冷感受器经上述环节促进 TH 分泌。甲状腺自身可针对碘供应的多少调节 TH 的分泌,当碘供应过多时,TH 合成过程中碘的转运发生抑制,合成过程受到抑制,如碘量进一步增加,抗甲状腺合成激素的效应消失,使 TH 的合成增加。碘的缺乏则会增加甲状腺血流,增强碘转运,促进 TH 的合成和释放。

TH 通过与血清中的转载蛋白可逆的结合而被转运,主要的转载蛋白包括甲状腺素结合球蛋白(thyroxine-binding globulin,TBG)、甲状腺素转运蛋白(transthyretin,TTR)以及白蛋白。激素结合蛋白的分子量足够大,不会被肾脏滤过,因此,血浆结合蛋白可以提高循环中 TH 的储存,延缓激素清除。只有约 0.02% 的 T_4 和 0.03% 的 T_3 以游离形式存在循环中(FT_4、FT_3),而游离的甲状腺激素才真正具有生物活性。

T_3 与受体的亲和力是 T_4 的 10~15 倍,因此 T_3 的生物学活性更高,但 T_3 在血液循环的浓度和半衰期远低于 T_4,T_4 被认为是 T_3 的前体激素,通过外周组织(如肝脏)中的脱碘酶(deiodinase,D)作用产生 T_3。Ⅰ型脱碘酶(type Ⅰ deiodinase,D Ⅰ)负责大部分血液循环中的 T_3 产生,而Ⅱ型脱碘酶(type Ⅱ deiodinase,D Ⅱ)控制细胞内 T_3 的生成,D Ⅰ 还可以通过将 T_4 转化为 rT_3 来灭活 T_4,Ⅲ型脱碘酶(type Ⅲ deiodinase,D Ⅲ)也存在于组织中,通过将 T_4 和 T_3 分别转化为 rT_3 和 T_2 使 TH 失活。此外,TH 的生物利用度还受到硫酸化作用的影响,甲状腺产生的 80% 的 T_4 被代谢成无活性的硫酸化生物分子,如 T_4S、T_3S 和 rT_3S 等。

循环中的游离 TH 通过扩散或膜转运蛋白介导进入靶细胞,主要通过核受体发挥作用,在哺乳动物中,甲状腺素核受体包含 4 种异构体:TRα1、TRα2、TRβ1 和 TRβ2,几乎在体内的所有组织中均有表达,但在不同器官中分布具有组织特异性,α 受体在心、脑、肾、肌肉及性腺中较为丰富,而 β 受体在垂体及肝脏中含量较高。其中 β2 受体选择性表达在下丘脑和垂体中,对 HPT 轴的反馈调

节起重要作用。除作用于核受体外,TH 还可以通过与膜蛋白 αVβ3 整合素结合而间接起作用,通过 MAPK 和 ERK1/2 激活信号转导级联,调节其核受体的转录及磷酸化。

甲状腺激素能够刺激机体产热,使体温维持在适宜的新陈代谢所需的水平;调节细胞分化和增殖,参与糖、脂肪、蛋白质的代谢,利钠排水,且影响维生素及钙磷代谢,为神经系统发育、骨正常生长及发育所必需;可增加心输出量、升高收缩压、降低舒张压;还对性腺的发育成熟、维持正常月经和生殖功能具有重要影响。

二、HPT 轴与 HPO 轴的相互关系

甲状腺相关激素对维持女性生殖系统的稳态至关重要,甲状腺功能异常的患者可能出现月经紊乱、排卵障碍、卵巢功能减退、不孕、反复胚胎植入失败、早期妊娠丢失、子痫前期、早产、胎盘早剥、胎儿神经发育缺陷等一系列病理问题。近年针对甲状腺功能障碍开展了回顾性、前瞻性、体内、体外、动物模型等各类研究,结果显示 HPO 轴和 HPT 轴具有相互调节作用,甲状腺激素异常不仅与性激素、FSH、LH 水平变化有关,还与 GnRH、催乳素水平的变化有关,其中,最新研究显示 kisspeptin 以及促性腺激素抑制激素(gonadotropin-inhibitory hormone,GnIH)可能是 HPO 轴和 HPT 轴相互影响的关键因子。

吻肽(kisspeptin)是控制青春期开始、GnRH脉冲释放、类固醇激素正负反馈、生育调控的关键神经肽,其通过 G 蛋白偶联受体刺激下丘脑神经元释放 GnRH,进而促进垂体及性腺功能。kisspeptin 神经元上具有催乳素(prolactin,PRL)受体,甲状腺功能异常可导致 PRL 分泌变化,进而影响 kisspeptin 神经元功能。此外,研究显示甲状腺功能减退的大鼠下丘脑 kisspeptin 的表达降低,生殖功能失调;甲状腺功能减退的罗非鱼中 Kiss2 和 Gnrh1 基因的表达降低,应用 T₃ 刺激罗非鱼可导致其 kisspeptin 基因(Kiss2、Gnrh1 基因)表达增加;应用 T₃ 治疗仓鼠也能够调节下丘脑的 kisspeptin 表达,由此可见甲状腺激素在 kisspeptin 的神经内分泌调节中具有直接作用。同样,在最近

的体外、体内动物研究中证实 kisspeptin 可以调节垂体激素 GH、TSH 以及 PRL 的分泌。

促性腺激素抑制激素(GnIH)作为生殖负调节剂,在包括人类在内的各种哺乳动物和灵长类动物中都是保守的,其作用于 HPO 轴最上游水平。GnIH 神经元轴突终末与 GnRH 神经元通过轴 - 体和轴 - 树突接触,直接抑制 GnRH 神经元的活动及放电速率;GNIH 还可以作为 kisspeptin 神经元的抑制因子,哺乳动物中 kisspeptin 神经元的一个亚群表达 GnIH 受体并接受 GnIH 神经元的纤维接触。同时,GnIH 神经元还投射到正中隆起,通过在促性腺激素细胞中表达的 GnIH-r 控制垂体前叶功能,GnIH 可减少 GnRH、LH 和 FSH 的合成及释放,阻止刺激的过度作用来维持生殖系统的平衡,从而起到"刹车作用"。

下丘脑 GnIH 神经元表达 TRα 和 TRβ,表明GnIH 神经元可以直接接收 TH 信号;且 GnIH 基因启动子区中存在 TH 应答元件,但 TH 均不与 GnIH 启动子区域结合,具体功能不详;此外,动物研究显示甲状腺功能异常导致 GnIH 启动子区域的染色质状态变化,表明 TH 通过 GnIH 启动子区的表观遗传修饰改变 GnIH 的表达。由此可见,GnIH 是维持 HPO 轴及 HPT 轴相互作用的重要因子之一。

临床或亚临床甲状腺功能减退症患者中,有 22%~57% 的患者的血清 PRL 水平升高,应用左旋甲状腺素治疗后 PRL 水平恢复正常。下丘脑 TRH 的主要作用为促进垂体 TSH 的合成和释放,此外,TRH 刺激磷脂酶 C(phospholipase C,PLC)/蛋白激酶 C(protein kinase C,PKC)依赖性途径以激活 ERK 信号转导,并通过激活与 TRH 受体偶联的 Gq 蛋白促进催乳素基因表达,进而促进垂体前叶细胞合成和分泌 PRL。严重的甲状腺功能减退患者垂体的 TRH 细胞大量增殖,阻断下丘脑抑制因子的传达,促进 PRL 分泌增多。甲状腺功能减退引起垂体血管活性肠肽(vasoactive intestinal polypeptide,VIP)增加,它通过作为旁分泌或自分泌调节剂影响 PRL 分泌。过多的 PRL 抑制 kisspeptin 神经元、GnRH 神经元活动,从而抑制 FSH、LH 脉冲式分泌,进而影响性激素水平、卵泡

发育及排卵。

TH 可通过对下丘脑、垂体的作用间接影响卵巢,也可广泛直接作用于卵巢,人类卵母细胞、颗粒细胞、卵巢基质细胞和卵丘细胞均表达 TH 受体。体外研究证实 TH 不仅通过 ERK1/2 信号通路参与大鼠排卵前卵泡生长及排卵,还参与牛和猪卵母细胞的减数分裂及成熟。甲状腺功能减退大鼠模型中 PITX-2 转录因子表达减少,进而卵巢胶原合成减少,影响卵巢基质中胶原组织的充分重塑,影响卵泡发育;甲状腺功能减退大鼠卵巢基质金属蛋白酶(matrix metalloproteinase,MMP)2、3、14 的表达增加,MMP 不仅参与卵泡发育过程中细胞外基质的降解,还参与排卵时卵母细胞的释放和黄体的形成。体外受精患者成熟卵母细胞表达甲状腺素受体 α、β,表明人类卵母细胞可能对 T_3 有直接反应,进而影响其成熟和透明质酸的分泌,从而导致排卵期卵丘扩张。此外,T_3 与 FSH 联合作用通过介导 PI3/Akt 途径促进颗粒细胞增殖,减少细胞凋亡,刺激颗粒细胞产生雌激素,也抑制卵泡膜细胞过度产生雄激素。大鼠颗粒细胞在 FSH 及 T_3 的共同作用后,GLUT-1 和 GLUT-4 表达显著增强,细胞摄取葡萄糖显著升高,进而促进窦前卵泡发育。甲状腺功能减退大鼠卵泡 GLUT1 表达减少,进而卵巢细胞接受葡萄糖能力降低,导致卵巢细胞的抗氧化防御系统受损。卵巢中 20α- 羟类固醇脱氢酶(20α-HSD)负责黄体中孕酮分解代谢为非活性形式,甲状腺功能减退大鼠卵巢中 HSD 合成减少,导致孕酮水平升高,对下丘脑和垂体的促性腺激素分泌产生负反馈,与高水平 PRL 协同,促进基础 LH 和 FSH 水平降低。甲状腺功能减退患者雌二醇水平的降低可能是由于卵巢颗粒细胞对 FSH 反应性降低,或孕酮水平升高导致 FSH 分泌受到抑制引起的。

由于 hCG 与 TSH 的生物同源性,hCG 不仅与其同源受体结合,还可以刺激 TSH 受体,发挥较弱的促甲状腺活性,孕期 hCG 对母亲甲状腺有一定的刺激作用。结果将增加甲状腺激素的分泌,同时甲状腺的体积也增大。由于甲状腺激素的分泌增加,TSH 水平反馈性降低。而随着孕中晚期 hCG 水平相应下降,TSH 值也有所上升。妊娠期间雌

激素水平的增加刺激肝脏中 TBG 产生增加,并且诱导肝脏 TBG 糖基化升高,导致 TBG 从循环中清除减少,这种蛋白质的结合能力增加可以暂时降低游离 T_4 浓度,从而使总 T_3、T_4、TSH 血清浓度随之增加。此外,研究显示雌激素可调节 TSH 基因表达,增加垂体中的 TRH 受体数量,增加 T_3 核受体数量,进而影响 HPT 轴平衡。

三、HPT 轴异常对 HPO 轴的影响

1905 年,Kendle 首次报道了患有严重甲状腺功能减退症的年轻女性出现性早熟。此后,已在很大程度上证实,甲状腺功能障碍与女性生殖系统异常之间存在显著关联。甲状腺疾病在育龄妇女中相当普遍,大约 11% 的女性患有甲状腺自身免疫性疾病,2%~3% 患有甲状腺功能减退,1%~2% 患有甲状腺功能亢进。甲状腺癌发病率近年来一直呈上升趋势,成为 20~39 岁女性中最常见的癌症。甲状腺功能异常致女性生殖系统障碍成为不容忽视的临床问题。

(一)甲状腺功能亢进症

甲状腺功能亢进症又称甲状腺毒症,指血液循环中甲状腺激素过多,引起神经、循环、消化等系统兴奋性增高和以代谢亢进为主要表现的一组临床综合征。其中由于甲状腺腺体本身功能亢进,合成和分泌甲状腺激素增加所导致的甲状腺毒症称为甲状腺功能亢进症(hyperthyroidism,简称甲亢)。在生育年龄妇女最常见的引起甲亢的原因为毒性弥漫性甲状腺肿(Graves 病),其次为毒性甲状腺肿、自主性高功能甲状腺腺瘤、碘相关甲亢及垂体性甲亢等。

1. 甲亢诊断 临床表现主要由循环中甲状腺激素过多引起,其症状和体征的严重程度与病史长短、激素升高的程度和患者年龄等因素相关。症状主要有易激动、烦躁失眠、心悸、乏力、怕热、多汗、消瘦、食欲亢进、大便次数增多或腹泻。可伴发周期性瘫痪和近端肌肉进行性无力、萎缩。少数老年患者高代谢的症状不典型,相反表现为乏力、心悸、食欲减退、抑郁、嗜睡、体重明显减少,称为"淡漠型甲亢"。

体格检查可伴有不同程度的甲状腺无痛性肿

大,皮肤常温暖、湿润,可观察到手掌红斑、指端粗厚,偶见广泛性色素沉着,常见双手细微震颤。眼部体征可有单纯性或浸润性突眼,也可表现为交感神经兴奋所致的眼睑挛缩、眼裂增宽。最常见的心血管表现为窦性心动过速,老年患者可扪及心房颤动,神经系统的表现包括腱反射亢进、肌萎缩等。甲亢的诊断依据包括临床高代谢症状、甲状腺体征及实验室检查结果(TSH 一般低于 0.1mU/L)。

患者血清 TSH 降低(垂体性甲亢 TSH 不降低或升高),血清总 T_3、总 T_4、游离 T_3、T_4 升高,2%~5% 的患者仅 T_3 水平升高(称为 T_3 毒症)。若没有临床症状或症状不确切,血清 TSH 浓度低于正常参考值的下限,而血 T_3、T_4 浓度在正常参考值范围内,并应排除其他引起血清 TSH 降低的原因者,称为亚临床甲状腺功能亢进。Graves 病的患者可伴有促甲状腺激素受体刺激性抗体(TSAb)、促甲状腺激素受体抗体(TRAb)、甲状腺过氧化物酶抗体(TPO-Ab)及甲状腺球蛋白抗体(TgAb)等阳性。甲状腺功能亢进会导致代谢过度活跃、休息时能量消耗增加、体重减轻、胆固醇水平降低、脂肪分解和糖异生增加。

2. 甲亢治疗 主要治疗包括药物治疗、手术治疗和放射性碘治疗。

(1) 抗甲状腺药物(antithyroid drug,ATD):适用于病情轻、甲状腺轻中度肿大的甲亢患者以及年轻、妊娠期甲亢、不能耐受手术者。包括甲巯咪唑(methimazole,MMI)和丙基硫氧嘧啶(propylthiouracil,PTU),主要通过抑制甲状腺过氧化物酶功能,从而减少碘的氧化和有机化,同时可降低甲状腺自身抗体水平。主要的副作用包括皮疹、皮肤瘙痒、白细胞减少症、粒细胞减少症、中毒性肝病和血管炎。开始治疗后每 3~4 周检查甲状腺功能和临床表现,并根据游离 T_4 水平调整药物剂量。

(2) 放射性碘治疗:能引起甲状腺细胞的进行性破坏,用于药物治疗禁忌证、过敏、失败或复发者;最佳的放射性碘剂量是治疗后甲状腺功能恢复正常而不复发或出现甲状腺功能减退症。主要的副作用为继发性甲状腺功能减退症,发生甲状腺功能减退症后需要替代治疗以维持正常的甲状腺

功能。妊娠和哺乳是放射性碘治疗的绝对禁忌证,治疗后 6 个月妊娠是安全的。

(3) 手术治疗:治愈率高,适用于中重度甲亢、药物治疗无效或效果不佳者。此外对年轻患者尤其是甲状腺明显肿大的患者,部分专家推荐手术治疗,常采用甲状腺次全切除术。

3. 甲亢对 HPO 轴及女性生殖系统影响 高TH 可增加促性腺激素细胞对 GnRH 反应性,并可直接刺激垂体释放促性腺激素,从而导致 FSH、LH 分泌增多,卵泡期和黄体期 LH 显著高于正常人群,但在闭经者中缺乏 LH 峰。甲亢患者雄激素至雌激素转换增加,性激素结合球蛋白(sex hormone binding globulin,SHBG)合成增加、雌激素、雄激素代谢清除率降低,所以雌激素、SHBG、血浆睾酮和雄烯二酮等水平升高,有研究显示甲亢女性体内雌激素水平较正常女性高 2~3 倍。甲亢治疗后性激素水平可以恢复正常,甲亢女性患者的性激素变化情况见表 6-1。

表 6-1 甲亢女性患者的性激素变化情况

血清激素	甲亢女性患者的性激素变化
SHBG	↑
雌二醇	↑
游离雌二醇	→
雌酮	↑
雌激素产生速率	→或↑
雌激素或雄激素代谢速率	↓
睾酮	↑
游离睾酮	→
雄烯二酮	↑
DHEA	↑
睾酮向雄烯二酮转变	→或↑
雄激素向雌激素转变	↑
孕酮	↓或→
LH	↑或→
FSH	↑或→

注:↑为增多;↓为减少;→为没有变化;SHBG 为性激素结合球蛋白;DHEA 为脱氢表雄酮;LH 为黄体生成素;FSH 为卵泡刺激素。

甲亢因引起激素异常、营养失调、情绪波动可影响月经周期。甲亢患者可出现闭经、月经稀发、

月经频发、月经过少和月经过多。目前若甲亢能够在早期得到诊治,月经异常的比例就会逐渐下降;经治疗可恢复正常月经。女性患者常有月经稀发、月经减少、周期延长、无排卵甚至闭经,这些异常情况有时可能先于甲状腺功能障碍的识别。

甲亢患者子宫内膜活检显示有排卵,但其生育能力是相对降低的。研究显示,甲亢患者月经黄体中期的孕酮水平低于正常女性。经药物治疗获得甲状腺功能正常后,孕酮值仍低于正常对照组。不孕女性中,甲亢的发生率无明显升高;当TPO-Ab阳性时,不孕者TSH降低的比例升高。

妊娠期临床甲亢的发病率相对较低,妊娠期的非特异性症状可能会掩盖甲亢的诊断。未治疗的严重妊娠期甲亢发生自然流产、早产、低出生体重、死产以及子痫前期、心力衰竭的风险增加。有报道指出亚临床甲亢未发现不良妊娠结局。母体的TRAb可以通过胎盘刺激胎儿的甲状腺分泌引起胎儿或新生儿甲亢。所以,如果患者甲亢未控制,建议避免妊娠;如患者正在接受ATD治疗,血清TH达到正常范围,停用ATD或者应用ATD的最小剂量后可以怀孕。如果患者为妊娠期间发现甲亢,在告知妊娠及胎儿可能存在的风险后,如患者选择继续妊娠,则首选ATD治疗,或者在妊娠4~6个月期间手术治疗。妊娠期应监测胎儿发育;有效地控制甲亢可改善妊娠结局。妊娠ATD治疗首选PTU,而哺乳期首选MMI。碘治疗的剂量对性腺及遗传的影响几乎是可以忽略的,其后代的健康没有显著影响,但常规是建议甲亢行碘治疗后避孕6个月。

(二)甲状腺功能减退症

甲状腺功能减退症(hypothyroidism)简称甲减,是由于甲状腺激素合成和分泌减少或组织利用不足导致的全身代谢减低综合征。根据病因及发生部位可分为:①甲状腺性甲减(原发性甲减):由于甲状腺腺体本身病变引起的甲减,占全部甲减的95%以上。病因主要包括自身免疫、甲状腺手术或碘治疗等;②中枢性甲减:由于下丘脑和垂体病变引起的TRH或者TSH产生和分泌减少所致的甲减,垂体外照射、垂体大腺瘤、颅咽管瘤及产后大出血是中枢性甲减的较常见病因;③周围性甲减

(周围组织甲状腺激素抵抗):由于甲状腺激素在外周组织出现生物效应障碍引起的甲减。亚临床甲状腺功能减退症,简称亚甲减,通常没有临床症状,TSH水平超过实验室正常参考值范围的上限,T_3、T_4在正常参考值范围内,必须排除其他引起TSH升高的原因后方可诊断。

1. 甲减诊断 依据包括临床低代谢症状、甲状腺体征及实验室检查。

甲状腺功能减退症的临床特征反映了由于甲状腺激素对终末器官组织的作用降低,各种生理过程的速率降低。主要表现以代谢率减低和交感神经兴奋性下降为主,病情轻的早期患者可能没有特异症状。典型症状表现为畏寒、乏力、手足肿胀感、嗜睡、记忆力减退、少汗、关节疼痛、体重增加、便秘等。

典型体征可有表情呆滞、反应迟钝、声音嘶哑、听力障碍、面色苍白、颜面和/或眼睑水肿、唇厚舌大、常有齿痕、皮肤干燥、粗糙、脱皮屑、皮肤温度低、水肿、手脚掌皮肤可呈姜黄色、毛发稀疏干燥、跟腱反射时间延长、脉率缓慢。少数病例出现胫前黏液性水肿。本病累及心脏可以出现心包积液和心力衰竭。重症患者可以发生黏液性水肿昏迷。

原发性甲减血清TSH增高,总T_3、T_4及游离T_3、T_4均降低,且T_4较T_3下降明显,中枢性甲减TSH不升高。TSH、TH变化水平与病情程度相关。亚临床甲减仅有TSH增高,总T_4及游离T_4正常。自身免疫性甲状腺功能减退的患者可伴有TPO-Ab、TgAb的升高。

2. 甲减治疗 主要治疗目标是临床甲减症状和体征消失,TSH、T_3、T_4值维持在正常范围。左旋甲状腺素(LT)是本病的主要替代治疗药物,从小剂量开始,一般需要终身替代,TSH水平恢复正常或3~6个月临床症状可能才完全消失;近年来,硒制剂联合左旋甲状腺素治疗甲状腺炎结果显示可改善治疗效果。继发于下丘脑和垂体的甲减,TSH并不是控制指标,而是要将总T_4及游离T_4值维持在正常范围。

3. 甲减对HPO轴及女性生殖系统影响 严重的甲状腺功能减退时,由于TRH水平增高,导致

腺垂体的 TRH 分泌细胞大量增殖,使得垂体增大,同时通过旁分泌的刺激作用以及增大的垂体阻断下丘脑抑制因子的传达,并通过促使垂体血管活性肠肽增加以及直接刺激 PRL 产生,使得 PRL 分泌增多,形成高催乳素血症。与垂体催乳素细胞瘤形成的闭经泌乳综合征类似,可抑制下丘脑 GnRH 及垂体促性腺激素的脉冲式和周期性分泌,并阻断促性腺激素作用于性腺,引起雌激素分泌的减少。GnRH 脉冲样分泌节律改变,通常促性腺激素水平正常,LH 可升高但仍在正常范围内,LH 反应延迟且较平坦,产生排卵功能障碍、黄体功能不足而影响生殖功能。

TH 可协同 FSH 诱导颗粒细胞芳香化酶合成,促使雌激素生成,甲减女性患者外周组织雄激素向雌激素代谢转换率降低,雌激素合成减少;SHBG 合成减少,SHBG 结合力降低,导致机体内雄激素、雌激素代谢率升高,使睾酮和雌二醇血浆浓度降低,但游离比例上升,雄激素、雌激素水平降低也减弱了对 GnRH、FSH、LH 的抑制作用,从而使得 FSH、LH 水平升高。给予甲状腺素治疗可纠正这些激素紊乱。甲减女性患者的性激素变化情况见表6-2。

表6-2　甲减女性患者的性激素变化情况

血清激素	甲减女性患者的性激素变化
SHBG	↓
雌二醇	↓
游离雌二醇	N
雌酮	↓
雌激素产生的速率	→或↓
雌激素或雄激素的代谢速率	↓
睾酮	↓
游离睾酮	N
雄烯二酮	↓
DHEA	—
睾酮向雄烯二酮的转变	↑
雄激素向雌激素的转变	—
孕酮	↓或→
LH	N
FSH	N

注:↑为增多;↓为减少;→为没有变化;N为正常;—为无数据;SHBG 为性激素结合球蛋白;DHEA 为脱氢表雄酮;LH 为黄体生成素;FSH 为卵泡刺激素。

甲减患者可发生月经过少、过多、频发、稀发和闭经。儿童甲减还会损害 GnRH 的释放导致青春期延迟,也可能由于高水平 TSH 刺激促性腺激素受体导致性早熟。除了对 HPO 轴的影响,月经过少可能与甲减患者代谢水平下降、子宫内膜生长不全相关,月经过多可能是长期不排卵所致的雌激素突破出血。同时甲减还可导致凝血功能障碍,如缺乏凝血因子Ⅶ、Ⅷ、Ⅸ、Ⅺ。对比数据发现,早期诊治甲减可使月经异常的发生减少。

甲减患者子宫内膜活检通常为增殖期子宫内膜,提示无排卵状态。严重甲状腺功能减退与性欲降低和排卵障碍有关。轻度甲状腺功能减退可妊娠,但妊娠期流产、早产、胎死宫内的风险增高。左旋甲状腺素可恢复 LH 对 GnRH 的正常反应,使 PRL 降至正常水平,恢复正常月经,增加自然妊娠率。

妊娠合并甲减如不进行治疗,可导致各种母婴并发症,包括流产、早产、子痫前期、胎盘早剥、产后出血、低出生体重、新生儿呼吸窘迫综合征、新生儿神经精神发育异常等。对这些患者进行甲状腺激素替代治疗可显著降低围产儿的患病率。妊娠期甲减的治疗目标是 TSH 控制在正常范围,T4 控制在正常高限。

(三)自身免疫性甲状腺疾病

自身免疫性甲状腺疾病(autoimmune thyroid disease,AITD)的特征在于甲状腺自身抗原刺激机体产生相应抗体,导致甲状腺细胞代谢状态改变、细胞被破坏,特别是甲状腺过氧化物酶抗体(thyroid peroxidase antibody,TPO-Ab)和甲状腺球蛋白抗体(thyroglobulin antibody,TgAb)。也是育龄妇女最常见的自身免疫性疾病,患病率为5%~15%,女性的患病率为男性的 5~10 倍。AITD 是导致甲状腺功能异常最常见的原因,但发病初期仅可表现为甲状腺抗体阳性但甲状腺功能无异常,TgAb 与 TPO-Ab 是诊断 AITD 的标志性抗体。

TPO-Ab 或 TgAb 在孕妇中的阳性率约为2%~18%,在不孕症患者中,患病率高达 10%~27%,反复妊娠丢失女性中,甲状腺自身抗体阳性率高达14%~36%。甲状腺功能正常的 AITD 对女性生育也会造成不利影响,可能原因包括甲状腺激素相对缺乏以及异常的自身免疫状态。甲状腺自身免疫性疾病(thyroid autoimmunity, TAI)还与不孕的其他原因直接相关,如子宫内膜异位症、排卵障碍、多囊卵巢综合征、卵巢储备功能减退等。研究显示,AITD 与卵巢功能受损、卵母细胞质量降低、受精率低和高质量胚胎率降低可能相关。甲状腺自身抗体存在于体外受精 - 胚胎移植(in vitro fertilization-embryo transfer, IVF-ET)助孕患者的卵泡液中,且浓度与血清中浓度呈正相关,甲状腺过氧化物酶可能存在于颗粒细胞中。因此,甲状腺抗体可能对透明带具有细胞毒性,从而导致卵母细胞质量和发育潜力较差,并阻碍卵母细胞与精子细胞之间的相互作用。

考虑到甲状腺功能正常但甲状腺自身抗体阳性的不孕女性可能存在潜在的轻微甲状腺功能减退,既往小样本临床研究针对这类人群予以左旋甲状腺素治疗以期降低流产风险,改善妊娠结局,但研究质量等级低,结果相互矛盾。2017 年发表的大样本、高质量 POSTAL 研究结果表明,左旋甲状腺素治疗并不能改变 TPO-Ab 阳性但甲状腺功能正常的不孕症妇女的 IVF-ET 妊娠结局,没有降低流产率或提高活产率,建议此类人群进行 IVF-ET 过程中不需要预防性应用左旋甲状腺素,但需要监测甲状腺功能的变化。

综上,HPO 轴和 HPT 轴具有相互调节作用,甲状腺相关激素对女性生殖系统至关重要,甲状腺疾病可引起女性 HPO 轴稳态失衡,性激素异常,从而引起月经紊乱、排卵障碍,并与不孕及不良妊娠结局密切相关;甲状腺激素对生长发育具有重要作用,妊娠期甲状腺疾病如果不积极治疗,可发生严重母胎并发症;针对甲状腺疾病进行筛查和治疗,对女性生殖健康有着重要的作用。

(宋颖 李蓉)

第三节 代谢紊乱与生殖健康

一、糖代谢紊乱与生殖健康

葡萄糖是维持细胞生存的关键能量底物,葡萄糖代谢是机体物质代谢的核心之一。机体的血糖稳态由多个代谢组织协同调控:空腹状态下,肝脏通过糖原分解及糖异生维持适度的血糖水平;进食后,葡萄糖吸收入血刺激胰岛 B 细胞分泌胰岛素,血胰岛素的相应升高抑制肝脏生糖作用,同时促进葡萄糖被肌肉、脂肪等各个组织摄取利用,使血糖维持在正常生理范围内。能量代谢系统与生殖系统相互协调统一,共同维持机体的内分泌稳态。葡萄糖和胰岛素信号系统的正常作用对维持下丘脑 - 垂体 - 性腺轴的生理功能至关重要。葡萄糖调控的雷帕霉素靶蛋白(mammalian target of rapamycin, mTOR)及 AMP 活化蛋白激酶(AMP-activated protein kinase, AMPK)信号在下丘脑 GnRH 神经元活性调节、垂体 LH 和 FSH 释放、卵巢颗粒细胞存活、类固醇激素合成、卵子成熟以及卵泡发育中均发挥重要作用。胰岛素则可直接作用于卵巢,与促性腺激素发挥协同作用,促进 LH 诱导的膜细胞雄激素合成分泌、刺激 FSH 诱导的颗粒细胞增殖、雌激素生成和黄素化。

葡萄糖及胰岛素系统代谢失衡可引发血糖升高、葡萄糖不耐受。1 型糖尿病是一种器官特异性自身免疫性疾病,多在儿童及青少年期发病。其特点是免疫细胞介导的胰岛 B 细胞破坏,引起胰岛素分泌的绝对缺乏和由此导致的高血糖。1 型糖尿病发病早、病程长、血糖较难控制,酮症酸中毒等糖尿病相关并发症的发生率高。为有效控制血糖,临床上推荐早期予以强化胰岛素治疗方案,而这一治疗会引发医源性高胰岛素血症。糖尿病酮症酸中毒和医源性高胰岛素血症可使患 1 型糖尿病的妊娠女性流产率增加、新生儿活产率显著降低。慢性高血糖引起的糖毒性以及外源性超生理剂量的胰岛素均可促进卵巢类固醇激素合成、卵泡募集和生长。流行病学调查显示,29% 的育龄期 1 型糖尿病女性伴发高雄激素血症,24% 伴有稀发排卵,34% 伴有卵巢多囊样变。26% 的绝经前 1 型糖尿病女性可被诊断为多囊卵巢综合征。

2 型糖尿病是由胰岛素抵抗和胰岛素分泌相对不足引起的高血糖,多在中老年或女性绝经后发病。肥胖及多囊卵巢综合征患者是 2 型糖尿病的高危人群。研究显示妊娠前诊断为 2 型糖尿病的女性发生排卵功能障碍及不孕的风险显著升高，且初次妊娠年龄更大。2 型糖尿病可引起女性卵泡发育微环境异常、卵子成熟障碍、胚胎质量及发育潜能低下以及子宫内膜容受性降低，因而可降低辅助生殖技术助孕的成功率。与血糖正常者相比，2 型糖尿病女性患者的流产风险增加、活产率降低，且该类患者的生育力降低和不良妊娠结局独立于肥胖发生。胰岛素抵抗是 2 型糖尿病和多囊卵巢综合征代谢紊乱的共同病理基础。育龄期 2 型糖尿病女性发生多囊卵巢综合征的风险显著升高，且多伴有卵巢多囊样变和高雄激素的临床表现。2 型糖尿病引起女性生育力降低的机制包括高血糖和高胰岛素血症引起的类固醇激素合成和卵泡发育异常、晚期糖基化终产物增多、慢性炎症及氧化应激等。因此，亟须关注糖尿病女性患者的卵巢功能和生育健康并采取相应干预措施。

女性妊娠后机体的胰岛素敏感性逐渐降低，妊娠期首次发生的葡萄糖不耐受可诊断为妊娠期糖尿病。孕前 1 型糖尿病、2 型糖尿病和妊娠期糖尿病会增加多种母胎并发症的发生风险。孕前糖尿病和妊娠期糖尿病的女性发生先兆子痫、妊娠高血压、流产、羊水过多、尿路感染及胎膜早破等妊娠期并发症的风险增加；新生儿早产、巨大儿、先天畸形、新生儿低血糖、胎儿宫内生长受限和其他胎儿并发症的发生风险也明显升高。与正常女性相比，妊娠期诊断为糖尿病的女性产后远期发生 2 型糖尿病的风险增加 7 倍，发生心血管疾病的风险增加 2 倍。母亲妊娠期高血糖还可引起子代出生后生长发育异常，儿童期即会出现超重、肥胖和糖耐量受损，神经系统发育异常、大脑性瘫痪的发生风险也显著增加。此外，糖尿病母亲的子代特别是成年后伴有不良饮食和生活方式者，远期肥胖、2 型糖尿病、高血压、心血管疾病、多囊卵巢综合征、认知精神障碍等疾病的发生风险显著增加。糖尿病对子代出生结局和远期健康的影响多由孕前高血糖对卵子的表观遗传调控机制以及孕期母体宫内高糖环境对胚胎发育的影响所介导。

除了影响女性生育外，糖尿病的慢性高血糖和胰岛素抵抗还会引起男性下丘脑 - 垂体 - 性腺轴功能异常，导致男性生育力降低。父亲患有非胰岛素依赖性糖尿病与子代出现低出生体重显著相关。此外，父亲孕前糖尿病还可通过改变精子的表观遗传修饰，增加子代远期发生肥胖、2 型糖尿病、代谢综合征等代谢异常的风险。

糖代谢紊乱不仅影响生育，还可引起子代出生缺陷和远期并发症增加，因此临床需注重该类患者的早期干预并采取相应举措。有效控制和管理血糖、改善胰岛素抵抗将对母婴健康带来巨大收益。基于循证医学证据的指南推荐对患有糖尿病的育龄期女性常规进行孕前咨询和健康管理，做到有计划妊娠，在血糖控制达标后再怀孕；孕期仍需持续监测及控制血糖，并进行产后保健与随访。饮食、运动等生活方式干预能够降低妊娠期糖尿病的发生风险，并可有效控制妊娠期血糖水平。对生活方式干预不能达标者以及孕前 1 型和 2 型糖尿病的孕妇可通过胰岛素治疗进行血糖控制。

二、脂代谢紊乱与生殖健康

脂质是细胞的重要组成部分，主要包括脂肪酸、甘油三酯和胆固醇，与能量存储、膜结构形成、基因表达调控和激素合成密切相关，广泛参与代谢、内分泌调节和生殖健康过程。脂质代谢紊乱不仅会导致糖尿病、心血管疾病和肝脏疾病的发生，同样也会对整个生殖系统产生不良影响。

脂肪酸分为饱和脂肪酸和不饱和脂肪酸，其中不饱和脂肪酸又可分为顺式脂肪酸和反式脂肪酸。反式脂肪酸是对健康不利的不饱和脂肪酸。摄入过多反式脂肪酸可导致心血管疾病、糖尿病、阿尔茨海默病、乳腺癌、子宫内膜异位症和不孕等健康问题。

对女性而言，反式脂肪酸摄入量是排卵障碍相关疾病的主要风险因素。一项包含 438 例排卵性不孕的队列研究表明，反式脂肪酸摄入量每增加 2%，排卵性不孕的风险增加 73%（$RR=1.73$，$95\%CI: 1.09\sim2.73$）。与对照人群相比，患有多囊卵巢综合征的女性反式亚油酸（18：2t）含量显著升高，Logistic 回归分析显示，18：2t 是多囊卵巢综合征出现排卵障碍性不孕的独立风险因素（$OR=1.23$，$95\%CI: 1.02\sim1.47$）。对男性而言，精液中反式脂肪酸水平升高与精子数量和质量降低密切相关。反式脂肪酸通过改变精子的膜脂质组成对精液指标(活力和密度等)产生不良影响。此外,男性饮食中反式脂肪酸占比升高会降低受精率,且反式脂肪酸摄入量与循环中总睾酮含量和睾丸体积呈负相关。一项包括 209 例在校大学生的横断面研究表明,把反式脂肪酸摄入量按四分位数分组,反式脂肪酸摄入最高组与最低组相比,精子总数下降 37%,睾酮水平下降 15%,睾丸体积下降 4%。世界卫生组织建议每天摄入反式脂肪酸的热量不超过食物总热量的 1%。

甘油三酯是脂肪酸与甘油发生酯化作用生成的,体内合成甘油三酯的主要器官是肝脏和脂肪组织,甘油三酯升高是冠心病、高血压、糖尿病等代谢相关疾病的重要危险因素。血甘油三酯水平随妊娠进程逐渐升高,至妊娠晚期达高峰,可达到非孕时的 2~4 倍。然而,孕早期甘油三酯水平升高会增加早产的风险。一项包含 49 612 位中国单胎妊娠女性的回顾性队列研究表明,孕早期甘油三酯水平升高大于第 90 百分位数的女性发生早产的概率更高,尤其是早期早产(28~33 周)(OR=1.72,95%CI: 1.30~2.29)。此外,甘油三酯水平升高会增加孕妇发生急性胰腺炎等消化系统炎症的风险,严重的炎症会进一步增加早产、流产的发生风险。

胆固醇是卵泡发育、排卵和妊娠维持所必需的营养素,胆固醇代谢紊乱会导致不孕不育等生殖障碍疾病的发生。胆固醇是睾酮、孕酮和雌二醇等卵巢类固醇激素合成的底物。多囊卵巢综合征患者血胆固醇水平升高,雄激素合成增加,出现胰岛素抵抗。胆固醇代谢稳态对维持男性生殖健康同样至关重要。有文献表明,高达 65% 的不育男性合并高胆固醇血症。高胆固醇血症患者往往伴随超重或肥胖,其精子数量、质量和运动能力均下降。此外,膜内胆固醇是精子的主要组成成分,肥胖男性的精子胆固醇含量显著升高,会导致精子畸形率升高、活力下降、顶体反应不良。

脂质既可提供能量,又可以作为底物进行物质合成,对生殖系统的影响越来越受到重视。现代社会饮食结构的改变,尤其是高脂饮食的增加,导致超重和肥胖发生率逐年升高,伴随不孕不育率的攀升,这与肥胖发生过程中,不同脂肪组织的异位分布及功能失常密不可分。脂肪组织主要分为白色脂肪组织、棕色脂肪组织和米色脂肪组织,它们可分泌脂联素、瘦素、抵抗素等脂肪因子参与机体代谢调节,也可以影响类固醇激素代谢参与生殖功能调控。脂肪组织在调节生殖与代谢功能之间发挥重要作用,对多囊卵巢综合征模型大鼠进行棕色脂肪移植,可显著激活内源性棕色脂肪组织分泌脂联素,改善胰岛素抵抗状态,恢复规律性排卵,提高受孕率。

综上所述,脂质代谢紊乱不仅会影响女性和男性生殖健康,同样也会影响胎儿发育,增加子代代谢性疾病发生风险。因此,针对性预防和早期干预脂代谢紊乱对于维护生殖健康至关重要。

三、氨基酸代谢紊乱与生殖健康

氨基酸是构成蛋白质的基本单位,在调节细胞代谢、增殖、分化和生长方面发挥着重要作用。对机体而言,氨基酸的生物利用率和代谢,以及与其他宏量营养素的相互作用,对机体的内分泌稳态维持、配子发生、受精、胚胎植入、胎盘形成、胎儿生长和发育等至关重要。

以女性常见生殖障碍疾病 PCOS 为例,氨基酸代谢紊乱与其生殖内分泌异常表现息息相关。有研究显示,支链氨基酸(branched chain amino acid,BCAA)/ 芳香族氨基酸(aromatic amino acid,AAA)的降低与 PCOS 的发展直接相关。PCOS 患者排卵功能障碍与丝氨酸、苏氨酸、苯丙氨酸、酪氨酸和鸟氨酸的水平异常有关。PCOS 患者血浆中缬氨酸和亮氨酸水平升高以及甘氨酸浓度降低提示其胰岛素敏感性降低,上述氨基酸被视为糖尿病风险评估的潜在生物标志物。此外,研究表明特定的氨基酸改变可以提示 PCOS 合并肥胖、胰岛素抵抗和代谢综合征的概率增加。酪氨酸、赖氨酸、甲硫氨酸、羟脯氨酸、3- 甲基组氨酸、γ- 氨基丁酸、甲基组氨酸和甘氨酸的改变与 PCOS 肥胖有关;BCAA、酪氨酸、丙氨酸和赖氨酸水平的增加与 PCOS 胰岛素抵抗相关;丙氨酸、缬氨酸、亮氨酸、酪氨酸、谷氨酸、半胱氨酸和甘氨酸的组合具有预测 PCOS 代谢综合征风险的能力。由此可见,PCOS 患者常伴有严重的氨基酸代谢功能障碍,同时特定的氨基酸谱可作为预测 PCOS 代谢紊乱的重要生物标志物。

氨基酸也可以通过直接调控下丘脑 - 垂体 - 性腺轴功能发挥作用。如谷氨酰胺和天冬氨酸可以作为兴奋性神经递质调控 LH 脉冲、LH 和 FSH 的释放,N- 甲基 -D- 天冬氨酸受体(N-methyl-D-aspartate receptor,NMDAR)信号可介导中枢神经系统中的类固醇信号,从而促进生殖行为。而谷氨酰胺和天冬氨酸的代谢异常会影响 LH 和 FSH 释放,导致性欲减低。同时,在多种哺乳动物的卵巢和睾丸内都发现高浓度的天冬氨酸。

氨基酸在配子发生与胚胎发育过程中发挥了重要作用。近年来有研究发现,成年男性给予精氨酸缺乏饮食 9 天,精子数量减少约 90%,无运动能力的精子比例增加约 10 倍,这提示精氨酸在精子生成中发挥关键作用。谷氨酰胺已被认为是一种有效的能量底物,支持卵母细胞的发育。使用谷氨酰胺作为唯一的能量来源便足以使小鼠卵母细胞的减数分裂得以恢复。在卵母细胞体外成熟培养(in vitro maturation,IVM)的过程中,患者年龄、不孕病因和促排卵方案明显影响 IVM 期间卵母细胞的氨基酸周转,进而影响卵母细胞发育进程。与囊胚相比,卵母细胞消耗更多谷氨酰胺,释放更多丙氨酸,总氨基酸的消耗量更大。此外,氨基酸的衍生物 S- 腺苷基甲硫氨酸(S-adenosylmethionine,SAM)作为一种经典的甲基化修饰的供体,在胚胎发育早期甲基化重编程调控中发挥重要作用。总的来说,卵母细胞和胚胎质量与氨基酸的周转状况密切相关,氨基酸谱可以预测卵母细胞和胚胎发育潜能。

妊娠过程是一个由快速生长和发育决定的特殊生命阶段,饮食中摄入充足的蛋白质对确保母胎健康至关重要。妊娠期间蛋白质在母体和胎儿组织中的积累不断增加,如积累不足,会导致胎儿生长阻滞、胎儿和胎盘重量比降低,这与氨基酸的丰度降低、氨基酸转运体表达和 / 或活性减少、mTOR 信号通路有关。研究显示,亮氨酸的胎盘转移减少和 / 或蛋白质分解增加可提示胎儿存在宫内生长受限,这种亮氨酸胎盘转移的减少与胎儿宫内生长受限的严重程度成正比。除此以外,妊娠期蛋白质营养不足还会增加子代心血管疾病、代谢性疾病和其他疾病的发生风险。而在妊娠期补充甘氨酸、亮氨酸和牛磺酸可以部分改善胎儿生长受限、促进胎儿发育。由此可见,氨基酸代谢对人类生殖健康至关重要。

四、其他代谢紊乱与生殖健康

(一)核酸代谢

核酸代谢是指核酸(DNA 和 RNA)的合成及分解过程,具体包括 DNA 复制、修复,RNA 转录以及嘌呤、嘧啶的合成和分解过程。鉴于核酸代谢的范畴庞大,在此主要讨论核苷酸(嘌呤、嘧啶)的合成和分解代谢。核酸的代谢异常会导致各系统疾病的发生。

高尿酸血症是最常见的核酸代谢疾病,其病理机制为肾功能异常、遗传缺陷、高细胞转化状态等导致的嘌呤代谢终产物尿酸在人体内异常积聚。高尿酸血症的发生具有明显的性别差异,其在男性中的患病率(34.47%)显著高于女性(11.64%)。且临床相关性研究发现血清尿酸水平与精液量和精子总数呈显著负相关($R=-0.193$、-0.163);随着血尿酸水平升高,精子尺寸减小,LH 水平升高,睾酮水平降低,但仍缺乏相关机制研究。此外,有研究发现尿酸水平是预测勃起功能障碍的风险因素。

高尿酸血症也可以影响机体生殖内分泌代谢。血尿酸增高刺激肥胖相关基因表达,尿酸盐结晶可以沉积在胰岛 B 细胞中,导致 B 细胞功能受损而诱发糖尿病。PCOS 女性高尿酸血症的患病率(25.48%)明显高于非 PCOS 女性(8.74%),而与无高尿酸血症的 PCOS 患者相比,伴有高尿酸血症的 PCOS 患者肥胖程度和腰臀比更高,脂质代谢状态更差。

核酸代谢在配子发生过程中也尤为重要。在卵泡发育过程中,卵母细胞迅速生长,此时转录活跃,而到有腔卵泡时转录终止,这些信使 RNA(mRNA)需要被稳定维持数天,直到卵母细胞恢复减数分裂,储存的 mRNA 才开始被翻译加工,用以支持卵母细胞的减数分裂和早期胚胎发育,完成母体 - 胚胎转换,此过程中诸多母源因子(如 ZAR1/2)在维持卵母细胞 mRNA 稳定、翻译激活及后续 mRNA 降解中发挥作用,母源因子相关突变及异常表达可导致卵母细胞减数分裂及早期胚胎发育异常。

(二) 维生素代谢

维生素是指所需量很少,但对维持生物体的正常生长和发育所必需的一类有机物,其不参与构成细胞组分,也不提供能量,一般作为辅酶调节机体代谢过程。目前已定义的维生素有几十种,其中有 13 种为人体必需维生素。维生素主要是通过食物获取,特定维生素的缺乏会导致相应的维生素缺乏症。

叶酸为一种水溶性维生素,在多种化学反应中参与一碳单位的转移。叶酸的缺乏可影响脱氧胸腺嘧啶核苷酸合成,引起脱氧尿嘧啶核苷酸的异常积聚,导致 DNA 合成中掺入尿嘧啶核苷酸,最终引起 DNA 合成和修复的异常(突变、染色体断裂、形成微核等)。叶酸缺乏还可以减少 S- 腺苷基甲硫氨酸的合成,造成甲基供体缺乏,从而影响胚胎发育早期的 DNA 甲基化重编程。孕早期叶酸缺乏可引起死胎、流产或胎儿脑和神经管发育畸形。叶酸缺乏还可引起高同型半胱氨酸血症,继而损伤血管内皮细胞,激活血小板功能,诱发妊娠期高血压疾病。孕中晚期红细胞生成增加,叶酸或维生素 B_{12} 缺乏会影响幼红细胞 DNA 的合成,使细胞核的成熟和分裂延缓、停滞,导致孕期巨幼红细胞贫血。孕期补充叶酸可以预防 70% 的神经管畸形的发生。中国营养学会《中国备孕期、孕期妇女膳食指南(2022)》提倡备孕妇女应从准备怀孕前 3 个月开始每日补充 0.4mg 叶酸,持续整个孕期。

维生素 A 在男性精原细胞分化和减数分裂过程中发挥重要作用。此外,维生素 A 还参与受精、着床和早期胚胎发育过程,若缺乏可导致胚胎着床失败或胎儿畸形。孕中晚期母体对维生素 A 的需求增加,维生素 A 缺乏可导致胎儿生长受限以及成年后出现胰岛素抵抗和葡萄糖耐受不良。但同时要注意孕早期过量摄入维生素 A 存在致畸风险。

维生素 D 水平与精液质量和雄激素水平呈正相关,其受体(VDR)及代谢酶 CYP24A1 可作为精液质量预测的生物标记物,外源性补充维生素 D 可增加男性睾酮水平。维生素 D 在 PCOS 患者中呈现低水平,而补充维生素 D 可改善 PCOS 女性的脂代谢。另外补充维生素 D 可降低子宫内膜异位症的发病风险。维生素 D 还参与调节钙的吸收,孕期(尤其是孕 18 周后)维生素 D 及钙缺乏引起胎儿骨质矿化不良,最终导致佝偻病。

(三) 微量元素代谢

微量元素是指在人体中含量极少(低于人体总质量的 0.01%),且为人体所必需的元素。微量元素通常作为酶的组分或者激活剂、协助输送宏量元素等参与多种生理过程。人体必需微量元素有铁、锌、铜、钴、硒、铬、碘、钼、氟、钒、镍、锰等。微量元素缺乏和过量都会导致疾病的发生。

适量的铁摄入对维持女性生育力是必需的,然而铁超载则会引发疾病风险。队列研究发现服用铁补充剂的女性发生无排卵性不孕的概率降低 70%。PCOS 女性则因为月经稀发的铁保留效应等导致轻度的铁过载,而过量的铁可以导致糖耐量受损甚至糖尿病。在妊娠期,孕妇对铁元素的需求量增加,孕期铁缺乏会导致缺铁性贫血,引起孕期并发症及不良妊娠结局,如早产、胎儿生长受限等。《中国备孕期、孕期妇女膳食指南(2022)》建议孕妇在孕中期和孕晚期每日铁摄入量在孕前 20mg 的基础上分别增加 4mg 和 9mg,达到 24mg 和 29mg。

锌是另一种广为熟知的微量元素,其对于维持卵母细胞生长,胚胎植入前的对称分裂、增殖和分化发挥重要作用。男性缺锌可通过引起氧化应激和炎症导致睾丸发育迟缓、精子发生受损、性激素缺乏。孕妇在围产期缺锌等元素可导致低出生体重儿,并增加后代成年后患高血压、糖尿病等慢性疾病的风险。孕期微量元素缺乏主要通过影响母胎激素变化、表观遗传调控来影响胎儿生长发育及子代健康。

目前,临床实践中还未对寻求辅助生殖技术治疗的患者及孕产妇的微量元素检测和补充形成广泛的共识。近年来关于微量元素超载的研究正在兴起,研究者发现铁、铜等金属微量元素过量的毒性作用是通过介导新型的细胞程序化死亡实现的,如铁死亡、铜死亡等,其在生殖健康领域的作用也将成为新的研究热点。

随着代谢紊乱的流行,相关的医学共病,包括对生殖健康的有害影响在逐年增加。不同物质的代谢紊乱,对配子发生、妊娠和后代的健康都有重大的不利影响,深度解析各种物质在生殖健康中的作用及其临床应用价值,需要多学科交叉协作,共同探明生殖健康与营养和代谢之间的密切关系。

(赵 涵)

第四节 菌群与生殖健康

人体定植着大量的微生物,分布于口腔、胃肠道、尿道、生殖道和皮肤、呼吸道等部位,共同构成了人体微生态系统,在维持身体健康方面发挥着重要作用。人体微生态系统复杂,细菌占比较大。最近几年对菌群的研究越来越受到关注,菌群的失调与人类很多疾病的发生发展密切相关。本章节将重点阐述菌群与生殖健康(包括女性和男性)的研究。

一、菌群与女性生殖健康

(一)肠道菌群与女性生殖健康

肠道菌群是居住在人体肠道中的数万亿微生物,是一个复杂的生态群落,通过其机体代谢活动和宿主相互作用,影响正常生理和疾病易感性。了解肠道菌群的组成和功能变化将帮助我们理解其在女性生殖健康中的重要意义,有助于设计针对肠道菌群的健康疗法。

1. 肠道菌群概述

(1)概述:微生物组(microorganism)一词最早由 Joshua L 创造,意味着"共生、共栖和病原状态的微生物生态群落"。在 2007 年人类微生物组计划(human microbiome project,HMP)被发起之后,人们逐渐意识到人体不仅仅由各类组织细胞构成,机体体内及体表至少存在着 10^{14} 个细菌和千万亿个病毒。人体微生物群主要分布于肠道,绝大多数存在于结肠中,其密度接近 $10^{11}\sim10^{12}$ 个细胞/ml。

机体肠道内微生物群的基因数量大约是人类基因数量的 100 倍。

这个复杂的群落包含细菌、真核生物、病毒和古生菌,它们彼此相互联系并与宿主相互作用,极大地影响着人类的生理健康及疾病状态。受限于细菌分离培养技术,过去的很长一段时间内人们仅对小部分可被培养的致病微生物有所研究。近年来,不依赖分离培养的高通量测序技术极大地扩展了人们对自然界中微生物的认知。高效多元的研究方法使得精准识别和大样本数据间的比较分析成为可能,人们对肠道菌群的时间、空间组成及与疾病间的关联模式有了更深入的研究。

(2)分类及构成:刚出生婴儿体内不存在微生物,人体肠道中的微生物一般来自外界环境。尽管人体肠道菌群组成复杂,种类超过上千种,但仅有少部分微生物,占肠道菌群的 98%,主要是厚壁菌门和拟杆菌门。

一般情况下,肠道菌群保持着高度稳定状态,肠菌之间及其与机体之间存在较为苛刻的共生条件:具有能高效利用营养的酶库、细胞表面要有分子工具确保自己附着在"正确"的栖息地、可以躲避噬菌体并适应机体免疫系统、有可保持良好适应性与可变性的遗传模式、有快速生长的能力以避免消化液的冲刷以及具有能从高度干燥和有毒的"前宿主"环境跳转到其他宿主时所需的抗压能力。上述要求使得生理状态下宿主体内肠道菌群处于相对稳定而健康的状态。

1)细菌:人类肠道菌群包括数十个肠道菌门,如厚壁菌门、拟杆菌门、变形菌门、放线菌门、疣微菌门、梭杆菌门与蓝细菌门等。其中 98% 的肠道细菌属于厚壁菌门、拟杆菌门、放线菌门、变形菌门和疣微菌门。成人肠道内定植的细菌多为严格厌氧菌,其次为兼性厌氧菌和需氧菌。

2)病毒:人类肠道病毒组包括噬菌体、真核病毒和内源性逆转录病毒。噬菌体可感染细菌,由核酸和蛋白质构成的感染性颗粒组成。包含肌病毒科、足病毒科、长尾病毒科和微病毒科在内的有尾噬菌体目在人类胃肠道中占主导地位。此外,真核病毒包括 DNA 病毒和 RNA 病毒。其中,常见的双链 DNA 病毒如腺病毒科、疱疹病毒科、乳头瘤病毒科和多瘤病毒科中的病毒,通常与传染病有关。另一方面,真核 RNA 病毒在人类肠道病毒组中更常见,非致病性 RNA 病毒主要来源于食物,致病性 RNA 病毒则包括呼肠孤病毒科(如轮状病毒)、杯状病毒科(如诺如病毒)和小核糖核酸病毒科(如肠道病毒)与胃肠炎相关。

3)真菌:粪便中的真菌数量远低于细菌,每克粪便中的真菌细胞为 $10^5 \sim 10^6$ 个。念珠菌(尤其是白色念珠菌)、酵母菌(尤其是酿酒酵母)、青霉、曲霉、隐球菌、马拉色菌(限制性马拉色菌)、枝孢菌属、半乳糖菌属、德巴利菌属和毛孢菌属被认为可能是人类胃肠道中的核心肠道真菌群。

4)古生菌:迄今为止,人体肠道中可以被培养鉴定的古生菌仅限于甲烷杆菌科的 3 种(*Mbb. Smithii*、*Mbb.oralis* 和 *Ms.Stadtmanae*)。在人体肠道内,约有 10% 的厌氧菌是产甲烷古菌 *Mbb.smithii*。

(3)分布情况:消化道中存在的微生物数量众多,它们的分布取决于消化道中 pH、氧气和营养物质的可利用度、消化流速和分泌的酶。胃中的细菌浓度相对较小,在十二指肠、空肠、回肠和结肠中微生物数量依次递增。微生物种类因分布部位不同也存在明显差异,消化道上段主要是需氧菌,下段则主要是厌氧菌。

1)口腔:口腔内存在着仅次于肠道的高度丰富且多样化的微生物群,包括细菌、真菌、病毒。口腔是一个较为复杂的生态栖息地,目前已鉴定出口腔中存在 185 个菌属。健康口腔中存在相对保守的口腔微生物群落,它们通常以生物膜的形式存在于牙齿的外表面和口腔黏膜的软组织中。这些微生物在维持口腔稳态、保护口腔和预防疾病发展方面起着至关重要的作用。

2)胃:由于胃酸的存在,极低的 pH 使得大部分微生物难以定植于胃部。胃中的主要微生物包括链球菌、葡萄球菌、乳酸杆菌和消化链球菌。许多研究发现,胃黏膜上生长的幽门螺杆菌是引起慢性胃炎和消化性溃疡的致病菌。长期感染幽门螺杆菌可能导致胃癌发生。

3)小肠:小肠内的微生物分布于在十二指肠、空肠和回肠,以快速生长的兼性厌氧菌为主,主要包括芽孢杆菌科、链球菌科和放线菌科。这些兼性厌氧菌可耐受胆汁酸和抗生素的联合作用,同时可与宿主及其他微生物竞争性利用小肠中的碳水化合物。研究显示,在人体回肠造口术收集到的样本中小肠的菌群多样性低于结肠,梭菌和变形杆菌丰度更高。此外,与结肠组织相比,回肠组织中存在更多与兼性厌氧菌输入单糖途径相关的基因表达。

4)大肠:盲肠和结肠中存在着生物内最密集和多样化的微生物群落。从活检样本中分离出的黏膜相关细菌显示,近端肠道富含乳酸杆菌、韦荣球菌和变形菌。来自远端小肠和结肠的黏膜相关细菌以拟杆菌门和厚壁菌门为主。

5)乳腺:断奶前,母亲通过乳汁将微生物传递到婴儿肠道,母乳在塑造微生物群落组成方面发挥着至关重要的作用。葡萄球菌属、链球菌属和丙酸杆菌属是人类乳汁中的主要微生物,双歧杆菌属、韦荣球菌属、罗氏菌属和乳杆菌属在人乳汁样本中也较为常见,但丰度偏低。其中双歧杆菌属具有独特的适应性,可以利用乳汁中的乳糖产生半乳糖。它在母乳喂养婴儿的胃肠道菌群中占主导地位,在塑造婴儿胃肠道微生物群和维持婴儿健康方面发挥着重要作用。

(4)生理功能

1)维持微生态平衡:正常肠道菌群在抵抗病原体方面发挥着直接作用。肠道微生物利用肠腔内营养物质,并通过分泌细胞因子的方式杀死或抑制与其竞争营养物质的外部微生物。肠道菌群的破坏可能使竞争性菌种(如艰难梭菌)定植于肠道,导致疾病发生。

2)调节物质代谢和能量吸收:肠道细菌最重要的功能是发酵食物中宿主无法消化、分解的碳水化合物,包括大分子植物多糖(如抗性淀粉、纤维素、半纤维素、胶质等)、某些寡糖(如寡果糖、菊粉等)。菌群可以将这些碳水化合物转化为代谢终产物——短链脂肪酸(short-chain fatty acid,SCFA),为宿主提供每日 5%~15% 的能量并为菌群自身提供生长和繁殖所需的营养物质。此外,肠道菌群还能参与宿主的物质代谢过程,通过脑 - 肠轴、肝 - 肠轴介导胆酸脱羟基作用调节宿主胆汁酸代谢。另外,肠道菌群可合成维生素,如维生素 K、维生素 B_{12}、生物素和叶酸,并促进膳食中矿物质的吸收,包括镁、钙和铁。

3）调节免疫系统：肠道菌群可以通过直接或间接的方式调节机体免疫系统，对宿主免疫系统的发育、诱导、学习及调节至关重要。肠道菌群与宿主细胞共同维持着肠道稳态，菌群失调将导致多种免疫失衡相关的炎性疾病和自身免疫病发生。肠道细菌可以促进肠道免疫组织发育，肠道黏膜表面早期定植的菌群在宿主免疫系统的成熟中起着关键作用。研究显示，无菌小鼠肠道相关淋巴组织发育不成熟，革兰氏阴性菌能够促进小鼠肠道内孤立淋巴滤泡发育。另一方面，肠道菌群与宿主免疫系统之间互相作用，肠道菌群能够抑制宿主细胞的天然免疫，对大量且不断变化的无害微生物建立免疫耐受性。此外，肠道细菌可通过其分泌因子和代谢产物作用于宿主细胞，使其处于一种免疫激活基态，保持对病原体感染或共生菌侵入机体内环境时的免疫反应。

（5）影响因素

1）饮食因素：在众多对影响因素中，饮食是调节肠道菌群结构和功能的最重要的关键因素，是将宿主与微生物群相关联的重要环节。研究发现，喂养方式（母乳喂养或配方奶喂养）对婴儿肠道微生物群的发育有很大影响。出生后，母乳是进入婴儿胃肠道的第1种食物，人乳成分对早期胃肠道微生物群的形成具有直接影响。到1岁时，婴儿的肠道微生物群会趋向于成人肠道微生物特征。成年后，饮食结构和摄食量在塑造人类微生物群组成和功能方面具有重要作用。含水果、豆类、全谷物、蔬菜和纤维的素食饮食会促进肠道中纤维降解细菌富集，并增加粪便短链脂肪酸（SCFA）水平，有利于维持宿主机体健康状态。相反地，高脂饮食或高脂肪高糖饮食与肠道菌谱改变相关，导致拟杆菌门水平降低、厚壁菌门和变形杆菌门丰度增加。

2）年龄：研究表明，人类肠道微生物群的组成会随着年龄的增长而发生变化。与壮年期人群相比，年长者肠道中厚壁菌门/拟杆菌门的比值明显降低，肠道中大肠杆菌和拟杆菌丰度升高，双歧杆菌等有益菌含量减少。这种肠道菌谱的转变使菌群整体构成很容易受到生活方式、抗生素应用和疾病等外界因素影响，机体对外界环境因素变化的抵

抗力降低。

3）精神因素：众多研究发现肠道菌群与焦虑症和抑郁症相关。与健康对照组相比，活动性重度抑郁症和重度抑郁症组中拟杆菌门、变形菌门和放线菌门的比例增加，而厚壁菌门的比例显著减少。肠道菌群可能参与HPA轴的发育和功能，菌群变化导致皮质醇和炎症反应增加，促炎状态进一步通过损害肠道菌群组成结构加剧菌谱转变。循环中皮质醇和炎症介质的增多会导致肠道通透性增加，从而使革兰氏阴性菌易位进入循环，从而诱发中枢神经系统慢性炎症，导致情感障碍。

4）外部环境：生活环境和环境污染物均会影响肠道菌群的定植。研究表明，在微生物丰富的环境（如农场）中成长为生命早期接触环境微生物提供机会，并增加肠道菌群的多样性，对儿童的健康产生保护作用。此外，家庭环境中有宠物、成长过程伴有兄弟姐妹都会影响婴儿肠道中定植的微生物类型。另一方面，环境污染物如空气中的颗粒物（PM）砷、重金属（镉、铅）、持久性有机污染物（多氯联苯、二噁英）、杀虫剂、纳米材料（氯菊酯、五氯苯酚、氧唑菌、毒死蜱、多菌灵和灭草灵）和食品添加剂（无热量人造甜味剂和乳化剂）等都会影响肠道菌群丰度和多样性。

5）地域与种族因素：不同国家、种族人群之间肠道菌群存在差异。一般认为，地域和种族对肠道微生物群的影响受到该地区传统饮食习惯的间接影响。一项研究比较了生活在孟加拉国贫民窟的健康儿童与美国郊区中上层社区同龄儿童的肠道菌群的多样性、组成和稳定性，发现孟加拉国儿童较美国儿童具有更丰富的肠道菌群物种和更高的结构多样性，但随年龄增加，菌群稳定性更差。另一项基于3个不同种族人群的肠道微生物基因表达分析研究显示，饮食习惯和生活环境是影响不同国家和种族人群肠道微生物群组成的主要因素。总体而言，不同国家的饮食、遗传学和卫生情况在塑造不同地理区域的肠道微生物群方面发挥着重要作用。

6）生活方式：吸烟、体育锻炼和社交聚会等社交活动同样影响肠道微生物组成。研究发现，吸烟与肠道菌群多样性降低相关，梭菌属、拟杆菌属、普

氏菌属丰度升高。相反，双歧杆菌和乳球菌属丰度降低。此外，一项观察研究报告显示，与久坐不动的同龄女性相比，积极进行体育锻炼的女性肠道中黏蛋白阿克曼菌、普拉梭菌和罗氏菌等益生菌占比更高。橄榄球运动员与普通人群的研究也发现类似差异，运动员组肠道中存在更多参与产生 SCFA 和碳水化合物和氨基酸代谢的微生物。

（6）与宿主相互作用途径：在过去的几十年里，人们发现了越来越多微生物与机体互相作用的途径，与多个系统疾病发生存在关联，如脑 - 肠轴、肝 - 肠轴、雌激素 - 肠菌轴、肠 - 肺轴、肠 - 肾轴、肠 - 乳腺轴等。其中，脑 - 肠轴、雌激素 - 肠菌轴、肠 - 乳腺轴与女性生殖功能密切相关。

1）脑 - 肠轴：肠道微生物群可通过调节肠神经系统结构和功能，直接或间接与影响脑 - 肠轴功能，组成肠道微生物群 - 肠 - 脑轴。微生物群、肠道和大脑之间的双向交流主要涉及神经、内分泌和免疫途径。大脑通过调控内分泌介质的分泌直接影响肠道菌群，或通过自主神经系统间接调节肠道环境，进而改变肠道菌群结构与功能。另一方面，微生物群也可以产生神经活性化合物与循环系统和宿主免疫系统相互作用，并与大脑形成双向联系，共同维持机体胃肠道、中枢神经和微生物系统的内环境平衡。

2）雌激素 - 肠菌轴：肠道微生物群与雌激素之间存在密切关联，肠道菌群可显著影响机体雌激素水平，并通过雌激素 - 肠菌轴在雌激素相关疾病中发挥作用。研究发现，绝经后女性循环中低水平雌激素会对大脑认知、肠道健康、女性生殖健康等方面产生不利影响。肠道菌群可通过分泌 β- 葡萄糖醛酸酶调节雌激素活性，从而改变循环中雌激素水平。β- 葡萄糖醛酸酶能够与雌激素受体结合，使结合态雌激素转化为游离雌激素的活性形式。肠道菌群失调和炎症导致肠道微生物群多样性降低，降低 β- 葡萄糖醛酸酶活性。循环中活性形式雌激素的减少抑制雌激素受体的激活，从而导致多种疾病如肥胖、代谢综合征、心血管疾病和认知能力下降的发生。反之，产生 β- 葡萄糖醛酸酶的细菌的丰度增加，则会带来高雌激素相关病理状态，如子宫内膜异位症和癌症等。因此，保持肠道菌群的平衡对维持体内雌激素正常水平至关重要，反之亦然。

3）肠 - 乳腺轴：母体肠道微生物通过肠 - 乳腺轴对婴儿的营养吸收、塑造消化道微生物群及建立免疫系统功能等方面发挥着关键作用。在妊娠晚期和整个哺乳期，母体肠道菌群代谢产物如 SCFA、类视黄醇、脂肪酸或芳烃受体配体，被吸收并转移到乳汁中，通过母乳喂养转移至婴儿消化道中，在免疫系统发育和维持婴儿健康中发挥相应作用。

2. 肠道菌群与多囊卵巢综合征

（1）多囊卵巢综合征与肠道菌群失衡相关性：多囊卵巢综合征（polycystic ovary syndrome，PCOS）患者的临床表现除月经紊乱、排卵障碍之外，多数还合并代谢异常，如超重、肥胖、糖耐量受损。现已达成共识，全身慢性炎症状态及胰岛素抵抗是引起上述 PCOS 相关表征的重要原因，但导致这 2 种病理生理改变的潜在触发因素尚不清楚。Kelton T 于 2012 年首次提出肠道微生物失调理论（Dysbiosis of Gut Microbiota，DOGMA），将肠道菌群失调与 PCOS 联系起来。根据 DOGMA 学说，不健康的饮食习惯引起的肠道菌群失调会增加肠道黏膜通透性，肠道菌中的革兰氏阴性菌释放细胞壁中的脂多糖（lipopolysaccharide，LPS）进入体循环。由此激活的机体免疫系统将干扰多个脏器中胰岛素受体功能，导致血清胰岛素水平升高，促进卵巢中雄激素合成并影响小卵泡发育。综上所述，DOGMA 学说解释了女性无排卵 / 月经失调、高雄激素血症、卵巢多囊样改变这 3 个 PCOS 重要表征的发生，将肠道菌群紊乱这一因素首次引入 PCOS 病因学研究中。

近年来，许多研究发现 PCOS 患者及动物的肠道菌群多样性、菌群丰度等存在明显变化，但各项研究提出的 PCOS 差异菌有所不同。多数研究证实在患有 PCOS 的女性中，其肠道菌群 α- 多样性低于健康女性，其肠道菌群 β- 多样性显著异于健康女性。一项来自美国加州的研究发现，PCOS 患者肠道内卟啉单胞菌、拟杆菌、布劳特氏菌和普拉梭菌含量显著高于对照组，厌氧球菌、气味杆菌、肠菌和瘤胃球菌含量明显降低。另一篇来自西班牙的研究认为患有 PCOS 的女性肠道内菌属 Catenibacterium、Kandleria 丰度更高。几项来自国内研究者的调查发现,PCOS 患者肠道中拟杆菌、大肠杆菌 / 志贺菌、链球菌含量显著高于健康女性,而普雷沃菌、阿克曼氏菌、瘤胃菌丰度低于健康女性。此外,笔者课题组利用宏基因组测序技术分析了 PCOS 患者肠道菌群与对照组女性的组成情况,研究结果显示虽然两组女性肠道菌群多样性无差异,但明确了两组女性肠道微生物在菌种水平上的差异。研究结果提示,拟杆菌、大肠杆菌、志贺菌、肠杆菌、副杆菌、丛毛单胞菌等多个肠道菌种于 PCOS 患者肠道中明显富集,而布劳特氏菌、Tannerella sp. 6 1 58FAA CT1、肺炎克雷伯菌、普拉梭菌、另枝菌在对照组女性肠道中富集。

同样地,多项动物研究发现,PCOS 动物的肠道菌群 β- 多样性异于对照组,但对于肠道菌群 α- 多样性的变化目前尚无定论。部分研究发现 PCOS 动物的肠道菌群 α- 多样性与对照组相比并无差异,另有研究者认为 PCOS 组肠道菌群 α- 多样性低于对照组。同时,PCOS 动物的肠道菌群与对照组相比存在差异。以来曲唑诱导的 PCOS 小鼠肠道中,拟杆菌、乳酸杆菌、克里斯滕森菌丰度下降,包括毛螺菌科、丹毒丝菌科、瘤胃菌、普通拟杆菌、芽孢菌在内的多种厚壁菌含量明显升高。另一篇研究同样发现在来曲唑诱导的 PCOS 大鼠肠道中,乳酸杆菌、瘤胃球菌、梭菌丰度降低,普雷沃菌丰度高于对照组。除此以外,笔者课题组发现节律紊乱诱导的类 PCOS 大鼠同样出现肠道菌谱改变,多种肠菌于 PCOS 组中富集,如 Alloprevotella spp.、Sutterellaceae、β- 变形菌、伯克氏菌、Parasutterella spp.、α- 变形菌。相应地,嗜冷杆菌、假单胞菌、不动杆菌、莫拉氏菌、气味杆菌、棒状菌科、棒杆菌、放线菌等肠道微生物于对照组中富集。此外,药物干预会影响 PCOS 动物肠道菌群组成情况。双氢睾酮(DHT)诱导的 PCOS 大鼠模型中应用雄激素拮抗剂 Diane-35,在改善 PCOS 生殖、代谢相关表型的同时,可使肠道菌群 α- 多样性增加。另一项采用脱氢表雄酮(DHEA)诱导的 PCOS 大鼠模型研究发现菊粉处理可引起大鼠肠道中双歧杆菌增加,变形杆菌、螺杆菌和肠菌

Parasutterella 含量减少。

上述研究说明 PCOS 与肠道菌群失衡之间存在重要关联,针对 PCOS 临床症状的治疗过程中还伴随着肠道菌群的变化。因此,肠道微生物在 PCOS 的发生发展和治疗过程中的作用值得进一步探讨。

(2)肠道菌群与 PCOS 相关临床表现的关系:PCOS 作为一种复杂的生殖内分泌系统疾病,病因繁多,临床表现呈现高度异质性。PCOS 的诊治和研究已不仅局限于生育力降低,代谢异常也成为当下一大研究热点。以下将从高雄激素血症、胰岛素抵抗、肥胖、脂代谢异常等 PCOS 相关重要临床表征探讨肠道菌群的作用与联系。

1)肠道菌群与高雄激素血症:高雄激素血症(hyperandrogenism,HA)作为 PCOS 的重要特征之一,是引起育龄期女性多毛、痤疮、寡排卵或无排卵的主要原因。PCOS 女性患者 LH 水平升高会导致卵巢膜细胞产生过多的雄激素,而低 FSH 水平会导致卵泡发育异常和无排卵,二者共同导致 PCOS 排卵障碍,是女性无排卵性不孕的最常见病因。HA 会导致胰岛素抵抗、2 型糖尿病、高血压、肥胖、心血管疾病发病率增加,损害女性健康。

作为女性体内常见的一类雄激素,睾酮(testosterone)可由卵巢卵泡膜细胞直接分泌或转化,循环中约 60% 的睾酮来源于卵巢。有研究者认为肠道菌群可能具有调节性激素转化的作用,而性激素含量将改变肠道菌多样性。一项回归分析表明,PCOS 患者肠道中富集的 Kandleria、拉乌尔菌与循环中的总睾酮水平、游离睾酮 / 游离雌二醇比值、雄烯二酮水平呈显著正相关。在 DHT 诱导的 PCOS 小鼠模型中,厌氧菌在高雄激素血症组中富集,并与总睾酮水平、游离睾酮水平呈正相关。清除小鼠肠道内微生物将导致雌性小鼠循环中雄激素水平升高,但在雄性小鼠体内则导致雄激素水平降低,提示雄激素与肠道菌群之间存在双向调节作用。

另一方面,宫内雄激素暴露(prenatal androgen,PNA)对发育中的女性胎儿有巨大的不利影响。具体表现为患有 PCOS 的母亲,其女儿更可能发生 PCOS。这是由于宫内不良环境或卵子源性遗传因

素导致的跨代效应,影响了女性生殖功能和物质代谢。在环戊丙酸睾酮(testosterone cypionate)诱导的小鼠模型中,存在 PNA 暴露的小鼠后代,其肠道中与类固醇激素合成和 SCFA 产生相关的菌群丰度明显升高,小鼠心血管功能受损。这表明 PCOS 女性后代于早期宫内雄激素暴露可能引起肠道微生物群改变,并对心血管系统功能产生远期不利影响。PCOS 中富集的肠道菌群及其代谢产物可能激活炎症通路、脑-肠肽分泌、胰岛 B 细胞增殖,导致脂肪异常分布或过多累积、胰岛素抵抗和代偿性高胰岛素血症,促进 PCOS 发生发展。

然而,上述研究的局限性在于缺少深入的肠道菌群与 HA 之间相互作用的基础机制研究。肠道内存在多种微生物可表达参与雄激素代谢的酶,具有合成、代谢雄激素的功能。如放线菌(Actinobacteria)和变形菌(Proteobacteria)具有降解雄激素的功能,而存在于人体肠道内的梭状芽孢杆菌(clostridium)可编码 20α-羟类固醇脱氢酶(20α-HSD),具有将糖皮质激素转化为雄激素的能力。笔者课题组的研究显示 DHEA 诱导的粪菌移植(fecal microbiota transplantation,FMT)可导致受体大鼠类 PCOS 表型,包括代谢和内分泌功能障碍。

总之,HA 可能导致宿主肠道菌群失调,肠道菌群改变引发的内分泌紊乱与 PCOS 病理过程密切相关。更多关注于机制的研究将有助于为 HA 的诊断和治疗提供全面的理论基础和治疗靶点。

2) 肠道菌群与胰岛素抵抗:生理状态下,胰岛素通过与细胞膜上的胰岛素受体结合,激活酪氨酸激酶,使胰岛素受体和胰岛素受体底物(insulin receptor substrate,IRS)蛋白的酪氨酸磷酸化。磷酸化的 IRS 刺激脂质激酶 PI3-K 结合在细胞膜上,使 AKT 的 Thr308 基团磷酸化。活化的 AKT 促进葡萄糖的产生、利用和摄取以及糖原、脂质和蛋白质的合成。目前许多研究者认为,胰岛素抵抗和代偿性高胰岛素血症是导致 PCOS 高雄激素血症的病因之一,二者引起的 HA 及生殖功能受损是 PCOS 相关重要临床表征。胰岛素可诱发肾上腺分泌雄激素并调节下丘脑分泌 LH 脉冲;反过来,HA 会诱发腹部内脏脂肪炎症反应,加重胰岛素抵

抗和代谢功能异常,在 PCOS 病理生理变化中形成恶性循环。

目前,越来越多的证据表明肠道菌群及其代谢产物与胰岛素抵抗的发生发展有关。最近的一项代谢组学研究发现,患有胰岛素抵抗患者的血清中支链氨基酸(branched-chain amino acid,BCAA)水平升高,并与丰度增加的肠道菌普雷沃菌和普通拟杆菌(Bacteroides vulgatus)有关。P.copri 可以诱发糖耐量受损、胰岛素抵抗,并升高 BCAA 水平。相反地,在小鼠中应用另一种肠道微生物,即裂蹄木层孔菌(Phellinus linteus)多糖提取物(又称为桑黄多糖提取物,PLPE),可改变肠道微菌群组成并增加 SCFA 水平,从而降低机体 LPS 含量,缓解全身炎症反应水平,并通过抑制 JNK 和 NFκB 通路激活来改善胰岛素抵抗。SCFA 是肠道微生物群的主要发酵产物,包括丙酸盐、乙酸盐和丁酸盐。这些代谢产物可影响宿主的代谢过程,尤其是胰岛素抵抗的发生。许多研究已阐明乙酸盐通过促进结肠 L 细胞分泌的肠道激素 GLP-1 改善胰岛素抵抗,从而抑制食欲并减少脂肪分解和全身性促炎细胞因子水平,故而有益于宿主代谢。此外,肠道菌群产生丁酸盐作用于肝脏线粒体,可上调肝脏组织中葡萄糖转运体 2(glucose transporter-2,GLUT-2)的表达,激活腺苷酸活化蛋白激酶(AMPK)信号通路,增强胰岛素敏感性。

另一方面,粪菌移植(FMT)作为一种调节肠道微生物组成的方法,被广泛应用于探索肠道微生物相关疾病机制,包括胰岛素抵抗、肥胖等。研究人员发现,移植柯林斯菌(Collinsella)后肠上皮细胞间紧密连接蛋白减少,肠壁通透性增加,同时与血清胰岛素水平呈正相关。这提示肠道菌群可影响葡萄糖代谢功能。将体型正常供体的肠道菌群移植给患有代谢综合征的肥胖男性受体可提高胰岛素敏感性,并伴有肠道菌群组成变化。

此外,关于应用二甲双胍治疗 2 型糖尿病(diabetes mellitus type 2,T2DM)的研究同样提示部分肠道菌群参与葡萄糖代谢过程,与胰岛素抵抗过程息息相关。前文已述,肠道菌群和代谢物与宿主胰岛素敏感性有关。在应用二甲双胍改善糖代谢的同时,肠道菌群组成结构也发生改变,产

生 SCFA 的肠道菌丰度升高,丁酸盐和丙酸盐产量增加,这一改变有助于维持宿主葡萄糖稳态、改善胰岛素抵抗。研究人员进一步探索肠道微生物及其代谢产物在二甲双胍降血糖过程中的作用及分子机制,发现二甲双胍治疗后肠道中脆弱拟杆菌(Bacteroides fragilis)含量减少、胆汁酸葡萄糖去氧胆酸(GUDCA)增加、肠道 FXR 信号通路受抑制。简而言之,二甲双胍对糖代谢异常的改善作用是部分通过脆弱拟杆菌-GUDCA-肠道 FXR 轴实现。此外,另有研究报道了特定肠道菌群对二甲双胍降糖作用的不利影响,其代谢物丙酸咪唑通过 p38γ 依赖性抑制 AMPK 磷酸化,减弱二甲双胍的降糖作用。

肠道中的拟杆菌(Bacteroides)是一种促炎反应细菌,在引起胰岛素抵抗过程中发挥关键作用。有研究发现 PCOS 患者肠道中普通拟杆菌(Bacteroides vulgatus)含量增加,其丰度与空腹胰岛素水平呈负相关;移植普通拟杆菌后,小鼠出现了胰岛素抵抗、卵巢功能受损、胆汁酸代谢异常、IL-22 分泌减少等类 PCOS 改变。

综上所述,作为 PCOS 患者重要表征,胰岛素抵抗会引起肠道菌谱紊乱、代谢功能障碍。上述研究证实肠道菌群及其代谢产物亦会参与胰岛素抵抗的发病过程。肠道菌谱改变与胰岛素抵抗之间的相互作用在 PCOS 发病过程中的影响及机制有待进一步研究。

3)肠道菌群与肥胖:肥胖是高脂饮食(high fat diet,HFD)、低能量消耗、肠道菌群失调或其他环境因素暴露导致的一种代谢综合征,发病率逐年增加,严重威胁人类健康。同时,肥胖女性生育力降低,包括性激素分泌、卵母细胞分化和成熟、子宫内膜着床在内的多项生殖相关生理功能受损。

越来越多的研究结果提示肠道菌群在肥胖发展中的发挥重要作用。存在于啮齿动物及灵长类动物肠道黏液层中的嗜黏蛋白阿克曼氏菌(Akkermansia muciniphila)被发现与预防肥胖及相关并发症的发生密切相关。肥胖和 T2DM 小鼠中 A.muciniphila 丰度降低;益生元喂养处理使 A.muciniphila 丰度恢复正常,并与改善的代谢指标相关。此外,在动物实验中,A.muciniphila 治疗可逆转高脂饮食引起的代谢紊乱,包括体重增加、内毒素血症、脂肪组织炎症反应和胰岛素抵抗。在超重或肥胖人群中补充 A.muciniphila 同样有效地改善机体新陈代谢。研究人员发现这些正性调控作用的潜在机制是肠道菌 A.muciniphila 通过影响肠源性大麻素水平,进而控制炎症反应、肠道屏障和肠道肽的分泌。进一步地,研究者将巴氏灭菌处理后的 A.muciniphila 应用于肥胖小鼠,发现其同样具有改善体重增长、胰岛素抵抗、高脂血症等有益作用。这是由于存在于 A.muciniphila 细胞外膜中的特定蛋白质 Amuc_1100 可与 Toll 样受体 2 相互作用,在巴氏灭菌处理温度下仍保持稳定,在稳定肠黏膜屏障、抵御肥胖及胰岛素抵抗等重要病理过程中具有实质性作用。此外,双歧杆菌(Bifidobacterium)已被广泛证明具有减肥效果。另一方面,研究人员发现在肥胖小鼠模型中沉默 T 细胞的 Myd88 通路会引起肠道内梭菌(Clostridia)定植明显减少。上述研究表明,部分有益的肠道菌群可以改善宿主的新陈代谢,而失调的肠道菌群在肥胖的发病过程中很可能存在驱动作用。

许多研究发现,肥胖中的肠道菌群失调与 PCOS 密切相关。曾有研究者以 DHT 诱导 PCOS 动物模型,研究 HA 及高脂饮食在 PCOS 发生过程中的独立或协同作用。试验结果显示,高脂饮食和 DHT 都会改变肠道菌谱,影响菌群组成结构;高脂饮食处理将明显降低 PCOS 鼠肠道菌群 α- 多样性。同时,糖脂代谢、炎症相关指标,如总胆固醇、丙二醛(MDA)、肿瘤坏死因子 -α(TNF-α)、LPS、Toll 样受体 4(TLR4)、总睾酮、游离雄激素、空腹胰岛素和 HDL-Ch 水平均与肠道菌群变化显著相关。令人意外的是,针对大基数体重人群的减重手术具有提高生育力、降低妊娠并发症的风险、促进胎儿健康等作用。这可能是由于肥胖个体肠道菌群失衡会导致机体 LPS、IL-6 和 IL-1β 累积及内毒素血症,促进全身性炎症反应发生。继而,炎症反应降低卵母细胞质量、干扰减数分裂和细胞质成熟过程,参与 PCOS 等生殖相关疾病的发生发展。此外,怀孕期间肥胖母亲的肠道菌群会影响后代的肠道菌群定植情况和能量代谢。瑞典和智利团队的研究结果都提示肥胖母亲生育的女性后代雄激素水平更高,更有可能被诊断为 PCOS,但肠道菌群在这一过程中存在的具体作用及机制尚不明确。

综上所述,肥胖群体的肠道菌谱及其代谢物的组成与健康个体存在差异。特定的微生物群或所产生的差异代谢物可能参与肥胖的发病过程,并通过影响宿主代谢过程或炎症反应进而引起生殖内分泌系统功能紊乱。

4)肠道菌群与代谢综合征:代谢综合征(metabolic syndrome,MetS)是一组以肥胖、高血糖(糖尿病或糖耐量受损)、血脂异常[高甘油三酯血症和/或低高密度脂蛋白胆固醇(HDL-Ch)血症]以及高血压等聚集发病、在代谢上相互关联的危险因素的组合,严重影响机体健康的临床症候群。这些因素直接促进了动脉粥样硬化性心血管疾病的发生,也增加了 T2DM、非酒精性脂肪肝的发病风险。

与对照人群相比,PCOS 患者中 MetS 发病率更高,主要表现为腹型肥胖和 HDL-Ch 水平降低。中国香港团队的流行病学研究发现,PCOS 患者合并 MetS 的比例较对照组更高。另有一项对 1 508 名 PCOS 患者的多中心随机试验的二次分析研究发现,约 27.2% 的 PCOS 患者合并 MetS。与不合并 MetS 的 PCOS 患者相比,合并 MetS 的 PCOS 患者不孕时间更长、促排卵过程中所需的促性腺激素剂量更大、雌二醇峰值水平更低、获卵更少、有效胚胎数量更少,且 MetS 与累积活产率呈负相关。上述研究提示代谢紊乱损害女性生育力、对 PCOS 患者的 IVF-ET 结局具有不利影响,在 PCOS 发生发展中发挥重要作用。

肠道菌群结构和种类的改变会影响宿主的能量吸收、调节代谢平衡,引起内环境失衡,从而导致 MetS。已有研究利用动物菌群移植实验证明肠道菌群失调会促进体重增长、导致 MetS 发生。针对啮齿动物和人类的一系列研究表明,长期高脂饮食会导致肠道菌群多样性及菌谱转变、肠道屏障缺陷,从而促进肠腔内容物通过(食物抗原、肠道菌群自身及其产物),伴随着 LPS 进入循环。随之引发的持续性的低度慢性炎症,又称为代谢性内毒素血症,通过激活 TLR 导致固有免疫系统应答受损,引起胰岛素抵抗。

另一方面,部分有益肠道菌对 MetS 具有缓解作用。补充乳酸杆菌能不同程度地降低血脂及体重水平、恢复肠道菌群多样性及特定微生物丰度。乳酸杆菌通过促进肠道分泌黏蛋白,抑制产气荚膜梭菌、大肠杆菌对肠上皮细胞的黏附,维护肠黏液层屏障功能,降低血清总胆固醇水平。黏附于肠上皮细胞表面的双歧杆菌可将胆固醇转化为人体无法利用的粪甾醇并随粪便排出,从而降低机体内血脂含量。此外,部分肠道菌群产生的胆固醇氧化酶和 SCFA 分别可以促进体内胆固醇的排泄,抑制胆固醇的生成,降低血清总胆固醇水平。

MetS 与胰岛素抵抗、肥胖、血脂水平异常关系密切,在 PCOS 患者中发病率升高,且对 IVF-ET 结局存在不利影响。MetS 的发生与饮食结构、生活方式、肠道菌群失调相关。肠道菌群可能通过影响 MetS 的发生,促进 PCOS 的发生及进展过程。

(3)肠道菌群参与 PCOS 的相关机制

1)内毒素血症:PCOS 患者肠道菌群多样性降低,与肠道屏障损伤和炎症相关的血清标志物,如连蛋白(zonulin)、钙卫蛋白(calprotectin)以及 LPS 水平亦明显改变。LPS 是一种在健康人体中含量极低而在肥胖、T2DM、MetS 患者体内含量较高的革兰氏阴性细菌细胞壁组成成分。过多的 LPS 进入循环形成“内毒素血症(endotoxemia)”,固有免疫系统被激活,免疫细胞识别 LPS 后释放多种促炎性细胞因子,促进全身性低度慢性炎症反应。进而,局部慢性炎症反应干扰机体物质代谢,引发胰岛素抵抗,促进 PCOS 发生发展。

许多研究已阐明,肠道菌群产生的 LPS 是炎症和代谢性疾病早期发展的重要分子。LPS 进入循环后其表面 LPS 结合蛋白(lipopolysaccharide binding protein,LBP)与固有免疫细胞表面的 CD14 TRL-4 结合,激活下游信号通路,干扰细胞膜胰岛素受体功能,导致血清胰岛素水平升高。同时,“微肠漏(leaky gut)”这一现象导致巨噬细胞活化并释放促炎因子,使循环中 TNF-α、IL-6 水平增加。相关研究证实,PCOS 患者体内 TNF-α 和 IL-6 含量高于健康对照人群,并与胰岛素抵抗相关。此外,动物及人类研究表明将 LPS 添加入机体循环中会导致空腹血糖、胰岛素水平升高,引发胰岛素抵抗。

胰岛素抵抗与慢性炎症反应密切相关,这提示当肠道屏障功能受损时,肠道菌群可能通过产生大量 LPS 进入循环,在局部可能导致卵巢慢性反应炎症和胰岛素抵抗,从而促进 PCOS 的发生和发展。

2)SCFA 产生不足:SCFA 是一类含有 1~6 个碳原子的饱和脂肪酸,主要由肠道内特定菌群通过发酵膳食纤维、抗性淀粉、低聚糖、菊粉等人体无法消化吸收的碳水化合物产生,对维持肠道内环境稳态发挥十分重要。绝大多数 SCFA 的产生部位为近端结肠和盲肠,主要由厚壁菌门和拟杆菌门通过糖酵解产生。乙酸、丁酸、丙酸为结肠中主要的 SCFA,其浓度比约为 3:1:1。乙酸主要由拟杆菌、双歧杆菌、链球菌、消化链球杆菌、梭菌、瘤胃球菌产生;丁酸主要由拟杆菌、真杆菌、梭菌产生;丙酸主要由梭菌产生。肠腔内的 SCFA 以阴离子形式(98%)和解离形式(2%)存在,通过以下 3 种途径由结肠上皮细胞吸收:①解离形式的 SCFA 经自由扩散进入胞质;②阴离子形式的 SCFA 经由单羧酸转运蛋白 1 和钠离子耦合单羧酸转运蛋白易化扩散进入胞质;③阴离子形式的 SCFA 经由腺瘤下调因子易化扩散进入胞质,最终经由门静脉和下腔静脉汇入体循环。SCFA 被摄取后主要以 3 种方式为机体所用:①大部分丁酸作为底物为肠道上皮细胞供能;②大部分乙酸和少量丁酸由肝细胞摄取后促进糖异生;③少量乙酸由肌细胞摄取后氧化供能。

PCOS 患者肠道中普拉梭菌、双歧杆菌和布劳特氏菌等有益肠菌的丰度显著降低,而副杆菌和梭菌的丰度较高。同时,PCOS 患者粪便样本中有益代谢产物 SCFA 浓度降低。肠道菌群失调可导致 SCFA 含量改变,这一现象在伴有胰岛素抵抗的 PCOS 患者中更为明显。相反地,应用益生菌或膳食纤维调节机体 SCFA 可有效改善 PCOS 相关临床表现。首先,为 PCOS 患者补充有益的乳酸双歧杆菌 V9(Bifidobacterium lactis V9)有助于改善肠道菌谱及内分泌激素水平紊乱。研究显示,乳酸双歧杆菌 V9 可以产生乳酸,促进产丁酸的普拉梭

菌、双歧杆菌和阿克曼氏菌生长,通过重建肠道菌谱的方式使肠道内 SCFAs 含量明显升高。SCFA 与肠内分泌细胞膜上的受体结合,直接刺激胃肠激素(如 PYY、Ghrelin)释放,而后通过脑 - 肠轴影响垂体和下丘脑的性激素分泌,改善 PCOS 相关症状。此外,使用菊粉干预的 PCOS 小鼠,其血浆中的促炎性细胞因子 TNF-α、IL-6 含量显著降低。这提示 SCFA 产生增加也有助于肠道的屏障功能并减少内毒素易位穿过肠壁,抑制炎性因子分泌,维持免疫稳态进而减轻慢性炎症状态,改善 PCOS 胰岛素抵抗及卵泡发育异常。

综上所述,肠道菌群可通过改变 SCFA 含量影响机体炎症状态水平,进而作用于 PCOS 生殖内分泌及代谢紊乱。另一方面,使用益生菌或膳食补充剂可有效补充 SCFA,在改善 PCOS 相关临床症状方面存在临床应用潜力。

3)影响胆汁酸合成:胆汁酸是肠道微生物发酵产生的代谢产物之一,是胆汁的重要成分,在脂代谢中起着重要作用。在既往研究中,胆汁酸被认为是消化辅助分子,参与乳化和吸收膳食脂肪和脂溶性维生素,在胆固醇稳态方面发挥重要作用。近年研究发现,胆汁酸与类固醇激素结构相似,具有与代谢、内分泌和免疫功能多器官交互调控功能。胆汁酸的 2 个主要受体,法尼酯 X 受体(farnesoid X receptor,FXR)和 G 蛋白偶联胆汁酸受体(TGR5)在体内广泛分布,胆汁酸通过其受体激活下游信号影响并调节糖脂代谢及炎性反应等一系列生理或病理过程。

胆汁酸代谢及其相关通路与肠道菌群之间关系密切。肠道菌群通过解离、脱羟基、脱硫化和差向异构化等反应改变胆汁酸的结构和性质,在宿主胆汁酸代谢中发挥关键作用。在胆汁酸代谢过程中,FXR 和 TGR5 信号通路受肠道细菌调控。饮食和抗生素等因素改变肠道菌群丰度或组成结构会影响胆汁酸种类,继而调节 FXR 和 TGR5 介导的代谢通路。FXR 由肝脏和肠道 2 条途径分别诱导 SHP 和 FGF15/19 信号通路,反馈抑制胆汁酸的合成,维持其代谢稳态。TGR5 活化后则增加 GLP-1 和 cAMP 含量,调控葡萄糖和脂质代谢,平衡动物脂肪沉积,缓解糖代谢紊乱和炎症等病理生

理变化。

越来越多的研究提示,胆汁酸合成异常与糖、脂代谢障碍相关,在众多代谢性疾病发挥重要作用。2019年发表的一项研究发现普通拟杆菌在PCOS发病过程中存在重要作用,将普通拟杆菌或PCOS患者的肠道菌群移植给健康小鼠后,受体鼠出现胰岛素抵抗及动情周期改变、卵巢形态异常、内分泌紊乱等类PCOS表现。同时,普通拟杆菌编码胆盐水解酶基因丰度明显高于对照组,导致PCOS组的甘氨去氧胆酸(GDCA)和牛磺熊脱氧胆酸(TUDCA)水平显著降低。减少的GDCA和TUDCA可通过GATA3信号通路下调肠道和血清中的白细胞介素-22(IL-22)水平。随后的挽救实验,IL-22给药在纠正PCOS表型方面十分有效,可改善胰岛素抵抗、调节发情周期紊乱、逆转卵巢形态变化、提高生育力。

上述研究阐释了肠道菌谱改变可通过胆汁酸代谢途径影响IL-22合成进而促进PCOS发生。调节肠道微生物丰度与结构或胆汁酸含量有望在未来成为改善PCOS临床表征的治疗手段。

4)性激素:大量研究表明性别会影响肠道菌群组成。与男性相比,女性肠道菌群的α-多样性更高、拟杆菌丰度更低。男性肠道内普雷沃菌相对丰度明显高于女性,且含量与睾酮水平正相关,与雌二醇水平负相关。这一发现提示性激素水平可影响宿主肠道菌谱组成。

2018年的一项临床研究纳入了15例PCOS患者、16例不合并高雄激素血症的对照女性以及15例健康男性,通过16S rRNA测序分析技术研究肠道菌群变化情况。研究结果显示,女性肠道菌群α-多样性低于男性,肥胖的PCOS患者肠道菌群β-多样性明显下降。此外,PCOS中富集的肠菌 *Kandleria* 与雄激素水平正相关。这提示肠道菌群与性激素水平之间存在相关性。类似地,在来曲唑诱导的PCOS大鼠模型中,肠道内乳酸杆菌、瘤胃球菌以及梭菌丰度明显减少,而普雷沃菌丰度高于对照组水平;普雷沃菌丰度与雄激素(睾酮和雄烯二酮)水平正相关;肠菌 *Kandleria* 的丰度与循环中的雄烯二酮浓度正相关;乳酸杆菌丰度与雌二醇和雌酮水平正相关。

相关临床研究及动物实验发现肠道菌群与性激素水平之间存在联系,性激素可通过雄激素/雌激素比例影响肠菌组成。为探索肠道菌群是否会改变宿主内分泌激素水平,研究者进行了动物菌群移植实验。研究结果显示,移植乳酸杆菌或正常对照组大鼠的肠道菌群后,受体鼠的PCOS表型出现明显改善。所有接受菌群移植的大鼠都出现动情周期恢复,且接受乳酸杆菌移植的PCOS鼠中约75%出现雄激素合成减少,其卵巢形态趋向正常。笔者课题组将DHEA诱导的PCOS大鼠肠道菌群移植给无菌鼠后,受体鼠出现了高雄激素血症及糖脂代谢障碍。通过肠道菌群16S rRNA测序分析及粪便代谢组学分析,课题组发现多种肠道微生物的相对丰度与代谢物水平显著相关。这说明雄激素诱导的肠道菌群失调可能会加重PCOS的代谢和内分泌功能障碍。

现有研究提示肠道微生物与性激素之间可能存在双向调节作用。高雄激素血症可通过改变肠道菌谱加重全身慢性炎症反应引起胰岛素抵抗,而失衡的肠道菌谱通过其代谢产物促进雄激素累积,两者之间的相互作用可能推动PCOS的病程发展。

5)改变支链氨基酸合成:亮氨酸(Leu)、异亮氨(Ile)和缬氨酸(Val)因分子结构上有1个甲基侧链而被称支链氨基酸(BCAA),是人体必需氨基酸,可被骨骼肌、心肌、脑、肝等组织直接利用。

血浆BCAA水平的升高与胰岛素抵抗、代谢紊乱密切相关。研究表明,丙酸咪唑是氨基酸衍生的代谢产物,在T2DM患者的门静脉和外周血中浓度较高,并且可通过减少胰岛素受体底物的产生阻断胰岛素信号传导。此外,伴有胰岛素抵抗的PCOS患者,其卵泡液中亮氨酸和缬氨酸水平显著升高,这些较高水平的BCAA与流产率增加和不良妊娠结局相关。氨基酸代谢紊乱可能通过改变葡萄糖代谢或诱发炎症活动而加重胰岛素抵抗,从而促进PCOS发生发展。目前,关于肠道菌群与BCAA之间联系的研究较少,有待进一步研究。

6)胃肠激素(脑-肠肽):胃肠激素是由散在分布于消化道的内分泌细胞和肠神经系统神经元所分泌的具有激素样作用的生物活性多肽。这些肽类物质既存在于胃肠道,也存在于脑组织中,因此又被称为脑-肠肽,主要包括胃促生长素(ghrelin)、胰高血糖素样肽-1(glucagon-like peptide-1,GLP-1)、胆囊收缩素(cholecystokinin,CCK)和酪酪肽(peptide tyrosine-tyrosine,PYY)。胃肠激素是高效能生物活性物质,其主要功能是与神经系统一起,共同调节消化器官的运动、分泌和吸收。其对胃肠道运动功能的调控表现为兴奋和/或抑制作用,它们通过内分泌、腔分泌途径及神经递质途径对胃肠运动进行调节。

研究表明PCOS的病理生理变化不仅限于下丘脑-垂体-卵巢轴,还涉及肠-脑轴。与健康女性相比,PCOS患者血清中胃促生长素、血清素、PYY水平低于健康女性,PYY与胰岛素水平、体重指数(body mass index,BMI)和总睾酮水平之间存在负相关关系。PCOS患者肠道内拟杆菌含量低于健康对照,这种广泛存在的肠菌可抑制食欲刺激激素的分泌。另一方面,研究指出在PCOS治疗过程中,使用二甲双胍后胃促生长素、PYY、GLP-1和葡萄糖依赖性促胰岛素分泌多肽(glucose-dependent insulinotropic ploypeptide,GIP)水平明显升高。

相关机制研究提示,肠道菌群及其代谢物可通过刺激脑-肠肽分泌、调节炎症通路激活进而导致胰岛素抵抗和高胰岛素血症。肠道菌群产生的SCFA可刺激回肠和结肠释放PYY和5-羟色胺。其中,PYY具有抑制胃肠排空和胰腺分泌、减缓肠道蠕动、促进肠道吸收能量的作用。胃促生长素属于刺激食欲的激素,其分泌受摄食过程反馈性抑制,具有降低脂肪利用率作用。肠道菌谱改变可能通过引起的胃肠激素分泌失衡,影响物质代谢与能量吸收,在PCOS发病中存在一定贡献。

综上所述,肠道菌群可由LPS、BCAA、SCFA、胆汁酸等多途径介导慢性炎症反应,导致糖耐量受损及胰岛素抵抗发生。此外,肠道菌群与PCOS女性的高雄激素血症和脑-肠轴相关,胰岛素抵抗在其中也发挥重要作用。在PCOS的高雄激素血症与胰岛素抵抗之间的恶性循环中,肠道菌群产生的影响不可忽视,针对微生物作用机制的研究仍具有深远意义。

(4)针对肠道菌群的PCOS治疗手段

1)益生菌:益生菌(probiotics)是指当摄入一定数量时,对机体发挥有益作用的活性微生物。益生菌可以通过调节肠道菌群、增强免疫力、降低胆固醇等途径对高血脂、肥胖、糖尿病等慢性代谢疾病起到一定的改善作用。近年越来越多研究提示使用益生菌对PCOS相关临床症状可能存在改善作用。

既往研究发现PCOS患者肠道内拟杆菌、大肠杆菌/志贺氏菌属和链球菌丰度增加,而阿克曼氏菌丰度降低。PCOS中富集的拟杆菌、大肠杆菌/志贺氏菌和布劳特氏菌与胃促生长素呈负相关,而丰度降低的阿克曼氏菌与胃促生长素呈正相关。据此,该研究提出PCOS发病可能与阿克曼氏菌等保护性细菌减少有关。

一项在PCOS患者中进行的益生菌研究印证了上述假设。补充乳酸双歧杆菌V9后PCOS患者肠道菌谱发生明显改变,肠道中有益肠菌增多,如普拉梭菌、双歧杆菌、蓖麻杆菌和阿克曼氏菌的丰度增加,而与疾病相关的肠菌如粪球菌、克雷伯菌、梭菌、放线菌、链球菌、真杆菌和苍白杆菌减少。除了双歧杆菌、阿克曼氏菌外,Faecalibacterium prausnitzii也是一种具有抗炎特性的益生菌,可产生丁酸盐以改善肠道健康。

此外,多项研究证实长期补充复合型益生菌可有效改善PCOS患者的糖脂代谢,减轻胰岛素抵抗,预防脂代谢紊乱。在使用嗜酸乳杆菌、干酪乳杆菌和双歧杆菌组成的复合益生菌12周后,PCOS患者体重和BMI明显下降,空腹血糖、甘油三酯和极低密度脂蛋白(very low density lipoprotein,VLDL)水平都出现明显改善。补充干酪乳杆菌、嗜酸乳杆菌、鼠李糖乳杆菌、保加利亚乳杆菌、短双歧杆菌、长双歧杆菌和嗜热链球菌8周同样可降低PCOS患者的空腹血糖和血清胰岛素水平。类似地,一项随机双盲实验结果显示,使用嗜酸乳杆菌、植物乳杆菌、发酵乳杆菌和加氏乳杆菌的复合益生菌12周后PCOS患者高雄激素血症状态缓解,血清中高敏C反应蛋白(hs-CRP)和丙二醛(MDA)水平降低,总抗氧化能力(TAC)和总谷胱甘肽(GSH)水平升高,全身慢性炎症反应状态减轻。

目前研究对于临床实践中应用益生菌种类、剂量、用药时长等方面尚未达成一致，未来还需要更多探索论证这一治疗方案的应用效果。综上所述，针对肠道微生物的精准调节，补充使用益生菌在改善PCOS症状方面存在较可观的临床应用前景。

2）益生元：益生元（prebiotic）指一些不被宿主消化吸收却能够选择性地促进体内有益菌的代谢和增殖，却不刺激有潜在致病性或腐败活性的有害细菌，从而改善宿主健康的有机物质。益生元主要包括功能性低聚糖类（低聚果糖、低聚木糖、低聚半乳糖、低聚异麦芽糖等）、多糖类（螺旋藻、节旋藻）、一些天然植物（蔬菜、中草药、野生植物）的提取物、蛋白质水解物、多元醇等。其中，低聚果糖、菊粉、低聚半乳糖和乳果糖是目前最常用的益生元。

一般认为，益生元能够被肠道内有益细菌分解吸收，促进有益细菌生长繁殖。益生元与益生菌都会影响肠道菌群的平衡，但应用范围存在差异。二者的区别在于进入人体消化道后，部分益生菌无法耐受胃部强酸环境和/或肠道内碱性环境，存活率大幅下降而使作用受限。而益生元以未经消化的形式进入胃肠道，通过降低pH促进乳酸杆菌、双歧杆菌等有益菌的生长，降低空腹血糖、血清总胆固醇和低密度脂蛋白胆固醇（LDL-cholesterol，LDL-Ch），增加高密度脂蛋白胆固醇（HDL-cholesterol，HDL-Ch），间接地促进胃肠道健康和营养物质吸收。

现有较多的随机对照试验都提示益生菌和益生元有助于改善PCOS相关临床表征，但各类补充制剂的临床应用侧重点尚不明确。因此，一项荟萃分析将以上临床试验信息进行比较，以归纳益生菌和益生元对PCOS胰岛素抵抗、血脂代谢异常、炎症反应方面的作用效果。研究结果表明，摄入益生菌及益生元均可降低空腹血糖、空腹胰岛素、HOMA-IR指数、甘油三酯、总胆固醇、LDL-Ch、VLDL-Ch。亚组分析结果提示，益生菌、益生元可能分别是改善胰岛素抵抗或脂代谢紊乱的最佳选择。此外，该效果与疗程和治疗剂量呈正相关。

总而言之，上述研究说明补充益生菌和益生元是改善PCOS胰岛素抵抗和脂质谱紊乱的有效而安全的干预措施。

3）粪菌移植：粪菌移植（FMT）是指将健康供体的粪便中提取到的肠道微生物移植入受体的小肠内，以快速改变受体肠道微生物组的组成从而治疗相关疾病的过程。越来越多的研究提示FMT有望成为PCOS的创新治疗手段。已有研究证实，将乳酸杆菌移植给PCOS大鼠可降低雄激素水平、提高雌激素含量、促进动情周期及卵巢功能恢复正常。同时，移植乳酸杆菌有效改善PCOS相关代谢紊乱。

然而，迄今为止尚没有关于采用FMT治疗PCOS患者的临床研究。前期动物实验研究成果为开拓PCOS治疗方案奠定了理论基础，FMT治疗的安全性及有效性还需更多相关临床研究支持。

3. 肠道菌群与早发性卵巢功能不全

（1）肠道菌群与POI相关性：肠道菌群与早发性卵巢功能不全（premature ovarian insufficiency，POI）存在关联，特定菌属的丰度差异可能影响POI的发生发展。据报道，E.lenta灌胃可诱导小鼠发生卵巢纤维化，参与POI的发展。临床研究提示，POI女性患者的肠道菌群组成与健康女性相比存在一定差异。在健康女性中，厚壁菌门的Bulledia和普拉梭菌含量更高，而在POI女性患者中，拟杆菌门的Butyricimonas、Dorea、Lachnobacterium和萨特氏菌含量增加。

（2）肠道菌群参与POI的相关机制研究

1）肠道菌群与卵泡耗竭：肠道菌群可能通过某些菌株及其代谢物水平的变化影响宿主的性激素水平，而性激素水平的改变是造成POI患者卵巢功能受损，发生卵泡耗竭的重要诱因之一。POI女性血清FSH、LH、睾酮（testosterone，T）和FSH/LH比值较健康女性显著升高，而E_2和AMH显著降低。POI群体肠道菌群的改变与FSH、LH、E_2、AMH水平和FSH/LH比值密切相关。肠道菌群已被证实可通过分泌β-葡萄糖醛酸酶（β-glucuronidase，β-G）影响宿主的雌激素水平。β-G可以将雌激素分解成活性形式。当该过程因肠道菌群的失调而受损时，循环雌激素水平降低。POI群体肠道中拟杆菌门/厚壁菌门比值升高提示菌群存在失调。POI患者的肠道菌群改变与性激素水平的改变有关。

2）肠道菌群与自身免疫异常：4%~30%的POI病例由自身免疫性疾病引发，自身免疫异常是POI的重要病因，而肠道菌群的平衡在调节宿主免疫系统的稳态方面有着重要作用。POI患者的肠道菌群中拟杆菌门/厚壁菌门比值升高，Faecalibacterium、Blautia、梭菌等可以在人体肠道中产生短链脂肪酸（SCFA）的细菌减少。而SCFA可通过调节Treg/Th17细胞平衡发挥抗炎和免疫调节的作用。此外，POI群体中拟杆菌门的Dorea和Sutterella增加。据报道，Dorea比例增加与多发性硬化症有关，而Sutterella有促炎功能。肠道菌群组成与丰度的改变会影响宿主的自身免疫水平，进而影响POI的发生发展。

4. 肠道菌群与不孕症女性的心理问题

（1）不孕症女性心理问题概述：据统计，我国女性不孕症患者数已经超过5 000万，占育龄女性的15%。不孕症影响着女性的生理机能、心理健康及社会功能。越来越多研究采用质性研究的方法对不孕症女性的心理体验进行剖析，提示不孕症女性存在较为严重的焦虑、抑郁和较低的自尊感，生育生活质量处于较低水平。

国外研究发现首次接受IVF-ET治疗的女性，有15%会产生焦虑情绪，有18%会产生抑郁情绪。在国内，接受IVF-ET治疗的女性中焦虑症、抑郁症发生率分别为23%和17%。此外，国内的一项针对高龄不孕妇女进行辅助生殖技术（ART）助孕前心理状态调查研究显示，与同年龄接受健康体检的已婚女性相比，不孕组焦虑自评量表SAS评分、抑郁自评量表SDS评分均高于对照组，焦虑、抑郁检出率分别为36%和33%。

心理问题与女性不孕症密切相关，尽管心理因素可能不是导致不孕症发生的原因，但却可能在疾病发展过程中存在重要作用。众多研究发现不孕症女性的心理问题可能影响其IVF-ET治疗结局。一项涉及1978—2010年31项前瞻性研究的荟萃分析共纳入4 902名不孕症女性，研究结果提示治疗前精神压力、焦虑状态与不良妊娠结局之间存在显著相关性。另一方面，面向不孕症女性的生殖健康心理辅导研究提示心理干预可改善患者的

焦虑、抑郁情况，接受心理干预的不孕症患者优质胚胎数、临床妊娠率显著高于未干预不孕症女性。上述研究提示心理因素在不孕症病程中具有一定作用，相关机制值得后续探索。

（2）肠道菌群与心理疾病存在联系：焦虑症、抑郁症是最常见的精神心理障碍性疾病，在全世界范围内造成巨大的经济社会负担。研究表明，抑郁症患者常合并广泛性焦虑障碍，患病率约为20.5%~38.0%。尽管不孕症女性的心理亚健康状态尚未达到确诊焦虑症、抑郁症程度，但焦虑、抑郁状态仍可损害女性生育力，在心理、社会层面危害女性健康。关于抑郁、焦虑对女性生育力的贡献研究仍十分必要。

关于焦虑、抑郁的研究众多，但其病因及发病机制尚未有定论。多项研究表明，肠道菌群的紊乱与焦虑、抑郁等多种精神疾病有关。国内课题组针对抑郁症患者的菌群研究发现，与健康对照组相比，抑郁症患者肠道内拟杆菌、变形菌和放线菌增多，厚壁菌的数量减少，两组人群肠道菌群β-多样性存在明显差异。针对这一菌群丰度改变，研究人员进一步将抑郁症患者的粪便移植给无菌小鼠，发现小鼠发生相应的菌群紊乱，并伴随出现抑郁样的行为。相反地，接受健康对照组人群粪便移植的小鼠未出现类似行为。进一步对焦虑、抑郁模型小鼠行迷走神经切断术后，小鼠原有的焦虑、抑郁样行为消失，提示迷走神经在肠-脑交流中的重要作用。此外，中枢神经γ-氨基丁酸能系统的异常也被认为与焦虑、抑郁相关。最近一项囊括了针对焦虑/抑郁症状的26项研究的系统性分析提示，疾病组肠道中促炎相关细菌如肠杆菌和脱硫弧菌丰度较高，而产生短链脂肪酸的普拉梭菌丰度降低。改变的肠道菌群可能通过将外周炎症传递给中枢而促进焦虑、抑郁的发生发展。

基于相关研究基础形成的微生物群假说认为，微生物-肠-脑轴（microbiota-gut-brain axis，MGBA）的双向交流系统能显著影响中枢神经结构及功能。一方面，情绪变化可以通过激活肠道免疫系统引起肠道菌群的结构改变。另一方面，肠道菌群可以通过炎症、HPA轴及干扰神经递质信号3种途径影响大脑的结构和功能，促进抑郁、焦虑状

态产生和发展。因此,MGBA 轴是肠道菌群与大脑之间双向交流、互相作用的新通路,调整肠道菌群结构可能通过缓解不良心理状态改善不孕症女性 ART 治疗预后。

(二)生殖道菌群与女性生殖健康

根据解剖位置,女性生殖道(female genital tract,FGT)可分为上生殖道(upper genital tract,UGT)和下生殖道(lower genital tract,LGT)。上生殖道菌群包括宫腔菌群(endometrial microbiome)、输卵管和卵巢菌群(fallopian tubes and ovarian microbiome),下生殖道菌群包括宫颈菌群(cervical microbiome)和阴道菌群(vaginal microbiome)。以往人们认为

上生殖道是一个无菌的环境,随着高通量测序技术(next-generation sequencing,NGS)的发展,大量研究利用 16S 测序或宏基因组测序的方法证明 UGT 并非为无菌环境。相较于 LGT,UGT 微生物群落多样性增加,丰度降低(图 6-3)。人类微生物组计划(the NIH Human Microbiome Project,HMP)显示,泌尿生殖系统菌群在整个人类细菌总负荷的占比达 9%。生殖道菌群可通过影响炎症、代谢、上皮细胞屏障、细胞增殖和凋亡、基因组稳定状态、血管生成等,在女性生育力及辅助生殖技术(assisted reproductive treatment,ART)的结局中发挥重要作用。

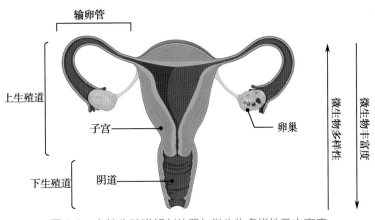

图 6-3　女性生殖道解剖位置与微生物多样性及丰富度

1. 生殖道菌群的影响因素

(1)内在因素

1)月经周期和激素水平:在阴道菌群中,存在着一种"糖原 - 雌激素(glycogen-estrogen)"假说。雌激素会增加阴道上皮产生糖原,进而促进乳酸杆菌(Lactobacillus)的生长。大多数女性阴道菌群中的优势乳酸杆菌,可以将糖原代谢为乳酸,维持阴道的酸性环境,这种不利的环境会抑制其他病原体的定植。当女性进入月经期,雌激素水平明显降低,并伴随着卵泡刺激素水平升高,低水平的雌激素使阴道内糖原和乳酸产生降低,阴道 pH 从酸性环境转变为弱酸性环境(pH>4.5),导致阴道菌群α- 多样性显著增加。青春期女性体内雌激素水平很低,阴道菌群内缺乏乳酸杆菌,相反,妊娠期女性体内雌激素水平增高,弯曲乳酸杆菌(Lactobacillus crispatus)或惰性乳酸杆菌(Lactobacillus iners)含

量丰富。近期有一项研究,将 85 例育龄期女性的阴道菌群与其对应的生育相关因素进行相关性分析,结果显示,雌激素、FSH、LH 均显著影响阴道菌群的组成。

激素对于子宫内膜菌群的影响尚有争议。有研究指出,在女性的整个月经周期中,子宫内膜群落组成不受影响,保持相对稳定的状态。但也有学者认为子宫内膜菌群受到激素的影响,他们发现子宫内膜菌群在月经周期阶段显示出轻微的变化,与细菌生长相关的代谢通路会富集于增生期,说明在增生期的细菌负荷可能会增加。在分泌期,有一些特定细菌的相对丰度增加,如痤疮丙酸杆菌(Cutibacterium acnes),假单胞菌(Pseudomonas)和丛毛单胞菌科(Comamonadaceae)。

2)妊娠:女性不同孕程的阴道菌群均具有截然不同的群落分布。有研究表明在孕期阴道菌群

多样性降低,乳酸杆菌相对丰度增加,然而也有另外的多项研究持相左意见,认为孕期女性阴道菌群多样性较未孕女性增加。有学者认为这可能是由于人群的种族、地理差异引起的。

(2)外在因素:性行为、社会经济因素、生活环境、卫生习惯等都可以影响生殖道菌群的组成。如吸烟、阴道灌洗或喜食高糖高脂的女性与细菌性阴道炎有更强的相关性。

2. 宫腔菌群

(1)宫腔菌群的组成:UGT 菌群是低丰度的,据报道宫腔菌群细菌数量比阴道菌群低约 10 000倍。大部分的研究取样会经过 LGT,故极有可能存在污染,加上研究样本量均偏小的问题,现阶段对宫腔菌群研究结果的解读具有限制性。目前倾向于 LGT 细菌可以通过子宫蠕动上升定植于子宫,但是部分会受到宫颈中物理、化学和微生物屏障的抑制。一项临床研究收集了 58 名接受子宫切除术治疗患者的子宫内膜拭子,进行 UGT 菌群评估,结果显示 UGT 具有大量丰富的惰性乳酸杆菌、普氏菌和弯曲乳酸杆菌。来自 13 名育龄患者的子宫内膜液样本显示含有丰富的乳酸杆菌。在不孕女性的宫腔菌群中,乳酸杆菌相对丰度明显低于健康女性。患者进行体外受精(in vitro fertilization,IVF)治疗时,当其移植阶段的子宫内膜容受性更好以及乳酸杆菌丰度高(丰度≥90% 或≥80%)时,胚胎植入率和活产率较高。故有研究者将子宫内膜细菌组成类型分为 2 组:乳酸菌主导(lactobacillus-dominant,LD;乳酸杆菌属丰度高于 90%)和非乳酸菌主导(non-Lactobacillus dominant;乳酸菌属丰度低于 90%)。马、奶牛、狗、大熊猫等其他哺乳动物的 UGT 样本显示,厚壁菌、变形杆菌、拟杆菌和放线菌在门水平均占主要地位。

(2)与疾病的关联

1)子宫内膜异位症:子宫内膜异位症(endometriosis,EMT)是指具有生长功能的子宫内膜组织(腺体和间质)种植在子宫腔被覆内膜及子宫以外的部位而形成的一种慢性炎症性疾病,如卵巢、输卵管、腹腔等异常位置。在青春期、育龄期和围绝经期均有发生,临床上大约有 15% 的育龄期女性深受其扰,有慢性盆腔痛、不孕、痛经等表现。根据其组织病理和解剖位置,EM 可分为 3 种类型:浅表腹膜子宫内膜异位症(superficial endometriosis,SUP)、卵巢子宫内膜异位囊肿(ovarian endometriotic cysts,OMA)和深部浸润型子宫内膜异位症(deep infiltrating endometriosis,DIE)。

1860 年,Von R 首次对 EM 进行描述,但至今其发病机制仍未完全阐明。EM 来源存在着多种学说,其中最有说服力的还是 1921 年 Sampson 提出的经血逆流种植学说,70%~90% 的女性存在经血逆流的生理现象,但为什么发病率只在 5%~10%呢?这无法单纯用一元论来解释。故而还有体腔上皮化生学说、在位内膜学说、干细胞学说、免疫异常学说等其他学说互相补充。EM 常与局部或系统的高水平炎症状态相关,"细菌污染"假说表示上行细菌的 LPS 可能是触发 EM 的始动因素。最近有学者研究了 EM 患者的生殖道菌群,发现乳酸杆菌水平降低,菌群富集于鞘脂菌、戴尔福特菌、*Pseudomonas viridiflava* 和不动杆菌。鞘脂菌和 *P.viridiflava* 在 EM 患者腹腔液中也显著被富集。一项针对子宫内膜菌群的研究发现,在 EM 患者的子宫内膜菌群中,加德纳菌、链球菌、肠球菌以及肠杆菌的水平显著增加,这些物种与绝经期、雌激素缺乏有所关联。肠球菌和肠杆菌为肠道菌群中所有,所以作者不排除样本有被肠道菌群污染的可能。GnRH-a 治疗可以通过降低循环中雌激素水平抑制 EM 相关的盆腔痛。当患者接受 GnRH-a治疗后,阴道 pH 增加,加德纳菌、肠球菌和肠杆菌水平较未治疗组升高。以上说明循环中雌激素水平的改变可能与 EM 发病密切相关。另一项研究发现在 EM 的子宫内膜菌群中,普雷沃菌、韦荣氏菌和阿托波氏菌的丰度增加,这些细菌属于 BV 相关细菌,并且已证实 BV 相关的细菌上升会引起子宫内膜促炎介质分泌增加。

2)子宫内膜癌:子宫内膜癌(endometrial cancer,EC)是西方国家女性生殖道中最常见的肿瘤,在 2021 年,美国约有 6 万个新增病例,死亡人数高达 1.2 万人。其高危因素包括内分泌紊乱、肥胖、2 型糖尿病、雌激素补充治疗等。研究显示肠道菌群、肥胖及雌激素代谢共同参与了 EC 的发生发展。

雌激素水平可以直接影响阴道微生物群的稳态以及肠-阴道微生物轴。因此阴道微生物群可能会参与EC,目前有限的研究也表明确实如此。2016年一项研究将31位EC患者、宫腔内膜增生患者与子宫良性疾病患者的内膜菌群加以比较,发现前两者的宫腔总体微生物群落结构与后者可明显区分。厚壁菌门、螺旋体门、放线菌门、拟杆菌门和变形菌门显著富集于EC组。其中,奇异菌属和卟啉菌属与疾病状态、阴道pH显著相关。奇异菌属在体外人阴道上皮3D模型中被证实可以产生促炎性细胞因子和抗菌肽。随后,该研究团队增大样本量(n=148),不仅进一步验证了上述的实验结果,还发现LGT菌群与EC的相关性比UGT菌群更强。在内膜菌群参与EC发展的潜在机制方面,有中国学者做了探讨,在EC和子宫良性疾病患者的内膜中,IL-6、IL-17在EC组表达增加,并与球菌相对丰度呈正相关,该菌显著富集于EC组。这提示内膜菌群可能是通过调节局部炎症来介导EC的。

3. 阴道菌群

(1)育龄期和绝经期女性的阴道菌群组成

1)育龄期女性的阴道菌群(vaginal microbiome,VM):健康育龄期女性的阴道菌群不同于身体其他部位的群落,通常以单菌乳酸杆菌为优势菌,并且有着丰富的种内多样性。以弯曲乳酸杆菌为主导的群落相对稳定,被认为对机体最具有保护意义,而以惰性乳酸杆菌为主导的群落保护性最弱,詹氏乳酸杆菌和加氏乳酸杆菌的代谢能力与弯曲乳酸杆菌类似,可能与弯曲乳酸杆菌具有类似的保护作用。弯曲乳酸杆菌能够发酵产生L-乳酸和D-乳酸。最初认为缺乏宿主淀粉酶就无法降解糖原,但已有很多研究证实了弯曲乳酸杆菌的内在代谢能力,并鉴定出一种糖原降解酶PulA,能将糖原降解为小分子葡萄糖聚合物,随后通过细胞内的丙酮酸分解为L-乳酸和D-乳酸。乳酸同分异构体对机体的保护作用不仅表现在使阴道呈酸性环境(pH<4),还可以通过调控免疫系统和基因表达,直接对机体组织产生效应。另外,弯曲乳酸杆菌可以产生过氧化氢和细菌素,抑制阴道中厌氧菌和致病菌的生长。除此之外,弯曲乳酸杆菌在阴道局部大量富集,形成优势群落,通过整体的生物拮抗作用

抵御外源性微生物入侵,维持阴道微环境的稳定。L.iners只能产生L-乳酸,其主导的阴道微生物群落比较容易转变为以非乳酸杆菌为主导的阴道菌群群落,而且L.iners通常作为非乳酸杆菌为主导的阴道菌群群落组成成分出现。相较于弯曲乳酸杆菌,L.iners持续感染HPV和上皮内瘤变的风险增加。

育龄期女性的阴道菌群可根据细菌种类和相对丰度特征大致分为5种群落类型(community state type,CST),对于不同地区和种族的人群来说,占据主导的CST不尽相同。这5个CST中,有4个CST以乳酸杆菌为优势菌,另1个CST由厌氧菌主导,包括普雷沃菌属、小杆菌属、奇异菌、加德纳菌和巨型球菌。CST Ⅰ的优势菌为弯曲乳酸杆菌,CST Ⅱ为 Lactobacillus gasseri,CST Ⅲ为惰性乳酸杆菌,CST Ⅴ为 Lactobacillus jenseii,CST Ⅳ中 Lactobacillus spp. 丰度较低,可被分为CST Ⅳ-A和CST Ⅳ-B。CST Ⅳ-A中的厌氧菌包括 Anaerococus、嗜胨菌、普雷沃菌和链球菌。CST Ⅳ-B中优势菌为 Atopobium 和巨型球菌。阴道菌群通过保持较低的阴道pH,抑制黏附,产生抗炎因子和抗菌肽以及调节局部免疫反应等生理作用,维持健康的阴道环境。

2)绝经期女性的阴道菌群:随着女性进入绝经期,腺体分泌和阴道血供明显减少,内源性激素水平显著下降,尤其是雌激素水平持续低下,阴道微生物也因此而产生改变。低雌激素水平会引起外阴阴道萎缩,角质化的上皮中储存的糖原减少,不利于乳酸菌生长。在中国绝经期妇女人群中,阴道菌群的主导细菌依旧是乳酸菌。可以看出,绝经期妇女的雌激素水平、乳酸菌、阴道pH和糖原的情况并不相一致。绝经前妇女以弯曲乳酸杆菌和惰性乳酸杆菌为主,而围绝经期和绝经后妇女的阴道菌群经常被认为与CST Ⅳ-A有关。

(2)与疾病的关联

1)细菌性阴道病(bacterial vaginosis,BV):细菌性阴道病是绝经前妇女中最常见的阴道疾病。对于感染BV的未孕女性来说,增加了性传播感染(sexually transmitted infection,STI)、不孕症、盆腔炎、术后妇科感染等妇科疾病的风险。当妊娠期妇

女伴有 BV 时,可能会出现自发性早产、胎膜早破、低体重出生儿、羊膜炎、产后子宫内膜炎等不利的产科疾病。尽管 BV 的确切机制还不清晰,其特征是乳酸杆菌耗竭,伴有厌氧菌的过度生长,微生物多样性增加,并且宫颈阴道上皮上可能会形成耐药的多微生物生物膜。

1955 年,Gardner 和 Dukes 认为阴道嗜血杆菌是 BV 的成因,这是一种革兰氏阴性菌,后更名为阴道加德纳菌。这种细菌后被证实可以在阴道上皮上形成生物膜并分泌细胞毒素杀死上皮细胞,与细胞凋亡、上皮完整性、伤口愈合有关。但之后的研究发现大约有 40% 的健康女性阴道菌群中也存在 *G.vaginalis*,后者的定植并不总是促进 BV 的发展,并且 BV 与其他多种厌氧菌相关,这提示 BV 可能是一种多微生物引起的阴道疾病。有证据表明,女性易于月经期或月经后发生 BV,此时期的乳酸杆菌丰度降低,阴道菌群 α- 多样性增加。黑人和拉丁裔女性的乳酸杆菌水平较低,BV 患病率(>30%)也明显高于白人(23%)或亚洲(11%)女性。一项研究发现了一类 BV 相关细菌(BV-associated bacteria,BVAB),为 *Atopobium vaginae*、*Leptotrichia amnionii*、*Sneathia sanguinegens*、*Porphyromonas asaccharolytica*、*G.vaginalis* 和 *Clostridiales*。体内外研究均证实,BV 患者的细胞蛋白酶抑制因子水平显著下降,BVAB 能通过调节促炎性细胞因子释放而调控炎症。BV 女性阴道菌群可能会改变局部的代谢途径,包括氨基酸代谢、酮体和多胺等代谢途径。另外有研究者观察到,当 BV 患者使用甲硝唑治疗,治愈患者的阴道菌群以厌氧菌为主会向 CST Ⅲ 偏移,对甲硝唑无反应的患者,其阴道菌群中有高丰度的 *A.vaginae*。BV 常规用抗生素治疗,但复发率较高,容易产生耐药性,且治疗后可能出现继发性假丝酵母菌感染、阴道炎类型的转变以及阴道微生态环境的改变。阴道菌群移植(vaginal microbiota transplantation,VMT)是一种新兴的活菌疗法,将健康妇女完整的阴道菌群移植给患者,以期恢复患者阴道菌群微环境稳态。有研究将健康女性的阴道菌群移植到 BV 组大鼠阴道内,发现抗炎性细胞因子增多而促炎性细胞因子减少,进而发挥抗炎作

用,并且 VMT 或与抗生素联合应用可恢复 BV 组大鼠阴道菌群的多样性,比抗生素治疗组显示出更有效的作用。2019 年,由 Lev-Sagie 等在以色列哈达萨医学中心开展了一项临床研究,有 5 位 BV 患者接受 VMT 治疗,其中 4 位在 VMT 治疗 5~21 个月后得到了有效的恢复,并且没有观察到与 VMT 相关的不良反应。

2)多囊卵巢综合征(polycystic ovary syndrome,PCOS):探索 PCOS 与阴道菌群之间关系的研究较少。有研究显示,PCOS 患者的阴道菌群 α- 多样性显著增高,弯曲乳酸杆菌的相对丰度显著降低,而支原体和普雷沃菌的相对丰度显著增加。并且通过 ROC 分析可以看到,支原体或许可以成为诊断 PCOS 的生物标志物。支原体是一种条件致病菌,其可以促进 IL-1、IL-6 和肿瘤坏死因子启动炎症反应,感染支原体与胎膜早破、自发性流产之间存在相关性。此外在这份研究报告中,作者对 PCOS 患者的阴道菌群做了 CST 分型,发现属于 CST Ⅰ 的 PCOS 患者较对照显著减少。这与另一项研究的结果基本一致,作者对筛选出的物种行功能预测,发现通路富集于氨基酸代谢、氧化磷酸化、N- 聚糖的生物合成,这些途径对于乳酸杆菌的生长不利,却有利于潜在致病菌的生长。磷酸戊糖途径、糖酵解途径等与阴道和子宫内膜增生分泌阶段相关的途径表达则显著下调,PCOS 患者下生殖道中富集的菌群也显示出与月经周期具有强相关性。现阶段的工作内容大致说明了阴道菌群在 PCOS 的发生发展中确实存在一定作用,然而它对疾病的贡献度以及潜在机制仍需进一步探讨。

3)卵巢功能不全(premature ovarian insufficiency,POI):生理状态下,随着女性年龄的增长,卵巢储备逐渐下降,生育能力也随之降低。卵巢储备取决于基础卵泡池中的卵泡数量和质量。从青春期到 40 岁,卵泡数从 30 万个减少到 2 万个,卵泡质量也是逐渐下降,到 50 岁左右卵泡基本耗竭,女性发生闭经。卵巢早衰(premature ovarian failure,POF)是指女性 40 岁以前出现原发性或继发性闭经,发生率约为 1%~2%。临床上表现为促性腺激素水平升高和雌激素水平降低,并伴有一些并发症,如自然受孕困难、生殖器萎缩、骨密

度降低,增加罹患免疫性疾病和甲状腺疾病的风险。POF病因具有高度异质性,目前的研究主要包括遗传、免疫、医源性及环境因素等。但大多数POF病因不明,称为特发性POF。已有的研究显示,POF患者阴道菌群的α多样性及β多样性均显著高于对照,乳酸杆菌、臭气杆菌(Odoribacter)和短波单胞杆菌(Brevundimonas)水平显著降低,*Streptococcus*和*Gardnerella vaginalis*则反之。*L.gallinarum*与循环雌激素水平正相关,*L.iners*与雌激素呈显著负相关,与催乳素呈正相关,催乳素可以抑制FSH和GnRH。后续的功能预测显示,糖脂代谢参与了POF的发生发展,并且血糖水平和*Odoribacter*和*Brevundimonas*呈负相关。尽管目前关于阴道菌群参与POI发病的研究较少,根据已报道的文献可知,乳酸杆菌可以通过促进IL-22、IL-10等抗炎性细胞因子的产生,抑制IL-6、IL-1β、IL-8、IL-17等促炎性细胞因子的产生,抑制炎症反应。

4)萎缩性阴道炎(atrophic vaginitis,AV):AV与卵巢功能衰退、雌激素水平下降相关。泌尿生殖道上皮表达雌激素受体,对雌激素水平改变十分敏感,绝经后女性雌激素水平明显下降会引起外阴、阴道等器官的显著改变。约有50%的绝经女性都会患上AV,通常表现为阴道干涩、瘙痒、刺痛、白带增多和性交困难。AV的生殖道症状不仅不会好转,还会随着绝经时间进行性加重,严重影响绝经期女性的生活质量。研究发现,阴道微生物群落结构变化与AV密切相关。在AV患者和非AV患者临床指标无显著差异时(外周雌激素、阴道上皮成熟指数、阴道pH),AV组和对照组间阴道菌群总体结构存在显著差异。在AV患者阴道菌群中,占主导优势的细菌为阴道加德纳菌,其相对丰度显著高于对照组,而乳酸杆菌失去了其生物优势地位,相对丰度显著降低。相关性分析显示,萎缩性阴道炎组患者生殖道症状的严重程度与乳酸杆菌的相对丰度呈显著负相关,与加德纳菌及奇异菌属相对丰度呈显著正相关。目前AV的首选治疗方法为补充雌激素,但长期大剂量使用雌激素存在的风险不容小觑。有研究表明乳酸菌阴道胶囊治疗AV具有良好效果,在抑制致病菌同时还能有效维

持阴道内正常微生态环境,但是单一用药也容易出现复发;而乳酸杆菌联合雌三醇或雌二醇等激素治疗AV具有良好的效果及安全性,以及较低的复发率。

5)宫颈癌(cervical cancer,CC):CC是最常见的女性生殖系统恶性肿瘤,2018年世界范围内约有57万人罹患该病,31万人死于该病。高危型人乳头瘤病毒(high-risk human papillomavirus,hrHPV)持续感染与CC发生发展密切相关,有99.7%的CC标本都可以检出HPV。在13种hrHPV中,HPV 16和18是最常见的HPV相关CC的类型。HPV易感染于宫颈转化区,也称移行带。该区位于原始鳞柱交界部和生理性鳞柱交界部之间的区域。鳞柱交接部是子宫颈鳞状上皮与柱状上皮相交接的地方,可分为原始以及生理性鳞柱交界部。横断面研究和纵向研究均显示,阴道微生态参与HPV诱发的宫颈癌,如*L.gasseri*和*Atopobium spp.*分别与HPV清除率和HPV持续性感染有关。持续感染HPV以及高级别上皮内瘤变患者(cervical intra-epithelial neoplasia,CIN)的菌群以非乳酸杆菌群落为主,微生物多样性增加。随着CIN级别增加,乳酸杆菌的耗竭程度增加,*Sneathia sanguinegens*、*Anaerococcus tetradius*、*Peptostreptococcus anaerobius*的丰度显著增加。BV患者HPV感染风险增加,清除能力下降。

HPV感染会激活TLR4和NK细胞,释放促炎性细胞因子和趋化因子,引起局部免疫浸润。对于CIN患者,尽管行切除手术治疗,治疗前后促炎性细胞因子水平及阴道菌群的组成也没有显著变化。但从中可以观察到一些特定细菌的变化,如*Sneathia amnii*在手术前富集于CIN患者阴道菌群,而在手术后其丰度与正常对照无异。这说明*Sneathia amnii*可能受CIN疾病本身所调控。多组学分析提示,宫颈阴道代谢特征由癌症驱动,阴道菌群失衡与HPV感染及癌前增生可能通过氨基酸代谢、核苷酸代谢、脂代谢途径相联系。

4. 输卵管和卵巢菌群　输卵管和卵巢菌群的研究正处于探讨阶段。在实行双侧输卵管切除术患者的输卵管样本中,变形菌门、放线菌门(Actinobacteria)、拟杆菌门、葡萄球菌属、肠球菌属

和乳酸杆菌属相对丰度占优。此外，两侧输卵管菌群组成存在差异，右侧输卵管生物量高于左侧输卵管，同时壶腹部和峡部输卵管的菌群组成不同，这提示可能与脉管系统、盆腔解剖结构和腹膜液流动相关。但有研究显示乳酸杆菌在输卵管菌群中不占据主导优势，其相对丰度仅占 1.69%。与阴道中以乳酸杆菌为主的酸性环境不同，输卵管中含有多种弱碱性条件下生长的细菌。绝经前和绝经后妇女输卵管菌群组成和多样性存在显著差异，与绝经前妇女相比，绝经后妇女输卵管的菌群丰度降低，乳酸杆菌缺乏，葡萄球菌、普雷沃菌、丙酸杆菌数量增多，这表明激素水平可能会影响菌群组成。

研究发现接受 ART 治疗的不孕症患者的卵泡液中同样存在菌群定植，包括惰性乳酸杆菌，仅在右侧卵泡液中检测到、放线菌属、棒状杆菌属、梭菌属、不解糖嗜胨菌、消化链球菌属、葡萄球菌属以及近平滑念珠菌。此外，左侧卵泡液中菌群种类更丰富，这可能与两侧卵巢具有独立的脉管系统有关。多项研究证实卵巢中存在菌群定植，在门水平含量最丰富的卵巢菌群为变形菌门，其次为厚壁菌门，第三是拟杆菌门。卵巢菌群来源可能有以下 4 种原因：①可能是样品采集和处理过程中存在外界污染；②女性生殖系统可能并不是无菌状态，不同种类的细菌广泛存在于整个生殖道；③卵巢菌群可能来源于与外界环境相通的输卵管、子宫和阴道等；④来自其他部位的细菌，如胃肠道等，可能经血行或腹膜播散途径从而种植于卵巢。目前卵巢菌群的功能尚未明确，其是否参与调控排卵，以及是否与卵巢早衰、多囊卵巢综合征和卵巢癌等疾病的发生发展有关，仍值得我们深入探讨。

5. 生殖道菌群与辅助生殖技术 不孕症以及胎膜早破、早产等妊娠相关疾病，均被证实存在生殖道菌群失衡。目前已知的病原体如支原体、衣原体、淋病奈瑟球菌是不孕症的危险因素。细菌性阴道病（BV）在不孕人群中的患病率较高。乳酸杆菌是数量最多的生殖道正常菌群，通过产生乳酸、过氧化氢、细菌素等，为胚胎着床提供有利的环境。患细菌性阴道病的女性阴道菌群紊乱，表现为乳酸杆菌缺乏、厌氧菌增加，细菌逆行感染最终可能会导致输卵管因素不孕，并且在接受 IVF-ET 治疗后

流产的风险增加。有大量研究表明，不孕的女性患者生殖道菌群不同于健康女性。阴道微生物 V3-16S rDNA 测序结果显示，在特发性不孕症患者和细菌性阴道病患者中，惰性乳酸杆菌和卷曲乳酸杆菌含量显著少，奇异菌和脲原体增加，可能会对 ART 妊娠结局产生不利影响。与健康女性（$n=92$）相比，不孕症女性（$n=30$）阴道菌群 α- 多样性显著降低，奇异菌、气球菌和双歧杆菌相对丰度增加，乳酸杆菌和明串珠菌相对丰度降低，提示阴道菌群组成改变可能会影响女性生育力。

正常的子宫内膜菌群对胚胎着床和妊娠至关重要。近期一项子宫内膜菌群测序结果显示，接受 IVF 治疗后成功妊娠的不孕患者子宫内膜中均富含乳酸杆菌，表明子宫内膜中乳酸杆菌相对丰度占优的患者更有利于怀孕。此外，一些共生菌，如贪铜菌属、芬戈尔德菌属、细杆菌属与活产率呈正相关。致病菌如奇异菌、双歧杆菌、金黄杆菌、加德纳菌、嗜血杆菌、克雷伯菌、奈瑟球菌、葡萄球菌以及链球菌与不良妊娠结局相关（未妊娠、生化妊娠和流产）。此外，接受 IVF 治疗的不孕患者子宫内膜乳酸杆菌减少（占比<90%）与胚胎着床率、妊娠率和活产率降低相关。

有研究显示，反复种植失败（recurrent implantation failure，RIF）的患者阴道菌群 α- 多样性显著高于对照组。在门水平，两组间厚壁菌门（Firmicutes）和拟杆菌门（Bacteroidetes）存在显著差异（$P<0.05$）。在属水平，共有 26 个属存在显著差异，其中 5 个为需氧菌，12 个为厌氧菌。乳酸杆菌作为主要优势菌，是唯一降低的差异菌属。乳酸杆菌减少在 RIF 发病机制中发挥一定作用。因此，菌群失衡可能与 ART 不良妊娠结局相关。目前各项研究的样本量均较小，大规模的多中心临床研究联合宏基因组分析可能更有利于进一步解析生殖道菌群在不孕症患者及 ART 妊娠结局中的作用。

（三）其他部位菌群与女性生殖健康

1. 女性口腔菌群概述

（1）女性健康口腔微生物组的组成

1）口腔微生物的整体组成：口腔是体内第二大多样化的微生物群落，口腔菌群建立于人类出生

后的数分钟内,拥有超过700种细菌,此外超小型细菌、真菌和噬菌体病毒在人类口腔微生物群的生态中发挥着重要作用。新生儿口腔微生物群与产道或母体口腔微生物群无显著相关性,但与胎盘中的微生物有明显的相关性。这些结果表明,新生儿口腔微生物群可能在分娩期就已经定植于口腔中。在健康的中国成年人口腔中,口腔细菌菌群以变形菌门(47.9%)、厚壁菌门(24.6%)、拟杆菌门(16.2%)、放线菌门(4.8%)和梭杆菌门(4.2%)为主。排名靠前的细菌属包括奈瑟球菌属(20.8%)、链球菌属(17.4%)、嗜血杆菌属(15.6%)、卟啉单胞菌属(5.5%)和普氏菌(4.2%),口腔真菌菌群由子囊菌门(75.5%)和担子菌门(24.5%)组成。以念珠菌属最多(34.3%)。

2)口腔微生物的时空差异:研究表明口腔是一个高度异质的生态系统,包含具有显著不同微生物群落的不同生态位。更重要的是,系统发育微生物结构随着年龄的增长而变化。口腔为微生物定植提供了几个不同的栖息地如牙齿、牙龈沟、附着牙龈、舌头、脸颊、嘴唇以及硬腭和软腭,这些口腔栖息地形成了一个高度异质的生态系统,并支持显著不同的微生物群落的生长。

(2)口腔微生物之间的相互关系

1)口腔微生物的共聚集与生物膜的形成:生物膜是附着在表面并嵌入细胞外聚合物基质的结构化微生物群落,口腔具有不同的微环境,这些微环境被口腔微生物定植,形成不同的生物膜。研究发现微生物群落和共生体相互作用的局部微环境具有重要作用,机会性口腔病原体不仅与人类宿主和常驻微生物群密切相关,还与不断变化的饮食密切相关,以增强生物膜的毒力潜力。虽然口腔微生物群及其功能应作为一个整体来看待,但提供空间、物理和化学环境的基质同样重要且在多微生物群落中,产生基质的病原体可以被认为是"生物膜环境调节剂",有助于在生物和非生物表面建立病理栖息地。

2)口腔菌群中的微生物复合体:口腔微生物群落的社会互动始于早期的定植菌,它们可以迅速附着在牙齿表面,然后与其他微生物黏附。在此过程中,各种物种在物理和代谢上相互作用以形成微生物复合体。菌群间相互作用既可以是对抗的,也可以是合作的,可以根据宿主动态变化。唾液和牙齿生物膜中的微生物多样性在个体之间存在很大差异,相对于其丰度而言对生态系统具有不成比例的,巨大影响的物种被定义为口腔中的关键物种,这些口腔菌群具有代谢可塑性和定植多个口腔表面、适度的生物膜酸化、产生过氧化氢和分泌抗菌化合物的能力,因此它们被认为是口腔稳态的关键参与者,如韦荣氏菌属,因为它们能够从硝酸盐中产生亚硝酸盐并将乳酸转化为较弱的酸,从而预防口腔疾病。

(3)口腔微生物与宿主之间的相互关系

1)宿主对口腔微生物的影响:宿主的生活方式、饮食、种族、年龄、性别均会影响口腔微生物的组成,不同的因素塑造了健康成人的口腔细菌和真菌微生物群落。研究发现口腔菌群与全身健康并不完全平行,种族和社会经济地位对口腔菌群差异的影响大于饮食差异与口腔健康行为。另有研究发现性别和年龄与健康口腔细菌微生物组的α-多样性相关,但与真菌微生物组的α-多样性无关。年龄也是影响口腔细菌微生物群β-多样性的主要因素;然而年龄对口腔真菌微生物组的影响很小。且在控制年龄和性别后,细菌菌群结构受婚姻状况、近期口腔状况和口腔卫生相关因素的影响最大,而真菌菌群结构受教育程度、水果和蔬菜以及牙龈出血的影响最大。此外激素水平也会影响唾液中的某些细菌门水平,如拟杆菌门、酸杆菌门和变形杆菌门,与雌二醇呈正相关,研究发现唾液氧化应激水平可用作女性因绝经状态而增加的全身和牙周炎症反应的指标,最新研究表明,口腔微生物群落组成表现出内源性昼夜节律,即使是相对短期的实验性昼夜节律失调也会显著影响微生物群落组成和参与代谢和免疫功能的功能通路。

2)口腔微生物对宿主的影响:越来越多的研究表明,宿主-微生物相互作用网络是相互协调的,影响着人类健康和疾病。口腔黏膜主要由抗原呈递细胞(antigen presenting cell,APC)和中性粒细胞形成先天免疫细胞网络。黏膜免疫系统和微生物群之间的串扰促进体内平衡机制和健康。由于环境压力(如组织损伤)或由产生毒素的病原体

(生态失调)引起的压力,宿主和微生物群之间的信号传导发生改变,导致一连串效应,不仅可以导致龋齿、牙周病等口腔局部问题,亦可通过局部的细菌、细菌代谢产物、毒素或炎症因子等入血引起系统性全身性疾病。

(4)口腔菌群失调与疾病的关系:进化微生物组研究显示现代人类中观察到的微生物多样性显著减少,现代人类微生物多样性的丧失被认为是生活方式改变的结果。这种多样性的减少被认为是生态失调的部分原因,生态失调可以影响细菌群落和或免疫细胞的过程,导致微生物组成和代谢差异,这可以促进健康或疾病,但生态失调一词并不一定意味着疾病。在现代世界的人类微生物群中,生态失调通常与各种局部疾病包括龋齿和牙周病,并与口腔癌、喉癌、肺腺癌局部肿瘤等有关。与全身性疾病如 2 型糖尿病、心血管疾病、癌症等有关,与阿尔茨海默病和抑郁症等精神疾病有关。然而,支持任何直接作用的分子机制全身性疾病中的口腔微生物群尚未确定。

2. 口腔菌群与女性生殖健康

(1)口腔菌群与 PCOS

1)PCOS 患者口腔菌群的改变:多囊卵巢综合征(PCOS)是一种常见的病因不明的女性内分泌疾病,其特点是雄激素过多、少 / 闭经和多囊卵巢形态。研究发现 PCOS 患者唾液中放线菌的相对丰度降低,口腔菌群 α- 多样性、β- 多样性或分类组成与血清睾酮水平、寡 / 闭经、超重、胰岛素抵抗、炎症标志物、年龄或饮食无关,这表明大多数受试者之间唾液微生物组谱中的差异仍有待解释。对 PCOS 患者和健康对照者的唾液样本进行动态采样菌群测序,发现在每个时间点,PCOS 组的样本都与对照组的口腔菌群在菌群分类和代谢途径有显著差异,PCOS 患者的一些唾液细菌的昼夜节律被打乱,可能导致 PCOS 患者代谢紊乱。

2)口腔疾病与 PCOS 临床表现相关性研究:研究发现患有 PCOS 的非肥胖女性牙周病(periodontal diseas,PD)患病率更高,新诊断 PCOS 的女性患牙周炎的患病率和可能性可能增加,其牙周炎症和破裂的测量值高于接受 PCOS 药物治疗的女性和全身健康女性。此外,牙周破坏可能

取决于全身炎症。未治疗 PCOS 的早期育龄患者的 PCOS 临床表型与牙周状态之间的关系,发现所有表型亚组的 PD 评分均较高,表明 PCOS 的表型分组均与 PD 有密切相关性。回顾文献来看,PD 和 PCOS 之间似乎存在正相关关系;然而,在这方面还需要进一步设计对照临床试验和纵向前瞻性研究。

3)口腔菌群参与 PCOS 的相关机制:研究表明唾液和血清中 MMP-8 水平的升高在患有 PCOS 的女性中更为明显,并且在存在牙龈炎症时增强。由局部和全身炎症引发的 MMP/TIMP 系统的改变可能与 PCOS 的发病机制或其临床表现的恶化有关。慢性牙周炎导致血清和唾液 8- 羟基 -2- 脱氧鸟苷(8-OHdG)和丙二醛(MDA)的增加,血清总抗氧化水平降低,氧化应激增加。这种效应在血清水平上比在唾液水平上更为显著。与牙周健康的 PCOS 女性相比,患有 PCOS 和牙龈炎的女性的血清 MMP-9 和 MPO 水平更高。表明口腔菌群失调导致的慢性感染与活性氧、髓过氧化物酶(myeloperoxidase,MPO)、氧化应激、炎性细胞因子、超敏 C 反应蛋白(hsCRP)、黏附分子水平升高有关,这些促炎细胞因子的慢性刺激和分泌有助于胰岛素抵抗。此 PCOS 可能通过各种病理生理联系,即低度全身炎症、氧化应激、IR、高级糖基化终产物和全身激素水平加剧口腔菌群引起的牙周疾病。这些研究表明 PCOS 与口腔菌群失调之间存在双向关系。

(2)口腔菌群与妊娠

1)妊娠期口腔微生物的变化:妊娠期女性的生理机能会发生变化,激素分泌水平发生改变,口腔局部微环境也会发生相应变化。妊娠后期,血液中免疫球蛋白 IgG 含量降低,可导致口腔组织对疾病的抵抗力降低,口腔病原体定植增加,此外饮食结构改变、进食增多,以及孕吐反酸均对口腔菌群造成影响。研究表明,孕前与孕晚期女性口腔菌群结构存在差异,孕晚期口腔致病菌及机会致病菌显著增加。妊娠期间口腔菌群保持相对稳定,而怀孕与口腔微生物的不同组成或丰度有关。早产妇女龈下菌斑中的牙龈卟啉单胞菌较多。而另有研究发现妊娠晚期口腔菌群的 Ace 和系统发育多样

性(PD)指数显著低于孕前。妊娠晚期的致病性分类普雷沃菌和极小阿托波氏菌显著高于孕前。口腔卫生习惯总体较好的女性在孕前表现出较低的菌群丰富性和多样性，且孕前和怀孕期间病原体的丰度有所减少。GDM 孕妇口腔菌群显示较低的α- 多样性，月形单胞菌属和双歧杆菌属增加，梭杆菌门和纤毛菌属减少，患有甲状腺功能减退症的孕妇虽然口腔菌群的多样性和丰度与甲状腺功能正常孕妇相比没有显著差异，但甲状腺功能减退组和对照组之间的口腔菌群结构存在显著差异，这表明妊娠期间口腔菌群似乎受到全身条件的影响。

2）口腔菌群失调与不良妊娠结局之间的关系：不良妊娠结局(adverse pregnancy outcomes，APOS)包括早产(preterm birth，PTB)、低出生体重(low birth weight，LBW) 和早产儿低出生体重(pretermlow birth weight，PLBW)，研究 APOS 发现其与口腔微生物组的变化有关。Meta 分析发现，牙周病的妇女患 PTB 和 LBW 的风险增加。在早产患者的胎盘中也发现了口腔病原体，如牙龈卟啉单胞菌及其内毒素，且牙龈卟啉单胞菌的能力破坏妊娠早期子宫螺旋动脉的生理重塑过程。有关牙周病不良妊娠结局的相关性研究较多，虽然其具体机制并不十分清楚，但多数学者认为与口腔微生物损伤和炎症反应有关。在怀孕期间，激素的变化会增加牙龈组织中的血管通透性，牙周微生物和微生物产物以及局部产生的炎症介质进入体循环和胎盘中，激活各种急性期蛋白的释放。促炎介质(急性期蛋白和细胞因子)增加氧化应激，激活母体和胎儿组织中的 Toll 样受体(TLR)，增加子宫内的炎症负担，从而与先兆子痫、早产、自然流产、妊娠糖尿病、胎儿生长受限等不良妊娠结局有关。迄今为止的研究结果表明，口腔菌群失调与不良妊娠结局之间存在着因果关系。尽管还需要更多的研究来阐明其具体机制，但对于孕妇的口腔卫生以及牙周病的防治仍是非常有必要的。

3. 胎盘菌群概述

(1)胎盘菌群的发现与争议

1）胎盘微生态的发现：长期以来人们一直认为胎盘是无菌的，Aagaard 等人使用独立于培养的全基因组鸟枪技术对从人类胎盘(早产和足月)分离的基因组 DNA 鉴定了人类胎盘中低丰度但代谢丰富的微生物，发现胎盘上蕴藏着一个独特的微生物群由厚壁菌门、细线菌门、变形菌门、拟杆菌门和梭杆菌门的非致病性共生微生物群组成。且胎盘微生物组谱与人类口腔微生物组最相似。研究发现胎盘中的微生物种群在个体间相似且高度一致的低丰度和低多样性，肠杆菌属和埃希氏菌属 /志贺氏菌属是胎盘中最主要的变形杆菌属。并且在胎盘中也检测到了包括葡萄球菌和丙酸杆菌在内的活微生物。然而也有观点认为人类胎盘没有微生物组。故目前有关胎盘微生物组是否存在，尚需进一步研究。

2）胎盘菌群的来源：目前认为胎盘微生物可能来源于孕妇口腔、产道及肠道。Hu 等对胎盘微生物来源追踪分析表明，与肠道或阴道来源相比，胎盘微生物主要为口腔来源。但口腔细菌如何进入胎盘尚不清楚，推测口腔微生物可先进入孕妇血液中，再迁徙至胎盘"定居"，其相关机制皆有待于专家们进一步探索。此外产道微生物上移是胎盘获得菌群的重要方式之一。有学者发现妊娠期间产道微生物移位频率会出现明显上移的趋势，并通过上皮间隙进入血液当中，随血液循环到达胎盘组织，并发现乳杆菌含量与孕龄呈正相关。此外孕妇在妊娠期间可通过某种机制将自身携带微生物传递至胎儿体内。以上可见，口腔、产道、肠道微生物都对胎盘的微生物播种有贡献，胎盘微生物群落并非只有一种独特的定植源。

3）胎盘菌群的影响因素：①妊娠期肥胖：孕产妇肥胖或妊娠期体重过度增加可能会胎盘微生物群。在怀孕期间，母体肥胖会进一步改变或放大在肠道微生物群中观察到的变化。这些变化已被证明会影响后代的发育环境。尚不清楚胎盘是否会出现同样的现象。有研究发现，孕前肥胖和妊娠期体重增加与胎盘微生物群的门水平差异无关。然而，在早产的女性中，胎盘微生物群因妊娠期体重过度增加而显著改变，厚壁菌门、放线菌门的丰度增加，变形杆菌门的丰度降低。这些结果表明，早产胎盘微生物群的异常可能与早产有关。此外，宏基因组分析表明，早产和妊娠期体重增加过多的妇女的胎盘微生物群中编码叶酸生物合成、丁酸代谢的基因表达较低,而铁载体生物合成的表达增加。其因果关系还有待进一步证实。②妊娠期糖尿病:随着生活水平的提高,人群中肥胖和 2 型糖尿病的发病率越来越高,且 GDM 的发病率也日益增高。通过对比 GDM 和非 GDM 孕妇的胎盘微生物结构的差异,GDM 妊娠女性与非 GDM 妊娠女性胎盘的细菌分类学组成存在显著差异。GDM 妇女属假单胞菌目和不动杆菌属的细菌相对丰度较低。GDM 女性的假单胞菌目和不动杆菌属丰度下降。不动杆菌丰度降低与血液嗜酸性粒细胞计数降低和包括 IL-10 在内的许多抗炎基因的胎盘表达降低有关。③益生菌及抗生素:益生菌和抗生素可能会改变胎盘微生物群的组成。口服益生菌补充剂可以调节胎盘和胎儿肠道中 TRL 相关基因的表达,此外已在人胎盘中检测到属于双歧杆菌和乳酸杆菌的益生菌菌株。在怀孕或分娩期间给孕妇服用益生元 / 益生菌可能有助于恢复或改善失调的母体微生物组。但益生菌补充剂如何影响胎盘微生物群尚不清楚。

许多孕妇在怀孕期间或分娩时会接触抗生素。虽然抗生素摄入与胎盘微生物群之间的因果关系尚未确定,但抗生素会导致肠道菌群发生显著变化。迄今为止最大的胎盘微生物群研究仍无法阐明胎盘微生物群是否受到远程产前感染或抗生素治疗的影响。研究发现分娩时的抗生素治疗塑造了新生儿最初的口腔微生物组。值得注意的是,至少有 11 种广谱抗生素穿过胎盘到达胎儿。这可能会改变最初的胎儿 - 微生物相互作用,也可能会影响婴儿微生物组的发育。

4. 胎盘菌群与生殖健康

(1)胎盘菌群对孕妇的影响

1)免疫系统:哺乳动物妊娠是多种机制联合的一种免疫耐受状态,其中最重要的一个机制就是,由绒毛外滋养细胞(extra villous trophoblast, EVT)分泌主要组织相容性复杂分子 - 人类白细胞抗原 G(human leucocyte antigen-G,HLA-G),它是机体内重要的免疫耐受因子。在正常生理情况下,HLA-G 的表达主要分布于母胎界面的绒毛外细胞滋养层上,使 EVT 能侵袭至蜕膜并与母体蜕膜内的各类细胞接触。相关研究表明 HLA-G 在妊娠期间的免疫调节中处于核心位置。有研究表明,胎盘微生物主要存在于 HLA-G 阳性的绒毛外滋养细胞,尤其是定植在基板上。绒毛外滋养细胞来源于胎儿并侵袭母体基板,因此促进母体性蜕膜细胞与免疫细胞的结合。这可能部分解释了怀孕期间对胎盘和羊水中存在的微生物没有炎症反应。成功受孕在很大程度上取决于对同种异体胎儿以及微生物和其他刺激物的最佳免疫反应。而免疫耐受状态中断会通过细胞免疫或体液免疫导致母体抗胎儿排斥、胎盘损伤和妊娠并发症。

2)不良妊娠结局:①早产:比较早产与足月分娩的胎盘微生物,发现伯克氏菌、链孢囊菌和厌氧黏细菌在早产胎盘中丰度较高,而类芽孢杆菌在足月生产的胎盘中较多。CpG 甲基化模式因胎盘中微生物的存在而不同。这些差异可能与早产等不良妊娠结局和远期疾病的变化有关。且与甲基化差异基因与免疫和炎症反应有关,尤其是 NF-κB 通路。最新有关基因组测序和元基因组分析的研究结果表明,母体微生物群位于各种利基部位,包括口腔、阴道、肠道、宫颈,甚至胎盘本身,在一定程度上影响着妊娠结局。也有文献报道显示,早产儿与足月儿胎盘内,微生物群落数量与种类均具有显著差异,胎盘上微生物的数量或各种细菌种类比例的变化,都可能会导致炎症、感染、肺结核、早产等的级联反应。此外,也有研究显示,早产孕妇胎盘中 HLA-G 水平明显高于正常足月分娩孕妇,由此可在一定程度上说明母体胎盘微生物群落与早产的发生存在一定程度的相关性。②子痫前期:子痫前期(pre-eclampsia,PE)是全球孕产妇死亡的第二大原因,以严重高血压和多器官损害为特征的一项研究 PE 孕妇和血压正常孕妇的胎盘组织进行筛查发现,PE 孕妇胎盘样本中可鉴定出各种共生和致病细菌(李斯特菌、沙门菌和大肠杆菌)胎盘中细菌阳性的孕妇有更高水平的白细胞和更高比例的中性粒细胞。研究证实了子痫前期胎盘组织中确实存在细菌,并且肯定了胎盘中的微生物对于子痫前期发生的作用。胎盘中的细菌和病毒丰度可能有限地参与了 PE 的发病机制。③流产、胎膜早破:胎膜早破(premature rupture of membrane, PROM)指胎膜破裂发生于产程正式开始前,发生率为6%~16%,其中足月PROM占妊娠总数10%,未足月PROM占妊娠总数2.0%~3.5%,是造成孕产妇感染、难产及新生儿感染的高危因素。感染导致胎膜早破最主要的一个原因,也是自发性早产的重要原因,研究表明胎盘微生物组中53个变异与早产风险有关。胎盘微生物群对母胎所产生的效应可能引起多种妊娠合并症的发生,包括子痫前期、胎盘早剥、妊娠期糖尿病、妊娠合并肥胖、胎膜早破等,这些都可能引起相应的不良妊娠结局。相互作用尚需要进一步研究。胎盘微生物群对不良妊娠结局的影响是人类微生物群研究的一个重要新兴领域。

(2)胎盘菌群对子代的影响:对胎儿器官的微生物进行了分析研究发现胎儿胎盘、肠道、皮肤和肺中有含量低但一致的微生物存在。并在胎儿组织中鉴定了几种活细菌菌株,包括葡萄球菌和乳酸杆菌,它们在体外诱导激活胎儿肠系膜淋巴结中的记忆T细胞。怀孕期间母体肠道微生物群易位到母胎界面。这些微生物通过包括表观遗传变化、短链脂肪酸的释放和细胞因子环境的改变等各种机制影响胎儿免疫力的发展从而与子代的过敏和哮喘、1型糖尿病、炎症性肠病等免疫相关性疾病有关。

二、菌群与男性生殖健康

(一)肠道菌群与男性不育

1. 男性不育概述 世界卫生组织(World Health Organization,WHO)规定,育龄期夫妇同居1年以上,有规律性生活且未采取任何避孕措施,由男方因素造成女方不孕者,称为男性不育。

全球约8%~12%的育龄夫妇受到不育症影响,其中男方因素所致的不育约占总体病例的50%。全球流行病学研究提示,1950—2017年,全球生育率持续降低,活产率由4.7%跌至2.4%。与在1973—2011年间观察到的精子浓度下降的趋势相符合,而精子总数是精子质量评估中的重要指标之一,能在一定程度上反映男性的生育能力。临床上根据生育能力将男性不育分为2类,绝对不育:完全没有生育力(无精子),相对不育:生育力低于怀孕所需临界值(精子数量少或精子活力低等)。

男性不育的病因复杂,2022年中国男性不育诊疗指南根据疾病或其他因素干扰生殖环节的不同,将男性不育的影响因素按解剖部位分为睾丸前性、睾丸性和睾丸后性3类(表6-3)。

表6-3 男性不育按解剖部位的病因分类

睾丸前性	睾丸性	睾丸后性
下丘脑病变	先天性异常	勃起功能障碍
垂体病变	感染性病变	射精功能障碍
外源性/内源性激素异常	全身性疾病	精子运输障碍
	医源性因素	附性腺疾病
	血管因素	免疫性
	免疫性	附睾疾病
	特发性不育	精子活力或功能障碍

遗传与环境等多种因素均被证实能够影响男性生育健康。基因或染色体异常可导致生殖器官发育异常,如无睾症、隐睾、先天性双侧输精管缺如等,与精子发生或活力异常,如无精症、原发性纤毛不动综合征(immobile cilia syndrome,ICS)。而环境内分泌干扰物(environmental endocrine disruptor,EED)、辐射、空气污染物、异常温湿度等都可能损伤生殖器官影响男性生育力。此外,年龄、心理、生活习惯(熬夜、久坐、吸烟、饮酒)、肥胖、感染、血管病变等因素也是影响男性生育力的重要危险因素。值得注意的是,临床上仍有相当比例的男性不育患者出现无法根据已知病因解释的精液指标异常,肠道菌群与生殖泌尿道菌群的失衡可能是导致异常检验结果的潜在因素。越来越多的证据表明,即使是精子参数正常的男性也可能存在潜在的分子异常,如精子DNA碎片化(sperm DNA fragmentation,SDF)和精液活性氧类物质(reactive oxygen specie,ROS)水平升高,而这会导致不良的妊娠结局。

2. 肠道菌群与精子健康

(1)精子质量与男性不育:精子质量是评估男性生育能力的重要指标,WHO自1998年出版的《人类精液检查与处理实验室手册》规范了精液样本采集与检测分析的方法,通过精子的总数、密度、活力、形态、存活率和精液量等参数综合评估男性生育能力,并建议将手册中提供数据的第 5 百分位定为正常精子相关参数的参考值下限。研究提示高于 WHO 参考值的精子总数、精子浓度和前进运动精子百分率(即精子活力)与高受孕率密切相关(表 6-4)。

表 6-4 正常精子相关参数的参考值下限

精液量 /ml	精液浓度 / 10^6ml/总精子数(10^6/ 次)	精子总 / 前向性运动率 /%	正常形态率 /%
1.4	16/39	42/30	4

然而,有临床研究对比 1 957 名男性不育症患者与 103 名可生育同年龄段男性精液分析结果后发现,有 12% 的不育男性精子参数正常,且仅有 41% 的可育男性精子参数正常。基于 WHO 参考标准的精液分析作为评估男性生育能力的检测方法,能在一定程度上反映精子的质量与健康状态,但单纯的精液分析对不育男性的区分度有限。

近年来,精子生化和相关分子功能的评估受到广泛关注,与标准精液参数相比,精液生物标志物的检测被认为能更深入地反映精子质量,从而预测男性生育潜力。相关检测包括精液活性氧类物质检测和精子 DNA 碎片化指数的测定等。

氧化应激是指体内氧化与抗氧化作用失衡的一种状态,能直接影响精子质量。精子有着独特的染色质构造。正常的精子中,DNA 与鱼精蛋白结合形成紧密的环形结构可以保护精子 DNA 免受大多数自由基介导的损伤。此外,精浆内含有高浓度的抗氧化剂,可以清除自由基,从而最大限度地减少氧化应激所介导的对精子 DNA 的影响。而过量的精液 ROS 会导致氧化应激,损伤精子质膜与 DNA,导致精子 DNA 损伤累积或双链断裂,SDF 水平升高。高水平的氧化应激与异常的 SDF 有关,氧化应激是导致 SDF 升高的主要病理生理机制之一。此外,氧化应激还与精子活力受损、精子计数和精子形态异常有关。ROS 和抗氧化剂之间的平衡是维持正常精子功能的必要条件。异常的精液 ROS 产生与 SDF 的危险因素相似,包括男性生殖道感染、吸烟、压力和精索静脉曲张。

(2)肠道菌群影响精子发生:成年男性肠道菌群的分布与女性存在组成与丰度上的差异,其分化始于青春期,与男女性激素水平的不同存在关联。近年来研究发现,肠道微生物会影响男性的生育能力,肠道菌群失调存在生殖毒性,2 种革兰氏阴性菌——拟杆菌属和普雷沃菌属可能与此密切相关。动物实验与男性不育患者的肠道微生物组分析发现肠道内拟杆菌属和普雷沃菌属丰度增高与生精障碍存在关联。

肠道菌群失调能够直接损害精子发生,而精子的发生受到多重调控。下丘脑的神经核团中散布着 kiss1/kisspeptin 神经元,kisspeptin 介导 GnRH 的合成与分泌。GnRH 刺激垂体分泌 LH 和 FSH。FSH 通过 cAMP 与钙离子激活 ERK1/2 通路,调节睾丸支持细胞增殖,促进曲细精管的成熟,调控精子生成。LH 促进睾丸间质细胞合成睾酮,维持正常生精过程必要的局部高浓度雄激素水平。睾酮通过负反馈调节 FSH 与 LH 的分泌。精子发生还受到相关基因表达的调控,如睾酮合成必需的 17a- 羟化酶(P450C17),减数分裂后 DNA 双链修复关键蛋白质编码基因 *Ggnbp2* 等(图 6-4)。

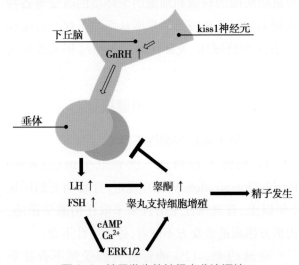

图 6-4　精子发生的神经内分泌调控

肠道菌群失调引发的循环内毒素水平的改变是损害精子生成的潜在机制。肠道内拟杆菌属和普雷沃菌属丰度的上升与循环内毒素的增高有显著关联。内毒素通过循环到达睾丸与附睾,刺激促炎性细胞因子的表达,引发组织的炎症反应。而炎症细胞因子激活黄嘌呤氧化酶系统,导致局部氧化应激和高水平的 ROS,进而损伤间质细胞,影响间质细胞的类固醇激素合成功能,使间质细胞无法维持正常生精过程必要的局部高浓度睾酮水平。睾酮信号的中断会破坏血-睾屏障（blood-testis barrier，BTB）完整性，导致支持细胞与未成熟的生精细胞过早分离，从而阻断精子的成熟。内毒素水平的升高还会影响 *P450C17*、*Ggnbp2* 等生精相关基因的表达。

有学者发现，正常小鼠粪便移植可以改善雷公藤内酯诱导的小鼠的睾丸功能障碍，增加与精子发生相关的基因表达，修复生精功能。外源性补充板栗多糖可以通过调节白消安诱导的不育雄性小鼠中肠道菌群的平衡与肠道结构缓解生精障碍。这些发现为通过调节肠道菌群平衡治疗男性不育症提供研究思路和理论依据。

（3）肠道菌群影响精子活力：精子活力（sperm motility）是指精液中呈前进运动的精子所占的百分率，是评估和预测男性生育能力的重要指标之一。男性不育患者的微生物组分析发现拟杆菌属和普雷沃菌属的相对丰度与精子活力呈负相关，这一关联在普雷沃菌最为显著。

肠道菌群失调引发的循环内毒素水平上升可能导致固有免疫系统的激活与慢性炎症状态，从而导致内皮细胞与血-睾屏障受损，影响精子的存活与功能。此外，活化的巨噬细胞和树突状细胞甚至可能攻击正常精子，导致精子死亡或前进运动能力受损。

肠道菌群失调还会导致精子获能过程中调节钙离子通道的关键基因 *Crisp2* 和线粒体膜呼吸链 NADH 脱氢酶（复合体 I）的核心亚基编码基因 *MT-ND1*、*MT-ND2*、*MT-ND4* 与 *MT-ND5* 的表达下降，从而降低精子活力。

3. 肠道菌群与勃起功能障碍

（1）勃起功能障碍与男性不育概述：勃起功能障碍（erectile dysfunction，ED），也被称为"阳痿"，指无法达到或维持勃起以满足性行为需要的一种男性性功能障碍。勃起的形成与消退是血流流入与流出阴茎过程中发生的动力学变化的呈现。动脉血流量与流速、静脉血流出阻力影响阴茎勃起。阴茎海绵体内小动脉及血管窦平滑肌的舒张主要受到内皮和副交感神经末梢释放的一氧化氮（nitric oxide，NO）调控，其收缩则受到磷酸二酯酶（phosphodiesterase，PDE）、肾上腺素、去甲肾上腺素、前列腺素等因子调控。

ED 好发于中年男性，大于 40 岁的男性中约有 50% 存在勃起功能障碍，育龄期男性患病率约为 12%~19%，其患病率随着年龄的增长而增加。其他类型的男性性功能障碍包括性欲障碍和射精障碍等。据报道，不育男性的 ED 患病率显著高于正常男性，且 ED 与精液质量异常显著相关，ED 与男性不育存在一定关联。

ED 的病因涉及心血管、神经内分泌和心理等多方面因素。多项横断面和纵向研究的结果提示 ED 的发展与糖尿病、高血压、高脂血症、代谢综合征、抑郁症和下尿路症状相关。ED 与罹患心血管疾病风险增加显著相关。

（2）肠道菌群影响 ED 发展：ED 患者和正常男性的肠道菌群内主要菌属的组成与相对丰度相近。一项针对日本社区男性的横断面研究发现，通过国际勃起功能指数（International Index of Erectile Function-5，IIEF-5）的评分划分出的低 IIEF-5 组（IIEF-5≤16）与高 IIEF-5 组（IIEF-5＞16）中，部分肠道菌群的相对丰度存在差异。厚壁菌门的梭状芽孢杆菌属 XVIII（Clostoridium XVIII）与拟杆菌门的另支菌属（Alistipes）的相对丰度在两组间有显著差异。芽孢杆菌属 XVIII 与 IIEF-5 评分呈负相关而另支菌属呈正相关。

据报道，芽孢杆菌属 XVIII 在肠易激综合征（irritable bowel syndrome，IBS）患者肠道中增加，而患有 IBS 的男性罹患 ED 的概率较正常男性高 2.12~2.38 倍。提示芽孢杆菌属 XVIII 可能对排便与勃起功能、男性健康产生负面影响。

另支菌属水平分别在肥胖与重度抑郁症患者的粪便中升高，而肥胖与抑郁均为 ED 的独立危险因素。另支菌属可以产生细菌磺脂类（bacterial sulfonolipid，SL）代谢物。SL 能抑制肿瘤坏死因子 α（tumor necrosis factor α，TNFα）的作用，是血管性血友病因子（von willebrand factor，vWF）受体抑制剂。TNFα 与 vWF 与炎症和血管内皮功能障碍相关，这些因子水平的升高可加重 ED 症状，危害男性生殖健康。

此外，肠道菌群失调可造成血清内毒素，氧化三甲胺（trimethylamine-N-oxide，TMAO）和炎症因子水平上升，通过诱导血管内皮细胞炎症反应损伤海绵体内皮细胞和平滑肌细胞，从而导致 ED 的发生与发展。

4. 肠道菌群与其他男性不育因素

（1）肠道菌群与精神压力：肠道微生物群的变化与大脑的功能的改变存在关联，微生物群与大脑间的通信能调节机体的抗压能力与对精神类疾病（如抑郁症和焦虑症）的易感性。经历社会冲突时倾向于投降、缺乏自信的脆弱大鼠肠道内微生物群在数次冲突后产生变化，厚壁菌门/拟杆菌门（F/B）与杆菌/梭菌（B/C）比值增加，而接受脆弱大鼠粪便移植的大鼠在面对压力时表现出更高的抑郁样行为。而移植了抑郁症患者体内微生物群的无菌（GF）小鼠也出现了抑郁样行为的增加。

精神压力与男性不育有关。动物实验表明，应激大鼠睾丸组织内皮质醇水平升高，生殖细胞和间质细胞均出现凋亡，损伤睾丸功能。长期的精神压力诱导糖皮质激素水平上升，睾丸间质细胞和支持细胞中糖皮质激素受体上调，诱导细胞凋亡。其中，睾丸间质细胞是睾丸内糖皮质激素诱导凋亡的主要目标。肠道菌群的变化造成的抗压能力下降可能引起机体慢性应激，并通过诱导糖皮质激素水平上升，上调睾丸组织中糖皮质激素受体的方式损伤男性生育功能。

据报道，部分男性抑郁症患者肠道中，能表达降解睾酮的关键酶 3β- 羟基类固醇脱氢酶（3β-HSD）或其同工酶的细菌与抑郁发病存在联系。对大鼠进行表达 3β-HSD 的大肠杆菌灌胃后，大鼠血清和脑组织睾酮水平降低，并出现抑郁样行为。而睾酮水平与性欲、精子发生以及血 - 睾屏障的完整性密切相关，肠道中的睾酮降解菌在导致男性抑郁的同时也可能影响生殖健康。

（2）肠道菌群与营养：肠道微生物群的组成很大程度上取决于饮食，并可能由于饮食改变而发生显著变化。高脂饮食可能会增加属于厚壁菌门的软膜菌和梭状芽孢杆菌以及变形菌门的嗜胆菌和肠杆菌科的数量，并减少拟杆菌门菌和有益于调节肠道屏障，缓解内毒素血症的双歧杆菌、乳酸杆菌与嗜黏蛋白阿克曼菌的数量。饮食结构的变化也

会影响生殖健康。动物和人类研究的最新证据表明，高脂饮食会影响精子的分子和物理结构，从而导致生殖功能受损。

2020 年，丁宁团队的动物实验首次证实高脂饮食引起的小鼠肠道菌群失衡可对雄鼠生育能力产生影响。在高脂饮食的小鼠粪便中观察到拟杆菌门菌和疣微菌门菌减少，厚壁菌门菌和变形菌门菌增加。将高脂饮食小鼠的粪便移植到正常饮食小鼠中后，小鼠精液中精子数量与生精小管内生精细胞数量显著减少，精子活力下降。肠道定植菌群中拟杆菌属和普雷沃菌属的数量显著增加。循环内毒素水平的升高、炎症反应和睾丸内生殖相关基因表达紊乱可能是肠道菌群失衡影响精子健康的途径。

肠道菌群与男性生殖系统功能均与人体的氧化应激水平密切相关。氧化应激由 ROS 介导，ROS 和抗氧化剂之间的平衡是维持正常精子功能的必要条件。肠道菌群依赖性代谢产物 TMAO 可通过氧化应激影响男性生殖健康。抗氧化剂是一类能辅助机体捕获并中和自由基，从而降低自由基对人体损害的物质。口服抗氧化剂补充剂被认为可以调节肠道菌群的平衡，并通过减少氧化损伤来提高精子质量。

肠道菌群影响着微量元素的生物可及性和利用度。多种肠道益生菌对镁、钙、锌、硒等矿物质在机体内的代谢有积极的影响。双歧杆菌、乳酸杆菌益生菌等能合成 B 族维生素。而男性生育力下降与微量元素的缺乏密切相关。钙对于精子获能、顶体反应和精子趋化性运动至关重要；钠和钾与精子活力和获能有关；镁是精子发生和精子获能的必要元素；锌是人类精液中最重要的营养素之一，正常的精子功能需要足够的精浆锌浓度。矿物质的缺乏影响精子质量。维生素 A、维生素 E 的缺乏导致机体氧化应激水平增高，过量的 ROS 损伤精子质膜与 DNA，使 SDF 水平升高，危害精子健康。此外，缺乏维生素 A 还会影响生精小管上皮的功能，影响精子发生。纠正维生素 B_1、维生素 B_6、维生素 B_{12} 和叶酸不足可改善血管内皮状态，减轻 ED 症状。

（3）肠道菌群与内分泌代谢疾病：肠道菌群与

一系列内分泌代谢疾病存在密切联系,如肥胖、糖尿病、甲状腺功能异常、代谢综合征等。肠道菌群可通过分泌短链脂肪酸刺激胰岛 B 细胞分泌胰岛素,并刺激胃泌素(gastrin)和胃饥饿素(ghrelin)释放,导致食物摄入增加,以正反馈循环的方式促进肥胖和胰岛素抵抗。甲状腺功能的异常与肠道菌群中的条件致病菌增加,有益菌减少相关,而甲状腺功能减退或亢进均会对精子的发生产生不利影响。临床研究发现正常人群的粪便移植能够提高代谢综合征患者的胰岛素敏感性并降低 BMI。

内分泌代谢紊乱对男性生殖系统存在种种负面影响,包括性欲减退、精子数量和活力下降、精液 ROS 和 SDF 升高、生精障碍和 ED 等。据报道,肠道菌群水平的改变引起的高循环内毒素与促炎性细胞因子水平可抑制胰岛素信号转导,这些发生变化的肠道细菌有望在预测糖尿病诱导的睾丸损伤上发挥重要作用。

(二)精液菌群与男性不育

1. 精液菌群概述 随着微生物检验技术的进步,科学家在原本认为无菌的正常男性精液中检测出细菌,表明精液中同样存在特定的微生物群,包括需氧菌、兼性厌氧菌、严格厌氧菌以及许多被认为是机会致病菌的物种。

(1)组成与丰度:健康男性精液中含有 4 门细菌,包括放线菌(棒状杆菌)、拟杆菌(普氏菌)、厚壁菌(乳杆菌、链球菌、葡萄球菌、扁球菌科、细球菌)和变形菌(嗜血杆菌、伯克霍尔德菌)。

现阶段共发现三种类型的精液微生物群落,分别为普氏菌富集型(普氏菌相对丰度为 17%),乳酸杆菌富集型(乳酸杆菌相对丰度为 37%),以及平衡型。其中,普氏菌和乳酸杆菌是各自群落中的优势菌,而平衡型群落则显示出最高的丰富度和多样性。普氏菌富集型群落的细菌载量显著高于其他群落。

(2)精液菌群与其他菌群的联系:精液菌群的组成与睾丸菌群、前列腺菌群与尿道菌群等生殖道菌群存在关联。精液由精子和精浆混合组成,精子来源于睾丸而精液主要来源于前列腺、精囊腺等腺体。射精时,精液经尿道排出,精液菌群与尿道菌群在过程中发生交互。据报道,1/3 的精液微生物

来自尿道,睾丸精子样本中最丰富的细菌(普氏菌)在精液中同样存在。

精液菌群与人体最大且最为重要的微生物群 - 肠道菌群的关联目前尚无定论,尽管多项研究表明,肠道菌群的平衡与生殖泌尿道菌群的状态息息相关,且这些菌群可影响精液菌群。未来需要进一步的研究明确肠道菌群与精液菌群的关系。

2. 精液菌群与精子健康 精液菌群对精子健康的影响尚不明确。临床病例对照研究提示,不育男性与健康、可育的对照组男性之间的精液菌群总体组成与多样性没有显著差异,而具有不同程度精液异常的不育男性群体中,精液微生物群落的组成较正常对照组也没有明显变化。

尽管尚未发现精液菌群的总体组成和多样性与精子质量的关联,特定菌属的丰度差异可能影响精子健康。普氏菌属、葡萄球菌属和乳酸杆菌属与精子活力和形态缺陷有关。在精子形态正常的样本中,葡萄球菌和乳酸杆菌的相对丰度显著增高。据报道,精子接触乳酸杆菌有利于保持精子活力。部分革兰氏阳性菌(如乳酸杆菌、葡萄球菌、链球菌)在维持精液菌群的健康上存在一定的保护作用。普氏菌的丰度在精液指标出现异常的样本中增加,可能对精子质量有负面影响。此外,厌氧球菌也与精液质量呈负相关。少精子症和精子黏稠度过高则与假单胞菌和克雷伯菌呈正相关。精液中特定菌群的变化或可用于预测生殖细胞的健康。

(三)睾丸菌群与男性不育

1. 睾丸菌群概述 2018 年,Alfano 及其团队首次在无精症患者的睾丸组织中分离出了放线菌、拟杆菌、厚壁菌和变形菌这 4 门细菌。随后,又有学者在严格排除污染的不育症患者与生殖功能正常的睾丸组织中检测到细菌,改变了睾丸无菌的传统印象。

(1)组成与丰度:正常的男性睾丸内有少量细菌,以放线菌门、拟杆菌门、厚壁菌门和变形菌门为主,普氏菌是睾丸菌群中的优势菌。不育男性的睾丸菌群则主要由厚壁菌、放线菌、梭杆菌、拟杆菌这 4 门细菌组成。在特发性非梗阻性无精症(idiopathic non-obstructive azoospermia,iNOA)患者的睾丸组织中,菌群丰度因拟杆菌和变形菌数量

的低下而远低于正常男性,放线菌门是 iNOA 患者睾丸菌群中最主要的细菌类型。目前,由于合格的睾丸样本需要行侵入性检查,且易受污染,睾丸菌群组成与功能相关的研究及其可靠性受限于样本规模,有待更进一步的探索。

(2)睾丸菌群与肠道菌群的联系:睾丸和肠道含有相似的细菌种类,睾丸菌群可能与肠道菌群存在联系。据报道,在 iNOA 男性睾丸组织观察到的菌群改变与老年人肠道菌群的改变相似。

肠道内的致病菌及其代谢物可通过改变肠壁通透性,从血液循环进入睾丸的方式影响睾丸菌群的组成。肠道菌群及其代谢物的移位会损害血 - 睾屏障的功能并引发炎症反应。在高脂饮食诱导的肥胖斑马鱼模型中发现,肥胖引发肠道菌群失衡,导致肠道通透性改变,肠道致病菌及其代谢物穿透肠血管屏障,损伤血 - 睾屏障,移位至睾丸,诱导免疫反应,影响睾丸菌群的组成,降低菌群多样性。肠道和睾丸菌群都受到高脂肪饮食的负面影响。肠道菌群和睾丸菌群共同影响男性的生殖健康。

2. 睾丸菌群与精子健康 睾丸菌群的发现挑战了关于睾丸的传统认知,尽管数量不多,睾丸菌群仍在调节睾丸微环境,维持精子健康方面起到重要作用。睾丸菌群可能影响精子发育。睾丸菌群失衡可干扰维生素 A 和维生素 K 在睾丸内的信号传导,从而改变曲精小管基底膜的生化成分,导致生殖细胞发育不全,这也可能是 iNOA 发生的病理生理机制之一。

学者在斑马鱼模型中发现肥胖可通过扰乱肠道微生物平衡,令肠道致病菌及其代谢物移位至睾丸的方式影响睾丸菌群,改变睾丸菌群的组成,降低菌群多样性。肥胖斑马鱼睾丸菌群中变形菌门和厚壁菌门的丰度增加,放线菌门下降。乳酸杆菌的相对丰度增加,而双歧杆菌的丰富度降低。肥胖斑马鱼睾丸菌群失衡可导致 BTB 结构损伤和炎症反应,进而影响睾酮的分泌和精子质量。此外,睾丸内的微生物可能参与了睾丸 γδT 细胞在青春期时的扩增,在调节和塑造睾丸的免疫反应方面起着重要作用。

(杜艳芝)

———————— 参考文献 ————————

1. MILLER W L. The hypothalamic-pituitary-adrenal axis: a brief history. Horm Res Paediatr, 2018, 89 (4): 212-223.

2. DEMORROW S. Role of the hypothalamic-pituitary-adrenal axis in health and disease. Int J Mol Sci, 2018, 19 (4): 986.

3. RODOVALHO-CALLEGARI F V, RODRIGUES-SANTOS I, LUCION A B, et al. Acute stress anticipates and amplifies the luteinizing hormone pre-ovulatory surge in rats: role of noradrenergic neurons. Brain Res, 2022, 1781: 147805.

4. PHUMSATITPONG C, WAGENMAKER E R, MOENTER S M. Moenter, neuroendocrine interactions of the stress and reproductive axes. Front Neuroendocrinol, 2021, 63: 100928.

5. FLESERIU M, AUCHUS R, BANCOS I, et al. Consensus on diagnosis and management of Cushing's disease: a guideline update. Lancet Diabetes Endocrinol, 2021, 9 (12): 847-875.

6. 中国垂体腺瘤协作组. 中国库欣病诊治专家共识 (2015). 中华医学杂志, 2016, 96 (11): 835-840.

7. BAGHLAF H A, BADEGHIESH A M, SUARTHANA E, et al. The effect of Cushing's syndrome on pregnancy complication rates: analysis of more than 9 million deliveries. J Matern Fetal Neonatal Med, 2021, 35 (25): 6236-6242.

8. BENOTHMAN W, SAAD G, KACEM M, et al. Three successful pregnancies in a patient with recurrent Cushing's disease. Case Rep Endocrinol, 2021, 2021: 5517303.

9. KYRIAKOS G, FARMAKI P, VOUTYRITSA E, et al. Cushing's syndrome in pregnancy: a review of reported cases. Endokrynol Pol, 2021, 72 (1): 64-72.

10. MANOHARAN M, SINHA P, SIBTAIN S. Sibtain, adrenal disorders in pregnancy, labour and postpartum-an overview. J Obstet Gynaecol, 2020, 40 (6): 749-758.

11. SANGA V, SECCIA T M, ROSSI G P. A systematic review of pathophysiology and management of familial hyperaldosteronism type 1 in pregnancy. Endocrine, 2021, 74 (1): 5-10.

12. ARAUJO-CASTRO M. Treatment of primary hyperaldosteronism. Med Clin (Barc), 2020, 155 (7): 302-308.

13. CORSELLO S M, PARAGLIOLA R M. Evaluation and management of endocrine hypertension during pregnancy. Endocrinol Metab Clin North Am, 2019, 48 (4): 829-842.

14. HANNAH-SHMOUNI F, CHEN W, MERKE D P. Genetics of congenital adrenal hyperplasia. Endocrinol

Metab Clin North Am, 2017, 46 (2): 435-458.

15. EL-MAOUCHE D, ARLT W, MERKE D P. Congenital adrenal hyperplasia. Lancet, 2017, 390 (10108): 2194-2210.

16. ESTIENNE A, BONGRANI A, RAMÉ C, et al. Energy sensors and reproductive hypothalamo-pituitary ovarian axis (HPO) in female mammals: role of mTOR (mammalian target of rapamycin), AMPK (AMP-activated protein kinase) and SIRT1 (Sirtuin 1). Mol Cell Endocrinol, 2021, 521: 111113.

17. BAYONA A, MARTÍNEZ-VAELLO V, ZAMORA J, et al. Prevalence of PCOS and related hyperandrogenic traits in premenopausal women with type 1 diabetes: a systematic review and meta-analysis. Hum Reprod Update, 2022, 28 (4): 501-517.

18. MATTSSON K, NILSSON-CONDORI E, ELMERSTIG E, et al. Fertility outcomes in women with pre-existing type 2 diabetes-a prospective cohort study. Fertil Steril, 2021, 116 (2): 505-513.

19. WEI D, ZHANG B, SHI Y, et al. Effect of preconception impaired glucose tolerance on pregnancy outcomes in women with polycystic ovary syndrome. J Clin Endocrinol Metab, 2017, 102 (10): 3822-3829.

20. KRAMER C K, CAMPBELL S, RETNAKARAN R. Gestational diabetes and the risk of cardiovascular disease in women: a systematic review and meta-analysis. Diabetologia, 2019, 62 (6): 905-914.

21. NOGUEIRA AVELAR E SILVA R, YU Y, LIEW Z, et al. Associations of maternal diabetes during pregnancy with psychiatric disorders in offspring during the first 4 decades of life in a population-based danish birth cohort. JAMA Netw Open, 2021, 4 (10): e2128005.

22. MARESCH C C, STUTE D C, ALVES M G, et al. Diabetes-induced hyperglycemia impairs male reproductive function: a systematic review. Hum Reprod Update, 2018, 24 (1): 86-105.

23. AMERICAN DIABETES ASSOCIATION PROFESSIONAL PRACTICE COMMITTEE, AMERICAN DIABETES ASSOCIATION PROFESSIONAL PRACTICE COMMITTEE. 15. Management of diabetes in pregnancy: standards of medical care in diabetes-2022. Diabetes Care, 2022, 45 (Suppl 1): S232-S243.

24. ÇEKICI H, AKDEVELIOĞLU Y. The association between trans fatty acids, infertility and fetal life: a review. Hum Fertil (Camb), 2019, 22 (3): 154-163.

25. CHAVARRO J E, RICH-EDWARDS J W, ROSNER B A, et al. Dietary fatty acid intakes and the risk of ovulatory infertility. Am J Clin Nutr, 2007, 85 (1): 231-237.

26. MINHAS S, BETTOCCHI C, BOERI L. European association of urology guidelines on male sexual and reproductive health: 2021 update on male infertility. Eur Urol, 2021, 80 (5): 603-620.

27. GBD 2017 POPULATION AND FERTILITY COLLABORATORS. Population and fertility by age and sex for 195 countries and territories, 1950-2017: a systematic analysis for the Global Burden of Disease Study 2017. Lancet, 2018, 392 (10159): 1995-2051.

28. KEIHANI S, VERRILLI L E, ZHANG C, et al. Semen parameter thresholds and time-to-conception in subfertile couples: how high is high enough？. Hum Reprod, 2021, 36 (8): 2121-2133.

29. RASHKI GHALENO L, ALIZADEH A, DREVET J R, et al. Oxidation of sperm DNA and male infertility. Antioxidants (Basel), 2021, 10 (1): 97.

30. LUNDY S D, VIJ S C, REZK A H, et al. The microbiome of the infertile male. Curr Opin Urol, 2020, 30 (3): 355-362.

31. WANG Y, XIE Z. Exploring the role of gut microbiome in male reproduction. Andrology, 2022, 10 (3): 441-450.

32. DING N, ZHANG X, ZHANG X D. Impairment of spermatogenesis and sperm motility by the high-fat diet-induced dysbiosis of gut microbes. Gut, 2020, 69 (9): 1608-1619.

33. LIU J B, CHEN K, LI ZF, et al. Glyphosate-induced gut microbiota dysbiosis facilitates male reproductive toxicity in rats. Sci Total Environ, 2022, 805: 150368.

34. SUN Z Y, YU S, TIAN Y. Chestnut polysaccharides restore impaired spermatogenesis by adjusting gut microbiota and the intestinal structure. Food Funct, 2022, 13 (1): 425-436.

第七章
男性生殖内分泌

第一节　男性生殖系统的发育、结构和功能

男性生殖系统包括外生殖器和内生殖器。外生殖器包括阴茎和阴囊,内生殖器包括生殖腺(睾丸)、生殖管道(附睾、输精管、射精管和尿道)和附属腺(精囊腺、前列腺、尿道球腺)。

一、睾丸

睾丸是男性的主要性器官,呈椭圆形,表面光滑,分别悬垂于两侧阴囊内,左侧略低于右侧。成人的睾丸长约 4.3~5.1cm,宽 2.6~3.1cm,前后径 2~3cm,其正常体积约 10~25ml,我国成年男性的睾丸体积一般大于 12ml。临床通过超声或睾丸测量模型确定睾丸体积。

睾丸表面被覆脏层和壁层 2 层鞘膜,脏层鞘膜覆盖于睾丸表面,壁层鞘膜贴附于阴囊内侧壁。2 层鞘膜之间的腔隙为鞘膜腔,其内含少量液体,可以减少睾丸在阴囊内移动时的阻力。睾丸实质由致密白膜包围,其中睾丸门处白膜特别增厚。睾丸门处白膜分出许多纤维组织将睾丸分成 200~250 个小叶,每个睾丸小叶由 3~4 条迂曲的睾丸生精小管和间质细胞组成。生精小管占睾丸总容积的 60%~80%,人类睾丸含有 600~1 200 条生精小管,生精小管总长约 250m。近年我国广泛开展睾丸显微取精手术,显微镜下可挑选存在正常精子发生的饱满的生精小管。生精小管是精子发生(spermatogenesis)的主要场所,精子发生包括原始

生殖细胞(primordial germ cell,PGC)特化、精原干细胞(spermatogonia stem cell,SSC)自我更新与增殖分化、精母细胞减数分裂和精子变形。PGC 向原始 SSC 的转变最早可能发生于胎儿阶段。正常的精子发生依赖于功能完整的生精微环境,作为精子发生的"土壤",生精微环境是人体内最复杂的系统之一。其主要由生精小管内支持细胞(Sertoli cell,SC)、睾丸间质细胞(Leydig cell,LC)、血管周细胞、免疫细胞和内皮细胞等细胞以及参与调控精子发生的细胞因子、结构蛋白、酶和各类营养成分组成。生精小管相互汇集而成一条直精小管,各小叶的直精小管汇合构成睾丸网。睾丸网发出 10~15 条睾丸输出小管,穿过白膜进入附睾头。李鑫等超声检测人睾丸网厚度约(2.0±0.6)mm,并对鉴别梗阻性无精子症和非梗阻性无精子症具有应用价值(图 7-1)。

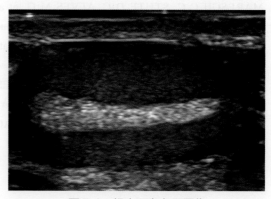

图 7-1　超声下睾丸网图像

生精小管分泌的液体为睾丸液,睾丸液渗透压与血浆渗透压相当,睾丸液内含有精子,浓度约 $1×10^8$/ml。睾丸液的蛋白质主要由白蛋白组

成,睾丸液中睾酮浓度明显高于其血清浓度(约 50 倍),钾离子浓度比静脉血高 3 倍,肌醇浓度为血浆中的 100 多倍。生精小管由生精细胞和支持细胞组成,其外被管周组织包绕。支持细胞位于生精小管的基底膜并延伸至管腔,细胞间的紧密连接形成血 - 睾屏障的基础,支持细胞在生精微环境中起核心作用。李铮团队依据单细胞转录组学分析与验证,睾丸支持细胞可分为 3 个阶段,即幼稚型、过渡型和成熟型。幼稚型向过渡型发育过程中,细胞增殖、能量代谢等被抑制;过渡型向成熟型发育时,

TGF-β 和 Wnt/β-catenin 信号通路被抑制,生殖细胞 - 支持细胞连接信号被激活。特发性非梗阻性无精子症患者的支持细胞具有较大异质性,分别属于幼稚型和过渡型;Y 染色体 AZFa 区微缺失患者的支持细胞处于成熟型早期;克兰费尔特综合征(Klinefelter syndrome,KS)患者的支持细胞停滞于过渡型期。并且 Wnt/β-catenin 信号通路在未成熟的支持细胞和无精子症患者的睾丸支持细胞中被激活,使用 ICG-001 可抑制 Wnt/β-catenin 信号通路,促进支持细胞成熟(图 7-2)。

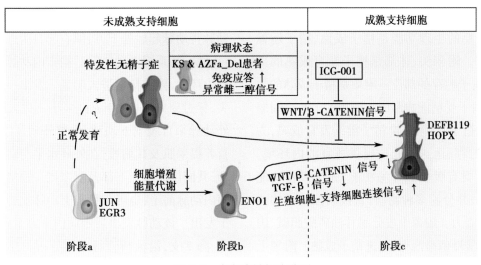

图 7-2　睾丸支持细胞分型

在下丘脑 - 垂体 - 睾丸轴的调控下,精原细胞经有丝分裂、减数分裂等过程最后形成精子。管周结构外膜由成纤维细胞组成,中间层是肌样细胞,内层由胶原蛋白基质组成。血管周细胞与生精小管管壁纤维化相关,还能分泌多种细胞因子,与支持细胞、间质细胞相互作用。肌样细胞具有收缩功能,能促进精子运输。生精小管间的疏松结缔组织称为睾丸间质,约占睾丸总容积的 12%~15%,其间含有间质细胞,约占 10%~20%。成年男性每个睾丸约有 $5×10^8$ 个间质细胞,间质细胞在 LH 的调控下合成和分泌雄激素。同时,睾丸间质细胞还可以分泌胰岛素样因子 3(insulin-like factor 3,INSL3)和阿黑皮素原(pro-opiomelanocortin,POMC)等。

睾丸在胚胎发育期为腹膜后器官,起源于中胚层的生殖嵴,位于胚胎发育期的肾脏内侧,与中肾管分化而成的附睾管和输精管相连。睾丸在胚

胎发育过程中逐渐下降。睾丸下降过程分为 2 个阶段,妊娠后 8~15 周,睾丸通过背侧韧带即悬韧带附着在横膈膜,在雄激素诱导下释放睾丸头侧,引带与睾丸尾部相连将睾丸牵引固定于腹股沟区域;妊娠 25~35 周,腹压升高,睾丸在引带牵引下通过腹股沟管和鞘状突降入阴囊,鞘状突包绕睾丸,形成鞘膜和鞘膜腔,引带退化后成为阴囊韧带。出生后,若睾丸尚未降入阴囊,则为隐睾。因腹腔温度较高,隐睾会影响精子产生,甚至导致睾丸肿瘤。

二、输精管道

(一)附睾

附睾位于睾丸的后上外方,长约 4~6cm。附睾分为上端膨大而钝圆的附睾头,中间的附睾体及下端细圆的附睾尾。其中,附睾体的外侧面与睾丸

间的纵形浆膜腔隙，称为附睾窦。附睾尾反折向上延续为输精管。除后缘外，附睾有3层被膜包绕：外面的睾丸固有鞘膜，中间为厚而坚韧的白膜和内部的血管膜。

附睾管始于睾丸网的输出小管，为不规则的迂曲小管，长约3~4m，紧密盘绕包裹在鞘膜结缔组织形成的囊状鞘内。输出小管上皮为单层柱状上皮，由高、低柱状细胞组成。睾丸输出小管进入附睾后旋曲行走，扩张变大，形成附睾头部。附睾管管腔整齐，上皮较厚属假复层柱状纤毛上皮，纤毛长但不运动（又称静止纤毛）。附睾上皮由主细胞及基细胞组成。

附睾主要的生理功能是精子成熟、精子运输和精子储存。附睾头、体部是精子发育成熟的部位，尾部是精子贮存的部位。附睾是精子成熟的关键环节，是精子受精能力形成与调控的中心。附睾分泌液供给精子营养，促进精子继续发育成熟，为精子成熟、贮存、运送和处理提供适宜的内环境。附睾上皮主要有吸收和分泌功能，通过吸收功能浓缩睾丸液，并分泌多种物质，直接调控精子的成熟及其受精能力。附睾上皮分泌甘油磷酸胆碱、肉碱、糖蛋白、酸性磷酸酶等，促进精子成熟。附睾上皮分泌糖蛋白，附着在精子表面，抑制精子原有的抗原性，防止发生精子自身免疫反应，促进生殖免疫屏障的形成。同时，附睾管节律性的收缩可输送精子到输精管。附睾防御素家族中的重要成员Bin1B为附睾中的天然抗菌肽，在宿主自主防御系统中发挥重要作用。

（二）输精管和射精管

输精管是附睾管的直接延续，起始处约有2~3cm的弯曲，总长约30~45cm，外径为1.5~3mm，输精管内径为200~700μm，管壁厚而坚韧，管腔细小。输精管可分为附睾部、阴囊部、腹股沟部、盆腔部和壶腹部。输精管管壁肌肉很厚，具有很强的收缩能力，主要功能是运输和排泄精子。在射精时，交感神经末梢释放大量的类肾上腺素物质，使输精管发生互相协调而有力的收缩，将精子迅速输往精囊排泄管、射精管和尿道中。当输精管发生炎症或堵塞时，精子就不能排出而造成男性不育症。同理，当男性节育时，亦可行输精管结扎术。

射精管起始于输精管壶腹远端，左右各一，汇合精囊管后从斜后方穿过前列腺，开口于尿道前列腺部精阜的前列腺小囊下方。射精管管壁肌肉较丰富，具有较强的收缩力。泌尿生殖道炎症或先天性射精管囊肿可导致射精管梗阻。先天性输精管、射精管缺如的患者射精时只有前列腺液射出，而无精囊液和睾丸附睾液射出。

三、睾丸、附睾的血管、淋巴管和神经

睾丸及附睾的营养动脉有3条：精索内动脉（睾丸动脉）、精索外动脉（提睾肌动脉）及输精管动脉。精索内动脉为睾丸的主要营养动脉，起自腹主动脉肾动脉起始处下方，偶有起自附近其他动脉如肾动脉、肠系膜上动脉等。精索内动脉穿出腹股沟管内环后，伴随精索进入阴囊。发出一分支至附睾头，穿过睾丸纵隔，分成许多小支进入睾丸。精索外动脉来自腹壁下动脉，是髂外动脉的分支，主要营养提睾肌及其筋膜，在外环水平与输精管动脉吻合，共同供应睾丸下部及附睾尾。输精管动脉起于髂内动脉前干，也可与膀胱上动脉或膀胱下动脉共干发出。该动脉发出后走向内下方至膀胱底，分为升、降2支，沿输精管行走而分布。升支随输精管经腹股沟管到睾丸上端，有分支与睾丸动脉吻合，其主干到睾丸下端进入附睾；降支下行至输精管壶腹及精囊。有时膀胱下动脉和附近的动脉也有分支到输精管。我国对梗阻性无精子症进行深入研究，根据梗阻位置不同采取不同的重建方案，并充分认识了输精管神经-血管束的重要价值。在实施精道重建术时，尽量保护输精管神经血管束，尤其是输精管动脉对患者的预后有显著差异。李朋等报道，保护输精管动脉对促进附睾功能恢复，提高精子受精功能有显著作用。

睾丸静脉和附睾静脉分别离开睾丸和附睾，在精索合成蔓状静脉丛，包绕睾丸动脉和输精管。蔓状静脉丛可分为3群：前群由精索内静脉组成，在腹股沟管内逐渐形成一条主干达后腹壁。左侧精索内静脉绝大多数注入左肾静脉，常与肾静脉形成直角；右侧则注入下腔静脉，因此临床上精索静脉曲张多见于左侧。中群为输精管静脉，回流至膀胱静脉丛。后群为精索外静脉，在腹股沟管外环口

处离开精索回流到腹壁下静脉。上述静脉与动脉不同,相互之间有广泛的吻合支,甚至与对侧静脉也有吻合。因此,单侧精索静脉曲张也可导致两侧睾丸受损。

睾丸和附睾的淋巴管形成深、浅 2 丛。浅淋巴管丛位于睾丸鞘膜脏层的内面,深丛位于睾丸和附睾的实质内,集合成 4~6 条淋巴管,在精索与血管伴行,通过腹股沟管进入腹膜后间隙,上升进入肾动脉平面的主动脉旁淋巴结和主动脉前淋巴结。两侧淋巴管间吻合丰富,与胸腔内的纵隔淋巴结、颈部的淋巴结也有吻合。

睾丸、附睾和输精管的神经由精索内神经丛支配。此丛由 3 组神经组成,即精索上神经、精索中神经和精索下神经,这些神经来源于肾神经丛、肠系膜神经丛、上腹下神经丛和下腹下神经丛。其传入神经经交感神经进入脊髓 $T_{10} \sim T_{12}$。此外,生殖股神经的生殖支支配提睾肌及睾丸的被膜。

四、附属性腺

(一)精囊

精囊腺位于腹膜外侧,位于膀胱底的后面,前列腺的后上方,输精管壶腹部的外侧,膀胱底与直肠之间,左右各一,为椭圆形的肌性囊,长约 3~5cm,主要由迂曲的小管构成,表面凹凸不平,呈钩回状,切面为内袋形或憩室样管状结构,黏膜皱襞高而细,多分支连接成网;其末端排泄管与输精管汇合成射精管,在尿道前列腺部开口于尿道精阜。精囊与直肠之间有迪氏筋膜(Denonvillier's fascia)分隔,迪氏筋膜前层与精囊及前列腺附着处极易分离,而后层与直肠前壁附着较紧。在直肠手术分离直肠前面时,可利用这一解剖特点,将其自精囊前列腺附着处分离或在迪氏筋膜 2 层之间分离,将可避免撕破直肠肠壁。

精囊的解剖位置与前列腺、输精管、输尿管、膀胱及直肠接近,所以精囊炎常常继发于其他泌尿生殖系统炎症,最常与前列腺炎同时发生。精囊炎可分为急性精囊炎与慢性精囊炎,多发于中老年,偶尔也发于青年。

精囊腺具有分泌功能,其分泌物为黏稠的蛋白质,液体状,呈碱性,淡黄色,约占精液的 60%。其主要成分有果糖、多种氨基酸、纤维蛋白原、前列腺素和枸橼酸。精液中的大部分果糖是由精囊腺分泌,可营养精子和增强精子活力。精液中如缺乏果糖,可影响精子的活动能力。精囊腺的分泌功能受雄激素的调节。精囊液可稀释精液,并对阴道和子宫处的酸性物质起中和作用,维持精子在阴道与子宫内的活力。精囊一般不具备贮存精子的功能。

精囊的血供来自膀胱下动脉、输精管动脉、直肠下动脉等的分支,它们之间在精囊壁内互相吻合。精囊静脉先形成精囊静脉丛,再至膀胱静脉丛,然后汇入髂内静脉。精囊的淋巴管也很丰富,汇成数条集合淋巴管,沿输精管动脉及膀胱下动脉走行,注入髂内或髂外淋巴结。

(二)前列腺

前列腺是不成对的实质器官,是男性生殖器官中最大的腺体。前列腺呈栗子样大小,质地坚实,其上端宽大为前列腺底,下端细小为前列腺尖,底与尖之间为前列腺体。体的后面正中有一纵行的浅沟,为前列腺沟,将前列腺分为左、右 2 侧。直肠指检时易触及此沟。当患有良性前列腺增生或肥大时,此沟变浅或消失。

前列腺表面包有筋膜鞘,称为前列腺囊,对腺体有保持和支持作用,使穿过前列腺腺体中间的尿道保持通畅。但前列腺增生时增生的腺组织可压迫尿道,引起排尿困难,甚至尿潴留。在男性盆腔正中矢状切面,可见前列腺位于膀胱颈与尿生殖膈之间,尿道穿过前列腺,形成尿道的前列腺部;前列腺底部向上与膀胱颈相接,尖向下与尿生殖膈上筋膜接触;前面与耻骨联合相对,其间为耻骨后间隙,有阴部静脉丛和脂肪垫;后面接直肠前壁,在腺体与直肠之间有直肠膀胱筋膜相隔,两外侧面靠在肛提肌筋膜上,其间有前列腺静脉丛。

前列腺分为外周带、中央带、移行带和尿道周围腺体。良性前列腺增生好发于移行带,而前列腺癌好发于外周带。前列腺的发育与性激素有密切关系。在幼年时前列腺不发育,随性成熟而迅速生长发育,24 岁左右达高峰,50 岁以后前列腺的腺组织开始退化、萎缩,分泌减少。但部分男性前列腺移行带腺体和间质结缔组织增生,可发生良性前列腺增生。

前列腺由膀胱下动脉、直肠下动脉、膀胱中动脉以及阴部内动脉的一些分支供血。主要的供血动脉为膀胱下动脉,该动脉来自髂内动脉的前支,在膀胱的两侧面,经膀胱与前列腺的交界处,分为前列腺被膜动脉和尿道前列腺动脉。前列腺被膜动脉供应前列腺被膜和腺体外侧部的大部分;尿道前列腺动脉则供应深部前列腺和尿道周围的腺组织。前列腺静脉在前列腺的前面和两侧的固有囊与筋膜鞘之间,形成前列腺丛,此丛接受阴茎背深静脉的汇合,并与阴部静脉丛和膀胱静脉丛有交通,最后经膀胱下静脉汇入髂内静脉或髂内静脉的其他属支。前列腺静脉丛无静脉瓣膜。

前列腺的自主神经由盆丛的下部发出,形成前列腺丛,随前列腺的动脉进入前列腺。前列腺分泌的前列腺液是一种含较多草酸盐和酸性磷酸酶的乳状弱酸性液体。前列腺液可促使精液液化,从而保证精子的活动和受精能力。前列腺液是精浆的重要组成成分,约占精浆的30%。前列腺还可以分泌激素,如前列腺素等,具有促进精子运动、影响子宫收缩等功能。

（三）尿道球腺

尿道球腺是一对豌豆大小、黄褐色的球形器官,左右各一,由具有分泌功能的腺泡构成。直径

0.5~0.8cm,位于尿道球的后上方,尿道膜部的后外侧,包埋在尿生殖膈和尿道膜部括约肌肌束之中,腺体有一3cm的细长排泄管,开口于尿道球部。尿道球腺是最小的附属性腺体,一般不能摸到。尿道球腺分泌一种碱性黏蛋白,排入尿道球部,可润滑尿道,中和尿道内残存的酸性尿液,有利于精子的生存。

五、外生殖器

（一）阴茎

由阴茎海绵体和尿道海绵体组成,阴茎海绵体作为勃起功能的基本单位,主要包括成纤维细胞(fibroblast,FB)、平滑肌细胞(smooth muscle cell,SMC)、内皮细胞(endothelial cell,EC)和免疫细胞等。李铮团队根据阴茎海绵体FB标志物,将其分为6个亚群(C1~C6),*PI16*高表达于C5、C6和部分C3 FBs;*WISP2* FBs与*PI16*⁺ FBs具有相似的空间特征但不表达于C6 FBs,均定位于动脉周围区域和海绵体小梁的平滑肌束间;*SAD5A2*主要表达于C1、C4和部分C3亚群,定位于海绵体白膜梳状隔附近;*NEFL*只在C4 FBs中表达,与神经元密切相关,定位于海绵体动脉的大神经束和海绵体小梁的小神经束区域;多数*NEFL*⁺细胞被一层*NGFR*⁺ FBs包裹,鉴定为C6 FBs(图7-3)。

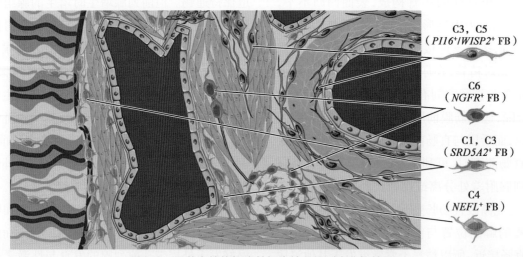

C3, C5
(*PI16*⁺/*WISP2*⁺ FB)

C6
(*NGFR*⁺ FB)

C1, C3
(*SRD5A2*⁺ FB)

C4
(*NEFL*⁺ FB)

图7-3 阴茎海绵体细胞单细胞转录组测序分析结果

尿道走行于尿道海绵体内,阴茎前方有尿道外口,排尿和射精时尿液或精液由此排出体外。阴茎海绵体充血后,可坚硬勃起完成性生活。阴茎的长度在不同的种族和不同的个体之间有较大的差

异。疲软时阴茎长度平均为8.08cm(4.0~14.5cm),周径为8.11cm(4.5~12.0cm),勃起时阴茎的长度可增加1倍以上。阴茎勃起功能取决于血液的流入和流出,而海绵体平滑肌是此过程的关键。

阴茎可分为根部、体部和头部。阴茎根部附着于骨盆,由两侧的海绵体脚和尿道球部组成。左右海绵体脚为圆柱形结构,附着于耻骨联合与耻骨支,逐渐在中线汇合形成阴茎海绵体。阴茎体部分别为两侧的阴茎海绵体和下方的尿道海绵体。尿道海绵体向前延伸逐渐变为膨大的阴茎头部。阴茎外表被覆活动度较大的皮肤,在阴茎头部向内反折,形成一个筒状的双层皮肤皱襞,包在阴茎头上,称为包皮。内、外层皮肤游离缘围成的外口称为包皮口。包皮内层与阴茎头之间的腔隙称为包皮腔。包皮内层薄而光滑,形似黏膜,具有高度分化的小皮脂腺即包皮腺。其分泌物与脱落上皮细胞的混合物为包皮垢。包皮的长度个体差异很大,幼儿的包皮较长,包裹整个阴茎头,包皮口亦较小。随着年龄的增大,包皮逐渐向后退缩,包皮口扩大,阴茎头即露出于外。成年人阴茎头完全被包皮包裹时称为包皮过长,包皮过长且不能向上翻转时则称为包茎。包皮过长,尤其是包茎,可致包皮垢不易排出而形成长期刺激,易引起包皮炎、尖锐湿疣等,甚至可诱发包皮结石或阴茎癌。包皮环切术后可降低性传播疾病的发生。

阴茎背侧为阴茎的神经血管束,中间为阴茎背深静脉,两侧为阴茎背动脉和阴茎背神经。阴茎

海绵体为勃起的主体,是典型的血管结构。海绵体平滑肌围成海绵窦,窦状隙内面衬以内皮,当勃起时血液充盈于海绵窦内。海绵体主要由勃起组织构成,由白膜包绕,两侧的白膜在阴茎的中线相汇合成阴茎隔,隔的后部较厚且完整,前部变薄且不完整,呈梳齿状,称梳状隔。中远端的两海绵体互相贯通,使两侧海绵体成为一个功能性的主体。勃起组织是具有大量不规则血窦的海绵状组织,海绵窦彼此连通,并与动、静脉直接相通,上皮与血管内皮延续。海绵窦之间是富含平滑肌纤维的结缔组织小梁。海绵体动脉(又称阴茎深动脉)的分支螺旋动脉穿行于小梁中,直接开口于海绵窦。静脉多位于海绵体周边白膜下方,形成白膜下静脉丛。白膜由致密结缔组织组成,结构坚韧,胶原纤维排列呈内环外纵结构,在松弛时呈波浪形网状结构,内层环形纤维包绕阴茎海绵体和尿道海绵体,外层纵向纤维包绕两阴茎海绵体,具有限制海绵体及其内的血窦过分扩张的作用(图7-4)。导出海绵窦静脉血的静脉叫导静脉,起始于周边的海绵窦,在白膜内层和外层纤维之间穿行。一般情况下,流入血窦的血液很少,血窦呈裂隙状,海绵体软。当大量血液流入血窦,血窦充血而胀大,白膜下的静脉受压,静脉回流受阻,加剧海绵体充血,阴茎勃起。

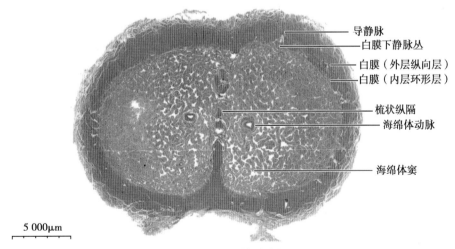

图 7-4 阴茎海绵体结构图

5 000μm

导静脉
白膜下静脉丛
白膜(外层纵向层)
白膜(内层环形层)
梳状纵隔
海绵体动脉
海绵体窦

阴茎的动脉是髂内动脉的分支,其阴部内动脉分支从盆腔发出,到达会阴部,分别发出阴茎背动脉、海绵体动脉和球动脉。海绵体动脉(深动脉)为阴茎海绵体的主要供血动脉,其终末支分为2

类:第一类为阴茎的螺旋动脉,直接向阴茎海绵窦供血;第二类为穿行于海绵体小梁的小动脉。螺旋动脉为主要的阻力血管,可控制进出海绵窦的血流量与速度。当阴茎松弛疲软时,螺旋动脉盘绕弯

曲,处于关闭状态。少量血流通过小梁间的动脉为海绵体供血,为其营养血管。阴茎背动脉与深动脉之间有大量的交通支。

阴茎的静脉系统极其独特。来自海绵窦的静脉血流在白膜下汇合成静脉丛,形成穿通支穿过白膜,分别流入阴茎白膜表面的环静脉或背侧的背深静脉。阴茎勃起越坚硬,则白膜对静脉丛的压力越大,静脉的回流越少,有助于海绵体的充盈。螺旋动脉直接供血至海绵体窦状隙,海绵窦血液充盈后,压力增加,压迫静脉丛,限制血液的回流,又增加阴茎勃起硬度,构成了阴茎血流的重要特点。阴茎根部的血流经阴茎脚静脉回流。阴茎的静脉回流经阴茎门汇入前列腺静脉丛,由髂内静脉回流至下腔静脉。

阴茎的神经支配由体神经和自主神经所组成。其副交感神经为主要的勃起神经,起源于骶髓的灰质侧脚,经神经根至盆丛,汇合成海绵体神经到达阴茎海绵体。在海绵体内,神经走行于海绵窦小梁之间,既直接支配海绵体平滑肌,又直接作用于内皮组织,以诱导勃起。阴茎的交感神经来源于胸腰干的神经支,经交感干至下腹下神经丛,形成下腹下神经至盆丛,其交感支参与海绵体神经的组成。由于海绵体神经走行于前列腺的侧后方,前列腺的开放手术或腔内手术有可能对其造成损伤,从而导致勃起障碍的产生。

(二)阴囊

阴囊为囊袋样结构,位于阴茎的后下方。阴囊皮肤薄,呈暗褐色,成人长有少量阴毛。皮肤的深面为肉膜,是阴囊的浅筋膜,肉膜在正中线向深部发出阴囊中隔,将阴囊腔分隔为左、右2部,分别容纳两侧的睾丸与附睾。肉膜缺乏脂肪,含有平滑肌纤维,能随外界温度的变化而舒缩。生精细胞对温度比较敏感,所以当体温升高时,阴囊舒张,便于降低阴囊内的温度;当体温降低时,阴囊收缩,以保存阴囊内的温度。阴囊内温度一般低于体温2~4℃,对精子发生和生存具有重要意义。

六、男性尿道

男性尿道兼有排尿和排精功能,起于膀胱的尿道内口,止于尿道外口。成人男性尿道长度约为

16~22cm,管径为5~7mm。全长可分为前列腺部、膜部、球部和海绵体部。临床上把尿道前列腺部尿道和膜部尿道称为后尿道,球部尿道和海绵体部尿道称为前尿道。

尿道前列腺部为尿道穿过前列腺的部分,长约2.5cm。后壁上有一纵行隆起,称为尿道嵴,嵴中部隆起的部分称为精阜。精阜中央有一小凹陷,称为前列腺小囊,其两侧有一对细小的射精管开口。精阜附近的尿道黏膜上有许多前列腺排泄管开口。膜部尿道为尿道穿过尿生殖膈的部分,周围有尿道膜部括约肌环绕,管腔狭窄,长约1.2cm。球部尿道为尿道球内的尿道,海绵体后端的膨大部分,位于两侧阴茎脚之间,固定在尿生殖膈的下面。球部尿道为尿道中最宽的部分,并有尿道球腺开口于此。在阴茎头处的尿道扩大成尿道舟状窝。尿道黏膜下层有许多黏液腺称为尿道腺,其排泄管开口于黏膜。

男性尿道有3个狭窄、3个扩大和2个弯曲。3个狭窄分别位于尿道内口、膜部和尿道外口。3个扩大分别位于前列腺部、尿道球部和尿道舟状窝。一个弯曲为耻骨下弯,在耻骨联合下方2cm处,凹向上,包括前列腺部尿道、膜部尿道和海绵体部尿道的起始段;另一个弯曲为耻骨前弯,在耻骨联合前下方,凹向下,在阴茎根与阴茎体之间。如将阴茎向上提起,可将弯曲拉直,所以插导尿管时需要将阴茎向上提起。

(李 朋 李 铮)

第二节 男性生殖内分泌系统的特点

睾丸具有生精功能和内分泌功能,睾丸生精过程受男性内分泌系统的支持与调控,主要受下丘脑-腺垂体-睾丸轴活动的调节。男性生殖内分泌轴以下丘脑-腺垂体-睾丸轴为核心,主要包括5个组成部分:下丘脑外中枢神经系统、下丘脑、垂体、睾丸和促性腺激素敏感靶器官。

一、下丘脑外中枢神经系统

下丘脑外中枢神经系统,包括杏仁核、海马回、中脑等,对生殖功能同时具有兴奋和抑制作用。杏仁核和海马回都是边缘系统的一部分,前者发出信号影响下丘脑前区和腹正中区的神经内分泌功能,后者发出突触到下丘脑的腹侧区,且两者生物学路径不同。杏仁核及海马回是否影响促性腺激素分泌目前仍存有争议,但它们都参与了感觉神经系统向下丘脑的生物学信号传递过程。中脑与下丘脑视前区、前区、弓形区和内基底区等许多部位有联系,这些区域都存在含去甲肾上腺素和血清素神经递质的神经元。

二、下丘脑

下丘脑是生殖内分泌轴调控系统的枢纽。中枢神经系统和体液反馈信息调节下丘脑促性腺激素释放激素(gonadotropin-releasing hormone,GnRH)的分泌,GnRH 释放于连接垂体前叶与中央隆突的垂体门脉循环内。下丘脑的内侧基底部主要参与促性腺激素分泌的调控,该部位的神经内分泌细胞合成并分泌 GnRH,其神经活动也受下丘脑其他部位和下丘脑外通路传入通道的影响,尤其是受到促性腺激素的调节。儿茶酚胺、血清素、天冬氨酸和谷氨酸、神经肽 Y、血管紧张素、血管活性肠肽(vasoactive intestinal peptide,VIP)等对 GnRH 的分泌有促进作用;而阿片样肽、P 物质、促皮质激素释放激素、催产素和干扰素等物质可抑制 GnRH 的分泌。多巴胺、γ- 氨基丁酸(gamma-aminobutyric acid,GABA)对 GnRH 的分泌同时具有正、负效应。去甲肾上腺素可能是 GnRH 脉冲释放的主要刺激因素,阿片样肽则恒定一直抑制 GnRH 的分泌,精神紧张也影响下丘脑 GnRH 的分泌。

GnRH 呈脉冲式释放于垂体门静脉内,这种脉冲式释放模式对促进 FSH 和 LH 的合成和分泌至关重要,而非脉冲式的持续 GnRH 信号则抑制 FSH、LH 的释放。下丘脑可调节垂体分泌催乳素(prolactin,PRL),影响睾丸类固醇激素的产生、精子的发育、运动能力及附属性腺功能和性行为。同时下丘脑疾病可引起睾丸萎缩和功能丧失,从而导致睾丸生精功能及内分泌功能受损。

三、垂体

下丘脑对睾丸功能的调控主要通过腺垂体完成。腺垂体短时间内暴露于高水平的 GnRH 下,对促进 FSH、LH 的合成和分泌至关重要。

(一) FSH 和 LH 的调节

睾丸直接接受垂体前叶的控制,垂体前叶通过分泌 FSH 和 LH 分别调节睾丸的内分泌和生精功能。FSH 和 LH 在腺垂体内合成后,释放入血液循环中到达睾丸发挥作用。病理状态下如 FSH 和 LH 的爆发式分泌,导致 2 种激素血清浓度的短期变异,这种峰谷波动在青春期前男性中变异最小,而在睾丸衰竭的性腺功能减退患者中变异最大。脉冲式分泌在青春期前开始出现,最初只与睡眠习惯有关,但最大的 LH 睡眠相关脉冲变化却出现在青春期后。当性发育逐渐成熟后,LH 脉冲昼夜均有,而特异性睡眠有关的升高变化则变得不明显。

睾丸间质中存在的主要细胞是睾丸间质细胞,细胞膜上有 LH 受体。青春期之后,LH 是调控睾丸间质细胞的重要激素。垂体分泌的 LH 与 LH 受体结合后,通过磷脂代谢产物和 Ca^{2+} 激活蛋白激酶,使蛋白磷酸化,从而促进胆固醇的裂解,有利于睾酮的合成。FSH 可诱导 LH 受体与 LH 的结合,并使 LH 受体数目增加,间接促进睾酮的分泌。睾酮在 LH 的作用下,与性激素结合球蛋白(sex hormone binding globulin,SHBG)及其他血浆球蛋白结合,由血液运输到睾酮生成细胞;或直接与睾酮受体结合;或经 5α- 还原酶的作用转变为双氢睾酮;或经芳香化酶的作用转变为雌二醇,然后发挥作用。因 LH 受体缺乏,血浆中的 FSH 和 LH 浓度增加而睾酮不足,生殖器官不能正常发育,表现为女性表型的"两性人"。

同时 FSH 可作用于支持细胞,刺激支持细胞促使精子发生。FSH 与睾丸支持细胞上的特异 FSH 受体结合,影响细胞的能量代谢、蛋白合成和细胞的分裂分化,产生雄激素结合蛋白和间质细胞刺激因子等物质,它们均与精子发生有关。雄激素结合蛋白与睾酮结合后,通过睾丸淋巴系统,转运至生精小管管腔内,维持管腔内睾酮的高浓度,促进精子发生,特别是促进减数分裂持续进行。相邻的支持细胞在 FSH 的作用下形成紧密连接,加上紧附于生精小管上的肌样细胞,形成"血-睾屏障",不仅形成独特的物质运输途径,还使生精小管具有利于精子产生的独特微环境,避免了抗精子抗体的生成。破坏"血-睾屏障",可成为男性不育的特发性原因。FSH 还可以在支持细胞内使睾酮经芳香化酶的作用转变为雌二醇,并在男性体内少量存有。

在精子发生过程中,FSH 直接作用于支持细胞,而 LH 对精子生成起间接作用,通过睾酮与支持细胞上的睾酮受体的相互作用调节支持细胞上 FSH 受体的数量,间接增加 FSH 作用,协同对精子发生产生作用。

(二) PRL 的调节

垂体可通过分泌 PRL,抑制 GnRH 和促性腺激素的分泌影响睾丸功能,也可对垂体促性腺激素细胞、睾丸间质细胞和睾丸组织产生抑制效应。生理剂量的 PRL 可以诱导间质细胞 LH 受体的产生,从而增强间质细胞对 LH 刺激的敏感性,有利于睾酮的合成;促进睾酮与靶细胞的胞质受体蛋白结合,发挥促进附属性腺器官生长的作用。多巴胺是 PRL 的生理抑制因子,促甲状腺素释放激素和血管活性肠肽(vasoactive intestinal polypeptide, VIP)可刺激垂体 PRL 的释放。

高催乳素血症可导致血清睾酮降低和性腺功能减退,导致严重的生精障碍和性功能障碍。高催乳素血症致睾酮缺乏的原因相对复杂,但大多表现为 LH 受抑制或分泌减少(相对于睾酮),提示下丘脑-垂体轴对睾酮反应性降低。PRL 可能直接通过豆状核多巴胺通路抑制 GnRH 的分泌。垂体对注射剂量的 GnRH 的反应异常,高 PRL 抑制 LH 的脉冲分泌。高催乳素血症可通过中枢神经系统抑制睾酮分泌来损害男性性功能。大多数高催乳素血症的男性患者给予溴隐亭治疗后性功能及生育功能有所改善。

四、睾丸的负反馈调节

下丘脑-垂体-性腺轴包含一个闭环负反馈

调节机制。在该调控系统中,性激素对 LH 和 FSH 的分泌起负反馈的抑制作用。睾丸主要分泌睾酮,同时可直接或间接抑制 LH 分泌;睾丸其他分泌产物也抑制 LH 分泌,如雌激素和其他雄激素。睾酮可分别在下丘脑和腺垂体 2 个水平抑制促性腺激素的分泌。与睾酮相比,男性血清雌二醇水平相对较低,但其抑制 LH 和 FSH 的作用要比睾酮强 1 000 倍,因此男性性激素检测中轻度的雌激素水平升高也需要引起注意。睾酮或雌二醇前体可在下丘脑中经芳香化酶作用产生雌二醇,进而抑制下丘脑 GnRH 的合成。生理剂量的睾酮和雌二醇均可抑制 LH 的分泌,睾酮可直接降低或转化为雌二醇后间接降低血浆中游离 LH 水平。双氢睾酮未经过芳香化酶作用也能抑制 LH 分泌,证明芳香化途径并不是 LH 负反馈所必需的。睾酮向双氢睾酮转化无需睾酮的反馈效应,因此临床研究发现短期应用 5α-还原酶抑制剂非那雄胺,LH 或 FSH 水平并不升高。雄激素抵抗者(睾丸女性化)为女性表型,伴 LH 水平升高,但是雌二醇水平正常或升高。

目前 FSH 分泌的反馈调节机制争议颇多。去势后 FSH 水平升高表明睾酮在 FSH 反馈调节中的重要作用。LH 和 FSH 的负反馈调节并不同步发生。接近生理剂量的睾酮和雌二醇可抑制 LH 而对 FSH 无影响。高剂量的类固醇对 LH 和 FSH 均有抑制。即使阻断芳香化过程,睾酮亦能抑制 LH 和 FSH 分泌。

垂体 FSH 分泌可能受抑制素的控制。抑制素有 2 个亚单位(抑制素 A 和抑制素 B)。2 种抑制素有共同的亚单位和各自特异的亚单位。抑制素对 FSH 分泌发挥极强的负反馈作用。抑制素 A 和抑制素 B 在体外可选择性地抑制 FSH 的释放。2 个亚单位结合(异二聚体和同二聚体)形成激活素,在体外可增强 FSH 的分泌。抗抑制素血清可使雌鼠和未成熟的雄鼠的血清 FSH 水平升高。动物实验表明破坏成年鼠睾丸间质细胞后,血清 FSH 水平上升。除抑制素外,一些性腺肽类和生长因子,如卵泡抑制素和转化生长因子,也可调节提高 FSH 的分泌。这些性腺肽类是通过旁分泌和自分泌作用调节性腺细胞功能。目前抑制素 B

已应用于男性生殖领域。

FSH 可增加睾丸抑制素含量并刺激体外培养的支持细胞释放抑制素。在男性的青春发育期,有免疫活性的抑制素与 FSH 和 LH 平行增加;特发性低促性腺激素性性腺功能减退的患者,GnRH 刺激可使抑制素分泌升高,而在睾酮引起促性腺激素受抑制时抑制素分泌降低。纯化的 FSH、LH 和 hCG 均可升高促性腺激素导致的抑制素水平。与睾酮的脉冲分泌一致,抑制素以非常规律的脉冲释放入精索静脉中,表明 LH 参与了抑制素自睾丸的释放。然而,原发睾丸功能减退的患者血清抑制素水平并无显著变化。

性腺类固醇和多肽类对维持正常血清 FSH 浓度都有重要作用。如睾丸生精组织破坏明显,血清 FSH 水平会有不同程度的升高,同时睾丸间质细胞功能受到损害,血清 FSH 会升至去势的水平。

(一) 睾酮

睾酮是睾丸中最重要的旁分泌激素。睾酮可能通过支持细胞发挥作用,它可刺激支持细胞分泌雄激素结合蛋白(androgen binding protein,ABP)和生精小管液。睾酮同时可能作用于生精的起始阶段。动物实验表明睾酮作用于生精小管管周细胞(主要是肌样细胞),可产生具有调节 ABP 和转铁蛋白分泌作用的一种大分子物质。表明生精小管管周细胞可能介导睾酮对生精小管的某些作用。管周细胞分泌一种旁分泌因子 P-Modes,调节支持细胞的功能。在将管周细胞与支持细胞一并培养时发现,这 2 种细胞可产生转化生长因子 TGF-2,刺激管周细胞的增殖和移动以及支持细胞分泌转铁蛋白。TGF-2 由管周细胞和支持细胞共同产生,它也能作用于自身,影响自身的功能。睾丸的这种旁分泌和自分泌调节对维持睾丸正常生精功能及内分泌效应起重要作用。

(二) 阿片样物质

实验表明人和大鼠等哺乳动物的间质细胞可产生 β- 内啡肽及其他阿黑皮素原(pro-opiomelanocortin,POMC)衍生物。β- 内啡肽主要作用于支持细胞,正常情况下对支持细胞具有抑制作用,目前作用机制不明。多项研究表明,睾酮水平正常时,LH 和 hCG 对生精过程有抑制作用,提示间质细胞可产生其他抑制生精小管和内啡肽的蛋白因子。

(三) 催产素

催产素是一种肽类活性物质,由睾丸间质细胞产生,作用于生精小管的肌样细胞,使生精小管收缩,将精子向附睾传送。生精小管局部收缩还可使管壁出现皱褶,促使减数分裂前的生精细胞移离基底膜,有助于精子的释放。

五、由生精小管管内产生、作用于管内的旁分泌因子

(一) 支持细胞对生殖细胞的作用

精子生成过程由生精上皮内一系列具有精确时序的细胞活动构成。精子发育中的一系列细胞事件的触发是高度选择性的。精子生成周期的特定阶段,仅有特定的生殖细胞接受特定刺激的触发。这种特异性必须部分或全部从属于旁分泌因子的产生。如抑制素 A、抑制素 B 与转化生长因子具有同源性,除抑制 FSH 分泌外,还可对睾丸生长产生旁分泌作用。支持细胞还分泌一些转运蛋白和能量代谢物质,如转铁蛋白、铜蓝蛋白及丙酮酸、乳酸等。转铁蛋白可转运生精细胞分裂和分化所需的铁离子,其受体在精原细胞最多,精母细胞次之,早期精子细胞最少,晚期精子细胞则无受体存在。乳酸和丙酮酸的分泌受 FSH 调节,作为生精细胞和精子的主要功能物质,其分泌也是周期性的。不过上述几种物质是否可被认为是旁分泌作用或生殖细胞代谢的必要产物,目前尚有争议。此外,支持细胞还分泌白介素 -1(IL-1),其分泌随精子发生周期的不同而变化,其分泌的增加和正在分化的精原细胞 DNA 合成的增加一致,推测 IL-1 样因子可能贯穿于精子发生初始和精子释放的复杂过程中。

(二) 生殖细胞对支持细胞的作用

细胞实验表明,对未成年鼠支持细胞进行体外培养时发现,加入不同的生殖细胞可以改变支持细胞分泌雄激素结合蛋白的功能及睾酮及游离雄激素结合蛋白的含量,因此推断生殖细胞对支持细胞及基质细胞的作用是通过这 2 类细胞间连接传递的某些因子而实现的。

六、间质细胞的旁分泌

睾丸间质细胞膜上有 LH 受体,旁分泌因子最有可能通过调节 LH 受体数目及对 LH 反应的敏感性发挥作用。

(一) FSH 调节的旁分泌控制

体外细胞培养研究证明,幼年大鼠的支持细胞在 FSH 作用下可产生一些提高间质细胞对 LH 反应性的因子,表明 FSH 可能通过支持细胞产生关键蛋白因子,间接影响间质细胞的功能。间质细胞分泌的睾酮进入支持细胞后,在芳香化酶作用下转化为雌二醇,FSH 可促进这种转化。同时间质细胞上有雌二醇受体,雌二醇与其受体结合,抑制睾酮的分泌,这种细胞间的局部作用可以维持睾酮与雌二醇分泌的动态平衡。

(二) 睾丸促黄体素释放激素

大鼠睾丸间质细胞具有促黄体素释放激素(luteinizing hormone releasing hormone,LHRH)受体,支持细胞产生的 LHRH 样肽作用于间质细胞,对睾酮的分泌起促进作用,但长时间大剂量的作用则起抑制作用。人的睾丸是否有 LHRH 样因子尚不清楚。睾丸的 LHRH 可能通过直接改变间质细胞睾酮分泌、血管通透性和睾丸血流量 3 种途径,控制间质液中睾酮的浓度。而间质液的睾酮浓度在相当程度上可影响生精小管内睾酮的浓度。因此,除了 LH 的主要调控外,前述的许多因子(抑制或促进)可通过复杂有序的相关作用,发挥正、负调控作用(主要是负反馈调控),使睾酮浓度服从生理时间及剂量需要。

七、其他细胞的旁分泌作用

睾丸的肌样细胞在体外可改变支持细胞的结构和功能。间质细胞分泌的催产素可作用于肌样细胞,引起其收缩,有利于精子在管内的运输。睾酮也可作用于管周肌样细胞,调节支持细胞功能。大鼠睾丸中存在大量的巨噬细胞,可分泌许多活性肽,应该有重要的旁分泌作用。如 IL-1 除调节间质细胞分泌睾酮外,还与其他生殖激素配合,参与精子发生的调节。

八、脉管网络的旁分泌调节

睾丸生精上皮对缺血非常敏感,因为血 - 睾屏障的存在,睾丸重要的营养物质和内分泌产物仅可通过血流到达睾丸,因此睾丸的脉管网络很重要,它很大程度上受睾丸的局部调节。LH 作用于睾丸间质细胞可致血管通透性改变,因此可增加睾丸间质液的形成、营养成分和内分泌因子进入睾丸的剂量及效应。已知间质细胞可产生数种作用于血管内皮功能及通透性的化合物,如血管紧张素、内啡肽、前列腺素和雌激素类化合物。巨噬细胞也可通过产生组胺类物质作用于血管的物质。这些细胞代谢产物对脉管网络的旁分泌调节作用有待于进一步研究。

睾丸的血流量与精子生成过程相联系,血流量减少则精子发生受到抑制。支持细胞可产生 LHRH 样物质,降低睾丸血管的通透性,即对抗 LH 的作用。但是,高浓度的 LHRH 与 LH 具有协同作用,增加血管通透性,较 LH 单独作用更迅速且效应更强。LHRH 对睾丸血流也有轻微的刺激作用,这表明支持细胞的其他产物也可能影响脉管网络系统。

总之,男性正常生殖功能的维持依赖于下丘脑 - 垂体 - 性腺轴调控的雄性激素的协同释放。GnRH 由下丘脑基底部的神经内分泌细胞呈脉冲式释放入垂体门脉系统,促进垂体前叶的促性腺激素细胞合成与释放 2 种主要的肽类激素,即 FSH 和 LH。这 2 种激素一旦通过血液循环到达睾丸,LH 即可刺激睾丸间质细胞产生睾酮,同时 FSH 通过刺激支持细胞促进睾丸生精上皮内的精子发生,同时可通过旁分泌及自分泌作用,协同负反馈调节使睾酮的分泌和精子的产生更加精细化及精准时序化,该调节系统依靠睾丸、下丘脑及腺垂体内的多种类固醇激素和肽类物质的正、负反馈调节进行维持。

(孙 斐)

第三节　精子的发生、减数分裂及运输

一、精子发生概述

睾丸的功能主要分为 2 方面，即内分泌功能和精子生成（spermatogenesis），二者密不可分。一方面，睾丸间质细胞产生的雄激素能直接调控生精过程，另一方面，生精细胞又可以在睾丸微环境中与间质细胞/支持细胞相互通信，从而共同影响睾丸激素的产生。精子发生可概括为生殖细胞在睾丸体细胞（如间质细胞及支持细胞）的影响下，由原始状态不断分裂成熟，最终产生精子的过程。

二、与精子发生有关的组织结构

（一）生精小管

生精小管（seminiferous tubule）又称曲细精管，是指睾丸组织中细长而迂曲走行的管状结构，是生精细胞增殖、分裂及分化和精子生成的场所，占睾丸体积的大部分。生精小管作为管腔结构，最外层为包绕管腔的固有层（lamina propria），其主要成分为非细胞成分的胶原纤维及管周肌样细胞（peritubular myoid cell）。管周肌样细胞是一种特殊的平滑肌样细胞，除了与睾丸内精子的运输有关，更被认为与生精功能密切相关。当睾丸生精功能异常时，包绕生精小管的固有层明显增厚，包括胶原沉积与管周肌样细胞肥大。

在固有层和生精细胞之间是支持细胞（Sertoli cell）。支持细胞底部与睾丸固有层相连，顶部则深入生精小管管腔，侧面则镶嵌着各级生精细胞。作为正常状态下唯一与生殖细胞接触的体细胞，支持细胞在睾丸生精中发挥着直接作用。既往认为这一直接作用主要分为 3 个方面。第一，睾丸支持细胞直接对生殖细胞起到"支持"作用，主要表现为其可产生多种因子，如糖蛋白、营养素、代谢中间产物等，具有维持生殖细胞存活的功能；第二，睾丸支持细胞参与了睾丸内分泌激素合成和分泌的调控，主要表现为垂体分泌 FSH 作用于支持细胞，使其产生雄激素结合蛋白与睾酮结合，从而维持生精

小管内雄激素水平，保证正常的生精过程，且支持细胞还可分泌抑制素从而与 FSH 形成负反馈；第三，支持细胞与支持细胞间形成无数紧密连接，是构成血 - 睾屏障（blood-testis barrier，BTB）的重要结构。BTB 的存在将生精环境与人体免疫系统及一些有毒有害分子隔离开来，既对生精过程起到保护作用，又避免了精子抗原接触免疫系统产生自身免疫反应。值得注意的是，借由支持细胞之间的紧密连接，生精小管内的区域实际上被划分成了 2 个部分，一部分位于紧密连接和小管壁之间（严格而言，这部分区域位于 BTB 之外），被称为基底室，主要容纳各级精原细胞；另一部分位于紧密连接和管腔之间（位于 BTB 之内），被称为近腔室。近年来较新的研究认为，支持细胞在生精过程中除了上述直接的 3 个方面作用外，还存在第 4 种间接作用，即支持细胞可通过细胞间通信维持并促进其他体细胞的存活及功能，如陈向锋等人发现支持细胞可通过分泌外泌体来源的 CCL20 维持间质细胞的存活，从而间接保证了生精的正常进行。

生精小管中最重要的组成部分即生精细胞。其从基底部至管腔呈现不同的成熟程度，总体来说依次为精原细胞、初级精母细胞、次级精母细胞、精子细胞及睾丸精子 5 个阶段。对于生精细胞的阐述将在下文生精过程部分详细展开。

（二）睾丸间质

睾丸间质是指生精小管之间的疏松结缔组织。睾丸间质成分尽管仅占睾丸体积的小部分且均由体细胞构成，其在睾丸生精过程中的作用依然不可小觑。睾丸间质中数量最多的细胞即间质细胞（Leydig cell），其主要作用是产生睾酮。间质细胞受下丘脑 - 垂体 - 睾丸轴调控，在垂体来源 LH 作用下，间质细胞成为人体睾酮最主要的产生场所。此外 LH 可使间质细胞产生芳香化作用从而将睾酮转变为雌二醇。研究认为，生精小管局部高浓度睾酮是维持生精过程的必要条件。因此，间质细胞产生睾酮后，与支持细胞合成的雄激素结合蛋白结合，从而得以进入生精小管提供生精必需的高睾酮微环境。在这种微环境中，睾酮可进入生精细胞与其雄激素受体结合，从而维持和刺激生殖细胞的发育、分化、成熟。

睾丸间质内除间质细胞外,还有其他的细胞和结构,主要包括睾丸免疫细胞(特别是睾丸巨噬细胞、肥大细胞)、血管内皮细胞等,主要结构有血管、淋巴管、神经纤维等。值得注意的是,尽管睾丸是免疫豁免器官,其间质中仍有一定数量的免疫细胞,且这些免疫细胞与生精功能具有相关性,或许能够成为提示睾丸生精功能的标志物。但截至目前,尚缺乏深入研究证实睾丸不同免疫细胞是如何参与维持或破坏精子发生过程的。

三、精子发生过程

(一) 生精细胞类型及功能

1. 精原细胞 精原细胞(spermatogonium, SPG)是男性生殖细胞中较为原始的生精细胞类型,一般位于生精小管底部紧贴基底膜处,精原细胞是生精过程的起始。针对精原细胞类型,不同的研究或文献给出了不同的命名法则,传统习惯将精原细胞分为 A 型精原细胞(即原始精原细胞)和 B 型精原细胞(将分化为初级精母细胞)。亦有较新的文献根据精原细胞不同分化程度来将其分类,即分为精原干细胞(spermatogonia stem cell, SSC)和分化精原细胞(differentiating SPG)。一般认为,不同阶段的精原细胞具有不同的功能。SSC 是生精过程的起点,其具有 2 方面的功能。一方面 SSC 可自我更新从而保持一定的数量作为生精潜能的储备,另一方面 SSC 又可以分化成为能够进一步进入下游生精过程的细胞。分化精原细胞是指可进一步进入精母细胞阶段的精原细胞,一旦 SSC 经过分裂分化成为分化精原细胞,便进入了一个不可逆的生精过程。值得注意的是,有研究还进一步将精原细胞过渡到精母细胞前的阶段称为已分化精原细胞(differentiated SPG)。

2. 精母细胞 精母细胞(spermatocyte, SPC)是由精原细胞分化而来的生精细胞第二阶段。精母细胞大致上又可分为初级精母细胞和次级精母细胞。初级精母细胞直接由精原细胞分化而来,其特点是体积较大,多为圆形细胞,且染色后常可看见分裂相。初级精母细胞根据第一次减数分裂不同阶段又可细分为 5 种亚型:细线期、偶线期、粗线期、双线期和终变期初级精母细胞。最终,1 个初级精母细胞分裂成 2 个次级精母细胞,而次级精母细胞体积较初级精母细胞体积小,仅含单倍体,每条染色体由 2 条染色单体构成。每个次级精母细胞经过第二次减数分裂迅速分裂成 2 个单倍体精子细胞。

3. 精子细胞 精子细胞(spermatid)是生精细胞发育的最终阶段,为单倍体细胞。早期精子细胞(early spermatid)是较小的圆形细胞,也可称为圆形精子细胞(round spermatid)。最终精子细胞经过一系列变形过程逐渐形成晚期精子细胞(late spermatid),因其形态被拉长,也可被称为长形精子细胞(elongated spermatid)。最终睾丸精子细胞变形完成,成为与精液中精子形态完全相同的成熟精子细胞(mature spermatid),因其已经完全成熟且具有受精功能,也被称为睾丸精子(testicular spermatozoon)。在各类睾丸取精手术中,医生着重寻找成熟精子细胞(睾丸精子)或晚期精子细胞,因其可被用作二代试管婴儿卵胞质内单精子注射(intracytoplasmic sperm injection, ICSI)。但也有研究指出,即使是早期的圆形精子细胞,因其已经是单倍体细胞,在部分时候也能被用于卵胞质注射产生可移植胚胎甚至生出子代,但成功率较低。

(二) 精子发生过程

1. 精原细胞有丝分裂和分化形成初级精母细胞 有丝分裂和分化是精原细胞数量维持和进入精母细胞阶段的过程,二者同时存在和发生,可视为精子发生的第一步。部分精原细胞本身具有有丝分裂能力,即具有自我更新能力,从而能够产生更多数量的精原细胞,为生精过程源源不断地提供基础。此外,另一部分早期精原细胞则进入分化途径,向初级精母细胞过渡。关于精原细胞的有丝分裂和分化,较为著名的学说是 Huckins 提出的 A_s 模型。该模型认为未分化精原细胞可进一步划分为单精原细胞(A_{single}, A_s)、成对精原细胞(A_{paired}, A_{pr})及成链精原细胞($A_{aligned}$, A_{al}),其中 A_s 即为前文提到的 SSC。而根据 A_s 模型,A_s 精原细胞有 2 种命运,第一种命运即为通过有丝分裂产生 2 个新的、独立不相连的 A_s 精原细胞,这样起到了补充精原干细胞数目的作用;第二种命运则为经过有丝分裂产生的 2 个 A_s 精原细胞贴近并相连,进而形

成 A_{pr} 精原细胞，A_{pr} 精原细胞继续有丝分裂增殖后产生更多精原细胞彼此相连形成 A_{al} 精原细胞。接下来，A_{al} 精原细胞便开始进入分化过程形成分化精原细胞，并最终走上减数分裂的道路，而因进入分化及后续减数分裂途径导致减少的精原干细胞则由前述 A_s 精原细胞的第一种命运得到补充，从而使得男性生精功能得以源源不断地继续。分化精原细胞进一步体积增大、DNA 复制及相关物质合成，从而最终形成初级精母细胞。精原细胞的有丝分裂和分化过程位于支持细胞紧密连接与小管基底膜之间的基底室内。

2. 精母细胞减数分裂形成精子细胞 减数分裂(meiosis)是生精过程的核心，因其能产生单倍体细胞，也是生殖细胞区别于其他体细胞增殖的特有方式，所谓"减数"即染色体数目减半之意。针对生精过程中的减数分裂，详细介绍如下。

(1)减数分裂的由来和概述：减数分裂早在 19 世纪 70 年代被德国生物学家在海胆卵母细胞中发现，其后被证实可见于全部真核生物的有性生殖，并于 1905 年首次确定英文"meiosis"一词，词根"meio-"带有减少、不足的含义。减数分裂始于二倍体细胞，二倍体细胞每对相同染色体称为同源染色体。二倍体细胞首先进行 1 次 DNA 复制，每条染色体由 2 条姐妹染色单体组成，其后同源染色体彼此分离，由 1 个母细胞形成 2 个子代细胞(第一次减数分裂)。接下来这 2 个子代细胞中的姐妹染色单体彼此分离，使 2 个细胞进一步分裂成 4 个子代细胞(第二次减数分裂)，这 4 个子代细胞即单倍体的配子细胞。男性生殖细胞和女性生殖细胞中，减数分裂的过程类似。

(2)初级精母细胞的第一次减数分裂

1)第一次减数分裂前期(准备阶段)：①细线前期：根据前文所述，初级精母细胞本身由精原细胞分化而来，此时的初级精母细胞处于相对静息状态，因此也有研究将这一时期的初级精母细胞称为细线前期初级精母细胞。就细胞定位而言，细线前期的精母细胞由基底室过渡到近腔室，从而进入 BTB 受到保护。②细线期(leptotene)：初级精母细胞很快进入细线期，此时初级精母细胞的特点是，染色体开始发生浓缩凝集，故而形成光学显微镜下可见的细线状结构。此时染色体 DNA 已经经过复制，姐妹染色单体已经形成，但是在光学显微镜下肉眼仍看不出姐妹染色单体而统一表现为单根细线，因此得名"细线期"，姐妹染色单体仅在部分电子显微镜下可见。此时期占初级精母细胞的整个周期较长。③偶线期(zygotene)：初级精母细胞的染色体进一步凝集，并发生特征性的同源染色体配对(称为联会)，即标志着初级精母细胞进入偶线期。"偶"即配偶之意，形象的指出这一阶段染色体的核心是每条染色体寻找其同源"配偶"，即染色体联会(synapsis)。联会完成时，每一组(2 条)配对的同源染色体(共 4 条姐妹染色单体)称为一个联会复合体(synaptonemal complex)。需要特别强调的是，染色体的配对具有极高的特异性，两条同源染色体配对但并不相互融合或重叠，同源染色体之间存在一定的间隙。联会复合体这一形态可在光学显微镜下清晰的被看到，因此又称为一个二价体(bivalent)，指 2 条配对的同源染色体，而由于每条染色体事实上已经包含 2 条姐妹染色单体(尽管光镜下仍不可见)，1 个联会复合体即包含了 4 条姐妹染色单体，故亦有学者将其称作四分体(tetrad)。④粗线期(pachytene)：随着联会完成，初级精母细胞随即进入粗线期。粗线期的初级精母细胞染色体变粗、缩短，因此姐妹染色单体也明显地分开，可以在光学显微镜下清晰地看到四分体结构。因其染色体呈现短粗的形态故名"粗线期"。这一时期最重要的功能即同源染色体之间发生基因的交换(crossing over)，从而产生遗传重组。经过基因交换重组的染色单体上的基因由纯父源或纯母源变成了混合来源，在不改变染色体整体结构的前提下增加了遗传的多样性。粗线期精母细胞也是在各期初级精母细胞中数量最多的一期。⑤双线期(diplotene)：随着同源染色体的联会完成，联会复合体逐渐开始稍远离，由紧密靠近变得逐渐分离，然而在同源染色体非姐妹染色单体之间仍然会残留着彼此连接的部位，称为交叉(chiasma)，这一结构可在光学显微镜下被观察到。初级精母细胞的这一时期被称为双线期。交叉的存在使得尽管联会复合体结构消失，同源染色体仍可以依靠少量的位点彼此连接在一起。⑥终变期(diakinesis):双线期初级精母细胞之后,染色体进一步压缩凝集,核仁消失,同源染色体之间的交叉数目进一步减少,且这些交叉渐渐转移至同源染色体端部,这一过程被称为交叉端化(chiasma terminalization)。最终,一对同源染色体仅通过染色体端部的交叉连接,这时的初级精母细胞被称为终变期初级精母细胞。终变期初级精母细胞为初级精母细胞的最终阶段,其形成后,初级精母细胞将随后进行第一次减数分裂形成2个次级精母细胞。

2)第一次减数分裂中期(metaphase):终变期初级精母细胞随后进入第一次减数分裂中期,此时同源染色体的着丝点由同侧的纺锤丝牵引,排列在细胞的中央线附近(又称细胞赤道)。

3)第一次减数分裂后期(anaphase):中期过后,在第一次减数分裂后期,同源染色体彼此分离,而非同源染色体自由组合,各自向细胞的两极移动。

4)第一次减数分裂末期(telophase)和胞质分裂(cytokinesis):随后,精母细胞的胞质分裂,从而形成2个细胞,位于细胞两极的同源染色体分别进入2个细胞中,最终形成2个次级精母细胞,第一次减数分裂完成。

(3)次级精母细胞的第二次减数分裂:由一个初级精母细胞分裂而成的2个次级精母细胞,其染色体数已经是单倍体($n=23$),但曾经过DNA复制,每条染色体上仍由2个姐妹染色单体组成,由着丝点彼此连接。此时的次级精母细胞DNA不再进行复制,随即进入第二次减数分裂的过程,即染色体再次由纺锤丝牵引排列至细胞中央,随后连接姐妹染色单体的着丝点发生断裂,姐妹染色单体在两侧的纺锤丝牵引下分别移向细胞两极,最终1个次级精母细胞分裂成为2个精子细胞,每个精子细胞为单倍体细胞,含有23条染色体,且每条染色体DNA含量仅为次级精母细胞的一半。由此,全部减数分裂过程完成,男性生殖细胞由1个初级精母细胞得到了4个单倍体精子细胞。

(4)减数分裂的调控机制:减数分裂的过程十分精妙且繁杂,有无数基因、蛋白、酶等参与调控减数分裂的过程。减数分裂的起始过程需要视黄酸的参与,视黄酸可以上调重要的减数分裂起始

因子STRA8,从而保证减数分裂的正常进行。此外减数分裂过程中重要的重组相关基因如*DMC1*、*SPO11*及联会复合体成分如SYCP1~3都在精母细胞减数分裂过程中发挥着不可或缺的作用。上述因子皆为较为经典的成分,随着研究的不断深入,越来越多新基因被发现参与了减数分裂的调控,如最近有研究指出*SKP1*基因驱动了初级精母细胞由第一次减数分裂前期向中期过渡。随着新技术的应用和人们对减数分裂过程认识的不断加深,会有更多新的减数分裂调控机制被发现和报道。

3. 精子形成 由于完成减数分裂的单倍体细胞为圆形精子细胞,最终需要通过一系列的变形过程形成细长的精子,这一过程被称为精子形成(spermiogenesis),是精子发生的最后阶段。由圆形精子细胞到成熟精子的过程习惯上分为4步。

(1)高尔基期(golgi phase):高尔基期起源于圆形精子细胞,这一期的命名源于精子细胞胞质内富含活跃的高尔基复合体。高尔基复合体是精子细胞内最重要的细胞器之一,也是完成精子细胞变形的关键。在这一时期,圆形的精子细胞逐渐失去对称性。在细胞的一端逐渐形成头部,内含富有溶解酶的高尔基复合体。细胞的另一端则由远端中心粒逐渐发育成为细长的鞭毛轴丝(axoneme)结构。而在细胞中段则增厚并富含线粒体。上述是这一阶段精子细胞形态的变化,而在形态变化之下,细胞的遗传物质(染色体)也在悄然发生变化。这一时期的精子细胞染色质被压缩而变得高度浓缩,同时因其致密的结构而难以被转录成mRNA。而最具特点的是此时精子细胞的染色体组蛋白会逐渐被鱼精蛋白所取代。

(2)顶体期(acrosomal phase):顶体期得名于顶体(acrosome)的形成。在高尔基期聚集在细胞一端富含酶的高尔基复合体在这一时期逐渐融合并围绕致密的精子细胞核,形成顶体。这一时期会形成标志性的结构即"顶体 - 顶体下层板 - 精子领复合体(acrosome-acroplaxome-manchette)"复合体,这是精子头部形成的关键结构。该复合体的异常可导致精子头部畸形,如圆头精子症。也有部分学者将此期拆分为顶帽期(cap phase)和顶体期(acrosomal phase),其区别在于顶帽期顶体尚较

小且未充分包裹细胞核,仅像一个"帽子"一样戴在细胞核的前半部,顶帽内的顶体颗粒也未扩大弥散开来,即可理解为顶帽是未发育成熟的顶体。然而需要指出的是,这些分期事实上是人为划分的,实际在精子形成过程中均是一个连续变化的过程,特别是顶帽到顶体的过渡往往时间较快且界限并不是十分清晰,因此笔者认为利用精子形成过程中的标志性事件(顶体形成),可统一将这一期称为顶体期。

(3)尾部形成期(tail phase):顾名思义,是以精子细长的尾部出现为标志。如前文所述,精子细胞远端中心粒逐渐发育成细长的轴丝结构,精子的轴丝结构是典型的"9+2"型鞭毛结构,即外圈为 9 对双微管(microtubule),环绕中央一对中央微管。有趣的是,随着尾部逐渐形成和拉长,尾巴的尖端总是指向生精小管管腔中心。

(4)成熟期(maturation phase):这一时期是精子形成的最后一步。由于成熟精子是细长的,头部较小,没有过多的胞质,因此在这一时期,生精细胞的任务就是将其残余细胞质浓缩,形成残余体,内部除多余胞质外还有大部分细胞器。残余体结构挂在精子细胞形成的尾部前中段,最终脱落。事实上,残余体的脱落是由支持细胞介导的细胞吞噬作用而实现的。至此,一个正常形态的成熟精子细胞,即睾丸精子产生了,也标志着精子发生过程的完成。此时的睾丸精子虽然形态与精液中精子没有区别,但仍是不活动的精子,不过这样的精子进行 ICSI 已经能够使卵细胞受精。

四、精子运输

狭义上的精子运输是指睾丸精子产生后从生精上皮释放到排出体外的过程。这一过程除了精子本身外,还需要多器官、多结构、多成分的参与。而广义上的精子运输还包括射精后精子在女性体内与受精卵相遇前的过程。由于睾丸精子(即成熟精子细胞)虽然从形态结构上与精液中精子别无二致,其最大的区别在于睾丸精子几乎是不活动的,精子只有经过附睾后才获得了活动能力。因此,在这一部分,笔者将分三部分展开讨论,分别介绍精子在获得活动能力前的运输、精子获得活动能力后的运输及精子排出体外后的运输过程。

(一)睾丸精子的释放与运输

1. 支持细胞协助精子释放 根据前文的叙述,我们知道支持细胞在生精过程中发挥了重要作用,然而较容易被忽略的是,事实上支持细胞在精子释放中也扮演了重要角色。首先,对有正常生育能力的男性睾丸进行 HE 染色,在光学显微镜下观察,可以看到在相邻的支持细胞之间镶嵌着不同成熟程度的生精细胞,从基底部至管腔中央,成熟程度逐渐增高,而随着生精细胞的逐渐成熟,其向管腔中央运输的过程是在支持细胞的主动协助下完成的,这一过程称为生殖细胞的易位(translocation)。而当精子细胞最终成熟,即睾丸精子产生后,其自身也恰好移动到了靠近管腔中央的位置,此时支持细胞将完成其最后一项任务,即将镶嵌在自身中间的睾丸精子释放到管腔中,这一过程便称为精子释放(spermiation)。

2. 生精小管液协助释放的睾丸精子向外运输 生精小管内充满生精小管液,当精子从生精上皮被释放,即进入了生精小管液所构成的微环境中。生精小管液的成分较睾丸内其他体液如血液、淋巴液、组织间液等有较大区别,其中几乎不含葡萄糖,但钾离子含量较高,并含有高浓度的睾酮。生精小管液除了在精子发生过程中源源不断地为生殖细胞提供各类因子和营养物质外,其另一个重要作用便是协助已经释放到管腔内的睾丸精子借由液体的流动性从生精小管运输至直精小管、睾丸网、输出小管,最终运输至附睾。此时的睾丸精子本身仍是不活动的,液体的流动性便成为其向前运输的媒介和动力。

3. 睾丸内精子输出管道使睾丸精子运输至附睾 睾丸内的精子输出管道由直精小管和睾丸网构成。生精小管逐渐演变为直精小管,而直精小管又在睾丸纵隔处相互吻合形成网状的睾丸网,睾丸网最终发出输出小管离开睾丸进入附睾。需要特别指出的是,无论是直精小管还是睾丸网,仅具有运输睾丸精子的作用,而不具有生精上皮。当生精小管演变成较短较直的直精小管时,生殖细胞在此处消失,而仅保留单层上皮细胞。直精小管和睾丸网的上皮细胞均有绒毛或纤毛状的结构深入管腔,这是睾丸精子在管道中得以运输的重要结构。睾丸精子释放后，随着小管液的流动进入直精小管和睾丸网，而这些结构中上皮细胞的纤毛样结构像水草一样在小管液中不断摆动，可促使液体流动及精子继续向前运输，最终精子离开睾丸网经输出小管进入附睾。

4. 附睾内精子的运输与成熟 附睾是精子出睾丸的第一站，也是精子获得自身运动能力的重要场所，就形态而言可分为附睾头、附睾体和附睾尾3部分，就管道走行而言主要由输出小管和附睾管构成。当睾丸精子运输至睾丸网后，睾丸网发出多根小管离开睾丸，这些管道称为输出小管，输出小管盘曲便形成附睾头。输出小管在附睾内进一步延伸，至末端多条输出小管逐渐汇合成一条管道，称为附睾管，附睾管长度较长，随着其走行构成了附睾体和附睾尾，最终在附睾尾部附睾管末端演变为输精管。与睾丸内的精子输出管道（直精小管、睾丸网）不同的是，在附睾内的精子输出管道（输出小管、附睾管）的管壁均具有环形的平滑肌结构。平滑肌结构的出现使精子向前运输变得更加方便，平滑肌的收缩可使管壁产生蠕动，再加上上皮纤毛摆动及液体压力差，从而协助精子从睾丸网经输出小管进入附睾。

当睾丸精子经输出小管进入附睾后，除了液体和管壁的作用使其继续向前运输外，更加重要的是精子在附睾内经过一系列变化逐渐获得了前向运动的能力和受精能力，这一过程称为附睾内的精子成熟。吴立君等人的研究表明，人类附睾精子在附睾头部时运动能力差，然而到了附睾尾部的精子其运动速度和直线运动能力均是最强的。附睾中精子成熟的机制较为复杂，但无论如何，精子在附睾中成熟的标志便是获得了运动能力特别是前向运动能力，使其继续向前运输，同时在精子排出体外后与卵细胞相遇的过程中也发挥了重要作用。

（二）附睾精子的运输与排出

1. 附睾后的输精管道 附睾后的输精管道主要由输精管、射精管及尿道3部分组成。附睾管在尾部调转方向向上延伸为输精管，其分为睾丸、精索、腹股沟和盆腔4段，末端通过膨大的输精管壶腹与精囊腺的排泄管汇合形成射精管，开口于前列腺。输精管及射精管的管壁均包绕了平滑肌组织，这些平滑肌组织受肾上腺素能神经纤维的支配。而精子从进入输精管内到排出体外的过程可大致分为2步，即泌精与射精。

2. 泌精 男性的泌精中枢位于胸腰段脊髓，发出的神经为自主神经，主司精液由输精管经射精管进入尿道。当性兴奋时，交感神经活动加强，去甲肾上腺素的分泌使附睾精子更多地运输进入输精管。当冲动到达时，去甲肾上腺素大量释放，作用于从附睾管、输精管及射精管的全管壁平滑肌，使其发生强烈的、有节律的收缩，促使管壁蠕动使输精管液（内含精子）直接经射精管排入后尿道。与此同时，这一冲动也作用于精囊腺和前列腺的平滑肌，使得大量的精囊液和前列腺液在其收缩下排入后尿道，与输精管液内的精子混合形成精液。

3. 射精 男性的射精中枢位于骶部脊髓，发出的神经为非自主神经，主司尿道中精液射出体外。当射精冲动发生时，上述泌精过程使得精液（精子）进入后尿道，而射精中枢的传出神经作用于会阴部肌群如耻骨尾骨肌、球海绵体肌等肌肉强烈收缩，驱使尿道中的精液（精子）经尿道外口射出体外。

（三）精子在女性体内的运输与精子获能

随着活动精子进入女性阴道，精子将凭借自己的前向运动能力依次游动至宫颈、宫腔和输卵管，最终抵达输卵管壶腹部与卵细胞结合形成受精卵。在这一过程中，精子将完成受精前重要的一个环节即精子获能（sperm capacitation）。由于射出体外的精液中含有附睾液及精浆成分，阻碍了精子与卵细胞的结合与受精。在精子穿越黏稠的宫颈黏液及输卵管液时，这些成分被去除，且精子自身发生一系列改变（如信号通路激活，细胞膜通道开放等）从而获得了精卵结合与受精的能力，称为获能。获能后的精子呈现超活化（hyperactivation）状态，表现为精子振幅增高及不对称鞭打，这种超活化有利于推动精子穿越输卵管黏液从而尽快运输至卵细胞周围并受精。至此，精子完成了其全部运输过程并最终与卵细胞相遇。

（陈向锋）

第四节 男性更年期综合征

一、男性更年期综合征概念的演变、分类及研究意义

衰老是自然界一切生命现象的共同特征,表现为形态结构和生理功能的退行性变化,更年期是由中年步入老年的特定时期,是机体走向衰老的过渡阶段。由于中老年男子这一生命现象的病因多样化,患者的临床症状和体征也繁多,随着对这一疾病的理解更加深入,广大学者和医生发现它不是单一的疾病,是一组疾病现象的总称,因此在"男性更年期"的概念中增加"综合征"这三个字。男性更年期综合征主要是指一种症候群,其临床症状主要有性欲减退、勃起功能障碍、肌肉质量和肌张力降低,情绪及心理上可出现抑郁、易怒等现象,血管舒缩功能异常(潮热),记忆力和认知功能减退等一系列与老龄化相关的临床症状。同时合并睾丸功能减退、雄激素产生和/或活性降低有关,可伴随或不伴随精子生成阶段的受损。

(一)概念演变

自从男性更年期的概念问世以来,对于这个名词及其含义的争论就没有停止过。关键问题是男性是否如同女性那样存在更年期,且随着年龄老化所引发的雄激素缺乏是否对男子有不良影响?引起争论的原因主要是男性的生殖功能不和女性那样有一个相对明确的终止界限;雄激素水平是随着年龄的增长而逐渐下降,但有较大的个体差异,而且并不是所有的老年男性都会演变成具有临床意义的睾丸功能减退。

1939年,Werner将中老年男性会出现烦躁不安、抑郁、潮热、阵汗和性功能减退等类似女性围绝经期症状,由此提出了男性更年期综合征的概念。到了20世纪70年代,医学界就尝试提出新的概念来取代"男性更年期综合征"。90年代欧洲和美洲先后提出以中老年男性部分雄激素缺乏(partial androgen deficiency in aging male,PADAM)和中老年男性雄激素缺乏(androgen deficiency in aging male,ADAM)综合征命名中老年男性的这一组症状。2002年,国际老年男性研究会(International Society of the Study of the Aging Male,ISSAM)将这一临床综合征统一命名为男性迟发性性腺功能减退症(late onset hypogonadism in male,LOH),并得到了国际男科学学会(International Society of Andrology,ISA)和欧洲泌尿外科学会(European Association of Urology,EAU)的认同。

男性更年期综合征与性腺功能减退息息相关,LOH则是在性腺功能减退的基础上衍生出来的概念,同时对应了男性更年期综合征的一部分症状。虽然男性更年期综合征是一组症候群的总称(包含了中老年男性部分雄激素缺乏和LOH等),但以出现相应临床症状并且雄激素水平降低的患者为主。所以,本节内容以下部分将以LOH代替男性更年期综合征来讲述其相关内容。

(二)分类

LOH在传统意义上可分为原发性、继发性和代偿性性腺功能减退。原发性LOH主要与睾丸功能下降有关;继发性LOH与诸如肥胖、代谢综合征和糖尿病等的其他因素有关;代偿性LOH则是与年龄相关,可出现LOH的部分症状,伴有或不伴有雄激素水平下降。

(三)男性更年期综合征的研究意义

现代社会随着生活条件的改善和医疗水平的提高,世界范围内人口平均寿命普遍延长,但生育率下降,世界正在步入老龄化,中老年男性遇到的更年期综合征带来的问题也越来越多,亟待解决。面对更年期症状的模糊不确定性和非特异性,广大临床医生在诊断、鉴别诊断以及综合治疗上还需更多学习和了解。对男科学来说,未来发展方向之一是从单纯的以疾病为导向转为以健康为主导的男科学,其任务之一就是建立男性生殖健康的整体观,全面关注男性的身心健康问题。另外,关注中老年疾病、改善中老年人的生活质量已经成为专业人员和全社会的共同责任,并已经成为医学研究的重要领域。

二、男性迟发性性腺功能减退症

LOH是一种与年龄增长相关的临床和生物化学综合征。其特征为具有一定的临床症状和血

清睾酮(testosterone,T)水平降低(低于健康年轻成年男性的正常参考值范围)。此种状态严重影响生活质量,并对机体多种器官、系统的功能有不利影响。

LOH的病因多样,随着年龄增长而出现睾丸功能减退、雄激素作用下降、多种伴发的慢性疾病与之相互联系、相互增强。

1. 病因

(1)雄激素的水平下降:随着男性年龄增长,雄激素的作用也会逐渐下降,这是男性更年期综合征的核心发病机制。雄激素水平下降,主要是血清总睾酮(total testosterone,TT)水平下降,原因有很多,包括下丘脑-垂体-性腺轴的功能减退、睾丸间质细胞雄激素合成过程障碍、间质细胞自身损害、SHBG水平升高以及雄激素受体(androgen receptor,AR)灵敏度下降、肥胖和体重增加等因素。

(2)生物活性睾酮水平下降:循环中的睾酮一部分以较松散的方式与白蛋白(albumin,Alb)结合形成Alb-T;还有一部分与SHBG结合,结合则比较牢固;其余为游离睾酮(free testosterone,FT)。其中Alb-T在组织毛细血管内容易分离,释放出T而被组织利用,与FT统称为生物可利用睾酮(bioavailable testosterone,Bio-T)。随着男性年龄的增长,SHBG水平升高,T与SHBG结合增加,伴随Bio-T水平降低。

(3)雄激素受体异常:男性体内雄激素受体遍布各组织器官,组织中的AR水平也受血清T水平和年龄的影响。血清T水平下降和组织AR浓度降低是一致的。某些LOH患者的雄激素作用的部分缺乏,可能与衰老过程中AR浓度下降及组织对T的灵敏度下降有关。AR对雄激素效应的降调节,使T水平正常的更年期男子也可能出现LOH症状(即相对的雄激素不足),而T水平下降的更年期男子的LOH症状则变得更加明显。

(4)其他因素:内分泌腺体功能的变化、慢性疾病和药物的影响、肥胖和代谢因素、不良生活方式和环境因素的影响、精神心理作用等。

2. 发病机制

(1)更年期男性睾丸结构变化:睾丸因素仍是更年期综合征男性雄激素水平下降的主要原因。随着年龄的增长,睾丸供血量减少和缺氧,男性间质细胞数量减少,间质细胞功能减退,后者是雄激素合成与分泌下降的主要原因。睾丸结缔组织成分也随着年龄增长而增生,白膜增厚,生精小管界膜纤维化,管间组织纤维化,生精小管基膜和小血管基膜常表现为严重的透明变性。更年期男性睾丸结构变化也导致生育力的下降,男性睾丸生精小管的管径随着年龄增大而缩小,生精上皮变薄,精子生发能力逐渐减弱,有些人表现为部分或完全性生精阻滞,精子发生多阻滞在精母细胞阶段。

(2)间质细胞功能下降:间质细胞数量减少和功能下降被认为是LOH核心的发病机制,LH则是调节间质细胞合成和分泌雄激素的主要激素。所以,即便血清LH水平未显著降低,老年男性对LH的反应能力却明显下降。

(3)睾丸血管和微循环变化:睾丸内正常的微血管血流量对睾丸细胞发挥正常生理功能是非常重要的。在睾丸缺少血流灌注时,可导致缺血和细胞坏死,同时,睾丸自身也会通过血管舒缩来缓解局部缺血。

(4)氧化应激:氧化应激随着年龄的增长逐渐增强其损害,睾丸也不例外。机体氧化和抗氧化的失衡,氧化作用过强时,大量氧化产物会对机体造成损害,包括对精子DNA、精子质量、生精细胞凋亡和间质细胞的影响。

三、迟发性性腺功能减退的病理生理学

(一)睾酮合成和代谢的分子生物学机制

人体中有2种主要生物活性雄激素,包括睾酮及代谢产物双氢睾酮(dihydrotestosterone,DHT),它们承担了所有雄激素依赖特征的发展和维持,并且在男性和非妊娠女性中,它们的循环水平主要来源于睾丸、卵巢或肾上腺合成的类固醇。在部分男性中,发生LOH的主要原因是睾丸功能减退,且目前普遍认为,睾丸间质细胞(Leydig cell)数量减少和功能下降是LOH发病的核心机制。随年龄增长,男性睾丸体积会逐渐减小,质地变软,出现睾丸纤维化病变和血流灌注不足。睾丸微环境的改变导致作为合成睾酮的主力军的间质细胞

数量不断减少,其细胞内的线粒体和滑面内质网呈空泡化,并对促性腺激素的反应降低,同时睾酮合成相关酶的活性下降,继而合成和分泌睾酮的功能也下降。

睾丸作为体内合成睾酮的主要器官,约95%的睾酮由睾丸间质细胞生成。肾上腺皮质也可合成部分睾酮。自从1850年发现间质细胞开始,直至一个世纪后才逐渐认识到涉及间质细胞功能的主要阶段。间质细胞合成和分泌睾酮主要受下丘脑 - 垂体 - 性腺轴调控。垂体分泌的LH启动类固醇的形成是通过与间质细胞LH受体(luteinizing hormone receptor,LHR)结合来实现的,该受体通过与G蛋白偶联,刺激间质细胞环磷酸腺苷(cyclic adenosine monophosphate,cAMP)的产生。反过来,cAMP刺激胆固醇从细胞内来源转移到线粒体,这一步是类固醇形成中限速步骤。然后,通过一系列酶联反应调节胆固醇进入胞质内,最后在线粒体和平滑内质网内P450(细胞色素P450蛋白)等各种酶作用下完成生物转化。

睾酮合成过程除了受内分泌轴调节之外,睾丸间质内巨噬细胞、睾丸支持细胞以及管旁细胞通过细胞间相互作用方式也影响间质细胞的睾酮合成。胆固醇通过细胞介导的内吞作用,以细胞外低密度脂蛋白(low density lipoprotein,LDL)为载体进入细胞内,也可以在睾丸间质细胞内由乙酰辅酶A合成。胆固醇存储于胞质脂质体内,脂质体的数量与睾酮合成速度有关。睾酮在体内可转化成雌激素,或在5α- 还原酶的作用下转化成DHT。雌激素可协同或拮抗睾酮的生理作用,参与骨骼发育等生理过程。DHT参与调节细胞的分化和生长,对于男性的性发育和性征成熟尤为重要。睾酮主要在肝脏内糖基化后排出,其余通过活性形式直接排出。

睾酮对人类及其他脊椎动物通过2个方式来产生效用:直接或以血清DHT的形式使雄激素受体活化。睾酮进入细胞后可经5α- 还原酶的作用转变成DHT。睾酮和DHT与胞质内的同一种高亲和力雄激素受体相结合,形成雄激素 - 受体蛋白复合物,此复合物再与细胞核内的结合位点结合而发挥生理效应。睾酮和DHT发挥生理作用时所结合的受体完全一样,但雄激素生理作用的充分发挥有赖于部分睾酮转化为DHT,这是因为DHT与雄激素受体结合的亲和力比睾酮大,结合时间比睾酮长,致使DHT的生理作用比睾酮强2倍以上。因此能将睾酮转化为DHT的组织内,雄激素的生理作用得到一定程度的放大。

(二)睾酮的血液运输及对靶器官的生物效应

1. 睾酮的血液运输 血浆中睾酮主要以与血浆蛋白相结合的形式存在。与睾酮相结合的蛋白主要有白蛋白和睾酮结合蛋白(testosterone-binding globulin,TeBG),又称SHBG。正常男性血浆中游离睾酮占总睾酮的2%(正常成年男性血浆中的睾酮仅2%处于非结合的游离状态),44%的睾酮与SHBG结合,54%的睾酮与白蛋白或其他蛋白非特异性结合。游离睾酮及白蛋白结合睾酮由于分子量小能够穿透毛细血管,称为Bio-T。SHBG由肝脏和睾丸合成,老年人SHBG结合睾酮浓度较高,从而影响生物活性睾酮浓度。睾酮通过血液循环几乎分布在机体所有器官组织中,如前列腺、精囊、睾丸、脑、肾、脾、心脏等,在靶细胞与相应受体结合,调节靶细胞的生物学效应。睾酮决定性器官的分化和男性性征发育,并维持其代谢功能。睾酮芳香化可形成雌激素,影响前列腺的生长发育。睾酮和DHT对于正常阴茎的发育是必不可少的,在青春期,男性第二性征和阴茎的发育程度与睾酮浓度呈正相关。青春期后阴茎中雄激素受体消失,从而防止阴茎的进一步增长。随着年龄增长,血浆中的SHBG水平上升,伴随着血清总睾酮水平下降,血清游离睾酮水平和生物有效性睾酮水平显著下降。

2. 睾酮对靶器官的生物效应 睾酮对机体的主要作用有:①刺激雄性内、外生殖器官发育成熟,并维持其功能。刺激雄性第二性征的出现,并处于正常状态,以及产生性欲和维持男性的性功能。②促进精子的发生及成熟(启动和维持生精功能)。③促进蛋白质的合成,特别是肌肉、骨骼以及生殖器官的蛋白质合成,同时还能刺激这些组织器官的细胞生成。④调节负反馈机制,促使雄激素的分泌相对稳定。

其中,雄激素对性别分化的作用主要体现在

胎儿期,睾酮 - 受体蛋白复合物和双氢睾酮 - 受体蛋白复合物是在这一阶段起主要调节作用。青春期以后,雄激素会促进男性第二性征的发育,在声音、毛发、性腺发育及生精、骨骼、肌肉等多个方面产生生物效应,逐渐显示出男性特质。除了性分化和生殖器官的生长和发育外,睾酮对骨骼、肌肉、脂肪、情绪和认知功能、性功能、血液和心血管等器官和系统都有重要的生理作用,睾酮缺乏将会导致这些器官和系统功能失常,从而出现一系列病理生理学改变。

(1)骨骼:骨骼是睾酮的靶器官之一,其成骨细胞内存在雄激素受体。雄激素具有独立(非依赖转化为雌激素)刺激成骨细胞分化和增殖的作用,睾酮信号可刺激成骨细胞形成骨小梁并防止骨细胞骨小梁损失。并且睾酮的代谢产物,尤其是雌激素,可能是雄激素对骨骼作用的主要调节剂。睾酮通过芳香化酶转化成雌激素,通过雌二醇和雌激素受体结合产生生物学效应。雄激素缺乏的青年男性骨矿物质密度(bone mineral density, BMD)比正常青年男性低。在骨质疏松引起骨折的患者中,7%~30% 存在雄激素缺乏。骨质减少、骨质疏松及骨折的发生率在男性性腺功能减退患者中均很高。有多项研究表明,BMD 与男性血清睾酮水平有着密切联系。前列腺癌患者在接受雄激素剥夺治疗时会出现血清睾酮水平的急剧下降,这会导致 BMD 的减低和骨质疏松症。另外,雌二醇与 BMD 的维持也有着密切关联,通常来说,在雄激素剥夺治疗开始 1 年后,BMD 会减少大约 2%~8%。

各年龄段男性性腺功能减退患者在接受睾酮替代治疗后骨密度均可增加,同时,有研究发现,只有生物可利用的雌激素(bioavailable estradiol, $BioE_2$)和 SHBG 与骨折风险独立相关,而不是睾酮。所以,低 $BioE_2$ 和高 SHBG 均导致男性低 BMD。

(2)肌肉和脂肪:老年男性通常有进行性肌量减少和脂肪量增加,特别是腹部脂肪。男性 50 岁后瘦体重(lean body mass, LBM)每年减少约 0.4kg,骨骼肌的减少比其他肌肉更明显,四肢远端骨骼肌减少比近端更明显,并可因此出现肌力下降、容易疲劳、日常活动能力下降、容易跌倒和发生跌倒性损伤等。许多研究证明,肌量和肌力下降与血清游离睾酮(FT)水平减低有关。睾酮影响肌肉和内脏脂肪的产生,相关机制可能是通过影响相关干细胞的分化定型和抑制前体细胞的生长。睾酮也可提高肌肉细胞的胰岛素敏感性,增加肌肉细胞的线粒体容积和促进氧化磷酸化基因的表达。

(3)性欲及性功能:睾酮水平与性欲、勃起及射精功能明显相关,是男性性活动的重要内分泌基础。所有勃起功能障碍和 / 或性欲降低的男性应首先检测血清睾酮水平。这些功能异常(伴或不伴睾酮缺乏)可能与基础疾病(如糖尿病、高催乳素血症、代谢综合征等)有关。雄激素缺乏可导致性欲丧失,也可使阴茎夜间勃起的频率、幅度和持续时间减少。阴茎海绵体肾上腺素能受体表达,神经元型一氧化氮合酶(neuronal nitric oxide synthase, nNOS)活性和磷酸二酯酶 V 型(phosphodiesterase type 5, PDE5)的功能均是雄激素依赖性的。人阴茎海绵体平滑肌和内皮 PDE5 依赖于雄激素,性腺功能减退使阴茎海绵体 *PDE5* 基因和蛋白的表达均下降,而睾酮补充治疗可逆转上述变化。

睾酮通过中枢神经系统和阴茎海绵体局部的作用,调节性欲和勃起功能。外伤、手术或药物去势可导致性欲丧失和勃起功能障碍。但是,影响性功能的血清睾酮阈值尚不清楚。在排除年龄、SHBG 和雌二醇的影响后,游离睾酮有独立调节阴茎海绵体平滑肌松弛的作用。雄激素缺乏可引起海绵体平滑肌数量减少、纤维组织增生、脂肪沉积和一氧化氮(nitric oxide, NO)的合成减少。

(4)情绪和认知:睾酮对情绪和认知功能有重要调节作用。老年男性出现的焦虑、惊恐不安、失眠、记忆力减退以及思维反应和智力减退均与内源性睾酮水平减低有关。有研究发现,游离睾酮指数(free testosterone index, FTI, TT/SHBG)越高的老年男性,视觉记忆、语言记忆、视觉空间判断力、视觉运动感知力的表现越好。

(5)心血管系统及血液:睾酮直接刺激骨髓干细胞和通过肾脏合成红细胞生成素使红细胞数量和血色素水平增高。老年男性罹患轻度贫血较为常见,原因之一是血清睾酮水平降低,睾酮补充治疗(testosterone supplement treatment,TST)有利于纠正贫血。关于雄激素致动脉粥样硬化作用的证据很少,不过临床观察显示心血管疾病患者总体人群的睾酮水平较普通人群偏低,提示睾酮对心血管疾病可能有保护作用。

(6)糖尿病和代谢综合征:LOH 与 2 型糖尿病和代谢综合征有着相似的临床表现和病理生理学特点。通常认为糖尿病和低睾酮水平之间的关系是双向的。对糖尿病来说,糖尿病会使睾酮水平降低,低睾酮也会反过来促进糖尿病的发生。有强有力的临床证据表明,与低睾酮水平对促进糖尿病的产生的影响相比,肥胖对降低睾酮水平有更强的影响。轻微的肥胖或者胰岛素抵抗主要与总睾酮降低有关,但较显著的肥胖才会导致性腺功能减退,游离睾酮的减少也证明了这一点。同时,睾酮可以减少体内的促炎性细胞因子,可以增加肌肉和脂肪组织的胰岛素敏感性,并且能促进儿茶酚胺诱导的脂肪分解。睾酮水平下降会促使代谢综合征的出现,高胰岛素血症和肥胖则会引起睾酮分泌减少。所以睾酮补充治疗有助于预防和改善 2 型糖尿病和代谢综合征的症状,如胰岛素抵抗、肥胖、血脂异常和高血压等。

四、LOH 的临床症状和体征

LOH 通常发生在 40 岁(但不限于 40 岁)以上的男性,临床症状有性欲和勃起功能减退,尤其是夜间勃起;情绪改变并伴有脑力和空间定向能力下降,容易疲乏、易怒和抑郁;体重减少,伴有肌量和肌力下降;体毛减少和皮肤改变;骨密度下降,可引起骨量减少和骨质疏松;内脏脂肪沉积。上述症状不一定都出现,其中可能以一种或几种症状更为明显,可伴有或无血清睾酮水平减低。

性欲减退和性生活减少被认为是 LOH 最常见的症状。LOH 患者常出现勃起功能障碍,表现为阴茎勃起困难、勃起硬度下降或勃起不持久、晨勃频率减少或持续时间变短,夜间勃起次数和勃起硬度下降等。并且有研究显示,随着年龄增长而下降的唯一精液参数是精子活力,这也可能是由于潜伏期增加所致,因为衰老与性交频率降低有关。

随着年龄增加,男性会出现骨质疏松或肌肉量减少等关于骨骼和肌肉的组织改变,对于 LOH 患者,睾酮水平的降低则更加剧了这种变化,导致骨质流失加速。一项多机构合作的大型前瞻性研究提示,老年男性群体中,血清睾酮(包括公式计算的游离睾酮和血清游离睾酮)将会以每年大约 3ng/dl 的幅度降低。

上文提及睾酮降低可对患者心理、精神状态造成影响。具体来讲,LOH 患者容易出现如下临床表现:抑郁症状,情绪低落,容易激惹;精力下降,容易疲倦和乏力;智力和空间认知活动降低;记忆力减退、注意力不集中;容易失眠,出现睡眠障碍。

全球暴发的新型冠状病毒肺炎影响着人类的正常生活和工作。研究团队进行了大量的临床数据收集工作及数据处理后发现,感染新型冠状病毒并且需要相关治疗的患者会出现明显低睾酮的表现。其结果显示,年龄越大,体重指数(body mass index,BMI)越高,胆固醇水平越低,其睾酮水平也越低。最后得出结论,住院治疗的新型冠状病毒感染的男性患者呈现较低的睾酮水平,与更高级别的免疫激活相关,也会导致严重的临床感染症状并提高了转入 ICU 和死亡的风险。

五、实验室检查

伴随衰老可出现其他内分泌系统(如雌二醇、生长激素及脱氢表雄酮)的改变,但这些改变并不显著。除非根据患者的临床症状和体征怀疑有其他内分泌紊乱。睾酮的测定是 LOH 诊断的重要一步,年龄、种族、饮食习惯、生物节律变化、标本的采集方式及处理存储方式等多种因素都会影响睾酮测量的准确性。

在筛选 LOH 患者时,总睾酮以及公式计算的游离睾酮的测定至关重要。TT 是血清 SHBG 结合睾酮、Alb-T 和 FT 的总称。FT 和 Alb-T 是组织可以利用的活性部分,统称为 Bio-T,后者是体内真实睾酮水平的反映。公式计算的游离睾酮则是在实验室指标基础上得到的。并且有多项研究指出,Bio-T 和公式计算的游离睾酮(calculated free testosterone,cFT)与直接测量的方法相比,它们的临床实践应用更加广泛,且被认为是较有效的指标。

近些年,LOH 诊断的睾酮阈值仍然存在争议,各临床研究的报道、各学会指南及专家共识也不尽相同。由于年龄相关的血清睾酮水平下降是一个缓慢而逐渐变化的过程,因此确定任何切点值都有很大难度,但切点值又是临床诊断的重要指标之一。目前广泛接受的诊断性腺功能减退的测量指标是血清总睾酮水平,一般认为总睾酮水平应高于 12nmol/L。血清总睾酮水平低于 8nmol/L 者可接受睾酮替代治疗。如果血清总睾酮水平为 8~12nmol/L,应重复测量总睾酮水平,并进一步测量游离睾酮。血清黄体生成素的测定可帮助鉴别原发性与继发性性腺功能减退,当血清睾酮水平低于 6nmol/L 或怀疑继发性性腺功能减退时,血清催乳素水平也具有重要的提示作用。

检测睾酮的时机和方法也很重要,应选择在 7:00~11:00 采集的血清样本,尽量减少昼夜节律的误差。目前临床常用的测定方法有放射免疫测定和化学发光检测。欧洲泌尿协会于 2021 年发布了对性及生殖健康方面的指南更新,其中对于 LOH 在实验室检查相关的筛选建议有:应于早上(7:00~11:00)并且空腹状态下,使用可靠的方法测量总睾酮;在开始睾酮补充治疗之前,需要重复 2 次血清总睾酮测量,测量值均<12nmol/L(3.5ng/ml);并建议将血清游离睾酮<225pmol/L 作为诊断 LOH 的切点值。因为睾酮分泌具有脉冲式的特点,其脉冲时间间隔约 2 小时,尽管其脉冲幅度不如 LH 那样明显,且老年男子的脉冲幅度较青年人小,所以仍然建议抽 2 次血进行化验血清总睾酮水平,2 次抽血的间隔时间为 20 分钟。

六、诊断与鉴别诊断

(一) 诊断

性腺功能减退(原发性或继发性)可发生在任何年龄段。对高危或怀疑为性腺功能减退的患者,应进行全身及生化检查。通过仔细的临床评估及反复的激素测量,排除由于急性病引起的血清睾酮水平短暂的降低。老年男性性腺功能减退的危险因子包括慢性疾病(如糖尿病、慢性阻塞性肺疾病、反应性关节炎、肾病及 HIV 相关疾病)、肥胖、代谢综合征及血色病。这些慢性病也应予以诊断及治疗。

LOH 的诊断包括 3 个方面内容:①症状评价(筛查量表阳性);②血清睾酮水平测定低于正常参考范围;③试验性睾酮补充治疗的反应,即雄激素补充治疗 3~6 个月有效。三者是统一且相辅相成的,单纯有症状或血清睾酮水平降低,对睾酮补充治疗无反应的患者不能诊断为 LOH,应该进一步检查可能引起症状的其他原因。LOH 的诊断主要依据包括存在与性腺功能减退一致的体征和症状以及 2 次或多次早晨血清总睾酮水平低的生化证据,并且都是在用可靠的检测方法测量的基础上得到的。诊断中,应全面考量患者的临床表现和体征,此处参考上文部分内容。

对于怎么诊断 LOH,是根据血清睾酮的下降程度、性腺功能减退的症状和可能引起性腺功能减退的相关并发症来做的,但是诊断也只是包括了一小部分出现了血清睾酮降低的老年男性,所以,LOH 的诊断需要医师结合患者的病史、心理状态、生活习惯、临床症状和体征、实验室检查等来做综合的考量。

(二) 鉴别诊断

LOH 的临床表现与一些男性疾病或者慢性疾病等具有相似特征或者伴随出现,因此有必要加以鉴别。

1. 勃起功能障碍 勃起功能障碍(erectile dysfunction,ED)是一种常见的疾病,尤其在中老年人中更为常见。并且 ED 往往是 LOH 患者的首发症状,除了睾酮降低会引起 ED 之外,还有很多其他病因,因此要在确切诊断前要明确患者的病史及用药史等,做好充分的鉴别诊断。

2. 慢性疾病和内分泌疾病 慢性疾病如肝、肾功能病变,恶性肿瘤等慢性疾病患者在疾病发展到一定阶段后也会出现与 LOH 类似的症状,如记忆力减退、性欲下降等,但是此类患者往往有原发疾病存在,实验室或辅助检查可以明确。内分泌疾病如甲状腺疾病的患者可出现心慌、情绪(抑郁或脾气暴躁)等方面的改变,垂体腺瘤可以出现性欲减退,但二者也可以通过病史、实验室检查来明确诊断。

3. 精神疾病 LOH 患者常出现心理和精神

症状,与很多精神疾病患者(阿尔茨海默病、精神分裂症、神经衰弱、抑郁症等)有相似表现,如抑郁、易激惹、认知功能障碍等,因此 LOH 与此类疾病的鉴别诊断尤为重要。

(三)诊断思路

男性更年期综合征是一种涉及全身多器官多系统的疾病,可以有比较复杂多样的临床症状,并且极易和多种疾病混淆。因此,在确定诊断的这个过程中,应该做到慎重、仔细筛查雄激素水平,明确其作为病因的重要性,做好 LOH 的诊断和鉴别诊断。LOH 的诊断思路及流程参考图 7-5。

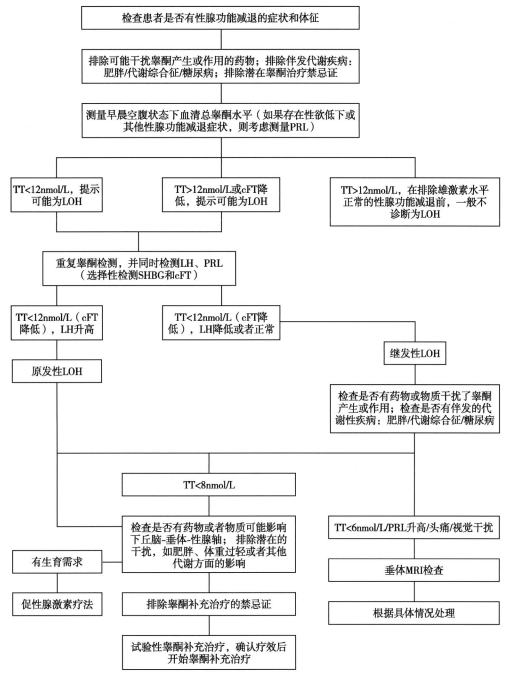

图 7-5 LOH 的诊断思维及流程

注:如果临床医师怀疑患者有 LOH,则可以按照上图所示,从上到下依次根据患者的具体情况来选择下一步的方案来获得诊断和治疗的选择。cFT 为公式计算的游离睾酮;LH 为黄体生成素;PRL 为催乳素;SHBG 为性激素结合球蛋白;TT 为总睾酮。

（四）LOH的筛查量表

由于LOH临床表现和症状复杂，且缺乏特异性，导致诊断困难。为了筛查LOH，提高诊断正确率，目前设计了多种筛查量表。1999年，Heinemann等提出老年男性症状问卷（Aging Male Symptoms Questionnaire，AMS）；美国圣路易斯大学Morley等于2000年推荐中老年男性雄激素缺乏调查表（Androgen Deficiency in the Aging Males Questionnaire，ADAM）；Smith等在2000年建立马萨诸塞州男性增龄研究问卷（Massachusetts Male Aging Survey Questionnaire，MMAS）、Bosphorus推荐心理学系评分表等。许多学者也结合本国的具体情况，对筛查量表进行了改良或者重新设计。

LOH的诊断主要根据睾酮缺乏的症状和体征。与性腺功能减退有关的症状主要是性欲降低。其他还包括勃起功能障碍、肌肉量和力量降低、体脂增加、骨密度降低及骨质疏松、活力降低并有抑郁情绪。但上述症状并非低雄激素状态的特异表现，需要与其他具有类似症状的相鉴别。所以筛查量表就在疾病诊断初始起到了非常重要的作用。但由于缺乏完美的筛查量表，目前临床上广泛使用AMS量表及ADAM问卷。可参考本文附录及SILOH筛查量表。

七、治疗

男性更年期综合征病因十分复杂，多种病因可能同时起到不同的作用，单纯用雄激素补充治疗不可能解决男性更年期综合征所带来的全部问题，因此主张采用综合治疗原则，任何单一的治疗药物或方法都不可能获得最满意的效果。

目前，LOH的治疗方法主要是睾酮补充治疗（TST）。TST比较安全，它可改善患者的ED、下尿路症状（lower urinary tract symptoms，LUTS）、性欲、红细胞生成、情绪、认知力和心血管疾病，影响骨密度、肌肉量和脂肪量等。

（一）睾酮补充治疗

TST是目前对抗男性更年期综合征的有效手段之一，可改善患者的生活质量。TST的主要目的是通过维持血清睾酮在正常生理水平的稳定状态，来补充内源性睾酮的生理作用，并改善或去除

睾酮部分缺乏所引起的临床症状和体征。

1. TST目的　维持血中睾酮的生理浓度，维持男性性功能。一般认为TST应达到以下5点。

（1）能补充睾酮的生理需要（3~10mg/d）。

（2）与睾酮水平相应的DHT和雌二醇的水平在正常生理范围内。

（3）在模拟人体雄激素晨高、晚低分泌的自然节律前提下，不抑制自身睾丸分泌激素及生精功能。

（4）无前列腺、血脂、肝脏或呼吸功能方面的不良反应。

（5）使用方便，患者愿意接受。

由于LOH多为中老年患者，随着年龄的增长，睾酮补充治疗后前列腺疾病、心血管疾病和红细胞增多症等不良反应的危险性也随之增大。因此，对于雄激素缺乏的老年男性，宜选用短效制剂，出现不良反应后应及时停药。

2. 睾酮制剂

（1）经口服用睾酮制剂：目前世界范围临床工作中，十一酸睾酮口服剂是应用最广泛、最安全的口服睾酮给药系统，也是目前唯一安全有效的口服睾酮酯。目前国内的口服剂是十一酸睾酮胶囊（testosterone undecanoate capsules，TU capsules）。此药口服后通过肠道淋巴系统吸收，经胸导管进入体循环，避免了烷基化睾酮吸收后的肝脏首过效应和肝毒性。除此之外的经口服用制剂还有舌下服用的环糊精睾酮（T cyclodextrin），但因其在体内很快经过肝脏代谢，不容易达到靶器官，故不作为常规使用。

（2）经皮肤睾酮制剂：睾酮贴剂（testosterone patches）是其主要方式，通过贴片或凝胶的形式作用。阴囊贴剂（testoderm）在使用时应局部剃毛，于早晨贴于阴囊皮肤上，每天1次。非阴囊皮肤贴剂（androderm）在夜间睡前贴于四肢或躯干皮肤上，每天1次。睾酮皮肤凝胶（androgel）：每次将5~10g凝胶涂抹于一处或多处皮肤上。

（3）肌内注射睾酮制剂：常用制剂包括十一酸睾酮注射液（TU）、庚酸睾酮注射液（testosterone enanthate，TE）和环戊丙酸睾酮注射液（testosterone cypionate，TC）。用法为100~250mg，深部肌内注射，2~3周/次。

（二）试验治疗期

试验性睾酮治疗（testing testosterone therapy，TTT），也称"3T"试验，当患者出现症状并伴有血清睾酮降低，在排除其他疾病或药物影响后，提示症状可能与血清睾酮降低有关，3~6个月试验性睾酮补充治疗可以进一步确定症状与睾酮水平的关系。只有证明试验性睾酮治疗有效时，才能最后确立LOH的诊断。如果有睾酮缺乏的症状且血清睾酮水平处于界限值，可进行短期的治疗性试验。对睾酮治疗没有反应，应终止治疗。对于长期治疗的患者，应该有安慰剂作对照，以持续评估治疗效果。

睾酮补充治疗的初始3个月为试验治疗期。如果补充外源性睾酮后症状明显改善，提示症状与睾酮水平降低有关，可以长期治疗下去。如果症状没有明显改善，应停止治疗，重新查找病因。有勃起功能障碍和/或性欲降低以及患有睾酮缺乏的男性可接受睾酮治疗。而有勃起功能障碍，但对其他单一治疗没有反应的性腺功能减退男性应考虑联合治疗。男性性腺功能减退患者接受睾酮治疗可改变机体构成（脂肪量降低，肌肉质量增加）。已有研究指出机体结构的这些改变对于力量、肌肉功能及代谢、心血管功能紊乱具有继发的益处。

（三）睾酮补充治疗与肥胖、代谢综合征及2型糖尿病

男性性腺功能减退患者也可出现代谢综合征的许多表现（肥胖、高血压、高脂血症、糖调节受损及胰岛素抵抗）。大量流行病学资料发现，在健康男性中肥胖与低血清睾酮水平密切相关，20%~64%的男性肥胖者血清总睾酮或游离睾酮水平降低。肥胖、代谢综合征和2型糖尿病与低血浆睾酮水平有关。男性2型糖尿病如有睾酮缺乏的症状应检测血清睾酮水平。睾酮补充治疗对男性糖尿病患者血糖控制的作用尚不明确。但伴有糖尿病和/或代谢综合征的LOH男性患者，给予睾酮治疗，在控制常见性腺功能减退症状之外，对其他代谢状态也产生有益的作用。

（四）睾酮补充治疗与前列腺癌和良性前列腺增生

目前尚无证据表明睾酮治疗有增加前列腺癌或良性前列腺增生（benign prostatic hyperplasia，BPH）的风险，也无证据表明睾酮治疗使亚临床前列腺癌转变为临床前列腺癌。然而，睾酮可促进前列腺癌的局部生长及远处转移，因此对于老年男性（>45岁）LOH患者，应在接受治疗前告知其睾酮治疗所存在的风险与收益，同时在治疗当中应密切监测前列腺的变化。最近有荟萃分析指出，在接受睾酮治疗不少于一年的患者中，没有明确的证据能证实血清睾酮水平可以使前列腺特异性抗原（prostate specific antigen，PSA）水平升高。并在接受睾酮治疗前根据直肠指检（digital rectal examination，DRE）及血清PSA水平，评估患者患前列腺癌的风险。如果患者有BPH引起的严重LUTS，应慎用睾酮治疗，但一旦下尿路阻塞的症状得到改善，睾酮治疗就不再是禁忌。

接受睾酮治疗后，应于3~6个月、12个月监测前列腺疾病，治疗后至少每年监测前列腺疾病。对于前列腺癌风险较高的患者，应考虑行直肠超声指导下前列腺活检。同样，一旦前列腺癌治愈且患者LOH症状明显，经过一段时间观察，确定无残存肿瘤，可考虑行睾酮替代治疗，同时告知患者该治疗的潜在危险及益处，并进行严密的随访。

（五）随访与监测

TST治疗期间要定期随访，随访内容包括睾酮水平、骨密度、血细胞比容、前列腺安全性以及心血管系统等多个方面。

TST治疗前应进行1次全面的实验室检查，包括血压、DRE、血清PSA水平、肝功能、血象和血清睾酮测定。如果经过评估后认为治疗有效，则患者应在治疗开始后的第3、6、12个月时定期监测血细胞比容、血红蛋白及PSA水平，并做直肠指诊，以后转为每6~12个月复查1次。监测的重点是前列腺癌，DRE加上PSA水平可以早期预测约50%的前列腺癌。当血清PSA>4ng/ml或DRE有结节时，应施行超声指导下的前列腺活检，以进一步明确诊断。当血清PSA为2.5~4.0ng/ml，游离PSA（free PSA，fPSA）/总PSA（total PSA，tPSA）

>0.16 和 / 或 PSA 每年上升 0.75ng/ml 以上时，提示有疑似前列腺癌。在 TST 治疗过程中，当出现排尿梗阻症状加重，DRE 发现结节或上述 PSA 指标超标时，应终止治疗，进行进一步的检查。同时，患者应在治疗开始后的第 6、12 个月分别进行骨密度测定，之后的第 2 年进行一次骨密度测定。

（六）禁忌证

1. 绝对禁忌证 局部晚期或转移性的前列腺癌；男性乳腺癌；有强烈生育欲望的男性；血细胞比容 ≥54%；未控制或控制不良的充血性心衰心力衰竭。

2. 相对禁忌证 严重的下尿路症状［即国际前列腺症状评分（international prostate symptom score，I-PSS）>19］；血细胞比容基线维持在 48%~50%；静脉血栓栓塞病史。

（七）睾酮补充治疗的风险

治疗过程中出现不良反应（特别是血细胞比容增加或前列腺癌），应立刻终止睾酮治疗，对于 LOH 患者的初始治疗应首选短效制剂，而不是长效制剂。由于尚未确定安全而有效的最佳的血清睾酮水平，目前的治疗目标是略低于年轻成年男性的血清睾酮水平。应避免持续的超生理剂量，也不需要维持血清睾酮的生理性昼夜分泌节律。

睾酮治疗禁用于患有前列腺癌及乳腺癌的 LOH 男性。对于前列腺癌的高危患者，睾酮治疗慎用。伴有明显红细胞增多（血细胞比容>54%）、未治疗的阻塞性睡眠呼吸暂停、未治疗的严重充血性心力衰竭的 LOH 患者，应在纠正合并症后才能进行睾酮治疗。

老年男性患者接受睾酮制剂注射治疗时可出现红细胞增多。建议治疗前、治疗第 1 年的 3~4 个月、12 个月及之后每年定期评估血液学变化，随时调整剂量使血细胞比容维持在生理范围。

红细胞增多症伴有轻度贫血的老年男性，睾酮补充治疗有利于纠正贫血。而没有贫血的患者，红细胞和血红蛋白会增高，特别是使用超生理剂量睾酮时。一旦发生红细胞增多症，应该减少睾酮剂量或停药。

老年男性内源性雄激素水平降低将增加发生

动脉粥样硬化的危险。有研究表明，外源性睾酮补充治疗可以显著改善慢性稳定型心绞痛男性患者的心绞痛发作。近年来的资料提示，睾酮补充治疗对心血管系统是有益的。

八、中医与男性更年期综合征

（一）中医对男性更年期综合征发病机制的理解

中医对于男性更年期没有准确的定义，但也有其相应的理解和治疗方式。中医古籍虽没有对此病名的记载，但有较多类似男性更年期综合征的症状与相关疾病的描述。如孙思邈的《千金翼方》中记载："人年五十以上，阳气日衰，……食欲无味，寝处不安。"《素问·生气通天论篇》记载："五八，肾气衰，发堕齿槁。……八八，则齿发去。"肾阴肾阳是五脏阴阳之本，是各脏腑发挥正常功能的保障。男性处于"六八"至"八八"的年龄段，肾中所藏的精气会逐渐亏虚，导致肾阴无力与肾阳调和，因此，阴阳失和是男性更年期综合征的病机基础。男性更年期综合征与肾、肝、脾关系密切，可出现虚、郁、湿、热等多种变化。

中医学认为男性更年期综合征属于"肝躁""郁证""百合病"等范畴，病机在于"肝气郁、肝气衰"，又因"天癸竭、肾脏衰"，常使患者出现不同程度的精神心理异常和自主神经功能紊乱。由于"肾虚肝郁"始终贯穿于疾病的发生和发展，故治疗男性更年期综合征多予以疏肝补肾。

（二）中医诊断

1. 中医证候诊断标准

（1）主症：①精神疲倦，形寒肢冷；②大便稀溏或五更泄泻；③阳痿早泄。

（2）次症：①形体消瘦，肌肉酸痛；②食欲减退；③小腹冷痛。

（3）脉象：脉沉迟无力或细弱。

（4）舌苔：舌质淡，舌体胖大，苔薄白或白腻。

2. 中医证型判定 参考《中西医结合男科学》，辨证为肝肾阴虚证，证见性欲减退，甚或阳痿，腰膝酸软，胸胁胀满，悲喜无常，或伴头晕耳鸣，失眠健忘，五心烦热，心悸胸闷，舌淡红苔少，脉细或细弦。

(三)中医对男性更年期综合征的治疗

中医治疗男性更年期综合征具有一定的优势,其不良反应少。主要有辨证论治、中成药、针灸疗法等。

1. 辨证论治 包括针对肾精亏虚证的补益肾精的疗法,针对肾阳虚损证的温补肾阳的疗法,针对阴虚内热证的滋阴降火的疗法等。

2. 中成药 有金匮肾气丸、逍遥丸、柴胡舒肝丸、龟鹿二仙膏、知柏地黄丸等。

3. 针灸疗法 包括用毫针取心俞、肝俞、肾俞等穴位治疗肾虚型男性更年期;电针取肾俞、三阴交、关元等穴位来治疗。

总之,男性更年期综合征病因病机复杂,临证治疗应具有整体观念,明辨各脏腑及各致病因素与本病发病的关系,辨证论治,方可有的放矢。

九、总结

男性随着老龄的增加,全身各个器官都会出现功能的减退,这是一个无法改变的现实进程,但是在这个过程中,监测身体的变化以防治老年性疾病的发生发展才是最重要的。存在多种情况如下丘脑 - 垂体 - 性腺轴,运输激素的血液系统,负责激素代谢的肝脏以及雄激素的靶器官的功能减退都可引发 LOH 的症状。当伴有其他中老年人常见的相关疾病(心血管疾病、肿瘤、糖尿病、性功能障碍、代谢综合征、前列腺增生及阿尔茨海默病等),各因素交织在一起从而使男性更年期的健康问题更为复杂。

总之,LOH 的治疗通常是一个长期且需要定期监测的过程。进行 TST 时,血清睾酮水平均会升高,同时须对 LOH 症状和体征的改善情况进行评价。LOH 睾酮治疗的益处和风险须与患者进行明确沟通,包括前列腺及其他危险因子、睾酮治疗的反应、合并症及潜在危险。如果症状和体征没有得到改善,应停止治疗,并进一步检查是否存在其他病变。治疗超过 1 年,还需重新评估。

此外,要对患者做好长期和持续的健康管理,通过及时的调理、干预和预防,可延缓、减轻男性更年期综合征的出现。要建立健康的生活方式,保持良好的心态,合理膳食,劳逸结合,适量运动。保持规律、良好的生活习惯是改善男性更年期症状的重要因素之一。

(袁明振)

附录 1:老年男性症状问卷(AMS)

1. 感到总体健康状况下降(总体健康状况、主观感觉)。

2. 关节痛和肌肉痛(腰痛、关节痛、四肢痛、全背痛)。

3. 多汗(非预期的 / 突然的阵汗、非劳力性潮热)。

4. 睡眠障碍(入睡困难、睡眠过程障碍、早醒和感觉疲劳、睡眠不好、失眠)。

5. 需要增加睡眠时间,常常感到疲劳。

6. 烦躁易怒(爱发脾气、为小事生气、情绪化)。

7. 神经质(内心压力、焦虑、烦躁不安)。

8. 焦虑不安(感到惊恐)。

9. 体力极差 / 缺乏活力(表现总体下降、活动减少、对休闲活动缺乏兴趣,感到做事少或收获少,感到必须强迫自己参加一些活动)。

10. 肌肉力量下降(感到无力)。

11. 情绪抑郁(情绪低落、忧伤、几乎落泪、缺乏动力、情绪波动、感到做什么事都没有意思)。

12. 感到个人已走了下坡路。

13. 感到精疲力竭,人生已到了最低点。

14. 胡须生长减少。

15. 性活动的频率和能力下降。

16. 晨间勃起次数减少。

17. 性欲减退(性活动失去愉悦感,缺乏性交欲望)。

如有其他症状,请描述。

AMS 评分

以上每项症状的评分:没有 =1 分,轻度 =2 分,中度 =3 分,重度 =4 分,极重度 =5 分,所有症状评分累加为总分。总分的评价如下。

总分	17~26 分	27~36 分	37~49 分	50 分
症状严重程度	无	轻度	中度	重度

附录2：中老年男性雄激素缺乏调查表（ADAM）

1. 是否有性欲减退。
2. 是否有体能下降。
3. 是否有体力和/或耐力下降。
4. 是否有身高降低。
5. 是否有生活乐趣降低。
6. 是否有忧伤和/或脾气不好。
7. 是否有勃起不坚。
8. 体育运动能力最近是否有下降。
9. 餐后是否爱打瞌睡。
10. 最近的工作表现是否不佳。

评价：对每个问题"是"或"否"，问题1或问题7或任何3个其他问题回答"是"即定为阳性答卷。

有效性检验：ADAM调查表的敏感度为88%，特异度为60%。

附录3：迟发性睾丸功能减退症状调查表（以最近6个月的症状为依据）

体能症状：

1. 是否感到容易疲劳。
2. 是否有肌肉和/或骨关节疼痛。

精神神经症状：

1. 是否有潮热、阵汗。
2. 是否有烦躁、易怒。
3. 是否有原因不明的惊恐不安。
4. 是否有记忆力减退。
5. 是否失去生活的乐趣。

性功能症状：

1. 是否对异性失去兴趣。
2. 是否对性生活感到厌倦。
3. 是否有晨间勃起消失。
4. 是否有勃起功能障碍。
5. 是否有胡须和阴毛脱落。

结果判断：①每项症状半数以上时间有者记1分；半数时间有者记2分；少数时间有者记3分；没有记4分。②总分18分为重度症状；>18~24分为中度症状；>24~36分为轻度症状；>36分为

正常。③具有轻度至重度症状的患者应怀疑存在LOH，需要进一步采血作睾酮测定。

第五节　性功能障碍

男性性功能一般包括性欲、勃起、性交、射精、性高潮等几个重要步骤。在完成一系列极其复杂的生理过程中，需要有健全的神经系统、血管循环系统、内分泌系统和发育良好的生殖系统，以及健康的精神、心理状态协同作用。如果其中任何一个环节发生问题，都会影响到性生活的正常完成，称为男性性功能障碍。

男性性功能障碍大致可分为功能性和器质性2类，其中功能性性功能障碍占绝大多数，通常由不正常的性生活习惯（如手淫、性交中断、性交过度等）和不正常的精神状态（如紧张、恐惧、过度兴奋、极度疲劳等）引起；而器质性性功能障碍较为少见，多见于脊髓神经损伤、生殖器及腹股沟部位手术、泌尿生殖道炎症及全身疾病如糖尿病等情况。

男性性功能障碍如为勃起功能障碍，则出现阳痿、勃起不坚，使阴茎不能插入配偶阴道；如为射精障碍，则出现早泄、不射精或逆行射精，使精液不能排入配偶生殖道。这些情况，必然导致精卵细胞无法相遇而引起不育。

一、勃起功能障碍

勃起功能障碍（erectile dysfunction，ED）是指持续或反复不能达到或维持足够阴茎勃起以完成满意的性生活。勃起功能障碍可能会影响心理健康，并对患者及其伴侣的生活质量产生重大影响。

阴茎由一对阴茎海绵体和一个尿道海绵体构成。阴茎海绵体的主要动脉供应是成对的阴茎深动脉，它发出分支螺旋动脉分布到海绵体窦，而后通过白膜下小静脉回流至阴茎背深静脉。

当性兴奋时，在神经内分泌的调节下，阴茎海绵体平滑肌松弛使海绵体窦扩张，海绵体内血液充盈引起压力增高，白膜伸张而阻断静脉流出，导致

阴茎勃起。阴茎勃起起始于动脉灌流量的增加，而维持阴茎海绵体充盈膨胀取决于白膜的静脉闭塞功能。

按病因将 ED 分为心理性、器质性和混合性 3 类。器质性又分为血管性（动脉性、静脉性、混合性）、神经性、内分泌性等。不同类型 ED 在诊治方面稍有差异。

（一）病因

1. 血管性 ED 阴茎勃起的基本血流动力学特征是海绵体平滑肌松弛，动脉扩张同时伴有静脉回流的受阻。因此，阴茎动脉供血不足或静脉闭合机制异常均可导致 ED 的发生。事实上，血管性病变是造成 ED 的主要原因之一，大约 50% 的 ED 患者均存在不同程度的血管性病变，甚至有学者认为 ED 是无特征性临床表现的血管疾病的早期症状之一。有学者更进一步指出，ED 是预防某些血管疾病的时机窗。另有研究显示：ED 的血管性病因在老龄人群可能占较重要的地位，而对于青壮年患者则常以心理性 ED 较多见。著名的马萨诸塞州男性增龄研究问卷（MMAS）也显示：心血管病的独立危险因素（年龄、吸烟、高脂血症等）与 ED 的发生也具有明显的相关性。有研究者通过前瞻性队列研究发现，ED 和非 ED 患者高胆固醇血症的发生率分别为 70.6% 和 52%，并在排除混杂因素后经回归分析发现，总胆固醇（total cholesterol, TC）与高密度脂蛋白胆固醇（high density lipoprotein cholesterol, HDL-Ch）的比值（TC/HDLC）可作为预测 ED 的指标。

2. 神经性 ED 神经因素在阴茎勃起的调控中起重要作用，因而神经性 ED 也是临床上十分常见的一种 ED 类型。勃起受中枢神经系统和周围神经系统的调控，正常勃起反射弧的存在是勃起的基本条件，该反射弧的传入神经为阴茎背神经和阴部神经，传出神经为骶副交感神经。脑、脊髓、脊神经根、阴部神经或海绵体神经损伤及病变均可导致这一反射弧传导通路的中断，并进而导致勃起能力的减退或消失，这正是神经性 ED 发生的原因。Walsh 等通过调查发现，前列腺癌根治术后一年内发生 ED 高达 80%。另有研究数据显示，前列腺癌根治术后 18 个月仍有 59.5% 的患者发生 ED。通过开展保留神经血管束的前列腺癌根治术，使术后 ED 的发生率明显下降。前列腺癌术后 ED 主要是因为损伤了海绵体神经所致，目前已经明确，海绵体神经在前列腺尖部位于 5~7 点处；在膜部尿道位于 3~9 点处；在球部尿道位于 1~11 点处。实验研究也进一步证实，勃起反射弧传导通路的中断将导致 ED 的发生。

3. 内分泌性 ED 临床上内分泌性 ED 并不少见，据估计内分泌性勃起功能障碍的发生率为 5%~35%，引起内分泌性勃起功能障碍的常见病因如下。

（1）糖尿病：是除年龄之外对勃起功能障碍影响最大的危险因素，糖尿病患者发生 ED 是非糖尿病患者的 3 倍多，高达 75% 的糖尿病患者受不同程度 ED 的困扰。大量研究和实验证明，多因素机制促进糖尿病患者发生 ED。阴茎海绵体血管舒张功能受损已经被确认为是 1 型糖尿病 ED 的发病基础。这主要是由于非肾上腺、非胆碱能神经信号转导的缺陷，同时并发阴茎内皮细胞功能障碍。对于 2 型糖尿病，ED 模型表现出阴茎海绵体收缩敏感性显著增加和明显的静脉闭塞紊乱。

（2）甲状腺疾病：甲状腺功能异常可影响下丘脑 - 垂体 - 性腺轴，引起勃起功能障碍。甲状腺功能亢进的患者体内的雌二醇分泌增多及其代谢产物的清除率减少，使血清里的雌二醇水平增高，部分间质细胞衰竭。甲状腺功能减退者也可发生性功能障碍，其血清里的睾酮水平降低。

（3）性腺功能减退：男性的性腺功能受到丘脑 - 垂体 - 性腺轴的调节，该轴的任何异常都可能导致睾丸功能障碍，并导致勃起功能障碍。临床上分为原发性性腺功能减退和继发性性腺功能减退。原发性性腺功能减退的病变部位在睾丸，血清中的睾酮水平降低，伴有血清中的 LH 和 / 或 FSH 的升高，又称为高促性腺激素性性腺功能减退。继发性性腺功能减退的病变部位在下丘脑和垂体，血清中的睾酮水平降低，伴有血清中的 LH 和 FSH 的降低，又称为低促性腺激素性性腺功能减退。

（4）其他内分泌疾患：库欣综合征、肢端肥大症、高催乳素血症都有可能通过不同的机制导致 ED 的发生。

(5) 心理性 ED：阴茎的勃起是神经内分泌调节下一种复杂的血管活动。这种活动需要神经、内分泌、阴茎海绵体及心理因素的密切协同，其中任何一方面的异常均会导致 ED。以往认为，80% 以上的 ED 患者都是由心理因素引起的，现在虽然认为 ED 患者大多存在器质性病变，但心理因素仍是 ED 的一个重要原因，与器质性因素共同导致 ED 的发生发展。

（二）诊断

1. 病史采集　对每一位 ED 患者进行全面的病史和性生活史调查，了解患者性心理的发展，包括生活压力源、文化方面以及患者对其性行为的认知/思维方式。心理性 ED 起病突然，与特定事件或场景有关，如竞争失利等，但有夜间或晨起勃起，手淫、观看不健康图片时等勃起现象。器质性 ED 在这些情况下则没有勃起。患者需行国际勃起功能评分 5 项（International Index of Erectile Function 5, IIEF-5）测试，了解心血管系统、精神心理、内分泌系统，特别是心血管疾病和糖尿病等病史，既往外伤、盆腔手术史等。

2. 对男性 ED 患者的初步评估　包括重点体检，以确定可能与 ED 相关的潜在全身和生殖器疾病。

（1）一般情况：体型、毛发及皮下脂肪分布、肌肉力量、第二性征及有无男性乳房女性化等。

（2）心血管系统：血压及四肢脉搏、阴茎血流状况（手指轻柔按压和放松阴茎体部，观察阴茎龟头的血液充盈和回流情况）。

（3）腹部：检查有无肝、脾大及腹水症。

（4）外生殖器：阴茎大小、外形及包皮有无异常，仔细触摸阴茎海绵体、睾丸、前列腺及肛门括约肌张力等。50 岁以上的 ED 者应重视肛门检查。

（5）神经系统：下腰、下肢、会阴及阴茎痛觉和温差感觉，阴茎及脚趾的振动觉、球海绵体等神经系统变化情况。

3. 评估常规实验室检查　以识别和治疗任何可逆转的危险因素和生活方式因素。

（1）常规检查：包括前列腺液的常规及培养、血常规、尿常规、空腹血糖，高、低密度脂蛋白及肝、肾功能检查，以排除糖尿病、血脂代谢异常及慢性肝、肾等疾病。

（2）性激素测定：包括血浆睾酮（T）、催乳素（PRL）、卵泡刺激素（FSH）、黄体生成素（LH）等。

1）睾酮：参考值：青春期后期为 100~200ng/L；成人为 300~1 000ng/L。若 T 低于正常，应测 FSH、LH，后者不升或降低，考虑下丘脑或垂体疾病致继发性性腺功能减退；若明显升高则为原发性性腺功能减退。

2）催乳素：参考值：<20μg/L。伴有性欲与勃起功能同时下降者，应怀疑高催乳素血症；当催乳素为 200μg/L 时，应怀疑有催乳素瘤。

4. 特殊检查预评估

（1）夜间阴茎勃起试验（nocturnal penile tumescence test, NPT）：可以初步区分心理性 ED 与器质性 ED。正常人一般每夜有 3~5 次生理性勃起，每次至少持续 25~35 分钟。心理性 ED 者睡眠时因消除了焦虑、抑郁等勃起抑制作用的因素而表现正常。

（2）阴茎海绵体血管活性药物注射试验（intracavernous vasoactive drug injection test）：目前常用的药物有酚妥拉明、前列腺素 E1、罂粟碱、血管活性肽等。分别测量用药前后的阴茎长度、周径以及阴茎勃起角度。心理性 ED 患者勃起角度应>90°；<60° 提示为血管性 ED；介于 60°~90° 之间为可疑血管性病变。

（3）彩色多普勒超声检查（color Doppler ultrasonography, CDS）：了解阴茎海绵体、尿道海绵体、白膜及相关血流，用于鉴别血管性 ED 与非血管性 ED、动脉性 ED 与静脉性 ED 等。

（三）治疗

ED 是一种同时影响患者及其性伴侣生理和心理情况的慢性疾病。对于 ED 的治疗需要综合考虑患者的受教育程度、社会背景、家庭状况等社会因素，以及疗效、安全性、费用、患者及其配偶的偏好等。治疗的原则是通过个体化的综合治疗，让患者获得满意的性生活。

1. 基础治疗

（1）ED 可能与一些可改变或者可逆的危险因素有关，比如生活方式或药物相关因素等。在 ED 治疗之前或者治疗时应改变相关危险因素。适量运动、合理膳食、良好睡眠以及控制体重等可以改善血管功能和勃起功能。

（2）ED 可能与一些伴随的心血管病或代谢性疾病等基础疾病有关（如糖尿病、高血压），对于有明确基础疾病的患者，应该先于 ED 治疗或者与 ED 同时治疗。

（3）心理治疗：适用于心理性 ED，目的是去除病因、恢复信心、建立正常的勃起机制。进行心理咨询，夫妇双方接受性感集中训练。

2. 口服药物治疗　高选择性和高效的磷酸二酯酶 5 抑制剂（phosphodiesterase-5 inhibitor，PDE5I）的生产和开发是当今 ED 药物治疗研究的热点，是这类化合物中最先商业化的药品，PDE5I 能占据 PDE5 的催化位点，使 PDE5 不能作用于环鸟苷酸（cyclic guanosine monophosphate，cGMP）而使 cGMP 水解。因此，cGMP 的降解被抑制，阴茎海绵体平滑肌细胞中 cGMP 的水平上升而使阴茎勃起。PDE5 抑制剂不能升高 NO 的水平，但是能增强 NO 的作用而激发勃起。如果没有性刺激来激发神经性和内皮性 NO 通路，这些抑制剂是不会起作用的。

目前四种强效选择性 PDE5 抑制剂已被批准用于 ED 的治疗，包括西地那非、他达拉非、伐地那非和阿伐那非。PDE5 抑制剂对 ED 患者的总体有效率近 80% 左右。用药后的疗效为能够勃起，硬度足以获得满意的性交。目前为止，还没有多中心双盲或三盲的研究比较上述 4 种 PDE5I 的疗效，因此药物的选择取决于性交的频率（按需使用或者规律服用）和患者的个人需求。治疗时应让患者了解各种 PDE5I 的药物特点（长效或短效）、药物可能出现的副作用以及如何使用药物。

（1）按需使用：PDE5 抑制剂按需使用是最常用的治疗方式。多次按需使用可以增强药物的疗效，提升患者的勃起硬度。

西地那非按需使用的剂量分为 50mg 和 100mg，推荐起始足量，后根据疗效和不良反应调整剂量。西地那非在口服 30~60 分钟起效，高脂饮食可影响吸收，为了获得最大疗效，西地那非应在计划性交前 1 小时左右空腹口服。西地那非 50mg 和 100mg 的有效率分别为 77% 和 84%。西地那非是

糖尿病性 ED 的一种有效治疗方式。另外，西地那非有益于治疗轻微 ED 者，以及未诉 ED 但有 ED 危险因素且 IIEF<25 分者。西地那非还有益于改善 ED 患者情绪。

服用他达拉非 10mg 和 20mg 的患者的有效率分别为 67% 和 81%。他达拉非推荐起始足量，后根据疗效和不良反应调整剂量。

伐地那非的总体疗效和西地那非相似，伐地那非 10mg 和 20mg 的患者有效率分别为 76% 和 80%。高脂饮食可影响吸收，伐地那非在使用时应空腹口服。

阿伐那非是一种新型 PDE5I，按需使用的剂量分为 100mg 和 200mg，阿伐那非仿制药于 2021 年在我国批准上市，与其他 PDE5 抑制剂相比，阿伐那非的 PDE5 选择性较高，起效较快，血浆半衰期与西地那非和伐地那非相近，不仅有效且耐受性良好。阿伐那非是目前唯一获准可在 15 分钟起效的 PDE5I。

（2）规律服用：他达拉非的半衰期（$t_{1/2}$=17.5 小时）明显长于另外 3 种 PDE5I，其有效浓度可以维持 36 小时。他达拉非的较低剂量（2.5mg 或 5mg）一日 1 次（once daily，OAD），与根据需要使用更高剂量的效果似乎相当，可改善不同程度 ED 患者的勃起功能，并且具有良好的耐受性。每日服用他达拉非对"完全"ED 患者可能特别有效，"完全"ED 定义为持续不能达到性交满意的勃起状态。这些个体通常对按需使用 PDE5I 反应较差。

每日使用他达拉非也已获准治疗良性前列腺肥大（benign prostatic hyperplasia，BPH）引起的下尿路症状（lower urinary tract symptoms，LUTS）。小剂量 OAD 治疗方案对于 ED 合并 LUTS 的患者可能具有一定优势。

规律服用西地那非是另一种可供选择的治疗方式，推荐起始足剂量和多次使用。研究表明，持续规律使用西地那非 50mg 10 周后能有效改善勃起硬度，同时可显著改善内皮功能。部分 ED 患者使用西地那非规律治疗一段时间后可达到康复标准。

（3）PDE5 抑制剂的安全性：使用 PDE5I 最常见的治疗相关副作用通常性质温和且具有自限性，

比如头痛、面部潮红、消化不良、鼻塞、头晕、视力异常、背部疼痛和肌痛等。

值得注意的是,PDE5I与硝酸盐类药物合用是绝对禁忌,有可能导致顽固性低血压。西地那非和伐地那非在视网膜内与PDE6有轻微的交叉反应,有可能导致患者产生视觉障碍。除视觉障碍外,PDE5I还有其他一些副作用,如头痛、脸红及轻微的血压下降等。这些副作用可能是由于PDE5I作用于阴茎海绵体外的平滑肌组织所产生的。

4种PDE5I的临床试验结果和西地那非、他达拉非和伐地那非上市后数据表明,接受PDE5抑制剂治疗的患者没有增加心肌梗死的发生率。在稳定型心绞痛患者的运动试验中,所有PDE5I均不影响总运动时间或缺血时间。长期或按需使用具有良好的耐受性和类似的安全性。PDE5抑制剂与抗高血压药物(如血管紧张素转换酶抑制剂、血管紧张素Ⅱ受体阻滞剂、钙通道阻滞剂、β受体阻滞剂和利尿剂)联合使用可能会导致血压的轻微降低。所有PDE5I都与α受体阻滞剂有一定的相互作用。

3. 局部／经尿道用药 血管活性药物前列地尔(前列腺素E1)可分为2种剂型经尿道给药。第一种是局部使用的方法,使用含有渗透增强剂的乳膏以促进前列地尔(200和300μg)经尿道吸收。副作用包括阴茎红斑,阴茎灼热和疼痛,症状通常在2小时内消退。全身副作用(如头晕和低血压)非常罕见。第二种给药方法是经尿道插入前列地尔(125~1 000μg)特定剂型。常见的副作用包括局部疼痛和低血压带来的头晕。阴茎纤维化和异常勃起非常罕见。尿道出血和泌尿道感染与经尿道给药方式有关。一项随机交叉临床试验表明,与标准给药途径相比,尿道内直接给药能够提高患者的治疗效果和信心,且不会增加副作用的发生率。

4. 阴茎海绵体血管活性药物注射 口服药物无效的ED患者,可以建议使用阴茎海绵体内注射治疗,总体来说成功率较高(85%)。前列地尔第一个也是唯一被批准用于海绵体注射治疗ED的药物,单药治疗最有效的剂量为5~40μg。海绵体内注射前列地尔在普通ED人群和特殊人群(如糖尿病或心血管疾病的男性患者)中的有效率>70%,

注射后患者满意率为87%~93.5%,伴侣满意度为86%~90.3%。并发症主要为阴茎疼痛,少见阴茎持续性勃起、阴茎异常勃起和阴茎海绵体纤维化等。全身副作用(如轻微低血压)不常见。

5. 低能量冲击波治疗 在过去的10年中,低能量体外冲击波治疗(low-intensity shock wave therapy,LI-SWT)正逐渐被建议作为血管源性ED的治疗方法。LI-SWT可以改善血管源性ED患者的IIEF评分和阴茎血流动力学参数。已发表的文献表明,LI-SWT的这些积极作用可持续到治疗后12个月。不过,这种改善的临床长期意义尚不确定。数据显示,即使是对PDE5I无反应或反应不足的严重ED患者,LI-SWT也可以改善勃起质量,从而减少对有创性治疗的迫切需要。根据现有指南建议,无论患者对使用PDE5I是否有反应,临床采用LI-SWT作为一种有效的治疗方案时,应该仅限于轻、中度血管源性ED的患者。

6. 真空勃起装置 适于不愿行手术治疗及自我注射、阴茎海绵体硬结等ED患者。利用负压原理,使阴茎充血性勃起,再用弹力环置于阴茎根部,限制静脉回流来维持其硬度。真空勃起装置可联用口服PDE5I,以改善服用PDE5I后勃起不坚。常见的不良反应包括疼痛、不能射精、瘀点、瘀斑和麻木。弹力环应在30分钟内松解,以免时间过长造成阴茎缺血,有出血障碍或正在进行抗凝治疗的患者禁用真空勃起装置。

7. 激素治疗 当存在临床上的适应证时,对于睾酮水平低于正常或处于正常低值,且伴有性欲减退、勃起功能障碍以及对性交和整体性生活不满意的患者,可以考虑采用睾酮治疗(肌内注射或经皮注射)。

8. 阴茎血管手术 对于大多数血管性ED患者,由于成功率较低,因此不建议实施动脉血运重建。但对于较年轻、不吸烟、平素体健、近期因局灶性动脉闭塞所致ED的患者,动脉血运重建有可能获得良好的成功率。在有盆腔或会阴创伤的年轻患者中,外科阴茎血管重建术的长期成功率为60%~70%。通过结扎阴茎背静脉、海绵体静脉、阴茎脚静脉来改善静脉闭塞机制的技术已基本废弃。

9. 阴茎假体植入术 适于各种原因引起的器

质性 ED。手术方法有半硬性阴茎假体置入术和膨胀性阴茎假体置入术。

二、早泄

早泄（premature ejaculation，PE）是射精障碍中最常见的疾病。早泄的定义有争议，目前多采用国际性医学学会（International Society for Sexual Medicine，ISSM）对原发性早泄和继发性早泄的定义，也是第一个有循证医学基础的定义：①从初次性交开始，射精总是或几乎总是在插入阴道前或插入阴道后大约 1 分钟内发生（原发性早泄）；②或者射精潜伏时间显著缩短，通常在 3 分钟内（继发性早泄），总是或几乎总是不能控制 / 延迟射精；③消极的身心影响，如苦恼、忧虑、沮丧和 / 或躲避性生活等。

（一）病因

传统观点认为，早泄的原因大都是心理性原因，目前认为早泄可能有多种生物因素影响，包括中枢神经系统 5- 羟色胺（5-hydroxytryptamine，5-HT）神经递质紊乱、阴茎头敏感性过高、遗传变异、勃起功能障碍与前列腺炎、甲状腺疾病、心理因素等。心因性者如久别重逢、新婚蜜月、过度兴奋或紧张、过度疲劳、心情郁闷、饮酒之后、房事不节制、夫妻关系不融洽、丈夫对妻子存在潜在敌意、怨恨或恼怒，或对妻子过分的畏惧、崇拜、存在自卑心理等都是诱发早泄的因素。有的人性交时提心吊胆，唯恐射精太早，引起妻子不满；有的人出于对性爱知识的误解，无端地怀疑自己的性能力低下，性交时自惭自卑。夫妻感情不融洽，比如对妻子的猜疑、嫉妒或者过分的敬重，也会导致早泄。有的人对性生活过分看重，期望过高，或者对有过的偶尔一两次早泄过分忧虑，可能加重心理负担，形成紧张早泄 - 更紧张继续早泄的恶性循环而使早泄固定下来。器质性早泄如外生殖器先天畸形、生殖系统炎症等都可反射性地影响脊髓中枢，引起早泄。

（二）诊断

早泄通常可以通过问诊得出诊断，体格检查和实验室检查在诊断早泄上不如病史询问重要。早泄患者在行体格检查和实验室检查时，检查结果通常都是正常的。尽管如此，简单的外生殖器检查还是很有必要的。

随着现在生活节奏的加快和工作压力的增加，早泄患者人数日趋增多。对于有早泄现象的人，首先应请医师判断是否属于真正早泄。有些人误认为自己有早泄，但双方其实在性高潮的时间上不协调，女方尚未达到性高潮而男方过早地射精，这种情况相当普遍，并不是真正的早泄。主要以心理疏导来解除其顾虑，使其认识到零星的过早射精是正常射精过程中的允许出现的正常现象。对于偶然的早泄，除非主动要求药物治疗，否则，无需以药物来延迟射精。

（三）治疗

治疗应根据不同的病因和分类，从而选择不同的治疗方法。原发性 PE 应以药物治疗为主，可以选择口服药物和局部治疗。应该告知患者有关原发性 PE 的知识，嘱其定期复查，提高患者对治疗的依从性。继发性 PE 的重点在于治疗引起 PE 的潜在疾病，如前列腺炎症和甲状腺激素异常的治疗；对由于心理病变引起的 PE，应采取心理咨询，5- 羟色胺再摄取抑制剂（selective serotonin reuptake inhibitors，SSRIs）或表面麻醉剂治疗，应依据情况而行。

1. 一般心理治疗 可向患者传授有关性知识，帮助患者解除顾虑，减少焦虑与紧张心理，并可以通过教会患者掌握肌肉松弛的方法来消除性交之前的恐惧、焦虑。

2. 行为治疗 早泄患者通过自我训练可提高阴茎耐受局部性刺激的能力，延缓射精，每周进行 1~2 次，持续 3 个月以上。通常有以下 3 种方法。

（1）按摩阴茎，待出现射精紧迫感觉后，停止按摩，并朝向后下方牵拉睾丸，使紧迫感觉消失，再重新开始按摩，反复 3~4 次，才允许射精。

（2）按摩阴茎，待有射精紧张感觉时，停止按摩，并将拇指于阴茎头背面，示指、中指置于阴茎腹侧冠状沟系带处，朝着阴茎根方向挤捏 3~4 秒钟后，待射精紧迫感消失，再重新按摩，反复 3~4 次后，才允许射精。

（3）性行为调整

1）尝试改变性交体位。

2）延长事前爱抚，缩短女方达到高潮所需时间。

3）调整性交时间，如清晨醒后、不应期过后等。

4）使用加厚安全套或者延时型安全套可以延长性交时间。

3. 药物治疗 SSRIs 是目前治疗 PE 最常用的药物，其机制是选择性抑制神经递质 5-HT 与突触后 5-HT 受体结合而发挥作用。

达泊西汀（30mg 和 60mg）是第一种按需口服药物，在许多国家被批准用于原发性和继发性早泄，也是 CFDA 批准的唯一用于治疗早泄的药物。治疗相关副作用的发生率呈剂量依赖性，包括恶心、腹泻、头痛和头晕等。

规律服用 SSRIs 一般来治疗情绪失调，但也可以起到延迟射精的作用。因此，经常超适应证用于早泄的治疗，此类药物包括帕罗西汀 10~40mg，舍曲林 50~200mg，氟西汀 20~40mg，西酞普兰 20~40mg 和氯米帕明 12.5~50mg 等。临床上，口服帕罗西汀能有效延缓射精。通常用药后数天症状开始改善，1~2 周后逐渐明显，持续服用数年仍有效。药物不良反应常较轻，一般 2~3 周后逐渐消失。对长期服用 SSRIs 的病例，停药应该逐渐进行，以免反跳。

PDE5I 对于不伴有勃起功能障碍的早泄患者治疗效果明显比安慰剂更有效。另外，一些荟萃分析表明，SSRIs 和 PDE5I 联合使用可能比 SSRI 或 PDE5I 单药治疗更有效。不过，使用 PDE5I 治疗早泄属于超适应证应用，有待后续进一步研究提供循证医学证据。

另外，局部应用表面麻醉剂可以降低阴茎头的敏感性，延长射精潜伏时间，从而提高患者性生活的满意度，且不会对射精快感产生不良影响。可以用于早泄的局部麻醉剂有复方利多卡因乳膏、盐酸达克罗宁、丁卡因、苯佐卡因等。

三、不射精症

射精是神经系统、内分泌系统和泌尿生殖系统共同参与的复杂生理反射过程，其中交感神经的兴奋性起着主导作用。不射精是指性交时阴茎能坚硬勃起进入阴道内，但不能射精，也无性高潮。患者可能有梦遗，有时手淫也能射精。如在清醒状态下从未有过射精，称为原发性不射精，如曾有在阴道内正常射精经历，以后因其他因素影响而不射精者称为继发性不射精。

（一）病因

不射精症的病因有功能性和器质性 2 种。

功能性不射精在国内以性知识缺乏为最常见，患者往往由于缺乏必要的婚前性教育，对生殖器官解剖、射精生理及性高潮、性交过程缺乏必要的了解而使射精难以发生，或因女方怕痛而拒绝性交，或因夫妻感情不和、怕怀孕、环境嘈杂、新婚紧张、工作劳累，或因接受错误的性教育认为性生活肮脏而抑制性欲，或因包皮过长、包皮嵌顿等解剖因素导致性交障碍而致不射精。

器质性不射精是由神经、内分泌、生殖系统器质性病变所致，如因大脑侧叶疾病、脊髓损伤、盆腔手术、糖尿病等，使中枢与周围神经的刺激强度不足以兴奋射精中枢或不能传导至中枢；或因垂体、性腺、甲状腺功能减退引起的内分泌异常，或因生殖道解剖结构异常如外伤性后尿道闭锁、输精管缺如等导致不射精；或因药源性影响，如服用肾上腺素能受体阻滞剂（酚苄明等）、精神性药物（氯丙嗪等）；或慢性酒精中毒、尼古丁中毒等均会抑制射精。

（二）诊断

不射精症的诊断主要根据病史，应了解性交时有无射精感及性高潮。只有在阴茎勃起进入阴道后长时间无射精感，亦无高潮方可诊断为不射精。有射精感者应与逆行射精鉴别，应检查其性高潮后的尿液，若尿中发现精子应考虑为逆行射精。如尿中无精子，还应与精液生成障碍或精管梗阻鉴别。不射精症应明确其为功能性或器质性，功能性多有遗精史或非性交时射精史，而器质性者多有神经、内分泌疾病或手术、服用药物史。

（三）治疗

不射精症的治疗包括心理治疗、物理疗法及药物治疗。

心理治疗包括必要的性教育，应使男女双方充分了解生殖系统的解剖生理和性反应过程，注意性生活的姿势和方法,使其能接受更多的性刺激。对于绝大多数功能性不射精患者,开展性教育、普及性知识十分必要,应对其性活动加以指导,消除可能引起的各种不良的心理反应,解除顾虑,树立信心,可使多数患者很快治愈。

物理疗法主要是用电振动或电按摩刺激法诱导射精。电按摩器是通过仪器振动刺激龟头及冠状沟区,使其发生射精及情欲高潮,这种人工诱发的射精可使患者意识到射精的感觉,有助于建立正常的射精反射。对于功能性不射精患者,经 1 次电振动治疗即有半数可恢复正常,对器质性损伤患者也有一定效果,但高位脊髓损伤患者可能有血压升高等并发症。

在药物治疗方面,常用麻黄碱或左旋多巴,麻黄碱作用于受体,兴奋中枢神经系统并促使肌肉张力增加,性交前 1 小时口服 50~60mg,有助于恢复射精功能。

此外,对于有明确原发病引起的不射精症患者,应尽可能治疗原发病,再进行相应的治疗,否则效果不佳。

四、逆行射精

是一种特殊形式的射精紊乱,精液不能射出体外,而是进入膀胱。患者表现为无精液症,如果有少量精液射出,则表现为精液量少和严重少精子症,但在性高潮后尿液里则含有大量精子。

(一)病因

在正常情况下,性高潮和射精时膀胱颈部是紧闭的,防止分泌到后尿道的精液逆流进入膀胱。到性高潮时,精液即被向前射于尿道之外。逆行射精是一种特殊形式的射精紊乱,指在性生活过程中,由于膀胱颈开放,精液不能射出体外,而是自后尿道逆流入膀胱。逆行射精的病因比较复杂,包括先天性和后天性等众多因素。

研究表明,40%~60% 的男性糖尿病患者出现阴茎勃起功能障碍,而 1%~2% 的糖尿病患者会发生逆行射精,阳痿和逆向射精是糖尿病的主要并发症之一。糖尿病产生的代谢紊乱,可造成全身血管系统的病变,包括维持阴茎勃起的动脉和静脉血管的病变,引起阴茎的勃起不坚。同时,糖尿病患者

的血管病变可以造成组织营养的障碍,影响发动射精的支配神经,导致出现射精困难和不射精。糖尿病性神经营养障碍可造成自主神经病变,当累及膀胱颈部神经时,可使尿道内外括约肌功能发生共济失调,引起体内支配膀胱颈关闭的自主神经病变,造成膀胱颈部的平滑肌收缩无力,膀胱颈部不能有效关闭,性生活过程中由于尿道壁压力增高,排出的精液可顺势逆流入膀胱,或在发生射精动作时,逆行射入膀胱内。

除糖尿病,膀胱尿道炎症、膀胱颈部肌肉功能异常,膀胱神经支配失调、膀胱及前列腺手术损伤神经等均可导致逆行射精。特别是尿道前列腺切除术造成逆行射精的发生率高达 90%。

(二)鉴别诊断

逆行射精应与不射精进行鉴别诊断。不射精者往往缺乏性高潮,性生活后没有精液射出,尿液检查也没发现精子存在;逆行射精者则有性高潮,手淫或性生活后表现无精液症,或少量精液射出,但在性高潮后排出的尿液内含有大量的精子。

(三)治疗

1. 经手术或药物治疗恢复顺行射精,使其配偶自然受孕。膀胱颈成形术适用于膀胱颈口松弛或扩大;经尿道前列腺切除术;膀胱颈梗阻切开术后等患者,但禁用于糖尿病及尿道狭窄患者。经尿道精阜切除术适用于精阜增生造成机械性梗阻等患者。麻黄碱、丙米嗪、苯丙醇胺＋氯苯吡啶等拟肾上腺素药物能兴奋肾上腺素受体,增加膀胱颈张力和促进输精管蠕动,可用于逆行射精的药物治疗。糖尿病性功能障碍的治疗首先是糖尿病本身的治疗,通过药物、饮食、运动治疗使血糖调节至正常水平,部分性功能障碍患者因此能得到一定程度恢复。

2. 药物治疗失败或不接受手术治疗及手术治疗失败者,可以从输精管液或膀胱内回收精子行辅助生殖技术。

从膀胱内回收精子有侵入性和非侵入性 2 种方法,前者是在手淫取精液前通过插导尿管注入少量等渗缓冲液置换尿液,手淫后再次插管回收精子悬液或排空膀胱回收精子悬液。此法由于插管,易导致损伤、感染且疼痛,难以为患者接受,现已较

少应用。目前主要使用非侵入方法,即从排出的尿液中收集精子行辅助生殖技术,但高渗透压及低pH的尿液对精子有损害。通常取精当天,饮用内含 3~5g 碳酸氢钠的水 250ml,以达到系统的碱化尿液。如果尿样的 pH 在 7.6~8.0 之间,渗透压为 300~500mOsm/L,这时要求患者手淫,然后把收集的尿液分别放置在 2 个含有缓冲液的小瓶中。根据从尿液中收集精子质量确定行宫腔内人工授精(intrauterine insemination,IUI)或卵胞质内单精子注射(intracytoplasmic sperm injection,ICSI)。

(许 超)

第六节 精子发生异常的机制研究进展

男性不育严重威胁到人类生殖健康。从临床角度,可将男性不育的病因大体分为 4 大类:精子发生异常、输精管道梗阻、性腺器官发育异常和性功能异常。其中,精子发生异常最为常见。近年,通过遗传学、基因组学、干细胞技术、基因编辑技术等研究手段,全球科学家对精子发生异常的病因解析及干预新方法的探索上取得了长足的进展。并且,我国科学家在此领域做出了重要的贡献。

一、精子发生异常的遗传因素解析:基因变异致病

虽然多数的精子发生异常问题和临床表型不能通过自然生育传递给后代,但是绝对不能轻易排除遗传因素在精子发生异常中的贡献。与之相反,近年来有越来越多的证据表明,精子发生异常中存在大量未被解析的遗传病因。如今,基因技术已经被广泛应用于疾病遗传因素的解析和分子诊断。如全外显子组测序(whole exome sequencing,WES)结合生物信息学工具,可以对基因的编码区和关键调控区的变异进行高效的检测分析,帮助鉴定病例特有的遗传变异或者特有的变异组合形式,从而揭示疾病的遗传因素。

(一)精子鞭毛多发形态异常

精子的活力和形态等指标是判断精子发生是否正常的重要参数。精子尾部鞭毛的正常摆动是精子进入生殖系统并到达输卵管壶腹部进行受精的前提条件。人类精子尾部又称鞭毛,长约55μm,分为颈段、中段、主段和末段。颈段由前端的小头、后端的节柱和中央的中心粒组成。中段长约 5~7μm,由内向外主要由轴丝、外周致密纤维、线粒体鞘和细胞膜组成。轴丝由 9 对外周双联微管和中央的 2 根单独微管组成,每对双联微管分为 A 亚微管和 B 亚微管,每个 A 亚微管向下一个B 亚微管伸出 2 个短臂,分别称为内侧和外侧动力蛋白臂。内外侧动力臂包括重链、轻链及许多调节蛋白组成,构成多蛋白的三磷酸腺苷(adenosine triphosphate,ATP)酶复合物,为精子向前游动提供动力。

2014 年,法国生殖遗传学家 Pierre Ray 等归纳并定义了一类精子畸形,即精子鞭毛多发形态异常(multiple morphological abnormality of sperm flagella,MMAF)。MMAF 是导致弱畸精子症的重要原因,这些异常在显微镜下表现为精子鞭毛缺失、短、卷曲、弯曲和不规则形。该法国团队报道了 DNAH1 基因的变异是 MMAF 中最常见的致病基因,明确了 MMAF 是一类孟德尔遗传病,符合常染色体隐性遗传模式。这些病例的父母多数是 DNAH1 基因有害变异的杂合携带者。但是,当时发现的 DNAH1 基因变异只能解释约 1/3 的MMAF 病例。

此后,来自复旦大学、苏州市立医院、安徽医科大学、中国科学技术大学、中南大学、上海交通大学等单位的国内科学家团队在 MMAF 的病因机制研究领域开展了密切协作,通过外显子组测序和比较基因组杂交芯片的联合应用,结合基因编辑技术、小鼠模型等功能研究手段,新发现了多个 MMAF 的致病新基因。至今,已知有 20 多个 MMAF 的致病新基因(图 7-6),其中多数是由中国科学家团队合作发现的。这些基因包括编码如下蛋白的基因:纤毛鞭毛相关蛋白编码基因(如 CFAP43、CFAP44、CFAP47、CFAP65、CFAP69、CFAP251 等)、鞭毛内运输复合物相关蛋白编码

基因（*TTC21A*、*TTC29*）、纤维鞘相关蛋白编码基因 *FSIP2* 等。这些基因多数以常染色体隐性遗传模式导致 MMAF，另外少数为 X- 连锁遗传（如 *CFAP47*）。

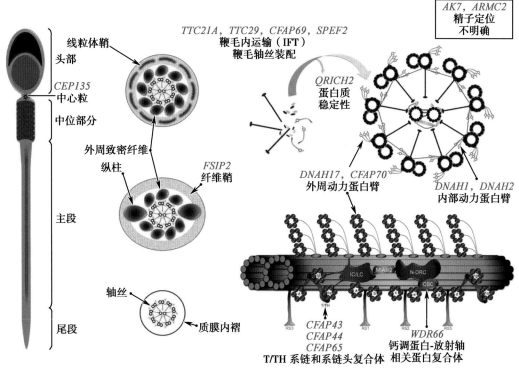

图 7-6 精子鞭毛多发形态异常相关基因及其所编码蛋白在精子发生中的作用

[资料来源：Touré A，Martinez G，Kherraf ZE，et al.The genetic architecture of morphological abnormalities of the sperm tail.Hum Genet，2021，140（1）：21-42.]

这些遗传学的发现也为男性不育病例的分子诊断和个体化干预提供了重要的参考信息。虽然 MMAF 病例之间在临床表型上比较一致，但是不同基因变异导致的 MMAF，其通过 ICSI 等辅助生殖技术干预的效果有明显的差异。如 *CFAP65* 基因相关 MMAF 病例的辅助生殖预后较差，体现了不同致病基因间在致病机制上的差异。这为临床上给精子发生异常病例提供精准的诊疗服务奠定了基础。

（二）无头精子症

人类精子的畸形表型比较多样化。无头精子症患者的精子没有头或者头尾连接处存在形态异常。1981 年就有文献报道了此类精子发生异常，但是其发病机制长期未明。

安徽医科大学、中国科学院动物所等单位的合作研究团队就对这一精子发生异常开展了病因学研究。2016 年，该团队报道在 17 个家系中发现了其中 8 个家系中存在 *SUN5* 基因的纯合或复合杂合变异。SUN5 蛋白在睾丸中特异性表达，而在其他组织中几乎无表达；在成熟精子中 SUN5 特异性定位在头尾连接部位。然而，在 *SUN5* 基因相关患者的成熟精子中 SUN5 蛋白表达量显著降低甚至缺失，并影响 SUN5 蛋白在精子头颈连接区域的表达定位。进而确认了 *SUN5* 是首个被发现的参与人类无头精子症发病分子机制的基因。

2017 年，该团队通过基因编辑技术构建的 *SUN5* 敲除的小鼠，发现缺乏 SUN5 的小鼠精子头部没有顶体也没有细胞核，只含有能够摆动的尾部及未移除的少量胞质，确认了"无头精子"表型。SUN5 蛋白缺失导致精子头尾连接装置（head to tail coupling apparatus，HTCA）在精子变形之初从精子核膜植入窝处分离，最终 HTCA 连同精子尾巴一起从精子头部脱落，产生没有受精功能的无头精子。

2018 年，该团队与南京医科大学等单位合作，又发现 *PMFBP1* 是第 2 个无头精子症的致病基因。该基因在睾丸中被特异性表达，并定位于HTCA。*PMFBP1* 基因的纯合或者复合杂合的有害变异可导致其蛋白功能的破坏，虽然对睾丸组织正常发育没有影响，但会引起精子头尾连接的异常和断裂，进而导致无头精子症。*SUN5* 基因变异和 *PMFBP1* 基因变异一起能解释大约 70% 无头精子症患者的致病原因。

（三）精子顶体超微结构异常导致受精障碍、早期胚胎停育等问题

对于早期胚胎停育，临床上会更多地怀疑女方卵子的质量问题。但是，其中的男方因素也需要重视。复旦大学和上海市计划生育科学研究所等单位的研究发现常规实验室检测对精子质量的判断仍有不足。

2020 年，该团队报道了一个特殊的家系，兄弟两人多年不育，但其精液常规检测均表现正常，多次辅助生殖治疗的结局都是胚胎发育停滞。为了进一步明确病因，该团队通过全外显子组测序发现：兄弟两人均携带 *ACTL7A* 基因的纯合错义突变。利用基因编辑技术建立的与患者一致的 *Actl7a* 点突变小鼠模型显示，该基因功能的异常不影响雄性小鼠的精子密度、活力及生殖系统的发育，只表现为雄性不育。经透射电镜对精子进一步分析发现，患者和突变小鼠的精子顶体都呈现褶皱脱落的形式，无法贴合在精子细胞核膜上，表现为顶体超微结构的缺陷。此类异常无法通过常规的男科实验室精液分析进行检测。*ACTL7A* 基因缺陷导致顶体缺陷，引起精子卵母细胞激活因子磷脂酶 Cζ（phospholipase Cζ，PLCζ）表达降低，是早期胚胎发育失败的原因。因此，该团队利用氯化锶（SrCl2）进行了 ICSI 合并卵母细胞辅助激活（assisted oocyte activation，AOA），成功使基因变异小鼠的精子与卵子受精并发育成囊胚，经胚胎移植后生育健康子代。这一研究成果为此类男性因素导致的生殖问题提供了治疗方向。

ACTL7A 基因变异还存在临床表型的多样性。2021 年，南京医科大学的研究团队发现，*ACTL7A* 基因变异也可以导致 ICSI 后卵母细胞受精障碍。此外，中南大学的研究团队发现：相关基因 *ACTL9* 的纯合变异也可以导致受精失败。其表型也涉及

顶体和核周膜的超微结构异常。

（四）寡基因变异导致精子发生障碍

在前述的精子发生异常病例中，每个个体携带的单个关键基因发生功能异常，即可影响精子的正常发生。此类情况属于经典的单基因（monogenic）致病模式。此外，也存在不同基因互作进而共同致病的例子。与单基因致病模式不同，存在双基因（digenic）或者寡基因（oligogene）共同致病的病例。例如，2019 年 *Science* 报道了 3 个基因（*MKL2*、*MYH7* 和 *NKX2-5*）同时携带的杂合错义突变共同导致心肌病的特殊病例。在精子发生异常的机制研究中，也存在相关基因及其变异协同作用的情况。

2022 年，法国研究团队报道了精子鞭毛多发形态异常（MMAF）相关基因的小鼠模型研究，提示不同 MMAF 相关基因的杂合变异之间的有害性可以累加，同时携带多个变异的小鼠模型，其精子的异常表型更严重。该研究分析了 4 个 MMAF 基因突变的小鼠模型，包括 *Cfap43*、*Cfap44*、*Armc2* 和 *Ccdc146* 基因。这些是已知的常染色体隐性致病的 *MMAF* 基因，其杂合子一般不致病。但是，当雄性小鼠同时携带上述基因的杂合变异时，其精子的运动能力和形态参数都会变差，提示精子发生异常的机制中，除了经典的单基因致病，也存在多基因杂合突变的效应累加现象。这为男性不育的分子诊断和遗传咨询提供了新的探索方向。

二、精子发生异常的遗传机制解析的进展：染色体与结构变异

（一）克兰费尔特综合征的发病机制

克兰费尔特综合征（Klinefelter syndrome）又称先天性生精小管发育不全综合征，是常见的男性不育类型，会导致无精子症等临床问题。在男性中发病频率高，约 1‰；在男性不育患者中占比约 3%，在无精子症患者中达到约 12%；其临床表现包括睾丸小、无精子及尿中促性腺激素增高、男性第二性征发育延迟甚至不发育等，部分患者呈女性化体征。

克兰费尔特综合征患者的染色体核型为 47，XXY，属于染色体数目异常。其发生过程可能源

于患者父亲在减数分裂过程中偶然错误产生的异常精子（如性染色体 XY 未正确分离）或者患者母亲的异常卵子（性染色体 XX 未正确分离）。但是，导致这一类问题的风险因素不明。

2021 年，山东大学和中国科学院动物所等单位的合作研究团队对 108 例克氏综合征患者样本进行全外显子组测序，发现 USP26 基因存在变异的富集现象。进而通过构建 USP26 基因敲除小鼠模型，显示雄鼠生育力随年龄增加逐渐降低，并产生部分性染色体核型为 XXY 的子代。在精母细胞中，USP26 蛋白主要定位于性染色体上，调节联会复合体相关蛋白 TEX11 的泛素化水平和蛋白稳定性。因此，USP26 基因的变异可以影响性染色体的正常联会和配对，增加 XY 型精子的发生风险。该研究成果揭示了增加克氏综合征风险的新机制。

（二）精子发生异常相关的染色体结构变异

人类染色体上可以发生涉及大片段 DNA 序列的重排，进而产生染色体亚显微水平的微重复（microduplication）和微缺失（microdeletion）。这些变异会减少或者增加特定基因的拷贝数，因而此类遗传变异也被称为拷贝数变异（copy number variation，CNV）。如人类 Y 染色体的部分区域由于富含长片段重复序列和回文结构，容易诱发 DNA 重排。而 Y 染色体微缺失就是导致精子发生异常的常见原因。1996 年，德国海德堡大学的 Vogt 等观察到 Y 染色体的缺失是有一定规律性的，有 3 个分别位于 Y 染色体长臂近端、中部、末端的次级区域可以发生缺失，并把它们区分为 AZFa、AZFb 和 AZFc。男性不育患者中发现的 Y 染色体缺失病例，其中以 AZFc 区域缺失最为多见。并且，基于精细的人类 Y 染色体序列图谱，AZFb 和 AZFc 有部分区域的重叠。除了这些经典的 Y 染色体微缺失类型，还存在一些复杂的染色体重排变异。但是，鉴于长片段重复序列和回文结构为 DNA 测序和组装带来困难，其变异的精细结构及其对精子发生的影响还有待进一步的探索。

除了微重复和微缺失，染色体重排也会产生倒位（inversion）和平衡易位（balanced translocation）等变异。此类不改变 DNA 片段拷贝数的重排变异

和 CNV 一起被统称为基因组结构变异（structural variation，SV）。在特定情况下，倒位和平衡易位的重排断点可能落在某一精子发生相关基因内部，从而实质性地破坏基因功能；此类情况与缺失型 CNV 的致病机制较为接近。在更多的情况下，倒位和平衡易位等变异一般不涉及基因拷贝数的改变。因此，其生物学效应和有害性更多地源于基因组高级结构的改变所导致的基因表达异常。例如，基因组上存在拓扑相关结构域（topologically associating domains，TAD）。细胞核内的染色质可分为常染色质（通常为活性区域）及异染色质（通常为非活性区域），两者分别聚合成特定的三维结构。在此框架下，染色质进一步形成 TAD 及染色质环（chromatin loop）等更为精细的染色质高级结构，以调控基因转录、表观遗传修饰等功能。因此，SV 即便在没有改变精子发生相关基因的拷贝数的情况下，仍旧可能破坏 TAD 结构，从而导致基因表达和调控的异常。

在非梗阻性无精子症或严重少精子症患者中，染色体平衡易位的发生率约为 0.5%~1%。对于平衡易位如何引起男性不育，多项研究对其致病机制提出了不同的假设。对于男性平衡易位携带者的减数分裂 I 期进行染色体电镜分析，发现平衡易位产生的四联体（tetrad）与男性性染色体的二联体（diad）形成复合体，从而影响染色体的分离，进而降低精子的产生率。然而，在对一例平衡易位 46，XY，t(20；22)(q13.3；q11.2) 且严重少精子症的患者进行研究发现，其断裂点并未打断已知的与精子产生相关的基因，而在距离其 20 号染色体断裂点 1.3Mb 的 SYCP2 基因发生了异常高表达。进一步研究发现，由于易位引起了位置效应（position effect）导致了 SYCP2 基因获得了增强子（enhancer），而 SYCP2 基因的高表达扰乱联会丝复合体的结构完整性，从而影响了精子发生。2022 年，香港中文大学团队对 6 例存在不同类型的染色体间易位、插入的精子发生异常患者样本进行低深度高通量全基因组测序（low-pass genome sequencing）分析后发现，其中 5 例样本都存在额外的隐秘性 DNA 重排。并且，经断裂点序列分析，确定所有病例的结构变异断裂点都影响

到了男性生殖细胞发生相关的基因(如 *PTPRT*、*SLC17A5*);或直接打断这些基因,或通过位置效应导致基因的异常表达,进而引起精子发生异常和男性不育。因此,染色体平衡易位等结构变异是引起精子发生异常的重要致病因素,需要在分子诊断时加以重视。

三、组学证据促进精子发生异常机制研究和预后探索

针对人体组织的单细胞测序,可以帮助揭示器官发育和疾病发生的核心机制,并促进基于分子证据的个体化诊疗。

2018 年,北京大学和南方医科大学等单位的合作团队利用单细胞测序技术分析了精子发生正常供体的 2 854 个睾丸细胞和 1 个非梗阻性无精子症供体的 174 个睾丸细胞的单细胞 RNA 测序(single cell RNA sequencing,scRNA-seq)分析。该研究建立了 3 种精原细胞亚型、7 种精母细胞亚型和 4 种精子细胞亚型的分级模型;发现了人类生殖细胞发生特定阶段的标记基因 *HMGA1*、*PIWIL4*、*TEX29*、*SCML1* 和 *CCDC112* 等。此外,该项工作也探讨了 scRNA-seq 用于临床生精功能异常诊断的可行性。数据显示,来自非梗阻性无精子症患者的 174 个睾丸细胞均为支持细胞和 MIX 类型,没有生殖细胞。

基于表达谱数据,也可以对精子发生异常的预后进行预测。2020 年,中山大学的研究团队构建了一个基于精浆来源的外泌体长链非编码 RNA(long non-coding RNA,lncRNA)的、用于术前预测非梗阻性无精子症患者取精结局的模型。在对 6 例精液参数正常的男性和 5 例唯支持细胞综合征患者来源的精浆外泌体进行 lncRNA 测序后,筛选到 88 个存在明显差异的 lncRNA,并结合数据库信息进一步选定 19 个睾丸特异性表达 lncRNA。进而基于外泌体富集效果等指标,最终筛选出 16 个精浆外泌体 lncRNA 为候选标志物。在此基础上,该研究纳入 96 个非梗阻性无精子症患者精浆外泌体样本作为训练集与验证集,最终构建了基于 9 个 lncRNA 的标志物组合,取得了良好的取精结局预测效果($AUC=0.960$)。

四、利用干细胞技术干预精子发生异常:基于小鼠模型的先期探索

在前述的各类精子发生异常中,畸形精子症病例的精液中存在大量精子,即可开展基于 ICSI 或者其他策略的辅助生殖干预。即便是非梗阻性的无精子症患者,也有希望通过显微手术的方式获取精子,进而有可能得到生物学意义上的后代。但是,一旦无法获取患者的精子,那现有的临床干预选项可以考虑使用人类精子库保存的志愿者供精进行辅助生育,但是该辅助生育子代与患者之间不存在遗传学上的亲缘关系。如今正在快速发展的干细胞技术,有望为无法获取精子的是非梗阻性的无精子症患者提供新的干预选项。

2021 年,日本和英国的联合科学家团队报道:通过小鼠精原干细胞(SSC)的移植有望恢复雄性的生育力。利用成功建立的小鼠精原干细胞系,在受体小鼠的睾丸生精小管种植精原干细胞,并结合视黄酸抑制剂的使用,减少了干细胞的分化,从而提高了精原干细胞移植的效率。此类精原干细胞的移植策略在今后可适用于肿瘤等患者生育力损伤后的修复。但是,对于前述的由于基因变异导致的先天性的精子发生障碍病例,则不适用。

针对由于基因变异导致的无精子症,干细胞技术结合基因编辑技术,有可能是未来临床干预的选项之一。2021 年,中国科学院分子细胞科学卓越创新中心的李劲松研究团队针对由 *TEX11* 基因变异导致的无精子症,利用小鼠模型进行了开拓性的干预实验。该团队首先建立了对应无精子症患者 *TEX11* 基因变异的小鼠 *Tex11* 基因突变模型,并建立了携带 *Tex11* 基因突变的小鼠精原干细胞系,并进一步利用 CRISPR 技术对干细胞携带的 *Tex11* 基因致病性突变进行修复,得到不再携带突变的小鼠精原干细胞系。出于对基因修复过程中脱靶等安全性问题的考量,该研究特意对不同的精原干细胞系克隆进行全基因组测序,排除脱靶和异常印记等原因导致的安全风险,进而通过将基因修复后经测序验证的精原干细胞向受体小鼠的睾丸生精小管移植,并部分恢复小鼠的雄性生育力。这一干预策略的关键在于利用干细胞克隆和全基因组测序,

尽可能维护了基因编辑后精原干细胞的基因组保真性，提高了安全性，为探索今后人类无精子症的干预新方法提供了新视角。

（张　锋）

参考文献

1. GOLDSTEIN M, SCHLEGEL N P. 男性不育的医学干预: 手术与临床治疗. 李铮, 李石华, 译. 上海: 上海科学技术文献出版社, 2018.

2. ZHAO L, YAO C, XING X, et al. Single-cell analysis of developing and azoospermia human testicles reveals central role of Sertoli cells. Nat Commun, 2020, 11 (1): 5683.

3. 夏术阶, 吕福泰, 辛钟成, 等. 郭应禄男科学. 2 版. 北京: 人民卫生出版社, 2019.

4. WEIN J A, KAVOUSSI R L, PARTIN W A, et al. 坎贝尔-沃尔什泌尿外科学男科学与性医学. 11 版. 李铮, 潘峰, 李宏军, 等译. 河南: 河南科学技术出版社, 2020.

5. FANG D, TAN XH, SONG WP, et al. Single-cell RNA sequencing of human corpus cavernosum reveals cellular heterogeneity landscapes in erectile dysfunction. Front Endocrinol (Lausanne), 2022, 13: 874915.

6. ZHOU R, WU J, LIU B, et al. The roles and mechanisms of Leydig cells and myoid cells in regulating spermatogenesis. Cell Mol Life Sci, 2019, 76 (14): 2681-2695.

7. LI P, LIU N, ZHI E, et al. Vasal vessel-sparing microsurgical single-armed vasoepididymostomy to epididymal obstructive azoospermia: A retrospective control study. Andrologia, 2021, 53 (8): e14133.

8. GUAN X, CHEN F, CHEN P, et al. Effects of spermatogenic cycle on stem Leydig cell proliferation and differentiation. Mol Cell Endocrinol, 2019, 481: 35-43.

9. MA Y, ZHOU Y, ZOU S S, et al. Exosomes released from Sertoli cells contribute to the survival of Leydig cells through CCL20 in rats. Mol Hum Reprod, 2022, 28 (2): gaac002.

10. DIAO L, TUREK P J, JOHN C M, et al. Roles of spermatogonial stem cells in spermatogenesis and fertility restoration. Front Endocrinol (Lausanne), 2022, 13: 895528.

11. WANG M, LIU X, CHANG G, et al. Single-cell RNA sequencing analysis reveals sequential cell fate transition during human spermatogenesis. Cell Stem Cell, 2018, 23 (4): 599-614. e4.

12. DE ROOIJ D G. The nature and dynamics of spermatogonial stem cells. Development, 2017, 144 (17): 3022-3030.

13. HANSON B M, KOHN T P, PASTUSZAK A W, et al. Round spermatid injection into human oocytes: a systematic review and meta-analysis. Asian J Androl, 2021, 23 (4): 363-369.

14. 段涛. 人精母细胞重组频率与年龄和联会复合体长度的相关性分析. 安徽: 安徽医科大学, 2011.

15. HINCH A G, BECKER P W, LI T, et al. The configuration of RPA, RAD51, and DMC1 binding in meiosis reveals the nature of critical recombination intermediates. Molecular cell, 2020, 79 (4): 689-701. e10.

16. GUAN Y, LEU N A, MA J, et al. SKP1 drives the prophase I to metaphase I transition during male meiosis. Sci Adv, 2020, 6 (13): eaaz2129.

17. JIAO S Y, YANG Y H, CHEN S R. Molecular genetics of infertility: loss-of-function mutations in humans and corresponding knockout/mutated mice. Hum Reprod Update, 2021, 27 (1): 154-189.

18. NIESCHLAG E. Late-onset hypogonadism: a concept comes of age. Andrology, 2020, 8 (6): 1506-1511.

19. MIRANDA E P, TORRES L O. Late-onset hypogonadism: prostate safety. Andrology, 2020, 8 (6): 1606-1613.

20. TSAMETIS C P, ISIDORI A M. Testosterone replacement therapy: for whom, when and how？. Metabolism, 2018, 86: 69-78.

21. GROSSMANN M, NG TANG FUI M, CHEUNG A S. Late-onset hypogonadism: metabolic impact. Andrology, 2020, 8 (6): 1519-1529.

22. ROCHIRA V. Late-onset hypogonadism: bone health. Andrology, 2020, 8 (6): 1539-1550.

23. LANSER L, BURKERT F R, THOMMES L, et al. Testosterone deficiency is a risk factor for severe COVID-19. Front Endocrinol (Lausanne), 2021, 12: 694083.

24. RODRIGUES DOS SANTOS M, BHASIN S. Benefits and risks of testosterone treatment in men with age-related decline in testosterone. Annu Rev Med, 2021, 72: 75-91.

25. SHIN Y S, PARK J K. The optimal indication for testosterone replacement therapy in late onset hypogonadism. J Clin Med, 2019, 8 (2): 209.

26. SALONIA A, BETTOCCHI C, BOERI L, et al. European Association of Urology Guidelines on sexual and reproductive health-2021 update: male sexual dysfunction. Eur

Urol, 2021, 80 (3): 333-357.

27. SEBO Z L, RODEHEFFER M S. Testosterone metabolites differentially regulate obesogenesis and fat distribution. Mol Metab, 2021, 44: 101141.

28. AHMED T, ALATTAR M, PANTALONE K, et al. Is testosterone replacement safe in men with cardiovascular disease？Cureus, 2020, 12 (3): e7324.

29. SHIGEHARA K, IZUMI K, KADONO Y, et al. Testosterone and bone health in men: a narrative review. J Clin Med, 2021, 10 (3): 530.

30. HANDELSMAN D J, HIRSCHBERG A L, BERMON S. Circulating testosterone as the hormonal basis of sex differences in athletic performance. Endocr Rev, 2018, 39 (5): 803-829.

31. 沈泽铖, 徐新宇, 崔云, 等. 崔云基于"肝肾同源"理论辨治男性更年期综合征经验. 浙江中医杂志, 2021, 56 (9): 635-636.

32. 王宏, 黄建峰, 王天召, 等. 逍遥更年汤联合电针治疗肝郁肾虚型男性更年期综合征的临床观察. 宁夏医学杂志, 2021, 43 (9): 811-813.

33. 王建宏, 马平, 路艺, 等. 健脾补肾分时治疗男性更年期综合征 90 例疗效观察. 中国民族民间医药, 2021, 30 (15): 99-103.

34. 李培轮, 陶方泽, 郑军状, 等. 崔云教授运用膏方调治男性更年期综合征经验撷萃. 浙江中医药大学学报, 2021, 45 (5): 497-500.

35. 史振滏, 王建宏, 刘国莉, 等. 路艺主任运用逍遥更年汤治疗男性更年期综合征临证经验. 中国民族民间医药, 2020, 29 (19): 80-81.

36. 马平. 分时论治男性更年期综合征脾肾阳虚证的临床疗效观察. 宁夏: 宁夏医科大学, 2020.

37. 李亚峰, 付杰娜, 崔伟锋, 等. 中医治疗男性更年期综合征用药规律探析. 中医研究, 2019, 32 (11): 72-75.

38. SALONIA A, BETTOCCHI C, BOERI L, et al. European association of urology guidelines on sexual and reproductive health-2021 update: male sexual dysfunction. Eur Urol, 2021, 80 (3): 333-357.

39. BURNETT A L, NEHRA A, BREAU R H, et al. Erectile dysfunction: AUA guideline. J Urol, 2018, 200 (3): 633-641.

40. MOSTAFAEI H, MORI K, HAJEBRAHIMI S, et al. Association of erectile dysfunction and cardiovascular disease: an umbrella review of systematic reviews and meta-analyses. BJU Int, 2021, 128 (1): 3-11.

41. CHUNG E, LEE J, LIU C C, et al. Clinical practice guideline recommendation on the use of low intensity extracorporeal shock wave therapy and low intensity pulsed ultrasound shock wave therapy to treat erectile dysfunction: the Asia-Pacific Society for sexual medicine position statement. World J Mens Health, 2021, 39 (1): 1-8.

42. BAJIC P, MAHON J, FARADAY M, et al. Etiology of erectile dysfunction and duration of symptoms in patients undergoing penile prosthesis: a systematic review. Sex Med Rev, 2020, 8 (2): 333-337.

43. SHINDEL A W, ALTHOF S E, CARRIER S, et al. Disorders of ejaculation: an AUA/SMSNA guideline. J Urol, 2022, 207 (3): 504-512.

44. CCULHA M G, TUKEN M, GONULTAS S, et al. Frequency of etiological factors among patients with acquired premature ejaculation: prospective, observational, single-center study. Int J Impot Res, 2020, 32 (3): 352-357.

8 第八章
女性发育与生殖器官发育异常

第一节　性发育障碍

性发育障碍(disorder of sexual development, DSD)也称为性分化异常,是一类先天性异常,表现为性染色体、性腺或性激素性别不典型,发生率约为新生儿的1/(4 000~5 000),约占人群的0.5%。正常的性分化发育既是一个有序的过程,涉及受精时合子内染色体(遗传)性别的成功确立、由遗传性别确立的性腺性别、由性腺性别分泌性激素并通过受体调控的生殖器官及表型性别,也是一个动态的过程,需要多个基因、蛋白质、信号分子、旁分泌因子和内分泌刺激的正确、适时的相互作用。任何一步出现异常,均可形成性发育异常。

近年来随着有关性分化和发育的生理、病理生理以及分子生物学的研究深入,对性发育异常的认识有了很大的进展,对性发育异常的某些原因有了进一步的认识。但性发育异常的许多病因仍然不是十分清楚。错误地确定性别,对这类患者及其家属,除延误器质性病变诊断外,精神上亦有莫大的痛苦和严重的创伤。正确诊断和处理这组性发育异常的病例使他们能过正常人的生活十分重要。

一、正常性分化发育过程

性的分化发育过程是一个非常复杂的过程,包括性别决定(sex determination)与性别分化(sex differentiation)过程。性别决定是指有两性潜能的性腺发育成睾丸或卵巢的过程。性别分化是指发育中的性腺正常发挥功能产生肽类激素和类固醇激素的过程。男女性腺与内外生殖器的分化与发育是由多种因素所决定,而且在胚胎分化与发育过程中有其特定的时间性。了解正常的性别分化与发育过程将有助于了解性别分化与发育异常的临床表现。

(一)性染色体

决定性别的最根本因素是性染色体,也称为核性别。经过减数分裂的精子和卵子结合后,合子的性染色体为2个X时,性腺将发育为卵巢;合子的性染色体为1个X和1个Y时,性腺将发育为睾丸。受精后约3周,原始生殖细胞从卵黄囊沿后肠移行至泌尿生殖嵴最后形成性腺,但在形成性腺分化为睾丸或卵巢之前均将经过一段未分化期。

在Y染色体短臂1A1A区有一个结构基因,长度为669个碱基,称为Y染色体性别决定区(sex determining region Y, SRY)。目前认为它是使原始性腺发育为睾丸的睾丸决定因子(testis-determining factor, TDF)的最佳候选基因。SRY编码223个氨基酸的蛋白质,SRY蛋白在睾丸形成前的生殖嵴即有表达,在睾丸中的支持细胞和生殖细胞中表达,并通过其受体起作用。SRY通过调节下游基因的转录而启动男性分化途径并抑制女性分化途径。在男性,睾丸的分化起源于未分化性腺中体细胞中SRY的表达上调。SRY和NR5A1(nuclear receptor subfamily 5, group A, member 1)的表达激活了一系列遗传的过程,包括上调支持细胞中SOX9(SRY box 9)、FGF9(fibroblast growth factor)等的表达。缺乏SRY时,女性特异的基因,

包括 *RSPO1*（R-spondin 1）、*WNT4*（wingless-type MMTV integration site family member 4）及 *FOXL2*（forkhead box L2）等被启动,促进卵巢的发育(图 8-1)。

受精后约 44 天,睾丸已具有早期生精小管形态。卵巢的分化比睾丸分化晚约 5 周。胚胎期卵巢的发育不一定需要 2 个 X。在 45,X 的个体原始生殖细胞移行至生殖嵴与有丝分裂均正常。原始生殖细胞周围需有卵泡膜细胞保护。45,X 个体可能缺乏这种保护,卵泡耗损快,到出生时几乎已没有卵泡。

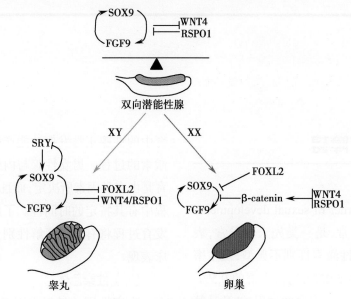

图 8-1　性腺的分化示意图

(二) 副中肾管抑制因子

孕 7 周起睾丸生精小管内的支持细胞(Sertoli cell)产生副中肾管抑制因子(Müllerian inhibi-ting factor,MIF),又称为抗米勒管激素(anti-Müllerian hormone,AMH),为一种糖蛋白,分子量约为 145 000,可抑制副中肾管上皮的增殖从而使副中肾管退化。副中肾管结构对米勒管抑制物质(Müllerian inhibiting substance,MIS)最敏感的时期是在孕 9~12 周,此时睾丸产生的 MIF 浓度达峰值。没有 MIF,副中肾管不退化而发育为输卵管、子宫和阴道上段。睾丸产生的 MIF 只对同侧副中肾管有效。若患者一侧为睾丸而对侧为条索状性腺或卵巢,则对侧将有输卵管、子宫和阴道。

(三) 睾酮

妊娠后约 7 周睾丸内出现间质细胞(Leydig cell),约 8~9 周时开始产生睾酮。中肾管在睾酮的作用下分化为附睾、输精管与精囊。睾酮也只对同侧中肾管有效。没有睾丸,或睾丸不分泌睾酮,或中肾管对睾酮不敏感,则中肾管将不能分化为附睾、输精管与精囊。

(四) 双氢睾酮

男性外生殖器与前列腺的分化发育依赖于在局部由睾酮经 5α- 还原酶 2 转化的双氢睾酮(dihydrotestosterone,DHT)。DHT 使生殖结节增大形成阴茎龟头,尿道褶增大融合为阴茎体,生殖隆起增大融合为阴囊,泌尿生殖窦分化为前列腺。若循环睾酮不足,或在外生殖器部位缺乏由睾酮转换为 DHT 所需的 5α- 还原酶 2,或由于靶器官的受体异常,导致对雄激素不敏感(完全型或不完全型),则患者虽有睾丸,但可以表现为男性外生殖器不发育或发育不全。当雄激素作用不足时,外生殖器将仅有部分男性化表现,如小阴茎、尿道下裂、阴囊部分融合等,个别可有盲端阴道,而导致外生殖器性别模糊。DHT 在 70 天时起作用,使尿道褶融合而关闭为中缝,74 天时尿道沟已完全闭合。在 120~140 天(18~20 周)时外生殖器的分化已全部完成。

(五) 女性内外生殖器

女性内外生殖器的发育不需要卵巢或其他激素。即使没有性腺,生殖器也发育为女性。没有

MIS 的影响,副中肾管将从头向尾形成输卵管、子宫和阴道上段。没有 DHT 的影响,外生殖器将发育为女性,生殖结节稍增大形成阴蒂,尿道褶发育为小阴唇,生殖隆起发育为大阴唇。泌尿生殖窦形成阴道下段,与上段相通。若婴儿性腺为卵巢或条索状性腺,无论性染色体是什么,出生时外生殖器将为女性外生殖器(图 8-2)。

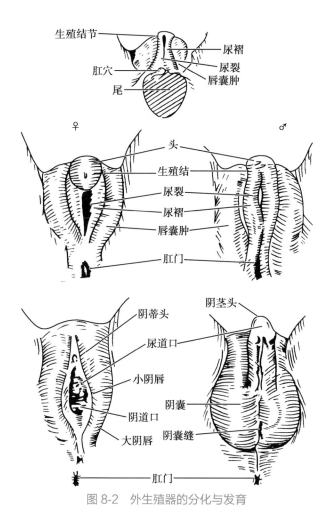

图 8-2 外生殖器的分化与发育

生殖结节的男性化发生在孕 8~10 周。若女性胎儿在孕 10 周前受内源性或外源性雄激素增高的影响,外阴将发生不同程度的男性化表现,如男性阴茎、尿道下裂、阴囊部分融合等。孕 10~12 周后外生殖器已完成分化,若再受增高的雄激素影响,将仅表现为阴蒂增大。

（六）青春期

到达青春期,男性在雄激素的作用下,面部及身体体毛增多,阴毛达脐下,呈菱形分布,肛周亦多毛,出现痤疮、喉结、嗓音变低、肌肉发达,阴茎及睾

丸发育至成人大小,阴囊皱褶增多并有色素沉着。女性在雌激素作用下乳房发育,皮下脂肪堆积(尤其在臀部和大腿),女性外生殖器发育,月经来潮。性激素影响的体型表现,称为表型(phenotype)。

二、性发育障碍的分类

DSD 既往习惯按真假两性畸形分类。真假两性畸形分类法是由于当时的诊断方法有限,只得以性腺病理为基础进行分类。由于近年来对 DSD 的认识有了很大的进展,目前临床所见 DSD 病因种类繁多,真假两性畸形分类已不足以反映目前临床所见的各种类型。临床医生对假两性畸形,尤其是对男性假两性畸形十分困惑,影响诊断与处理。因此需要制订一个更为科学与实用的分类法,作为临床诊断的基础,并指导基础研究的方向和科研途径。国际上目前尚无统一的分类法。

北京协和医院妇产科葛秦生教授等根据多年的临床与基础研究,从上述 6 种性别选择了性发育过程中 3 个最关键的环节:性染色体,性腺与性激素作为分类的基础,直接将性发育异常疾病按病因分入这 3 大类(表 8-1)。第一类为性染色体异常,包括性染色体数目与结构异常;第二类为性染色体正常,但性腺发育异常;第三类为性染色体正常,性腺性质正常,但性激素异常。

表 8-1 性发育异常分类

性发育关键环节	具体表现
性染色体异常	特纳综合征;XO/XY 性腺发育不全;超雄综合征;真两性畸形(嵌合型性染色体);46,XX/46,XY 性腺发育不全;克兰费尔特综合征
性腺发育异常	XX 单纯性腺发育不全;XY 单纯性腺发育不全;真两性畸形(46,XX 或 46,XY);睾丸退化
性激素与功能异常	雄激素过多:先天性肾上腺皮质增生、早孕期外源性雄激素过多;雄激素缺乏:17α-羟化酶缺乏症(完全型、不完全型);雄激素功能异常(雄激素不敏感综合征):完全型、部分型

这样首次彻底抛开了假两性畸形的混乱概念。至 2022 年近 30 年间,北京协和医院妇科内分泌组共收集了临床所见各种性发育障碍 13 种共

1 000 多例,包括表中一些以往未诊断的疾病类型,按此分类法均可适当地进行分类,证明在实际应用中按此分类是可行、开放的。此分类法条理清楚,简单明了,易于正确诊断和处理,强调最终的病因诊断。在实用过程中发现从这一分类能提供科研线索,引导有针对性地进行基础深入研究。目前这一分类法已在国内外逐渐得到承认和应用。

2006 年起,国外建议将性发育异常分为性染色体 DSD、46,XY DSD 和 46,XX DSD,并且用卵巢睾丸 DSD 取代真两性畸形的名称(表 8-2)。大的分类较简单,只要根据性染色体结果就可分为 3 类,但 46,XY DSD 和 46,XX DSD 两类中重复疾病较多,仅仅是染色体不同;此外 C 类中的内容是否属于 DSD 尚有待商榷。笔者认为虽然目前尚无完美的分类法,但北京协和医院的分类法更简单、实用、方便,逻辑性更强,推荐国内同行使用。

表 8-2 性发育障碍分类

性染色体 DSD	46,XY DSD	46,XX DSD
A: 47,XXY(克兰费尔特综合征)	**A: 性腺(睾丸)发育异常** 1. 完全型或部分型性腺发育异常 2. 卵巢睾丸性 DSD 3. 睾丸退化	**A: 性腺(卵巢)发育异常** 1. 性腺发育异常 2. 卵巢睾丸性 DSD 3. 性反转

B: 45,X(特纳综合征)	**B: 雄激素合成或作用异常**
	1. 雄激素合成异常
	  • LH 受体突变
	  • 类固醇生成急性调节蛋白突变
	  • 胆固醇侧链裂解酶缺乏
	  • 3β- 羟基类固醇脱氢酶缺乏
	  • 17α- 羟化酶 /17,20- 裂解酶缺乏
	  • P450 氧化还原酶缺乏
	  • 17β- 羟基类固醇脱氢酶缺乏症
	  • 5α- 还原酶 2 缺乏
	2. 雄激素作用异常
	  • 雄激素不敏感综合征
	  • 药物与环境影响
		B: 雄激素过多
		1. 来自胎儿
		  • 3β- 羟基类固醇脱氢酶 II 缺乏
		  • 21- 羟化酶缺乏
		  • P450 氧化还原酶缺乏
		  • 11- 羟化酶缺乏
		  • 糖皮质激素受体突变
		2. 来自胎儿与胎盘
		  • 芳香化酶缺乏
		  • P450 氧化还原酶缺乏
		3. 来自母亲
		  • 母亲男性化肿瘤
		  • 孕期使用雄激素

C: 45,X/46,XY(混合型性腺发育不全)	**C: 其他特殊综合征** 1. 综合征相关的男性生殖器发育异常(如泄殖腔异常) 2. 持续米勒管综合征 3. 睾丸消失综合征 4. 单独的尿道下裂 5. 先天性低促性腺激素性性腺功能低下减退 6. 隐睾 7. 环境影响	**C: 其他** 1. 综合征相关的异常(如泄殖腔异常) 2. 米勒管发育不全 3. 子宫畸形 4. 阴道闭锁 5. 阴唇粘连
D: 46,XX/46,XY(嵌合体,卵巢睾丸性 DSD)		

三、常见性发育异常疾病

(一)先天性卵巢发育不全

Turner 于 1938 年首先描述了 7 例此类患者,临床特征为身材矮小、颈蹼和幼儿型女性外生殖器,以后也称此类患者为特纳综合征(Turner syndrome,TS)。其性腺为条索状,染色体缺一个 X。既往曾称此类患者为先天性性腺发育不全,后发现无 Y 染色体,性腺可发育为卵巢,故又称为先天性卵巢发育不全。现仍多称之为 Turner 综合征。发生率为新生婴儿的 10.7/100 000 或女婴的 22.2/100 000,占胚胎死亡的 6.5%,是一种最常见的性发育异常。单一的X染色体多数来自母亲，因此失去的X染色体可能由于父亲的精母细胞性染色体不分离所造成。仅0.2%的45,X胎儿达足月，其余的在孕10~15周死亡。

1. 临床表现 临床特点为身材矮小、生殖器与第二性征不发育、条索状性腺和一组躯体的发育异常。身高一般低于150cm。女性外阴发育幼稚，有阴道，子宫小。躯体特征为面部多痣、内眦赘皮、耳大位低、腭弓高、后发际低、颈短而宽、颈蹼、胸廓呈桶状或盾形、乳头间距大、乳房及乳头均不发育、肘外翻、第4或5掌骨或跖骨短、掌纹通关手、下肢淋巴水肿、肾发育畸形、主动脉弓狭窄等，这些特征不一定每个患者都有。智力发育程度不一，多数发育正常，偶有智力较差。无大血管畸形的患者寿命与正常人基本相同，否则平均寿命低于正常人。母亲年龄与此种发育异常无关。LH和FSH水平从10~11岁起显著升高，且FSH水平的升高大于LH水平的升高。北京协和医院测量骨密度发现Turner综合征患者骨密度显著低于正常同龄妇女，可出现骨量下降或骨质疏松。

Turner综合征的染色体除45,X外，可有多种嵌合体，如45,X/46,XX、45,X/47,XXX或45,X/46,XX/47,XXX等。临床表现根据嵌合体中哪一种细胞系占多数。正常性染色体占多数，则异常体征较少，反之，若异常染色体占多数，则典型的异常体征也较多。此外，需注意是否存在Y染色体片段或成分，如SRY或额外小标记染色体（sSMC）的存在等，可能增加性腺发生肿瘤的危险性，必要时需切除性腺。

Turner综合征也可由于性染色体结构异常，如X染色体长臂等臂Xi(Xq)，短臂等臂Xi(Xp)，长臂或短臂缺失XXq⁻、XXp⁻，形成环形Xxr或易位。临床表现与缺失多少有关。缺少者仍可有残留卵泡而有月经来潮，但数年后即闭经。

在孕12周前的45,X胚胎有正常数的原始卵泡，至较大胎儿时数量即减少，出生时几乎没有。临床遇到个别患者能怀孕生育，但生育寿命短，易有卵巢早衰，可能与这些患者卵母细胞在胚胎期消耗速度较慢有关。因而了解哪些Turner综合征患者有卵泡而能生育十分重要，分析怀孕病例的染

色体多为45,X/46,XX的嵌合。当46,XX细胞系占多数时，卵巢能发育而维持正常功能。文献报道45,X个体中的8%和45,X/46,XX个体中的21%可有正常的青春期发育和月经。卵巢无卵泡而缺乏功能时垂体促性腺激素FSH与LH水平升高。少数Turner综合征患者FSH与LH水平并不升高而在正常范围，通过腹腔镜检查发现此类患者为小卵巢，活体检查显示卵巢内有卵泡。有条件可以考虑卵巢组织冷冻。Turner综合征患者若能怀孕，流产死产较多。45,X受精卵不能发育而流产者也较多，约占流产中的5.5%~7.5%。

Andrews在1971年提出性染色体的缺失或嵌合不仅影响性腺与生殖道的发育，也影响Turner综合征患者的躯体异常特征。若缺少一个X，除性腺不发育外，尚有Turner综合征的各种躯体异常表现。X短臂缺失，也有Turner综合征的特征，长臂缺失仅有条索状性腺而无躯体异常。因此认为卵巢与卵母细胞的分化在性染色体上需要2个位点，一个在长臂上，另一个在短臂上。失去任何一点，都将造成性腺发育不全。身高与性腺的发育异常与长臂和短臂均有关系，正常身高长臂短臂都不可缺少，但短臂起决定作用。性腺也如此，但长臂起主要作用。

2. 诊断 除临床特征外，首先进行染色体核型检查，染色体为45,X，需有足够数量的细胞以明确是否有嵌合体的存在。若属结构异常，尚需通过分带技术了解缺失或易位部分的染色体。明确诊断后，需要筛查可能伴有的其他并发症，包括心血管异常、甲状腺异常、肝肾异常等，以便进行相关的预防和治疗。

3. 治疗 治疗目的分为2个部分：一是促进身高，二是长期维持女性特征与健康，包括诱导并维持第二性征发育；促进子宫发育、获得生育潜能；促进骨骼生长及骨密度增加、防治骨质疏松；降低心血管疾病风险；促进大脑发育，提高认知功能；促进其他雌激素依赖的器官发育和生理功能（如肝功能）。

（1）促进身高：Turner综合征患者最终身高一般与同龄人相差约20cm，并有种族差异，中国未治疗的Turner综合征患者平均最终身高为142cm，

介于欧洲的 147cm 与日本的 139cm 之间,而我国正常成年女性的平均身高为 158cm。Turner 综合征患者因身材矮小会影响参加学习和从事多个工种,影响以后的生活,并在社会上受到不应有的歧视,给患者和家属造成严重的担忧。

目前生长激素(growth hormone,GH)治疗效果较为肯定,是 Turner 综合征患者首选的治疗方法。Turner 综合征患者是否有生长激素缺乏的问题,目前尚有争议,北京协和医院的总结发现,Turner 综合征患者中存在 GH 缺乏的占 12.9%,部分缺乏的占 35.5%。部分也可能存在 GH 不敏感。另有研究发现一部分患者对标准的 GH 兴奋试验反应低,尤其是 9~20 岁的患者明显低于正常,血胰岛素样生长因子 -1(insulin-like growth factor 1,IGF-1)水平也相对较低,且无正常女孩青春期的增高,提示患者有部分 GH 缺乏。但该发现仍无法解释患儿自 2~3 岁即有生长速度减慢的临床表现。Hochberg 报道了 49 例用生长激素治疗的患者并观察 1.9~7.5 年,与对照相比平均增高 5.3cm,超过了她们本身的生长速度。目前一般认为,当患者身高在生长曲线上低于正常女孩的 $-2.0SD$,尤其是那些生长速度低于 5cm/ 年的患者,应考虑给予 GH 治疗。

为追赶落后的身高,Turner 综合征患者常应用比生长激素缺乏症更大剂量的生长激素,每周 0.23~0.35mg/kg 或每天 0.15~0.20IU/kg(WHO 标准生长激素比活性 1mg=3.0IU)。GH 剂量则根据需要和观察到的疗效进行个体化调整,一般第一年用小剂量,4~6 个月复查,以后每 6 个月复查 1 次,推荐治疗至达到最终身高。疗程视需要而定,通常为 3~4 年,达到每年增长 5~6cm 的速度。如骨龄大于 14 岁或治疗后身高增长小于 2cm/ 年,可考虑停止治疗,当然也可以根据疗效和家庭经济状况酌情而定。经及时的 GH 治疗,最终身高可增长平均 10cm(3.9~24.8cm)。

GH 治疗的起始时间尚未确立。一项针对身高落后的 Turner 综合征女性患者(9 个月 ~4 岁)的 RCT 多中心研究中,治疗组在 2 年后达到正常身高,且研究对象均未出现应用 GH 的相关并发症。2011 年法国的一项研究表明对小于 4 岁的

Turner 综合征患者应用生长激素治疗 4 年后,80% 的患者可以达到正常身高。因此目前的观点是 Turner 综合征患儿一旦出现生长落后(即在正常生长曲线身高百分位图上呈下降趋势)就需要尽快启动生长激素治疗,但潜在的风险和受益需与家属充分沟通。

GH 治疗的缺点是价格昂贵、需要每天注射,易有糖耐量受损,可能出现轻度的肢端肥大症,但增加的胰岛素值在停止 GH 治疗后可以恢复到正常范围。用药前需排除肿瘤的风险。反应的差异与开始治疗的实际年龄、治疗持续的时间、应用 GH 的剂量和频率、雄激素和 / 或雌激素的应用、所应用的生长标准及父母的身高等有关。

性激素治疗对促进身高的效果仍有争议。单用雌激素容易引起生长板的早期愈合,从而限制骨的生长,抑制生长潜能。雌激素的应用时间非常关键,目前国际上公认 Turner 综合征患者雌激素替代治疗的起始年龄为 12~13 岁。但过于延迟的性幼稚治疗常伴有严重的心理效应。大约在 13 岁时(骨龄>11 岁)单独使用低剂量雌激素治疗可引起一个短暂的生长突增而没有不协调的骨成熟进展或最终身高的减少,并可诱导与同龄人相当的第二性征发育,从而消除了由于过于延迟的性成熟而导致的心理伤害和骨矿化缺陷。单用雄激素促进身高,剂量小时效果不明显,剂量大时虽有效,但副作用大,主要为男性化和糖耐量受损等;用雄激素促进身高,应在 8 岁后,一般在 11 岁左右用。近年来,使用含有雌、孕、雄激素 3 种激素作用的药物替勃龙,利用其雌、雄激素的作用促进 Turner 综合征患者增长,可从 9~11 岁开始用药,起始剂量要小,隔日或每日 1.25mg,并随年龄增加而逐渐加量至每日 1 片,取得较好结果,但遗憾的是患者就诊年龄普遍偏大,多是原发性闭经、15~16 岁才来就诊,发现、诊断较晚,影响治疗效果。但对于经济条件差、无法承受 GH 治疗费用的患者,由于口服方便、价格便宜,并对改善患者的低骨量有帮助,是一种价廉、有效的治疗方法。

(2)维持女性特征:用性激素刺激乳房和生殖器发育效果良好,但需长期使用。一般先促进身高,骨骺愈合后再用雌激素使乳房和生殖器发育。

但用药的时机和长期管理非常重要。

1) 雌激素使用：Turner 综合征患者雌激素的初始剂量可为成人替代剂量的 1/10~1/8，如戊酸雌二醇（补佳乐）0.5mg，每周 2 次开始，逐渐加大剂量，到隔日 0.5mg 或每日 0.5mg、每日 1mg，小剂量对乳房外观形态发育有利；不考虑身高或身高已不再变化时，雌二醇剂量改为标准剂量，即每日 2mg。如果患者治疗起始即无身高需求，雌激素起始剂量及剂量递增速度均可相应增加。长期雌激素维持量为每日 2mg。经皮吸收更好，口服亦可。

2) 孕激素使用：通常在雌激素应用 2~4 年后或子宫内膜有突破性出血后，需要添加孕激素建立月经周期。每月 12~14 天，配合雌激素长期使用。

(3) 辅助生殖：对 Turner 综合征患者，需要寻找有卵母细胞且可能生育的患者。有生育希望的患者主要包括 45,X/46,XX 嵌合型，正常细胞系占多数；垂体促性腺激素水平无明显升高；小卵巢，可能有自动月经。对无卵母细胞的患者，可通过供卵 IVF-ET 而怀孕。但 Turner 综合征患者妊娠的流产风险较高，仅 50% 有活胎。可能与 Turner 综合征患者子宫发育不好、妊娠期间子宫缺血有关。大多数 Turner 综合征女性患者需行剖宫产，与孕妇身材过矮，容易出现头盆不称有关。此外，应注意 Turner 综合征女性患者妊娠的心血管并发症风险增加，尤其是主动脉根部夹层破裂，可导致死亡。因此妊娠前应进行咨询，评估心脏的功能，包括心电图或主动脉根部、心瓣膜的超声、MRI 及左心室功能测定，以预防可能的妊娠并发症。

(二) XO/XY 性腺发育不全

此类患者染色体为 45,X/46,XY。最初发现此类患者的性腺一侧为发育不全的睾丸，另一侧为条索状性腺，故又称为混合型性腺发育不全（model test principles of fishing gears）。临床特征有 Turner 综合征的表现，部分患者可有阴蒂增大。

接触更多的病例后发现此类患者性腺可有多种多样：双侧发育不全的睾丸或卵巢，一侧发育不全的睾丸或卵巢与一侧发育不全的卵巢或条索状性腺。不少病例仅有一种性腺，因而用混合型性腺发育不全并不恰当，此类患者唯一的共同点是染色体为 45,X/46,XY，因而命名为 XO/XY 性腺发育不全，国际上也沿用这一名称。个别卵巢病理可有原始卵泡，保留卵巢对此类患者十分重要。条索状性腺病理检查尚难于区分是否为发育不全的卵巢或睾丸。对 XO/XY 性腺发育不全的逐步认识启发我们对性腺进行染色体检查，以明确条索状性腺是否为发育不全的卵巢或睾丸。内、外生殖器的发育需根据性腺的发育程度。性腺不发育侧，副中肾管系统发育；有功能的睾丸侧，中肾管将发育。若睾丸发育不全，该侧可有部分中肾管与副中肾管 2 个系统的内生殖器。外生殖器的发育主要根据所分泌的睾酮水平，睾酮不足时将出现外生殖器模糊。据统计，此类患者 25% 表现为女性外阴，59% 表现为外生殖器模糊，16% 表现为正常男性外生殖器。成年后男性化的程度决定于睾丸内间质细胞的多少和分泌的睾酮水平。

凡有 Y 染色体而性腺发育不全者，性腺发生肿瘤的可能性较大。2017 年北京协和医院的 59 例 XO/XY 中已有 5 例发生肿瘤（8.47%），2 例为卵巢两性母细胞瘤，3 例为精原细胞瘤，恶变率为 60%。约 1/5 在条索状性腺切片检查时发现，有时为双侧性。有时可合并生殖细胞瘤、内胚窦瘤、胚胎性癌或绒癌等恶性肿瘤。卵巢两性母细胞瘤本身恶性程度低，转移少。为预防肿瘤，若按女性生活，预防青春期后出现男性化，应在青春期前切除发育不全的睾丸。

(三) 单纯性腺发育不全

可分为 XX 与 XY 单纯性腺发育不全，其中又以前者为最多见，后者亦称为斯威伊尔综合征（Swyer 综合征）。这两类性腺发育不全的临床表现极为相似，唯一的重要区别是性染色体不同，因而处理也完全不同。

1. 临床表现　XY 单纯性腺发育不全患者在胚胎早期睾丸不发育，未分泌睾酮和 MIS，因此中肾管缺乏睾酮刺激，未能向男性发育，副中肾管未被 MIS 抑制而发育为输卵管、子宫与阴道上段，外生殖器未受雄激素影响而发育为女性外阴。其临床特点为正常的女性内、外生殖器官，但发育不良，双侧条索状性腺，染色体为 46,XY。此类患者出生后均按女性生活，常因青春期乳房不发育或原发性闭经而就诊。患者的生长和智力正常，但部分患者体型类去睾者,上肢长,指距大于身高。原发性闭经,青春期无女性第二性征的发育,阴、腋毛无或稀少,乳房不发育。内、外生殖器发育幼稚,有输卵管、子宫与阴道。用人工周期可来月经。成年后的血清促性腺激素水平升高,雌激素水平低下。由于自幼缺乏性激素,此类患者的骨密度显著低于正常。此类患者的双侧条索状性腺组织学上表现为纤维性结缔组织,有时类似于波状的卵巢间质,但无卵泡。部分 XY 患者会有轻度阴蒂长大、会阴体融合抬高的表现,考虑有部分雄激素作用,被称为部分性腺发育不全(mixed gonadal dysgenesis,MGD),而将大部分没有男性化表现的称为完全型性腺发育不全(pure gonadal dysgenesis,PGD)。

XX 单纯性腺发育不全患者的临床表现与 XY 单纯性腺发育不全基本相同。表现型为女性,身高正常,类去睾体型,原发性闭经,神经性耳聋发生率稍高。乳房及第二性征不发育,内、外生殖器发育不良,有输卵管、子宫与阴道。用人工周期可以来月经。条索状性腺,但染色体为 46,XX,区别于 XY 类型。此类患者出生后也均按女性生活,因青春期乳房不发育或原发性闭经而就诊。成年时血清雌激素水平低下,促性腺激素水平升高。

2. 处理 发育不良或位置异常的睾丸易于发生肿瘤。北京协和医院 2007 年报告 90 例 XY 单纯性腺发育不全患者中,肿瘤发生率为 23.33%(21/90),恶变率为 61.9%(13/21),是性发育异常中最易发生肿瘤的病种。因此对所有的 XY 单纯性腺发育不全患者应切除条索状性腺以避免肿瘤的发生。肿瘤的类型以生殖细胞瘤(无性细胞瘤和精母细胞瘤)、性母细胞瘤及支持细胞瘤为主,其他恶性肿瘤如内胚窦瘤、胚胎癌和绒癌等均少见。如果存在卵巢两性母细胞瘤,仅需切除性腺即可。但如有无性细胞瘤或其他恶性肿瘤时,可能需要更彻底的手术。不同于 XY 单纯性腺发育不全的是 XX 单纯性腺发育不全性腺发生肿瘤甚少,不需要预防性切除性腺。

到达青春期后,应给予周期性雌、孕激素替代治疗以促进女性第二性征的发育,并预防骨质疏松,并可通过供卵和体外胚胎移植(试管婴儿)使单纯性腺发育不全患者成功妊娠。

(四) 真两性畸形

真两性畸形(true hermaphroditism),也称为卵巢睾丸性性发育异常,具有卵巢与睾丸 2 种性腺组织。性腺可以是单独的卵巢或睾丸,也可以是卵巢与睾丸在同一侧性腺内,称为两性腺(ovotestis)。真两性畸形中两性腺较为多见。性腺分布多种多样,可以是一侧为卵巢,另一侧为睾丸;或双侧均为卵睾;或一侧为卵巢或睾丸,另一侧为卵睾;或一侧为卵睾,另一侧无性腺。

1. 临床表现 生殖器的发育与同侧性腺有关。睾酮与 MIS 对生殖道的作用都是局部单侧的。若性腺为两性腺,副中肾管多数不被抑制。一般均有子宫,发育的程度不一。有发育良好的子宫,成年后能来月经;也有双角或发育不良的子宫。

外生殖器的形态很不一致,有时不易分辨男女。绝大多数患者有阴蒂增大或小阴茎,说明胚胎期受过睾酮的作用,因此 2/3 作为男性生活。一般外生殖器发育不良的男性,有尿道下裂,单侧有阴囊及性腺。胚胎期雄激素不足,出生时阴茎与阴囊发育不明显,则常作为女性生活。当小孩长大,阴茎发育而引起注意来就诊。约半数性腺在腹股沟内,有时在疝修补术时发现有性腺。

约 2/3 的真两性畸形成年后乳房发育。有一部分能来月经,也有男性按月尿血。其他部位的畸形较为少见,无智力低下。

真两性畸形染色体多数为 46,XX,也可为 46,XY(约占 12%)或其他各种嵌合,如 46,XX/46,XY、45,X/46,XY、46,XX/47,XXY、46,XX/47,XXY/49,XXYYY 等。

睾丸的发育需要有 Y 染色体,但真两性畸形常常没有 Y 染色体而有睾丸。现多数研究发现,在真两性畸形中,可能是由于:①发生了 *SRY* 基因的易位(约占 2/3);②常染色体或 X 染色体发生突变导致缺乏 *SRY* 时,发生睾丸分化;③少数可能是由于染色体检查不够详细而漏诊 XY 嵌合型,真两性畸形发生的根本原因尚在研究之中。

2. 诊断 外生殖器有阴茎或阴囊而性染色体为 46,XX 时,应考虑真两性畸形。诊断必须通过开腹探查或腹腔镜从外观辨认出卵巢与睾丸 2 种组织,并对性腺进行活检,送病理检查,明确 2 种性腺组织的存在。不能只靠外生殖器和性染色体进行诊断。对真两性畸形最后必须在性腺病理有卵巢和睾丸组织才能达到准确诊断。真两性畸形有时不易与 45,X/46,XY 性腺发育不全和先天性肾上腺皮质增生症相鉴别,它们均有类似的外生殖器发育异常。

3. 治疗 真两性畸形发育不全的睾丸发生恶性肿瘤较为少见,46,XX 的肿瘤发生率为 4%,46,XY 的肿瘤发生率为 10%。

研究发现,真两性畸形 77% 的卵巢组织学检查是正常的,23% 有异常(主要是原始卵泡减少),50% 显示有排卵。而大多数睾丸组织学检查是异常的,仅 2/24 有接近正常的组织学,看不到精原细胞和生精现象,因此真两性畸形如果诊断早,按女性生活似乎更容易、预后更好。但成年就诊、确诊的患者则通常不改变社会性别,手术时应保留与社会性别相同的正常性腺。如社会性别为男性,应切除卵巢,保留正常的睾丸组织。为了做到准确无误,必要时手术期间可对性腺进行活检,并送冰冻切片检查。若睾丸部分位于腹腔或腹股沟,应将睾丸固定至阴囊内。若睾丸异常,应给予切除。若为

两性腺,在切除卵巢组织时,应包括少量睾丸组织。同时切除子宫、输卵管,无须切除全部阴道;若社会性别为女性,应切除全部睾丸组织,保留正常的卵巢组织。发育不正常的子宫应考虑修补,不能矫正的或没有阴道相通的子宫应给予切除。

外生殖器的治疗对患者具有重要的生理和心理影响,应给予充分重视,外生殖器应根据社会性别考虑适时矫形,以便患者能结婚或生育。北京协和医院曾总结 13 例真两性畸形按女性生活的病例,在切除睾丸保留卵巢后,3 例结婚,2 例已生育,其余尚未到结婚年龄,但总的生育力仍是下降的。

(五)先天性肾上腺皮质增生——21-羟化酶缺乏

肾上腺糖皮质激素、盐皮质激素和性激素 3 类类固醇激素均以胆固醇为合成原料。主要的糖皮质激素皮质醇从 17α-羟孕酮(17α-OHP)合成,主要的盐皮质激素醛固酮从孕酮合成,主要的性激素从 17α-OHP 合成(图 8-3),需要多种酶的参与。

皮质醇对下丘脑与垂体起负反馈作用,调节促肾上腺皮质激素释放激素(corticotropin releasing hormone,CRH)和促肾上腺皮质激素(adrenocorticotropic hormone,ACTH)的分泌。当某个酶缺

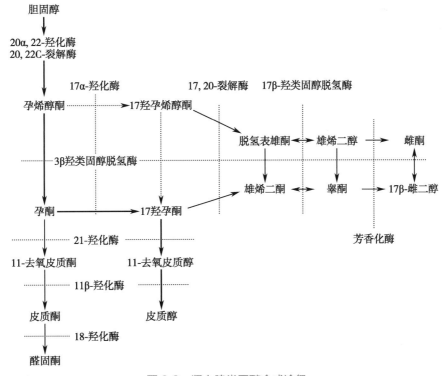

图 8-3 肾上腺类固醇合成途径

乏时减少皮质醇的合成,解除对 ACTH 的抑制。ACTH 分泌增加反过来又刺激肾上腺皮质增生,造成该酶缺乏之前的代谢产物的积累。

雄激素分泌过多最常见的原因是 21- 羟化酶缺乏。肾上腺皮质在合成类固醇激素的过程中缺乏 21- 羟化酶而使皮质醇的合成减少,引起 ACTH 分泌增加。过度分泌的 ACTH 刺激肾上腺皮质的束状带增生,产生过量的 11- 脱氧皮质酮和 11- 脱氧皮质醇的前体物质或者皮质酮和皮质醇的前体物质,这些前体中的一部分则通过 17α- 羟化酶 /17,20- 裂链酶转而进入雄激素合成途径,进而产生过多的雄激素,在女性患者中造成女性男性化,在男性患者中表现为男性假性性早熟。

女性患者染色体为 46,XX,性腺为卵巢,内生殖器有输卵管和子宫,但外生殖器可有不同程度的男性化,轻者仅阴蒂稍增大,严重者可有男性发育的外生殖器,但阴囊内无睾丸。属常染色体隐性遗传病,其杂合子携带者在 ACTH 兴奋下血浆 17α-OHP 水平通常有轻度升高。多数 21- 羟化酶缺乏患者在出生至 5 岁间发病,但也有报道在青春期来月经后发病,称为迟发性肾上腺皮质增生症。此类患者于月经初潮后不久或 1~8 年后开始出现月经稀、多毛及痤疮。约 2~3 年后阴蒂增大。实验室检查结果与抑制试验结果均符合先天性肾上腺皮质增生症。先天性与迟发性肾上腺皮质增生

症的区别在于后者生殖器畸形不明显,而且较为少见。临床需注意与多囊卵巢综合征鉴别。

1. 21- 羟化酶缺乏症临床表现　先天性肾上腺皮质增生症以 21- 羟化酶缺乏最为常见,约占 95% 以上。男、女发病率相同,约占新生儿的 1/10 000。同胞中可有发病者,且均为相同酶的缺乏。其病理特征为:①皮质醇分泌缺乏;②皮质醇 21c 类固醇前体增多;③肾素和血管紧张素分泌增加;④雄激素分泌增加。

21- 羟化酶基因位于第 6 号染色体短臂上 (6p21)。21- 羟化酶缺乏可分为轻、重 2 类,轻者也称为单纯男性化型,重者除男性化外也有失盐表现。

(1)单纯男性化型

1)21- 羟化酶缺乏导致的女性男性化在胚胎 8~12 周开始,因此女性患者出生时外生殖器有不同程度的男性化表现。阴蒂增大,会阴体抬高或融合,Prader 将不同程度的外生殖器男性化分为 V 型,分别为 I 型:阴蒂稍大,阴道与尿道口正常;II 型:阴蒂较大,阴道口为漏斗形,但阴道与尿道口仍分开;III 型:阴蒂显著增大,阴道与尿道开口于一个共同的尿生殖窦;IV 型:阴蒂显著增大似阴茎,阴茎基底部为尿生殖窦,类似尿道下裂,生殖隆起部分融合;V 型:阴蒂似男性阴茎,尿道口在阴茎头部,生殖隆起完全融合,此型常误认为有隐睾与尿道下裂的男性。见图 8-4。

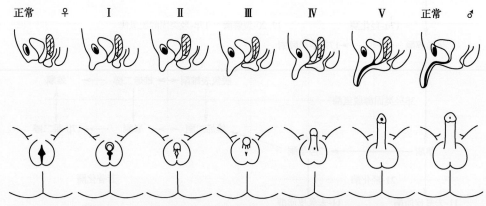

图 8-4　Prader 对 21- 羟化酶缺乏时女性外生殖器男性化的分型

正常♀　　I　　II　　III　　IV　　V　　正常♂

2)生长快速,骨骺愈合早:儿童期,一般在小于 4 岁的一个时期出现生长快速,平均身高比同龄儿大 1~4 岁。因此一个 4~5 岁患者可达 8~9 岁的身高,而其骨龄可达 10~11 岁。骨骺愈合早,骨龄

大于实际年龄,最终身高比正常同龄人矮,未治疗的患者身高一般在 140~150cm。

3)抵抗力差:由于皮质醇分泌减少,应激能力差,易感冒、发热等。

4）女性患者男性第二性征发育早：如阴毛、腋毛、胡须、毳毛、喉结、音低、痤疮等在儿童期即出现。肌肉发达，体力较同龄者强。

（2）失盐型：21-羟化酶缺乏症重型患者除男性化外，尚有失盐表现，约占患者的 1/3~1/2。新生儿一般在出生后 2 个月内出现呕吐、脱水、不进食、体重下降或伴有休克。血清钾离子浓度高，钠离子与氯离子浓度低，尿素氮浓度增高。女性若出现外生殖器男性化及失盐表现，应考虑为严重的 21-羟化酶缺乏症。Quazi 根据 Prader 的分型，分析 I、II 型 92% 的患者无失盐表现，III、IV 型 80% 的患者有失盐表现。

21-羟化酶缺乏症与失盐的关系尚不清楚。目前认为，在失盐型患者中，由于 21-羟化酶的完全缺乏，肾素活性的增加不能引起醛固酮的增加而导致早期的失盐危象。

2. 诊断 临床上若婴儿有外生殖器畸形、高血压或呕吐、脱水、失盐等表现，应考虑有先天性肾上腺皮质增生的可能。成年女性原发性闭经或偶有继发性闭经而有男性化表现者，也应考虑先天性肾上腺皮质增生症的可能性。应注意了解有无家族史。

21-羟化酶缺乏时，血内 17-羟孕酮和雄烯二酮显著增多，它在尿中的代谢产物为孕三醇。近年来主要用血 17α-羟孕酮与睾酮水平进行诊断，一般正常人血清 17α-羟孕酮基础水平 <2ng/ml（相当于 6.06nmol/L），21-羟化酶缺乏时血清 17α-羟孕酮的基础水平可高达 10~1 000ng/ml（30.3~3 030nmol/L）。若水平过高应进一步行地塞米松抑制试验。抑制试验采用五日法中剂量地塞米松抑制试验，每 6 小时口服地塞米松 0.75mg，共 5 天，于服药前和服药时第 1、3、5 天 8：00 a.m. 抽血测血清 17α-羟孕酮水平；服药前和服药 5 天后 8：00 a.m. 抽血测血清睾酮水平，抑制试验后可抑制至正常范围为 21-羟化酶缺乏，分泌雄激素的肿瘤不被抑制。

3. 内分泌科治疗 先天性肾上腺皮质增生症单纯男性化与高血压型补充足量肾上腺皮质激素以抑制 CRH-ACTH 的分泌，从而抑制肾上腺产生过多的雄激素，纠正电解质平衡紊乱并阻止骨骺过早愈合。前两者疗效较满意，后者不易到达正常水平。

皮质醇替代治疗方案总建议：氢化可的松是基本和终身的替代治疗，失盐型需联合盐皮质激素。建议分别按照患者尚在生长中和已达到成年身高情况制订方案。未停止生长者只用氢化可的松替代。达到成年身高后可以给半衰期较长的制剂。根据年龄设定剂量，分次给药，根据监测进行剂量调节。迟发型 CAH 的治疗原则是一般不需要糖皮质激素治疗。在应激状态和疾病时需对糖皮质激素的剂量进行调整。

临床常用醋酸可的松、氢化可的松、强的松、强的松龙、地塞米松或合并使用上述药物治疗。开始用大剂量 5~7 天，与抑制试验相仿，以迅速抑制 ACTH 而抑制肾上腺的分泌。然后减至最小的维持剂量保持血 17α-羟孕酮在正常范围。一般在抑制试验后即开始逐渐减量，最后达到维持量，维持量因人而异。绝大多数 4 岁以内的患者每日用醋酸可的松 12.5~25.0mg，5~10 岁每日 25.0~37.5mg，10 岁以上每日 37.5mg。一日量分 2~3 次口服，最好 40% 的剂量在早上服。遇到应激时，如感染、外伤、手术等，需增加激素剂量 1~3 倍。开始时每月测 1 次血 17α-羟孕酮协助调整剂量，稳定后可每 3~6 个月复查。女性患者需终身服药，一旦停药，男性化将反复。

疗效与开始治疗的时间有密切关系，若在 2 岁以内诊断而开始治疗，就能较好地控制阴蒂继续增大与其他男性化的发展，可抑制骨骺过早愈合而避免身材较矮，但一般也不能完全达到正常成人的身高。11 岁时开始治疗，骨骺已愈合，身材不易增高。治疗早、时间长一些，增大的阴蒂可明显缩小。有些男性化体征如音低、喉结治疗后改进不明显。肾上腺的发育，若在 2 岁前早治疗者，男性为 10.5 岁，女性为 8.5 岁；晚治疗者，男性为 3 岁，女性为 1~4 岁。女性早治疗者，月经初潮平均年龄为 12 岁；晚治疗者，均在治疗后才开始来月经。一般治疗 1~3 个月内即来月经。初潮后乳房开始发育。

婚后也能妊娠，但生育力低下，易于在 3~4 个月时自然流产。可能的影响因素一是糖皮质激素治疗不充分导致的高雄激素血症,从而导致无排卵性月经周期;其次外生殖器畸形或手术重建欠佳有关的结构性因素可能使阴道口功能欠佳,这可能有损与生殖功能有关的自我形象与性交困难;再有生育率与突变的严重程度有关,有报道称,经典非失盐型和经典失盐型 CAH 女性的受孕率分别是 60%~80% 和 7%~60%。对于实现受孕的经典型 21- 羟化酶缺乏症女性,其未受累的女性后代没有生殖器男性化,但需在孕期进行仔细管理,监测雄激素的水平。最后,持续的肾上腺来源的高水平孕激素分泌会广泛影响妊娠,改变 GnRH 脉冲频率、减少输卵管蠕动。高水平孕激素可以改变内膜的环境,打乱子宫内膜的发育,后延植入窗,增加流产风险;加速内膜成熟,减少内膜容受性,损害胚胎的植入;宫颈黏液变稠,影响精子穿入。可以通过增加皮质醇剂量,同时加用盐皮质激素(醋酸氟氢可的松),如效果差,可考虑腹腔镜下肾上腺切除,研究发现将早卵泡期孕酮控制在 <2nmol/L(0.63ng/ml)以下,可以取得较好的结果。

调节糖皮质激素剂量,对需要怀孕的妇女可以诱导排卵及妊娠,妊娠期应继续服药。通常使用长效糖皮质激素调整月经周期,提高生育能力,但地塞米松可以透过胎盘抑制胎儿肾上腺功能,因此妊娠期间不应使用地塞米松,除非胎儿有罹患 CAH 的危险(即父亲是携带者),有必要抑制其肾上腺功能。

失盐型患者可经及时正确诊断和抢救而挽救生命,否则多数 3 个月内死亡。治疗需静脉滴注氢化可的松 25~100mg/d 与生理盐水含盐 2~5g/d。呕吐停止,脱水纠正,可逐渐减量及改为口服至维持量。有时需用醋酸去氧皮质酮(desoxycorticosterone acetate,DOCA)以纠正脱水与低钠。此类患者一般在内科或内分泌科治疗。

4. 手术治疗 女性外生殖器畸形需手术整形治疗。整形手术需缩小增大的阴蒂及扩大融合的会阴。既往行单纯阴蒂切除术。因阴蒂为性敏感器官,切除阴蒂对患者的生活质量带来很大影响,应予以保留。单纯阴蒂整形可在儿童期进行,过早手术危险性大,手术时需加大皮质激素用量。早手术对患者心理创伤较少。阴道矫形手术应在发育

后进行。外生殖器属Ⅳ、Ⅴ型且已按男性生活者,成年后不易改变性别,可行阴茎成形术,切除女性内生殖器官。

(六)外源性雄激素过多

若母亲于孕期因先兆流产或其他原因服用合成孕激素类药物,如炔诺酮、异炔诺酮或睾酮等,可造成女性胎儿外生殖器男性化。北京协和医院报道 1 例患者社会性别男性,自幼发现阴茎短小,阴囊融合,囊内无性腺,探查有子宫和阴道,性染色体为 46,XX,该患者系母亲想生男孩而在孕 40 天 ~4 个月期间服用甲基睾酮 10~15mg/d,共约 1 000~1 500mg。造成外生殖器男性化。Wilkins 收集 101 例非肾上腺类女性男性化,70 例母亲在孕期服用一种口服合成孕激素,15 例用睾酮或其他类雄激素。生殖器男性化的程度与孕期用药时间、剂量、持续时间及用药种类有关。生殖隆起的融合与用药的时间有关;在孕 12 周前用药可出现阴囊融合。阴蒂增大与用药持续时间有关,一般阴蒂增大需用药一段时间。Wilkins 报道发生女性男性化的药物用量乙炔睾酮为 20~250mg/d,炔诺酮 10~40mg/d。合并用雌激素并不能对抗雄激素的作用。黄体酮与孕期体内黄体酮相同,不影响外生殖器。乙炔睾酮影响较轻,炔诺酮较强。孕早期应避免用合成孕激素类或雄激素类药物。此外,妊娠期母亲男性化肿瘤也可出现出生后的外生殖器性别不清,需要注意鉴别。

(七)17α- 羟化酶缺乏症

17α- 羟化酶存在于肾上腺和性腺。此酶缺乏时 17α 羟化作用受阻,肾上腺合成皮质醇、睾酮和雌二醇及其他相应的代谢产物明显减少。

皮质醇低时 ACTH 增多,不需 17α- 羟化酶参与生物合成的激素,如 11- 脱氧皮质酮、皮质酮和 18- 羟皮质酮水平均明显升高,它们均有保钠排钾的作用。此酶基因现定位于 10 号染色体,是一种常染色体隐性遗传病。

1. 临床表现 患者因缺乏性激素,外生殖器为女性,按女性生活。

性腺内缺乏 17α- 羟化酶时性激素合成受阻。46,XY 患者睾酮、脱氢表雄酮和雄烯二酮合成受阻。外生殖器为女性幼稚型,性腺为发育不全的睾

丸,性腺多数位于盆腔,偶见于腹股沟或阴唇,因胚胎期 MIS 分泌正常,无子宫与输卵管,阴道呈盲端。女性患者雌激素合成受阻,卵巢发育不全,外生殖器发育幼稚,第二性征不发育。

由于缺乏雌激素的抑制,骨骺愈合晚,身材偏高。有高血压和低血钾,变异程度较大,抵抗力低,易感冒发热。

有时 17α- 羟化酶并非完全缺乏,临床表现将不典型,称为部分性 17α- 羟化酶缺乏症。持续性高孕酮与反复发作的卵巢囊肿是 46,XX 部分性 17α- 羟化酶缺乏 46,XX 患者的 2 个特异性临床表现。

2. 诊断 临床遇到有高血压、低血钾及原发性闭经、性激素水平低下、第二性征不发育的患者应考虑 17α- 羟化酶缺乏的可能,并进一步证实。FSH 和 LH 水平增高。皮质醇水平低下,ACTH 刺激试验反应不良。17α- 羟化酶缺乏,其前体物质孕酮和孕烯醇酮及代谢产物孕二醇均增多。醛固酮与肾素降低。骨龄落后,骨密度低。

17α- 羟化酶缺乏,性染色体为 46,XY 者应注意与单纯性性腺发育不全与完全型雄激素不敏感综合征鉴别。应注意与其他原因引起的高血压和低血钾鉴别,如使用利尿药、肾动脉狭窄、恶性高血压、失钾性肾炎、11β- 羟化酶缺乏等。

3. 治疗 对 46,XY 的 17α- 羟化酶缺乏患者需切除发育不全的睾丸,以防止肿瘤的发生;46,XX 的患者不需手术。内科治疗需用糖皮质激素替代治疗,如地塞米松、强的松等,用药后血压下降,血钾上升。用药方法同 21- 羟化酶缺乏。到达青春期后需行性激素替代治疗,以促进女性第二性征的发育,并防止骨质疏松,有子宫的需要加用孕激素。对于阴道发育较差的患者,必要时婚前行阴道扩张术以提高患者生活质量。部分性 17α- 羟化酶缺乏症,对于 46,XY 患者,若外生殖器模糊需行外阴整形术;对于 46,XX 同时合并卵巢囊肿的患者,由于本身引起卵巢囊肿出现的机制未能解除,术后卵巢囊肿反复形成,目前对这类患者进行口服避孕药治疗即可有效控制病情,还有报道发现部分患者在药物治疗后其卵巢囊肿可以缩小。故目前仅在发生卵巢囊肿破裂或者扭转的急症情况下才

使用手术处理卵巢囊肿,避免反复手术、保护残留的卵巢功能。

(八) 雄激素不敏感综合征

雄激素不敏感综合征(androgen insensitivity syndrome,AIS)临床较为常见,占原发性闭经的 6%~10%,发病率为出生男孩的 1/64 000~1/20 000。性染色体为 46,XY。AIS 中由于雄激素的正常效应全部或部分丧失而导致多种临床表现,可从完全的女性表型到男性表型仅有男性化不足或不育。AIS 是一种性染色体连锁隐性遗传疾病。目前认为 AIS 与雄激素受体的异常密切相关。雄激素受体基因位于 X 染色体(Xp11~Xq13)。

1. 临床表现 1976 年 Prader 等根据患者有无男性化表现,将 AIS 患者分为无男性化表现的完全型(complete AIS,CAIS)和有男性化表现的不完全型(incomplete AIS,IAIS)2 大类。

(1)完全型雄激素不敏感:自幼均按女性生活,在婴幼儿期个别患者可因大阴唇或腹股沟包块而就诊,行疝修补术时发现疝内容物为睾丸。成年后临床表现为原发性闭经,女性体态,青春期乳房发育但乳头发育差,阴毛、腋毛无或稀少,女性外阴,大小阴唇发育较差,阴道呈盲端,无宫颈和子宫,人工周期无月经。性腺可位于大阴唇、腹股沟或腹腔内。患者常因原发性闭经或大阴唇、腹股沟包块就诊。在胚胎期,AIS 患者睾丸间质细胞分泌的睾酮由于雄激素受体异常而不能刺激沃尔夫管发育形成男性内生殖器,DHT 对泌尿生殖窦和外生殖器不起作用而导致分化成阴道下段与女性外阴。睾丸支持细胞能分泌正常的 MIS,米勒管被抑制而没有输卵管、子宫、宫颈和阴道上段。到达青春期后,由于完全缺乏雄激素的抑制,少量的雌激素即可导致乳房发育与女性体态。研究发现 AIS 患者对雌激素的敏感性是正常男性的 10 倍。

(2)不完全型雄激素不敏感:此类患者的临床表现范围变化极大。与完全型的主要区别在于有不同程度的男性化,包括增大的阴蒂和阴唇的部分融合,青春期有阴毛、腋毛发育。1947 年 Reifenstein 报告一种 X- 连锁的家族性疾病,主要表现为会阴阴囊型尿道下裂,乳房不发育和不育,现发现也是因雄激素受体缺陷引起。1979 年

Aimen 等报告在男性表型正常而仅有原发不育和无精或少精症的患者中也发现有雄激素受体的异常。

2. 激素改变 正常男性中,睾丸的间质细胞受垂体 LH 的刺激分泌睾酮;睾酮反过来又对 LH 的分泌起负反馈调节作用,在下丘脑和垂体有丰富的雄激素受体。青春期前 AIS 患者通常有与其年龄相符的 LH 和睾酮水平,新生儿与幼儿的情况类似,但正常男婴在出生第 6 周时出现的 LH 和睾酮高峰在 AIS 患儿中不出现。青春期后睾丸分泌睾酮增加,由于雄激素受体缺陷,导致睾酮对下丘脑 - 垂体系统的负反馈不足,使 AIS 患者的 LH 水平高于正常男性;FSH 的分泌与正常男性水平相同或升高。升高的 LH 又刺激睾丸分泌更多的睾酮和雌激素。雌激素主要来自睾丸,少量是由雄烯二酮和睾酮在外周组织中经芳香化作用转化而来,由于升高的 LH 增加对间质细胞的刺激,雌激素的产量约为正常男性的 2 倍。因而青春期后 AIS 的睾酮和雌激素水平处在正常高限或升高。hCG 刺激后,有血睾酮和 DHT 水平的正常增加。

3. 肿瘤的发生 发育不全或位置异常的睾丸容易发生肿瘤已成为共识。1981 年 Scully 总结 AIS 睾丸发生肿瘤的危险性为 6%~9%。AIS 患者发生的肿瘤可分为生殖细胞和非生殖细胞肿瘤 2 大类。生殖细胞肿瘤恶性程度较低,如原位癌,偶尔为精原细胞瘤。生殖细胞肿瘤恶变的危险随年龄增加而增加,Manuel 等报道 20 岁时恶变率为 3%~5%,50 岁时可达 30%。非生殖细胞肿瘤包括支持细胞和间质细胞肿瘤,最常见的是腺瘤,其中以支持细胞腺瘤最为常见。Taylor 报道 19 例 AIS 中 2 例(10.5%)为恶性肿瘤,其中 1 例为精原细胞瘤,含有畸胎瘤成分,另 1 例为胚胎癌,此 2 例性腺均位于腹腔内。北京协和医院资料显示,AIS 是最常见的含有 Y 染色体或 Y 染色体成分的 DSD 类型(38.70%,113/292),113 例 AIS 中,肿瘤的发生率为 13.3%(15/113),其中 4 例为性母细胞瘤,7 例为支持细胞瘤,4 例为精原细胞瘤,恶变率为 26.67%(4/15)。

4. 雄激素不敏感综合征的鉴别诊断 CAIS 需注意与 46,XY 单纯性腺发育不全和 17α- 羟化酶缺乏症鉴别。IAIS 临床表现变化范围极广,目前发现某些 AIS 也有睾酮水平低下的问题,所以应当注意与各种雄激素作用不全的疾病鉴别,包括 5α- 还原酶缺乏、间质细胞发育不全和各种影响睾酮合成的酶的缺乏。对于一个 46,XY 患者,hCG 刺激后血睾酮和 DHT 的正常增加,是诊断 AIS 的必要条件。

5. 处理 AIS 患者可结婚,不能生育。对于手术的方式,在 CAIS 中,因其女性化程度高,无男性化表现,只需行切除双侧性腺与疝修补术即可按女性生活。IAIS 需根据外生殖器畸形的程度决定性别的选择。按女性生活的 IAIS 需切除双侧性腺,必要时行外阴整形或阴道成形术。按男性生活的 IAIS 则需行隐睾纠正和外生殖器整形。Migeon 等提出如果 IAIS 的诊断是基于分子水平的,因多数患者对常规剂量的雄激素反应不良,建议患者按女性抚养,并行性腺切除和外阴整形,按男性生活更为适宜。但对有些 IAIS,尤其是雄激素受体结合质量异常和对雄激素药物有反应的,在超生理剂量或改变雄激素类型后,雄激素效应将可达到正常男性水平,Grino 等认为这类患者在新生儿和青春期给予治疗仍可按男性生活。

AIS 诊断明确后,如按女性生活,为预防性腺发生恶变,行性腺切除已被广泛接受,但对于手术的时机仍有争议。Manuel 等用计算机分析,AIS 青春期前发生肿瘤的危险性为 3.6%,因而建议 25 岁后切除性腺,以便女性第二性征更好地发育。然而,也有部分作者提出尽早发现 AIS,尽早手术切除性腺。因为在 AIS 中,最早可在 2 个月的新生儿中发现有原位癌,在青春期即有浸润性精原细胞瘤的报告。尽早切除性腺,其优点在于既可以防止或减少患者的心理损伤,又消除了患者不遵医嘱不定期随诊的危险性,从而避免恶变的可能性。笔者建议 AIS 诊断明确后,应根据患者的社会性别、AIS 的类型、睾丸的部位、外生殖器畸形的程度、患者有无随诊条件决定手术的时机和方式。根据性腺的部位可分别采用经腹腔镜或经会阴的微创手术切除性腺。

(田秦杰)

第二节　性早熟和性发育延迟

一、性早熟

性早熟(precocious puberty)是指任何一个性征出现的年龄早于正常人群平均年龄的2个标准差,也即性征提前出现。儿童中性早熟发生率约为0.6%,女性多于男性,约占3/4。女性在8岁前乳房萌发(thelarche)或10岁前月经初潮(menarche)属于女性同性性早熟。女性青春期前有男性化肿瘤而出现男性化表现时,为女性异性性早熟,较为罕见。但近年来,随着生活水平的提高,合并肥胖、7~8岁前出现乳房萌发的女孩在逐渐增加,以后生长速度会逐渐慢下来,不一定影响最终身高,是否诊断性早熟国际国内尚无统一意见。

（一）女性同性性早熟

提前出现的性征与性别一致时称为同性性早熟(isosexual precocious puberty)。

1. 中枢性性早熟　中枢性性早熟(central precocious puberty,CPP)又称真性性早熟(true precocious puberty)或促性腺激素依赖性性早熟(GnRH-dependent precocious puberty)。

CPP是由于下丘脑-垂体-卵巢轴提前激活,引起卵巢内卵泡过早发育而致性早熟,除第二性征过早出现外,有排卵而具有生殖能力。这种性早熟会影响最终身高,其原因是性激素的分泌可促进生长激素的增多,起初身高增长快速,达正常同龄儿的2倍以上,持续约2年,继之减慢。骨骼生长加速,会造成骨骼提前闭合,最后过早地停止增高,约有近1/3的患儿最终身高不超过150cm。其特征是具有与正常青春期发育相似的下丘脑-垂体-卵巢轴(HPO轴)启动表现,即由下丘脑分泌和释放促性腺激素释放激素(GnRH),激活垂体分泌促性腺激素(Gn),使性腺发育并分泌性激素,从而使内、外生殖器发育和第二性征呈现,并有成熟的程序性过程,先有乳房萌发、阴毛出现、身高突增、腋毛出现、外生殖器发育,后出现月经初潮,直至生殖系统成熟,只是提前出现。

(1)特发性中枢性性早熟的病因与发病机制:

在女性胚胎10周时已出现GnRH、FSH和LH,至孕中期已建立负反馈调节,以后停留在抑制状态直至分娩。当胎盘娩出后,由于胎盘激素(主要是雌激素)全部消失而解除了抑制。出生后5天,促性腺激素开始上升,3个月内雌激素出现暂时增多,有时临床表现为乳房稍增大,卵巢内可见囊状卵泡。此后促性腺激素下降,维持在低水平至4岁左右。在儿童期下丘脑-垂体维持在下调节状态,至青春发育前GnRH再次开始在夜间出现脉冲,而先后有LH与FSH反应。最后GnRH脉冲昼夜达到一致,出现正常的月经周期。因此,女性HPO轴的功能自胎儿起已经建立,儿童期只是停留在抑制状态,当抑制状态被解除即可出现青春发育。HPO轴的抑制及其被解除和提前解除抑制的原因尚不清楚。近年来的研究发现,GnRH的调节受下丘脑弓状核KNDy系统的调节。最早期的神经内分泌改变是下丘脑弓状核和前腹室旁核kisspeptin的分泌增加,导致GnRH释放增加。kisspeptin的分泌调节尚不清楚,但是神经激肽B(neurokinin B,NKB)和内啡肽(endorphin)参与其中,提供自分泌调节。性早熟是否与KNDy系统的调节异常有关尚有待进一步的研究。

由于女性HPO轴的生理特点,女性易于发生性早熟。女性性早熟比男性更常见,其比例大约为23:1。CPP临床最为多见,占全部性早熟的75%~90%。性成熟的表现可在2岁甚至新生儿期开始。卵巢或许因有继发性的滤泡囊肿而增大。有时误诊为卵巢肿瘤。然而某些潜在性的疾病或病变的早期,原发疾病的特有症状未出现以前,性早熟可能是唯一的表现,当原发疾病继续发展时,特有症状可能表现出来,故对CPP的随访是非常重要的。

(2)器质性中枢性性早熟的病因与发病机制:由于脑部疾病破坏了儿童抑制促性腺中枢活动的神经结构,可出现性早熟。许多中枢神经系统病变可以引起性早熟。

1)颅内肿瘤:近年来由于影像技术的进步,显示下丘脑与松果体区的肿瘤可导致性早熟。颅内肿瘤是继发性性早熟的最常见的原因,占女性性早熟的10%左右,下丘脑区如错构瘤、胶质瘤、星形细胞瘤、管膜瘤及神经母细胞瘤;松果体区如生殖细胞瘤、视神经胶质瘤、神经纤维瘤、颅咽管瘤常导致青春期延迟,偶也合并早熟。

2)颅内压增加的中枢神经系统病变:如脑积水、脑外伤、脑水肿等。

3)中枢神经系统炎症:脑脓肿、感染性病变(脑膜炎、脑炎)的后遗症,中枢神经系统病变如结节性硬化、蝶鞍区囊肿,浸润性病变如结节病或肉芽肿性疾病等。

4)头部放射损伤。另外少见的异位绒毛膜促性腺激素癌、肝细胞癌与畸胎瘤也可分泌 GnRH。

5)未能发现器质性病变的,称为特发性中枢性性早熟(idiopathic CPP,ICPP),女孩以 ICPP 为多,占 CPP 的 80%~90% 以上;而男孩则相反,80% 以上是器质性的。

2. 外周性性早熟 外周性性早熟(peripheral precocious puberty,PPP)又称假性性早熟(pseudo-precocious puberty),或促性腺激素非依赖性性早熟(GnRH-independent precocious puberty)。

外周性性早熟是指并非由下丘脑 - 垂体 - 性腺轴的激活而是由其他来源的雌激素刺激而引起,只有第二性征的早现,不具有完整的性发育程序性过程,也无性功能的成熟,其性早熟症状是某种基础疾病的临床表现之一,并非一种独立疾病。

(1)外源性雌激素:患者误服含有雌激素的药物,尤其避孕药是幼儿外周性性早熟的常见原因,其他如保健品或涂抹含有雌激素的化妆品,长期经皮肤吸收在体内累积也可导致性早熟。而中药中鹿茸及某些壮阳药也可在短期内引起乳房增大,乳晕明显着色深如巧克力色为其特征,外阴分泌物显著增多,常有撤退性出血;或高雌激素经母乳进入婴儿体内。

(2)内源性雌激素

1)分泌雌激素卵巢肿瘤:以颗粒细胞 - 卵泡膜细胞瘤多见,因分泌过多的雌激素而使乳房发育和阴道出血。卵巢畸胎瘤中如果含有能分泌雌激素的组织时也可能导致性早熟。其他如卵巢环管状性索间质瘤也可能引起。

2)卵巢原发性、多发性滤泡囊肿:为青春期前女童最常见的分泌雌激素的卵巢肿物,正常女童尸体检查时可见到无症状的卵巢滤泡囊肿。Salardi 等报道在 4~8 岁正常女童中,B 超检查可观察到卵巢有 4 个或以上的直径<9mm 的微小囊状结构,时现时消。可能是卵巢对青春前脉冲式 GnRH 分泌的正常反应,一般情况下无功能。但也可转变为自主分泌雌激素的滤泡囊肿,即原发性卵巢滤泡囊肿而引起外周性性早熟,机制尚不清楚,可能与自身免疫或肾上腺皮质激素有关。如控制不好,当下丘脑 - 垂体 - 卵巢轴过早激活,可使这些卵巢微囊发育为较大的滤泡囊肿而引起中枢性性早熟。

3)原发性绒毛膜上皮癌:由于有大量人绒毛膜促性腺激素(hCG),类似 LH 效应,能刺激卵泡发育,分泌雌激素。

4)肾上腺皮质肿瘤和肝母细胞瘤:少数有分泌雌激素的功能而导致性早熟。

5)甲状腺功能减退:原发性甲状腺功能减退,严重时常可伴有卵巢囊肿,这可能是由于严重的甲状腺功能减退时会造成高浓度的促甲状腺激素释放激素(TRH),使促甲状素(TSH)水平升高,也可能影响促性腺激素分泌增多,可并发性早熟。甲状腺素替代治疗后,乳房早熟或阴道流血的症状常常消失。缺少身高突增及骨成熟延迟的症状并伴有乳房早熟可能是甲状腺功能减退引起性早熟的诊断线索。

6)麦丘恩 - 奥尔布赖特(McCune Albright)综合征:是一种以多骨纤维性结构不良、皮肤咖啡斑和性早熟三联症为特点的综合征。是一种先天性全身性多骨纤维性结构不良症。患儿全身有多处骨发育不良或囊性变,易发生骨折。骨病变在皮质,可涉及长骨与颅底,有时使面部不对称。皮肤有典型的浅棕色色素斑,锯齿样,边界不规则。患者可有自发性卵巢囊肿,分泌过多的雌激素,引起性早熟,容易与青春期颗粒细胞瘤混淆。超声检查囊肿一般不对称,大小常变异,属于促性腺激素非依赖性卵巢囊肿。目前认为是由于某些细胞系的显性体质性变异所致,Gsa 亚单位的基因 *GNAS1* 发生点突变造成环腺苷酸途径功能改变。囊肿产生波动的雌激素水平导致性的发育与无排卵月经。也可能合并甲亢、生长激素过多、Cushing 综合征和低磷血症。

3. 部分性性早熟 部分性性早熟又称不完全性性早熟,是中枢性性早熟的特殊类型,指患儿有第二性征的早现,包括乳房早熟、阴毛早熟及单纯月经初潮提前而无其他青春期发育的表现。其发生机制也在于下丘脑-垂体-性腺轴的发动,但它的性征发育呈自限性。

(1) 乳房早熟(单纯性乳房早发育):8 岁前单独出现乳房发育,是一种良性的单侧或双侧乳房发育。没有其他青春期发育的表现而仅表现为乳房发育,发生在 2 岁以下的儿童中的单纯性乳房早发育,又被称为"小青春期"。

乳房的发育与雌激素、催乳素、生长激素及肾上腺素有关。乳房早熟的患儿雌激素水平不高或稍高于青春期前正常值,不刺激内膜而无阴道出血,不影响身高,不影响正常月经初潮。有时乳房早熟可能是性成熟的先驱,乳房早熟可以是真性性早熟的早期症状,而后发展为真性性早熟,应注意随诊观察。单纯性乳房早发育可自行消退,也可有持续至月经来潮。外生殖器仍保持青春期前的无雌激素作用的状态。

推测乳房早熟是由于下丘脑-垂体-卵巢轴的成熟过程紊乱使得 FSH 分泌水平高于正常且外周组织对性激素的敏感性增加。

(2) 单纯性早初潮:表现为青春期前患儿子宫出血持续 1~5 天,规律或不规律(一次或持续几个月的周期性出血),而没有其他雌激素作用的表现,如乳房发育和外生殖器发育,患者的雌二醇水平可能高于青春期前正常值,不影响身高。初潮过早与乳房早熟一样是对卵巢一过性产生雌激素的反应,比较少见,但需与其他导致出血的原因进行鉴别。

(3) 单纯性阴毛早现(阴毛早熟):仅阴毛发育,无乳房发育和阴道出血,雌激素水平不高,身高不受影响。肾上腺早熟指的是雄激素的过早成熟分泌,在 8 岁之前出现阴毛或者偶有腋毛出现,而并无雌激素作用或男性化的表现。

(二) 女性异性性早熟

提前出现的性征与性别不一致时称为异性性早熟(heterosexual precocious puberty),即女性男性化或男性女性化。青春期之前女性患者体内雄激素分泌增加造成异性性早熟。

1. 先天性肾上腺皮质增生症 是女性异性性早熟常见的原因。多由于 21-羟化酶缺乏或 11β-羟化酶缺乏造成代谢紊乱,雄激素过量堆积。有个别合并同性性早熟的报道。

2. 分泌雄激素的卵巢或肾上腺肿瘤 常见于卵巢的支持-间质细胞瘤、硬化性间质瘤与脂质细胞瘤。

(三) 诊断及鉴别诊断

对性征过早出现的患儿,首先应确定是同性还是异性性早熟,其次确定性征发育程度及各性征是否相称,再区分中枢性、外周性或部分性性早熟,最后需明确其病因系特发性还是器质性。

1. 详细的病史询问和体格检查 如有无雌激素接触史、脑炎或脑部外伤史、阴道出血史、身高生长加速史、行为改变史和家族史。体格检查包括身高、体重、甲状腺有无结节或肿大、有无明显喉结、乳房发育和级别,乳晕是否着色、腋毛、皮肤是否有咖啡斑、阴毛分期与分布、外阴发育、阴蒂大小、盆腔有无肿块、子宫是否增大等。

2. 实验室检查

(1) 性激素水平测定:性激素分泌有显著的年龄特点。女童血清雌二醇水平在 2 岁前较高,2 岁后下降并维持在低水平,至青春期再度升高,其水平与发育程度密切相关。性早熟患儿的性激素水平较正常同龄儿显著升高。雌激素和睾酮水平升高有辅助诊断意义。

(2) 阴道脱落细胞涂片检查:简单方便,能提供生殖道雌激素作用的水平。动态观察阴道黏膜上皮细胞形态,计算成熟指数即基底层、中层和表层细胞的比例,可有助于判断体内雌激素水平及对内外生殖器官的影响。

(3) 促性腺激素水平测定:测定促性腺激素水平对鉴别中枢性还是外周性性早熟意义较大。中枢性性早熟患者血清促性腺激素水平升高,外周性性早熟患者由于血液中大量性激素对下丘脑-垂体的负反馈抑制作用,使其血清促性腺激素的水平明显低下,而分泌促性腺激素肿瘤患者,则血清促性腺激素显著升高。基础 LH 水平有筛查意义,如 LH<0.1IU/L 提示未有中枢性青春发动,LH>3.0~5.0IU/L 可肯定已有中枢性发动。凭基础值不能确诊时需进行激发试验。

β-hCG 和甲胎蛋白（AFP）应当纳入基本筛查项目，是诊断异源 hCG 分泌或生殖细胞瘤、畸胎瘤的重要线索。

（4）GnRH 兴奋试验：中枢性、外周性性早熟的根本区别在于有无下丘脑-垂体-卵巢轴的过早激活。青春期前的女童，下丘脑-垂体系统处于降调节的状态，GnRH 脉冲的幅度和频率均较低，垂体对 GnRH 兴奋试验的反应性也较低。青春期前的女孩给予 GnRH 后，LH 变化很小，而 FSH 升高明显。因此是否有性早熟，可用 GnRH 兴奋试验的反应类型进行判断，以 GnRH 2.5~3.0μg/kg（最大剂量 100μg）皮下或静脉注射，于注射的 0、30、60 和 90 分钟测定血清 LH 和 FSH 水平。目前认为也可以用激发后 30~60 分钟单次的激发值，达到标准也可诊断。

中枢性性早熟患者的血清 FSH 和 LH 浓度均较基值显著增加，提示垂体对 GnRH 具有应答能力，但以 LH 增高为主，如用化学发光法测定，激发峰值 LH>3.3~5.0IU/L 是判断真性发育界点，同时 LH/FSH>0.6 时可诊断为中枢性性早熟（即成人反应型）。GnRH 兴奋试验的反应结果对真性性早熟患儿的临床分型及治疗方案的选择也有重要意义，快速进展型 LH 峰值>10IU/L，LH/FSH>1，而缓慢变化型 LH 峰值<10IU/L，LH/FSH<1。

外周性性早熟的 GnRH 兴奋试验反应低下，血清 FSH 和 LH 激发值均与基础值无明显改变，提示其垂体对无应答能力，这是由于体内异常增多的雌激素水平来自外周（外源性或自发性卵巢囊肿分泌），抑制对下丘脑、垂体的负反馈影响。与正常青春前期女孩的反应不同，正常青春前期女孩对 GnRH 兴奋试验有反应，但以 FSH 水平升高为主。

如激发峰值以 FSH 水平升高为主，LH/FSH 比值低下，结合临床可能是单纯性乳房早发育或中枢性性早熟的早期，后者需定期随访，必要时重复检查。

但是兴奋试验阴性并不能排除中枢性性早熟，中枢性性早熟的早期可能出现阴性结果，随诊和必要时重复此试验也是非常重要的，如乳房早熟可能是中枢性性早熟的先驱症状，需要长期随诊症

状及激素的变化。

（5）骨骼发育指标及其检测

1）骨龄：代表骨骼的成熟度，能较准确地反映青春发育的成熟程度。中枢性性早熟及先天性肾上腺皮质增生症患儿骨龄往往较实际年龄提前，且病情越重，病程越长，提前越多。X 线测骨龄比实际年龄提前 2 年以上为骨龄提前，中枢性性早熟由于其逐渐升高的雌激素水平已作用很长时间，较难被注意到，因此 95% 的患儿有骨龄提前，而外周性性早熟患儿雌激素水平一开始就会比较高，造成临床症状而引起注意，骨龄均与年龄相符。根据 X 线片上长骨骨骺端软骨板的宽度还可判断患儿的生长潜力。末节指骨的骨骺端软骨板变窄，其骨干与骨骺接近融合时，就标志着身高的快速增长期结束，进入减慢增长期。当尺桡骨的骨骺端软骨板消失，骨干与骨骺融合时，四肢的长骨已不再增长，及身高的增长已基本停止，最多脊柱以及坐高还能增长 1~2cm。因此，骨龄对鉴别中枢性和外周性有帮助，但无特异性。

2）骨矿含量及骨密度：是骨矿物质沉积状况的一种定量指标，在儿童期及青春期能较精确地反映骨骼的发育及成熟状态。中枢性性早熟患儿的骨矿含量及骨密度大多较同龄儿显著增高，提前出现增长速率的峰值。经过有效治疗，随病情缓解，患儿骨矿含量及骨密度会有所下降。但临床也观察到 1/3 中枢性性早熟患儿其骨矿含量及骨密度还低于同龄儿，这有可能是其由于性发育提前，骨骺生长加速，对钙及维生素 D 的需要明显增加，但实际摄入不足所致。

（6）盆腔 B 超：盆腔 B 超检查对判断子宫、卵巢的发育程度及确定卵巢有无占位性病变有重要价值，还可通过测定子宫、卵巢的各径线，计算子宫卵巢的体积，并测定子宫内膜厚度，还可观察卵巢内卵泡的直径和数目。单侧卵巢容积 ≥1~3ml，并可见多个（≥6 个）直径 ≥4mm 的卵泡，可认为卵巢已进入青春发育状态；子宫长度>3.4~4cm 可认为已进入青春发育状态，可见子宫内膜影提示雌激素水平呈有意义的升高。但单凭 B 超检查结果不能作为 CPP 的诊断依据。

（7）头颅 MRI：头颅 MRI 具有多方位成像、不

受骨骼伪影干扰、对软组织有良好分辨率的优点，能清楚显示下丘脑、垂体、松果体及其邻近部位的病变。对器质性病变所致中枢性性早熟的病因诊断，如下丘脑错构瘤、垂体微腺瘤等的确诊有重要价值。而头颅 CT 由于可引起儿童垂体的放射性损伤，尤其是处于青春发育阶段的垂体对放射线更敏感，此外骨骼伪影明显地干扰软组织病变的判断，故应做 MRI，不宜做 CT 检查。推荐 6 岁以下出现性早熟的女性患儿以及性成熟过程迅速或有其他中枢病变表现的患者做 MRI，排除颅内病理性改变。中枢性性早熟中发现异常的约为 6.3%，但 MRI 也可能发现一些无明确意义的颅内改变，导致患者焦虑。因此没有神经症状的不一定做 MRI。Meta 分析发现，有颅内病理性改变的只有 1.6% 需要干预。因此应与患者家属充分交代 MRI 的检查利弊，征求家属意见。

（8）其他：肾上腺 B 超及放射性核素显像有助于肾上腺皮质增生及肿瘤的诊断，长骨 X 线摄片可鉴别多骨纤维性结构不良。

（四）治疗

治疗目标为抑制过早或过快的性发育，防止或缓释患儿或家长因性早熟所致的相关的社会或心理问题（如早初潮）；改善因骨龄提前而减损的成年身高也是重要的目标，改善最终身高。但并非所有的特发性中枢性性早熟都需要治疗。

1. 中枢性性早熟的治疗 若有占位病变，应请神经外科酌情处理。有中枢器质性病变的中枢性性早熟患儿应当按照病变性质行相应的病因治疗。错构瘤是发育异常，如无颅内压增高或其他中枢神经系统表现者，不需手术，仍按特发性中枢性性早熟药物治疗方案治疗。蛛网膜下腔囊肿亦然。

中枢性性早熟的治疗需抑制下丘脑 - 垂体 - 卵巢轴的功能，GnRH 类似物（gona-dotropin-releasing hormone analogue，GnRHa）是当前主要的治疗选择，以改善成年身高为目的的应用指征。

（1）骨龄大于年龄 2 岁或以上，但需女孩骨龄 ≤11.5 岁，男孩骨龄 ≤12.5 岁者。

（2）预测成年身高：女孩<150cm，男孩<160cm。

（3）以骨龄判断的身高 SDS<−2SD（按正常人群参照值或遗传靶身高判断）。

（4）青春发育进程迅速（乳房 Tanner 3 级以上、外阴有发育），骨龄增长 / 年龄增长>1。

（5）6 岁前出现中枢性性早熟。

中枢性性早熟不需治疗的指征：

（1）性成熟进程缓慢（骨龄进展不超越年龄进展）而对成年身高影响不显著者。

（2）骨龄虽提前，但身高生长速度也较快，预测成年身高不受损者。因为青春发育是一个动态的过程，故对每个个体的以上指标需动态观察。对于暂不需治疗者均需进行定期复查和评估，调整治疗方案。

GnRHa 在用药初期有短暂的刺激时期，激发促性腺激素释放，血清 FSH、LH 水平升高，E_2 水平升高，约 2~4 周后产生降调节，而使促性腺激素水平下降，卵泡停止发育，性激素生成减少，提前出现的性征消退，还能有效地延缓患儿骨骼的发育，防止骨骺过早融合，从而有助于改善其最终身高，显著地提高了中枢性性早熟的治疗效果。如果开始治疗时骨龄处于青春期前阶段则骨骼成熟随年龄增长相应进展，而如果骨龄处于青春期阶段才开始适当治疗，则骨骼成熟会减慢。如治疗时骨龄已达成熟（如骨龄超过 12 岁半），或治疗时间太短，则改善身高效果差。一旦骨骺愈合，再给予治疗为时已晚。

GnRHa 剂量：首剂 80~100μg/kg，最大量 3.75mg，其后每 4 周注射 1 次；体重 ≥30kg 者，曲普瑞林每 4 周肌内注射 3.00~3.75mg。已有初潮者首剂后 2 周宜强化 1 次。但需强调的是，维持剂量应当个体化，根据性腺轴功能抑制情况而定（包括性征、性激素水平和骨龄进展）。对按照以上处理性腺轴功能抑制仍差者可酌情缩短注射间歇时间或增量。不同的 GnRHa 缓释剂都有效，产品选择决定于医生用药习惯和患者接受程度（如更接受肌内或皮下注射）或当地产品供应情况。

疗程需根据患儿的病情、病程及开始治疗时的年龄而定，一般应连续治疗数月至数年，直至接近正常青春发育的年龄时为止，这类药物无明显副作用。但对病情较重，病程较长，子宫、卵巢已显著增大的患儿，在刚开始注射 1~2 针时往往会出现阴道出血，这是由于治疗有效后，体内雌激素水平显著下降，原先已增厚的子宫内膜发生突破性出血的缘故。阴道出血的量及持续时间取决于子宫内膜增厚的程度，大多经数天至数十天会自行停止。在治疗中应监测生长速度、骨龄和性激素水平来判断疗效。剂量过大时会抑制生长，如果生长速度<4cm/年时，应在不影响性腺抑制疗效前提下适当减量。年龄小于6岁者剂量可减半。

一般建议在年龄11岁或骨龄12岁时停药，可望达最大成年身高，开始治疗较早者(<6岁)成年身高改善较为显著。但骨龄并非绝对的单个最佳依据参数，仍有个体差异。由于药物对下丘脑-垂体-卵巢轴功能的抑制是暂时性和高度可逆的，停药2~3个月，其抑制作用即会逐渐消失，故以往认为对患儿以后的青春发育无不良作用，但近年来国外报道长期使用可使患儿多囊卵巢综合征的发生率增高，这点还需要进一步观察，需要根据患儿具体病情灵活用药，达到治疗效果，减少不良反应及副作用。治疗费用昂贵。停药约1年月经来潮。

另外，目前还可采用基因重组合成的生长激素，与人腺垂体分泌的生长激素在化学结构上完全一致。能刺激长骨骺端软骨板的细胞分裂增殖，促进四肢长骨线性增长，以改善身高。剂量每日0.1IU/kg，于晚上临睡前皮下注射，模拟垂体分泌生长激素的模式，以达到促进身高增长的最佳效果。采用GnRH激动剂治疗的患儿骨骺融合延迟，有利于改善身高，但又会使垂体分泌生长激素的峰值降低，故理想的治疗方案是联合使用GnRH激动剂和生长激素。但目前仍缺乏大样本、随机对照研究资料，故不推荐常规联合应用，尤其女孩骨龄>12岁，男孩骨龄>14岁者。

孕激素和某些中药治疗也可用于中枢性性早熟的治疗。通过高效孕激素对下丘脑-垂体的负反馈作用，抑制促性腺激素及性激素的分泌，使性征消退，但是对骨骼成熟加速无明显的治疗效果。甲羟孕酮(安宫黄体酮)大剂量服用能反馈抑制垂体产生促性腺激素，使性激素水平降低，性征消退，可终止月经来潮，但对延缓骨骼成熟，控制骨骼生长加速无效，故不能防止身材矮小。长期使用在部分患儿会引起体重增加及垂体ACTH分泌受抑制。也可以用高效左炔诺孕酮2~4mg/d，1个月随诊1次，若雌激素下降不满意可增加剂量，若雌激素水平下降至正常女孩同龄水平时可逐渐减量，以最小剂量能控制在低雌激素水平为宜。性征消退效果良好，定期检查肝功能，长期使用可能影响肝脏。

达那唑(danazol)为人工合成的17α-乙炔睾酮衍生物，可通过下丘脑负反馈作用间接抑制垂体释放促性腺激素，使性激素水平降低、第二性征消退，同时又能直接作用于卵巢，抑制性激素的分泌。该药物可用于治疗女性性早熟，但对骨龄无改变。此外，本药尚有轻度的雄激素作用，可出现雄性化倾向，出现多毛症、阴毛增生、乳房发育不均衡，会产生痤疮，体重指数增加，且有潜在的肝脏毒性作用。

自GnRHa广泛应用以来，合成孕激素与达那唑都不再推荐。

对于骨矿含量及骨密度低于同龄儿的性早熟患儿应及时给予足够的钙剂及维生素D治疗。青春期每天需钙1 200mg，维生素D 400~500IU，因此对此种患儿每天应补给钙剂500~600mg，维生素D 200IU，其余部分可从日常饮食中摄入。

2. 外周性性早熟的治疗 应根据病因采用针对性处理，如切除肿瘤、切断外源性雌激素接触，提前出现的性征可以消退。

卵巢原发性多发滤泡囊肿有时会自然退缩，伴血清E_2浓度下降并会发生撤退性出血，可以行短期期待疗法，保守治疗，随访待其自行消退，在随诊期间若雌激素持续不降，或发生扭转等外科急腹症时可用腹腔镜将囊肿剔除。有来曲唑药物治疗的报道，但效果不肯定。

甲状腺功能减退患者应在内分泌科就诊，补充甲状腺素。若发育早期使用甲状腺素替代治疗后性征可消退，若确诊时已处于青春期中后期则难以逆转。

麦丘恩-奥尔布赖特(McCune-Albright)综合征属于卵巢自发性病变，治疗以抑制卵巢的类固醇激素合成为原则，需用芳香化酶抑制剂或合成孕激素治疗(包括醋酸环丙孕酮、甲羟孕酮)，主要是利用它们的抗雌激素活性，但效果不是特别满意。也可试用三苯氧胺治疗,有一定效果。而常用于治疗中枢性性早熟的 GnRHa 无效,排除因长期性激素水平升高而诱发中枢性性早熟。骨骼病变尚无有效治疗。手术切除卵巢囊肿也是可选择的方案,但由于可能复发而不作为首选。可采用双磷酸盐对症治疗骨纤维性发育不良,改善骨强度。

确诊为性腺、肾上腺肿瘤所致外周性性早熟患儿应尽早手术。

3. 部分性性早熟的治疗 对乳房早熟无需治疗,只需观察随诊,是否按正常年龄月经初潮。由于乳房早熟可能是中枢性性早熟的一个过渡阶段,尽管随诊中观察到乳腺结节消退,但仍要坚持定期随诊,必要时应重复 GnRH 兴奋试验,以便及时作出诊断是否已发展成中枢性性早熟。单纯性早初潮和单纯性阴毛早现,无需治疗,观察随诊。

4. 异性性早熟的治疗 先天性肾上腺皮质增生症所致的异性性早熟,需终身服用肾上腺皮质激素替代治疗,并同时给予糖皮质激素与盐皮质激素,一般以氢化可的松及氟氢可的松联合治疗为最佳方案,对年长患儿可用泼尼松或地塞米松代替氢化可的松。在治疗过程中定期监测血液中 17α-羟孕酮及血浆肾素活性,以指导药量的调整。内分泌科给予治疗,待病情控制稳定后,外生殖器的异常可以整形。卵巢分泌雄激素的肿瘤需及时手术治疗。

5. 心理治疗 性早熟患儿的性心理并没有提前,由于体格和性征发育较同龄人提前,这种外表差异容易引起患儿心理上的自卑感,甚至行为异常如退缩、抑郁或攻击行为。慢性病程和长期药物治疗、反复就诊、多次的体格检查及家长的焦虑与紧张等对患儿的心理均有影响。医生需进行耐心的解释,对患儿的心理保护及适当的性知识教育,尤其是在自我保护和避免遭受性侵犯方面的教育。积极配合及早精心治疗,患儿完全可以正常生活。

二、青春期发育延迟

青春期是伴随着生长发育突增而获得第二性征,最终获得生育功能的过程。女孩生长突增伴随着乳房发育。多数情况下,青春期发育延迟(developmental delay)是性腺功能初现延迟的结果。我国定义为第二性征发育比正常人初现的平均年龄晚 2 个标准差以上时诊断青春期发育延迟,临床以 13 岁没有乳房发育,第二性征初现后约 2~3 年(15 岁)没有出现月经初潮为发育延迟,再延迟 1 年可诊断原发性闭经,其病因诊断、鉴别与治疗详见第十章。其中最常见的是体质性青春期发育延迟(constitutional delay in growth and adolescence,CDGA)。

体质性青春期发育延迟与真正的病理性疾病不同,是一种单纯性青春期发育延迟,没有发现其他原因,下丘脑-垂体-性腺轴没有被启动。目前认为是正常青春期发育时限变化的一个极端情况。患者生理发育如身高、生殖器发育、骨骼成熟程度相当于幼年水平。多有阳性家族史、身高矮(2岁后生长速度减慢),青春期延迟和骨骺愈合延迟。一个典型体征是身体上肢部分相对较短,通常发生于 9 岁之后。患者一旦进入青春期,则与正常发育相仿,最终身高可稍矮或正常,或高于根据父母平均身高计算得出的遗传身高。曾有报道青春前期儿童骨密度降低,但最近数据显示该类青春期延迟者骨密度没有变化。

体质性青春期延迟是一个排除性诊断。当一个个体身体基本健康,同时伴随长期的身材矮小、围青春期生长减速通常提示有体质性青春期发育延迟的存在。以下特征支持这个诊断:青春期发育延缓的家族史;体格检查正常;与骨龄相应的身高在父母双方目标身高百分位范围内。若血液检查、兴奋试验或影像学检查均不能鉴别病因时,连续观察是鉴别体质性青春期延迟和低促性腺激素性性腺功能减退症的最好途径。

治疗上,对体质性青春期发育延迟的患者,向家长清楚地解释患者的实际情况,随着时间的推移会有性发育,一般不需要治疗。有心理障碍的患者应进行心理指导。如果给予性激素治疗可诱发生长突增,虽然低剂量雌激素治疗 6 个月不会降低身高潜能,但应注意的是由于生理状态也分泌少量的雌激素,有时给予外源性雌激素不仅没有导致满意的生长突增,反而加速骨龄成熟,过早过量使用易导致骨骺提早闭合。

低剂量雌激素治疗可以模拟正常生长速率,

促使乳房发育。因为骨骺未闭合就有机会出现生长突增，所以要避免过度治疗，防止未成熟前骨骺闭合；同时也应随时观察身高变化，如过长时间应用低剂量雌激素，可能使得骨骺一直不愈合，身高持续增长。因此雌激素诱导治疗应该循序渐进，如戊酸雌二醇 0.5mg/d，以每三个月间隔增加 0.5mg/d，逐渐增加至 2mg/d，直到出现生长迹象。注意在服用戊酸雌二醇 1~2mg/d 时有可能出现突破性出血。若有突破性出血，需要加用孕激素撤退出血，如口服天然黄体酮针剂 200~300mg/d，或地屈孕酮 10~20mg/d，连续 12~14 天，按时来月经，同时保护子宫内膜，并可促进其他第二性征的发育。

（田秦杰）

第三节　女性生殖器官发育异常

一、女性生殖器官的发生、分化与发育

未分化期胚胎第 6 周时，男女两性胚胎都具有 2 套生殖管，即中肾管（mesonephric duct，又称为沃尔夫管，Wolffian duct）和副中肾管（paramesonephric duct，又称米勒管，Müllerian duct）。副中肾管由体腔上皮内陷卷褶而成，上段位于中肾管的外侧，与中肾管平行；中段弯向内侧，越过中肾管腹面，到达中肾管内侧；下段的左、右副中肾管在中线合并。中肾旁管上端呈漏斗形开口于腹腔，下端是盲端，突入尿生殖窦的背侧壁，在窦腔内形成一隆起，称为窦结节（sinus tubercle），又称为 Müllerian 结节。中肾管开口于窦结节的两侧。中肾管和副中肾管的分化和发育取决于睾丸分泌的睾酮和抗米勒管激素（anti-Müllerian hormone，AMH）的作用。女性内生殖器的分化与发育不需要卵巢或其他激素的作用。即使没有性腺，生殖器也发育为女性。卵巢不分泌睾酮和 AMH，中肾管不发育，副中肾管从头向尾形成输卵管、子宫和阴道上段。尿生殖窦形成尿道、阴道下段和前庭，与阴道上段相通（图 8-5~图 8-7）。所以，女性生殖道

的发育是一个非常复杂的过程，包括细胞的分化、迁移、融合及部分凋亡机制调控下的腔化过程。一个或多个步骤的异常会导致多种发育异常或结构变异。

目前尚缺乏普遍认可的生殖器官发育异常分类系统，使用较多的是 1988 年美国生殖医学会（American Society for Reproductive Medicine，ASRM）（前美国生育学会）的副中肾管发育异常分类系统（图 8-8），临床仍采用此分类法。欧洲人类生殖和胚胎学会（European Society of Human Reproduction and Embryology，ESHRE）及欧洲妇科内镜学会（European Society for Gynaecological Endoscopy，ESGE）也发布了基于解剖部位的分类系统。

二、阴道发育异常

（一）处女膜发育异常

处女膜发育异常可表现为处女膜闭锁（imperforate hymen）（图 8-9）、筛孔处女膜和纵隔处女膜，其中处女膜闭锁最常见，又称处女膜无孔，系发育过程中阴道末端的泌尿生殖窦组织未腔道化所致。由于处女膜无孔，故阴道分泌物或经血排出受阻，积聚在阴道内。绝大多数患者至青春期发生周期性下腹坠痛，呈进行性加剧。检查可见处女膜膨出，表面呈紫蓝色；肛诊可扪及盆腔囊性肿块。偶有幼女因大量黏液潴留在阴道内，导致处女膜向外凸出而被诊断。盆腔超声检查可见阴道内有积液。

一经确诊应及时手术治疗。若不及时切开，反复多次月经来潮使积血增多，发展为子宫腔、输卵管和盆腔积血。术中先用粗针穿刺处女膜中部膨隆部，抽出陈旧积血后再进行"X"形切开，切除多余的处女膜瓣，再用可吸收缝线缝合切口边缘；常规检查子宫颈是否正常。

（二）阴道纵隔

阴道内有从宫颈到阴道口之间的不全组织分隔形成，包括从宫颈到阴道口的完全纵隔和左右有贯通的不全纵隔，也有合并阴道横隔的阴道纵隔（longitudinal vaginal septum）（图 8-10）。阴道纵隔常合并子宫畸形，如纵隔子宫和双子宫，评估应包括针对上生殖道的影像学检查，以确定子宫颈（单子宫颈/双子宫颈）、子宫（单子宫/双子宫）结

构。阴道纵隔影响性生活或阴道分娩时,应将纵隔切除。可用 2 把大 Kocher 钳夹闭纵隔前后缘,完全切除纵隔,使用可吸收线连续缝合残余纵隔边缘(尽可能少),使剩余的正常阴道黏膜重新贯通起来。顶端可采用类似切除方法。合并有阴道横隔的患者,需先切除横隔,再切除纵隔。

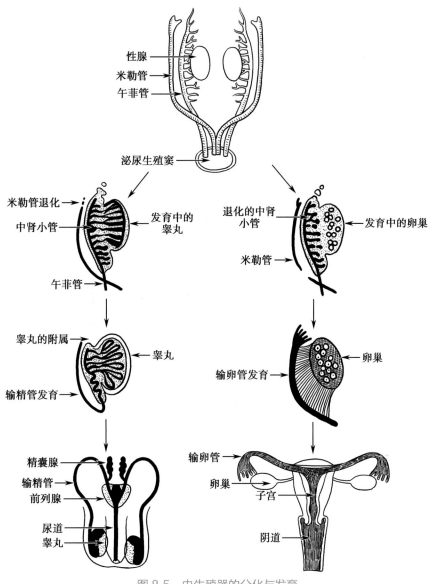

图 8-5　内生殖器的分化与发育

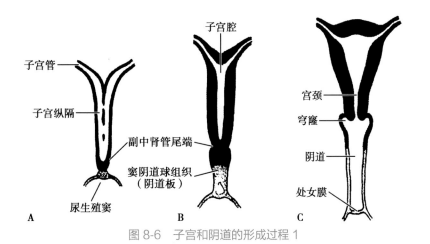

图 8-6　子宫和阴道的形成过程 1

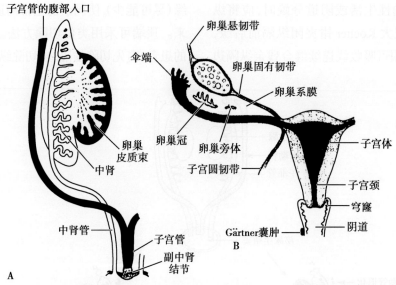

图 8-7　子宫和阴道的形成过程 2

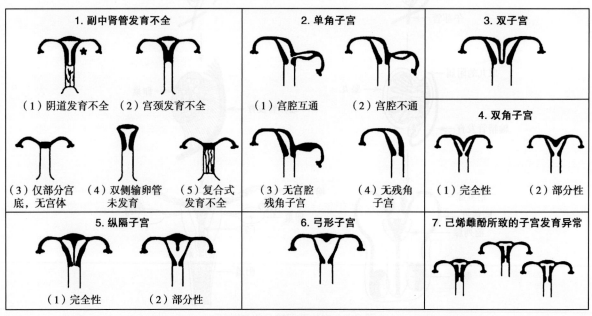

图 8-8　AFS 副中肾管发育异常分类

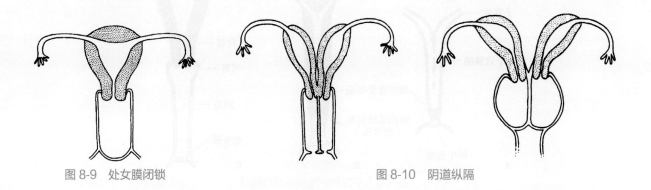

图 8-9　处女膜闭锁

图 8-10　阴道纵隔

（三）阴道横隔

副中肾管组织空泡化，形成上部分阴道和穹窿；窦阴道球（阴道板）空泡化形成下部分阴道，以后贯通。若尿生殖窦和米勒管的融合和/或管腔化失败，将形成阴道横隔（transverse vaginal septum）。大约46%的阴道横隔位于阴道上段，40%位于中段，14%位于阴道下段。阴道横隔包括完全性横隔和不完全性横隔（图8-11）。多数阴道横隔都有一个小孔（不完全性横隔），患者可表现为经血排出不畅而淋漓；如横隔无孔则表现为阴道黏液蓄积、经血潴留，导致原发性闭经伴周期性腹痛，并呈进行性加剧。妇科检查阴道有一定长度，顶端为盲端，可见中心或偏心性小孔。超声或MRI检查有助于确定横隔的位置与厚度，并与先天性子宫颈发育异常鉴别。治疗可行阴道横隔切除，将上段和下段阴道黏膜端吻合。

（四）阴道斜隔综合征

在国外阴道斜隔综合征（oblique vaginal septum syndrome）又称为OHVIRA综合征或HWWS综合征（Herlyn-Werner-Wunderlich syndrome）。阴道斜隔综合征常伴有斜隔侧肾缺如等泌尿系统发育异常，多为双子宫颈。

北京协和医院将阴道斜隔综合征分为以下3种类型（图8-12）：

Ⅰ型为无孔斜隔：隔后的子宫与外界及另侧子宫完全隔离，积血聚积在隔后腔。

Ⅱ型为有孔斜隔：隔上有一数毫米的小孔，隔后子宫与另侧子宫隔绝，经血通过小孔滴出，引流不畅。

Ⅲ型为无孔斜隔合并子宫颈瘘管：在两侧子宫颈间或隔后腔与对侧子宫颈之间有小瘘管，有隔一侧子宫经血可通过另一侧子宫颈排出，引流亦不通畅。

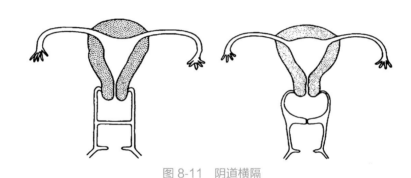

图 8-11　阴道横隔

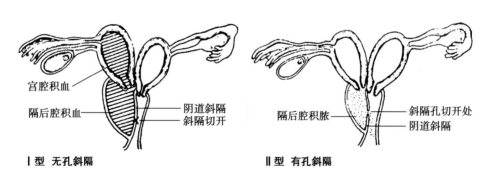

Ⅰ型　无孔斜隔

Ⅱ型　有孔斜隔

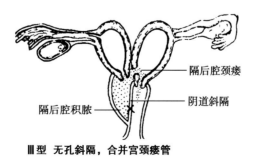

Ⅲ型　无孔斜隔，合并宫颈瘘管

图 8-12　阴道斜隔综合征

Ⅰ型梗阻严重,隔后积血多,诊断后即行手术治疗;如隔后积血不多,手术时机以经期为宜。由囊壁小孔或穿刺定位,上下剪开斜隔,暴露子宫颈,沿斜隔附着处,作菱形切除,最后再给予最大范围的隔切除。Ⅲ型颈管上的瘘孔应同时修补。

(五)先天性子宫阴道缺如综合征

先天性子宫阴道缺如综合征(Mayer-Rokitansky-Küster-Hauser syndrome,MRKH)系副中肾管不发育或发育不全所致,发生率约为1/5 000~1/4 000,通常伴有子宫颈和子宫缺如,但7%~10%的MRKH综合征患者存在内膜功能正常的发育不良的始基子宫(图8-13)。患者常合并生殖器以外的畸形,25%~50%的病例有泌尿系统异常,如单侧肾缺如、盆腔肾或马蹄肾或集合系统紊乱;10%~15%的病例涉及脊柱、肋骨和四肢的骨骼异常。

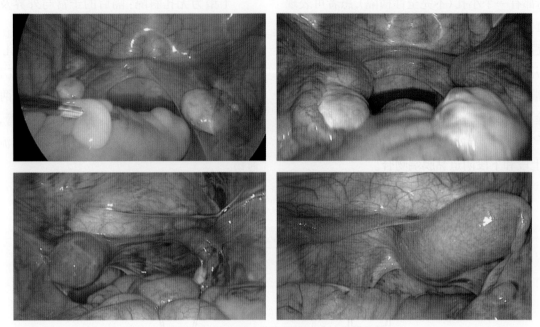

图8-13　MRKH综合征腹腔镜检查所见

患者常因原发性闭经就诊,如存在功能性内膜,患者在青春期后可表现为继发于子宫积血、子宫内膜异位症的周期性腹痛。检查可见患者外阴发育正常;阴道仅在前庭后部见一浅凹或为短浅阴道盲端;第二性征发育正常。染色体核型检查为46,XX,多数患者卵巢形态和功能正常。盆腔超声检查可确定是否存在未融合的始基子宫或中线子宫;盆腔MRI有助于明确是否存在功能性子宫内膜。泌尿系统超声可发现如一侧肾缺如或发育不良、异位肾、盆腔肾等泌尿系统发育异常。

顶压法是MRKH综合征患者的一线治疗方法。如果非手术治疗失败,或经过全面咨询后患者自己选择手术方法,可考虑行阴道成形术。各种阴道成形手术方法均为在膀胱直肠间造穴,采用不同材料铺垫人造洞穴形成了不同手术方式。常见术式有:生物补片法阴道成形术、腹膜法阴道成形术、肠道法阴道成形术、皮瓣阴道成形术、羊膜法阴道成形术等方法。采用非手术和手术方法阴道成形的时机应根据患者具体情况个体化选择,一般应于拟有规律性生活之前半年进行。对于存在周期性腹痛的患者,需尽早切除具有功能性内膜的发育不良子宫。

(六)阴道闭锁

1. 阴道下段闭锁　阴道下段闭锁(lower vaginal atresia)为窦阴道球和阴道板发育异常所致,阴道上段及子宫颈、子宫体均正常,又称为Ⅰ型阴道闭锁。主要表现为阴道上段扩张,严重时可以合并子宫颈、宫腔积血。查体闭锁处黏膜表面色泽正常,亦不向外隆起。肛诊可扪及凸向直肠肿块,位置较处女膜闭锁高。盆腔超声和MRI可确定是否存在子宫、子宫颈和阴道上段。经会阴超声检查有助于确定阴道口至闭锁处的距离。

阴道下段闭锁一旦明确诊断，应尽早手术治疗。手术以解除阴道阻塞，使经血引流通畅为原则。阴道下段闭锁先用粗针穿刺阴道黏膜，抽出积血后切开闭锁段阴道，排出积血，常规检查子宫颈是否正常，切除多余闭锁的纤维结缔组织，利用已游离的阴道黏膜覆盖创面，术后定期扩张阴道以防挛缩。

2. 阴道上段闭锁 阴道上段闭锁总是与宫颈闭锁同时存在，又称为阴道子宫颈闭锁（atresia of cervix）或 II 型阴道闭锁（图 8-14）。为副中肾管远端发育不良，表现为阴道上段闭锁、子宫颈发育不良或未发育，子宫位于中线部位，可有发育畸形。磁共振成像和超声检查可帮助确诊。处理见子宫颈发育不良。

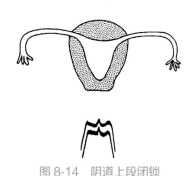

图 8-14　阴道上段闭锁

三、子宫颈发育异常

子宫颈形成约在胚胎发育 14 周，由于副中肾管尾端发育不全或发育停滞所致的子宫颈发育异常，主要包括子宫颈未发育及子宫颈发育不良（子宫颈完全闭锁、子宫颈外口闭塞、条索状子宫颈、子宫颈残迹）、双子宫颈、纵隔子宫颈、一侧子宫颈发育不良等。

（一）子宫颈未发育 / 发育不良

临床上罕见。当子宫颈未发育时，肯定合并上段阴道闭锁；若为子宫颈发育不良，阴道可以是正常的。患者青春期后可因宫腔积血而出现周期性腹痛。超声和 MRI 有助于确定诊断及解剖学结构。

根据患者子宫颈发育不良的程度不同，可选择不同的干预措施：①手术贯通子宫颈，建立人工子宫阴道通道，但成功率低，再次阻塞和上行感染

的风险大；②直接行全子宫切除术；③激素治疗：患者可选择长期使用激素治疗抑制月经，如雌 / 孕激素联合治疗、持续使用孕激素或促性腺激素释放激素激动剂（GnRHa）+ 反加疗法。至生育年龄，停止激素治疗并尝试使用辅助生殖技术受孕，包括合子输卵管移植或配子输卵管移植，之后可行计划剖宫产。

（二）双子宫颈

双子宫颈常常伴有双子宫或完全纵隔子宫，可合并阴道纵隔。非阻塞性双子宫颈通常没有症状，无需进行干预。

四、子宫发育异常

子宫发育异常多因形成子宫段副中肾管发育及融合异常所致。

（一）子宫未发育 / 发育不全

子宫未发育 / 发育不全（uterine hypoplasia）可表现为先天性无子宫（congenital uterus absence）或单 / 双侧始基子宫（primordial uterus），卵巢发育正常。多为 MRKH 综合征的部分畸形。

（二）单角子宫

仅一侧副中肾管正常发育形成单角子宫（unicornuate uterus），同侧卵巢发育正常；对侧副中肾管完全未发育或部分发育形成残角子宫，未正常发育侧常伴有输卵管、卵巢及泌尿系统发育异常。

1. 交通型 两侧宫腔相互连通（存在内膜腔）（图 8-15），月经来潮后，残角子宫的经血可引流到发育侧宫腔内排出，可有痛经，一般无症状。

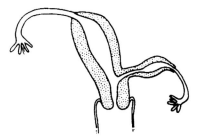

图 8-15　单角子宫和残角子宫的宫腔相连

2. 无交通型 两侧宫腔不连通（存在内膜腔）（图 8-16）。月经来潮后，残角子宫的经血不能排出，有周期性一侧腹痛。随着残角子宫积血增多，宫腔内压力增高，积血经输卵管伞端流入腹腔，可

引起输卵管积血、伞端粘连、盆腔积血,甚至引起子宫腺肌病、子宫内膜异位症,出现周期性下腹疼痛、痛经。

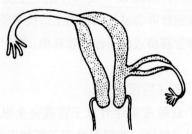

图 8-16　单角子宫和残角子宫融合在一起,但宫腔不相通

3. 无腔型　残角子宫没有内膜腔(图 8-17),多无症状,检查时偶然发现。

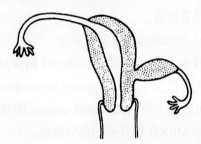

图 8-17　单角子宫和残角子宫融合在一起

4. 单角子宫型　一侧副中肾管完全未发育(图 8-18),单角子宫一侧血管,血液供应不足,内膜受体缺乏,流产率 21%~40%。妊娠时容易出现胎儿生长受限、臀位、胎膜早破、宫颈功能不全、早产等。

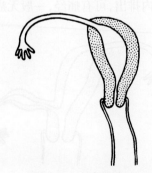

图 8-18　单角子宫

有功能性子宫内膜的残角子宫可发生梗阻性宫腔积血或异位妊娠,需手术切除。切除残角子宫时将同侧输卵管切除,避免输卵管妊娠的发生。残角子宫妊娠一经诊断应立即终止妊娠、切除残角,避免残角子宫破裂。单角子宫无需手术处理,但孕期应加强监护,及时发现并发症予以处理。

(三) 双子宫

为两侧副中肾管未融合,各自发育形成 2 个子宫和 2 个子宫颈。2 个子宫颈可分开或相连,子宫颈之间也可有交通管;也可为一侧子宫颈发育不良、缺如,常有一小通道与对侧阴道相通。双子宫(didelphic uterus)可伴有阴道纵隔或斜隔。

患者多无自觉症状。伴有阴道纵隔可有性生活不适。阴道检查可见双子宫颈,双合诊扪及子宫呈分叉状,超声及 MRI 检查可见两个宫腔。双子宫一般无需处理。当存在反复流产时,除外染色体、黄体功能以及免疫等因素后,可考虑行矫形手术。

(四) 双角子宫

是双侧副中肾管融合不良所致。按宫角在宫底水平融合不全分为完全型双角子宫(图 8-19)和不完全型双角子宫(图 8-20)。一般无症状,有时可有月经量较多并伴有程度不等的痛经。双角子宫(bicornuate uterus)一般无需处理。双角子宫可有足月妊娠,但晚期流产或早产的风险增加。若考虑双角子宫与不良妊娠结局相关,可行子宫整形术,使宫腔扩大,可能增加妊娠的成功率。但 ASRM 的观点认为手术并不增加妊娠率。

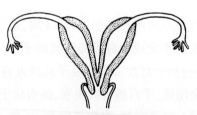

图 8-19　双角子宫(完全型)

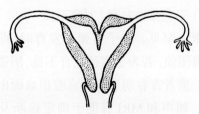

图 8-20　双角子宫(不完全型)

(五) 纵隔子宫

为双侧副中肾管融合后,纵隔吸收受阻所致,是最常见的子宫畸形。影像学表现为两个紧邻但

隔开的内膜腔,子宫底部无明显凹陷切迹。纵隔子宫(septate uterus)分2类:①完全纵隔子宫:纵隔末端到达或超过子宫颈内口者,有时纵隔可向下延伸至阴道,伴有双子宫颈;②不全纵隔子宫:纵隔末端终止在内口以上水平者,大多数纵隔子宫为不全纵隔。宫腹腔镜联合是诊断纵隔子宫的金标准。宫腔镜在直视下评估宫腔和宫颈管形态结构;腹腔镜下可见子宫底部浆膜面平坦,子宫横径增宽大于前后径,子宫底凹陷不明显或仅有轻微凹陷。

纵隔子宫可致不孕,导致妊娠不良结局的可能性也高于其他子宫畸形。患者面临较高的自然流产/早产风险;纵隔子宫腔狭小,胎儿活动受限,臀先露、胎膜早破、前置胎盘、胎盘早剥及胎儿生长受限(fetal growth restriction,FGR)发生率均较正常妊娠高。然而临床亦可见到许多子宫纵隔患者妊娠结局良好。当纵隔子宫影响生育时,目前最主要的手术治疗方法为腹腔镜监视下宫腔镜纵隔切除术。

(六)弓形子宫

为宫底部发育不良,宫底中间有一轻微凹陷,宫底凹陷程度在弓形子宫(arcuate uterus)定义上尚有争议。超声、磁共振成像和子宫输卵管碘油造影有助于诊断。弓形子宫一般无症状,无需处理。

(七)己烯雌酚所致的子宫发育异常

妊娠早期副中肾管发育过程中服用己烯雌酚(diethylstilbestrol,DES),女性胎儿可产生各种泌尿生殖器官的发育不全或未发育,机制尚不清楚。如狭小T型宫腔、子宫狭窄带、子宫下段增宽以及宫壁不规则等,其中T型宫腔常见(42%~62%)。宫内DES暴露还可致宫颈功能不全。患者一般无症状,如影响生育可行宫腔镜下宫腔扩大手术。

五、输卵管发育异常

输卵管发育异常罕见,是副中肾管头端发育受阻所致,常与子宫发育异常同时存在。几乎均在因其他病因手术时偶然发现。若不影响妊娠,无需处理。

(一)输卵管发育不全

是较常见的输卵管发育异常。输卵管细长弯曲,肌肉不同程度的发育不全,无管腔或仅部分管腔通畅可造成不孕,有憩室或副口是异位妊娠的原因之一。

(二)副输卵管

单侧或双侧输卵管之上附有一稍小但有伞端的输卵管,有的与输卵管之间有交通。

(三)双输卵管

单侧或双侧有两条发育正常的输卵管,均与宫腔相通。

六、卵巢发育异常

(一)卵巢发育不良

发育不良卵巢外观色白,呈细长索状,又称为条索状卵巢(streak ovary);卵巢切面仅见纤维组织,无卵泡。临床表现为原发性闭经或初潮延迟、月经稀少和第二性征发育不良,常伴内生殖器和泌尿器官异常。多见于特纳综合征和XX单纯性腺发育不全患者。血清内分泌检查、超声检查、磁共振成像、腹腔镜检查有助于诊断,必要时行活组织检查和染色体核型检查。

(二)异位卵巢

卵巢形成后仍停留在原生殖嵴部位,未下降至盆腔内。卵巢发育正常者无症状。

(朱 兰)

—————— 参考文献 ——————

1. 田秦杰, 葛秦生. 实用女性生殖内分泌学. 2版. 北京: 人民卫生出版社, 2018.
2. 罗敏, 蒋宇林, 姚凤霞, 等. 雄激素不敏感综合征遗传学咨询和产前诊断的初步研究. 中华妇产科杂志, 2021, 56(4): 251-256.
3. 黄禾, TIFFANY TIAN, 田秦杰. 性发育异常性腺肿瘤患者术后生存质量评估研究. 生殖医学杂志, 2017, 26 (6): 525-530.
4. HUANG H, WANG C Q, TIAN Q J. Clinical features and management of 33 patients with 46, XX pure gonadal dysgenesis. Gynecol Endocrinol, 2016, 32 (12): 995-998.
5. HUANG H, WANG C Q, TIAN Q J. Gonadal tumour risk in 292 phenotypic female patients with disorders of sex development containing Y chromosome or Y-derived

sequence. Clin Endocrinol (Oxf), 2017, 86 (4): 621-627.

6. CHEN J, GUO M, LUO M, et al. Clinical characteristics and management of Turner patients with a small supernumerary marker chromosome. Gynecol Endocrine, 2021, 37 (8): 730-734.

7. ZHANG D, YAO F, TIAN T, et al. Clinical characteristics and molecular genetics of complete androgen insensitivity syndrome patients: a series study of 30 cases from a Chinese tertiary medical center. Fertil Steril, 2021, 115 (5): 1270-1279.

8. DENG S, SUN A, CHEN R, et al. Gonadal dominance and internal genitalia phenotypes of patients with ovotesticular disorders of sex development: report of 22 cases and literature review. Sex Dev, 2019, 13 (4): 187-194.

9. Yao F X, Huang S Z, Kang X D, et al. CYP17A1 mutations identified in 17 Chinese patients with 17α-hydroxylase/17, 20-lyase deficiency. Gynecol Endocrine, 2013, 29 (1): 10-15.

10. LEE P A, NORDENSTRÖM A, HOUK C P, et al. Global disorders of sex development update since 2006: perceptions, approach and care. Horm Res Paediatr, 2016, 85 (3): 158-180.

11. SŁOWIKOWSKA-HILCZER J, HIRSCHBERG A L, CLAAHSEN-VAN DER GRINTEN H, et al. Fertility outcome and information on fertility issues in individuals with different forms of disorders of sex development: findings from the dsd-LIFE study. Fertil Steril, 2017, 108 (5): 822-831.

12. BERGLUND A, JOHANNSEN T H, STOCHHOLM K, et al. Incidence, prevalence, diagnostic delay, and clinical presentation of female 46, XY disorders of sex development. J Clin Endocrinol Metab, 2016, 101 (12): 4532-4540.

13. DÉLOT E C, PAPP J C, DSD-TRN GENETICS WORKGROUP, et al. Genetics of disorders of sex development: the DSD-TRN experience. Endocrinol Metab Clin North Am, 2017, 46 (2): 519-537.

14. JEROME F. STRAUSS III, ROBERT L. BARBIERI, ANTONIO R. GARGIULO. Yen & Jaffe's Reproductive Endocrinology, 8th ed. Philadelphia, PA: Elsevier, 2019.

15. 中华医学会儿科学分会内分泌遗传代谢学组, 中华儿科杂志编辑委员会. 中枢性性早熟诊断与治疗专家共识 (2022). 中华儿科杂志, 2023, 61 (1): 16-22.

16. 中华人民共和国卫生部. 性早熟诊疗指南 (试行)[2010-12-7].

17. 吴洁, 朱丽萍, 吴久玲, 等. 女性性早熟的诊治共识. 中国妇幼健康研究, 2018, 29 (2): 135-138.

18. SCHOELWER M, EUGSTER E A. Treatment of peripheral precocious puberty. Endocr Dev, 2016, 29: 230-239.

19. FUQUA J S. Treatment and outcomes of precocious puberty: an update. J Clin Endocrinol Metab, 2013, 98 (6): 2198-2207.

20. CANTAS-ORSDEMIR S, EUGSTER E A. Update on central precocious puberty: from etiologies to outcomes. Expert Rev Endocrinol Metab, 2019, 14 (2): 123-130.

21. KAPLOWITZ P B, BACKELJAUW P F, ALLEN D B. Toward more targeted and cost-effective gonadotropin-releasing hormone analog treatment in girls with central precocious puberty. Horm Res Paediatr, 2018, 90 (1): 1-7.

9 第九章
痛经和经前期综合征

第一节　痛经

痛经（dysmenorrhea）是指与月经相关的，出现于行经前后或月经期的下腹部疼痛、坠胀，伴有腰酸或其他不适，症状严重影响生活和工作者。痛经分为原发性痛经（primary dysmenorrhea）和继发性痛经（secondary dysmenorrhea）2 类。原发性痛经是盆腔无器质性病变的痛经，占痛经的 90% 以上，最常见于 25 岁以下女性，不同年龄和民族的人群发病率为 45%~97%，因此影响学习和工作，达到学校与工作缺勤原因的 1%~3%，一般认为原发性痛经仅存在于排卵周期，通常在月经初潮后 6~12 个月，绝大多数在初潮后 2 年内，排卵周期被建立时发病，新近的研究显示原发性痛经在无排卵周期中并不罕见。继发性痛经是盆腔器质性疾病引起的痛经，常见病因有子宫内膜异位症、子宫腺肌病、子宫肌瘤、宫颈狭窄、副中肾管先天发育异常等，其中以子宫内膜异位症所致痛经最为常见。疼痛常表现为"充血性疼痛"，可伴盆腔沉重感、背痛，常于晚黄体期逐渐加重，月经来潮达高峰。并伴有其他妇科症状，如性交疼痛、接触性出血、不规则阴道出血以及异常白带等。疼痛出现于初潮后数年（副中肾管先天发育异常所致者，疼痛出现较早）可能是继发性痛经的重要特征，在无排卵周期发生的痛经也多考虑继发性痛经。妇科检查有异常发现，必要时可借助于宫腔镜、腹腔镜以及影像学检查辅助诊断并对因治疗。本节仅讨论原发性痛经。

一、病因和发病机制

原发性痛经的病因尚未完全明确，其发生可能与子宫收缩异常有关。在通常情况下，整个月经周期中，受性激素、前列腺素和其他子宫收缩物质的调控，子宫存在良好的收缩模式，这种子宫收缩不影响子宫血流。原发性痛经女性存在 4 种形式的收缩异常，包括最常见的是子宫基础紧张度升高（超过 10mmHg）、子宫收缩高峰时压力升高（超过 120mmHg，常超过 150~180mmHg）、子宫收缩次数增加（每 10 分钟超过 4~5 次）以及不同步、不协调的子宫收缩。这 4 种收缩异常可单独或同时存在，当 1 种以上的收缩异常同时存在时，其作用倾向于彼此加强。子宫收缩异常，导致子宫血流量减少，影响子宫再灌注和氧合，子宫缺血、组织缺氧导致疼痛。

前列腺素（prostaglandin，PG）F2α 是一种强的子宫平滑肌兴奋剂和血管收缩剂。先前的研究显示，绝大多数原发性痛经女性，子宫前列腺素的产生和释放增加或存在异常，引起异常的子宫活动和缺血、缺氧，进而引发痛经，伴随的胃肠道症状也被公认为是前列腺素类物质作用的结果。Pickles 和他的同事首次在经血中测定了前列腺素的含量，证实原发性痛经女性的前列腺素 F2α 较非痛经女性多 8~13 倍，大多数前列腺素的产生和释放发生于行经的最初 48 小时，所以剧痛常发生于月经第 1~2 天。前列腺素合成酶抑制剂，非甾体类抗炎药如布洛芬、萘普生等的应用可抑制经血中前列腺素含量缓解痛经症状，也支持前列腺素在原发性痛经发生中的作用。此外,白三烯、抗利尿激素、催产素可能也参与了原发性痛经的发生。

孕激素对溶酶体的稳定性发挥重要作用,高水平的孕激素可稳定溶酶体。若卵母细胞未受精,黄体在排卵后 9~10 天开始退化,孕激素水平在晚黄体期下降,溶酶体不稳定,磷脂酶释放,溶解细胞膜磷脂生成花生四烯酸,成为环氧合酶和脂氧合酶途径的前体物质。可通过环氧合酶途径生成前列腺素,还可通过脂氧合酶途径生成白三烯。白三烯也可刺激子宫收缩,子宫内白三烯的增加可能与原发性痛经的某些形式有关。这也可以解释某些原发性痛经女性使用前列腺素合成酶抑制剂无效。

近年来,得益于神经影像学的发展,人们开始探索原发性痛经的中枢机制。研究显示,原发性痛经患者脑部的结构与功能存在异常改变。涉及大脑白质纤维束完整性的改变,胼胝体、上纵束、放射冠、内囊、外囊、矢状层和扣带回可见异常纤维束,前扣带回、小脑连接异常等,这些改变可能参与了原发性痛经的发生和发展。

此外,原发性痛经还与一些心理健康成分如抑郁、焦虑和压力有显著关系,另有学者对宫颈角(超声参数:宫颈管和子宫前壁之间的夹角)进行研究发现宫颈角大小与疾病的严重程度相关,提示宫颈角可能是原发性痛经发病机制中的一个重要解剖学因素。这些都为临床治疗提供了新的思路。

二、临床表现

疼痛多自月经来潮后开始,最早出现在经前 12 小时。通常仅持续 24 小时或更短时间,很少持续超过 48~72 小时。若疼痛开始于经前,并持续贯穿于月经始终,则非原发性痛经的特点。疼痛常呈痉挛性,位于下腹部耻骨联合处,并向大腿内侧放射,经血量最大时疼痛达峰值。可伴腰痛、恶心、呕吐、腹泻以及头晕、乏力等症状,严重者可出现面色苍白、出冷汗甚至晕厥。经阴道和直肠行盆腔检查均无异常发现。

三、诊断与鉴别诊断

根据月经期下腹坠痛,妇科检查无阳性体征,临床即可诊断。诊断时须与子宫内膜异位症、子宫腺肌病、子宫肌瘤、子宫内膜息肉、宫颈狭窄以及阻塞性生殖道畸形所致的继发性痛经相鉴别,需要注意的是,在有排卵周期建立前即发生痛经者,需考虑副中肾管先天发育异常。如先天性宫颈管狭窄、残角子宫、阴道斜隔综合征等可因经血引流不畅等原因导致痛经;还应与慢性盆腔炎、盆腔粘连、肠易激综合征、炎性肠病、间质性膀胱炎、情绪障碍和肌筋膜疼痛等所致的月经疼痛相鉴别;突然发生的痛经还要与急性盆腔炎、异位妊娠和流产相鉴别。

四、治疗

(一)一般治疗

重视心理治疗,阐明月经时轻度不适属于生理反应,消除紧张和顾虑有助于缓解症状。合理饮食,限制辛辣、酸性和碳酸类食物的摄入量。长期以来,体育锻炼一直被提倡作为缓解痛经的非医学干预措施,与不做任何事情相比,运动,无论是低强度的运动,如瑜伽,还是高强度的运动,如有氧运动,都可以大大减轻经期疼痛。不同强度的运动可以通过不同的机制缓解痛经,中高强度运动可以通过增加抗炎细胞因子和减少月经总量,从而减少释放的前列腺素总量;强度较低的运动,如瑜伽可以降低皮质醇水平,进而减少前列腺素的合成。无论强度如何,每周至少锻炼 3 次,每次锻炼大约 45~60 分钟,在整个月内定期进行锻炼,而一些研究要求女性在月经期间不要锻炼。腹部温热有助于缓解疼痛,下腹部加热垫的使用被推荐用于缓解原发性痛经的疼痛。

(二)前列腺素合成酶抑制剂

通过抑制前列腺素合成酶的活性减少前列腺素产生,防止过强子宫收缩和痉挛,从而达到治疗目的,有效率可达 80%~85%。月经来潮或痛经开始即服药,连服 2~3 天。常用药物有布洛芬(ibuprofen)200~400mg,每日 3~4 次;酮洛芬(ketoprofen)50mg,每日 3 次;或甲氯芬那酸、双氯芬酸、甲芬那酸、萘普生。胃、十二指肠溃疡或对此类药物过敏者禁用。环氧合酶 II 抑制剂通过抑制环氧合酶也可有效缓解原发性痛经,而且由于其高选择性,减少了胃肠道不良反应,但是,成本问题限制了其应用。

(三)连续联合复方口服避孕药

可减少经血中前列腺素含量,缓解痛经。可能主要通过以下机制:①抑制子宫内膜生长,降低前列腺素水平;②抑制排卵,造成一个无排卵的激素环境,使子宫内膜前列腺素水平接近于卵泡期的较低水平。此外,还可能通过降低抗利尿激素水平,减弱过强子宫收缩缓解原发性痛经,疗效达90%以上,适用于有避孕要求的原发性痛经患者,不同口服避孕药制剂间疗效差别仍有待于进一步研究。

(四)中医治疗

近年来,中医药治疗原发性痛经的优势不断凸显,并在世界范围内应用逐渐广泛。根据中医辨证施治的原则,选择桂枝茯苓胶囊、少腹逐瘀汤、单味的生姜等,以及选用针灸、艾灸和中药穴位贴敷等方法。

(五)其他

其他的治疗方法包括经皮神经电刺激,使用钙离子拮抗剂、维生素 E、维生素 B_1、维生素 D 和钙等,目前仍需更多的临床研究证据。对于顽固的原发性痛经或合并用药禁忌,权衡利弊可考虑手术治疗。如宫腔镜下子宫内膜消融术、子宫骶神经消融术和骶前神经切除术以及子宫切除术。

五、关键点

原发性痛经是出现于行经前后或月经期的下腹部疼痛、坠胀,伴有腰酸或其他不适,症状严重影响生活和工作,盆腔无器质性病变的疾患。目前病因尚未完全明确,前列腺素合成酶抑制剂和连续联合复方口服避孕药依然被认为是一线治疗方法,对于有避孕需求的女性,选择连续联合复方口服避孕药是合理的,对于有激素避孕禁忌或其他原因的女性,将前列腺素合成酶抑制剂作为初始选择也是恰当的。此外,重视一般治疗,针对患者不同需求,可以选择包括中医中药在内的多种治疗模式。

(郁 琦 郭淑萍)

第二节 经前期综合征

经前期综合征(premenstrual syndrome,PMS)是指反复在黄体期周期性出现的影响女性日常生活和工作,涉及躯体、精神及行为的症候群,月经来潮后症状自然消失。多见于 25~45 岁妇女,影响 30%~80% 的育龄人群。

对经前期综合征的记载已有 2 000 多年的历史,1931 年 Frank 发表了第一篇有关经前期综合征的论文,对经前期综合征与月经的关系作了详尽的科学的描述。由于本病的精神、情绪障碍更为突出,以往曾命名为"经前紧张征""经前期紧张综合征"。但是本病症状波及范围广泛,除精神症状外还涉及躯体、行为包括 200 种以上的器质性和功能性症状,1953 年,Greene 和 Dalton 首先提出经前期综合征的命名。

经前焦虑症(premenstrual dysphoric disorder,PMDD)被认为是经前期综合征的严重形式,其特征是情绪和身体症状相结合,严重影响女性生活的各个方面,与其他情绪障碍一样,经前焦虑症的一个重要问题涉及患者有潜在发展的自杀倾向,美国精神病学协会的《精神障碍诊断和统计手册》第 5 版(DSM-5)将其归类为抑郁症的一个亚型,但世界卫生组织在国际疾病分类第 11 次修订本(ICD-11)中仍将其纳入泌尿生殖系统疾病。通常认为经前焦虑障碍大约影响 3%~5% 的育龄女性。

一、病因和发病机制

尚不明确,可能与以下因素有关。

1. 精神社会因素 经前期综合征患者病史中常有较明显的精神刺激。情绪紧张可使原有症状加重,工作压力和责任增加可导致和加剧本病。临床上经前期综合征患者对安慰剂治疗的反应率可达 30%~50%,有的反应率高达 80%,心理、精神干预可帮助患者克服、战胜这种周期不适,改善生活质量。提示社会环境与患者精神心理因素间的相互作用,参与本病的发生。

2. 卵巢激素影响 经前期综合征的症状与月

经周期相关,无排卵周期、卵巢全切及应用排卵抑制剂时经前期综合征症状消失;应用外源性性激素可使经前期综合征症状重现。这些现象让人们很早就提出卵巢产生的性激素与经前期综合征的病理生理有关。最初认为,雌、孕激素比例失调是经前期综合征的发病原因,患者孕激素不足或组织对孕激素敏感性失常,雌激素水平相对过高,引起水钠潴留,致使体重增加。后续研究发现,经前期综合征患者体内并不存在孕激素绝对或相对不足,应用孕激素治疗对经前期综合征无效。有研究显示,孕酮的代谢产物四氢孕酮与巴比妥类和苯二氮䓬类相似,可以调节 γ- 氨基丁酸受体功能,并具有相似的抗焦虑作用。患者体内四氢孕酮水平可能与症状严重程度有关。性激素在本病发生中的作用和孕激素治疗受限这种表面上的矛盾可能与孕酮代谢为四氢孕酮的变化有关。目前认为,经前期综合征与正常女性月经周期雌、孕激素水平并无差别,在患有和未患有经前期综合征的女性中,每日血清孕酮和雌激素浓度显示相似,患有经前期综合征的女性可能对正常的卵巢激素变化有异常反应,可能是激素受体对正常水平卵巢激素的异常反应,也可能是卵巢激素的周期性变化与中枢神经递质的功能之间相互作用的结果。

3. 神经递质参与 精神和行为症状是本病的关键特征,推测本病的发生机制必定涉及大脑。性激素可以很容易通过血 - 脑屏障,脑内调节行为和情绪的区域如杏仁核、下丘脑存在丰富的性激素受体。许多研究已证明性激素通过神经递质影响情感变化及对应激的行为反应,在易感人群中引起经前期综合征,因此有学者提出神经递质学说:5- 羟色胺在经前期综合征病因学中起重要作用。中枢神经系统的 5- 羟色胺能系统在调节食欲、体温、活动能力、情感等方面都起了很重要的作用。5- 羟色胺能的神经传递功能缺陷可能涉及数种神经精神性疾病的发生,特别是内生性抑郁症。先前的研究证据支持 5- 羟色胺在经前期综合征发病中的重要作用:①正常女性在黄体中期 5- 羟色胺水平开始升高,经前期综合征患者此时无 5- 羟色胺升高表现,患者在黄体中期和晚期及月经前全血 5- 羟色胺水平与正常妇女有明显差别。②选择性 5- 羟

色胺重吸收抑制剂可有效缓解经前期综合征症状。③食物中缺乏色氨酸(5- 羟色胺前体)或体内色氨酸的耗竭使 5- 羟色胺生成减少以及 5- 羟色胺受体拮抗剂的应用可激发和加重 PMS 症状。相反,补充色氨酸可缓解经前期综合征的症状;此外,经前期综合征患者在黄体后期循环中阿片样肽浓度异常降低,表现内源性阿片样肽撤退症状,影响精神、神经及行为等方面;γ- 氨基丁酸可降低细胞兴奋性,当使用阿普唑仑等可增加 γ- 氨基丁酸能活性的药物时,经前期综合征症状改善。

4. 其他因素 近年来,得益于神经影像学的发展,人们进一步探索经前期综合征的中枢机制,尝试了解中枢神经系统形态结构的改变与经前期综合征发生的关系。还有学者提出经前期综合征的发生与遗传、免疫有关。维生素、微量元素等可能也参与了经前期综合征的发生。

二、临床表现

常见临床表现包括 3 方面。

1. 精神症状 精神紧张、易怒、急躁、情绪波动,不能自制,或抑郁、情绪淡漠、疲乏、困倦以及饮食、睡眠、性欲改变等。

2. 躯体症状 头痛多为双侧性,但也可为单侧头痛,疼痛部位不固定,一般位于颞部或枕部,头痛症状于经前数天即出现,伴有恶心甚至呕吐,呈持续性或时发时愈。乳房肿胀及疼痛,以乳房外侧边缘及乳头部位为重,严重者疼痛可放射至腋窝及肩部。盆腔坠胀和腰骶部、背部疼痛。手足、眼睑水肿,腹部胀满,少数患者体重明显增加。此外,还可出现便秘、低血糖等表现。

3. 行为改变 注意力不集中,记忆力减退,判断力减弱,工作效率低。有犯罪或自杀倾向。

上述症状出现于月经前 1~2 周,逐渐加重,至月经前 2 天左右最重,月经来潮后症状可突然消失。部分患者症状消退时间较长,逐渐减轻,直到月经来潮后的 3~4 天才完全消失,但在排卵前一定存在一段无症状期,周期性反复出现为其重要临床特征。

三、诊断和鉴别诊断

没有激素测定及其他特殊的实验室检查,诊

断的基本要素是确定经前出现症状的严重程度,对工作、生活的影响以及月经来潮后缓解的情况,症状须出现于经前1~2周,于月经来潮后缓解,随着症状的缓解,在行经与排卵之间的卵泡期内有一段无症状期。根据经前期出现周期性典型症状,通常可做出诊断,必要时可同时记录基础体温,以了解症状出现与卵巢功能的关系。

美国妇产科学会(American College of Obstetricians and Gynecologists,ACOG)于2000年公布的诊断标准可供参考。诊断基于以下数条:①经前期综合征症状存在;②症状限于月经周期的黄体期;③通过预期评估确定症状模式;④症状导致功能障碍;⑤排除能更好解释症状的其他诊断。指出在先前的3个月经周期中,至少存在6种情感症状(抑郁、易怒、暴发愤怒、焦虑、精神错乱、社交退缩)和4种躯体症状(乳房胀痛、腹胀、头痛、四肢肿胀)中的一种出现于经前5天,并随月经来潮缓解。上述症状须在未来2个月经周期中得到确认,症状导致患者功能障碍,且不能为其他躯体疾患或情感障碍解释。

尽管临床症状缺乏特异性。但是,根据经前期综合征的临床特点,诊断多不困难。注意与以下疾病相鉴别:各种精神病,精神病在整个月经周期中症状不变,无周期性反复出现的特点。对于兼有2种疾病的患者,应指导患者同时到精神病科就诊。经前期综合征需与心、肝、肾等疾病引起的水肿相鉴别。此外,还需与甲状腺功能减退、糖尿病、自身免疫性疾病以及子宫内膜异位症等相鉴别。

经前焦虑障碍,是经前期综合征的严重形式,其诊断需满足美国精神病学协会的《精神障碍诊断和统计手册》中第5版的严格标准。标准中指出,月经前1周出现至少5个下列症状,并在月经开始后几天内改善,且存在于过去1年绝大多数月经周期中,即明显的情绪不稳定(突然悲伤、情绪波动、对拒绝敏感性增强);明显的易激惹、愤怒、人际冲突增加;明显的情绪低落、绝望感、自我贬低想法;明显的焦虑、紧张。同时还必须存在下列1个或多个症状以达到共5项症状:对日常活动兴趣下降;难以集中注意力的主观感觉;嗜睡、易疲劳、精力减少;食欲改变、暴饮暴食、对特定食物

渴望;睡眠过多或睡眠不足;感到被压垮或失控;躯体症状:乳房胀痛、腹胀、体重增加、关节/肌肉酸痛。上述表现在未来至少2个症状周期中通过前瞻性每日评估得以确认,确认前可以临时做出诊断。

四、治疗

由于病因尚不明确,所以缓解症状是主要的治疗目标,并强调个体化原则。

1. 一般治疗 正确的诊断是有效治疗的第一步。通常先采用心理疏导,调整心理状态,消除顾虑和不必要的精神负担,减轻压力对缓解症状有重要作用,认识疾病、建立勇气及自信心,这种精神安慰治疗对相当一部分患者有效。生活方式的调整对于缓解症状也很重要。合理饮食营养,一般认为应戒烟,限制钠盐和咖啡因的摄入。既往的研究显示适当身体锻炼,无论是低强度的瑜伽练习,还是高强度的有氧运动均可以有效缓解症状,但依然需进一步研究。

2. 抗抑郁药 选择性5-羟色胺再摄入抑制剂是治疗经前期综合征的一线药物,尤其适用于重度患者。给药时间为月经开始前14天至月经来潮或经后停用,也可全月经周期连续服用,常用药物为氟西汀,20mg,每日1次,口服,无明显副作用。对缓解精神症状及行为改变效果明显,对躯体症状疗效欠佳。其他还可选择:舍曲林、帕罗西汀、西酞普兰和氯米帕明等。

3. 抗焦虑药 适用于明显焦虑及易怒的患者。常用药物为阿普唑仑,由于潜在的药物依赖性,通常作为选择性5-羟色胺再摄入抑制剂无效时的二线用药。经前用药,起始剂量为0.25mg,每日2~3次,口服。逐渐递增,最大剂量为每日4mg,一直用至月经来潮的第2~3天。

4. 抑制排卵 由于认为卵巢产生的性激素与经前期综合征的病理生理有关,所以很早就提出了这种治疗方法。①促性腺激素释放激素激动剂(gonadotropin releasing hormone agonist,GnRHa):通过降调节抑制垂体促性腺激素分泌,抑制排卵,造成低促性腺激素状态、低雌激素状态,缓解症状。但价格昂贵,其相关的低雌激素症状,尤其是骨质

疏松,限制了它的长期应用。②连续联合复方口服避孕药:可以抑制排卵,减少月经周期中激素的波动,主要用于改善躯体症状,如头痛、乳房胀痛、腹痛等,尚不能改善经前抑郁症状。

5. 醛固酮受体竞争性抑制剂 螺内酯(安体舒通)可减轻水钠潴留,明显改善乳房胀痛、腹胀和体重增加。还可改善抑郁情绪,缓解精神症状。20~40mg,每日 2~3 次,口服,每日或黄体期给药。

6. 其他 适量的维生素、微量元素,如维生素 B₆、钙、镁等的补充有助于预防和缓解症状。中医中药和针灸在治疗中也发挥着重要作用。对所有药物等治疗均无反应的极少数重症患者,权衡利弊,可考虑手术(双侧卵巢切除术 / 双侧输卵管卵巢切除术)治疗。

五、关键点

经前期综合征是周期性发生,黄体晚期加重的一类涉及神经和精神系统症状为主的疾患。目前病因不清,多归为抑郁障碍相类似的问题。目前的治疗主要采用选择性 5- 羟色胺再摄入抑制剂、连续联合复方口服避孕药等方法。

(郁 琦 郭淑萍)

———— 参考文献 ————

1. 谢幸, 孔北华, 段涛. 妇产科学. 9 版. 北京: 人民卫生出版社, 2018.
2. ŚLIWERSKI A, KOSZAŁKOWSKA K. The influence of depression on biased diagnosis of premenstrual syndrome and premenstrual dysphoric disorder by the PSST inventory. Life (Basel), 2021, 11 (11): 1278.
3. FRANK R T. The hormonal causes of premenstrual tension. Arch Neurol Psychiatry, 1931, 26 (5): 1053-1057.
4. DICKERSON L M, MAZYCK P J, HUNTER M H. Premenstrual syndrome. Am Fam Physician, 2003, 67 (8): 1743-1752.
5. GREENE R, DALTON K. The premenstrual syndrome. Br Med J, 1953, 1 (4818): 1007-1014.
6. MAHARAJ S, TREVINO K. A comprehensive review of treatment options for premenstrual syndrome and premen-

strual dysphoric disorder. J Psychiatr Pract, 2015, 21 (5): 334-350.
7. AMERICAN PSYCHIATRIC ASSOCIATION. Diagnostic and statistical manual of mental disorders. 5th ed. Arlington: American Psychiatric Association, 2013.
8. OSBORN E, WITTKOWSKI A, BROOKS J, et al. Women′s experiences of receiving a diagnosis of premenstrual dysphoric disorder: a qualitative investigation. BMC Womens Health, 2020, 20 (1): 242.
9. NAMAVAR JAHROMI B, PAKMEHR S, HAGHSHENAS H. Work stress, premenstrual syndrome and dysphoric disorder: are there any associations？. Iran Red Crescent Med J, 2011, 13 (3): 199-202.
10. YONKERS K A, O′BRIEN P M, ERIKSSON E. Premenstrual syndrome. Lancet, 2008, 371 (9619): 1200-1210.
11. MONTELEONE P, LUISI S, TONETTI A, et al. Allopregnanolone concentrations and premenstrual syndrome. Eur J Endocrinol, 2000, 142 (3): 269-273.
12. RAPKIN A J. Progesterone, GABA and mood disorders in women. Arch Women Ment Health, 1999, 2 (3): 97-105.
13. DILBAZ B, AKSAN A. Premenstrual syndrome, a common but underrated entity: review of the clinical literature. J Turk Ger Gynecol Assoc, 2021, 22 (2): 139-148.
14. ZENDEHDEL M, ELYASI F. Biopsychosocial etiology of premenstrual syndrome: a narrative review. J Family Med Prim Care, 2018, 7 (2): 346-356.
15. CAMP D M, ROBINSON T E. Susceptibility to sensitization. Ⅱ. the influence of gonadal hormones on enduring changes in brain monoamines and behavior produced by the repeated administration of D-amphetamine or restraint stress. Behav Brain Res, 1988, 30 (1): 69-88.
16. ROELFSEMA F, VANDENBERG G, FROLICH M, et al. Sex-dependent alteration in cortisol response to endogenous adrenocorticotropin. J Clin Endocrinol Metab, 1993, 77 (1): 234-240.
17. RAPKIN A J. The role of serotonin in premenstrual syndrome. Clin Obstet Gynecol, 1992, 35 (3): 629-636.
18. SHAH N R, JONES J B, APERI J, et al. Selective serotonin reuptake inhibitors for premenstrual syndrome and premenstrual dysphoric disorder: a meta-analysis. Obstet Gynecol, 2008, 111 (5): 1175-1182.
19. BROWN J, O′BRIEN P M, MARJORIBANKS J, et al. Selective serotonin reuptake inhibitors for premenstrual syndrome. Cochrane Database Syst Rev, 2009, 15 (2): CD001396.
20. MENKES D B, COATES D C, FAWCETT J P. Acute tryptophan depletion aggravates premenstrual syndrome.

J Affect Disorder, 1994, 32 (1): 37-44.

21. STEINBERG S, ANNABLE L, YOUNG S N, et al. Tryptophan in the treatment of late luteal phase dysphoric disorder: a pilot study. J Psychiatry Neurosci, 1994, 19 (2): 114-119.

22. LIU P, WEI Y, FAN Y, et al. Altered brain structure in women with premenstrual syndrom. J Affect Disord, 2018, 229: 239-246.

23. DENG D, PANG Y, DUAN G, et al. Larger volume and different functional connectivity of the amygdala in women with premenstrual syndrome. Eur Radiol, 2018, 28 (5): 1900-1908.

24. LIU P, WEI Y, FAN Y, et al. Cortical and subcortical changes in patients with premenstrual syndrome. J Affect Disord, 2018, 235: 191-197.

25. PAKHARENKO L, VOROBII V, KURTASH N, et al. Association of ACE gene polymorphism with the development of premenstrual syndrome. Georgian Med News, 2019, 294: 37-41.

26. PAKHARENKO L V, VDOVICHENKO Y P, KURTASH N Y, et al. Estradiol blood level and ESR1 gene polymorphism in women with premenstrual syndrome. Wiad Lek, 2020, 73 (12 cz 1): 2581-2585.

27. 黄国伟, 郭跃文, 欧阳晓红. 经前期综合征患者外周血CD8+CD28-T 细胞、TGF-β1、IL-1 水平检测及其与心理应激的关系. 广东医科大学学报, 2017, 35 (6): 633-636.

28. PARAZZINI F, DI MARTINO M, PELLEGRINO P. Magnesium in the gynecological practice: a literature review. Magnes Res, 2017, 30 (1): 1-7.

29. ARAB A, RAFIE N, ASKARI G, et al. Beneficial role of calcium in premenstrual syndrome: a systematic review of current literature. Int J Prev Med, 2020, 11: 156.

30. RETALLICK-BROWN H, BLAMPIED N, RUCKLIDGE J J. A pilot randomized treatment-controlled trial comparing vitamin B6 with broad-spectrum micronutrients for premenstrual syndrome. J Altern Complement Med, 2020, 26 (2): 88-97.

31. ISMAIL K, O'BRIEN S. Premenstrual syndrome. Curr Obstet Gynaecol, 2005, 15: 25-30.

32. CRONJE W H, HAWKINS A P, STUDD J W W. Premenstrual syndrome. Progress in Obstetrics and Gynaecology, 2003, 15: 169-183.

33. MEADEN P M, HARTLAGE S A, COOK-KERR J. Timing and severity of symptoms associated with the menstrual cycle in a community-based sample in the Midwestern United States. Psychiatr Res, 2005, 134: 27-36.

34. BLOCH M, SCHMIDT P J, RUBINOW D R. Premenstrual syndrome: evidence for symptom stability across cycles. Am J Psychiatry, 1997, 154: 1741-1746.

35. FREEMAN E W. Premenstrual syndrome and premenstrual dysphoric disorder, definitions and diagnosis. Psychoneuroendocrinology August, 2003, 28 (supplement 3): 25-37.

36. HALBREICH U. Diagnosis of premenstrual syndrome. Gynaecology Forum, 2006, 11 (No1): 5-7.

37. NEW PMS GUIDELINES RELEASED. Recommendations focus on diagnosis and treatment. AWHONN Lifelines, 2000, 4 (3): 61-62.

38. PANAY N. Treatment of premenstrual syndrome: a decision-making algorithm. Menopause Int, 2012, 18 (2): 90-92.

39. VAGHELA N, MISHRA D, SHETH M, et al. To compare the effects of aerobic exercise and yoga on premenstrual syndrome. J Educ Health Promot, 2019, 8: 199.

40. PEARCE E, JOLLY K, JONES L L, et al. Exercise for premenstrual syndrome: a systematic review and meta-analysis of randomised controlled trials. BJGP Open, 2020, 4 (3): bjgpopen20X101032.

41. DE WIT AE, DE VRIES YA, DE BOER MK, et al. Efficacy of combined oral contraceptives for depressive symptoms and overall symptomatology in premenstrual syndrome: pairwise and network meta-analysis of randomized trials. Am J Obstet Gynecol, 2021, 225 (6): 624-633.

42. WANG M, HAMMARBACK S, LINDHE B A, et al. Treatment of premenstrual syndrome by spironolactone: a double-blind, placebo-controlled study. Acta Obstet Gynecol Scand, 1995, 74 (10): 803-808.

43. GAO M, SUN H, SUN W, et al. Traditional Chinese medicine on treating premenstrual syndrome and premenstrual dysphoric disorder: a protocol for systematic review and meta-analysis. Medicine (Baltimore), 2020, 99 (42): e22694.

44. ZHANG J, CAO L, WANG Y, et al. Acupuncture for premenstrual syndrome at different intervention time: a systemic review and meta-analysis. Evid Based Complement Alternat Med, 2019, 2019: 6246285.

第一节　闭经的分类及其病理生理特点

一、生理性闭经

闭经是临床上一种常见的症状,首先要排除生理性闭经的可能性。以下介绍 4 个生理性闭经期的内分泌基础,有助于临床上对病理性闭经的鉴别诊断。

(一) 青春前期

下丘脑 - 垂体 - 卵巢轴(HPO 轴)功能的启动始于胎儿期,并持续到新生儿期。儿童期由于中枢某些抑制物质的影响,HPO 轴功能处于静寂状态,内、外生殖器官呈幼稚型。青春前期中枢抑制因素被解除,下丘脑促性腺激素释放激素(gonadotropin releasing hormone,GnRH)脉冲式分泌启动,促进了垂体促性腺激素(gonadotropin,Gn),即卵泡刺激素(follicle-stimulating hormone,FSH)和黄体生成素(luteinizing hormone,LH)的合成与分泌,从而刺激卵巢内卵泡的发育及分泌雌激素;在雌激素的作用下,女童的第二性征及内外生殖器官开始发育,并逐渐发育成熟。

月经的初次来潮称为月经初潮,是当卵巢内卵泡发育产生的雌激素足以刺激子宫内膜增殖到一定程度,并在卵泡闭锁时出现雌激素的波动或撤退时,增殖的子宫内膜脱落时出现月经。初潮前的青春前期、青春期发育阶段未有月经来潮属于生理现象。

(二) 妊娠期

一旦胚泡着床,胚胎滋养层细胞分泌人绒毛膜促性腺激素支持卵巢黄体,使其继续发育为妊娠黄体,并持续分泌大量雌、孕激素,支持子宫内膜从分泌期内膜转化成蜕膜组织以支持早期胚胎的发育,因此不再有子宫内膜脱落与月经。妊娠 3 个月后胎盘形成,分泌大量雌、孕激素和蛋白激素,抑制下丘脑 GnRH 和垂体 Gn 分泌,卵巢功能处于抑制状态。一旦妊娠结束,重新建立下丘脑 - 垂体 - 卵巢之间的正常关系时,月经即再现。妊娠期的月经闭止属生理现象。

(三) 哺乳期

分娩以后,若母乳喂养,规律哺乳时婴儿吸吮乳头的刺激可导致垂体催乳素大量并规律地分泌,从而抑制了下丘脑 GnRH 和垂体 Gn 的分泌,并且血中催乳素水平的升高还可降低卵巢对促性腺激素的敏感性,使分娩后的卵巢功能仍处于抑制状态,故在分娩以后若规律地哺乳一般仍维持闭经,属生理性。但若哺乳不规律或哺乳次数减少时,血中催乳素(prolactin,PRL)不足以抑制卵巢功能,仍可能出现不规则月经。通常不哺乳的妇女在产后 1~2 个月时由于血中 PRL 水平下降,对下丘脑 GnRH 的抑制解除,月经即逐渐恢复正常;停止哺乳超过 6 个月未见月经来潮应检查原因。

(四) 绝经后

有研究显示女性 37 岁后卵巢内卵泡数随增龄卵泡闭锁的速率加快而减少,这是一个不可逆、渐进、累积的过程。卵巢内窦卵泡数目的减少将导致早卵泡期血抑制素 B(inhibin B,INHB)水平降低,继而 FSH 水平升高,故卵巢功能衰退的早期,由于 FSH 水平升高对卵巢内剩余卵泡的刺激,常出现黄体不健或不规则的卵泡发育和闭锁交替,可导致月经频发或月经不规则;随着卵巢内窦卵泡数的进一步减少到耗竭,FSH 水平进一步升高,继而由于卵巢内卵泡的耗竭,卵巢分泌雌激素的功能完全停止,子宫内膜因失去雌激素的刺激而月经闭止,因此卵巢功能衰竭引起的月经闭止称为绝经。

二、病理性闭经的分类

(一) 按病变解剖部位分类

可以将引起闭经的病因分为 4 个区域。

第一区:生殖道引流障碍或子宫靶器官病变引起的闭经,称为生殖道引流障碍性或子宫性闭经。

第二区:卵巢病变引起的闭经,称为卵巢性闭经。

第三区:垂体病变引起的闭经,称为垂体性闭经。

第四区:下丘脑分泌 GnRH 缺陷或功能失调引起的闭经,称为下丘脑性闭经。

(二) 按照促性腺激素水平分类

包括高促性腺激素性闭经和低促性腺激素性闭经,由于两者性腺功能均处于低落状态,故也称高促性腺激素性性腺功能减退和低促性腺激素性性腺功能减退。

1. 高促性腺激素性性腺功能减退 指促性腺激素 FSH 浓度>40IU/L 的性腺功能减退者,提示病变部位在卵巢。

2. 低促性腺激素性性腺功能减退 主要指促性腺激素 LH 浓度<5IU/L 的性腺功能减退者,提示病变部位在中枢(下丘脑或垂体)。

(三) 按闭经严重程度分类

可以将闭经分为Ⅰ度闭经及Ⅱ度闭经。

1. Ⅰ度闭经 卵巢具有分泌雌激素功能,体内有一定雌激素水平,给予孕激素有药物撤退性月经。

2. Ⅱ度闭经 卵巢分泌雌激素功能缺陷或停止,体内雌激素水平低下,给予孕激素不出现药物撤退性月经。

(四) 按生理、病理原因分类

包括生理性闭经及病理性闭经。

1. 生理性闭经 发生在青春早期、妊娠期、哺乳期和绝经期的闭经称为生理性闭经,属于正常现象。

2. 病理性闭经 排除上述生理性闭经外的闭经,称为病理性闭经。

(五) 按原发、继发分类

分为原发性闭经和继发性闭经。

1. 原发性闭经 指年龄>14 岁,仍无第二性征发育;或有女性第二性征发育,但年龄>16 岁,月经仍未来潮。

2. 继发性闭经 指正常月经周期建立后,月经停止 6 个月以上;或按自身原有周期,月经停止 3 个周期以上。

三、病理性闭经的病理生理特点

(一) 下丘脑性闭经

下丘脑位于大脑基底部,为"激素控制中心",控制包括生殖及卵巢功能在内的多种生物学功能及活性。下丘脑性闭经指中枢神经系统及下丘脑各种功能性和器质性病变或功能失调引起垂体促性腺激素分泌降低或失调所引起的闭经。

下丘脑性闭经病因非常复杂,有先天性基因缺陷或炎症或创伤、肿瘤等器质性病变及内科疾病干扰下丘脑功能或下丘脑本身功能失调引起的功能性下丘脑性闭经。常引起青春期发育停止、青春期骨量蓄积降低及骨质疏松症等,到育龄期常引起不育,严重影响女性健康。

器质性病变,如下丘脑的良、恶性肿瘤,包括颅咽管瘤、蝶鞍肿瘤、放射治疗及下丘脑的浸润性病变(如朗格汉斯细胞组织细胞增生症、结节病)等。颅咽管瘤是最常见的下丘脑肿瘤,发生于蝶鞍上垂体柄漏斗部前方的颅颊囊皱褶。该肿瘤沿垂体柄生长可压迫垂体柄,影响下丘脑 GnRH 和多巴胺向垂体转运,从而导致低促性腺激素闭经伴垂体催乳素分泌增加。催乳素的增加又加重了对生殖轴功能的抑制。颅咽管瘤患者临床表现为Ⅱ度闭经可伴溢乳;原发性闭经者性征缺如。该肿瘤属良性,生长缓慢。肿瘤引起颅内压迫症状时则应手术。

先天性基因缺陷性疾病，如卡尔曼综合征，为 1944 年由 Kallmann 首先报道的一种下丘脑 GnRH 先天性分泌缺陷同时伴嗅觉丧失或嗅觉减退的综合征，临床表现为低促性腺激素性性腺功能减退、原发性闭经、性征发育缺如，称为性幼稚嗅觉丧失综合征（Kallmann syndrome）。该综合征为先天性遗传性疾病，常见的致病基因包括成纤维细胞生长因子受体 1（FGFR1）、成纤维细胞生长因子 8（FGF8）、前动力蛋白受体 2 基因（PROKR2）、前动力蛋白 2 基因（PROK2）、促性腺激素释放激素受体（GNRHR）和 KAL1 等，可造成胚胎发生时期神经元移行所需的 KAL 蛋白表达缺陷，使嗅神经元的轴突移行终止于筛板与前脑之间，未达嗅球，从而使伴随嗅神经元轴突移行的 GnRH 神经元也终止于此，不能到达下丘脑而发生 GnRH 分泌缺陷。

下丘脑本身功能失调引起的闭经称为功能性下丘脑性闭经（functional hypothalamic amenorrhea，FHA）。在功能性下丘脑性闭经中，下丘脑促性腺激素释放激素（GnRH）脉冲分泌损害在该病的发病中起关键作用，FHA 患者的 GnRH/LH 的异常谱很广，包括 LH 脉冲频率低、LH 完全缺如、LH 分泌表现正常及 LH 脉冲高频率；根据 GnRH 脉冲分泌损害的程度不同，生殖轴抑制的程度也不同。FHA 的病理生理精确的机制尚未阐明，许多神经递质和神经受体对 GnRH 脉冲分泌频率的生理调节起重要的作用。

临床常见的 FHA 有 3 种类型：精神相关的应激性闭经、营养相关的体重下降性闭经及运动相关的闭经。FHA 在初潮后青春期及整个育龄期的发生概率并无明显差异。①精神应激性（psychological stress）：环境改变、过度紧张或精神打击等应激引起的，应激反应最重要的是促肾上腺皮质激素释放激素（corticotrophin releasing hormone，CRH）和皮质激素分泌的增加。一项对猴的实验证据指出，CRH 可能通过增加内源性阿片样肽的分泌，从而抑制下丘脑分泌 GnRH 和垂体分泌促性腺素而导致闭经。也有证据表明某些下丘脑闭经患者还存在多巴胺分泌增加对 GnRH

脉冲分泌的抑制。②体重下降（weight loss）和神经性厌食（anorexia nervosa，AN）：神经性厌食是一种与精神疾病高度相关的进食障碍性疾病，起病于强烈惧怕肥胖，有意节制饮食。体重骤然下降导致促性腺激素低下的状态，其发病机制复杂，研究发现，异常的进食模式和严重的营养不良导致机体能量负平衡，进而导致生殖轴受到抑制，雌激素水平显著下降，易造成女性出现月经稀发，严重者可出现闭经。值得注意的是，这种闭经的发生有时可以在患者体重指数减轻之前，而当患者恢复稳定的体重指数后，由于持续性下丘脑功能障碍，闭经仍可维持很长时间，且复发风险高。有研究发现，当体重下降至正常标准体重的 10%~15% 以上时，即出现闭经，继而出现进食障碍和进行性消瘦及多种激素水平改变，促性腺激素逆转至青春期前水平，血清肾上腺皮质激素水平升高，尽管促肾上腺皮质激素（adrenocorticotropic hormone，ACTH）水平正常，但 ACTH 对外源性 CRH 反应迟钝，循环中糖皮质激素（glucocorticoid，GC）水平降低。患者不能耐受冷和热，体毛增多，低血压，心动过缓，皮肤发黄（维生素 A 代谢改变使血浆胡萝卜素水平升高）。此病症多发生于 25 岁以下的年轻女性，是一种威胁生命的疾患，死亡率高达 9%。③运动性闭经：一直到 20 世纪才意识到竞争性的体育运动以及强运动和其他形式的训练（如芭蕾舞和现代舞），可引起闭经，称为运动性闭经。女性需要最低限度的脂肪量才能维持月经的运作，如果体重指数低于应有正常标准体重指数的 10%~15%，或体内脂肪的比例过低，不到体重指数的 17%，就会影响雌激素的正常水平，干扰正常月经形成。而运动性闭经主要是由于体脂的下降及应激本身引起的下丘脑 GnRH 分泌受抑制。最近的研究还提示强运动的同时不适当的限制能量摄入（低能量摄入）比体脂减少更易引起闭经。现认为，体脂下降及营养低下引起 kisspeptin/瘦素下降是生殖轴功能抑制的机制之一。

药物性闭经与长期使用一些抑制中枢或下丘脑的药物有关，如抗精神病、抗抑郁药物、口服避孕药、甲氧氯普胺、阿片类物质等可抑制 GnRH 的分泌而致闭经，但一般停药后可恢复月经。

（二）垂体性闭经

垂体性闭经指腺垂体发生器质性病变或功能失调，使垂体促性腺激素分泌降低引起的闭经。垂体性闭经主要致病部位在垂体前叶。

1. 垂体梗死 常见的为希恩综合征，是1939年由Sheehan首先描述。该病是由于分娩期或产后大出血，特别是伴有较长时间低血容量性休克，影响垂体前叶血供，在腺体内部或漏斗部形成血栓，引起梗死、缺血性坏死、纤维性萎缩，而造成垂体功能不全，继发垂体前叶多种激素分泌减退或缺乏而引起一系列症状。据报道发生率至少占产后出血性休克患者的25%。

该病是产时或产后大出血引起垂体前叶功能减退，但其机制尚不清楚，一般认为与以下几个方面有关。

（1）妊娠期垂体呈生理性肥大，较非孕期大2~3倍，主要由于PRL分泌细胞肥大所致。需氧量相应增多，尤其在分娩时需氧量约增加3倍，因此对缺氧更加敏感。此时若有全身循环衰竭，垂体前叶血流量锐减，易于引起梗死坏死。

（2）垂体前叶血运80%来源于垂体上动脉和门脉丛，10%~20%来源于颈内动脉分支，休克时动脉和门脉循环血量均骤减，反射性引起血管痉挛，加重缺血缺氧。缺血缺氧首先从垂体柄水平开始向垂体前叶延伸，缺血时间越长，垂体坏死和功能损害越严重。垂体后叶血供不依赖门脉系统，故一般不会累及垂体后叶，但也有极少病例可发生抗利尿激素分泌异常及尿崩症。

（3）垂体前叶功能有较强的代偿能力，但垂体组织破坏超过50%~79%即难以满意地代偿。一般当垂体坏死面积达50%时临床才出现症状；坏死面积为75%以上，则症状明显；坏死面积超过90%，则症状严重。

（4）由于垂体前叶可分泌调节甲状腺、肾上腺、性腺等多种腺体的激素，因此，当垂体缺血坏死及萎缩，致垂体功能减退，可使垂体分泌的各种激素减少，可为单一激素、2种或多种激素分泌功能的缺陷。各种垂体激素分泌障碍出现的时间和频率顺序为促性腺激素（FSH、LH）→ GH →促甲状腺激素（thyroid stimulating hormone, TSH）→ ACTH；

受垂体前叶上述激素调节的靶腺，包括卵巢、甲状腺、肾上腺皮质等也随之出现萎缩性变化和功能减退，其他脏器组织也可随之发生不同程度的萎缩，从而使本征表现为多系统、多脏器的变化。

2. 先天性垂体促性腺激素缺乏症 先天性垂体单一性促性腺激素缺乏症是指垂体其他功能正常，仅促性腺激素分泌减退的疾病。病因未明，多属于遗传病。近年的研究表明，该病可能是涉及FSH和LH分泌的下丘脑-垂体通路的基因突变，如 *GnRHR*、*GnRH1*、*KISS1R/GPR54*、*TAC3*、*TACR3*、*HESX1*、*PROP1* 和 *DAX1* 等，导致 LH 或 FSH 的α、β 亚单位或其受体异常。

3. 垂体肿瘤 垂体肿瘤约占颅内肿瘤的10%，按其分泌功能分为催乳素瘤、生长激素瘤、促肾上腺皮质激素腺瘤和促甲状腺素瘤，不同类型的肿瘤所分泌的激素不同可出现不同症状，但多有闭经的表现。

垂体肿瘤多发于成年人，儿童少见。垂体肿瘤的发病原因至今不清，由于垂体激素的合成和分泌受下丘脑激素释放和抑制激素调控，因此早期认为，下丘脑激素分泌失调是垂体肿瘤的发病原因。催乳素瘤（PRL瘤）是垂体前叶有分泌功能的腺瘤，是最常见的垂体肿瘤，占垂体瘤的75%左右，占闭经患者的15%。属良性，生长速度缓慢，该瘤是引起闭经最常见的器质性疾病之一。成年人发病率为1/10 000，男女发病比例为1:10；在20~50岁女性发病率最高，占闭经妇女的15%左右。催乳素瘤按肿瘤大小分为大腺瘤和微腺瘤，直径 ≤1cm 为微腺瘤，>1cm 为大腺瘤；90%以上的垂体 PRL 瘤为小的鞍内肿瘤，大腺瘤较少见。极少数 PRL 瘤具有侵袭性，使重要结构受压。恶性 PRL 瘤非常罕见，治疗困难，可在中枢神经系统内外播散转移，可能与垂体肿瘤转化生长因子1的表达有关。

该病病因至今尚未完全清楚，通常认为其发病涉及 PRL 调节因素的异常或垂体 PRL 分泌细胞本身的缺陷。分子生物学研究表明部分患者有多巴胺 D_2 受体基因表达缺陷和垂体 PRL 分泌细胞的原发缺陷，这是复杂的、多步骤改变的结果。可能为 PRL 细胞内部的突变及生长因子的参与，引起了细胞复制机制的异常,也可能是在下丘脑多巴胺抑制作用减弱的情况下,增殖加速的PRL分泌细胞易于发生突变;其结果均使异常PRL分泌细胞克隆化增殖。最近几年通过分子生物学技术发现了与PRL瘤有关的一些候选基因,如肿瘤激活基因有肝素结合分泌性转型基因(HST)、垂体瘤转型基因(PTTC)。

关于催乳素瘤产生高PRL血症的原因可能是:①催乳素瘤细胞自主分泌PRL而不受催乳素释放抑制因子(prolactin release inhibiting factor,PIF)的抑制;②肿瘤增大压迫垂体柄,阻断垂体门脉血流灌注,使下丘脑产生的PIF进入垂体减少,导致垂体分泌PRL增多。

4. 空蝶鞍综合征　由于蝶鞍膈先天性发育不全或肿瘤及手术破坏蝶鞍膈,使充满脑脊液的蛛网膜下腔向垂体窝(蝶鞍)延伸,导致垂体柄门脉组织受压,使下丘脑GnRH和多巴胺经垂体门脉循环向垂体的转运受阻,引起闭经,可伴随PRL水平升高和溢乳。

空蝶鞍综合征分为原发性和继发性。原发性空蝶鞍综合征(primary empty sella syndrome,PES)排除任何垂体病病史(既往鞍区外科手术、药物治疗或放射治疗史),目前被认为是一种特发性疾病,可能与特发性颅内高压有关。继发性空蝶鞍综合征可能发生在神经外科手术或放疗后引起的腺瘤自发性坏死(缺血或出血)后、垂体感染过程后、垂体自身免疫性疾病后或脑外伤后。

本病的发生机制迄今不清,但认为蝶鞍不全或完全缺失是本病形成的先决条件。研究发现:①妊娠妇女的垂体有生理性增大,多胎妊娠时更明显,肥大的垂体使垂体窝和鞍膈孔增大,妊娠结束后,垂体恢复正常,但垂体鞍膈孔不能恢复,导致蛛网膜下腔脑积液流入垂体窝;②一些原发性甲状腺功能减退的女性常显示蝶鞍扩大;③由于先天性或后天性原因(垂体腺瘤手术和放射治疗)导致鞍膈不完整,使蛛网膜下腔疝进入蝶鞍窝内,疝囊内聚集的脑脊液压迫垂体,使垂体变成扁平,位于鞍后底部,酷似空泡状,而鞍底和前后床突因压迫而脱钙和破坏;如果垂体柄被压迫,阻碍下丘脑PIF进入垂体即发生高催乳素血症。

(三) 卵巢性闭经

卵巢性闭经是由卵巢本身原因引起的闭经。这类闭经促性腺激素水平升高,属于高促性腺激素性闭经,包括由先天性性腺发育不全、酶缺陷、卵巢不敏感综合征及后天各种原因引起卵巢功能衰退。

1. 性腺发育不全　性腺发育不全(gonadal dysgenesis,GD)患者性腺呈条索状,有染色体异常和染色体正常2种类型。

(1)染色体正常:即单纯性腺发育不全。患者性腺呈条索状,性幼稚,染色体核型为46,XX或46,XY。条索状性腺发生机制仍无定论,性染色体决定性腺发育的基因失活或突变,则导致性腺发育不全。有报道发现多个家族姐妹中有2个以上的46,XX单纯性腺发育不全患者,父母中有近亲史,认为46,XX单纯性腺发育不全可能是一种常染色体隐性遗传病;46,XY单纯性腺发育不全患者的性腺恶变率较高,为25%~30%。最常见的是性腺母细胞瘤和/或无性细胞瘤。

该病激素水平测定显示卵巢性激素水平低下,垂体激素的FSH和LH水平升高;超声显示患者子宫发育不良,性腺呈条索状;体格检查可见外生殖器为女性表型,但第二性征发育差。

(2)染色体异常

1)特纳综合征:特纳综合征(Turner syndrome,TS)是一种最常见的性腺发育异常疾病,占先天性性腺发育不良病例总数的2/3左右。该综合征于1938年由Turner首先描述。1959年Ford等发现本征患者的染色体核型为45,XO,缺失1条性染色体原因可能是生殖细胞减数分裂时,性染色体不分离所致。从Xg血型的研究证实,缺失的X染色体75%系父源性,25%系母源性。

本征发生率新生儿为10.7/10万,女婴为22.2/10万。据报道占流产胚胎的3%~10%;仅0.2%的45,XO胎儿达足月,其余在孕10~15周死亡。其典型临床表现为有特殊外貌(身材矮小、蹼状颈、低位耳、第四掌骨短和盾状胸),可能会伴发骨骼畸形、软组织畸形、肾脏畸形、心脏大血管畸形、高血压、自身免疫性甲状腺炎和听觉损害等。

特纳综合征该病性染色体异常主要有以下几种核型:① X单体型(45,XO):无染色质,具有典型的本综合征表型,最多见;②X染色体部分缺失:46,X del(Xp)、46,X del(Xq);③等臂染色体:46,X(Xqi),其表型与XO相似,但约有1/5伴发甲状腺炎和糖尿病;④嵌合体:核型为45,XO/46,XX、45,XO/47,XXX或45,XO/46,XY(属特殊类型,仅占2%~5%)。表型则有很大差异,表型无异常到典型的XO表型。

性腺呈条索状或卵巢发育不良是本征患者的主要病变,患者就诊的主要诉求为原发性或继发性闭经、性征不发育或发育不良等。本征患者原发性闭经发生率约97%。

相对于有正常细胞株的嵌合型(45,X/46,XX或45,X/46,XY),45,XO核型的个体临床症状更加严重。而有Y染色体嵌合的TS患者发生性腺母细胞瘤及其他生殖细胞肿瘤的风险更高。

2)多X综合征:该征患者一个细胞至少含3个X染色体,又称超雌综合征。1959年,Jacobs首先描述47,XXX综合征;2年后,Carr发现48,XXXX综合征,而49,XXXXX由Kesaree和Wooley首次描述。临床上,以核型47,XXX最为常见。比正常女性核型额外多的X染色体来源于细胞分裂时的不分离事件,可以发生在形成配子时,也可发生在形成受精卵后,从而形成嵌合核型。该征可因额外多的X染色体的数目不同,临床表现差异大,可呈现出不同程度的发育、心理障碍和临床疾病。其影响因素不详,或许与母亲高龄有一定关系。

2. 酶缺陷

(1)17α-羟化酶/17,20-裂解酶缺陷症:是先天性肾上腺增生症的少见类型,发病率为1/5 000~1/1 000,为CYP17A1基因突变引起的常染色体隐性遗传病。CYP17A1位于染色体10q24.3,含8个外显子,8 637个碱基对。编码508个氨基酸、分子量约57kDa的蛋白质。中国人群中CYP17A1基因突变的高发区域为第6和第8外显子,最常见的突变类型p.Y329fs(外显子6)和D487-S488-F489(1519-1527)9-bp del(外显子8)突变,p.H373L突变少见。

17α-羟化酶/17,20-裂解酶属于细胞色素P450酶的一种,主要分布在睾丸、卵巢、肾上

腺束状带和网状带,是肾上腺类固醇激素合成的关键酶之一,具有羟化酶和裂解酶2种活性。17α-羟化酶的作用是将孕烯醇酮/孕酮转化为皮质醇的前体物质17-羟孕烯醇酮/17-羟孕酮;17,20-裂解酶的作用是将17和20位碳链裂解产生雌激素和肾上腺雄激素的前体物质。17α-羟化酶/17,20-裂解酶缺陷导致雌激素和雄激素合成障碍,皮质醇合成显著减少,促肾上腺皮质激素(ACTH)反应性分泌增加,而酶的底物及其前体物质积聚,如盐皮质激素产生通路中脱氧皮质酮(deoxycorticosterone,DOC)和孕酮水平明显升高。因此,17α-羟化酶/17,20-裂解酶缺陷症患者的主要内分泌特征是血清雌二醇、睾酮、皮质醇水平降低,FSH、LH、皮质酮、脱氧皮质酮、孕酮水平升高。雌激素和雄激素合成障碍的临床表现为女性第二性征缺失、原发性闭经。多数患者无腋毛和阴毛,体毛稀少,面部皮肤皱纹增多并呈衰老表现,乳房不发育,幼儿型子宫,卵巢小,但外阴无畸形,骨龄延迟。皮质醇合成减少、ACTH分泌增加主要表现为疲乏、显著肌肉无力,精神萎靡,语音低,皮肤色素沉着,肢体麻木、刺痛等。DOC对盐代谢的影响则表现为水钠潴留,血容量增加,出现高血压、低血钾等表现,进而肾素活性显著抑制,醛固酮合成下降,出现低醛固酮血症。孕酮水平明显升高,部分酶缺乏患者可反复出现卵巢囊肿。

绝大多数17α-羟化酶/17,20-裂解酶缺陷症患者的酶活性完全丧失,存在典型的临床表现。但是,有少数的患者17α-羟化酶/17,20-裂解酶仍有部分活性,临床表现不典型或轻微。此类患者称为不完全型17α-羟化酶/17,20-裂解酶缺陷症(combined partial 17α hydroxylase/17,20 lyase deficiency)。患者多以不孕症就诊,可反复出现卵巢囊肿,ACTH和肾素活性、孕酮测定有助于临床诊断和鉴别诊断。对于17α-羟化酶/17,20-裂解酶缺陷症患者需检查核型,如核型为46,XY,需切除性腺。

(2)芳香化酶缺乏症:芳香化酶缺乏症(aromatase deficiency,AD)是一种罕见的常染色体隐性遗传疾病,多见于近亲结婚家庭的子代。该病主要是由芳香化酶基因CYP19A1失功能变异,造

成其编码的 P450 芳香化酶功能缺陷,由于芳香化酶是雌激素合成的关键酶,故芳香化酶功能缺陷导致内源性雌激素合成障碍,引起先天性雌激素缺乏综合征,导致原发性闭经。*CYP19A1* 位于染色体19q21.1,含有 10 个外显子。

芳香化酶是微粒体酶复合物,由细胞色素 P450 芳香化酶(cytochrome P450 aromatase)和 NADPH 细胞色素 P450 还原酶(NADPH cytochrome P450 reductase)组成。主要分布在卵巢、睾丸、胎盘、下丘脑、骨骼、脂肪等器官和组织。P450 芳香化酶是雌激素合成的关键酶,将雄烯二酮、睾酮、硫酸脱氢表雄酮(DHEAS)转化为雌激素。

芳香化酶缺乏的临床表现根据不同的发育阶段而不同。胎儿缺乏芳香化酶,造成胎盘雌激素转化障碍,DHEAS 转化成睾酮,导致胎儿和母亲男性化。新生女婴可以出现假两性畸形。在女性的儿童期和青春期,芳香化酶缺乏多表现为原发性闭经、多囊卵巢综合征、骨成熟延迟、乳房不发育、男性化等。芳香化酶缺乏的内分泌特征是雌二醇水平低下、睾酮水平升高、FSH 水平明显升高。

3. 卵巢不敏感综合征　卵巢不敏感综合征(insensitive ovary syndrome)又称卵巢抵抗综合征或 Savage 综合征,由 Morace-Ruehsen 等首次命名。患者卵巢内有众多原始卵泡,但对促性腺激素缺乏反应,仅极少数能发育到窦状卵泡期,几乎不能达到成熟期,多数卵泡在窦状卵泡前期呈局灶或弥漫性透明变性。本综合征较少见,约占高促性腺激素性闭经的 11%~20%。

该综合征的发病原因迄今还不完全清楚,可能原因:①卵巢缺乏促性腺激素受体或促性腺激素受体变异;②卵巢局部调节因子异常;③卵巢促性腺激素受体后信号缺乏;④体内产生对抗自身卵巢颗粒细胞促性腺激素受体位点的抗体,可能与免疫功能异常有关,最终使卵巢对内源性和外源性促性腺激素缺乏有效反应,从而使卵泡处于休止状态,导致内源性雌激素分泌减少,进而导致促性腺激素水平增高。

患者多表现为原发性闭经,也可见继发性闭经。B 超检查卵巢大小基本正常,有小卵泡,皮髓质回声均匀,比例基本正常。腹腔镜探查见卵巢形态饱满,表面光滑,包膜较厚,卵巢活检可见原始卵泡多,但窦状卵泡数目很少。内分泌激素测定显示卵巢性激素水平低下,促性腺激素水平明显增高,使用外源性促性腺激素很难使卵泡发育。

4. 卵巢早衰　卵巢早衰(premature ovarian failure,POF)指女性 40 岁前由于卵巢功能衰竭引发的闭经,伴有雌激素缺乏症状;激素特征为高促性腺激素水平,特别是 FSH 水平升高,FSH>40IU/L,伴雌激素水平下降。POF 是一种临床高度异质、病因混杂性疾病,超过半数的患者临床上找不到明确的病因。研究资料显示染色体核型异常、基因突变、免疫性因素、代谢异常或药物作用、手术及放化疗损伤、病毒感染等都可能导致 POF。这些因素可影响卵泡发育的各个阶段,导致原始卵泡池过小、卵泡募集异常,或影响卵泡闭锁、破坏加速,致卵泡过早耗竭,最终引起卵巢功能衰竭。但大多数患者病因不清,属于特发性。

(1)染色体异常:染色体异常是 POF 最主要的病因之一(10%~15%),最常见的是 X 染色体异常,表现为各种结构畸变和数目畸变。2 条结构完整的 X 染色体对卵巢功能的维持至关重要。对于卵巢发育及其功能极具重要性的基因聚集于 X 染色体的关键区域,区域内逃避 X 染色体失活的基因单倍剂量不足,重排对邻近基因的"位置效应",或非特异性扰乱减数分裂同源染色体配对,或 X 染色体短臂(Xp)缺失(常见的缺失区域如 Xp11.2~p22.1),可导致卵泡闭锁加速,是 X 染色体畸变导致 POF 发生的主要致病机制。另外,X 染色体 Xq13~q21 区域或 Xq23~q27 区域结构异常和 X- 常染色体易位(如 X- 常染色体平衡易位分裂 *XPNPEP2* 基因)、常染色体重排(如常染色体罗伯逊易位和相互易位)也可导致 POF。

(2)相关基因突变:X 染色体相关基因、常染色体的候选基因的突变可导致 POF。X 染色体相关基因包括泛素蛋白酶 9X 基因(*USP9X*)、X 连锁锌指基因(*ZFX*)、骨形态生成蛋白 15(*BMP15*)等、位于 POF2 关键区域的人类同源黑腹果蝇透明基因(*DIAPH2*)、达克斯猎犬同源物 2(*DACH2*)、*POF1B* 及 POF1 区的脆性 X 智力低下基因 1(*FMR1*)和脆性 X 智力低下基因 2(*FMR2*)。常染色体的候选基因包括卵泡发生相关基因,如卵母细胞特异性的同源核转录因子(NOBOX)、F1GLA(位于染色体 2p13.3)、POU5F1、WNT4、NANOS3、GDF9、CXCL12、FOXO3A、CDKN1B、FOXL2、NR5A1(编码类固醇生成因子 SF1)等;影响卵母细胞同源配对和重组影响卵泡减数分裂过程的 HFM1(位于染色体 1p22.2)、SYCE1(位于染色体 10q11.23)、STAG3(位于染色体 7q22.1,编码减数分裂特异性黏合蛋白)基因,以及与生殖内分泌功能相关的基因,包括 INHA、雌激素受体基因(ERa)、甲状腺球蛋白基因(TG)、孕激素受体膜蛋白 1(PGRMC1)等。

另外,MCM8(位于染色体 20p12.3)、ERCC6(位于染色体 10q11.23)、MSH5(位于染色体 6p21.33)、FANCM(位于染色体 14q21.2)、PSMC3IP(位于染色体 17q21.2)、MCM9(位于染色体 6q22.31)、SOHLH1(位于染色体 9q34.3)、NUP107(位于染色体 12q15)、MRPS22(位于染色体 3q23)、ESR2(位于染色体 14q23.2~q23.3)等基因突变也可造成卵巢早衰。

(3)线粒体 DNA 基因异常:线粒体 DNA(mitochondrial DNA,mtDNA)异常或逐渐积累的损伤、氧化应激、Ca^{2+} 对线粒体的损伤,加快卵泡衰竭及卵巢老化,导致卵子的发育潜能障碍,诱导卵子的凋亡,而引起卵巢储备功能下降,进而发展成卵巢早衰。目前研究发现,与 POF 相关的线粒体基因多为核基因,如 LARS2(位于染色体 3p21.3)、HARS2(位于染色体 5q31.3)、CLPP(位于染色体 19p13.3)以及 C10orf2(位于染色体 10q24)。

(4)先天性酶缺乏:在性激素合成过程中,17α-羟化酶 /17,20-裂解酶缺陷,雌激素合成障碍,可出现原发性闭经或 POF。

半乳糖血症是半乳糖 -1-磷酸尿苷酰转移酶(galactose-1-phosphate uridyl transferase,GALT)基因致病变异所致的常染色体隐性遗传病。主要是由于半乳糖 -1-磷酸尿苷酰转移酶缺乏导致,后者缺乏使血半乳糖升高,过多的半乳糖能影响生殖细胞向生殖嵴迁移,减少卵子数目,诱导了对促性腺激素的抵抗力并加速了卵泡闭锁等。即使在出生后限制半乳糖摄入,也易发生 POF。研究发现,约 6.7%~8% 半乳糖血症女性出现卵巢衰竭。

(5)医源性因素:近年来,随着医疗手段的改善,乳腺癌、白血病、淋巴瘤及其他恶性疾病的生存率和治愈率显著提升,但放化疗导致的卵巢早衰发生率也增加。

放疗对卵巢的影响主要取决于放疗的范围,盆腔放疗发生 POF 的概率相对较高。同时患者年龄及放疗剂量也是重要的风险因素。研究发现,导致 POF 的放射剂量随年龄的增加而递减。卵巢接受的放射剂量<2Gy 时,约 50% 的原始卵泡会遭到破坏;若卵巢受到的放射剂量超过 8Gy(800rad)时,所有年龄的妇女卵巢功能出现衰竭。放射线照射后,卵巢出现卵泡丢失,间质纤维化和玻璃样变,血管硬化和门细胞潴留。

化疗药物可通过影响卵泡成熟,促进始基卵泡耗竭而损害卵巢功能。化疗药物对卵巢的损害与患者年龄、化疗药物种类、剂量、用药长短相关。以烷化剂明显,如环磷酰胺、白消安、左旋苯丙氨酸、氮芥等属于高风险性腺毒性药物,其中环磷酰胺对卵母细胞和颗粒细胞的危害最大,并呈剂量依赖性。

盆腔手术,如单 / 双侧卵巢切除术、卵巢楔形切除术、卵巢打孔术、卵巢囊肿切除术、输卵管结扎等,均可能破坏卵巢血供或皮质,引起炎症反应,对卵巢功能造成不可逆性损伤。

另外,长时间服用抗类风湿药物如雷公藤,也可能引起 POF。

(6)免疫性损害:约 20%~30% 的 POF 与卵巢自身免疫性损害有关,POF 患者外周血中可检测出高滴度抗卵巢抗体、抗颗粒细胞膜抗体、抗透明带抗体,因此认为 POF 是一种自身免疫性疾病或全身自身免疫性疾病累及卵巢后的表现。其可能的临床依据为:①卵巢活检发现卵泡周围存在淋巴细胞、浆细胞浸润;②循环血中发现抗卵巢抗体;③POF 患者出现大量的免疫细胞异常,如 Th1 细胞占比显著升高,同时 Treg 细胞占比显著降低;④循环血中发现与自身免疫性疾病相关的抗原或抗体,细胞因子在 POF 患者中异常表达,如 IFN-γ 异常升高;⑤免疫抑制剂治疗对部分 POF 患者显效;⑥2%~40% 的 POF 常伴或继发以下自身免疫性疾病:桥本甲状腺炎、系统性红斑狼疮、艾迪生病、重症肌无力、慢性活动性肝炎、类风湿关节炎、克罗恩病、特发性血小板减少性紫癜、肾小球肾炎、原发性胆汁性肝硬化、1型糖尿病及吸收不良综合征。

（7）其他因素：吸烟或被动吸烟。大量流行病学数据显示吸烟女性绝经年龄较非吸烟人群提前1~2年。烟草中的二甲基苯并蒽能够与颗粒细胞和卵母细胞的多环芳烃受体结合，激活促凋亡因子；另外，尼古丁抑制芳香化酶的活性，影响雌激素的合成。烟草中的多环烃对生殖细胞有毒性作用，可导致卵泡耗竭。

病毒感染也可导致POF发生。3%~7%流行性腮腺炎感染者发生POF，研究显示，幼女流行性腮腺炎患者后期出现POF的危险性是正常人的10倍，此外，乙型脑炎等也可损伤卵巢组织。这可能与卵巢受病毒感染后发生炎性纤维化并使卵泡数量减少有关。其他的感染如盆腔结核、盆腔炎等疾病可对卵巢组织造成严重损害的也导致POF。

环境内分泌干扰物（environmental endocrine disruptor，EED）是一类广泛暴露在人类的生产、生活中的化学物质。如有些塑化剂、塑料制品双酚A等，它们通过竞争、阻断或干扰等方式扰乱内分泌及生殖功能，可影响颗粒细胞的增殖和分化，或诱导卵母细胞凋亡，导致POF的发生。

（四）子宫性及下生殖道发育异常导致的闭经

分为原发性和继发性子宫性闭经2种。

（1）原发性子宫性闭经：由于子宫的发育异常或初潮前的子宫内膜病理性破坏导致的闭经，称为原发性子宫性闭经，先天性子宫及下生殖道发育异常是原发子宫性闭经的重要原因。

1）先天性子宫阴道缺如综合征：先天性子宫阴道缺如综合征（Mayer-Rokitansky-Küster-Hauser syndrome，MRKH），又称MRKH综合征，是女性胚胎期双侧副中肾管未发育或其尾端发育停滞而未向下延伸所致的以无子宫、始基子宫、无阴道为主要临床表现的综合征。其解剖学特点为外阴发育正常；阴道完全缺失或阴道上2/3缺失，下1/3呈穴状，顶端为盲端；先天性无子宫或单侧或双侧实性始基子宫结节，或极少数患者有功能性子宫内膜但子宫发育不良；双侧卵巢和输卵管发育多正常，具有女性正常第二性征，染色体核型为46，XX。

发病率约为1/5 000~1/4 000，发病机制尚不明确。患者多因原发性闭经或婚后性交困难就诊，故临床上较容易发生延迟诊治。MRKH综合征主要分为2型：Ⅰ型即单纯型，临床上最常见，表现为单纯子宫、阴道发育异常，而泌尿系统、骨骼系统发育正常；Ⅱ型为复杂型，表现为除子宫、阴道发育异常外，同时伴有泌尿系统、骨骼系统及其他系统发育异常发育正常。

2）雄激素不敏感综合征：雄激素不敏感综合征（androgen insensitivity syndrome，AIS）是一类主要与雄激素受体（androgen receptor，AR）基因突变密切相关的罕见的X-连锁隐性遗传病，属于46，XY性发育障碍（disorder of sexual development，DSD）疾病。在出生男婴中的发病率为1/99 000~1/20 400。该病性腺为睾丸，位于腹腔内或腹股沟内，睾酮水平在正常男性范围内，但由于与男性化有关的雄激素靶器官受体缺陷，导致靶组织对雄激素不敏感，从而使雄激素的正常生物学效应全部或部分丧失。

根据AR缺陷程度，临床可分为完全型雄激素不敏感综合征（complete androgen insensitivity syndrome，CAIS）、部分型雄激素不敏感综合征（partial androgen insensitivity syndrome，PAIS）和轻型雄激素不敏感综合征（mild androgen insensitivity syndrome，MAIS）3个表型。

CAIS患者由于雄激素受体基因异常，导致胚胎组织对雄激素不敏感，沃尔夫管及泌尿生殖窦分化为男性生殖管道受阻，但由于胚胎时期睾丸发育正常，Sertoli细胞分泌米勒管抑制因子（MIF）促使米勒管退化，故患者表现为男性内生殖器和女性外生殖器，出生时多表现为正常女婴，常伴有单侧或双侧腹股沟疝，仔细检查疝囊可发现睾丸，多无子宫、卵巢及阴道上1/3等结构，阴道呈盲端，青春期可有正常的乳房发育。

PAIS患者表型差异较大，表现型可从类似于女性外生殖器到正常男性表型仅伴不育症或男性乳房发育。不敏感程度严重者可表现出女性外生殖器和青春期闭经。

MAIS临床表现最轻，患者通常男性外生殖器正常，部分伴有青春期乳房发育或成年后不育。

3）初潮前子宫内膜破坏：子宫内膜的后天性

破坏可以发生于初潮前,由此导致的闭经也属于原发性子宫性闭经,常见的原因是结核。幼年感染结核分枝杆菌后,通过血液和淋巴系统扩散至盆腔造成盆腔结核;感染多首先累及输卵管,在患者免疫力减退的情况下感染随后侵及子宫内膜造成破坏。青春期前常无症状因此不易发觉,至青春期因无月经来潮就诊时发现结核已造成的内膜破坏。

(2)继发性子宫性闭经:继发性子宫性闭经多由于多次人工流产、治疗需要的刮宫导致的宫腔粘连或感染,以及针对子宫内膜的射频消融术、恶性肿瘤放射治疗造成的子宫内膜破坏等;某些妇产科疾病为治疗需要切除子宫等因素也可导致继发性子宫性闭经。病因及发病机制有以下几点。

1)创伤:任何造成子宫内膜基底层损伤,使肌层裸露的创伤均可能造成宫腔粘连,如人工流产、药物流产后清宫、中期引产或足月产后清宫;非妊娠子宫诊断性刮宫,子宫肌瘤切除术,黏膜下肌瘤切除术,宫腔镜下子宫内膜切除术等。在我国以人工流产术为最常见的原因。刮宫时操作过于粗暴,吸宫时间过长,负压过高,搔刮过度;负压吸宫时金属吸管进出宫颈管带有负压,吸管口吸住宫颈管壁,损伤颈管黏膜,可引起颈管粘连。刮宫次数越多,发生子宫腔粘连(intrauterine adhesions,IUA)的可能性越大,粘连程度也越严重。此外,重度宫颈糜烂患者接受物理治疗时损伤过重,宫颈妊娠行刮出后纱布压迫等皆可引起颈管完全粘连闭锁。研究发现,创伤引起的缺血缺氧,使子宫内膜上皮细胞及间质细胞再生障碍,可能是IUA发生的主要诱因。

2)感染:感染可能是IUA的重要原因之一。宫腔内损伤性手术后继发感染,严重的产褥感染,包括子宫内膜炎、急性盆腔炎、子宫内膜结核等均可引起IUA。其中结核分枝杆菌是常见的病因之一,且由此导致的宫腔粘连,已引起宫腔内膜的完全破坏和瘢痕形成。

近年来,支原体和衣原体感染已成为子宫局部感染的主要病原体之一,其临床表现多为隐匿性。

3)子宫内膜修复障碍:子宫内膜创伤后的修复机制有2种。一种是内膜及相应的小血管再生修复;另一种是纤维组织增生,瘢痕组织形成覆盖创面。若子宫受创伤后内膜中成纤维细胞溶解酶活性降低,出现暂时性胶原纤维过度增生,而子宫内膜增殖被抑制,结果瘢痕形成,粘连发生。研究已证实,宫腔粘连与TGF-β信号通路过度活化、子宫内膜局部雌激素水平下降、血管再生破坏、子宫内膜干细胞的损伤和缺失造成的瘢痕形成密切相关。IUA的发生也存在个体差异。

(3)下生殖道发育异常导致的闭经:包括宫颈闭锁、阴道横隔、阴道闭锁及处女膜闭锁等。

1)处女膜闭锁:又称处女膜无孔,是外生殖器异常中最常见的类型,发生率约为0.015‰。处女膜位于阴道与外阴前庭的界面上,为阴道腔化后残留的薄膜状结构。在女胎出生后处女膜仍未穿破,称为先天性处女膜无孔(congenital imperforate hymen)又称先天性处女膜闭锁。若已穿孔的处女膜因炎症等原因形成粘连,将孔封闭,也可形成后天性处女膜无孔,后者常伴有阴唇粘连。由于处女膜闭锁,经血排出受阻,有时经血可逆流至腹腔或盆腔形成子宫内膜异位症,患者通常表现为周期性下腹坠痛,严重者可出现肛门胀痛和尿频等症状,妇科检查可见外阴正常,处女膜膨出,表面呈紫蓝色。

2)阴道闭锁:有先天性和获得性之分。

先天性阴道闭锁(congenital atresia of vagina)发生原因之一为泌尿生殖窦未参与形成阴道下1/3,而米勒管发育正常,故患者子宫内膜多正常,经血排出受限,主要表现为阴道上段扩张,严重时可合并宫颈、宫腔积血,妇科检查无阴道开口,闭锁处黏膜表面颜色正常,肛查可触及凸向直肠的包块,位置较处女膜闭锁高。发生率约1/60 000~1/50 000。获得性阴道闭锁发生的原因为严重的阴道感染、外伤、腐蚀性药物灼伤、放射以及手术损伤,可导致阴道粘连闭锁。按照损伤的范围,可表现为全阴道或部分阴道腔粘连封闭,可为完全性或不全性。完全性阴道粘连闭锁,可出现闭经。合并子宫内膜的完全性损伤,仅表现为闭经;无子宫内膜损伤或子宫内膜损伤不完全,则表现为周期性腹痛。

3)阴道横隔(transverse vaginal septum):阴道横隔是两侧副中肾管会合后的尾端与尿生殖窦相接处未贯通或部分贯通所致,可发生于阴道的任何部位,分为完全性和不完全性 2 种。发病率为 1/72 000~1/2 100。完全性阴道横隔为阴道横隔不留孔隙,多位于阴道下部,临床上较为罕见,表现为闭经伴周期性腹痛。不完全阴道横隔为阴道横隔留有孔隙,临床上较常见,此类型阴道横隔多位于阴道中上段,大多数患者无特殊临床症状,多因不孕或胎先露下降受阻而发现。但若阴道横隔部位较低影响性生活也可及早就医。其形成的原因尚不清楚,可因胚胎发育期阴道板的腔化障碍或不全,或已腔化的阴道壁局部过度增生,突入阴道腔而形成。

4) 宫颈闭锁:可因先天发育异常和后天宫颈损伤后粘连所致。先天性宫颈闭锁的患者若子宫内膜无功能,仅表现为原发性闭经;若子宫内膜有功能,则引起宫腔积血,甚至经血反流至输卵管,导致输卵管积血。此外,宫颈烧灼、冷冻、药物腐蚀、放射治疗、人工流产、分段诊断性刮宫等均可导致宫颈管内膜损伤,使之粘连发生宫颈闭锁。

(五) 其他(女性高雄激素血症)

包括多囊卵巢综合征、先天性肾上腺皮质增生症、分泌雄激素的肿瘤及卵泡膜细胞增殖症等。

1. 多囊卵巢综合征　多囊卵巢综合征(polycystic ovary syndrome,PCOS)的基本特征是长期排卵功能障碍及雄激素过多。常伴有超声下卵巢多囊样改变,普遍存在胰岛素抵抗,病因尚未完全明确,目前认为是一种遗传与宫内不良环境及出生后不良饮食生活习惯共同作用的疾病。由于 PCOS 以 HPO 轴调节紊乱为主要表现,而其发病与糖脂代谢紊乱等密切相关,多因素相互作用形成恶性循环,成为一个从青春期起始、持续存在的卵泡成熟发育障碍性疾病,常可出现闭经。临床研究发现,约有 20% 的 PCOS 患者出现闭经。

2. 分泌雄激素的卵巢肿瘤　主要有卵巢性索间质肿瘤,包括卵巢支持 - 间质细胞瘤、卵巢卵泡膜细胞瘤等。临床表现为明显的高雄激素体征,且呈进行性加重出现男性化体征,如喉结、阴蒂增大、声音低沉等。

3. 卵泡膜细胞增殖症　卵泡膜细胞增殖症是一种少见的卵巢间质的增殖,其主要的病理特征是结节性或弥漫性的卵巢间质增生(ovarian stromal hyperplasia),间质内含有散在或巢状的黄素化的卵泡膜细胞,后者称为间质泡膜增殖(ovarian hyperthecosis)。严重的卵泡膜细胞增殖症可伴有广泛而密集的成纤维细胞生长,导致卵巢增大及纤维化。卵泡膜细胞增殖症的病因和发病机制尚不清楚。有研究认为,卵泡膜细胞增殖症的卵泡膜组织对促性腺激素的敏感性增加与卵巢泡膜或间质增生相关。卵巢的间质增生和卵巢泡膜增生均造成卵巢产生雄激素增多,出现高雄激素血症,导致卵泡成熟发育障碍,故导致闭经。

4. 先天性肾上腺皮质增生症　先天性肾上腺皮质增生症(congenital adrenal hyperplasia,CAH)属于常染色体隐性遗传病,常见的有 21- 羟化酶缺陷和 11β- 羟化酶缺陷。由于上述酶缺乏,皮质醇的合成减少,使 ACTH 反应性增加,刺激肾上腺皮质增生和肾上腺合成雄激素增加,故严重的先天性 CAH 可导致女性出生时外生殖器男性化畸形,轻者青春期发病可表现为与 PCOS 患者相似的高雄激素体征及闭经。

(六) 甲状腺疾病

常见的甲状腺疾病为桥本甲状腺炎及格雷夫斯(Graves)病。常因自身免疫抗体引起甲状腺功能减退或亢进,并抑制 GnRH 的分泌引起闭经;也有发现抗体的交叉免疫破坏卵巢组织引起闭经。

甲状腺功能亢进症(以下简称甲亢)的病因复杂,发生机制与自身免疫、细胞免疫、遗传因素以及神经精神等因素有关。女性与男性的发病之比为 4∶1,女性多于青春期和更年期发病。轻、中度甲亢在起病之初垂体 FSH 与 LH 水平尚在正常范围内,月经周期多无改变,故仅有 0.2% 的患者出现闭经;重度甲亢患者可明显抑制 GnRH,故约有 2.5% 的患者出现闭经。其发生闭经的机制尚不清楚,可能与以下因素有关:①甲亢时血清总 E_2 水平较正常增高 2~3 倍,可能是由于肝脏合成性激素结合球蛋白(sex hormone-binding globulin,SHBG)增加及 E_2 外周转换率增加所致;②血清总睾酮(testosterone,T)水平升高,但游离 T 不变,游离 E_2 及 E_1 增多,形成异常反馈信号,引起血 LH 水平升高及无排卵闭经;③甲亢时 E_2 的 2 位羟化代谢增强,生成无活性的儿茶酚雌激素较多,也可能与闭经发生有关。

甲状腺功能减退(以下简称甲减)是由于体内甲状腺激素不足或缺乏所致。幼年发病称为呆小病,可由于母亲孕期缺碘或服用抗甲状腺药物引起,也可由常染色体隐性遗传致甲状腺素合成相关酶缺陷或性染色体结构或数目异常所致。甲减时,血 TRH、TSH 水平升高,TRH 可促进垂体 PRL 分泌过多,从而抑制卵巢功能而引起闭经与泌乳;此外,甲减时血 SHBG 水平降低,使睾酮代谢加速以维持游离睾酮水平不变,但雄烯二酮代谢变慢,血雌酮水平升高。E_2 16 位羟化途径增强,生成 E_3 增多。这些对垂体形成异常的反馈信号,可引起闭经。

(苏椿淋 林金芳)

第二节　闭经的诊断流程及治疗

如上节所述,引起闭经的病因错综复杂,本节虽按照原发性闭经和继发性闭经分述病因诊断步骤及鉴别诊断路径,但原发性和继发性闭经并非由两类截然不同的病因构成,一些常见的原因,如结核对于子宫内膜的破坏、高催乳素血症、严重的甲状腺功能减退,甚至 PCOS 可造成原发性还是继发性闭经,完全取决于其发生的时间段。如结核造成子宫内膜的破坏,如果发生在月经初潮之前,可造成原发性闭经;发生在育龄期,则造成继发性闭经。一般认为,染色体和基因异常以原发性闭经为主,但有些种类,如特纳综合征,当另一条 X 染色体只有部分缺失,或存在嵌合的正常染色体核型时,也可有一段时间的自主月经来潮。

闭经的诊断要遵循先部位后疾病的原则,即先通过孕激素试验和雌、孕激素试验弄清闭经原因所在的层次,然后再在这一层次中通过病史和辅助检查确定具体的疾病。而孕激素试验和雌、孕激素试验的另一个作用是明确患者是缺乏孕激素,还是雌、孕激素均缺乏,抑或都不缺乏,从而指导在未来的治疗中是只需补充孕激素,还是需要雌、孕激素都补充,还是都不需要补充。

一、原发性闭经的病因诊断

(一)诊断步骤

1. 第一步　评估临床病史。

(1)青春期征象可包括自发的乳房发育、生长突增,腋毛和阴毛生长、月经初潮等。缺乏青春期发育征象提示卵巢或垂体功能衰竭或某种染色体异常。

(2)青春期延迟或缺乏的家族史提示可能是一种遗传性疾病。

(3)身材矮小提示特纳综合征、21-羟化酶缺陷症或下丘脑-垂体疾病。

(4)健康状况差可能是下丘脑-垂体疾病的一种表现。下丘脑-垂体疾病的其他症状包括头痛、视野缺损、疲劳、多尿或烦渴。

(5)高雄激素体征提示多囊卵巢综合征、先天性肾上腺皮质增生症、分泌雄激素的卵巢及肾上腺肿瘤或含有 Y 染色体成分。

(6)应激、体重下降、节制饮食、减肥和过度运动或疾病,提示可能是下丘脑性闭经。

(7)服用海洛因和美沙酮药物可以改变下丘脑促性腺激素释放。

(8)泌乳提示催乳素分泌过多;一些药物,包括甲氧氯普胺和地西泮,可使血清中催乳素浓度升高导致泌乳。

2. 第二步　体格检查。

(1)生长情况,包括身高、体重、臂展(成人的正常臂展与身高相差小于 5cm)及生长曲线。

(2)青春期发育:乳房发育参照 Tanner 分期法。

(3)生殖道检查:包括阴蒂大小、阴毛发育(参照 Tanner 分期法)、处女膜的完整性、阴道的长度(棉签或探针探入)、阴道通畅程度以及是否存在宫颈和子宫(肛门指诊)。

(4)检查皮肤有无多毛、痤疮及皮纹、色素沉着、白癜风。

(5)特纳综合征的典型表现是肘外翻、发际偏低、蹼颈、盾状胸和乳头间距偏宽。

3. 第三步　辅助检查。

如果体格检查时不能明确有明显的阴道或子宫,则需行盆腔超声检查,必要时盆腔 MRI 检查证实有无卵巢、子宫和阴道。在有周期性腹痛的患者中，超声能有效地检出宫颈和阴道通路梗阻的部位。

（1）子宫缺如

1）如果子宫缺如，检查应包括核型和血清睾酮。这些检查能区分米勒管发育异常（核型46，XX，正常血清睾酮浓度）和雄激素不敏感综合征（核型46，XY，正常男性血清睾酮水平）。

2）5α-还原酶缺乏症也有46，XY核型和正常男性血清睾酮水平，但与雄激素不敏感综合征有女性表型相反，5α-还原酶缺乏症患者在青春期一开始就表现为明显的男性化征象，即性毛男性分布、肌肉增粗和声音低沉。

3）需要注意的是，如果一直没有雌激素的作用，子宫从未开始发育，可能表现为非常小的始基子宫状态，甚至在超声下不能辨别。而实际上，这只是子宫未发育的状态，一旦有了雌激素，将可以正常发育，也可以有内膜脱落出血。

（2）有子宫：有正常的阴道和子宫者，应测定血清FSH、LH、PRL和TSH浓度。

1）血清FSH浓度升高提示卵巢功能衰竭。需行核型检查明确有无X染色体的完全或部分缺失（如特纳综合征或其嵌合型）或Y染色质存在。含

Y染色质是性腺肿瘤的高危因素，因此必须切除性腺。

2）血清LH浓度低下或正常者提示功能性下丘脑性闭经、先天性GnRH缺乏或其他下丘脑垂体病变。低促性腺激素性性腺功能减退需行头颅MRI来明确有无下丘脑或垂体疾病。

3）测定血清PRL和TSH浓度，特别是有泌乳症状时。

4）如果有多毛征象，应测定血清睾酮水平和硫酸脱氢表雄酮（DHEAS）来评估有无分泌雄激素的肿瘤。

5）如合并高血压，应排除17α-羟化酶（CYP17）缺陷症、11β-羟化酶缺乏症。17α-羟化酶（CYP17）缺陷症的特点是血清孕酮水平升高（>3ng/ml）和脱氧皮质酮水平升高，而血清17α-羟孕酮降低（<0.2ng/ml），血清雌激素及雄激素、血钾水平均低于正常。11β-羟化酶缺乏症的特点是女性患者雄激素水平升高，表现为阴蒂肥大、不同程度的阴唇融合，多毛和/或痤疮；血清11-脱氧皮质醇、11-脱氧皮质酮水平升高，而醛固酮水平下降。

（二）诊断路径

原发性闭经的诊断路径见图10-1。

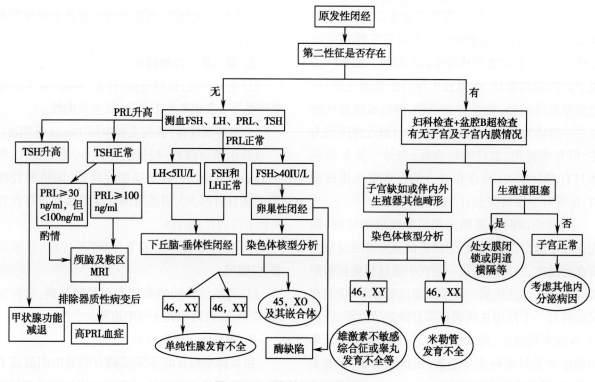

图 10-1　原发性闭经的诊断路径

二、继发性闭经的病因诊断

(一)诊断步骤

1. 第一步 排除妊娠,首先应行妊娠检测,测定血清 hCG 是最敏感的试验。

2. 第二步 评估病史。

(1)应询问有无新近的应激、体重、饮食或运动习惯的改变或疾病,这些原因可导致下丘脑性闭经。

(2)应询问有无使用某些引起闭经的药物、有无导致下丘脑闭经的全身性疾病、开始使用或停用口服避孕药、有无服用雄激素样作用的制剂(达那唑)或大剂量的孕激素制剂或抗精神病药物。

(3)头痛、视野缺损、疲劳、多尿及烦渴均提示下丘脑-垂体病变。

(4)雌激素缺乏的症状包括潮热、阴道干燥、睡眠差和性欲减退。

(5)泌乳提示高催乳素血症。多毛、痤疮、脱发、不规则的月经史提示高雄激素血症。

(6)有导致子宫内膜基底层损伤的病史,如产科出血宫腔操作史、刮宫术、子宫内膜炎及特殊性炎症(子宫内膜结核),均可引起子宫内膜、损伤瘢痕形成,称为子宫腔粘连综合征(Asherman 综合征)。

3. 第三步 体格检查。

测量身高、体重,注意有无其他疾病的症状和恶病质的临床依据。检查皮肤、乳房和生殖器评估雌激素水平及有无溢乳。检查皮肤是否有多毛、痤疮、皮纹、黑棘皮症、白癜风、增厚或菲薄以及是否有瘀斑。

4. 第四步 辅助检查。

测定血清 hCG 水平排除妊娠,实验室检查还包括测定血清生殖内分泌激素(FSH、LH、E_2、T、P、PRL)、促甲状腺激素(thyrotropin)以分别排除高催乳素血症、甲状腺疾病和卵巢功能衰竭(血清 FSH 升高)。如患者有多毛、痤疮、脱发或月经不规则,应测定血清硫酸脱氢表雄酮(DHEAS)和睾酮水平。

(1)高催乳素血症:血清 PRL>25mg/L 可诊断为高催乳素血症。高催乳素血症可抑制 GnRH 的合成及释放,使卵泡发育异常、成熟障碍,使体内雌激素水平下降,进而导致闭经。但催乳素的分泌可因紧张或进食暂时性升高,因此,在行头颅影像学检查以前,血清的 PRL 水平至少测定 2 次,尤其对于 PRL 轻度升高患者(<50ng/ml)。由于甲状腺功能减退可引起高催乳素血症,因此,应测定 TSH、FT_3、FT_4 筛查甲状腺疾病;如果证实有血清 PRL 水平明显升高的妇女,应行头颅 MRI 检查,除非确实已找到能明确解释的原因(如抗精神病药物的应用)。影像学检查应排除下丘脑或垂体肿瘤。

(2)血清 FSH 水平升高:女性 40 岁以前,至少 2 次血清基础 FSH>25U/L(月经周期的第 2~4 天,或闭经时检测,2 次间隔 4 周以上),同时血清雌二醇水平出现波动性下降,提示早发性卵巢功能不全。若 FSH>40U/L,且雌激素水平降低,伴有不同程度的围绝经期症状,提示卵巢功能衰竭。25 岁以下的高促性腺激素性闭经应行染色体核型检查。

(3)血清雄激素水平升高:若血清睾酮轻度或中度升高(<1.5ng/ml),DHEAS 正常或稍高,但基础状态下 17-羟孕酮水平正常,超声下卵巢多囊样改变,排除其他内分泌疾病,多提示多囊卵巢综合征;若血清睾酮短期内进行性增加(>1.5ng/ml),DHEAS 无明显增加,但 17-羟孕酮水平正常,提示可能存在分泌雄激素的卵巢肿瘤。若血清睾酮及 DHEAS 水平均升高,17-羟孕酮基础水平高于正常或对 ACTH 反应亢进,提示先天性肾上腺皮质增生症(如 21-羟化酶缺陷症);若 DHEAS 水平升高明显(绝经前 DHEAS>700μg/dl;绝经后 DHEAS>400μg/dl),且对地塞米松抑制试验无反应,提示可能存在分泌雄激素的肾上腺肿瘤。明确有无肿瘤的进一步检查包括测定 24 小时尿皮质醇、尿 17-酮皮质类固醇及静脉注射促肾上腺皮质激素后测 17-羟孕酮或行地塞米松抑制试验;17-酮皮质类固醇、DHEAS 或 17-羟孕酮水平升高提示过多雄激素为肾上腺来源。另外,可通过影像学检查,如超声、盆腔 MRI、肾上腺 CT 等协助诊断。

(4)促性腺激素正常或低下而其他所有试验正常。

1)在闭经妇女中,这是最常见的实验室结果中的一种。当患者血清 FSH、LH 水平正常或低下，且雌激素不足，属于低促性腺激素性性腺功能减退，多提示下丘脑 - 垂体异常。若低促性腺激素性性腺功能减退中有视野缺损或头痛症状者，建议行头颅 MRI 检查来排除下丘脑、垂体器质性病变。如果闭经刚发病者有能容易被解释的原因（如体重减轻、过度运动），而且没有其他疾病的症状，则没有必要行进一步检查。

2）血清转铁蛋白饱和度升高提示血色素沉着病，血清血管紧张素转换酶活性增高提示肉样瘤病，空腹血糖升高或血红蛋白 A1c 水平升高提示糖尿病。

（5）血清 PRL、FSH 水平正常，闭经前有子宫器

械操作史。

1）诊断 Asherman 综合征：测基础体温双相，而无周期性月经者，可诊断为该综合征。或行孕激素撤退试验：安宫黄体酮 10mg/d×10 天，若有撤药流血，可排除经血流出通道的疾病。若无撤药流血，应给予雌孕激素制剂。

2）雌孕激素联合口服：戊酸雌二醇或 17- 雌二醇激素 2mg/d×35 天，安宫黄体酮 10mg/d×10 天（第 26~35 天），若没有撤药流血强烈提示有子宫内膜瘢痕存在，应行子宫输卵管造影检查或行宫腔镜检查来证实 Asherman 综合征。

（二）诊断路径

继发性闭经的诊断路径见图 10-2。

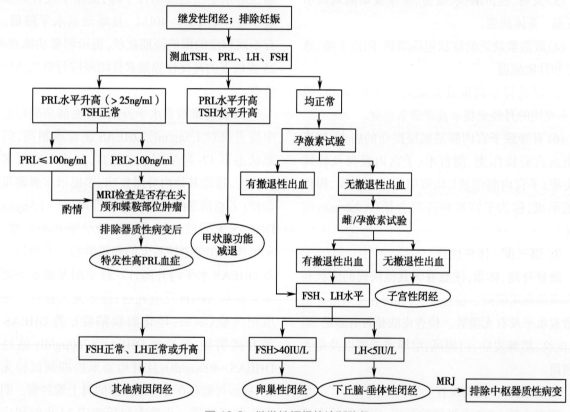

图 10-2　继发性闭经的诊断路径

三、治疗原则

（一）病因治疗

部分患者去除病因后可恢复月经，如神经精神应激起因的患者应进行精神心理疏导；低体重或因节制饮食消瘦致闭经者应调整饮食、加强营养；运动性闭经者应适当减少运动量及训练强度。

对于下丘脑（颅咽管瘤）、垂体肿瘤（不包括分泌催乳素的肿瘤）及卵巢肿瘤应手术去除肿瘤；含 Y 染色体的高促性腺激素性闭经，其性腺具有恶性潜能，应尽快行性腺切除术；因生殖道畸形经血引流障碍而引起的闭经，应手术矫正使经血流出畅通。

（二）雌激素替代和 / 或孕激素治疗

对青春期性幼稚及成人低雌激素血症应采用

雌激素治疗，用药原则：对青春期性幼稚闭经患者，在身高尚未达到预期身高时，起始剂量应从小剂量开始，如 17- 雌二醇或戊酸雌二醇 0.5mg/d；在身高达到预期身高后，应增加剂量，如 17- 雌二醇或戊酸雌二醇 1~2mg/d 促进性征进一步发育；待子宫发育后，根据子宫内膜增殖程度可定期加用孕激素。成人低雌激素血症：17- 雌二醇或戊酸雌二醇 1~2mg/d 以促进和维持全身健康和性征发育，同样根据子宫内膜增殖的程度可定期加用孕激素。

青春期女孩孕激素的周期疗法建议用天然或接近天然的孕激素，如地屈孕酮、微粒化孕激素，有利于生殖轴功能的恢复。对有内源性雌激素水平的闭经患者，应定期采用孕激素，使子宫内膜定期撤退。

（三）针对疾病病理生理紊乱的内分泌治疗

根据闭经的病因及其病理生理机制，采用针对性内分泌药物治疗以纠正体内紊乱的激素水平，而达到治疗目的。如 CAH 患者应采用糖皮质激素长期治疗；高催乳素血症引起的不孕患者可首选多巴胺受体激动剂溴隐亭治疗；对于 PCOS 合并胰岛素抵抗的患者可选用胰岛素增敏剂二甲双胍；甲状腺功能亢进或减退的患者、糖尿病患者需在内分泌医师指导下采用药物纠正。

（四）诱发排卵

对于有生育要求的闭经患者行促孕治疗之前应先对男女双方进行检查，确认和尽量纠正可能引起生殖失败的危险因素，如肥胖、高催乳素血症、甲状腺功能异常、胰岛素抵抗等。很多闭经患者在采用针对疾病病理生理紊乱的药物治疗后可恢复自发排卵。若在体内紊乱的激素水平改善后仍未排卵者，可用药物诱发排卵，如来曲唑、氯米芬及促性腺激素。

对于低 Gn 闭经患者，在采用雌激素治疗促进生殖器发育，子宫内膜已获得对雌孕激素的反应后，可采用人类绝经期促性腺激素（human menopausal gonadotropin，hMG）联合人绒毛膜促性腺激素（hCG）促进卵泡发育及诱发排卵，由于可能导致卵巢过度刺激综合征（ovarian hyperstimulation syndrome，OHSS），严重者可危及生命，故使用促性腺素诱发排卵必须由有经验的医师在有 B 超和激素水平监测的条件下用药；近年来，对于低 Gn 闭经患者也可使用促黄体素释放激素（luteinizing hormone releasing hormone，LHRH）泵联合 hCG 诱发排卵；对于 FSH 和 PRL 水平正常的闭经患者，由于患者体内有一定内源性雌激素，可首选来曲唑、氯米芬或 Gn 作为促排卵药物；对于 FSH 水平升高的闭经患者，由于其卵巢功能衰竭，不建议采用大剂量促排卵药物治疗。

（五）辅助生育的治疗

对于有生育要求，诱发排卵后未成功妊娠，或合并输卵管问题的闭经患者或男方因素不育者可采用辅助生殖技术治疗。

（苏椿淋　林金芳）

—— 参考文献 ——

1. ALLAWAY H C, SOUTHMAYD E A, DE SOUZA M J. The physiology of functional hypothalamic amenorrhea associated with energy deficiency in exercising women and in women with anorexia nervosa. Horm Mol Biol Clin Investig, 2016, 25 (2): 91-119.

2. NADER S. Functional hypothalamic amenorrhea: case presentations and overview of literature. Hormones (Athens), 2019, 18 (1): 49-54.

3. VALSAMAKIS G, CHROUSOS G, MASTORAKOS G. Stress, female reproduction and pregnancy. Psychoneuro-endocrinology, 2019, 100: 48-57.

4. RAFIQUE N, AL-SHEIKH M H. Prevalence of menstrual problems and their association with psychological stress in young female students studying health sciences. Saudi Med J, 2018, 39 (1): 67-73.

5. ROBERTSON S, MOUNTJOY M. A review of prevention, diagnosis, and treatment of relative energy deficiency in sport in artistic (synchronized) swimming. Int J Sport Nutr Exerc Metab, 2018, 28 (4): 375-384.

6. MCCARTHY M M. A piece in the puzzle of puberty. Nat Neurosci, 2013, 16 (3): 251-253.

7. MEHTA A, DATTANI M T. Developmental disorders of the hypothalamus and pituitary gland associated with congenital hypopituitarism. Best Pract Res Clin Endocrnol Metab, 2008, 22 (1): 191-206.

8. BOUILLY J, ROUCHERBOULEZ F, GOMPEL A, et al. New NOBOX mutations identified in a large cohort of women with primary ovarian insufficiency decrease KITL expression. J Clin Endocrinol Metab, 2015, 100 (3): 9941001.

9. PERSANI L, ROSSETTI R, CACCIATORE C, et al. Genetic defects of ovarian TGF like factors and premature ovarian failure., 2011, 34 (3): 24451.

10. ZHANG Y Z, DA W M, WANG H, et al. Expression of stromal cell derived factor1/CXCR4 biology axis in myelodysplastic syndromes., 2011, 91 (46): 3275-3277.

11. CHEN B, SUO P, WANG B, et al. Mutation analysis of the WNT4 gene in Han Chinese women with premature ovarian failure. Reprod Biol Endocrinol, 2011, 9: 75.

12. WANG J, WANG B, SONG J, et al. New candidate gene POU5F1 associated with premature ovarian failure in Chinese patients. Reprod Biomed Online, 2011, 22 (3): 312326.

13. OJEDA D, LAKHAL B, FONSECA D J, et al. Sequence analysis of the CDKN1B gene in patients with premature ovarian failure reveals a novel mutation potentially related to the phenotype. Fertil Steril, 2011, 95 (8): 2658-2660.

14. GENESIO R, MORMILE A, LICENZIATI MR, et al. Short stature and primary ovarian insufficiency possibly due to chromosomal position effect in a balanced X; 1 translocation. Mol Cytogenet, 2015, 8: 50.

15. 夏舒婷, 纪媛君, 王秋明, 等. 超雌综合征的病例报道及文献综述. 中国产前诊断杂志 (电子版), 2021, 13 (4): 13-17.

16. BAO X, DING H, XU Y, et al. Prevalence of commonmutations in the CYP17A1 gene in Chinese Han population. Clin Chim Acta, 2011, 412 (13-14): 1240-1243.

17. MORISHIMA A, GRUMBACH M M, SIMPSON E R, et al. Aromatase deficiency in male and female siblings caused by a novel mutation and the physiological role of estrogens. J Clin Endocrinol Metab, 1995, 80 (12): 3689-3698.

18. 黄玲玲, 梅利斌, 张玲, 等. 卵巢功能不全遗传学研究进展. 中国妇幼保健, 2020, 35 (1): 188-192.

19. XIAO W J, HE W B, ZHANG Y X, et al. In-frame variants in STAG3 gene cause premature ovarian insufficiency. Front Genet, 2019, 10: 1016.

20. WANG F, GUO S, LI P. Two novel mutations in the MCM8 gene shared by two Chinese siblings with primary ovarian insufficiency and short stature. Molec Genet Genomic Med, 2020, 8 (9): e1396.

21. ZHANG Y X, HE W B, XIAO W J, et al. Novel loss-of-function mutation in MCM8 causes premature ovarian insufficiency. Molec Gene Genomic Med, 2020, 8 (4): e1165.

22. FOUQUET B, PAWLIKOWSKA P, CABURET S, et al. A homozygous FANCM mutation underlies a familial case of non-syndromic primary ovarian insufficiency. eLife, 2017, 6: e3049.

23. Aittomäki K. The genetics of XX gonadal dysgenesis. Am J Hum Genet, 1994, 54 (5): 844-851.

24. AITTOMÄKI K, LUCENA J D, PAKARINEN P, et al. Mutation in the follicle-stimulating hormone receptor gene causes hereditary hypergonadotropic ovarian failure. Cell, 1995, 82 (6): 959-968.

25. ZANGEN D, KAUFMAN Y, ZELIGSON S, et al. XX ovarian dysgenesis is caused by a PSMC3IP/HOP2 mutation that abolishes coactivation of estrogen-driven transcription. Am J Hum Genet, 2011, 89 (4): 572-579.

26. WOOD-TRAGESER M A, GURBUZ F, YATSENKO S A, et al. MCM9 mutations are associated with ovarian failure, short stature, and chromosomal instability. Am J Hum Genet, 2014, 95 (6): 754-762.

27. ZHAO S, LI G, DALGLEISH R, et al. Tranion factor SOHLH1 potentially associated with primary ovarian insufficiency. Fertil Steril, 2015, 103 (2): 548-553.

28. REN Y, DIAO F, KATARI S, et al. Functional study of a novel missense single-nucleotide variant of NUP107 in two daughters of Mexican origin with premature ovarian insufficiency. Mol Genet Genomic Med, 2018, 6 (2): 276-281.

29. CHEN A, TIOSANO D, GURAN T, et al. Mutations in the mitochondrial ribosomal protein MRPS22 lead to primary ovarian insufficiency. Hum Molec Genet, 2018, 27 (11): 1913-1926.

30. ZOU S, MEI X, YANG W, et al. Whole-exome sequencing identifies rare pathogenic and candidate variants in sporadic Chinese Han deaf patients. Clin Genet, 2020, 97 (2): 352-356.

31. JENKINSON M E, REHMAN U A, WALSH T, et al. Perrault syndrome is caused by recessive mutations in CLPP, encoding a mitochondrial ATP-dependent chambered protease. Am J Hum Genet, 2013, 92 (4): 605-613.

32. PIERCE S B, GERSAK K, MICHAELSON-COHEN R, et al. Mutations in LARS2, encoding mitochondrial leucyl-tRNA synthetase, lead to premature ovarian failure and hearing loss in Perrault syndrome. Am J Hum Genet, 2013, 92 (4): 614-620.

33. BONOMI M, SOMIGLIANA E, CACCIATORE C, et al.

Blood cell mito-chondrial DNA content and premature ovarian aging. PloS One, 2012, 7 (8): e42423.

34. 陈子江, 孙赟. 早发性卵巢功能不全的遗传因素. 中国实用妇科与产科杂志, 2020, 37 (1): 7-12.

35. MORGAN S, ANDERSON R A, GOURLEY C, et al. How do chemotherapeutic agents damage the ovary？. Hum Reprod Update, 2012, 18 (5): 525-535.

36. 高静. 早发性卵巢功能不全患者自身抗体、T淋巴细胞亚群及细胞因子的研究. 济南: 山东大学, 2019.

37. 闻鑫, 张跃辉, 姚美玉. 环境内分泌干扰物对早发性卵巢功能不全的作用机制研究进展. 国际生殖健康/计划生育杂志, 2020, 39 (3): 219-225.

38. FU X Y, CHEN H H, ZHANG N, et al. Effects of chronic unpredictable mild stress on ovarian reserve in female rats: feasibility analysis of a rat model of premature ovarian failure. Mol Med Rep, 2018, 18 (1): 532-540.

39. CHEROKI C, KREPISCHI-SANTOS A C, SZUHAI K, et al. Genomic imbalances associated with mullerian aplasia. J Med Genet, 2008, 45 (4): 228-232.

40. CHEROKI C, KREPISCHI-SANTOS A C, ROSEN-BERG C, et al. Report of a del22q11 in a patient with Mayer-Rokitansky-Kuster-Hauser (MRKH) anomaly and exclusion of WNT-4, RAR-gamma, and RXR-alpha as major genes determining MRKH anomaly in a study of 25 affected women. Am J Med Genet A, 2006, 140 (12): 1339-1342.

41. COMMITTEE ON ADOLESCENT HEALTH CARE. ACOG committee opin ion no. 728: müllerian agenesis: diagnosis, management, and treatment. Obstet Gynecol, 2018, 131 (1): e35-e42.

42. 中华医学会妇产科学分会. 女性生殖器官畸形诊治的中国专家共识. 中华妇产科杂志, 2015, 50 (10): 729-733.

43. BOEHMER A L, BRINKMANN O, BRÜGGENWIRTH H, et al. Genotype versus phenotype in families with androgen insensitivity syndrome. J Clin Endocrinol Metab, 2001, 86 (9): 4151-4160.

44. BATISTA R L, COSTA E M F, RODRIGUES A S, et al. Androgen insensitivity syndrome: a review. Arch Endocrinol Metab, 2018, 62 (2): 227-235.

45. ABUDUKEYOUMU A, LI M Q, XIE F. Transforming growth factor β1 in intrauterine adhesion. Am J Reprod Immunol, 2020, 84 (2): e13262.

46. ZHOU Q, WU X, DAI X, et al. The different dosages of estrogen affect endometrial fibrosis and receptivity, but not SDF-1/CX CR4 axis in the treatment of intrauterine adhesions. Gynecol Endocrinol, 2018, 34 (1): 49.

47. GARGETT C E, YE L. Endometrial reconstruction from stem cells. Fertil Steril, 2012, 98 (1): 11.

48. 曹泽毅, 乔杰. 中华妇产科学. 4版. 北京: 人民卫生出版社, 2023.

第十一章
多囊卵巢综合征

第一节　多囊卵巢综合征的临床特征及病因学研究

一、临床特征

多囊卵巢综合征(polycystic ovary syndrome, PCOS)是育龄期女性最常见的生殖内分泌疾病,是引起无排卵性不孕和高雄激素血症的主要原因,其发病率高达 5%~10%。1935 年,Stein 和 Leventhal 首先描述了这种综合征,其具有以下共同特征:肥胖、多毛、不孕和卵巢囊性增大性改变,当时被称为 Stein-Leventhal 综合征。20 世纪 60 年代开始逐渐将其改称为多囊卵巢综合征。随着研究进展,人们认识到 PCOS 是一种多基因相关疾病,表现为一种复杂的遗传方式,其基本特征包括雄激素水平过高、排卵功能异常和 / 或卵巢多囊样改变。此外,PCOS 患者的内分泌和代谢异常还表现为血浆黄体生成素(luteinizing hormone,LH)水平增高、LH/FSH 增高、高胰岛素血症、胰岛素抵抗、肥胖以及脂代谢异常等,其发生代谢综合征、糖耐量减低(impaired glucose intolerance,IGT)、2 型糖尿病、高脂血症、高血压和心血管疾病的风险显著增加。

(一) 临床和 / 或生化表现为高雄激素

高雄激素的主要临床表现为多毛和痤疮,少数会出现雄激素依赖性脱发,然而亚洲或青春期的 PCOS 女性以及经过治疗的 PCOS 患者,多毛症状多不典型。北京大学第三医院乔杰院士团队组织的我国多省大样本流行病学调查结果显示,

育龄期女性多毛评分(Ferriman-Gallwey 毛发评分)>4 分即可以诊断为多毛症,也可以采用简便评分标准,即上唇、下腹和大腿内侧 3 个部位中有 2 个部位出现性毛生长即可诊断多毛症。生物化学上的高雄激素又称为高雄激素血症,有些患者高雄激素血症并不表明患者游离雄激素水平升高。由于雄激素成分多样,目前对高雄激素血症尚无统一的诊断标准,常用的评价高雄激素血症的生化指标主要依靠游离睾酮(free testosterone,T)或游离雄激素指数(free androgen index,FAI=T × 100/SHBG)的测定以及其他雄激素的测定,如脱氢表雄酮(dehydroepiandrosterone,DHEA)、硫酸脱氢表雄酮(sulphated dehydroepiandrosterone,DHEAS)、雄烯二酮(androstenedione,AD)。正常人群中雄激素水平变异大,雄激素测定缺乏正常参考值,特别是在青春期女性中;且雄激素水平易受其他因素的影响,如年龄、体重指数(body mass index,BMI)。外源性激素类药物治疗也可以很快对自身雄激素合成产生抑制作用,如口服避孕药可使雄激素水平降低。

(二) 稀发排卵和 / 或无排卵

PCOS 患者经常伴有月经不规律。月经周期是临床评价月经是否规律的主要指标,稀发排卵的定义为每年少于 8 次的排卵,同时月经周期超过 35 天;无排卵定义为无月经来潮超过 6 个月;不规则的阴道出血,月经周期不足 21 天或多于 35 天一般都认为是异常的。月经稀发与闭经女性的排卵率和妊娠率明显不同,一些月经稀发的妇女随着年龄增长有月经周期趋向正常的倾向。

（三）卵巢多囊样改变

根据 2003 年鹿特丹诊断标准,卵巢多囊样改变是一侧或双侧卵巢内有≥12 个直径为 2~9mm 的小卵泡(直径<10mm 的卵泡应测量卵泡的 2 个径线后取平均直径)和/或卵巢体积>10ml,卵巢体积的测量一般采用公式:0.5×长×宽×厚(cm),与小卵泡的分布、间质回声增强和间质体积无关。卵巢体积的测量不能在服用口服避孕药期间进行。推荐在早卵泡期(月经周期的第 3~5 天)经阴道或直肠超声检查进行诊断,因为卵巢形态可随着月经周期而改变,月经不规律的女性可以在黄体酮撤退性出血后进行检查,而卵泡计数要在对卵巢进行垂直和横扫后才能完成计数。

（四）PCOS 的其他临床特征

1. 胰岛素抵抗　胰岛素抵抗(insulin resistance,IR)与 PCOS 患者的病情轻重直接相关,即使是体重正常的 PCOS 患者也存在一定程度的高胰岛素血症和餐后血糖异常或 IGT。据报道,50%~70% 的 PCOS 患者存在胰岛素抵抗,说明胰岛素抵抗与 PCOS 患者生殖功能异常关系密切,改善生活方式和药物治疗均可以有效改善胰岛素抵抗的状态。文献报道的胰岛素抵抗患病率与其评估方法的敏感度有关,其评价尚无国际统一标准,通常采用空腹血糖/胰岛素比值进行测定,其与胰岛素动态试验相关性较好;然而,此法也有不足,主要是由于胰岛 B 细胞功能的差异、生理胰岛素水平的波动及标准胰岛素分析的缺乏,因而这种方法的临床广泛应用受到限制。口服葡萄糖耐量试验(oral glucose tolerance test,OGTT)和胰岛素释放试验是一种更好地评估糖耐量和胰岛素抵抗的方法,但这种方法耗时且费用昂贵,很难用于大规模人口普查。尽管 PCOS 患者存在糖耐量受损和 2 型糖尿病的高患病风险,但目前尚无可靠的胰岛素抵抗的预测值。

2. 肥胖及脂代谢异常　PCOS 患者中肥胖的发生率因种族和饮食习惯不同而不同,占 PCOS 患者的 30%~60%。在美国,有 50% 的 PCOS 患者存在超重或肥胖,而亚洲人群中这一比例较低。PCOS 的肥胖表现为向心性肥胖(也称腹型肥胖),即腰臀比增加、腹围增大明显,主要由于内脏脂肪沉积。PCOS 患者常伴随脂代谢异常,高三酰甘油血症、低密度脂蛋白水平增高和高密度脂蛋白水平降低在 PCOS 患者中均常见,特别是在肥胖的 PCOS 患者中。

3. 糖耐量减低和 2 型糖尿病　PCOS 患者虽然空腹血糖多正常,但服糖后胰岛素释放增加,且糖代谢异常。据文献报道,2 型糖尿病发病风险增加 5~10 倍,同时 IGT 的风险也增加。PCOS 患者 IGT 的患病率为 31%~35%,2 型糖尿病的患病率为 7.5%~10.0%,这些都远高于正常人群中的患病率。

4. 其他　PCOS 患者的血清卵泡生成素(follicle stimulating hormone,FSH)水平高是正常的,而 LH 水平升高者占 PCOS 患者的 30%~50%。血清 LH 水平高于 95 个百分数者出现在 60% 的 PCOS 患者中。单纯 LH 水平测定很难评估,主要是因为自然 LH 呈脉冲式释放,很难掌握取血的时机。另外,LH 水平可能因自发性或黄体酮撤退性出血造成垂体负反馈调节而降低。LH 分泌过多可能导致高胰岛素血症。然而,由于高胰岛素血症的肥胖女性也与高雄激素血症和 LH 水平升高有关,所以雄激素分泌可能与 LH 过多分泌有关。最近的研究表明 LH 分泌的卵巢反馈调节异常及下丘脑缺陷可能是导致 LH 分泌增加的原因。虽然血清 LH 增加可能导致流产率增加,但其对卵母细胞、胚胎质量和妊娠率的影响还有争议。LH 水平升高可能是一种与 PCOS 相关的临床表现,但对于 LH 水平升高是否构成 PCOS 患者的亚群尚有争论,所以不需要将 LH 升高纳入 PCOS 诊断标准中。

生殖方面,由于排卵功能障碍使 PCOS 患者受孕率降低、不孕症发生率增高。患有 PCOS 的患者即使成功怀孕,怀孕后发生各种妊娠并发症的风险也会较高,包括流产、子痫前期、妊娠期糖尿病和早产等。由于长期无排卵和持续的雌激素作用,且缺乏足够的孕激素拮抗,子宫内膜癌的发病风险也明显增加。一项流行病学调查发现,PCOS 年轻患者冠状动脉狭窄的发生率明显高于同龄女性。然而,另一项来自英国的数据显示 PCOS 患者心肌梗死或其他心脏疾病的发生率并不增加。此外,患有 PCOS 的女性发生神经精神疾病的患病风险增加,包括焦虑、抑郁和孤独症谱系障碍。越来越多的研究发现，PCOS 患者中阻塞型睡眠呼吸暂停综合征（obstructive sleep apnea syndrome，OSAS）及哮喘的发病率更高，虽然肥胖是 OSAS 及哮喘发病率增加的危险因素，但 PCOS 患者中呼吸障碍发病率的增加不太可能仅由肥胖来解释，因为另有研究发现肥胖与非肥胖者的哮喘确诊率相似（68% *vs.* 71%）；英国一项队列研究发现 BMI<25kg/m^2 时，PCOS 女性患者 OSAS 的发病率仍高于对照组（*HR*=1.91），说明肥胖并不是 PCOS 女性患者 OSAS 及哮喘发病率增加的唯一因素。尚需进一步研究确定 PCOS 发生呼吸障碍的机制。

二、病因学研究

由于 PCOS 临床表型的复杂性和高度异质性，对 PCOS 的临床诊断和发病机制研究一直是该领域的热点。目前多数观点认为，PCOS 临床表现的复杂性和生化特征的多样性是遗传因素和环境因素相互作用的结果。PCOS 是一种复杂的多态性紊乱，大多数临床及生化特点可以用卵巢雄激素分泌引起的发育紊乱来解释。胎儿和/或青春期过多的雄激素作用于下丘脑和垂体，控制 LH 激素分泌，提高内脏脂肪分布，从而诱发胰岛素抵抗和无排卵，并且在成年期引起高雄激素血症的临床表现。其他辅助因素还包括遗传和环境（尤其是饮食）因素，它们共同作用，从而改变表型和产生多态性表现。这样，病因学的界定和发展为多囊卵巢综合征提供了临床治疗途径，这些治疗不仅可以减轻显性的表达，还可以改善与此疾病相关的代谢紊乱。同时，表观遗传调节也是一种机制，将生命早期的暴露与随后的表型联系起来，从而促进 PCOS 的发展和家族传播。

（一）遗传因素

PCOS 具有明显的家族聚集性。在 PCOS 女性患者的直系亲属中其母亲和姐妹的 PCOS 患病率远高于一般人群的发病率。但目前对 PCOS 的遗传方式仍有争议，其主要原因是研究 PCOS 家系有一定的难度。第一，PCOS 女性患者青春期前和绝经后临床表现不明显，主要影响的是育龄期女性，从而造成跨代家系研究的困难；第二，确定

PCOS 患者的男性亲属表型尚有分歧；第三，临床表现的多样性和缺乏普遍接受的诊断标准以及种族的差异性等；第四，家系研究需要较多的家庭样本量方能开展，而 PCOS 患者多患有不孕症，这就使得研究很难有进展。既往认为 PCOS 的遗传方式有常染色体显性遗传特征，然而目前流行病学研究认为，PCOS 的遗传模式可能比常染色体显性遗传为主的遗传模式更复杂，该疾病可能是性染色体或多基因遗传模式。

目前已经利用连锁分析、候选基因关联分析等发现了 70 余个与 PCOS 相关的基因，这些基因主要与类固醇激素的合成、促性腺激素（gonadotropins，Gn）的作用和调节、IR 的发生、慢性炎症通路和转化生长因子（transforming growth factor，TGF）通路相关。

1. IR 相关基因 IR 和高胰岛素血症是 PCOS 患者的重要特征之一。IR 不仅直接影响患者的排卵功能，并通过多种机制刺激卵巢分泌雄激素，引起高雄激素血症。IR 发生机制复杂，受体前、受体和受体后任何一个环节缺陷皆可导致 IR。IR 及其相关代谢异常在 PCOS 患者家族中具有聚集性，提示胰岛素相关基因可能是 PCOS 的候选基因，这些基因主要包括胰岛素基因（insulin，*INS*）、胰岛素受体基因（insulin receptor，*INSR*）和胰岛素受体底物蛋白基因（insulin receptor substrate，*IRS*）。

（1）*INS* 基因：定位于染色体 11p15.5，其 5′ 端构成一种微卫星重复多态性，其变异能调节 *INS* 基因转录，因此与胰岛素水平、高胰岛素血症、2 型糖尿病和出生体重有关。既往研究认为该位点的类等位基因与 PCOS 关系密切，然而后续大样本以及不同种族的研究并未显示很好的一致性。因此 *INS* 基因与 PCOS 发病之间的关系仍需进一步研究。

（2）*INSR* 基因：定位于染色体 19p13.3 区域内。既往有研究认为 *INSR* 基因外显子 17 区的 His 1058 位点处的 C/T 多态性与 PCOS 有关。然而，近期荟萃分析发现，C/T 多态性与 PCOS 患病风险的比值比为 1.28，提示 His 1058（C/T）多态性很可能不是 PCOS 发病的易感位点。

（3）*IRS* 基因：*IRS1* 中的 *Gly972Arg* 是 2 型糖

尿病的易感基因。研究发现,*Gly972Arg* 在 PCOS 患者中出现频率较高。Arg972 多态性可能通过升高空腹胰岛素水平而诱发 PCOS。

2. 类固醇激素生物合成、转运及 Gn 调控相关基因 HPO 轴的遗传改变可导致 PCOS。因此,研究性腺轴的基因多态性变化有助于了解 PCOS 的发病机制。目前相关的基因研究很多,包括胆固醇侧链裂解酶基因(*CYP11A*)、芳香化酶基因(*CYP19*)、性激素结合球蛋白基因(*SHBG*)、雄激素受体基因(*AR*)、黄体生成素基因(*LH*)、卵泡生成素(*FSH*)基因及受体基因等。

(1) *CYP11A*: 位于 15q24,其编码产物是胆固醇侧链裂解酶,催化胆固醇转化为孕烯醇酮(为类固醇激素合成的第一步)。有研究发现,基因的 rs4077582 位点与汉族女性 PCOS 发病密切相关,其作用机制可能是通过调控 LH 的表达而影响雄激素水平。

(2) *CYP19*:编码产物为芳香化酶,可催化雄激素转化为雌激素。既往研究认为,其 T/C 多态性与 PCOS 有关。然而,近期荟萃分析发现,T/C 多态性与 PCOS 发病风险并无相关性,以往研究所得阳性结果可能与小样本偏倚有关。

(3) *SHBG*:编码产物为性激素结合球蛋白。SHBG 是双氢睾酮、睾酮及雌二醇(estradiol, E_2)的转运蛋白,可调节进入靶组织的睾酮和雌二醇的量。SHBG 的编码基因位于 17p12~p13。有研究发现,*SHBG* 基因启动子区的五核苷酸重复的多态性(TAAAA)n 与 PCOS 相关。该多态性可能与 PCOS 患者的低 SHBG 水平相关,从而使更多的游离雄激素作用于靶组织。

(4) *AR*:编码产物为雄激素受体,有研究认为 *AR* 外显子内的 CAG 可变数目串联重复序列(variable number tandem repeat, VNTR)多态性与 PCOS 发病相关,然而荟萃分析表明,CAG 长度与 PCOS 患者睾酮水平有关,但未发现与 PCOS 发病风险有关。

(5) *LH*: PCOS 患者 LH 激素水平明显升高,基因多态性可能与高 LH 水平、高雄激素血症有关。有研究发现,*LH* G1052A 多态性与汉族女性 PCOS 发生有关。

3. TGF 通路相关基因 目前关注较多的是原纤维蛋白 3(fibrillin 3, *FBN3*),位于 19p13.2(D19S884)。*FBN3* 的功能是参与调控 TGF 信号通路,而 TGF 信号通路成员因其在组织分化、细胞增殖、激素调控等方面的作用而成为 PCOS 的易感基因之一。对汉族女性进行的研究表明,携带 D19S884 A8 等位基因能够增加患 PCOS 的风险。*FBN3* 在胎儿卵巢组织的基质细胞中表达,并且在胎儿卵泡形成的关键阶段(母体妊娠前 3 个月)表达,随后表达则迅速降低。这表明 *FBN3* 可能早在胎儿期即能够影响卵泡发育,可能与成年后 PCOS 发病有关。

4. 炎症相关基因 研究较多的包括肿瘤坏死因子(tumor necrosis factor, *TNF*)、白介素(interleukin, *IL*)等相关基因。杨艳等人研究发现,基因启动子区域的 *T* 等位基因和 IL 受体拮抗剂基因区域的 *V* 等位基因与 PCOS 的肥胖有关,也有研究认为其与 PCOS 的不孕发生有关。Kim 等人对韩国 PCOS 女性患者研究发现,*137G* 等位基因与其 IGT 有关。

5. 其他基因 已发现的 PCOS 候选基因还包括转录因子 7 类似物 2(transcription factor 7 like 2, *TCF7L2*)、抵抗素(resistin)、瘦素(leptin)、纤溶酶原激活物抑制因子 1(plasminogen activator inhibitor 1, PAI1)、钙激活酶 10(calpain-10)、过氧化物酶体增殖物活化受体(peroxisome proliferators-activated receptors, PPARs)、肥胖相关基因等。研究结果显示这些基因中某些位点与 PCOS 的发生有一定相关性,然而因结果缺乏一致性仍需要验证。

陈子江教授等人率先采用全基因组关联分析(genome-wide association study, GWAS)方法对 PCOS 进行了研究。结果表明,2p16.3、2p21、9q33.3 三个区域内的多个 SNP 位点均与 PCOS 具有强相关性,其中最显著的相关基因位点包括 *LHCGR*、*THADA* 和 *DENND1A*。研究团队随后进行的家系研究进一步证实了 *THADA* 基因区 rs13429458 位点与 PCOS 发病显著相关。研究还发现,该区的基因位点与 PCOS 女性的高 LH、高雄激素、高胰岛素和低密度脂蛋白水平升高等内分泌紊乱有关。研究人员在第一次 GWAS 研究的基础上,又进一步对 1 510 名 PCOS 患者和 2 016 名对照组进行了第二次 GWAS 研究,新发现了另外 8 个与 PCOS 相关的基因区域,分别位于 9q22.32(*C9orf3*)、11q22.1(*YAP1*)、12q13.2(*RAB5B* 和 *SUOX*)、12q14.3(*HMGA2*)、16q12.1(*TOX3*)、19p13.3(*INSR*)、20q13.2(*SUMO1P1*)和 2p16.3(*FSHR*)。这些相关基因与胰岛素信号通路、性激素功能、2 型糖尿病、钙信号通路和细胞内吞等有关,为 PCOS 的遗传学研究提供了新靶点。

欧美学者也对 GWAS 检测出的相关基因区域的多态性位点开展了研究,然而结论并不一致。Goodarzi 等人的研究发现,欧洲人群中 rs10818854 位点与 PCOS 发病高度相关,同时 rs12468394、rs6544661 和 rs11891936 三个位点也与 PCOS 发病显著相关。该研究未发现 rs13405728 和 rs6732721 位点与 PCOS 有相关性。Mutharasan 等人对 2p16.3 区的多个 SNP 位点进行了基因型分析,发现该区域 rs7562215 和 rs10495960 多态性与 PCOS 发病密切相关,而与种族无关。然而,汉族人群中所报道的最主要的 rs13405728 位点与 PCOS 的相关性在该研究中未被证实。Lerchbaum 等人在高加索妇女中对 rs13405728、rs13429458 和 rs2479106 三个主要位点进行了研究,结果发现,rs13405728 和 rs13429458 的基因型分布在 PCOS 妇女和对照组中无差异,rs2479106 位点多态性与 PCOS 易感性可能有关,rs2479106 G 等位基因携带者发生 PCOS 的易感风险降低。

尽管 PCOS 的遗传学研究取得了较大进展,然而迄今为止,我们尚不能确定 PCOS 的任何一种致病基因。目前所有报道的基因及其 SNP 位点,仅可能与 PCOS 易感性或者某种表型特征有关,并且结果尚缺乏一致性,并不能解释 PCOS 的发病机制。究其原因,主要包括 PCOS 疾病本身的复杂性和异质性、种族背景的差异性和诊断标准的不统一性等。新一代基因测序技术为我们全面了解复杂疾病的易感基因提供了新方法,能够对一些罕见变异位点进行识别,并且使常见变异位点的检测更为便利。然而,基因测序技术检测出的大量易感基因区域以及所包括的多个 SNP 位点在不同国家和种族人群中也存在异质性,因此有待进一步验证。同时,这些基因位点与 PCOS 多种复杂的生殖内分泌特征之间的关系有待明确。

（二）环境因素

PCOS 的体征和症状通常在或接近青春期初期出现。有证据表明,这些在青春期表现出来的卵泡和雄激素生成异常,在儿童期甚或胎儿发育的过程中就已经存在并开始了。子宫内激素环境影响成年后个体的内分泌状态,孕期暴露于高浓度雄激素的雌性大鼠,成年后会发生不排卵和多囊卵巢。恒河猴或绵羊出生前暴露于高雄激素环境的动物模型数据表明,PCOS 源于胎儿时期:当雌性成年恒河猴出生前被暴露于相当于男性胎儿的高睾酮水平的子宫内时,这些恒河猴表现出多囊卵巢综合征的许多临床表现和生化特征,特别是表现为高分泌 LH、胰岛素分泌或利用异常,在肥胖及高胰岛素血症个体还表现为高雄激素性无排卵;当怀孕母羊被暴露在大剂量睾酮激素环境中时,会引起雌性后代 LH 分泌增加和不正常的卵巢周期。这些雌性胎儿暴露在高雄激素水平环境导致的 LH 和雄激素异常分泌、月经周期异常及胰岛素的异常分泌和利用,提示人类从胎儿到青春期卵巢开始发育的任一时期暴露于过高的雄激素环境均可导致发生 PCOS 的临床特征,包括 LH 异常分泌和胰岛素抵抗,推测人类 PCOS 表型是由胚胎时期卵巢雄激素分泌过高的遗传易感性造成的。此外,孕期高脂低纤维饮食、久坐的生活方式、吸烟、饮酒等都可能导致胎儿生长受限,使胎儿小于孕周,出现节俭表型。这些婴儿容易出现胰岛素抵抗,今后易患高血压、糖耐量异常、肾上腺轴功能亢进、功能性雄激素增高和 PCOS,尤其当她们接触一些不良的环境因素时,如久坐的生活方式和高饱和脂肪酸饮食。这些环境因素有家族聚集现象,因为生活和饮食习惯很大程度上受到父母的影响。然而,人类母体环境因素是否直接影响子代 PCOS 的发生尚不明确,胎儿生长受限也有可能由遗传变异所致,最可能的解释就是不良环境因素与某种遗传变异的相互作用。

一项来自瑞典学者的研究发现产前雄激素暴露是导致后代患 PCOS 的主要原因,雄激素可能通过跨代遗传的方式,影响生殖细胞表观遗传修饰,并传递给后代,这种影响甚至会持续到第三代,但具体机制有待进一步探索。

青春期患有贪食等饮食障碍的女性常发生PCOS。有研究发现,PCOS患者的女儿青春期前的血清抗米勒管激素(anti-Müllerian hormone,AMH)浓度升高,提示这些女孩可能在幼年和儿童期就有卵巢发育改变。AMH可影响卵巢内分泌功能,抑制芳香化酶活性,进而抑制雌激素合成,可能通过促进小卵泡快速生长进而加快原始卵泡的起始生长。青春期后,早期暴露于雄激素过多的环境,类固醇激素对垂体LH的负反馈减少,引起LH异常分泌;同时使脂肪首先堆积于腹部,加重了胰岛素抵抗,由此产生的高胰岛素血症与高LH分泌协同作用,增加了卵巢类固醇的产生,诱导卵泡发育过早停止和停止排卵。

PCOS的发病率和病理生理表现具有明显的种族差异性,这种差异性可能与女性饮食、锻炼、生活方式等环境因素相关。饮食在性激素代谢方面发挥着重要的调节作用。研究表明,饮食中单不饱和脂肪酸和多不饱和脂肪酸的含量会影响PCOS的临床表现,高脂低纤维素饮食与雄激素水平相关。肥胖可能通过加重女性既有的IR促成PCOS的发生。

此外,患者长期焦虑、抑郁、紧张等情绪会进一步恶化PCOS的病理生理状态,产生恶性循环,导致排卵障碍、肥胖、高雄激素血症等临床表现。

(三)PCOS卵泡发育障碍机制研究

PCOS患者卵巢功能的失调具体体现在卵泡的数量增多和功能亢进,其发病基础是卵泡的程序化发育发生改变,即窦前卵泡生成过多和窦卵泡发育停滞。人类卵泡生成和成熟是一个复杂的发育过程,在这一过程中,原始卵泡在生长因子如生长分化因子9(growth differentiation factor 9,GDF9)和骨形态生成蛋白15(bone morphogenetic protein 15,BMP15)的刺激下发育为原始卵泡,其后,FSH调节卵泡发育,向优势卵泡的选择方向进行,随后增多的雌激素可负反馈抑制FSH的产生,使FSH水平降低,进而导致其他发育卵泡的闭锁,使得最终只有一个卵泡发育成熟并排卵,释放出一个成熟卵母细胞。PCOS患者卵泡发育障碍包括早期卵泡生长加速和优势卵泡选择障碍两方面,是由一系列卵巢内、外因素异常共同导致的。

FSH可刺激卵巢卵泡的生长和募集,在卵泡的募集与闭锁间存在着精细的平衡,而FSH在其中起着决定性作用。人类窦卵泡生长达到2~5mm时开始对FSH起反应,直径在6~8mm的卵泡则获得芳香化酶活性并具有增高雌二醇(E_2)水平的能力。随着E_2和抑制素B的增高,FSH水平在卵泡后期开始下降,最终只有最高级成熟的卵泡被选择继续发育并排卵。研究报道,与正常月经周期相比,PCOS患者卵泡期通常显示有高水平的LH和相对较低的FSH水平,而高水平LH与显著降低的卵细胞成熟率和受精率直接相关。此外,在正常情况下,卵泡直径达到9.5~10mm时其颗粒细胞上才出现黄体生成素受体(luteinizing hormone receptor,LHR),而PCOS患者卵泡直径为4mm时即出现LHR,小窦卵泡高表达的LHR可能使其颗粒细胞提早对LH获得反应性。卵泡生成过程中过多的LH分泌可抑制FSH的功能,导致PCOS患者颗粒细胞功能异常,促使小窦卵泡颗粒细胞的提前黄素化和卵泡闭锁,并通过抑制卵泡成熟抑制因子而使卵母细胞过早成熟。此外,LH也可能通过受体偶联的信号转导通路过早激活减数分裂过程而损害卵细胞核,进而导致细胞凋亡。总之,PCOS颗粒细胞这种不合时宜的、放大的LH作用参与了卵泡成熟障碍的发生。

类固醇激素的合成是卵泡内分泌功能的体现,受垂体促性腺激素的调节。PCOS患者的类固醇激素合成,主要表现为雄激素水平升高,同时伴有相应底物浓度的升高,是临床表现多毛、痤疮、男性脱发的生化基础。PCOS患者增高的雄激素主要来源于卵巢,其次是肾上腺和少量脂肪组织。近来学者多认为卵巢局部的高雄激素与PCOS患者卵泡发育障碍直接相关,过多的雄激素可通过刺激小卵泡生长和阻断卵泡向优势卵泡阶段发育成熟两方面损害卵泡生长。雄激素对颗粒细胞的影响具有双重性。早期卵泡雄激素受体的出现早于其他受体(如FSH受体、AMH受体),因此雄激素在卵泡发育非促性腺激素依赖期即可发生作用,并与其他生长因子一起,共同促使早期卵泡生长的加速。此外，在卵泡发育的 FSH 依赖期，雄激素可促进 FSH 受体的表达，加强 FSH 诱导的卵泡分化。然而，在卵泡发育较高级阶段，与对早期卵泡生长的促进作用相反，雄激素对卵泡的成熟产生阻碍作用。有研究显示，过多的雄激素可阻断 Gn 诱导的 PCOS 卵泡雌孕激素的合成，芳香化酶活性的抑制促使卵泡发育晚期阶段失常，进而使优势卵泡选择失败。此外，过多的雄激素可作为底物在外周脂肪组织转化为雌酮（estrone，E_1），E_1 的增加使垂体分泌的 FSH 负反馈下降，卵泡缺乏 FSH 的刺激，生长速度缓慢，发育到一定程度即停滞，导致多囊卵巢的形成。

胰岛素抵抗是指外周组织对胰岛素敏感性降低，使胰岛素的生物效能低于正常。胰岛素通过细胞内的信号转导途径发挥对卵巢的作用，包括调节葡萄糖代谢的促代谢途径和引起卵巢细胞分裂增殖的促分裂途径。胰岛素和胰岛素样生长因子通过共享细胞内蛋白激酶或信号蛋白机制，实现作用的相互交叉。40%~60% 的 PCOS 患者（特别是肥胖者）存在胰岛素抵抗，其原因包括胰岛素受体丝氨酸残基的过度磷酸化从而减弱了信号转导、胰岛素受体基因突变、受体底物和受体后葡萄糖转运的缺陷。胰岛素抵抗因促代谢作用途径受损，机体代偿性升高胰岛素水平而形成高胰岛素血症，细胞内胰岛素 / 类胰岛素样生长因子的促分裂途径的作用因而放大，胰岛素与位于卵泡膜细胞上的胰岛素受体结合，可增加卵泡的募集，并导致卵泡膜细胞和间质细胞的过度增殖，促进卵泡膜细胞和颗粒细胞类固醇激素的合成，加重高雄激素血症。同时，高胰岛素血症又通过抑制肝脏的性激素结合球蛋白合成，使体内游离睾酮增加，促进其生物学作用。PCOS 患者增高的胰岛素可使窦前卵泡对 FSH 的敏感性增加，导致卵泡募集过多，同时可诱导颗粒细胞上 LH 受体的表达和提前黄素化，导致大量窦卵泡积聚，形成无排卵和多囊卵巢的形态。

学者们发现 PCOS 的胰岛素抵抗与炎症相关。PCOS 患者血清中的炎性因子水平增加，如 C 反应蛋白（C-reactive protein，CRP）、IL-6、IL-18 及 TNF-α 等。多项研究指出炎症因子可通过干扰胰岛素信号通路关键分子的表达及活性引起胰岛素抵抗。近年来，脂肪细胞因子如瘦素、脂联素、抵抗素在 PCOS 患者的胰岛素抵抗发生中起一定作用。

转化生长因子 β（transforming growth factor-β，TGF-β）超家族成员参与调控卵泡发育，主要包括 AMH、激活素、抑制素、GDF9 和 BMP15 等。这些成员大部分由卵母细胞（如 GDF9、BMP15）和其周围颗粒细胞（如 AMH）产生，并相互作用以调节卵母细胞和颗粒细胞之间的信号通路。

AMH 是由卵巢颗粒细胞产生的具有抑制雄性米勒管发育、调节两性生殖细胞和性腺发育重要作用的糖蛋白，其基因表达及调控对卵泡发育有重要影响。有研究显示，在卵泡发育过程中 AMH 可降低生长卵泡对 FSH 的反应性并抑制原始卵泡发育为生长卵泡。多囊卵巢卵泡内增高的 AMH 水平可能在一定程度上抑制 FSH 对卵泡生成和颗粒细胞类固醇激素合成的作用，进而参与了 PCOS 患者卵泡发育停滞的病理生理学过程。

卵母细胞分泌的 GDF9 和 BMP15 是卵泡正常生长发育所必需的细胞因子，对窦前期卵泡的正常生长、卵母细胞的有丝分裂、颗粒细胞的增殖、卵泡膜的形成等均有促进作用。编码 GDF9 和 BMP15 的基因发生突变失活后，卵泡发育在原始阶段即被阻断，表明 GDF9 和 BMP15 在卵泡生成过程中有着不可替代的作用。有研究显示 PCOS 患者初级卵母细胞及卵丘颗粒细胞上 GDF9 水平较排卵正常者显著下降，这可能扰乱了 PCOS 患者的卵泡生长，使其发育不良、提前黄素化及降低卵细胞发育潜能。

抑制素和激活素是由颗粒细胞衍生的由 2 部分糖蛋白组成的多肽。激活素主要由小卵泡产生，通过提高颗粒细胞对 FSH 的反应性而促进卵泡生长、减少雄激素的合成并促进卵母细胞成熟。而抑制素则与之相反，主要由优势卵泡产生，刺激卵泡膜细胞产生雄激素，为 E_2 的合成提供底物。卵泡抑素是由卵巢颗粒细胞产生的激活素 / 抑制素结合蛋白，可通过自分泌 / 旁分泌途径调节生长分化。研究显示，卵泡抑素的高表达与卵泡闭锁增加和卵细胞发育潜能降低有关，卵泡抑素 / 激活素比例增高（高卵泡抑素和低激活素 A）在 PCOS 的发生发展中起重要作用。此外，增高的抑制素 B 水平与 PCOS 发生高风险也紧密相关。总之，激活素、卵泡抑素以及抑制素通过旁分泌 / 自分泌途径在卵巢内对维持卵泡生成具有重要作用，其水平失衡与 PCOS 的发生直接相关。

表皮生长因子（epidermal growth factor, EGF）存在于人类卵巢的卵泡液中，通过卵丘颗粒细胞上的 EGF 受体信号转导通路调节卵泡的生长和卵细胞减数分裂成熟。有研究报道，与正常排卵的女性相比，PCOS 患者卵泡液中 EGF 水平显著增高，且可抑制颗粒细胞雌激素的合成，这可能是 EGF 阻断 PCOS 患者窦卵泡生长、致使卵泡闭锁的原因。

卵巢内因素除了上述全身和局部因素外，炎症因子、血管内皮生长因子、成纤维细胞生长因子、瘦素、氧化应激等对卵巢局部微环境的改变也越来越受到广大学者的关注，认为其在 PCOS 患者卵泡发育障碍的发生发展中起一定作用，但这些因素在 PCOS 患者中的水平变化及其作用机制各研究报道不一，仍然需要更多的研究证实。

（四）PCOS 与肠道菌群的关系

近年来，肠道菌群的研究是一个热点领域。肠道菌群可以调节宿主的基因表达，影响宿主的营养、代谢和免疫等，与肥胖、胰岛素抵抗等有着极其重要的关系。近年研究发现，肠道菌群及其代谢物与 PCOS 相关的卵巢功能障碍和胰岛素抵抗有着密切的联系。乔杰院士等研究团队发现 PCOS 患者肠道菌群中的普通拟杆菌水平显著升高，同时甘氨脱氧胆酸和牛磺熊脱氧胆酸水平降低。将患有 PCOS 的女性粪便移植或给予 *B.vulgatus* 菌能够导致小鼠出现类似 PCOS 的表现，小鼠的胆汁酸谱改变、IL-22 水平下降。而给予 DHEA 诱导的 PCOS 小鼠模型甘氨脱氧胆酸或 IL-22 后，可改善小鼠的激素异常、胰岛素抵抗、卵巢多囊样改变和生育力下降的情况。其机制可能是通过激活 3 型天然淋巴细胞（group 3 innate lymphoid cells, ILC3）分泌 IL-22 来改善 PCOS 的表现。由此提示，调节肠道菌群可能是未来 PCOS 进一步研究的治疗方向。

（乔 杰）

第二节　多囊卵巢综合征的流行病学特点

PCOS 临床相关流行病学研究的开展首先需要了解如何进行 PCOS 的诊断。由于 PCOS 的临床异质性表型，对 PCOS 的诊断标准一直是广泛争议的热点。1990 年，美国国立卫生研究院（National Institutes of Health, NIH）认为必须具备以下 2 项才可诊断：①临床雄激素水平过高或生化雄激素水平过高；②月经失调。2003 年鹿特丹诊断标准是符合以下 3 项中的 2 项即可诊断：①稀发排卵或无排卵；②高雄激素的临床表现和 / 或高雄激素血症；③超声表现为多囊卵巢（一侧或双侧卵巢有 12 个以上直径为 2~9mm 的卵泡，和 / 或卵巢体积大于 10ml）。2006 年雄激素过多和多囊卵综合征协会（The Androgen Excess and PCOS Society, AE-PCOS）的标准是高雄激素为必需的，稀发排卵或无排卵和多囊卵巢之间有一项即可。PCOS 的诊断还要排除其他引起雄激素过多或排卵异常的原因，包括高催乳素血症和甲状腺疾病、先天性肾上腺皮质增生、库欣综合征、雄激素分泌性肿瘤、21- 羟化酶缺乏性非典型肾上腺皮质增生、外源性雄激素应用等。目前在我国普遍使用的临床诊断标准是 2003 年鹿特丹诊断标准，但由于其实施时间较短，按此标准进行的流行病学研究相对于 NIH 标准较少。2018 年多囊卵巢综合征中国诊疗指南中提出中国 PCOS 的诊断标准：①疑似 PCOS：月经稀发、闭经或不规则子宫出血是诊断的必需条件。另外再符合下列 2 项中的 1 项：a. 高雄激素临床表现或高雄激素血症；b. 超声下表现为多囊卵巢。②确诊 PCOS：具备上述疑似 PCOS 诊断条件后还必须逐一排除其他可能引起高雄激素的疾病和引起排卵异常的疾病才能确定 PCOS 的诊断。目前多个国家和地区的流行病学研究报道表明，PCOS 在不同地域、种族、不同生活饮食习惯人群中的发病情况和临床表型各不相同。

一、PCOS 发病率 / 患病率

在绝经前女性中 PCOS 的患病率约为 5%~

10%。一些以社区为基础的流行病学研究显示，不同种族 PCOS 的发病率不同（表 11-1）。在美国东南部白种人和黑种人女性中 PCOS 发病率分别为 4.8% 和 8%；希腊白种人女性中为 6.8%；西班牙白种人女性中为 6.5%；南亚斯里兰卡女性中为 6.3%；泰国女性中为 5%。由于评估过程使用相同的 NIH 诊断标准，因此上述地区中 PCOS 的患病率虽有不同但并未出现很大差异。然而，另一项调查问卷研究表明，在美国墨西哥裔人中 PCOS 的患病率高达 13%，是非西班牙裔白种人和美国非洲裔女性中发病率的 2 倍，分析这可能与该种族人群较高的胰岛素抵抗和代谢综合征风险相关。此外，研究表明澳大利亚本土人群 PCOS 患病率较高，达到 11%。在中国，基于 NIH 标准，南方人群的 PCOS 患病率为 2.2%（20/915）；而乔杰院士等采用 PCOS 国际诊断标准，一项全国 10 省市大规模横断面流行病学调查研究表明，在社区育龄期女性中 PCOS 患病率为 5.61%（894/15 924）。除了种族差异和调研样本量的大小，PCOS 的患病率差异与这一疾病在不同时期的诊断标准和定义密切相关。应用鹿特丹诊断标准，PCOS 发病率是采用 NIH 标准的 1.5~2 倍。2014 年丹麦报道的 PCOS 发病例为 16.6%，2022 年伊朗 Farhadi-Azar M 等人报道的 PCOS 发病率为 13.6%。为了更好地了解 PCOS 在人群中的患病率，需要在相同诊断标准下大样本、多中心的流行病学研究结果。

二、PCOS 临床表型流行病学研究

国内外大规模流行病学调查研究发现，不同地域、不同种族、不同生活饮食习惯的 PCOS 患者临床表型存在多样性。

（一）高雄激素血症

多毛症是最广泛使用的临床诊断高雄激素血症的标准，70% 的 PCOS 患者存在多毛症。目前临床资料中多毛的评分标准并不规范。采用 Ferriman-Gallwey（mFG）毛发标准进行多毛评分研究，不同地区 PCOS 患者多毛情况有所差异。东亚地区女性与欧洲、美国女性相比，较少发生多毛症状。中国和日本女性多毛症发生率较低，这可能由于她们皮肤中较低的 5α- 还原酶的活性所致；而大多数白种人或黑种人 PCOS 女性多毛情况较严重，美国 PCOS 女性的多毛症发病率高达 60%~70%。此外，居住在英国的南亚 PCOS 女性其 mFG 值（FG 评分为 18）显著高于本地患者（FG 评分为 7.5）。由于体毛轻重与种族和遗传等因素关系密切，不同种族 PCOS 患者的多毛症诊断阈值不同，因此需要针对不同种族人群制定相应的 mFG 评分标准。亚洲女性的 mFG 界值相对较低，其中日本女性 mFG 界值为 6，而泰国女性 mFG 界值为 3，北医三院乔杰院士团队对中国育龄期女性进行 mFG 界值的研究发现>4 即可诊断多毛，同时提出了 mFG 评分的进一步简化诊断方法，即在上唇、下腹和大腿内侧 3 部分进行评分（方法同 mFG 评分）>2 分可以考虑中国女性的多毛问题，结合血清雄激素测定，发现中国 PCOS 女性中高雄激素血症发生率在 85%。因此，合适的多毛评分标准联合生化指标检测如睾酮、游离睾酮、脱氢表雄酮，可以更好地诊断高雄激素血症。此外，痤疮也是高雄激素血症另一个敏感的表现，雄激素分泌增加，皮脂腺增生肥大，皮脂产生增多，引起痤疮的发生。由于缺乏痤疮的评分标准，对痤疮的研究更为复杂。

表 11-1 不同国家 PCOS 发病率

国家	发病率	报道者及时间
希腊	6.8%	Diamanti Kandarakis 等，1999
西班牙	6.5%	Asuncion 等，2000
美国	白种人 3.4%；黑种人 4.7%	Knochenhauer 等，1998
斯里兰卡	6.3%	Kumarapeli 等，2008
泰国	5%	March WA 等，2010
澳大利亚	13%	Chen ZJ 等，2008
中国	5.61%	Qiao J 等，2013
巴西	8.0%	Gabrielli L 等，2012
土耳其	6.1%	Yildiz BO 等，2012
丹麦	16.6%	Lauritsen MP 等，2014
伊朗西南部	4.8%	Rashidi H 等，2014
伊朗	13.6%	Farhadi-Azar M 等，2022

（二）稀发排卵或无排卵

不同种族育龄期女性月经紊乱的发生率存在一定差异。美国女性中稀发排卵发生率为 23%，而在希腊人群中为 14.6%。此外，研究报道南亚 PCOS 女性中近半数在较早年龄（19 岁）即出现稀发排卵。

（三）卵巢多囊样改变

基于 2003 年鹿特丹诊断标准，卵巢多囊样表现定义为一侧或双侧卵巢有 12 个以上直径为 2~9mm 的卵泡和 / 或卵巢体积 >10ml。然而，Jonard 等人研究指出欧洲白种人 PCOS 女性临床诊断的最佳阈值：卵巢体积应为 7ml 而不是 10ml，单侧卵巢卵泡数目应大于 12 个。基于三维超声，白种人 PCOS 女性有增加的卵巢间质体积和血管。Lam P 等人发现与白种人相比，中国 PCOS 女性有显著降低的卵巢间质体积和血管，PCO 的临床诊断的最佳临界值为卵巢体积 6.4 ml，一侧或双侧卵巢有直径为 2~9mm 的卵泡数为 10 个。目前对多囊卵巢形态学特征的定义广泛采用的仍为 2003 年鹿特丹诊断标准。

三、PCOS 代谢相关表型流行病学研究

（一）胰岛素抵抗

胰岛素抵抗（insulin resistance，IR）及其代偿性高胰岛素血症在 PCOS 的发病机制中起到关键作用，50%~70% 的 PCOS 患者发生胰岛素抵抗，胰岛素抵抗与 PCOS 患者的病情轻重直接相关。据报道，发生 PCOS 的非洲裔美国女性和西班牙女性比白种人更易发生胰岛素抵抗，其患糖尿病的风险增加。墨西哥裔美国 PCOS 患者中胰岛素抵抗的患病率为 73%，而白种人 PCOS 女性中这一比例为 44%。此外，与高加索白种人相比，南亚本地和移民欧洲的 PCOS 女性黑棘皮症和胰岛素抵抗的发生率更高，同时 SHBG 水平更低，这也与其容易发生胰岛素抵抗和 2 型糖尿病的种族倾向有关。因此，对于南亚的 PCOS 女性来说，糖尿病家族史和心血管疾病风险评估很重要，并且这种相关性应该与她们的长期代谢调节有关。

（二）肥胖

不同种族 PCOS 患者中的 BMI 阈值不同。亚洲 PCOS 患者平均 BMI 值较低，日本 PCOS 患者胰岛素抵抗程度与白种人相似，但肥胖程度明显较低。在中国南方人群中，PCOS 患者中仅有 7.5% 为超重、1.3% 为肥胖，其超重患者比例远低于美国（24%）和西班牙（30%），当中国 PCOS 患者 BMI 超过 23kg/m² 时，其患代谢疾病的风险较高。与白种人相比，尽管南亚 PCOS 女性 BMI 均值较低（<25kg/m²），但其向心性肥胖对代谢功能的影响较大，其患高血压、糖尿病和血脂障碍的风险较高。因此，对于 BMI 较低的 PCOS 女性仍然需要改善生活方式和减轻体重，同时应加强对种族特异的 BMI 界值的判断和应用。对于南亚人群，BMI 界值应调整为 23kg/m² ≤ BMI <25kg/m² 为超重、BMI >25kg/m² 为肥胖。在美国，非洲裔 PCOS 女性的 BMI 和血压比亚裔女性更高，同时非洲裔和白种人 PCOS 患者有更严重的代谢表型，如较高的高血压、肥胖和代谢综合征的心血管疾病风险因素等。

（三）代谢综合征

PCOS 的许多代谢异常表型与代谢综合征（metabolic syndrome，MS）的指标吻合，包括向心性肥胖、高甘油三酯血症、低水平高密度脂蛋白（high density lipoprotein，HDL）、高血压和空腹血糖浓度升高。大多数 PCOS 患者有至少一项 MS 表型特征。PCOS 女性代谢综合征发生率及表型特点在不同种族人群中有所差异（表 11-2）。在美国，稀发排卵的白种人 PCOS 女性中 MS 发生率为 43%~46%，最常出现的表型为较高的 BMI 值（67%）和较低的 HDL 水平（68%）。Ehrmann 等人报道 BMI >27kg/m² 的 PCOS 女性中 40% 发生 MS。对于美国 PCOS 女性，预测 MS 发生的主要指标为升高的血清游离睾酮水平和降低的血清 SHBG 水平。在德国，31% 的 PCOS 女性发生 MS，其最显著特征为向心性肥胖。在南亚，PCOS 女性发生 MS 比率为 30.6%，而对照人群中只有 6.34%，并且根据鹿特丹标准诊断的四种 PCOS 临床亚型中 MS 的发生率相近。在东亚，韩国 PCOS 女性中 MS 发生率为 14.5%，远低于其他种族人群；中国南方地区 PCOS 妇女 MS 发生率为 18.9%，中国香港地区 PCOS 妇女中 MS 发生率为 24.9%，而对照人群中这一发生率仅有 3.1%。

表 11-2　不同国家 PCOS 患者代谢综合征发病率

国家	发病率	报道者及时间
美国	43%~46%	Apridonidze 等,2005
德国	31%	Hahn S 等,2005
土耳其、捷克	2%~8%	Vural B 等,2005
印度	37.5%	Mandrelle K 等,2012
韩国	14.1%	Park HR 等,2007
中国西南部	25.62%	Zhang JX 等,2012
泰国	24.6%	Techatraisak K 等,2016
希腊	12.6%	Kyrkou G 等,2016
中国	16.2%	Li J 等,2019

综上,PCOS 流行病学调查研究表明 PCOS 的表型特征受到遗传因素和环境因素的共同作用影响,而其表型的种族差异为其病因学研究提供首要线索,临床相关性研究应该充分地考虑种族多样性。此外,移民后不同的环境、文化、生活方式及饮食差异等引起的改变可以解释如此广泛的 PCOS 患者表型的多样性。PCOS 表型的种族多样性提示在临床诊断和筛查中适时应用种族特异的指导标准,进而制订更为合理的诊疗方案。同时,由于 PCOS 表型的复杂异质性,进一步扩大样本调查分析不同种族 PCOS 患者生殖和代谢特征对于 PCOS 的靶向分型、诊断和干预具有重要的研究意义和临床价值。

(乔 杰)

第三节　多囊卵巢综合征的诊断与治疗

多囊卵巢综合征(polycystic ovary syndrome, PCOS)是育龄期女性最常见的内分泌紊乱性疾病,患病率 8%~13%,占无排卵性不孕症患者的 30%~60%。临床主要表现为:月经稀发或闭经、不孕、高雄激素、卵巢多囊样表现等,同时可伴有肥胖、胰岛素抵抗、血脂异常等代谢异常,是 2 型糖尿病、心脑血管病和子宫内膜癌发病的高危因素,严重影响患者的生活质量。长期以来,由于 PCOS 的临床异质性以及诊断标准的不完全一致,PCOS 的规范治疗方案在国内外一直存在争议。

一、PCOS 的诊断与分型

由于 PCOS 临床表现的高度异质性,其诊断标准一直存在争议,目前国际上存在多种标准,主要包括美国国立卫生研究院(National Institutes of Health,NIH)的标准、欧洲人类生殖和胚胎学学会(European Society of Human Reproduction and Embryology,ESHRE)和美国生殖医学学会(American Society for Reproductive Medicine,ASRM)的鹿特丹诊断标准、雄激素过多和多囊卵巢综合征协会(the Androgen Excess and PCOS Society,AE-PCOS)的标准以及 2011 年中国 PCOS 诊断标准。尽管国际上诊断标准不一,但早已得到公认的是 PCOS 的诊断需排除其他原因引起的高雄激素和排卵障碍。

(一) PCOS 的诊断

1. NIH 标准　1990 年 NIH 制订的 PCOS 诊断标准:月经异常或无排卵,具有临床或生化高雄激素表现和持续无排卵,同时排除其他引起高雄激素的疾病。这使标准化诊断迈出了重要的一步,但多囊卵巢形态学(polycystic ovarian morphology, PCOM)表现未被包括在内。

2. 鹿特丹诊断标准　2003 年 ESHRE 和 ASRM 在荷兰鹿特丹制订了新的 PCOS 诊断标准:①稀发排卵或无排卵;②高雄激素的临床表现和 / 或高雄激素血症;③PCOM:超声提示一侧或双侧卵巢直径 2~9mm 的卵泡≥12 个和 / 或卵巢体积≥10ml。

以上 3 条中符合 2 条,并排除其他高雄激素的病因,如先天性肾上腺皮质增生症、库欣综合征、分泌雄激素的肿瘤等以及其他引起排卵障碍的疾病,如高催乳素血症、卵巢早衰、垂体或下丘脑性闭经以及甲状腺疾病等。

3. AES 诊断标准　2006 年由 AES 制定的 PCOS 诊断标准:多毛和 / 或高雄激素血症,稀发排卵或无排卵和 / 或 PCOM,同时应排除其他高雄激素及排卵障碍的相关疾病。

4. 中国 PCOS 诊断标准　由于国际上 PCOS

的诊断标准的文献基础主要基于欧美人种,并不完全适合中国汉族女性。2011年,在原卫生部标准项目支持下,由中华医学会妇产科学分会内分泌学组牵头完成中国PCOS诊断标准的制订。该标准将月经稀发或闭经或不规则子宫出血作为PCOS诊断的必要条件,同时符合下列2项中的1项即可诊断为疑似PCOS:①高雄激素的临床表现或高雄激素血症;②超声表现为PCOM。而确诊PCOS必须排除其他可能引起高雄激素的疾病和排卵异常的疾病。对于青春期PCOS的诊断必须同时符合以下3个指标:①初潮后月经稀发持续至少2年或闭经;②高雄激素临床表现或高雄激素血症;③PCOM;同时应排除其他疾病。在中国PCOS标准中,月经稀发指月经周期长度为35天~6个月。闭经包括继发性闭经和原发性闭经。其中继发性闭经较常见,指停经时间6个月以上;而原发性闭经较少见,指16岁尚无月经初潮。不规则子宫出血指月经周期或经期或经量无规律性。与国际上其他标准相比,中国标准更强调卵巢功能障碍的病理作用,根据大样本(2 100例)PCOS患者的临床调查和分析结果,按鹿特丹诊断标准的中国汉族PCOS患者中月经周期异常的发生率最高,占97%,而且大量研究也证实,对于中国汉族女性来说,不管是PCOS患者还是一般人群,其雄激素水平升高程度和代谢异常发生率均显著低于西方人群,表明在3种决定诊断的表型中,卵巢功能占有更大的比重。可见中国PCOS诊断标准是根据中国的资料,对现有标准的进一步注释和解析,更多考虑临床实用性,比较适合中国汉族女性。

（二）PCOS的分型

PCOS的分型是一直存在的热点话题,虽然在国际共识中没有明确规定,但是妇科内分泌学组已经在中国PCOS诊断标准中涉及了这个问题,因为这与临床治疗方案的选择有密切的关系。根据有无肥胖及中心型肥胖以及有无糖耐量受损、糖尿病、代谢综合征将PCOS分为2种类型:①经典的PCOS患者:月经异常和高雄激素,有或无PCOM,代谢障碍表现较重;②无高雄激素的PCOS患者:只有月经异常和PCOM,代谢障碍表现较轻。

二、PCOS的治疗

PCOS病因尚未阐明,目前尚难根治。由于PCOS患者不同的年龄和治疗需求,临床表现的高度异质性,因此临床处理应该根据患者主诉、治疗需求、代谢改变,采取个体化的对症治疗措施,以达到缓解临床症状、满足生育要求、维护健康和提高生活质量的目的。PCOS主要的治疗原则是进行生活方式干预、调整月经周期、降低高雄激素水平、恢复排卵解决生育问题、尽早预防远期并发症的发生发展。

（一）生活方式干预

PCOS患者无论是否有生育要求,生活方式管理和干预应作为一线治疗,尤其对于合并超重和肥胖的患者,主要包括控制饮食、运动、戒烟戒酒以及心理疏导等。肥胖患者通过低热量饮食和耗能锻炼,降低5%以上的体重,就可能改变或减轻月经紊乱、多毛、痤疮等症状并有利于不孕的治疗。减轻体重至正常范围可以改善胰岛素抵抗,阻止PCOS长期发展的不良后果,如糖尿病、高血压、高血脂和心血管疾病等代谢综合征。因此,建议超重和肥胖的患者每6个月体重减轻5%~10%。

（二）调整月经周期

目的是保护子宫内膜,减少子宫内膜癌的发生。

1. 周期性使用孕激素 对无明显雄激素水平升高的临床表现和实验室检查结果,且无明显胰岛素抵抗的无排卵患者,可周期性应用孕激素对抗雌激素的作用,诱导人工月经,预防子宫内膜增生。周期性使用孕激素可以作为青春期、围绝经期PCOS患者的首选,也可用于育龄期有妊娠计划的PCOS患者,但不推荐长期使用。用药时间一般为每周期10~14天,常用的孕激素制剂及用法有地屈孕酮10~20mg/d;微粒化黄体酮100~200mg/d;醋酸甲羟孕酮4~10mg/d。用药的时间和剂量应根据患者月经紊乱的类型、体内雌激素水平的高低、子宫内膜的厚度决定。孕激素治疗的优点是对卵巢轴功能不抑制或抑制较轻,更适合于青春期患者,对代谢影响小。缺点是无降低雄激素水平、治疗多毛及避孕的作用。

2. 短效复方口服避孕药 短效复方口服避孕

药(combined oral contraceptive, COC)不仅可调整月经周期,改善子宫内膜状态,预防子宫内膜癌的发生,还可减轻高雄激素症状,可作为育龄期无生育要求的 PCOS 患者的首选,也可用于为改善临床治疗效果做预处理的患者。常用的短效 COC 有炔雌醇环丙孕酮(每片含炔雌醇 35μg,醋酸环丙孕酮 2mg)、去氧孕烯炔雌醇(每片含炔雌醇 30μg,去氧孕烯 150μg)、屈螺酮炔雌醇(每片含炔雌醇 30μg,屈螺酮 3mg)、屈螺酮炔雌醇(Ⅱ)(每片含炔雌醇 20μg,屈螺酮 3mg)。由于炔雌醇环丙孕酮副作用较大,现已不作为一线用药。长期使用建议选用雌激素含量小的避孕药。常规用药方法为在用孕激素撤药出血第 5 天开始服用,每天 1 片,共服 21 天;停药撤血的第 5 天起或停药第 8 天起重复。屈螺酮炔雌醇、屈螺酮炔雌醇(Ⅱ)可从月经第 1 天开始口服,按照包装标明顺序使用。应用口服避孕药前须对 PCOS 患者的代谢情况进行评估,排除使用口服避孕药的禁忌证。有重度肥胖、糖耐量受损的患者长期服用口服避孕药可能加重糖耐量损害程度,建议患者改善饮食结构、增加运动量,必要时可与胰岛素增敏剂联合使用。

3. 雌孕激素周期序贯治疗 绝大多数 PCOS 患者具有一定的内源性雌激素分泌,单用孕激素可以撤退性出血。但对于少数胰岛素抵抗严重、雌激素水平低、子宫内膜薄、单一孕激素治疗后子宫内膜无撤药性出血反应的患者;雌激素水平低、有生育要求或有围绝经期症状的 PCOS 患者;伴有低雌激素症状的青春期、围绝经期 PCOS 患者可作为首选。可口服雌二醇 1~2mg/d(每月 21~28 天),周期的后 10~14 天加用孕激素。

(三)缓解高雄激素症状

PCOS 是一种高度异质性的疾病,可累及多个年龄段的女性,高雄激素血症是其代表性的内分泌病理生理特征,持续的高雄激素血症,一方面可导致多毛、痤疮、脱发、男性化改变等;另一方面,高雄激素的状态抑制卵泡的发育,引起无规则排卵。针对患者的不同年龄以及不同的诊治诉求,应制订不同的诊疗策略:对于无生育要求的女性或者青春期女性,其治疗目的应当以恢复月经周期,调整内分泌状态,改善多毛、痤疮症状,缓解心理压力,

预防远期并发症为目的;而对于以生育为目的来诊者,则应在改善内分泌环境的基础上,施以进一步的促排卵治疗,以达到受孕的目的。

1. 短效 COC 建议 COC 作为青春期和育龄期 PCOS 患者高雄激素血症及多毛、痤疮的首选治疗,其可通过抑制黄体生成素(luteinizing hormone, LH)的分泌从而抑制卵泡膜细胞分泌雄激素,改善多毛和痤疮。治疗痤疮,一般用药 3~6 个月可见效,治疗多毛,服药至少需 6 个月后才显效,这是由于体毛的生长有其固有的周期。停药后雄激素水平升高,症状可能复发。有中、重度痤疮或性毛过多的患者,也可到皮肤科就诊,配合相关的药物局部治疗或物理治疗。

2. 螺内酯 适用于 COC 治疗效果不佳、有 COC 禁忌或不能耐受 COC 的高雄激素患者,每日剂量 50~200mg,推荐剂量为 100mg/d,至少使用 6 个月才见效。但在大剂量使用时,需注意高钾血症,建议定期复查血钾。育龄期患者在服药期间建议采取避孕措施。

(四)胰岛素抵抗的治疗

由于认识到胰岛素抵抗在 PCOS 病理生理变化中有关键的作用,诞生了用胰岛素增敏剂治疗 PCOS 的新疗法。胰岛素增敏剂使胰岛素敏感性增高,血胰岛素水平降低,PCOS 患者的高雄激素状态随之减轻,月经及排卵得以恢复。不仅如此,胰岛素增敏剂还能纠正与胰岛素抵抗相关的代谢紊乱。目前临床上常用的胰岛素增敏剂主要有双胍类、噻唑烷二酮类及 α-葡萄糖苷酶抑制药(α-glucosidase inhibitor, AGI)。

1. 双胍类 双胍类口服降糖药主要为二甲双胍、苯乙双胍和丁双胍,其中以二甲双胍应用最为普遍,为胰岛素抵抗 PCOS 患者长期药物治疗的首选药,推荐 BMI ≥ 25kg/m² 的 PCOS 患者使用,可单独或联合其他药物作为治疗胰岛素抵抗、高雄激素和促排卵的一线药物。二甲双胍通过增强外周组织对葡萄糖的摄入、抑制肝糖原产生,并在受体后水平增强胰岛素敏感性、减少餐后胰岛素分泌,改善胰岛素抵抗,降低高胰岛素血症介导的卵巢雄激素过剩而纠正多毛和痤疮,恢复排卵性月经,促进生育功能的恢复,预防代谢综合征的发生。为

减少胃肠道反应,可选择渐进式服用:0.5g 晚餐中服,持续 1 周;0.5g 早、晚餐中各 1 次,持续 1 周;0.5g 早、中、晚餐中各 1 次,持续服用。每 3~6 个月随诊 1 次,记录月经,定期监测肝肾功能、血胰岛素和睾酮水平,必要时测基础体温或血清孕酮水平观察排卵。二甲双胍可长期服用,最常见的副作用是胃肠道症状如腹胀、恶心、呕吐及腹泻,可适当补充维生素和叶酸,尤其是维生素 B_{12};严重的副作用是可能发生肾功能损害和乳酸性酸中毒。二甲双胍为妊娠 B 类药,原则上孕期应停药或加强监测。

2. 噻唑烷二酮类 曲格列酮(troglitazone)、罗格列酮(rosiglitazone)和吡格列酮(pioglitazone)均属于噻唑烷二酮类(thiazolidinedione,TZD,格列酮类),主要通过激活过氧化物酶体增殖物激活受体 γ(PPARγ)起作用,调节胰岛素效应有关的多种基因的转录,如增加 *IRS2*、*GLUT4*、脂蛋白酯酶的表达以及降低肿瘤坏死因子(TNF)和瘦素的表达,从而增加靶组织对胰岛素作用的敏感性。曲格列酮为第一个 TZD 药物,曾被用于治疗 PCOS 的研究,显示可使胰岛素、LH、雄烯二酮(androstenedione,A_2)下降,与克罗米芬(clomiphene citrate,CC)合用提高了排卵率,但因对肝有毒性可引起死亡已于 1999 年退出市场。同年,比较安全的罗格列酮被批准在美国上市。罗格列酮也可纠正脂代谢紊乱,保护血管内皮细胞,预防动脉粥样硬化、糖尿病、心血管事件的发生。Rouzi AA 等的研究发现应用罗格列酮 3 个月可以显著降低 PCOS 患者的空腹胰岛素、总 T、游离 T、LH、DHEAS 和胰岛素样生长因子 1(insulin like growth factor 1,IGF-1)水平,增加血清 SHBG 和胰岛素样生长因子结合蛋白 1(insulin-like growth factor-binding protein-1,IGFBP-1)浓度。联用罗格列酮和 CC 组排卵率显著高于联用二甲双胍和 CC 组,前者妊娠率也较高但无统计学意义,还需大样本研究进一步证实。Lam PM 等的随机对照试验研究纳入了 70 例中国 PCOS 患者,结果发现应用罗格列酮 12 个月可以显著改善患者的月经情况,但对痤疮及高雄激素表现并无明显作用。吡格列酮是新型的噻唑烷二酮类胰岛素增敏剂,不仅能提

高胰岛素敏感性,还具有改善血脂代谢、抗炎、保护血管内皮细胞功能等作用,联合二甲双胍具有协同治疗效果。吡格列酮常作为双胍类药物疗效不佳时的联合用药选择,常用于无生育要求的患者。TZD 不适用于肝功能不良、1 型糖尿病或酸中毒和心功能不良水肿患者。TZD 属于 C 类药物,动物实验能使胎儿发育延迟,故妊娠哺乳期女性及 18 岁以下患者不推荐服用。常见的副作用有体重增加和水肿。

3. α- 葡萄糖苷酶抑制药 阿卡波糖属于 AGI,在肠道内竞争性抑制葡萄糖苷水解酶,抑制多糖及蔗糖分解成葡萄糖,从而延迟碳水化合物的吸收,降低餐后血糖。适用于空腹血糖正常或不太高而餐后血糖明显升高者,一般单用,或与其他口服降糖药或胰岛素合用。常见的副作用为胃肠道反应,如腹胀、排气增多或腹泻。肝肾功能不全者慎用,不宜用于胃肠功能紊乱者、孕妇、哺乳期女性和儿童。

4. 肌醇 肌醇有 9 种异构体,最常见的是肌肉肌醇和 D- 手性肌醇(D-chiro-inositol,DCI),被认为是最新一代的胰岛素增敏剂。在人体中,肌肉肌醇可以被转化为肌肉肌醇磷酸聚糖(inositol phosphoglycan,IPG),DCI 可以被转化为 DCI-IPG,肌肉肌醇 -IPG 和 DCI-IPG 都是参与胰岛素信号转导的第二信使,肌肉肌醇 -IPG 主要调节葡萄糖转运蛋白的激活和葡萄糖利用,而 DCI-IPG 参与糖原合成。1988 年 Larner 首先描述 DCI 能激活非经典的胰岛素信号系统。目前的研究认为,肌肉肌醇和 DCI 通过参与胰岛素的信号转导系统提高胰岛素的敏感性。有随机对照试验研究表明肥胖 PCOS 患者应用 DCI 治疗 6~8 周,其游离睾酮及甘油三酯水平显著低于安慰剂组,排卵率显著提高,但其降低胰岛素水平及血压方面的疗效并不显著。一项纳入 9 项随机对照试验研究的荟萃分析结果显示,肌肉肌醇可以显著降低空腹胰岛素水平。目前多数研究支持肌肉肌醇与 DCI 以 40∶1 的剂量联合使用是最有效的治疗方案,此浓度与正常健康女性体内血清浓度相似,可以改善 PCOS 导致不孕患者胰岛素抵抗、高雄激素血症、氧化应激异常及妊娠结局等情况。由于肌醇应用于 PCOS

临床上的数据仍然较少,仍需进一步的研究。

虽然胰岛素增敏剂的以上效果令人鼓舞,仍然需要进行多中心大样本的前瞻性随机对照研究,以进一步确认其疗效、适应证及安全性。

（五）促进生育

促排卵治疗:经过前述的生活方式干预、调整月经周期、降低高雄激素和改善胰岛素抵抗的一系列治疗后,有部分患者能恢复排卵或成功受孕,有较好的疗效。但很多患者仍不能自发排卵,还需要进行促排卵治疗。

（1）克罗米芬（clomiphene citrate,CC）: CC 是 PCOS 诱导排卵的传统一线促排卵药,其安全性和有效性已得到充分证明。平均每周期的临床妊娠率是 22%,累积 6 个周期的妊娠率是 50%,累积 9 个周期的妊娠率是 75%。CC 的促排卵机制为其具有较强的抗雌激素和较弱的雌激素双重作用,能与内源性强雌激素雌二醇竞争结合靶器官雌激素受体,解除其对下丘脑垂体的负反馈抑制,促使下丘脑促性腺激素释放激素（gonadotropin releasing hormone,GnRH）及垂体 FSH、LH 的分泌,进而刺激卵泡发育。因此,在一个高雌激素环境中 CC 有抗雌激素作用,相反,在低雌激素环境中 CC 却有雌激素样作用。

用法:常规首次剂量为 50mg/d,在月经周期第 3~5 天或孕激素 / 口服避孕药（如去氧烯炔雌醇或炔雌醇环丙孕酮等）撤药性出血的第 3~5 天起共用 5 天,排卵多发生在停药 7~10 天,于停药后的 2~3 天开始进行系列 B 超或尿 LH 定性检查,同时测基础体温,检出排卵日应嘱患者及时同房争取妊娠。B 超、尿 LH 和基础体温严密监测有无排卵,也有助于发现早期妊娠,以便及时保胎,避免误用其他药物导致流产。若基础体温无双相或 B 超监测无优势卵泡发育,根据月经周期可用黄体酮、安宫黄体酮或地屈孕酮撤退性出血第 5 天起再递加至 100~150mg/d,共 5 天,以观察疗效。国外文献报道,CC 对大部分 PCOS 患者的最有效剂量为 100~150mg/d,其排卵率大于 75%。若用 3 个周期 150mg/d 仍无排卵,认为患者存在 CC 抵抗。如经过 6 个周期的治疗仍没有妊娠,则不建议继续使用克罗米芬促排卵。一般情况下不主张应用大剂量 CC,因副作用也大。用药前应了解患者的雌激素水平,行孕激素撤药试验以排除妊娠。若雄激素水平过高,CC 的治疗效果较差,可以先给抗雄激素或口服避孕药治疗 3 个月,再给 CC,疗效较好。由于 CC 拮抗雌激素而影响内膜厚度及容受性,干扰受精卵着床,周期取消率高,近年来应用逐渐减少。

（2）来曲唑（letrozole,LE）: LE 为芳香化酶抑制剂,已成为 PCOS 诱导排卵的一线用药,并可用于 CC 抵抗或失败患者的治疗。从自然月经或撤退性出血的第 2~5 天开始,2.5mg/d,共 5 天;如无排卵则每周期增加 2.5mg,直至 5.0~7.5mg/d。LE 最早主要用于绝经期乳腺癌的治疗,自 1997 年有学者研究 LE 在动物促排卵中的应用,自 2000 年 Mitwally 与 Casper 首次在 CC 促排卵失败的病例中应用 LE 促排卵治疗获得成功以来,国内外很多生殖医学中心进行 LE 的临床研究也肯定了其促排卵疗效。

目前的研究认为 LE 的可能促排卵机制如下: ①在中枢,LE 通过抑制芳香化酶活性,可阻碍卵巢内雄激素转化为雌激素,降低体内雌激素的水平,因此,LE 在早卵泡期应用可解除雌激素对下丘脑垂体性腺轴的负反馈作用,增加内源性的促性腺激素的分泌,从而达到促进卵泡的发育并激发排卵的目的; ②在外周,LE 通过阻碍卵巢内雄激素转化为雌激素,使卵巢内积聚雄激素,卵巢内高浓度的雄激素可使 FSH 基因表达增加,从而使卵泡对 Gn 的敏感性提高。此外,卵泡内积聚的雄激素可刺激卵泡内胰岛素样生长因子 1（IGF1）及其他细胞因子,协同 FSH 促进卵泡生长。因为芳香化酶抑制剂的半衰期较短、作用机制和作用部位也不同,与 CC 相比,其优点在于对子宫内膜的影响较小,单卵泡发育的倾向较大,而卵泡持续生长不破裂的情况较少,多胎妊娠率降低。

（3）促性腺激素:促性腺激素可作为 CC 或来曲唑的配合用药,也可作为二线治疗,适用于 CC 抵抗和 / 或失败的无排卵不孕患者。

常用制剂: ①尿促性腺激素（HMG）是 Lunenfeld 等于 1962 年首先应用的从绝经后女性尿液中提取的 Gn 制剂; ②尿 FSH; ③高纯 FSH; ④重组 DNA

技术产生人 FSH 制剂。

常用方案:①联合 LE 或 CC 使用,增加卵巢对促性腺激素的敏感性,降低促性腺激素用量;②低剂量逐渐递增或常规剂量逐渐递减的促性腺激素方案。低剂量递增方案诱导排卵已证明具有良好的妊娠率和相对较高的单胎率,但需要有经验的医师仔细地掌控和监测,且与单纯 CC 和 LE 相比,多胎妊娠和卵巢过度刺激综合征(ovarian hyperstimulation syndrome,OHSS)的风险仍然较高。

(4)腹腔镜下卵巢打孔术:近年来,随着微创概念的提出和微创器械的不断发展,腹腔镜手术为治疗 PCOS 提供了新的治疗策略。此方法治疗 PCOS 有很多优点:①由于腹腔镜手术的微创性,不仅损伤小,术后粘连相对少,恢复快,价格适中,而且见效快,无需繁琐的监测及随访;②疗效与促排卵药物相仿,无多胎妊娠和 OHSS 的发生;③腹腔镜的放大作用,手术视野更清晰,更容易发现盆腔内隐匿部位微小的病灶,使手术治疗更加准确、全面、安全、彻底。

腹腔镜手术治疗 PCOS 的机制尚不明确,可能与如下因素有关:①手术破坏了 PCOS 患者异常增厚的白膜,形成局部薄弱环节,使得卵子易于排出;②手术破坏了卵巢间质,降低卵巢内雄激素水平,使抑制促性腺激素物质如抑制素等减少,解除了对卵泡发育的抑制,从而诱发排卵;③卵巢体积缩小,对垂体的过度敏感性减低;④手术降低了卵巢表面张力,不再挤压卵巢组织,改善血液循环,间质水肿消失,恢复卵巢功能;⑤手术部位的局部炎症,可引起巨噬细胞、淋巴细胞等聚集,使多种具有促排卵作用的细胞因子和物质释放。

腹腔镜下卵巢打孔虽然具有如上优点,但毕竟是一个有创的操作,特别是对卵巢有直接的损伤,因此应该慎用,在操作时也应尽量避免卵巢皮质和卵巢血供的损伤。PCOS 手术治疗的常见适应证包括:① CC、LE 和促性腺激素(Gn)促排卵治疗失败者;② CC 抵抗,而又不愿或不能使用 Gn 治疗者,如易发生 OHSS 或经济困难的患者;③为寻找不孕原因行诊断性腹腔镜手术或因其他疾病需要剖腹探查或腹腔镜检查者,既经济又方便;④随诊条件差,不能作促性腺激素治疗监测者;

⑤不愿接受辅助生殖技术助孕者;⑥建议选择体重指数(BMI)<34kg/m², LH>10mIU/ml,游离睾酮高者作为治疗对象。PCOS 患者行腹腔镜手术应充分与患者沟通,包括:①相关的费用;②若患者合并肥胖,术中及术后风险增加;③存在卵巢储备功能减退的风险;④术后可能出现附件粘连。

(5)辅助生殖技术的应用:体外受精胚胎移植(in vitro fertilization and embryo transfer,IVF-ET)是有生育要求 PCOS 患者的有效治疗方案选择之一,常常是因为同时合并其他 IVF 指征,极少数患者仅仅因为 PCOS 的排卵障碍而选择 IVF 治疗。PCOS 患者多个卵泡的促性腺激素阈值很接近,在常规促排卵治疗下容易发生 OHSS。因此,促排卵前的预处理和促排卵方案的选择要慎重,如预防性口服二甲双胍、采用拮抗剂促排卵方案、降低促性腺激素的剂量、采用 GnRH 激动剂激发卵母细胞成熟、新鲜周期全胚冷冻策略、Coasting 方案等预防并发症的发生。对 OHSS 高风险的 PCOS 患者,目前的选择还有应用微刺激和未成熟卵母细胞体外成熟培养(in vitro maturation,IVM)技术,可避免大剂量和长时间促性腺激素的刺激,提高卵母细胞的质量,几乎不会发生卵巢过度刺激综合征的不良反应。

(六)保持精神心理健康

大量研究表明 PCOS 与精神疾病的发病显著相关,其较正常人群更容易出现精神障碍,尤其是抑郁、焦虑、社交恐惧和饮食障碍。有生育要求的 PCOS 患者焦虑和抑郁程度较没有生育要求的患者更高。据报道,全球的 PCOS 患者中抑郁症和焦虑症的患病率分别为 36.6% 和 41.9%,而正常人群抑郁症和焦虑症的患病率分别为 14.2% 和 8.5%。目前的研究认为 PCOS 导致焦虑症或抑郁症高发病率与 PCOS 的一系列临床表现及并发症对患者生活造成的巨大影响相关。毋庸置疑,PCOS 患者精神心理健康对疾病的管理具有积极的作用。因此,建议对所有成年及青春期 PCOS 患者进行情绪问题的筛查,必要时进行精神心理治疗。

PCOS 为影响女性一生的内分泌和代谢性疾病,因其发病人群广泛、病因复杂不明、临床表现的异质性等,导致对其的临床诊断和治疗长期存在争议,再加上种族地域和生活习惯的差异,很难在国际上形成真正统一的标准。对 PCOS 的治疗根据国内外指南及共识,首先要改善生活方式,控制体重,继而进行恢复排卵的促生育治疗。

（谢燕秋　石玉华）

第四节　多囊卵巢综合征的远期并发症

多囊卵巢综合征(PCOS)是生育年龄女性常见的一种复杂的内分泌及代谢失常所致的疾病,其确切的发病机制尚不清楚。PCOS 的临床表现和生化特征具有多样性和异质性,以慢性无排卵和高雄激素血症为特征。现在人们越来越关注 PCOS 所引起的代谢紊乱和对健康的远期风险,如糖脂代谢异常导致的胰岛素抵抗(insulin resistance, IR)、糖尿病、高脂血症、心血管疾病(cardiovascular disease, CVD)、代谢综合征(metabolic syndrome, MS)以及慢性无排卵使雌激素依赖性肿瘤发生风险的增加。

PCOS 治疗的目的除纠正多毛、痤疮、建立规律的月经周期、达到怀孕的目的之外,更重要的是减少远期并发症的发生,这对改善 PCOS 患者的生命质量有重要的长远意义。

一、常见的远期并发症

(一)胰岛素抵抗及糖尿病

PCOS 的病理生理机制尚不清楚,近年来发现胰岛素抵抗及高胰岛素血症所致的代谢紊乱是主要的病理生理之一。胰岛素抵抗是指机体内生理水平的胰岛素在促进器官、组织和细胞吸收、利用葡萄糖效能下降的一种代谢状态。为维持血糖浓度的正常范围,机体胰岛 B 细胞代偿性分泌更多的胰岛素,形成了代偿性的高胰岛素血症。PCOS 患者高胰岛素血症和胰岛素抵抗发生的风险和程度均明显增加。胰岛素抵抗在血糖正常的人群中也存在,并且随着 BMI 而变化,在正常 BMI 的人

群中占 10%,而在肥胖人群中则占 26% 以上。在体质量正常和肥胖的 PCOS 患者中均可能存在高胰岛素血症及胰岛素抵抗,但是在肥胖的 PCOS 女性中胰岛素抵抗更加严重。60%~80% 的 PCOS 患者发生 IR,而约 95% 的肥胖型 PCOS 发生 IR。肥胖型 PCOS 患者高胰岛素血症发生率高达 75%,非肥胖型 PCOS 患者约 30%。PCOS 和肥胖在 IR 的发生率和严重程度方面具有协同作用。IR 能有效预测将来糖尿病的发生,但在与肥胖无关的 PCOS 中的作用机制不明。

PCOS 患者发生 IGT 的年龄比一般人群提前,特别是在 30~40 岁。在青春期 PCOS 患者及肾上腺功能初现的青春前期女孩(可能发展为青春期 PCOS)中就已经存在胰岛素分泌障碍和 IGT。目前在体质量正常和肥胖的青春期 PCOS 患者中 IGT 的发病率为 30%~40%。有荟萃分析指出 PCOS 患 IGT 的风险高 2.5 倍,患 2 型糖尿病的风险高 4.5 倍。随着年龄的增加,在 35~40 岁 PCOS 患者中 2 型糖尿病的发病率达 21%,年龄在 45~54 岁时糖尿病的发病率是非 PCOS 对照组的 4 倍。在长期的随访中发现,16% 的 PCOS 患者到绝经后期发展为 2 型糖尿病的时间较正常人提前 20~30 年。月经稀发是 2 型糖尿病的一个风险因素,并且肥胖会增加其作用。

几项小样本的研究发现 PCOS 患者的直系亲属大部分都有胰岛素分泌功能缺陷或 2 型糖尿病。PCOS 患者大部分具有 2 型糖尿病家族史。48% 的母亲和 58% 的父亲患有 IGT 或 2 型糖尿病并且血糖正常的女性家族成员存在 IR。在 PCOS 患者的男性和女性直系亲属中存在高胰岛素血症,胰岛 B 细胞功能缺陷存在家族相关性。另一项研究显示,在 PCOS 患者的姐妹中有 25% 存在月经紊乱伴或不伴高雄激素血症,并且存在胰岛素水平升高或者胰岛素抵抗。这些结果说明糖代谢异常及 2 型糖尿病在 PCOS 患者的亲属中很常见,并且与 PCOS 相关。

(二)肥胖、血脂代谢异常

肥胖是 2 型糖尿病和心血管疾病的独立危险因素。肥胖的女性中心血管疾病的发病率和病死率增加。大约 50% 的 PCOS 患者存在肥胖,多为

向心型肥胖,其中的机制尚不清楚。肥胖的 PCOS 患者存在着严重的远期代谢和生育问题,包括 2 型糖尿病、心血管疾病、不排卵、不孕及流产。PCOS 的上腹部脂肪堆积与三酰甘油(旧称甘油三酯)代谢失常相关,三酰甘油的代谢受儿茶酚胺和胰岛素的调控。PCOS 患者不论肥胖与否,腹部脂肪细胞内的肾上腺素能受体数均显著少于正常人,脂溶作用的显著降低又促进肥胖,这种现象可能参与了 PCOS 的发病。

血脂异常在 PCOS 患者中很普遍。根据全美胆固醇教育计划标准,PCOS 患者中血脂代谢紊乱的发生率达 70%。地中海国家 50% 的 PCOS 患者高密度脂蛋白(HDL)下降,各种血脂异常发生率 24%~40%。PCOS 患者的总胆固醇、低密度脂蛋白、极低密度脂蛋白、三酰甘油水平较高,而高密度脂蛋白水平较低,这些均导致心血管风险增加。三酰甘油代谢异常是 CVD 的独立危险因素。血脂异常的严重程度随着 PCOS 表型有所不同,肥胖 PCOS 患者较不肥胖 PCOS 患者更为明显。即使在控制肥胖之后,血脂异常在 PCOS 患者中依然存在。血脂代谢异常的严重程度与 IGT 的程度呈正相关。PCOS 患者的 LDL 浓度升高及肝脂酶的活性增加,IR 促进肝脏分泌极低密度脂蛋白(very low density lipoprotein,VLDL),引起胆固醇向 VLDL 的转化加速。胰岛素依赖性抗脂解作用减弱与胆固醇酯转化活性降低有关的脂蛋白酶及肝脂酶活性的改变有关。同时,雄激素降低腹部脂肪细胞的脂蛋白脂酶活性。PCOS 伴肥胖使血中雄激素、瘦素、胰岛素水平增高,在其协同作用下进一步加重代谢紊乱,易引起动脉粥样硬化。

导致 PCOS 患者血脂异常的原因仍不清楚。PCOS 的血脂异常可能与向心性肥胖和高胰岛素血症相关,而雄激素在其中的作用还不清楚。研究发现月经正常的多毛女性并没有表现出血脂异常,而那些月经稀发的多毛女性则存在 HDL 水平降低和三酰甘油水平升高,这说明月经失调与血脂异常存在着联系或有一个共同的原因。

(三)心血管疾病

PCOS 患者常伴有心血管疾病的危险因素,如肥胖、高脂血症、高胰岛素血症和雄激素过多等。

PCOS 的许多临床特征是 CVD 的危险因素,如血清促炎症反应指标 C 反应蛋白(CRP)、白细胞介素 18(IL-18)、二甲基精氨酸和纤溶酶原激活物抑制物 1(plasminogen activator inhibitor 1,PAI1)水平增加,高同型半胱氨酸血症,血管内皮功能异常(一氧化氮合成和释放减少),血脂异常和血压增高。研究发现 PCOS 患者 CRP 水平明显高于正常对照组,提示了 PCOS 患者的 CRP 水平升高有助于冠状动脉性心脏病和 2 型糖尿病的发生。内皮素 1 在 PCOS 患者中水平升高,目前的研究支持 PCOS 与内皮细胞血管功能异常之间具有相关性。IR 不仅导致葡萄糖利用障碍,还增加 PAI1 介导的血栓形成、高血压、血脂异常、高度易氧化、内皮功能异常。PCOS 患者中高同型半胱氨酸血症是冠状动脉性心脏病发病的危险因素。同型半胱氨酸水平存在着种族差异,并且与胰岛素水平相关。PCOS 患者的冠状动脉钙化比例增高,B 超提示颈动脉内膜中层厚度增厚,与向心性肥胖相关。另外,所有年龄组的 PCOS 患者颈动脉粥样斑块的发生率均较正常对照组升高。

PCOS 患者的血压比对照组升高,经过 BMI 校准后依然如此。与 BMI 匹配的对照相比,肥胖 PCOS 患者的收缩压升高而舒张压不升高。

目前研究发现,绝经前肥胖的 PCOS 患者(30~40 岁)冠状动脉钙化的程度及发病率增加,冠状动脉钙化是冠状动脉粥样硬化的一个标志。PCOS 患者存在内皮功能改变、轻度慢性血管炎症和血管壁增厚。这些异常是动脉粥样硬化早期阶段的标志,并且说明 PCOS 患者在年轻时动脉粥样硬化的发病风险就已经增加。对 713 例绝经后女性的横断面研究提示 CVD 与 PCOS 特定的月经不规则、多毛和高雄激素相关。

(四)代谢综合征

代谢综合征(metabolic syndrome,MS)是 1988 年 Reaven 首次提出,2005 年国际糖尿病联盟全球统一的代谢综合征的定义,即以中心性肥胖为核心,合并血压、血糖、甘油三酯升高和 / 或高密度脂蛋白胆固醇(HDL-cholesterol,HDL-Ch)降低。其中有关中心性肥胖采纳腰围作为诊断指标,中国女性的腰围切点为 80cm。这一标准强调中心性肥胖的重要性,合并以下 4 项指标中任意 2 项:①甘油三酯水平升高:>150mg/dl(1.7mmol/L),或已接受相应治疗;② HDL-Ch 水平降低:男性<40mg/dl(1.03mmol/L),女性<50mg/dl(1.29mmol/L),或已接受相应治疗;③血压升高:收缩压 ≥130mmHg 或舒张压 ≥85mmHg,或已接受相应治疗或此前已诊断高血压;④空腹血糖升高:空腹血糖 ≥100mg/dl(5.6mmol/L),或已接受相应治疗或此前已诊断 2 型糖尿病。如果空腹血糖 ≥100mg/dl(5.6mmol/L),则强烈推荐行口服葡萄糖耐量试验(oral glucose tolerance test,OGTT),但是 OGTT 在诊断代谢综合征时并非必需。

PCOS 患者中 MS 的发生率为 8%~47%,是同龄非 PCOS 患者的 2~3 倍。对南亚女性的 PCOS 表型和代谢分布调查发现,与 BMI 匹配的对照女性相比,年轻南亚土著呈现与雄激素表型无关的向心性肥胖比例增高,有 1/3 患者有 MS。MS 主要的预测指标是年龄增加、肥胖和黑棘皮病。而患糖尿病家族史、高雄激素血症和性激素结合球蛋白(SHBG)的升高对 MS 无预测价值。MS 是炎症性动脉粥样硬化血栓形成的高危因素。由于 MS 可以引起相关疾病的发病率升高从而使人群死亡率增加,因此对 PCOS 人群进行常规 MS 筛查和对筛查阳性者进行有效的治疗是非常必要的。

(五) 肿瘤

PCOS 女性相关肿瘤的发病风险增加,主要是雌激素依赖性肿瘤。子宫内膜癌多发生在绝经后,但流行病学研究显示在 20~65 岁的患者(平均年龄 49 岁,其中 50% 以上小于 50 岁)中,慢性无排卵与子宫内膜癌发病有关。研究证实 PCOS 女性子宫内膜癌的发病率升高,发病风险是正常女性的 3 倍,有的研究甚至认为可以达到 10 倍。PCOS 患者主要为子宫内膜样腺癌,肿瘤分化较好,雌、孕激素受体阳性率高,预后好。患者一般较年轻,常伴有肥胖、高血压、糖尿病、不孕及绝经延迟等其他症状。有研究对 345 例 PCOS 患者进行回顾性分析所有病因的患病率和死亡率,发现在 PCOS 患者中子宫内膜癌的发生风险显著升高,但肥胖可能是一个混杂因素。PCOS 与子宫内膜癌的关联可能是 PCOS 所引起的代谢异常所致。肥胖和糖尿病也是子宫内膜癌的高危因素。一项在澳大利亚进行的 156 例<50 岁患子宫内膜癌的 PCOS 患者的病例对照研究提示校正 BMI 后 PCOS 患子宫内膜癌风险 OR=2.2,多毛和月经周期极不规律是子宫内膜癌的高危因素。

PCOS 与乳腺癌的关系尚不能明确,有研究认为,PCOS 患者绝经后乳腺癌的发病风险是正常女性的 3~4 倍,并发现绝经前或绝经后乳腺癌患者血雄激素升高。还有报道提出高胰岛素、胰岛素抵抗增加乳腺癌的发生。然而,近期另一项病例对照研究发现有 PCOS 患者乳腺癌发病率降低,提示有一定的保护作用,但良性乳腺增生似有增加。同样,Picrpont 等发现大部分 PCOS 患者中没有因乳腺癌而致死的。PCOS 患者与乳腺癌的发病此类研究甚少,有待继续观察。

关于卵巢癌,目前也无明确的观点,有学者认为由于过度的促排卵,使卵巢受到持续刺激,而发生卵巢癌,这有待于进一步研究加以证实。目前尚无证据支持 PCOS 患者卵巢癌的发病率升高。

二、常见远期并发症的防治

(一) 胰岛素抵抗及高胰岛素血症

近 30 年来,胰岛素抵抗及高胰岛素血症已被公认为 PCOS 糖代谢异常及生殖功能障碍的病理基础,此认识为 PCOS 的治疗提供了理论基础并开辟了新的领域。

目前从遗传基因控制肥胖和高胰岛素方面尚无良策。Legro 称低热量饮食及加强运动为改善肥胖型 PCOS 患者胰岛素敏感性的黄金标准治疗方案。PCOS 患者的饮食宜低碳水化合物、低脂肪,有利于减少胰岛素分泌,同时配合运动有助于减少腹部脂肪,减轻胰岛素抵抗。体重减轻后可改善 PCOS 的内分泌基础,使循环中的雄激素及胰岛素水平下降,性激素结合球蛋白水平上升,从而恢复月经周期,有自然怀孕的可能。减轻体重指数至少可以部分地改变生化异常,如胰岛素抵抗、高脂血症和血脂代谢障碍,并且可以改善肥胖型 PCOS 患者的生育能力及多毛症状。因此,在促排卵治疗之前应该鼓励肥胖型 PCOS 患者积极地改变生活方式如减少饮酒、吸烟及心理社会应激等对 PCOS

的远期结果有积极作用。

目前临床上常用的胰岛素增敏剂主要有双胍类、噻唑烷二酮类及α葡萄糖苷酶抑制剂。胰岛素抵抗的治疗参见前述。

（二）心血管疾病

AE-PCOS 协会对 CVD 的预防共识指出合并肥胖（尤其是中心型肥胖）、吸烟、高血脂、高血压、IGT、亚临床血管病变和年龄<65 岁女性（<55 岁男性）亲属出现 CVD 家族史的 PCOS 是 CVD 危险因素。合并明显血管或肾脏疾病、MS 和 / 或 2 型糖尿病的 PCOS 是 CVD 高危因素。预测 PCOS 早期 CVD 的病死率高于正常女性的 4 倍。协会推荐 BMI>30kg/m²、>40 岁体重正常、妊娠期糖尿病史、2 型糖尿病家族史的 PCOS 患者行口服 75g 葡萄糖耐量试验，结果正常者每 2 年筛查 1 次，出现其他高危因素时再复查。IFG 和 IGT 患者需每年筛查 1 次。为有效预防 CVD，推荐所有 PCOS 患者进行全套血脂分析。推荐对有 CVD 危险因素的 PCOS 进行以下筛查：①腰围。②血脂分析：胆固醇、LDLC、HDLC 和三酰甘油。结果正常者 2 年后复查，体重增加时复查。③ BMI>30kg/m²、既往有妊娠期糖尿病、2 型糖尿病家族史和年龄>40 岁体重正常的 PCOS 患者进行 75g 葡萄糖耐量试验。结果正常者 2 年后复查，IGT 者每年复查。④血压。⑤评估抑郁、焦虑和生活质量。

对 PCOS 中 CVD 的初级预防：①改变生活方式如节食、运动、戒烟和行为习惯是一线治疗，尤其对于 LDL>160mg/dl 和 / 或 HDL<190mg/dl 的 PCOS。②胰岛素增敏治疗：二甲双胍作为 CVD 的一线预防用药观点尚不一致，仍需进一步的研究，推荐 PCOS 中以改变生活方式但仍未改善 IGT 或体重正常的 IGT 者服用二甲双胍。③降脂药：他汀类降脂药研究较充分，已证实有效，但妊娠期禁用，使用时应避孕。推荐用于 LDL>160mg/dl 和 / 或 HDL<190mg/dl 的 PCOS。开始用药后 6 周复查血脂，高危 PCOS 用药至 LDL<70~100mg/dl。同时存在三酰甘油升高和 HDL 降低时联合使用贝特类降脂药。④抗高血压药：收缩压 ≥ 140mmHg 或舒张压 ≥ 90mmHg 需使用抗高血压药，血压控制在 120/80mmHg 以下最有利于 CVD 的长期预防。

⑤不推荐使用减肥药物，当 BMI>40kg/m² 或存在肥胖高危状态 BMI>35kg/m² 的 PCOS 患者可接受肥胖症手术。年轻 PCOS 患者早期采用预防 CVD 的治疗策略有更好的价值。

治疗原则是避免应用诱导或加重 IR 及降低糖耐量的药物。IR 合并高血压的治疗应注意：①首先应用血管紧张素转化酶抑制剂或血管紧张素受体拮抗剂及受体阻滞剂，既可降压又可治疗 IR；②钙通道阻滞剂对血糖及 IR 无明显不良影响，可考虑使用；③受体阻滞剂及大剂量利尿剂可治疗高血压，但加重 IR，故禁用。患者血压以维持在 135/85mmHg 以下为宜。

高血脂可选用的治疗药物有：①苯氧芳酸类；②烟酸类；③ 3 羟基 -3 甲基 - 戊二酰酶 A 还原酶抑制剂；④胆酸结合树脂；⑤丙烯酚。前 2 类主要治疗高三酰甘油血症，后 3 类主要治疗高 LDL-Ch 血症，烟酸类调脂药可能加重 IR 的作用，在 PCOS 治疗中慎用。

（三）子宫内膜增生和恶变

临床上 PCOS 患者需要妇科医师解决的主要问题是月经不调、不孕，远期的主要不良后果是子宫内膜增生、子宫内膜癌等。PCOS 患者不排卵、稀发排卵往往持续存在。因此，在整个生育期、围绝经期、绝经后均须密切关注子宫内膜的变化，防止子宫内膜增生，预防子宫内膜癌的发生。处理目的是预防子宫内膜过度增生而导致的子宫内膜癌，在抑制各种来源的过多的雄激素的基础上，进行抑制子宫内膜增生的治疗是必需的，应使过度增厚的子宫内膜萎缩，长出新的内膜，使其与卵泡的生长同步。

1. 调整月经周期，预防子宫内膜度增生 主要原理是抑制 LH 分泌，减少卵巢源性雄激素生成，并对抗长期单一雌激素对子宫内膜的促增生作用。

（1）孕激素：对无明显雄激素水平升高的临床和实验室表现，且无明显 IR 的无排卵患者，可单独采用周期性孕激素治疗，以周期性撤退出血改善子宫内膜状态。常规用法是在月经周期后半期使用地屈孕酮 10~20mg/d；微粒化黄体酮 100~200mg/d；醋酸甲羟孕酮 4~10mg/d，每月 10~14 天，至少每 2

个月撤退性出血 1 次。使用时应注意：①需连续应用 10 天以上才能保护子宫内膜；②在一定程度上降低雄激素水平，可能与其减慢 LH 脉冲式分泌频率有关；③适用于无严重高雄激素血症和代谢紊乱的患者；④一般停药后不久月经紊乱仍然会复发，故疗程很长，可间断使用。

（2）口服避孕药：避孕药内含雌激素有助于升高 SHBG，减少游离睾酮的组分，适合于不要求生育或月经稀发的患者，长期应用需选择雄激素活性低的制剂。首选口服避孕药，如炔雌醇环丙孕酮、去氧孕烯炔雌醇、屈螺酮炔雌醇、屈螺酮炔雌醇（Ⅱ）。其可纠正高雄激素血症，改善雄激素水平升高的临床表现，同时可有效避孕，周期性撤退性出血可改善子宫内膜状态，预防子宫内膜癌的发生。长期使用建议选用雌激素含量小的避孕药，同时应注意对糖代谢、血脂、肝功能的影响，对于妊娠、哺乳、肝功能损害、男性化肿瘤、血栓栓塞史、乳癌或子宫内膜癌的患者禁用。常规用法是在自然月经期或撤退性出血的第 5 天开始口服，每天 1 片，连续服用 21 天，停药约 5 天开始撤退性出血，撤退性出血第 5 天重新开始用药，或停药 7 天后重复使用，至少 3~6 个月，可重复使用。屈螺酮炔雌醇、屈螺酮炔雌醇（Ⅱ）可从月经第 1 天开始口服，按照包装说明顺序使用，屈螺酮炔雌醇、屈螺酮炔雌醇（Ⅱ）中含有的屈螺酮具有抗盐皮质激素活性，对抗与雌激素相关的钠潴留，能防止由于液体潴留而引起的体重增加，且提高 HDL 水平，对代谢影响极小，可作为无排卵患者长期服用的药物。

（3）雌、孕激素周期序贯治疗：适用于胰岛素抵抗严重、雌激素水平低、子宫内膜薄、单一孕激素治疗后子宫内膜无撤药出血反应的患者；雌激素水平低、有生育要求或有围绝经期症状的 PCOS 患者；对伴有低雌激素症状的青春期、围绝经期 PCOS 患者也可作为首选。可口服雌二醇 1~2mg/d（每月 21~28 天），周期的后 10~14 天加用孕激素。

2. 子宫内膜增生的处理 研究表明，无不典型病变的子宫内膜增生经 4 年、9 年和 19 年后癌变率分别为 1.2%、1.9% 和 4.6%；而合并细胞不典型病变的子宫内膜增生癌变率分别达 8.2%、12.4% 和 27.5%。故一旦出现子宫内膜异常增生，应及时规范化治疗，防止癌变。

（1）单纯性增生：采用小剂量孕激素后半周期疗法，3 个月为 1 个疗程。可选药物如下：醋酸甲羟孕酮 8~10mg/d，分 2 次口服，用于月经周期 11~25 天；炔诺酮 5mg/d，分 2 次口服，用于月经周期 11~25 天。对于反复发生的病例，也可采用全周期疗法，或连续治疗 2 个疗程。

（2）复杂性增生：也是一种非不典型增生，癌变率与单纯增生类似。可采用上述与单纯增生相似的孕激素治疗方式。也可采用全周期用药或持续性用药，3 个月为 1 个疗程，必要时可连续用 2 个疗程。可选药物如下：醋酸甲羟孕酮 20~30mg/d，分 3 次口服，用于月经周期第 5~25 天；炔诺酮 5~10mg/d，分 2 次口服，用于月经周期 5~25 天。以上药物也可从月经周期的第 5 天开始服用，不间断连续口服 3 个月。对于药物治疗无效者，可行子宫切除术。

（3）不典型增生：药物治疗适用于下列情况：①年轻有生育要求者；②不适于手术者，如特别肥胖，有内外科病变致使手术耐受性差者。常用醋酸甲羟孕酮 160mg/d 或 250mg/d 口服，3 个月为 1 个疗程。每个疗程结束后经刮宫观察子宫内膜反应，如子宫内膜腺体出现分泌反应或萎缩，无增生现象，说明子宫内膜转化好，可停药观察。如治疗后子宫内膜增生虽好转，但未完全恢复正常者，应继续用药，而对于药物治疗后病变无好转或反而加重的顽固性病例及停药后复发者，应警惕癌变可能，宜改行手术治疗。对于下列情况可选择子宫切除术：①无生育要求者，特别是已属绝经前后女性；②药物治疗后无效或停药后复发者；③与子宫内膜癌鉴别困难者；④患者知情选择手术者。

总之，在控制体重和调整生活方式的基础上，改善胰岛素抵抗，纠正高雄激素血症和血脂异常等代谢异常，正确有效地调整月经周期，规范化处理子宫内膜异常增生，是预防 PCOS 远期并发症的关键策略。此外，严密的实验室指标监测和长期随访对降低远期并发症的发生亦是极其必要的。大部分关于远期并发症发病风险的研究主要是通过病例研究，非随机的对照多采用历史对照和同时间段收集的对照，因此有关 PCOS 的纵向研究仍有待深入加强。任何 PCOS 年轻女性都需要进行规范的检查和处理,至少要评估代谢的发病风险,肥胖患者必须进行代谢筛查,并预防子宫内膜病变。PCOS 作为一种长期存在的疾病,要对 PCOS 女性进行调查和远期的随访研究,并建议进行家系筛查。虽然不能阻止所有并发症的发生,但是正确有效的干预措施,无疑将改善患者的预后。

(谢燕秋　石玉华)

参考文献

1. FRANKS S. Polycystic ovary syndrome. N Engl J Med, 1995, 333 (13): 853-861.

2. NORMAN R J, DEWAILLY D, LEGRO R S, et al. Polycystic ovary syndrome. Lancet, 2007, 370 (9588): 685-697.

3. CARDOZO E, PAVONE M E, HIRSHFELD-CYTRON J E. Metabolic syndrome and oocyte quality. Trends Endocrinol Metab, 2011, 22 (3): 103-109.

4. WANG E T, CALDERON-MARGALIT R, CEDARS M I, et al. Polycystic ovary syndrome and risk for long-term diabetes and dyslipidemia. Obstet Gynecol, 2011, 117 (1): 613.

5. LI R, QIAO J, YANG D, et al. Epidemiology of hirsutism among women of reproductive age in the community: a simplified scoring system. Eur J Obstet Gynecol Reprod Biol, 2012, 163 (8): 165-169.

6. GOODARZI M O, DUMESIC D A, CHAZENBALK G, et al. Polycystic ovary syndrome: etiology, pathogenesis and diagnosis. Nat Rev Endocrinol, 2011, 7 (4): 219-231.

7. CARROLL J, SAXENA R, WELT C K. Environmental and genetic factors influence age at menarche in women with polycystic ovary syndrome. J Pediatr Endocrinol Metab, 2012, 25 (56): 459-466.

8. DUMESIC D A, OBERFIELD S E, STENER-VICTORIN E, et al. Scientific statement on the diagnostic criteria, epidemiology, pathophysiology, and molecular genetics of polycystic ovary syndrome. Endocr Rev, 2015, 36 (5): 487-525.

9. KOSOVA G, URBANEK M. Genetics of the polycystic ovary syndrome. Mol Cell Endocrinol, 2013, 373 (12): 29-38.

10. IOANNIDIS A, IKONOMI E, DIMOU N L, et al. Polymorphisms of the insulin receptor and the insulin receptor substrates genes in polycystic ovary syndrome: a Mendelian randomization meta-analysis. Mol Genet Metab, 2010, 99 (2): 174-183.

11. ZHANG C W, ZHANG X L, XIA Y J, et al. Association between polymorphisms of the CYP11A1 gene and polycystic ovary syndrome in Chinese women. Mol Biol Rep, 2012, 39 (8): 8379-8385.

12. LI Y, LIU F, LUO S, et al. Polymorphism T → C of gene CYP17 promoter and polycystic ovary syndrome risk: a meta-analysis. Gene, 2012, 495 (1): 16-22.

13. ZHANG T, LIANG W, FANG M, et al. Association of the CAG repeat polymorphisms in androgen receptor gene with polycystic ovary syndrome: a systemic review and meta-analysis. Gene, 2013, 524 (2): 161-167.

14. LIU N, MA Y, WANG S, et al. Association of the genetic variants of luteinizing hormone, luteinizing hormone receptor and polycystic ovary syndrome. Reprod Biol Endocrinol, 2012, 10: 36.

15. XIE G B, XU P, CHE Y N, et al. Microsatellite polymorphism in the fibrillin 3 gene and susceptibility to PCOS: a case control study and meta-analysis. Reprod Biomed Online, 2013, 26 (2): 168-174.

16. HATZIRODOS N, BAYNE R A, IRVING-RODGERS H F, et al. Linkage of regulators of TGF activity in the fetal ovary to polycystic ovary syndrome. FASEB J, 2011, 25 (7): 2256-2265.

17. 杨艳, 乔杰, 李美芝. 白细胞介素1与多囊卵巢综合征肥胖的相关性. 中华妇产科杂志, 2012, 47 (1): 913.

18. XIA Y H, YAO L, ZHANG Z X. Correlation between IL-1, IL-1Ra gene polymorphism and occurrence of polycystic ovary syndrome infertility. Asian Pac J Trop Med, 2013, 6 (3): 232-236.

19. KIM J W, LEE M H, PARK J E, et al. Association of IL-18 genotype with impaired glucose regulation in Korean women with polycystic ovary syndrome. Eur J Obstet Gynecol Reprod Biol, 2012, 161 (1): 51-55.

20. CHEN Z J, ZHAO H, HE L, et al. Genome-wide association study identifies susceptibility loci for polycystic ovary syndrome on chromosome 2p16. 3, 2p21 and 9q33. 3. Nat Genet, 2011, 43 (1): 55-59.

21. ZHAO H, XU X, XING X, et al. Family-based analysis of susceptibility loci for polycystic ovary syndrome on chromosome 2p16. 3, 2p21 and 9q33. 3. Hum Reprod, 2012, 27 (1): 294-298.

22. CUI L, ZHAO H, ZHANG B, et al. Genotype-phenotype correlations of PCOS susceptibility SNPs identified by GWAS in a large cohort of Han Chinese women. Hum

Reprod, 2013, 28 (2): 538-544.

23. SHI Y, ZHAO H, SHI Y, et al. Genome-wide association study identifies eight new risk loci for polycystic ovary syndrome. Nat Genet, 2012, 44 (9): 1020-1025.

24. GOODARZI M O, JONES M R, LI X, et al. Replication of association of DENND1A and THADA variants with polycystic ovary syndrome in European cohorts. J Med Genet, 2012, 49 (2): 90-95.

25. MUTHARASAN P, GALDONES E, PEALVER-BERNAB B, et al. Evidence for chromosome 2p16.3 polycystic ovary syndrome susceptibility locus in affected women of European ancestry. J Clin Endocrinol Metab, 2013, 98 (1): E185-190.

26. LERCHBAUM E, TRUMMER O, GIULIANI A, et al. Susceptibility loci for polycystic ovary syndrome on chromosome 2p16.3, 2p21, and 9q33.3 in a cohort of Caucasian women. Horm Metab Res, 2011, 43 (11): 743-747.

27. GUR E B, KARADENIZ M, TURAN G A. Fetal programming of polycystic ovary syndrome. World J Diabetes, 2015, 6 (7): 936-942.

28. YILDIZ B O, AZZIZ R, ANDROGEN EXCESS AND PCOS SOCIETY. Ovarian and adipose tissue dysfunction in polycystic ovary syndrome: report of the 4th special scientific meeting of the Androgen Excess and PCOS Society. Fertil Steril, 2010, 94 (2): 690-693.

29. MENDOZA N. Common genetic aspects between polycystic ovary syndrome and diabetes mellitus. Curr Diabetes Rev, 2011, 7 (6): 377-391.

30. PHELAN N, O'CONNOR A, KYAW TUN T, et al. Hormonal and metabolic effects of polyunsaturated fatty acids in young women with polycystic ovary syndrome: results from a cross-sectional analysis and a randomized, placebo-controlled, crossover trial. Am J Clin Nutr, 2011, 93 (3): 652-662.

31. NADER S. Infertility and pregnancy in women with polycystic ovary syndrome. Minerva Endocrinol, 2010, 35 (4): 211-225.

32. YOSHIMURA Y, WALLACH E E. Studies of the mechanism (s) of mammalian ovulation. Fertil Steril, 1987, 47: 22-34.

33. BILLIG H, FURUTA I, HSUEH A J W. Estrogen inhibits and androgen enhances ovarian granulosa cell apoptosis. Endocrinology, 1993, 133: 2204-2212.

34. GOUGEON A. Human ovarian follicular development: from activation of resting follicles to preovulatory maturation. Ann Endocrinol (Paris), 2010, 71 (3): 132-143.

35. PELLATT L, RICE S, DILAVER N, et al. Anti-Müllerian hormone reduces follicle sensitivity to follicle-stimulating hormone in human granulosa cells. Fertil Steril, 2011, 96 (5): 1246-1251.

36. CATTEAU-JONARD S, DEWAILLY D. Pathophysiology of polycystic ovary syndrome: the role of hyperandrogenism. Front Horm Res, 2013, 40: 22-27.

37. LA MARCA A, SIGHINOLFI G, RADI D, et al. Anti-Müllerian hormone (AMH) as a predictive marker in assisted reproductive technology (ART). Hum Reprod Update, 2010, 16 (2): 113-130.

38. MYLLYMAA S, PASTERNACK A, MOTTERSHEAD D G, et al. Inhibition of oocyte growth factors in vivo modulates ovarian folliculogenesis in neonatal and immature mice. Reproduction, 2010, 139 (3): 587-598.

39. CHEN M J, YANG W S, CHEN H F, et al. Increased follistatin levels after oral contraceptive treatment in obese and nonobese women with polycystic ovary syndrome. Hum Reprod, 2010, 25 (3): 779-785.

40. ZAMAH A M, HSIEH M, CHEN J, et al. Human oocyte maturation is dependent on LH-stimulated accumulation of the epidermal growth factor-like growth factor, amphiregulin. Hum Reprod, 2010, 25 (10): 2569-2578.

41. CLARK N M, PODOLSKI A J, BROOKS E D, et al. Prevalence of polycystic ovary syndrome phenotypes using updated criteria for polycystic ovarian morphology: an assessment of over 100 consecutive women self-reporting features of polycystic ovary syndrome. Reprod Sci, 2014, 21 (8): 1034-1043.

42. MORAN C, TENA G, MORAN S, et al. Prevalence of polycystic ovary syndrome and related disorders in Mexican women. Gynecol Obstet Invest, 2010, 69 (4): 274-280.

43. MARCH W A, MOORE V M, WILLSON K J, et al. The prevalence of polycystic ovary syndrome in a community sample assessed under contrasting diagnostic criteria. Hum Reprod, 2010, 25 (2): 544-551.

44. LI R, ZHANG Q, YANG D, et al. Prevalence of polycystic ovary syndrome in women in China: a large community-based study. Hum Reprod, 2013, 28 (9): 2562-2569.

45. YILMAZ S A, KEBAPCILAR A, KOPLAY M, et al. Association of clinical androgen excess with radial artery intima media thickness in women with polycystic ovary syndrome. Gynecol Endocrinol, 2015, 31 (6): 477-482.

46. FAUSER B C, TARLATZIS B C, REBAR R W, et al. Consensus on women's health aspects of polycystic ovary syndrome (PCOS): the Amsterdam ESHRE/ASRM-

Sponsored 3rd PCOS Consensus Workshop Group. Fertil Steril, 2012, 97 (1): 28-38.

47. ZHAO X, NI R, LI L, et al. Defining hirsutism in Chinese women: a cross-sectional study. Fertil Steril, 2011, 96 (3): 792-796.

48. WIJEYARATNE C N, SENEVIRATNE R A, DAHANAYAKE S, et al. Phenotype and metabolic profile of South Asian women with polycystic ovary syndrome (PCOS): results of a large database from a specialist Endocrine Clinic. Hum Reprod, 2011, 26 (1): 202-213.

49. DIAMANTI-KANDARAKIS E, DUNAIF A. Insulin resistance and the polycystic ovary syndrome revisited: an update on mechanisms and implications. Endocr Rev, 2012, 33 (6): 981-1030.

50. HUDDLESTON H G, CEDARS M I, SOHN S H, et al. Racial and ethnic disparities in reproductive endocrinology and infertility. Am J Obstet Gynecol, 2010, 202 (5): 413-439.

51. GLINTBORG D, MUMM H, HOUGAARD D, et al. Ethnic differences in Rotterdam criteria and metabolic risk factors in a multiethnic group of women with PCOS studied in Denmark. Clin Endocrinol (Oxf), 2010, 73 (6): 732-738.

52. CHEN X, NI R, MO Y, et al. Appropriate BMI levels for PCOS patients in Southern China. Hum Reprod, 2010, 25 (5): 1295-1302.

53. RANASINHA S, JOHAM A E, NORMAN R J, et al. The association between Polycystic Ovary Syndrome (PCOS) and metabolic syndrome: a statistical modelling approach. Clin Endocrinol (Oxf), 2015, 83 (6): 879-887.

54. ALI A T. Polycystic ovary syndrome and metabolic syndrome. Ceska Gynekol, 2015, 80 (4): 279-289.

55. ZHAO Y, QIAO J. Ethnic differences in the phenotypic expression of polycystic ovary syndrome. Steroids, 2013, 78 (8): 755-760.

56. MANDRELLE K, KAMATH M S, BONDU D J, et al. Prevalence of metabolic syndrome in women with polycystic ovary syndrome attending an infertility clinic in a tertiary care hospital in south India. J Hum Reprod Sci, 2012, 5 (1): 26-31.

57. WS 3302011. 多囊卵巢综合征诊断中华人民共和国卫生行业标准.

58. 刘嘉茵, 陈子江. 多囊卵巢综合征诊断和治疗中的争议问题. 国际生殖健康/ 计划生育杂志, 2011, 30 (5): 343-346.

59. JUNGHEIM E S, ODIBO A O. Fertility treatment in women with polycystic ovary syndrome: a decision analysis of different oral ovulation induction agents. Fertil Steril, 2010, 94 (7): 2659-2664.

60. 罗丽兰. 不孕与不育. 2 版. 北京: 人民卫生出版社, 2009.

61. FARZADI L, NOURI M, GHOJAZADEH M, et al. Evaluation of ovarian reserve after laparoscopic surgery in patients with polycystic ovary syndrome. Bioimpacts, 2012, 2 (3): 167-170.

62. MOAZAMI-GOUDARZI Z, FALLAHZADEH H, AFLA-TOONIAN A, et al. Laparoscopic ovarian electrocautery versus gonadotropin therapy in infertile women with clomiphene citrate-resistant polycystic ovary syndrome: a systematic review and meta-analysis. Iran J Reprod Med, 2014, 12 (8): 531-538.

63. 曹泽毅. 中华妇产科学 (临床版). 北京: 人民卫生出版社, 2010.

64. 陈子江, 刘嘉茵. 多囊卵巢综合征——基础与临床. 北京: 人民卫生出版社, 2009.

65. 张丽珠. 临床生殖内分泌与不育症. 2 版. 北京: 科学出版社, 2006.

66. BALEN A. Polycystic ovary syndrome and cancer. Hum Reprod Update, 2001, 7 (6): 522-525.

67. BANASZEWSKA B, SPACZYNSKI R, PAWELCZYK L. Statins in the treatment of polycystic ovary syndrome. Ginekol Pol, 2010, 81 (8): 618-621.

68. SAM S. Adiposity and metabolic dysfunction in polycystic ovary syndrome. Horm Mol Biol Clin Investig, 2015, 21 (2): 107-116.

69. FEARNLEY E J, MARQUART L, SPURDLE A B, et al. Polycystic ovary syndrome increases the risk of endometrial cancer in women aged less than 50 years: an Australian case-control study. Cancer Causes Control, 2010, 21 (12): 2303-2308.

70. HAOULA Z, SALMAN M, ATIOMO W. Evaluating the association between endometrial cancer and polycystic ovary syndrome. Hum Reprod, 2012, 27 (5): 1327-1331.

71. YILDIZ B O, BOZDAG G, YAPICI Z, et al. Prevalence, phenotype and cardiometabolic risk of polycystic ovary syndrome under different diagnostic criteria. Hum Reprod, 2012, 27 (10): 3067-3073.

72. LACEY J V JR, SHERMAN M L E, Rush B B, et al. Absolute risk of endometrial carcinoma during 20-year follow-up among women with endometrial hyperplasia. J Clin Oncol, 2010, 28 (5): 788-792.

73. NADERPOOR N, SHORAKAE S, JOHAM A, et al. Obesity and polycystic ovary syndrome. Minerva Endocrinol, 2015, 40 (1): 37-51.

74. MORAN L J, STRAUSS B J, TEEDE H J. Diabetes risk score in the diagnostic categories of polycystic ovary syndrome. Fertil Steril, 2011, 95 (5): 1742-1748.

75. MORAN L J, MISSO M L, WILD R A, et al. Impaired glucose tolerance, type 2 diabetes and metabolic syndrome in polycystic ovary syndrome: a systematic review and meta-analysis. Hum Reprod Update, 2010, 16 (4): 347-363.

76. PESANT M H, Baillargeon J P. Clinically useful predictors of conversion to abnormal glucose tolerance in women with polycystic ovary syndrome. Fertil Steril, 2011, 95 (1): 210-215.

77. RIZZO M, LONGO R A, GUASTELLA E, et al. Assessing cadiovascular risk in mediterranean women with polycystic ovary syndrome. J Endoc Invest, 2011, 34 (6): 422-426.

78. SATHYAPALAN T, ATKIN S L. Recent advances in cardivascular aspects of polycystic ovary syndrome. Eur J Endocrinol, 2012, 166 (4): 575-583.

79. SATHYAPALAN T, KILPATRICK E S, COADY A M, et al. Atorvastatin pretreatment augments the effect of metformin in patients with polycystic ovary syndrome (PCOS). Clin Endoc, 2010, 72 (4): 566-568.

80. CAKAL E, USTUN Y, ENGIN-USTUN Y, et al. Serum vaspin and creactive protein levels in women with polycystic ovaries and polycystic ovary syndrome. Gynecol Endocrinol, 2011, 27 (7): 491-495.

81. TEEDE H, DEEKS A, MORAN L. Polycystic ovary syndrome: a complex condition with psychological, reproductive and metabolic manifestations that impacts on health across the lifespan. BMC Med, 2010, 8: 41.

82. AZIZ M, SIDELMANN J J, FABER J, et al. Polycystic ovary syndrome: cardiovascular risk factors according to specific phenotypes. Acta Obstet Gynecol Scand, 2015, 94 (10): 1082-1089.

83. WILD R A, CARMINA E, DIAMANTI K E, et al. Assessment of cardiovascular risk and prevention of cardiovascular disease in women with the polycystic ovary syndrome: a consensus statement by the Androgen Excess and Polycystic Ovary Syndrome (AEPCOS) Society. J Clin Endoc Met, 2010, 95 (5): 2038-2049.

84. WILD R A, RIZZO M, CLIFTON S, et al. Lipid levels in polycystic ovary syndrome: systematic review and meta-analysis. Fertil Steril, 2011, 95 (3): 1073-1079.

85. PAUL C, LAGANA A S, MANIGLIO P, et al. Inositol's and other nutraceuticals' synergistic actions counteract insulin resistance in polycystic ovarian syndrome and metabolic syndrome: state-of-the-art and future perspectives. Gynecol Endocrinol, 2016, 32 (6): 431-438.

86. NESTLER J E, UNFER V. Reflections on inositol (s) for PCOS therapy: steps toward success. Gynecol Endocrinol, 2015, 31 (7): 501-505.

87. UNFER V, CARLOMAGNO G, PAPALEO E, et al. Hyperinsulinemia alters myoinositol to d-chiroinositol ratio in the follicular fluid of patients with PCOS. Reprod Sci, 2014, 21 (7): 854-858.

88. UNFER V, FACCHINETTI F, ORRU B, et al. Myoinositol effects in women with PCOS: a meta-analysis of randomized controlled trials. Endocr Connect, 2017, 6 (8): 647-658.

89. 李庆芳, 朱依敏. 肌醇应用于多囊卵巢综合征不孕患者的相关研究进展. 中华生殖与避孕杂志, 2021, 41 (12): 1143-1148.

90. 葛均波, 徐永健, 王辰. 内科学. 9 版. 北京: 人民卫生出版社, 2018.

91. 中华医学会妇产科学分会内分泌学组及指南专家组. 多囊卵巢综合征中国诊疗指南. 中华妇产科杂志, 2018, 53 (1): 2-6.

92. TEEDE H J, MISSO M L, COSTELLO M F, et al. Recommendations from the international evidence-based guideline for the assessment and management of polycystic ovary syndrome. Fertil Steril, 2018, 110 (3): 364-379.

93. 宋秀霞, 纪立农. 国际糖尿病联盟代谢综合征全球共识定义. 中华糖尿病杂志, 2005, 13 (3): 178-180.

94. 谭秋晓, 张红梅, 李洁明, 等. 多囊卵巢综合征患者抑郁和焦虑发病现状及影响因素分析. 实用医学杂志, 2020, 36 (23): 3288-3292.

95. BRUTOCAO C, ZAIEM F, ALSAWAS M, et al. Psychiatric disorders in women with polycystic ovary syndrome: a systematic review and meta-analysis. Endocrine, 2018, 62 (2): 318-325.

96. TAN J, WANG Q Y, FENG G M, et al. Increased risk of psychiatric disorders in women with polycystic ovary syndrome in Southwest China. Chin Med J (Engl), 2017, 130 (3): 262-266.

97. COONEY L G, DOKRAS A. Depression and anxiety in polycystic ovary syndrome: etiology and treatment. Curr Psychiatry Rep, 2017, 19 (11): 83.

12

第十二章
异常子宫出血

第一节 异常子宫出血的定义、分类与治疗

一、定义

异常子宫出血（abnormal uterine bleeding，AUB）是指不符合正常月经周期四要素（即月经的频率、规律性、经期长度及出血量）的正常参数范围并源自子宫腔的出血。AUB 是妇科临床常见的症状和疾病，育龄期女性患病率为 5%~15%，严重影响患者的生活质量和生育能力。需要注意的是，AUB 是一个症状或体征的描述，必须排除来自宫颈、阴道、外阴、泌尿道、直肠、肛门等的出血。

二、分类

AUB 不是疾病诊断，只是症状或体征描述。引起 AUB 的病因繁杂，既有生殖系统局部的问题，也有全身性原因；既有内分泌失调的原因，也有器质性病因。

（一）AUB 相关术语

临床上，可以根据不同的症状，月经周期、经期、经量等异常的模式，分为几大类，或作为症状描述，或作为诊断名词。

1. 慢性 AUB 指近 6 个月内至少出现 3 次 AUB，医师认为不需要紧急临床处理，但需要进行规范诊疗的 AUB。

2. 急性 AUB 指发生了严重的大出血，医师

认为需要紧急处理以防进一步失血的 AUB，可见于有或无慢性 AUB 病史的患者。

3. 周期改变包括周期频率改变 ①月经频发，月经周期<21 天；②月经稀发，周期>35 天但<6 个月，以及周期规律性（近 1 年的周期之间的变化）；③闭经，≥6 个月无月经；④不规律月经 ≥7 天。经期改变：经期延长>7 天。经期出血量：不定量，以患者自觉症状为主，包括：①月经过多（menorrhagia），指月经期失血过多，影响女性的身体、社交、情绪和／或日常生活质量。无论是否存在贫血，只要影响患者的生命质量，即应诊断。②月经过少，女性自我感觉月经量较以往明显减少，表现为点滴出血、时间缩短，通常 1 次月经总量不能浸透 1 张日用型卫生巾。月经不规则：周期、经期、经量都异常。

4. 经间期出血 经间期出血（intermenstrual bleeding）指出血发生于 2 次月经中间，可固定于周期的某一时间段，也可发生于任意时间段。分为月经后出血（postmenstrual spotting）、排卵期出血（ovulation bleeding）、月经前出血（premenstrual spotting）。

5. 突破性出血 突破性出血（break-through bleeding）指周期性使用雌激素和孕激素组合制剂时，计划外的子宫内膜出血。

（二）国际妇产科联盟分类

国际妇产科联盟（International Federation of Gynecology and Obstetrics，FIGO）月经疾病组将 AUB 按病因分为 9 类，分别以每个疾病首字母缩略词命名为 PALM-COEIN 系统，每个字母分别

代表子宫内膜息肉所致异常子宫出血（abnormal uterine bleeding-polyp，AUB-P）、子宫腺肌病所致异常子宫出血（abnormal uterine bleeding-adenomyosis，AUB-A）、子宫平滑肌瘤所致异常子宫出血（abnormal uterine bleeding-leiomyoma，AUB-L）、子宫内膜恶变和不典型增生所致异常子宫出血（abnormal uterine bleeding-malignancy and hyperplasia，AUB-M）、全身凝血相关疾病所致异常子宫出血（abnormal uterine bleeding-coagulopathy，AUB-C）、排卵障碍相关异常子宫出血（abnormal uterine bleeding-ovulatory dysfunction，AUB-O）、子宫内膜局部异常所致异常子宫出血（abnormal uterine bleeding-endometrial disorder，AUB-E）、医源性因素（iatrogenic）和未分类（not classified）。这一分类中PALM是结构异常，为采用影像学或组织病理学能检测出异常的疾病，而COEIN部分无结构性改变，不能采用影像学或者组织病理学方法确认。在15~55岁的中国女性中，AUB-O是AUB最常见的原因。最常见的出血模式是月经周期改变，有时伴随血流量增加或经期延长。AUB-P是结构改变最常见的原因，最常见的表现是经期延长，其次是经量增加。AUB-L和AUB-A的发病率分别位居第3和第4位。

FIGO新分类中，摒弃了功能失调性子宫出血（dysfunctional uterine bleeding，DUB）的名称，保留的术语包括：①经间期出血（intermenstrual bleeding）；②子宫不规则出血；③突破性出血（break-through bleeding）。

三、病因及治疗

PALM-COEIN分类系统很好地涵盖了AUB的病因。不同的病因具有不同出血模式的改变。体格检查能够帮助AUB的分类诊断，提示潜在疾病的体征包括肥胖、高催乳素血症（溢乳）、多囊卵巢综合征的体征（如痤疮、多毛）、甲状腺疾病的体征（如甲状腺结节或甲状腺肿）和出血性疾病的体征（如出血点和瘀斑）等。此外，AUB的诊断中应注意检查阴道和宫颈，以排除宫颈或阴道出血等下生殖道原因，并结合患者的病史和检查结果进行治疗。

（一）子宫内膜息肉

子宫内膜息肉是局部子宫内膜过度增生形成的有蒂或无蒂的赘生物，内含血管、纤维结缔组织、腺体或纤维肌细胞。子宫内膜息肉是AUB最常见的病因之一，AUB的病因中21%~39%为子宫内膜息肉。中年后、肥胖、高血压、使用他莫昔芬的女性容易出现。不孕症患者子宫内膜息肉发生率较普通人群高，子宫内膜息肉可以是不孕症的唯一原因。经间期出血是绝经前子宫内膜息肉患者最常见的症状。

小的子宫内膜息肉（直径<1cm）可以没有症状。无症状的直径>1.5cm的息肉和有症状的息肉应考虑切除并送往病理检查。息肉一般为良性病变，但也有一些表现为不典型增生或癌变，且随着年龄的增加其恶变率不断升高。绝经后女性子宫内膜息肉恶变的风险与AUB有关，有文献表明绝经后有AUB的内膜息肉比无异常出血者恶性可能性大4倍。有异常出血者宫腔镜电切满意率为80%。如合并不孕则更应行息肉切除术，不孕者子宫内膜息肉切除有助于改善妊娠结局。宫腔镜息肉电切有效率可达75%~100%（宫腔大息肉切除术见视频12-1）。

视频12-1

（二）子宫腺肌病

具有生长功能的子宫内膜腺体及间质侵入子宫肌层称为子宫腺肌病。全世界范围内医院报道的发病率约为5%~70%。大部分病例为40~50岁的经产妇。40%~50%的患者表现为经量增多、经期延长或者月经淋漓不尽，也可有子宫不规则出血。严重时可导致贫血，并伴相应症状。多数患者伴有痛经，可进行性加重（25%），以及慢性盆腔痛、腰骶部不适、尿频等。查体子宫均匀性增大，质硬。根据特征性临床表现（经量增多和进行性痛经伴子宫均匀增大）提示诊断，经阴道超声或磁共振检查可做出临床诊断。

对年轻、有生育要求者可用非甾体抗炎药、复方口服避孕药（combined oral contraceptive，COC）、促性腺激素释放激素激动剂（gona-dotropin-releasing hormone agonist，GnRH-a）或孕激素等治疗。近绝经期者不愿意手术可考虑高强度聚焦超声（high intensity focused ultrasound，HIFU）和宫腔镜手术，此时期不适于应用 COC。其他手术治疗方式包括腺肌病病灶局部切除成形术、宫腔镜子宫内膜切除术、子宫内膜消融术、子宫全切术等。除手术治疗外，放置左炔诺孕酮宫内缓释节育系统（levonorgestrel-releasing intrauterine system，LNG-IUS）也可明显缓解症状，但有阴道淋漓出血或闭经等表现，而且常因为子宫体积大，放置后容易脱落，且价格较贵，需做好放置前咨询，也可考虑 GnRH-a 治疗 3 个月或等体积缩小到比较满意时再行放置 LNG-IUS。子宫腺肌病出现急性大量出血可考虑子宫动脉栓塞治疗。对需要长期药物维持且无生育要求者，可考虑尝试手术治疗后，给予 GnRH-a 和米非司酮等交替使用。子宫切除术属于子宫腺肌病根治性手术。

（三）子宫平滑肌瘤

子宫肌瘤是女性生殖系统最常见的良性肿瘤，由平滑肌组织增生而形成的良性肿瘤。发病率占育龄妇女的 20%~80%。与其他类型的 AUB 相比，患 AUB-L 的女性更年轻，BMI 更低，伴有高血压和糖尿病的比例更小。子宫平滑肌瘤恶变风险一般认为 <0.5%。

子宫平滑肌瘤可无症状，临床症状取决于平滑肌瘤的部位和大小。主要有月经紊乱、经量过多、淋漓出血及月经周期缩短，可继发性贫血，多发平滑肌瘤更容易出现 AUB。增大的平滑肌瘤在子宫外易引起压迫症状如尿频、便秘，还可引起生殖功能障碍（不孕症或产科并发症，与肌瘤位置相关）等。平滑肌瘤导致的 AUB 与平滑肌瘤位置密切相关，多见于大的宫颈肌壁间平滑肌瘤和子宫黏膜下肌瘤。<3cm 的肌壁间平滑肌瘤对月经影响不大。FIGO 子宫肌瘤分型示意图如下（图 12-1）。

子宫黏膜下肌瘤指所有宫腔内的或使宫腔形态改变的肌瘤，包括肌瘤的第 0 型、1 型和 2 型。0 型是指肌瘤全部位于宫腔内，有明显的蒂；1 型指肌瘤在宫腔内体积超过肌瘤的 50%；2 型指肌瘤在宫腔内体积小于 50%；3 型指肌瘤 100% 位于平滑肌壁内，向内接触子宫内膜。子宫肌壁间肌

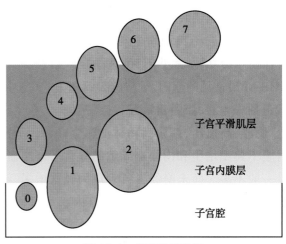

图 12-1 子宫肌瘤分类

［资料来源：YAN L，YU Q，ZHANG Y N，et al.Effect of type 3 intramural fibroids on in vitro fertilization-intracytoplasmic sperm injection outcomes：a retrospective cohort study.Fertil Steril，2018，109（5）：817-822.e2.］

瘤指肌瘤整体位于肌壁间，包括 4 型和 5 型，4 型指全部在肌层内，不邻近子宫内膜且不邻近子宫表面；5 型指大部分位于肌壁间，至少 50% 位于肌壁间。子宫浆膜下肌瘤指肌瘤大部分位于肌层外浆膜下，包括 6 型和 7 型。6 型指肌瘤有 <50% 的体积位于肌壁间；7 型指带蒂浆膜下肌瘤。8 型是其他特殊部位类型，包括宫颈肌瘤、子宫阔韧带肌瘤等。

子宫平滑肌瘤通常可以 B 超诊断，MRI 作为补充。无症状肌瘤通常不需要治疗，可随访观察。药物治疗适用于子宫肌瘤较小、症状轻、近绝经年龄或全身情况不适于手术者。药物治疗方法包括氨甲环酸、非甾体抗炎药（NSAIDs）、短效口服避孕药、GnRH-a、芳香化酶抑制剂、米非司酮等。手术治疗适用于子宫体积 >10 周妊娠大小，月经过多导致继发性贫血，有膀胱或直肠压迫症状，肌瘤生长较快，不孕或反复流产且排除其他原因等。对于子宫肌壁间肌瘤合并不孕症者，如肌瘤直径 ≥4cm 建议手术切除。手术治疗方法包括经腹、经阴、经腹腔镜、经宫腔镜下的子宫肌瘤切除术或子宫切除术。如果肌瘤较大，可考虑 GnRH-a 治疗 3~6 个月再手术（黏膜下子宫肌瘤病见视频 12-2）。

视频 12-2

(四）子宫内膜恶变和不典型增生

子宫内膜不典型增生和子宫内膜癌可发生于任何年龄女性，常见于50岁后。子宫内膜癌是AUB-M最常见的原因，子宫内膜癌相关的危险因素包括未生育、雌激素治疗、月经初潮早、绝经延迟、肥胖、高血压、糖尿病和林奇综合征等。子宫内膜不典型增生和内膜癌导致的异常子宫出血，量一般不多。尚未绝经者可表现为经量增多、经期延长或子宫不规则出血。子宫内膜取材仍是诊断AUB-M的主要方法。诊刮术没有年龄限制，但青春期AUB患者发生子宫内膜恶变的概率极低，一般不诊刮。有子宫内膜癌高危因素者建议诊刮。40岁以上AUB者，如持续经间期出血或不规则流血，或治疗效果不好时，应行诊刮。绝经期AUB，子宫内膜厚度超过0.5cm者建议刮宫。

对于有生育要求的子宫内膜复杂性增生伴不典型增生及符合保留生育功能指征的早期子宫内膜样腺癌患者，行保守治疗，内膜完全逆转的中位时间是6~9个月，如果治疗9~12个月病灶持续存在或进展，应进行手术治疗。治疗措施可包括：①醋酸甲地孕酮（megestrol acetate，MA）：160mg，q.d.或b.i.d.，口服；或醋酸甲羟孕酮（medroxyprogesterone acetate，MPA）：250mg，q.d.或b.i.d.，口服；②LNG-IUS宫腔放置；③宫腔镜切除病灶及其周围组织，配合大剂量孕激素治疗；④GnRH-a 3.75mg i.h.，每28~35天1次。二甲双胍口服可增强甲羟孕酮的治疗效果。一般可选择①或②，可加③或④。治疗期间每3个月进行1次内膜检查，可以在用药过程中或撤退性出血后进行诊刮或宫腔镜联合诊刮评估疗效，根据对药物的反应情况调整治疗剂量或方案。内膜病变逆转后（至少1次内膜活检转阴）要尽快考虑妊娠（内膜增生电切术见视频12-3）。

视频12-3

（五）全身凝血相关疾病

AUB-C多是由遗传性、获得性或医源性因素所致凝血功能障碍引起，尤其是青春期多见。此类疾病常被低估，约13%的阴道大流血患者生化检查发现凝血障碍，常见疾病有白血病、再生障碍性贫血、血管性血友病（von Willebrand disease，vWD）、特发性血小板减少性紫癜（idiopathic thrombocytopenic purpura，ITP）、慢性肝病、慢性肾衰及系统性红斑狼疮等。常合并其他部位出血如鼻出血、瘀斑等。

青春期AUB月经量过多者应排除凝血功能障碍。需要考虑既往史、家族史等。出现以下高危因素应警惕是否有凝血功能异常：流产后、手术后、拔牙后流血较多止血困难，家族性凝血异常史，贫血治疗史等。如果患者自初潮就有月经量多、手术或拔牙时易出血、经常有身体瘀斑、家族性出血史等情况，就要考虑凝血功能障碍的情况，需要进行凝血功能的筛查，这些病史的询问可以作为一个筛查手段，敏感度可达90%。如果有上述病史，建议做实验室检查。如发现异常，咨询血液科医师。对疑似凝血障碍的评估应从血小板、凝血酶原时间（凝血酶原时间/国际标准化比率）、活化部分凝血活酶时间、血浆血管性血友病因子（von Willebrand factor，vWF）抗原、血浆vWF活性、第Ⅷ因子和其他因子检测开始。

（六）排卵障碍相关

排卵障碍包括无排卵、稀发排卵、黄体功能不足、黄体萎缩不全等，可表现为各式各样的月经异常，包括闭经、少量或多量不规则流血等。青春期和绝经过渡期常有排卵障碍。

1. 有排卵性子宫出血 有排卵性AUB包括黄体功能不足、黄体萎缩不全、排卵期出血，可能由于卵泡发育、排卵或黄体功能不同程度的不健全，排卵功能的轻微异常，或内膜局部止血功能缺陷所致。排卵期出血可能是由于一批发育中的卵泡夭折引起血雌激素波动所致。经前出血可由于黄体功能不足或过早退化，不能维持内膜完整性所致。月经期延长可能因卵泡发育过缓，分泌雌激素不足，内膜修复不良；或黄体萎缩不全，引起子宫内膜脱落不全。

2. 无排卵性子宫出血 无排卵性AUB是由下丘脑-垂体-卵巢轴发育不完善或受其他因素

影响导致功能异常,或卵巢功能下降导致无周期性排卵所致。卵巢无排卵会导致子宫内膜缺乏孕激素拮抗。

无排卵的原因主要是下丘脑 - 垂体 - 卵巢轴不成熟,还包括其他原因,归纳起来可以分为以下几类:①内分泌代谢因素:包括多囊卵巢综合征(PCOS)、甲状腺功能减退、肾上腺疾病如迟发型21- 羟化酶缺乏症、库欣综合征、艾迪生病、高催乳素血症、饮食改变、饮食睡眠紊乱、体重骤降或骤增、厌食、贫血、营养不良等。②社会心理因素:包括情绪紧张、情绪波动、应激状态、过度劳累、环境改变等。月经异常可增加精神负担,尤其是青春期女孩,精神紧张又能加重月经异常。③医源性:包括使用外源性激素、促性腺激素(Gn),服用影响多巴胺代谢的药物如吩噻嗪类药物和三环类抗抑郁药等。服用紧急避孕药、米非司酮等也可抑制排卵,影响下次月经。

根据子宫出血特点、基础体温(basal body temperature,BBT)、性激素水平检测、超声检查、宫颈黏液检查等方法鉴别有无排卵,了解无排卵的病因及排卵者的黄体功能和卵泡发育是否正常。无排卵性者 BBT 呈单相型。血清 E 浓度相当于中、晚卵泡期水平,无周期性变化;在出血前 5~9 天抽血检查,相当于黄体的中期孕酮,测定孕酮浓度 <3ng/ml。经前宫颈黏液查出羊齿状结晶提示无排卵。详细内容见本章第二节。

(七) 子宫内膜局部异常

目前尚无特异方法诊断子宫内膜局部异常,主要基于在有排卵月经的基础上排除其他明确异常后而确定。对此类非器质性疾病引起的月经过多,建议先行药物治疗,推荐的药物治疗顺序为:① LNG-IUS,适合于近 1 年以上无生育要求者;②氨甲环酸抗纤溶治疗或 NSAIDs,可用于不愿或不能使用性激素治疗或想尽快怀孕者;③短效COC;④孕激素内膜萎缩治疗,如炔诺酮 5mg 每天 3 次,从周期第 5 天开始,连续服用 21 天。刮宫术仅用于紧急止血与病理检查。对于无生育要求者,可以考虑保守性手术,如子宫内膜切除术。应排除子宫、卵巢占位性病变。

(八) 医源性因素

包括宫内节育器(IUD)、复方 COC,其他药物包括使用外源性促性腺激素(Gn),服用影响多巴胺代谢的药物如吩噻嗪类药物和三环类抗抑郁药等抗凝药物的使用等。抗凝剂(华法林、肝素和直接口服抗凝剂)可能会导致经量过多、月经延长和绝经后出血。减肥药物也可能是医源性的,紧急避孕药引起的异常出血。治疗异常子宫出血过程中,服用药物不恰当、不及时,更改治疗方案等均可导致持续异常子宫出血。服用 COC 可导致突破性出血,服用的第一周期中,有 30%~40% 女性出现突破性的出血。漏服也可导致不规则出血。COC停用后可导致撤退性出血。几乎所有避孕方式,从节育器到复合 COC 到单剂量 COC 和紧急 COC,都可能出现 AUB。皮下埋植剂的使用比其他激素避孕药有更多的相关出血,在没有禁忌证的情况下,使用低剂量的雌激素(连续 10 天,每天口服雌二醇 1mg)、短期非甾体抗炎药可以改善突破性出血。另外宫腔粘连、药物流产后胚物残留也可引起 AUB-I。对于流产后 AUB 患者应用宫腔镜检查,可准确判断原因,有效避免重复刮宫,保护子宫内膜。

(九) 未分类

可能与其他罕见因素有关,为较少遇见的类型。N(未分类)包括一系列可能被影像学或组织病理学检测出异常的疾病或者是非结构异常,并最终可能被归入它们自己独特的类别。

1. 动静脉畸形 为少见病,占子宫出血的2%,包括血管腔异常增大和动静脉瘘管形成,包括先天性的和获得性的动脉畸形。获得性的主要是刮宫或子宫手术后引起,其他因素有内膜癌、内膜异位症、平滑肌瘤、子宫感染、胎儿时期暴露于己烯雌酚、放宫内节育器(intrauterine device,IUD)、滋养细胞疾病、瘢痕妊娠等。先天性的动静脉畸形常有多处血管连接,并侵入周围组织。获得性动静脉畸形局限于子宫肌层和 / 或子宫内膜,表现为子宫肌层内动静脉直接交通。先天性动静脉畸形在任何年龄都会出现症状,而获得性动静脉畸形常见于生育年龄,典型症状是间断性的、大量的、突发的出血,有贫血症状和盆腔痛,有时候表现为盆腔包块。超声表现局部内膜或肌层增厚,多处低回声或无回声包块,血流频谱显示高流低阻。如果超声怀疑动静脉畸形,可行 MRI 检查,表现为子宫增大,没有包块,肌层内血管匍行扩张,磁共振血管成像(magnetic resonance angiography,MRA)显示子宫动脉旁的静脉过早显影。血管造影是金标准,显示由扩张的子宫动脉供血的不规则的血管团。治疗包括选择性子宫动脉栓塞(首选),子宫切除,AVM局部切除,腹腔镜髂内动脉结扎、药物保守治疗等。血管内栓塞术能够获得高达 90% 的成功率。当栓塞术失败时,应该考虑手术,目前,即使一些手术保留方法正在发展中,子宫切除术仍然是常见的建议。

2. 子宫肥大症 指子宫均匀增大,肌层厚度超过 2.5cm,伴有不同程度的子宫出血的一种疾病。子宫肥大的基本病理改变是子宫肌层内平滑肌细胞及血管壁的增大。主要症状为月经量过多,持续天数延长;也有表现为周期缩短至 20 天左右,经量及持续天数无明显改变,或表现为月经期延长,但经量不多。患者多为经产妇,且多数为 3 产以上。患病时间长、流血量多者呈贫血貌。妇科检查子宫均匀增大,一般为 6 周妊娠大小,少数超过 8 周妊娠大小,质地较坚韧。双侧卵巢可稍增大,有多发性滤泡囊肿。雄激素治疗可减小流血量。保守治疗无效者,可考虑全子宫切除术。

3. 剖宫产瘢痕缺损 导致 AUB 的高危因素包括剖宫产切口位置不当、子宫下段形成前行剖宫产手术及手术操作不当等,常表现为经期延长。推荐的诊断方法为经阴道超声检查或宫腔镜检查。剖宫产瘢痕憩室合并不规则阴道出血多因憩室内膜发生周期性剥脱出血导致或憩室内经血引流不畅可导致宫颈黏液性状改变及局部炎症反应引起。治疗上,无生育要求者使用口服短效避孕药治疗,可缩短出血时间;药物治疗效果不佳,可考虑手术治疗。宫腔镜下憩室内膜电凝及切除憩室边缘是一种选择方法,对憩室肌层厚度 2.5mm 以下者不建议使用。经阴道或宫腹腔镜下的憩室修补也是一种治疗措施。对于有生育要求者,孕前应充分告知有妊娠期子宫破裂风险。手术治疗包括宫腔镜、腹腔镜、开腹或经阴道行剖宫产切口憩室及周围瘢痕切除和修补术(剖宫产瘢痕憩室及宫腔粘连见视频 12-4)。

视频 12-4

(颜 磊 石玉华 陈子江)

第二节 排卵障碍相关异常子宫出血

排卵障碍相关异常子宫出血(abnormal uterine bleeding-ovulatory dysfunction,AUB-O)是最常见的异常子宫出血类型,约占 50%。排卵障碍包括无排卵、稀发排卵与黄体功能不足。AUB-O 大体可分为有排卵性和无排卵性。急性 AUB-O 指出现了严重的大出血,需要紧急处理以防进一步失血,其中以月经过多表现最为常见。慢性 AUB-O 指近 6 个月内至少出现 3 次 AUB-O。稀发排卵 AUB 的诊断和治疗主要取决于稀发排卵的程度以及是否有生育要求而定。如稀发排卵程度严重,其治疗与无排卵 AUB 类似;如程度不重,月经周期长度在 40 天左右,并确认有排卵,则可不处理。本节重点讲述无排卵和有排卵 AUB 的诊断与治疗。

一、无排卵性 AUB

无排卵性 AUB 以青春期及绝经过渡期常见,生育期也可因 PCOS、肥胖、高催乳素血症、甲状腺及肾上腺疾病等引起。临床表现为子宫出血失去规律性(周期性),间隔时长时短,出血量不能预计,一般出血时间长,不易自止。出血频繁或出血多者可引起严重贫血、休克、感染等,常导致急性 AUB。

(一)青春期异常子宫出血的治疗

对于青春期发生的 AUB,首先要根据 AUB 的诊断流程,确定是否属于无排卵性 AUB,再根据贫血程度确定相应治疗。基本原则包括止血、纠正贫血、调整周期、促进恢复生理功能、防止复发。再次提醒,初潮后即出现月经量多,应筛查遗传性凝血功能障碍。

1. 一般治疗　急性大量出血时应监测生命体征，建立静脉通道，补液，少量出血时应加强营养，避免剧烈运动。

2. 止血

(1)激素止血治疗

1)内膜萎缩法：应用COC或大剂量孕激素使增生的子宫内膜转化为稳定性假蜕膜组织而止血。有相当多的证据表明，血流动力学稳定者，口服大剂量COC和大剂量孕激素效果相当。

COC治疗：包括屈螺酮炔雌醇片、屈螺酮炔雌醇片（Ⅱ）、炔雌醇环丙孕酮片等。用法：1片，t.i.d.×1周，然后1片q.d.×3周；也可1片t.i.d.×1周，改1片b.i.d.×1周，再改1片q.d.×1周。平均3天即可止血，耐受性好，没有明显的恶心、呕吐。如果流血不多，可用1片，每日1次，血止后连服21天。COC可连续应用3个月。对于患有中度贫血、活动性出血的青少年，相比仅使用孕激素，COC是更好的选择，因为雌激素可以改善止血效果。主诉出血较重的患者对雌激素和孕激素联合使用的COC可能比仅使用孕激素的制剂有更好的反应，因为雌激素提供止血作用，促进子宫内膜快速生长以覆盖裸露的表面。它们还引起子宫内膜萎缩，从而减少子宫内膜前列腺素合成和纤维蛋白的溶解。

大剂量孕激素治疗：该方案对青少年的不良反应较多，不作为常规推荐。口服甲羟孕酮每次10~20mg，每8小时1次，血止后3天开始减量，维持量为6~8mg/d。对于患有中度贫血、目前没有出血或雌激素治疗禁忌证的青少年，如动/静脉血栓栓塞症、肝功能障碍、有先兆的偏头痛和/或雌激素依赖型肿瘤，仅用孕激素治疗可以替代COC。孕激素对子宫内膜的作用不足会导致持续出血。炔诺酮是一种人工合成的孕激素，模拟孕酮的作用，同时也表现出弱的雌激素和雄激素特性。剂量为5mg，每天3次，连续21天，通常用于月经过多的治疗，被认为与LNG-IUS同样有效。

2)内膜修复法：大剂量雌激素可促进内膜修复，提高纤维蛋白原水平，降低毛细血管通透性，增强凝血功能，适用于出血时间长、出血量多致血红

蛋白<80g/L的青春期患者。用法如下：戊酸雌二醇4~6mg/次，口服，4~6小时1次，血止3天后按每3天减量1/3，一般维持剂量为2mg/d，应用至血止后21天。雌激素疗法在血红蛋白增加至100g/L以上或者患者可以承受一次月经样的出血后均必须用孕激素撤退，可用甲羟孕酮10mg或黄体酮胶丸200mg口服每日1次×10~14天，停药后出现撤退性出血。由于雌激素本身会在修复子宫内膜的同时促进内膜生长，可能增加撤退性出血量，另外有增加血栓形成的风险，适用于青春期及无血栓风险的生育期AUB。编者不推荐该疗法作为一线治疗选择，可作为某些特殊情况下的权宜之计。

3)孕激素内膜脱落法：青春期AUB多为无排卵性AUB，子宫内膜长期受雌激素刺激而无孕激素拮抗，出现子宫内膜增生过长，而孕激素内膜脱落法，或称为药物性刮宫，是给予促使子宫内膜分泌化剂量的孕激素，促进增生期子宫内膜转化为分泌期，停药后将出现撤退性出血。用法是采用黄体酮肌内注射，每天20mg，共3~5天，或一次性肌内注射黄体酮60mg；或者安宫黄体酮（MPA）每天6~10mg，共10天，或地屈孕酮每天20mg，共7~10天，或口服微粒化孕酮，每天200~300mg，共7~10天。用药以后有一次撤退性出血，会造成进一步的失血，所以须用于血红蛋白>80g/L的患者。一般停药1~2天后发生撤退性出血，此时不要以为止血效果不好而再次应用孕激素。撤退性出血第1天，相当于下次月经来潮的第一天。如果子宫内膜偏厚，则孕激素用量相对大，时间相对长，如果撤退性出血较多，可加用丙酸睾酮肌内注射，25~50mg/d，共3天。

(2)其他止血药物：正常月经子宫出血本身就有纤溶酶的激活，AUB者会有纤溶酶的亢进，因此抗纤溶酶药物对于减少出血量是有效的。激素药物配伍应用止血药物可增加疗效。如果患者不接受激素治疗或存在激素治疗的禁忌证，可选择氨甲环酸（止血环酸）、NSAIDs。有时可加用有止血作用的中成药。

1)氨甲环酸：抗纤溶药物，对月经过多的临床疗效已经得到证实。在大多数临床情况下，同时使用联合激素避孕药和抗纤溶药物是相对安全的。

氨甲环酸不影响血小板数目和聚集,没有证据表明使用氨甲环酸有增加血栓形成的风险,即使是对血栓高危患者。因此氨甲环酸尤其适用于有生育要求且有凝血功能障碍者、有口服COC禁忌证者。口服用法是1g,每日3次×4天,静滴用法是静脉注射或滴注:每次0.25~0.5g,每日0.75~2g,每次经期口服氨甲环酸2~4.5g/d,共4~7天,月经量减少40%~50%。静脉注射液以25%葡萄糖液稀释,静脉滴注液以5%~10%葡萄糖液稀释,说明书中没有提到可用生理盐水稀释。氨甲环酸在减少月经出血方面与COC一样有效,应每隔8小时静脉注射10mg/kg,或每天3次口服1 300mg,最多5天。氨甲环酸不能调节月经,不能缓解痛经,不能避孕。

2)NSAIDs:可抑制前列腺素合成和减少月经量,可减少20%~49%,副作用轻,价格较低。由于是周期性服用而非每天服用,长期服用的副作用如消化道溃疡等可以减少。因为NSAIDs可影响肝脏凝血因子合成,可影响血小板聚集,禁用于凝血功能异常、血小板功能异常者导致的异常子宫出血。

3)酚磺乙胺(止血敏):可通过促进凝血过程而发挥作用,能够增加血液中血小板数量,增强其聚集性和黏附性,促进凝血物质的释放,增强毛细血管抵抗力,降低毛细血管通透性,以加速凝血。本品能使月经量减少约13%,出血后开始用,可与维生素K注射液混合使用,但不可与氨基己酸注射液混合使用。静脉滴注:每次0.25~0.75g,每日2~3次,稀释后滴注。因疗效不显著,一般不推荐应用该药物。

4)醋酸去氨加压素:静脉或皮下给予去氨加压素,可使血浆中凝血因子的活力增加2~4倍;也使vWF抗原的含量增加。用法是按体重0.3g/kg的剂量,用生理盐水稀释至50~100ml,在15~30分钟内静脉滴注。

5)尖吻蝮蛇血凝酶:每次2U(2瓶),每瓶用1ml注射用水溶解,静脉注射。虽无本品引起血栓的报道,为安全起见,有血栓病史者禁用。

(3)纠正贫血:根据血常规、凝血指标结果,补充凝血因子,新鲜冰冻血浆,冷沉淀,纤维蛋白原,重组因子,重组vWF。血红蛋白低于70g/L建议住院治疗,低于60g/L建议输血。对中重度贫血患者在上述治疗的同时给予铁剂和叶酸治疗,口服硫酸亚铁、枸橼酸铁、右旋糖酐铁,与维生素C一并服用效果好。也可静脉注射蔗糖铁,必要时输血。

(4)其他情况:如果怀疑恶性,可抽血查肿瘤标志物,联合其他检查方法,必要时也可在知情同意下行诊刮或宫腔镜检查术。对未婚无性生活史的青少年除非要排除内膜病变,不轻易做刮宫术,阴道内镜式的宫腔镜检查是比较好的检查手段。

3. 调整周期治疗 血止后,因仍有无排卵情况的存在,停药后绝大多数会再次出现无排卵型AUB,因此血止后紧跟周期调节治疗十分重要,调整周期方法包括以下2种。

(1)COC:一项研究显示,含30μg炔雌醇的COC可减少月经量的43%。COC有避孕外的益处,如调经、缓解乳房疼痛和痛经。突破性出血、水钠潴留等问题是患者不能坚持COC的主要原因。青春期PCOS多应用炔雌醇环丙孕酮片周期性治疗。

(2)孕激素周期疗法:月经后半周期服孕激素治疗,模拟排卵情况下的孕激素分泌,16~28天使用10mg醋酸甲羟孕酮治疗14天。对于长期闭经或月经少后出现异常大出血的患者,可给予醋酸甲羟孕酮10mg,每日1次,连续5~7天,防止异常子宫内膜脱落。可于撤退性出血第15天起,地屈孕酮每日10~20mg×10天或黄体酮胶丸每日200~300mg×10天,或甲羟孕酮每日4~12mg,每日分2次服用,连用10~14天。停药后出血为撤退性出血,第15天再开始服下一周期,可酌情应用3~6个周期。单用孕激素虽然有效,但可能因依从性和耐受性差等原因临床使用受限。

4. 教育和心理治疗 初潮是儿童转向青春期的里程碑,青春期AUB往往很恐惧,并牵涉整个家庭,不仅是临床问题,也是社会问题。除了药物治疗,同时应给予教育和心理治疗。

(1)教育:青春期生理卫生教育具有重要意义。不但教育的内容重要,教育的地点、提供形式和提供者也相当重要。教育和信息提供、患者的知情选择和授权,在现代医疗中日益重要。应充分告知患者如何正确使用药物,避免漏服,应使患者充分了解风险和受益,选择最佳治疗方案。充分沟通,使医师对患者治疗的迫切性有所了解,增加患者的自主性和自我管理。自主选择后,患者的依从性将增加,对治疗的风险、时间、有无并发症等的关注度增加。

(2)心理治疗:心理情绪会影响排卵和月经的规律性。月经恢复后嘱患者要生活规律,减轻心理压力,缓解疲劳,注意环境和气候的改变。

(二)生育期和绝经过渡期异常子宫出血的治疗

生育年龄 AUB 以排卵性多见,无排卵性少见。绝经过渡期(每人年龄段不同,一般都在 40 岁以后)又以无排卵性为主。生育年龄的急性 AUB 者,首先排除妊娠。这类患者的治疗,首先考虑激素和非激素药物,然后考虑手术和其他替代方法。目前许多治疗 AUB 的药物都是激素治疗(如 LNG-IUS 和周期性口服黄体酮),对那些非结构性原因的 AUB 很有效。然而,对于结构性原因的 AUB 患者,激素治疗可能不太有效。

1. 止血 药物治疗方法类同青春期 AUB,但手术治疗方法明显增多。

(1)孕激素内膜萎缩法:大剂量孕激素促进增生期子宫内膜转化为类蜕膜组织而快速止血(一般 2~3 天血止),止血后逐渐减少剂量至维持不流血的最小剂量。

1)甲羟孕酮口服:非首选方案,甲羟孕酮每次 10~20mg,每 8 小时 1 次,血止后 3 天开始减量,每 3 天减量 1/3,维持量 6~8mg/d 维持到血止后 21 天停药。出现撤退性出血的第一天起,用 COC 周期治疗。单用甲羟孕酮应用过程中,可能有点滴出血。与其他药物治疗相比,长周期口服孕激素与突破性出血的发生率显著降低相关,长周期口服孕激素(3~4 周)能显著减少月经失血,但不如氨甲环酸、联合激素避孕药和 LNG-IUS 有效。

2)COC:对于围绝经期 AUB 患者为非首选方案。第三代 COC 的孕激素均为高选择性孕激素。服用 COC 的女性患者,卵巢癌发生率降低 40%,子宫内膜癌降低 50%,对是否增加宫颈癌尚有争议,乳腺癌风险不增加,子宫肌瘤降低 31%,黄体囊肿降低 78%,功能性卵巢囊肿降低 49%。应用

COC 的潜在风险应予以注意,有高龄、肿瘤、高血压、血栓性疾病史、易栓症、心脑血管疾病高危人群及 40 岁以上吸烟的女性不宜应用。有乳腺癌病史的患者应慎用。

(2)孕激素内膜脱落法:适用于血红蛋白>80g/L 的患者,用法同青春期无排卵性 AUB。撤退性出血的时候,如果量多的话,应该卧床休息,用止血剂。撤退性出血如果多于 10 天仍淋漓不尽,应该怀疑有器质性病变的可能。

(3)雄激素治疗:雄激素可对抗雌激素,增加子宫和血管平滑肌收缩力,减轻盆腔充血。达那唑可抗雌、孕激素,抑制子宫内膜增生,抑制排卵。

(4)其他止血药物:氨甲环酸有一定治疗作用,尤其是那些需要保留子宫生育能力但面临切子宫风险者。如果效果良好,NSAIDs 和氨甲环酸可以继续周期性应用。如果治疗 3 个周期效果不明显,应停用。

2. 调整月经周期 如果偶尔一次无排卵性功血,此次治疗后可不用调整周期,观察下一自然周期月经情况。无生育要求者调整周期最好用 COC;也可月经后半期周期性应用孕激素。如果周期性服用孕激素无撤退性出血或者出血很少,说明内源性雌激素水平较低,可以采用人工周期疗法,于月经第 3 天开始口服雌二醇/雌二醇地屈孕酮片,或戊酸雌二醇每天 1mg,连用 21~28 天,后 10~14 天加用甲羟孕酮每天 4~8mg 或黄体酮每天 200mg 治疗。有生育要求者调整周期可用促排卵治疗。如果子宫内膜增生不伴不典型增生,可给予醋酸甲羟孕酮每天 10~20mg,或黄体酮胶囊每天 300mg,或醋酸甲地孕酮每日 80mg,或炔诺酮每日 5mg,或地屈孕酮每日 10~20mg,月经周期第 11~16 天起始,每个周期用药需至少 12~14 天;也可于卵泡期开始应用孕激素,月经周期第 5~26 天应用。

3. 有生育要求者给予促排卵治疗 常用药物包括氯米芬、来曲唑、HMG、hCG 等。来曲唑或氯米芬一般是月经第 2~5 天开始,共 5 天。监测卵泡成熟时(1.8cm 以上),应用绒促性素 5 000~10 000IU i.m.s.t.,促进排卵和黄体形成。其余促排卵方案详见第十九章。

4. GnRH-a 垂体降调节 促性腺激素释放激素激动剂（GnRH-a）通过耗竭 GnRH 受体和垂体脱敏作用，减少 FSH 和 LH 的生成和释放，从而抑制卵巢功能，引起低雌激素血症，为可逆性药物性"去势"，适用于不能耐受药物治疗、肝肾功能减退、出血性疾病和器官移植（如肝、肾移植）后月经过多的绝经过渡期妇女，尤其适用于合并子宫腺肌病、子宫肌瘤、子宫内膜异位症者。GnRH-a 治疗急性子宫出血有个案报道，缺乏大样本研究。

5. 抗感染治疗 出血时间长，贫血严重，抵抗力差者易合并感染，可监测体温、血常规、C 反应蛋白、降钙素原等，留取血培养，有感染的临床征象时应及时应用抗生素。当严重细菌、真菌、寄生虫感染以及脓毒症时血降钙素原水平升高，自身免疫、过敏和病毒感染时降钙素原水平不会升高。针对细菌感染，一般应用头孢二代抗菌药。

6. 手术或操作治疗 适用于有药物禁忌证，药物反应不佳，合并其他疾病的内在需要，同时要考虑出血的严重程度和患者的稳定性。手术或操作方法包括放置左炔诺孕酮宫内释放系统（levonorgestrel intrauterine system，LNG-IUS）、宫腔球囊压迫止血、诊刮、宫腔镜下的手术如子宫内膜切除术，子宫动脉栓塞和子宫切除术。如心脏换瓣术后服用抗凝药物，可有异常子宫出血，应用内膜消融或 LNG-IUS 可起到持续的治疗作用，子宫切除术出血风险大，如合并其他疾病，不得已时才采用。

（1）左炔诺孕酮宫内释放系统放置：LNG-IUS 为 T 型塑料支架，放置后月经量可以减少 70%~95%。推荐在放置以前应排除子宫内膜病变的情况。LNG-IUS 还可以治疗子宫内膜增生症。2007 年 LNG-IUS 在英国指南中就推荐了 LNG-IUS 治疗月经过多，应用 3 个月月经量可减少 95%。在围绝经期异常子宫出血的治疗中，LNG-IUS 可以有效改善患者异常出血的情况，临床疗效比地屈孕酮更为优异。LNG-IUS 还具有避孕和可逆的显著优势，还可以降低子宫内膜增生和肿瘤的风险。建议 LNG-IUS 至少放置 6 个月。

（2）诊断性刮宫：临床医师认为患者不适合药物或药物效果欠佳，可用诊刮止血，诊刮具有诊断

和治疗的双重意义。诊刮需彻底全面，尤其注意两侧宫角部。诊刮只能减少本周期的流血量，对后续周期无改善作用，不推荐诊刮作为常规止血方法。年龄>40 岁，有子宫内膜癌高危因素或子宫内膜厚度>12mm，首选刮宫，排除子宫内膜病变；对于绝经过渡期及病程长的育龄期患者应首先考虑使用刮宫术，为了止血，诊刮应相对彻底；对于 B 超提示宫腔内异常者可在宫腔镜指导下刮宫或活检，以提高诊断率。欲确定异常子宫出血的类型，鉴别是否排卵，一般于月经第 5 天后或异常子宫出血时随机性刮宫。一般诊刮有效时期是 6 个月。

（3）宫腔球囊压迫止血：有时，异常子宫出血量大、持续时间长，需要紧急处置。对于血流动力学不稳定的患者，使用福莱导尿管（Foley 导尿管）或纱布填塞子宫可以快速但暂时地控制出血。可将 26F Foley 导尿管置入宫腔，注入约 30ml 盐水，压迫止血。先于导尿管球囊内注入 1ml 气体，使球囊膨胀，剪去球囊顶端的部分导管，抽出球囊内气体后，将球囊导尿管置入宫腔内，在 B 超引导下向球囊内注入灭菌生理盐水适量，至 B 超下可见宫腔明显分离，推注时手感有阻力为止，双腔导尿管的一端连接出血收集袋，收集宫腔出血并计量。一般球囊放置 4~8 小时，如压力不大，必要时可放置 12 小时。取出球囊时测定球囊内压力，并注意放出的液体量是否与注入的液体量相等。

（4）子宫内膜切除术

1）适应证和禁忌证：目前资料显示，子宫内膜切除术治疗异常子宫出血是有效的，适应证包括激素或其他药物治疗无效或不愿长期用药、药物治疗相对禁忌或治疗后复发者；另外适于合并严重内科疾患如肝肾衰竭、心脑血管疾病、血液病，不能耐受子宫切除手术者。经充分与患者沟通风险收益等，子宫内膜切除可以作为首选治疗方案。异常子宫出血严重影响生活质量，无生育要求，子宫正常或伴有子宫肌壁间肌瘤 3cm 以下者，可考虑内膜切除术。行子宫内膜切除术之前都要进行内膜活检，只有组织病理学检查未提示异常时才可进行手术。不推荐用于 AUB-O 患者，子宫内膜不典型增生和子宫内膜癌患者也不能行子宫内膜切除术。

2）技术简介：子宫内膜切除术有两代技术，

第一代是宫腔镜可视,第二代是非电切镜系统,降低了子宫穿孔、出血、低钠血症等风险。第一代包括滚珠子宫内膜切除术,经宫颈子宫内膜切除术(TCRE)。第二代非电切镜子宫内膜切除术是指那些不需要子宫电切镜,直接放置到子宫腔,能够破坏子宫内膜的仪器或设备,FDA批准了5类,包括冷冻治疗、自由流体热子宫内膜切除术、阻抗控制子宫内膜切除术、充满液体的热球子宫内膜切除和微波内膜切除。治疗方法包括射频、热液、冷冻、微波、激光或热气球消融技术,目前除了对热球技术研究较深入外,其他方法尚需大样本、长时间的随访研究,以期对各项技术的安全性和有效性进行较为全面、系统的比较和评价,对重复治疗的时间间隔、参数设置和疗效等因素也需要进一步研究。

3)效果及注意事项:对于宫腔正常的女性,行电切镜子宫内膜切除术或非电切镜子宫内膜切除术,两者在术后1年的月经减少量和患者满意度方面是相当的,在依从性和效果方面优于药物治疗。子宫内膜切除术与LNG-IUS在AUB患者的治疗效果上没有显著差异,而且后续需要子宫切除术的风险相似。但女性的年龄是子宫内膜切除术失败的一个强有力的预测因素,年轻女性的失败风险更高。与LNG-IUS相比,年轻女性(平均年龄≤42岁)在子宫内膜消融术或切除术后最终需要子宫切除术的风险更高。

(5)子宫动脉栓塞术:药物治疗反应欠佳或禁忌,又需要保留子宫者,可选择子宫动脉栓塞术,但是该手术对生育力的影响尚不知晓,术后发生宫腔粘连风险较高。因此应告知子宫动脉栓塞可能对生育力影响的副作用。子宫血供主要来自髂内动脉的分支——子宫动脉,手术时通过插管到髂内动脉,造影显示出血部位,将出血动脉远侧和近侧支同时栓塞,不仅使近侧供血终止,而且将侧支供血也阻断,达到立即止血和长期止血的目的。即使栓塞髂内动脉也不至于引起严重并发症。栓塞剂常采用明胶海绵,明胶海绵颗粒栓塞后一般2周后血管可再通。但如果栓塞不彻底,可能复发性出血。

(6)宫腔镜治疗:宫腔镜检查是鉴别子宫出血原因非常重要的手段,比较敏感,同时可以在直视下选点活检,比盲目刮宫敏感性高。宫腔镜检查被认为是检查异常子宫出血妇女宫内病变的金标准,也是治疗子宫内膜息肉、黏膜下肌瘤的重要手段,有充分的证据表明,宫腔镜检查可以在门诊环境下进行,具有高度的安全性和患者满意度。门诊宫腔镜手术中观察到的不良事件数与传统手术室中观察到的不良事件数并无显著差异。但是它的可靠性也跟术者的知识经验有关,同时宫腔镜不能代替病理检查。宫腔镜的优势还在于它可以同时进行一些治疗,包括前述的一代子宫内膜切除术。

(7)子宫切除术:对于药物治疗疗效不佳或不宜用药、无生育要求的患者,尤其是不易随访的年龄较大者及病理为癌前期病变或癌变者,应考虑手术治疗。子宫切除不是月经过多的一线治疗,当充分知情后,患者要求子宫切除、药物治疗无效或不想保留子宫或生育能力时可以做。应告知子宫切除可能对卵巢功能有影响,如果患者病理性肥胖或需要切除附件,经阴手术时建议行腹腔镜辅助。45岁以下的女性,如果合并其他可疑卵巢功能异常导致的疾病,如经前期综合征,可用药物抑制卵巢功能3个月看症状是否消失,以协助是否切除卵巢的决定。

二、有排卵性功血的治疗

(一)出血类型的分类

有排卵性AUB-O可分为月经过多和经间期出血(IMB)2种出血模式。其中,急性月经过多常因子宫内膜局部纤溶酶活性过高或前列腺素血管舒缩因子分泌比例失调所致,IMB又有以下2个类型:①黄体功能异常:黄体萎缩不全及黄体功能不足。前者由于黄体萎缩过程延长引起子宫内膜不规则脱落,临床表现为经期延长,常在点滴出血后方有正式月经来潮,以后又常淋漓数天方净;后者黄体孕酮分泌不足,黄体期缩短,临床表现为周期缩短,经量可稍增多。黄体功能异常者常合并不孕或者流产。②围排卵期出血:原因不明,可能与排卵前后激素水平波动有关。出血期7天,血停数天后又出血,量少,多数持续1~3天,时有时无。

(二)止血治疗

针对月经过多和IMB2种类型,应分别进行处理。

1. 月经过多的治疗 急性月经过多的治疗取决于许多条件，如临床稳定性、疼痛、疑似出血原因、未来生育意愿和潜在的医疗问题。治疗急性月经过多有2个基本目的，一是控制当前的大出血发作，二是减少月经周期的出血量。生育期妇女异常子宫出血首先应该排除妊娠并发症。止血方法参考无排卵性功血治疗。其他方法包括应用LNG-IUS、NSAIDs、氨甲环酸、中药止血药等，效果不佳也可采用手术治疗。

2. IMB 的治疗 建议先对患者进行1~2个周期的观察，测定基础体温，明确出血类型，排除器质性病变，再进行干预。

（1）黄体功能不足的治疗

1）促进卵泡发育：黄体功能不佳往往是卵泡发育不良的表现，促进卵泡发育和排卵便可提高黄体功能。促排卵首选氯米芬。无生育要求者不给予促排卵。

2）促进排卵：监测卵泡，即超声检测卵泡成熟（直径18mm）后，一次注射hCG 5 000~10 000U，促排卵。

3）黄体刺激疗法：于排卵后4、6、8、10天，分别注射hCG 2 000U，辅助黄体功能。

4）黄体功能替代：方法是排卵后第1~2天或下次月经前10~14天开始，每日口服甲羟孕酮10mg×10天，有生育要求者可服用微粒化黄体酮胶丸或肌内注射黄体酮。或于基础体温升高后第3天开始，每天2次，阴道放置孕酮200mg，直至月经来潮或妊娠。

（2）黄体萎缩不全的治疗：表现为经期较长至8~10天，甚至淋漓不尽，月经第5~6天仍可见分泌期子宫内膜，治疗方法同黄体功能替代疗法或黄体刺激法。即黄体期用孕激素，使黄体及时萎缩，促内膜脱落，或用绒促性素。

（3）排卵期出血的治疗：有生育要求者应用上述黄体功能辅助疗法，无生育要求者，可应用一般止血药物如氨甲环酸、云南白药等，也可应用下述调经治疗，不影响生活质量可不处理。

（三）调月经治疗

1. COC 适用于需要避孕的妇女，可选用低剂量COC。月经第5天开始服用，1片，每日1次，连用21天为1个周期，一般连续3个周期。COC可减少月经量。

2. 后半周期孕激素加或不加雌激素疗法 排卵后开始服用甲羟孕酮，每天4mg，连服14天；或服用联合型COC每天1片，连服14天，连续3个月。

3. 雌孕激素序贯疗法。

（颜　磊　石玉华　陈子江）

参考文献

---

1. KAHVECI B, BUDAK M S, EGE S, et al. PALM-COEIN classification system of FIGO vs the classic terminology in patients with abnormal uterine bleeding. Ginekol Pol, 2021, 92 (4): 257-261.

2. SABRE A, SERVENTI L, NURITDINOVA D, et al. Abnormal uterine bleeding types according to the PALM-COEIN FIGO classification in a medically underserved American community. J Turk Ger Gynecol Assoc, 2021, 22 (2): 91-96.

3. WOUK N, HELTON M. Abnormal uterine bleeding in premenopausal women. Am Fam Physician, 2019, 99 (7): 435-443.

4. BERGERON C, LABERGE P Y, BOUTIN A, et al. Endometrial ablation or resection versus levonorgestrel intra-uterine system for the treatment of women with heavy menstrual bleeding and a normal uterine cavity: a systematic review with meta-analysis. Hum Reprod Update, 2020, 26 (2): 302-311.

5. BOFILL RODRIGUEZ M, LETHABY A, FARQUHAR C. Non-steroidal anti-inflammatory drugs for heavy menstrual bleeding. Cochrane Database Syst Rev, 2019, 9 (9): CD000400.

6. SHOUPE D. The Progestin Revolution: progestins are arising as the dominant players in the tight interlink between contraceptives and bleeding control. Contracept Reprod Med, 2021, 6 (1): 3.

7. JAIN V, CHODANKAR R R, MAYBIN J A, et al. Uterine bleeding: how understanding endometrial physiology underpins menstrual health. Nat Rev Endocrinol, 2022, 18 (5): 290-308.

8. VITAGLIANO A, CIALDELLA M, CICINELLI R, et al. Association between endometrial polyps and chronic endo-

metritis: is it time for a paradigm shift in the pathophysiology of endometrial polyps in pre-menopausal women? Results of a systematic review and meta-analysis. Diagnostics (Basel), 2021, 11 (12): 2182.

9. SABRE A, SERVENTI L, NURITDINOVA D, et al. Abnormal uterine bleeding types according to the PALM-COEIN FIGO classification in a medically underserved American community. J Turk Ger Gynecol Assoc, 2021, 22 (2): 91-96.

10. PIRIYEV E, SCHIERMEIER S, BENDS R, et al. Trans-cervical radiofrequency ablation of fibroids that are 5cm or larger in women with abnormal uterine bleeding. J Gynecol Obstet Hum Reprod, 2022, 51 (2): 102303.

11. KUMARI P, GAIKWAD HS, NATH B. Endometrial cut off thickness as predictor of endometrial pathology in perimenopausal women with abnormal uterine bleeding: a cross-sectional study. Obstet Gynecol Int, 2022, 2022: 5073944.

12. GIURAZZA F, CORVINO F, SILVESTRE M, et al. Uterine arteriovenous malformations. Semin Ultrasound CT MR, 2021, 42 (1): 37-45.

13. PREETHI L, MYLANIKUNATHIL SAJI A, CHANDRAN L, et al. Pandemic-induced stress and obesity leading to abnormal uterine bleeding: a prospective study. Health Sci Rep, 2022, 5 (2): e508.

14. PAPAPANAGIOTOU I K, CHARAMANTA M, ROIDI S, et al. The use of norethisterone for the treatment of severe uterine bleeding in adolescents: an audit of our experience. J Pediatr Adolesc Gynecol, 2019, 32 (6): 596-599.

15. RAMALHO I, LEITE H, ÁGUAS F. Abnormal uterine bleeding in adolescents: a multidisciplinary approach. Acta Med Port, 2021, 34 (4): 291-297.

16. WANG L, GUAN H Y, XIA H X, et al. Dydrogesterone treatment for menstrual-cycle regularization in abnormal uterine bleeding-ovulation dysfunction patients. World J Clin Cases, 2020, 8 (15): 3259-3266.

17. WRIGHT D, KIM J W, LINDSAY H, et al. A review of GnRH-antagonists as treatment for abnormal uterine bleeding-leiomyoma (AUB-L) and their influence on the readiness of service members. Mil Med, 2022, 28: usac078.

18. CHEN B A, EISENBERG D L, SCHREIBER C A, et al. Bleeding changes after levonorgestrel 52-mg intrauterine system insertion for contraception in women with self-reported heavy menstrual bleeding. Am J Obstet Gynecol, 2020, 222: S888. e1-e6.

19. WATTAMWAR K, ARABKHAZAELI M, SHIN J, et al. Efficacy of uterine artery embolization for treatment of anticoagulant-associated abnormal uterine bleeding. J Minim Invasive Gynecol, 2022, 29 (1): 128-134. e121.

20. WARNER P, WHITAKER L H R, PARKER R A, et al. Low dose dexamethasone as treatment for women with heavy menstrual bleeding: a response-adaptive randomised placebo-controlled dose-finding parallel group trial (DexFEM). Ebio Medicine, 2021, 69: 103434.

21. 中华医学会妇产科学分会妇科内分泌学组. 排卵障碍性异常子宫出血诊治指南. 中华妇产科杂志, 2018, 53 (12): 801-807.

22. JAIN V, CHODANKAR R R, MAYBIN J A, et al. Uterine bleeding: how understanding endometrial physiology underpins menstrual health. Nat Rev Endocrinol, 2022, 18 (5): 290-308.

23. TERZIC M, AIMAGAMBETOVA G, UKYBASSOVA T, et al. Factors influencing on pain in patients undergoing pipelle endometrial biopsy for abnormal uterine bleeding: why a personalized approach should be applied?. J Pers Med, 2022, 12 (3): 431.

24. 子宫腺肌病伴不孕症诊疗中国专家共识编写组. 子宫腺肌病伴不孕症诊疗中国专家共识. 中华生殖与避孕杂志, 2021, 41 (4): 9.

25. 中华预防医学会生育力保护分会生殖内分泌生育保护学组, 排卵障碍性异常子宫出血诊治路径共识专家组. 排卵障碍性异常子宫出血诊治路径. 生殖医学杂志, 2020, 29 (6): 703-715.

第一节　高催乳素血症的病因及诊断

催乳素是由垂体前叶催乳素细胞分泌的一种多肽蛋白激素,各种原因引起的催乳素细胞分泌过多,导致血液循环中催乳素水平异常升高,大于25ng/ml(1.14nmol/L),称为高催乳素血症(hyperprolactinemia)。高催乳素血症是女性常见的下丘脑-垂体轴紊乱的内分泌疾病,在生殖功能失调性疾病中占5%~10%。

一、催乳素生理功能

催乳素(prolactin,PRL)在体内以多种形式存在,正常女性及高PRL血症患者血清PRL分子以小分子PRL(单体)为主,约占80%,生物功能及免疫活性最高;大分子PRL(二聚体,相对分子质量为50 000)及大大分子PRL(多聚体,相对分子质量为100 000)各占8%~20%及1%~5%,生物活性降低,免疫活性不变,因此,血清PRL水平与临床表现会不一致。催乳素的生理作用极为广泛复杂,主要是促进乳腺组织的发育和生长,启动和维持泌乳,正常水平的PRL对卵泡发育非常重要,过高水平的血清PRL不仅对下丘脑GnRH及垂体FSH、LH的脉冲式分泌有抑制作用,还可直接抑制卵泡发育,影响卵巢合成雌激素及孕激素,临床上表现为月经稀发、闭经、不孕。另外,任何类型的应激反应都可引起血清PRL浓度的升高。PRL还参与调节自身免疫功能,在维持渗透压稳定上也有重要作用。

二、病因及发病机制

(一)生理因素

1. 昼夜变化　PRL的分泌有昼夜节律,睡眠后水平逐渐升高,直到睡眠结束,因此,早晨睡醒前PRL可达到一天24小时的峰值,醒后迅速下降,上午10点至下午2点降至一天中的谷底值。

2. 年龄和性别的变化　由于母体雌激素的影响,刚出生1周的婴儿血清PRL水平高达100ng/ml左右,4周之后逐渐下降,3~12个月时PRL降至正常水平。青春期PRL水平轻度上升至成人水平,可能与雌激素分泌相关。妇女绝经后的18个月内,体内的PRL水平逐渐下降50%,但接受雌激素补充治疗的女性下降较缓慢。

3. 月经周期中的变化　在月经周期中PRL水平有昼夜波动,但周期性变化不明显,正常PRL值<25ng/ml。

4. 妊娠期的变化　孕8周血清中PRL值仍为20ng/ml,随着孕周的增加,雌激素水平升高刺激垂体PRL分泌细胞增殖和肥大,导致垂体增大及PRL分泌增多。正常生理情况下,PRL分泌细胞占腺垂体细胞的15%~25%,妊娠末期可增加到70%。所以在妊娠末期血清PRL水平可上升10倍,超过200ng/ml。

5. 产后泌乳过程中的变化　自然临产时血清PRL水平下降,于分娩前2小时左右达低谷,产后2小时内又升至高峰。分娩后血清PRL仍维持在较高水平,无哺乳女性产后2周增大的垂体恢复正常大小,血清PRL水平下降,产后4周血清PRL

水平降至正常。哺乳者由于经常乳头吸吮刺激，触发垂体 PRL 快速释放，一般血清 PRL 水平在产后 6~12 个月恢复正常，如果延长哺乳时间则基础 PRL 水平升高的状态会相应延长，可能会出现产后闭经。

6. 应激导致 PRL 的变化 许多生理行为、精神状态等均可影响体内 PRL 的水平，如高蛋白饮食、性交、哺乳、情绪紧张、寒冷、运动等。促使垂体释放的应激激素包括促肾上腺皮质激素和生长激素，从而使得 PRL 水平上升，通常增加幅度不大，很少超过 40ng/ml，持续时间不到 1 小时。

（二）病理因素

1. 下丘脑疾病 下丘脑分泌的催乳素释放抑制因子（prolactin release inhibiting factor，PRIF）对催乳素分泌有抑制作用，凡是影响 PRIF 分泌和传递的因素均可引起 PRL 的增高，PRIF 主要是多巴胺。肿瘤如颅咽管瘤、胶质细胞瘤、脑膜瘤、无性细胞瘤、皮样囊肿、松果体瘤；脑膜炎症、淋巴细胞性垂体炎；颅外伤引起垂体柄被切断、脑部放疗治疗破坏、辐射及鞍上区域的手术损伤及下丘脑功能失调性假孕等影响多巴胺的分泌和传递都可引起 PRL 水平的增高。

2. 垂体疾患 高 PRL 血症中有 20%~30% 有垂体瘤，其中最常见的是垂体 PRL 瘤（良性肿瘤），按 PRL 瘤直径大小分为微腺瘤（肿瘤直径≤10mm）和大腺瘤（肿瘤直径>10mm），垂体瘤可出血、变性而形成囊肿，极少恶变。局限于鞍内或向鞍外扩展，可引起压迫视交叉、下丘脑及第三脑室等的症状；偶可侵犯蝶窦和海绵窦，累及脑神经，被称为"侵袭性 PRL 瘤"。

"空蝶鞍综合征"也可使血清 PRL 水平升高，空蝶鞍综合征的发生率为 5.5%~23.5%，分原发性和继发性 2 类。因鞍膈先天性解剖缺陷所致，称为原发性。继发性因鞍内肿瘤经放疗、手术或自发梗死后，或妊娠时垂体增大产后复旧缩小等情况，使鞍内空间增大，加上某些颅内压升高的因素引起脑脊液进入鞍内，导致垂体柄受压。

（三）药物因素

长期服用多巴胺受体阻断剂，如吩噻嗪类镇静药：氯丙嗪、奋乃静；儿茶酚胺耗竭剂，如抗高血压药：利血平、甲基多巴；类固醇激素类：口服避孕药、雌激素、孕激素、抗雄激素等，约 12%~30% 服用含较高雌激素的口服避孕药者血 PRL 水平略升高，短效避孕药中的雌激素量通常不会导致高 PRL 血症；鸦片类药物：吗啡；抗胃酸药：H_2 受体拮抗剂甲氰咪胍、多潘立酮，均可抑制多巴胺转换，促进 PRL 释放。药物性高 PRL 血症者多数血清 PRL 水平在 100ng/ml 以下，可有典型症状；抗精神病药物如利培酮者，可能引起血清 PRL 水平高达 200ng/ml（即 9.1nmol/L）。

（四）其他内分泌及全身疾病

原发性和 / 或继发性甲状腺功能减退症，如假性甲状旁腺功能减退、桥本甲状腺炎，引起促甲状腺激素释放激素（thyrotropin-releasing hormone，TRH）增多，刺激垂体催乳素分泌；异位 PRL 分泌增加如未分化支气管肺癌、胚胎癌、子宫内膜异位症、肾癌等。慢性肾功能不全时，PRL 廓清减慢，一般<100ng/ml（即 4.55nmol/L）；5%~13% 的肝硬化、肝性脑病会合并高 PRL 血症。胸壁疾病或乳腺慢性刺激，如乳腺手术、乳腺假体手术后、长期乳头刺激、神经炎、烧伤、带状疱疹等也可能引起 PRL 水平升高。

（五）特发性高催乳激素血症

血清 PRL 水平轻度升高，但是包括 MRI 或 CT 等各种检查后均未发现明确 PRL 异常增高原因的患者可诊断。无症状的特发性高 PRL 血症患者中，部分患者可能是巨分子 PRL 血症，这种巨分子 PRL 有免疫活性而无生物活性，应注意对其长期随访，避免过度治疗。对伴月经紊乱等症状的特发性高 PRL 血症患者，需警惕潜隐性垂体微腺瘤的可能，应密切随访，10%~15% 的患者发展为微腺瘤，发展为大腺瘤者罕见。

三、临床表现

（一）月经紊乱及不孕

90% 的高 PRL 血症患者有月经紊乱，高水平的 PRL 可影响 HPO 轴的功能，导致出现无排卵性异常子宫出血、月经稀发、月经量少甚至闭经，以继发性闭经多见，青春期前或青春期早期女性也可出现原发性闭经，但较少见。高 PRL 血症也可导致排卵功能障碍、黄体功能不足、未破卵泡黄素化综合征（luteinized unruptured follicle syndrome, LUFS）、黄体期缩短引起不孕或者流产。

（二）溢乳

是指患者在非妊娠和非哺乳期（停止哺乳>6个月）仍有溢乳或者乳汁分泌，轻者挤压乳房才有乳液溢出，重者自觉内衣有乳汁分泌。乳汁通常是乳白、微黄色或透明液体，非血性。发生率约90%。同时出现闭经及溢乳者占75.4%，又称为"闭经溢乳综合征"。患者血清 PRL 水平一般都显著升高，但部分患者 PRL 水平较高但无溢乳表现，可能与大分子 PRL、乳腺 PRL 受体数或对 PRL 敏感性的差异有关，血清 PRL 水平与溢乳量不成正比。

（三）头痛及视觉障碍

微腺瘤一般无明显症状；大腺瘤可压迫蝶鞍膈出现头痛、头胀等；当腺瘤向前侵犯或压迫视交叉或影响脑脊液回流时，也可出现头痛、呕吐和眼花，甚至视野缺损和动眼神经麻痹。肿瘤压迫下丘脑可以表现为肥胖、嗜睡、食欲异常等。

（四）其他

由于垂体 FSH 和 LH 分泌受抑制，出现低雌激素状态，如阴道壁变薄或萎缩，分泌物减少，性欲减低。雌激素水平低加速骨量丢失、低骨量或骨质疏松。

四、辅助检查

（一）血清学检查

测定血清 PRL 水平时，采血有严格的要求，早晨空腹或进食纯碳水化合物早餐，避免空腹或者过饱，最好在上午 9~12 时进行抽血，抽血前先清醒静坐半小时，然后取血，力求"一针见血"，尽量减少应激刺激。为鉴别高 PRL 血症的病因，必要时需行血清 hCG 水平、甲状腺功能、其他垂体激素水平、肝肾功能、盆腔 B 超、骨密度等检查。

（二）影像学检查

MRI 平扫加增强的病变检出率较高，是鞍区病变首选的影像学检查手段，可排除或明确下丘脑、垂体及蝶鞍等鞍区病变的定位和定性诊断，也可使视神经、海绵窦及颈动脉清楚显影。MRI 对软组织的显影较 CT 清晰，如无 MRI 检查条件时可选用 CT。

（三）眼底、视野检查

垂体腺瘤增大可侵犯和/或压迫视交叉，引起视神经乳头水肿；也可因肿瘤损伤视交叉不同部位而有不同类型的视野缺损，因此疑为大腺瘤或有压迫症状的患者应常规筛查眼底、视野检查，对定位垂体腺瘤扩展部位及明确大小有意义。

（王 婷 华克勤）

第二节 高催乳素血症的治疗

一、观察随访

对特发性高 PRL 血症、PRL 水平轻微升高、月经规律、卵巢功能未受影响、无溢乳且未影响正常生活时，可不必治疗，应定期复查，观察临床表现和血清 PRL 的变化。

二、药物治疗

治疗指征：有症状的特发性 PRL 血症者、垂体 PRL 微腺瘤、垂体大腺瘤伴压迫症状，垂体 PRL 瘤手术后残留或放疗后 PRL 水平高及症状持续存在，首选多巴胺受体激动剂治疗。同时应根据患者年龄、病情、生育情况，在充分告知各种治疗的优势和不足后，尊重患者意愿做出适当选择。

（一）溴隐亭

为麦角类衍生物，是第一个临床应用的非特异性多巴胺受体激动剂，可直接作用于垂体 PRL 细胞，与多巴胺受体结合，抑制肿瘤增殖，从而抑制 PRL 的合成分泌，是目前治疗高催乳素血症最常用的药物。溴隐亭治疗可以使 70%~90% 的患者获得较好疗效，表现为血清 PRL 水平降至正常、泌乳消失或减少、垂体腺瘤缩小、恢复规则月经和生育。溴隐亭的疗效与个体敏感度有关，不一定与剂量呈正相关。不良反应主要是胃肠道反应（恶心、呕吐、便秘）、体位性低血压（头晕、头痛）、血管痉挛和鼻塞等，这些症状最有可能发生于治疗开始或药物剂量增加时,多数在停药后症状很快消失。故治疗应从小剂量开始,逐渐增加至有效维持剂量,如患者仍无法耐受其胃肠道反应,可改为阴道给药,经期则经肛门用药。约 10% 的患者对溴隐亭不敏感、疗效不满意,对于药物疗效欠佳,不能耐受药物的不良反应及拒绝接受药物治疗的患者可以更换其他药物或手术治疗,同时注意定期随访催乳素水平、CT 或者 MRI 以及眼底检查,及时调整治疗方案。新型溴隐亭长效注射剂(bromocriptine LAR)克服了因口服造成的胃肠道功能紊乱,用法是 50~100mg,每 28 天 1 次,是治疗垂体 PRL 大腺瘤安全有效的方法,可长期控制肿瘤的生长并使瘤体缩小,副作用较少,用药方便。

溴隐亭使用注意事项:治疗从小剂量开始渐次增加,即从 1.25mg/d 开始,餐中服用,逐渐递增到需要的治疗剂量。根据患者不良反应情况,可在几天内增加到治疗量,一般每 3~7 天增加 1.25mg,常用剂量为 2.5~10mg/d,可分 2~3 次服用,一般不需大于此量,大多数病例每天 5.0~7.5mg 已显效。剂量的调整依据是血清 PRL 水平和患者症状。达到疗效后服药至少 1 个月后复查血清 PRL 水平,若血清 PRL 水平已正常、症状好转或消失,可考虑开始将药物减量。大腺瘤患者应先复查 MRI,确认瘤体已明显缩小、PRL 水平正常后才可开始减量,可分次减量到维持量,通常每 1~2 个月减少溴隐亭 1.25mg/d,同时复查血清 PRL 水平,以确保仍然正常,直至最小有效剂量作为维持量,可为每天或隔天 1.25~2.50mg,长期使用。

溴隐亭治疗高 PRL 血症、垂体 PRL 腺瘤无论是降低血 PRL 水平还是肿瘤体积缩小,都是可逆性的,只是使垂体 PRL 腺瘤可逆性缩小,长期治疗后肿瘤出现纤维化,但停止治疗后垂体 PRL 腺瘤会恢复生长,导致高 PRL 血症再现,因此需长期用药维持治疗。推荐停药时机为小剂量溴隐亭维持 PRL 水平正常、MRI 检查肿瘤消失或呈空泡蝶鞍,疗程达 2 年。停药初期每月复查血清 PRL 水平,3 个月后可每半年查 1 次,或者前 1 年每 3 个月复查 1 次血清 PRL 水平,以后每年查 1 次。

(二)卡麦角林和喹高利特

若溴隐亭副作用无法耐受或无效时可改用具有高度选择性的多巴胺 D_2 受体激动剂卡麦角林或喹高利特,它们抑制 PRL 的作用更强大而不良反应相对减少,起效快,作用时间更长。对溴隐亭抵抗(每天 15mg 溴隐亭效果不满意)或不耐受溴隐亭治疗的 PRL 腺瘤患者改用这些新型多巴胺激动剂仍有 50% 以上有效。卡麦角林每周只需服用 1~2 次,常用剂量 0.5~2.0mg,喹高利特通常每日 1 次,睡前服用,通常维持剂量为 75~150μg,药量逐渐增加。整体副作用少,很少出现恶心、呕吐等,患者顺应性较溴隐亭好。但无妊娠期使用的资料,假如患者有生育要求,溴隐亭有更加确定的安全性,可能是更好的选择。

(三)甲磺酸二氢麦角隐亭

是高度选择性多巴胺 D_2 受体激动剂及 α- 肾上腺素能受体拮抗剂。作用类似溴隐亭,起始剂量为 5mg/ 次,每天 2 次,维持剂量是 20~40mg/ 次,副作用较小,长期耐受性高,以恶心、呕吐、胃部不适等常见,多在服药早期出现,为一过性,无体位性低血压,但与精神药物和降压药物之间可能发生交互作用,使用时应特别小心。

(四)维生素 B

在下丘脑中作为辅酶,促使多巴向多巴胺转化时加强脱羟及氨基转移作用,与多巴胺受体激动剂起协同作用。临床用量可达 60~100mg,每天 2~3 次。

三、手术治疗

治疗的目的是缩小肿瘤体积和缓解肿瘤压迫症状。经蝶窦手术更精确、更安全、损伤更小、并发症更少,成为垂体 PRL 腺瘤患者的另一治疗选择,开颅手术少用。

手术适应证包括以下几方面。

1. 药物治疗无效或效果欠佳者。

2. 药物治疗反应较大不能耐受者。

3. 巨大垂体腺瘤伴有明显视力视野障碍,药物治疗一段时间后无明显改善者。

4. 侵袭性垂体腺瘤伴有脑脊液鼻漏者。

5. 拒绝长期服用药物治疗者。

6. 复发的垂体腺瘤。

手术后,需要进行全面的垂体功能评估,存在垂体功能减退的患者需要给予相应的内分泌激素替代治疗。术后 3 个月应行影像学检查,结合内分泌变化,了解肿瘤切除程度。酌情每 6 个月或 1 年再复查 1 次。术后仍有肿瘤残留的患者须进一步药物或放射治疗。

四、放射治疗

分为传统放射治疗和立体定向放射外科治疗。传统放射治疗主要适用于侵袭性肿瘤、术后残留或复发的肿瘤;药物治疗无效或不能坚持和耐受药物治疗副作用的患者;有手术禁忌或拒绝手术的患者以及部分不愿长期服药的患者;传统放射治疗因照射野相对较大,易出现迟发性垂体功能减退、视力障碍、放射性颞叶坏死等并发症,不主张单纯使用。立体定向放射外科治疗适用于边界清晰的中小型肿瘤,30% 的患者血清 PRL 恢复正常。疗效评价包括肿瘤局部控制以及异常增高的 PRL 下降的情况。通常肿瘤局部控制率较高,而 PRL 恢复至正常则较为缓慢,需要更长时间随访或需加用药物治疗。

五、高催乳素血症患者的妊娠相关处理

(一) 基本原则

将胎儿对药物的暴露限制在尽可能少的时间内,同时减少或避免垂体肿瘤增大的不良影响。服用溴隐亭药物中发现妊娠的患者,应尽快咨询医生,调整剂量,一般不推荐终止妊娠。

(二) 妊娠期间垂体 PRL 腺瘤生长特点

妊娠期间 95% 的微腺肿瘤、70%~80% 的大腺瘤瘤体并不增大,虽然妊娠期催乳素瘤增大的情况少见,但仍应该加强监测,垂体腺瘤患者怀孕后未用药物治疗者,约 5% 的微腺瘤患者会发生视交叉压迫,而大腺瘤出现这种危险的可能性达 25% 以上,因此,于妊娠第 20、28、38 周定期复查视野,若有异常,应该及时行 MRI 检查。

(三) 妊娠期间垂体 PRL 腺瘤处理

在妊娠前有垂体 PRL 微腺瘤的患者应在明确妊娠后停用溴隐亭,虽然目前认为溴隐亭对妊娠期是安全的,但仍主张一旦妊娠,应考虑停药。停药后应定期测定血清 PRL 水平和进行视野检查,定期随访患者的头痛、视野缺损等临床症状。所有垂体 PRL 腺瘤的妊娠患者,因妊娠期间血清 PRL 水平升高,不推荐妊娠期常规测定血清 PRL 水平,也不必常规检查 MRI。除常规产检外,应注意如出现头痛、视力障碍等表现,检查视野、MRI 平扫(不用增强)以确定病变范围。妊娠期间肿瘤再次增大者给予溴隐亭仍能抑制肿瘤生长,一旦发现视野缺损或海绵窦综合征,立即加用溴隐亭有望在 1 周内改善缓解,但整个孕期须持续用药直至分娩。对于药物不能控制者及视力视野进行性恶化时,应行经蝶鞍手术治疗。需要根据产科原则选择分娩方式。高 PRL 血症、垂体 PRL 腺瘤妇女应用溴隐亭治疗的妊娠结局,包括流产、异位妊娠、葡萄胎、早产、多胎、胎儿畸形等的发生率与正常人群无差异,也有报道孕早期继续使用溴隐亭未发现明显的致畸作用。

(四) 垂体肿瘤哺乳期处理

没有证据支持哺乳会刺激肿瘤生长。对于有哺乳意愿的女性,除非妊娠诱导的肿瘤生长需要治疗,一般要到患者想结束哺乳时再使用多巴胺受体激动剂。

(王 婷 华克勤)

参考文献

1. Ono M, Miki N, Amano K, et al. Individualized high-dose cabergoline therapy for hyperprolactinemic infertility in women with micro-and macroprolactinomas. J Clin Endocrinol Metab, 2010, 95 (6): 2672-2679.

2. AJMAL A, JOFFE H, NACHTIGALL L B. Psychotropic-induced hyperprolactinemia: a clinical review. Psychosomatics, 2014, 55 (1): 29-36.

3. GREENMAN Y, STERN N. Optimal management of nonfunctioning pituitary adenomas. Endocrine, 2015, 50 (1): 5155.

4. EDINOFF A N, SILVERBLATT N S, VERVAEKE H E, et al. Hyperprolactinemia, clinical considerations, and infertility in women on antipsychotic medications. Psychopharmacol Bull, 2021, 51 (2): 131-148.

5. LUIGI DI FILIPPO L, DOGA M, RESMINI E, et al.

Hyperprolactinemia and bone. Pituitary, 2020, 23 (3): 314-321.

6. HIGHAM C E, JOHANNSSON G, SHALET S M. Hypopituitarism. Lancet, 2016, 388 (10058): 2403-2415.

7. MELKERSSON K, BERINDER K, HULTING A L. Effect of antisychotic-induced hyperprolactinemia on anthropometric measures, insulin sensitivity and lipid profile in patients with schizophrenia or related psychoses. Neuro Endocrinol Lett, 2011, 32 (4): 428-436.

8. MELMED S, CASANUEVA F F, HOFFMAN A R, et al. Diagnosis and treatment of hyperprolactinemia: an endocrine society clinical practice guideline. J Clin Endocrinol Metab, 2011, 96 (2): 273288.

9. SALA E, BELLAVITI BUTTONI P, MALCHIODI E, et al. Recurrence of hyperprolactinemia following dopamine agonist withdrawal and possible predictive factors of recurrence in prolactinomas. J Endocrinol Invest, 2016, 39 (12): 1377-1382.

10. KRYSIAK R, OKOPIEŃ B. Sexual functioning in hyperprolactinemic patients treated with cabergoline or bromocriptine. Am J Ther, 2019, 26 (4): e433-e440.

11. FLESERIU M, BILLER B M K, FREDA P U, et al. A pituitary society update to acromegaly management guidelines. Pituitary, 2021, 24 (1): 1-13.

12. DOGANSEN S C, SELCUKBIRICIK O S, TANRIKULU S, et al. Withdrawal of dopamine agonist therapy in prolactinomas: in which patients and when? Pituitary, 2016, 19 (3): 303-310.

13. 中华医学会妇产科学分会内分泌学组. 高催乳素血症诊疗共识. 中华医学杂志, 2016, 51(3):161-168.

生殖内分泌学

REPRODUCTIVE ENDOCRINOLOGY

第二部分

临床生殖内分泌学

第十四章
子宫内膜异位症和子宫腺肌病

第一节 子宫内膜异位症

一、定义

子宫内膜异位症(endometriosis,EMT,以下简称内异症)是指子宫内膜组织在子宫腔以外的其他部位种植、生长、形成病灶,是一种雌激素依赖性的炎症性疾病。病灶主要位于卵巢、盆腔腹膜、直肠子宫陷凹,也可累及盆腔其他脏器及盆腔外组织器官。一般认为育龄妇女的发病率约10%~15%,20%~50%的不孕症患者合并子宫内膜异位症,71%~87%的慢性盆腔痛女性患有子宫内膜异位症。患者可以无症状,有症状者多表现为疼痛和不孕。疼痛可表现为痛经、慢性盆腔痛、性交痛、排便痛等多种形式。患病年龄从青春期到绝经后不等。子宫内膜异位症是一种严重影响妇女健康和生活质量的多发病、常见病。

二、流行病学

根据2010年全球子宫内膜异位症研究协作组报告数据,全球曾因子宫内膜异位症相关症状接受治疗的育龄妇女达176 000 000人。子宫内膜异位症已成为卫生健康投入的一个重要疾病种类。世界子宫内膜异位症研究项目的研究数据表明,在10个国家每年每个子宫内膜异位症患者直接及间接的花费是12 419美元(约9 579欧元),其中约1/3为直接医疗花费,2/3主要为治疗子宫内膜异位症相关的生育力丧失产生的花费。该项目表明,

生活质量降低是直接医疗花费和总费用最重要的一个预测指标。该研究结果表明,子宫内膜异位症相关的经济负担重,与糖尿病、克罗恩病和风湿免疫病等慢性疾病相当。早先的一项关于1 418名有或没有子宫内膜异位症的女性的研究也得出相似结论。该研究发现,通常在基础医疗中,从出现症状到手术诊断子宫内膜异位症一般间隔6.7年,因此,子宫内膜异位症对生活质量产生显著影响。患病女性每人每周平均损失10.8个工时,主要由于工作效率下降。若将工作生产率的损失转化为费用,较低为尼日利亚,每人每年208美元;较高为意大利,每人每年23 712美元。

遗传和环境因素都是子宫内膜异位症的高危因素,子宫内膜异位症的遗传因素较为复杂。候选基因的研究报道子宫内膜异位症和一些基因标志物之间有联系。但在不同的研究中可重复性差,且作为该病的遗传学高危因素,常常在不同的研究中结果有所不同。但是对澳大利亚双胞胎、冰岛人和恒河猴等研究提供了有力的证据,证明基因在子宫内膜异位症的遗传性中占约50%。国际既往数据分析证实了子宫内膜异位症高危因素的基因基础,为早期家族性研究结果提供了很好的支持。该研究还发现中重度子宫内膜异位症(美国生育协会所定义的分期Ⅲ或Ⅳ)的基因负荷较轻度子宫内膜异位症重(美国生育协会所定义的分期Ⅰ和Ⅱ)。

有研究认为饮食和营养在子宫内膜异位症发病中通过影响体内类固醇激素水平等也发挥重要作用。但目前少有相关的研究发表,人们对此的认识仍不很清楚,也没有形成统一明确的建议。最近

有一项基于人群的病例对照研究，评价子宫内膜异位症的饮食相关发病风险，结果表明某些特殊的食物成分与子宫内膜异位症的高风险相关：脂肪摄入总量增加、奶制品摄入增加与子宫内膜异位症风险降低有关，类胡萝卜素和水果摄入增加与子宫内膜异位症风险增加有关。一项包括 11 项研究的综述报道，成人子宫内膜异位症和体重指数（body mass index，BMI）有相关性；在另 5 项研究中发现在青少年中该相关性依旧存在。成人 BMI 和子宫内膜异位症之间有中度的负相关性。在更年轻的人群中，该相关性更明显，根据年龄、出生体重、初潮年龄、孕次和口服避孕药使用情况进行调整后，该相关性也存在。另有一项研究也报道，在校正了年龄和是否吸烟后，BMI 仍然是子宫内膜异位症发生的独立影响因素。BMI 最小（<18.5）一组患者发生深部浸润型子宫内膜异位症的风险最高。

三、发病机制

1860 年德国病理学家 Rokitansky 首次描述了子宫内膜异位症。1921 年 Sampson 提出了经血逆流种植学说，成为子宫内膜异位症发病的主导理论。目前普遍认为，有遗传和免疫易感性的人群，经血逆流、体腔上皮化生或经淋巴管播散而在子宫腔以外形成了子宫内膜异位组织病灶。后续研究中，"干细胞学说"和"在位内膜决定论"对"经血逆流学说"进行补充。但发病机制仍不甚清楚，子宫内膜异位症被公认为多因素共同作用的结果。近年来，研究发现遗传、内分泌、免疫、炎症、神经血管生成等因素在子宫内膜异位症发病中也发挥重要作用，研究热点逐渐向新机制、新治疗靶点转移。

（一）子宫内膜异位症病灶形成的基本条件

在子宫内膜异位症病灶的形成过程中，经血逆流种植应达到 4 个"必须"：①经输卵管逆流入盆腔的经血中必须含有子宫内膜组织；②内膜碎片中的腺上皮和间质细胞必须是"活的"；③这些细胞必须有能力种植在盆腔组织器官上；④盆腔子宫内膜异位症病灶的解剖分布与经输卵管播散的方式必须一致。而且，逆流的内膜需突破"三道防线"：腹水中的炎症因子、腹腔中的免疫细胞和腹膜的细胞外基质。郎景和院士经相关组织病理

和分子生物学研究，总结出了子宫内膜异位症形成"三部曲"：黏附（attachment）、侵袭（aggression）、血管形成（angiogenesis），简称为"3A"程序。黏附是异位内膜"入侵"盆腹腔腹膜或其他脏器表面的第 1 步，继而突破细胞外基质，血管形成是其种植后生长的必要条件。即所谓"生根、生长、生病"的"三生"过程。"3A"程序还可明晰地解释及描述子宫内膜异位症临床病理表现，即早期的红色病变、典型黑色病变及后期白色病变。

（二）在位内膜在子宫内膜异位症发生发展中的作用

有学者发现，经血逆流基本上是一种生理现象。而不同人（罹患或不患子宫内膜异位症）逆流经血中的内膜碎片能否在"异地"黏附、侵袭、生长，在位内膜的差异可能是根本原因，是发生子宫内膜异位症的决定因素。已有越来越多的临床基础研究集中在了宫内膜异位症患者在位内膜的特性上，目前的发现主要集中在以下几方面。

1. 在位子宫内膜的雌激素自分泌和孕激素抵抗特性　众所周知，子宫内膜异位症是一种激素依赖性疾病，除外周循环中雌激素的作用外，在位内膜本身存在激素代谢与合成异常。如芳香化酶 P450 将雄烯二酮和睾酮转化为雌酮和雌二醇，在正常内膜组织中不表达，Bulun 等研究发现它在患者在位内膜中有表达，导致在位内膜局部雌激素水平升高。Kitawaki 等利用芳香化酶鉴别子宫腺肌病、子宫内膜异位症和子宫平滑肌瘤，其灵敏度和特异度分别为 91% 和 100%。另有研究表明患者在位内膜腺体中雌激素受体（estrogen receptor，ER）表达明显升高，而内膜血管内皮细胞、间质细胞和血管周围组织中 ER 减少。此外，对芳香化酶 P450 表达起调节作用的前列腺素 E（prostaglandin E，PGE）水平升高，引起催产素 / 催产素受体活性增加，与患者子宫过度蠕动及蠕动紊乱相关，持续异常的蠕动可能导致子宫内膜基底层损伤，激活内膜的免疫因子释放，同时可能导致更多有活性（或基底层）的子宫内膜碎片脱落，并且其逆流进入盆腔并异地种植生长的概率增加。局部升高的雌激素水平还可能促进多种细胞因子分泌，使在位内膜腺上皮细胞和间质细胞增殖能力异常升高。

孕激素受体(progesterone receptor,PR)主要分为 PR-A 和 PR-B 两种亚型,其中 PR-B 起主要作用。正常内膜组织中孕激素通过 PR 起到对抗雌激素、促进间质蜕膜化的作用。相比于非子宫内膜异位症女性的内膜组织,子宫内膜异位症患者在位内膜中 PR 表达异常,如增殖期 PR mRNA 表达下调,增殖期 PR-B/PR-A 蛋白水平比例降低。子宫内膜异位症患者早泌期子宫内膜仍呈现出增殖期特征,如细胞分裂和细胞增殖特征。在分泌期存在孕酮调节基因表达异常,如植入窗口期胎盘蛋白表达下调。患者在位内膜中受 HOX 基因家族调节且与内膜容受相关的其他蛋白因子表达下调,如 pinopodes 和胰岛素样生长因子结合蛋白(insulin-like growth factor binding protein,IGFBP)。另有研究报道患者子宫内膜分泌不足,分泌期较正常女性延迟 2 天以上;该趋势在 Ⅲ~Ⅳ 期或合并不孕的患者更为显著,是孕激素抵抗的组织学表现。

2. 在位内膜的免疫原性及局部免疫微环境异常 子宫内膜异位症患者盆腔免疫系统对逆流的内膜碎片未能进行清除,除了局部微环境中免疫系统功能失调外,在位内膜的异常改变可能使其具有免疫耐受、免疫逃逸或主动改造微环境中免疫状态的能力,从而促进其本身在异位(如盆腔)存活、生根和生长。

研究发现,患者在位内膜的腺体上皮细胞中人类白细胞抗原 -DR(human leukocyte antigen-DR,HLA-DR)表达增加;HLA-A、B、C 异常表达,HLA1 在腺体和间质细胞表达均升高,以分泌期间质细胞更显著。这种异常的抗原表达促使特异性子宫内膜抗体产生,Kreiner 等报道患者内膜中 IgG 的水平升高,并尝试将其作为诊断指标,其灵敏度为 88.8%,但特异度仅为 62.5%。

异常抗原表达还可能导致多种细胞因子合成与释放异常,这些细胞因子参与细胞增殖及炎症反应。Kyama 等研究表明子宫内膜异位症患者白细胞介素 1(interleukin-1,IL-1)水平在分泌期升高,IL-1 受体 Ⅱ 在腺上皮组织中下降。Ponce 等报道 IL-6 在分泌期的 mRNA 及蛋白表达下降。在位内膜血管内皮细胞中 IL-8 表达下降;IL-8 受体(CXCR1、2)升高,其中 CXCR1 在增殖期表达

升高,而 CXCR2 在整个月经周期中的表达均升高。增殖期内膜 IL-13 和 IL-15 mRNA 和蛋白水平升高,而 IL-18 表达降低。Kyama 等报道肿瘤坏死因子 mRNA(tumor necrosis factor-mRNA,TNF-mRNA)水平在月经期升高,而 TNF-β 受体 Ⅱ 的水平降低。多个研究还报道子宫内膜异位症患者在位内膜单核细胞趋化蛋白(monocyte chemotactic protein-1,MCP-1)在腺上皮细胞中水平升高,在增殖期尤甚。还有研究发现巨噬细胞集落刺激因子在分泌晚期的在位内膜表达增强,巨噬细胞移动抑制因子水平升高,T 淋巴细胞调节因子 RANTES 表达在分泌晚期子宫内膜中表达也升高。此外,还有研究发现在位内膜中 CD3⁺、CD3⁺CD16⁻ 和 CD3⁺CD56⁻ 细胞数目减少,而 CD16⁺、CD16b⁺、CD3⁻HLA⁻DR⁻、CD3⁻CD45RA⁻ 和 CD56⁻CD16⁺ 细胞数目增多,该研究者应用这些指标联合临床表现和血清糖类抗原 125(carbohydrate antigen 125,CA125)建立诊断模型,其灵敏度为 61%,而准确度为 95%。

3. 在位内膜细胞黏附及细胞外基质的异常特性 黏附是异位内膜入侵盆腹腔腹膜或其他脏器表面的第一步。该过程涉及在位内膜的细胞黏附分子、细胞外基质及两者间的相互作用,其改变影响内膜细胞脱落以及脱落细胞的黏附能力;同时,也可能是导致子宫内膜异位症不孕患者胚胎着床异常的原因之一。

诸多研究关注整合素(integrin)的表达,它是一种涉及细胞间相互作用的重要蛋白。有研究报道,整合素的 β3 亚单位在患者在位内膜中表达缺陷。与健康妇女或其他因素导致的不孕女性相比,子宫内膜异位症患者植入窗在位内膜的 β 和 αvβ3 亚单位表达降低。另有一组研究表明患者月经期的 β 和 αvβ3 亚单位表达升高,提示其表达在月经周期的不同时段有所差异。在不同类型的内膜细胞中表达也有差异,如上皮细胞中 α3β1 亚单位表达升高,但间质细胞中 β1 亚单位表达降低,αvβ3 单位在血管内皮细胞中表达升高。最近有报道,αvβ5 和 αvβ6 亚单位在上皮及间质细胞中表达与对照组相近,但在血管内皮中表达升高。α6 亚单位在正常内膜中位于腺体细胞的基底面,而子宫内

膜异位症患者在位内膜中则表达于腺体细胞的其他面,即出现表达膜的黏附能力。Matsuzaki 等人报道子宫内膜异位症患者钙黏蛋白 E(cadherin E)在分泌中期表达升高,而分泌晚期表达下降。对细胞外基质的微阵列分析研究发现分泌期骨桥蛋白(osteopontin)下调,波形蛋白(vimentin)表达下降。细胞间黏附分子(intracellular adhesion molecule-1,ICAM-1,即 CD54)在内膜细胞中密度下降,分泌中期 β-catenin 在内膜细胞中密度表达升高。黏着斑激酶(focal adhesion kinase,FAK)是一种与整合素相互作用的细胞受体,将细胞外基质的信号传递给细胞骨架,子宫内膜异位症患者分泌期内膜的 FAK mRNA 和蛋白的表达升高。

在形成异位病灶、内膜细胞黏附并侵入腹膜间皮组织的过程中,细胞还表达某些蛋白负责突破或修复细胞外基质,该类蛋白中最重要的一类为基质金属蛋白酶家族(matrix metalloproteinases,MMPs)。Chung 等人研究表明在整个月经周期子宫内膜异位症患者的 MMP-2 mRNA 明显升高,Uzan 等报道 MMP-2 蛋白水平升高;MMP 细胞膜亚型 I(MMP membrane type I,MTI-MMP)水平也升高,主要负责激活 MMP-2;间质细胞中 MMP-1 水平下降,但在上皮细胞中无明显改变。Kyama 等发现 MMP-3 mRNA 和蛋白水平升高。有报道上皮细胞内 MMP-7 和 MMP-9 水平升高。金属蛋白酶组织抑制物(tissue inhibitor of metalloproteinase,TIMP)蛋白在分泌期表达升高,但 mRNA 水平无明显差异;TIMP-2 和 TIMP-3 分别在整个月经周期与分泌期表达降低。另有多项研究表明在位内膜中尿激酶水平升高,也有报道仅在分泌期升高。

4. 在位内膜的增殖与凋亡调节异常　有报道子宫内膜异位症患者在位内膜中多种参与调节细胞增殖的生长因子表达异常。在分泌中期和晚期,转化生长因子 1(transforming growth factor 1,TGF-1)mRNA 的表达下降。另有研究发现 TGF 超家族中的激活素在子宫内膜异位症患者中表达升高,该蛋白对内膜生长和间质蜕膜化均有重要作用;cripto 作为激活素拮抗蛋白,在增殖期的表达下降。胰岛素样生长因子(insulin-like growth factor,IGF)在多种组织中表达,IGFBP 参与 IGF 的转运调控,两者共同刺激和调控组织的生长与分化;IGFBP-3 表达在患者在位内膜腺体中表达增加。肝细胞生长因子(hepatocyte growth factor,HGF)及其受体(cellular-mesenchymal epithelial transition factor,c-Met)在在位内膜中表达也显著升高,HGF 在整个内膜组织中表达均升高,而 c-Met 主要在上皮细胞内表达升高。Annexin-1 的表达升高;在位内膜分泌期中期因子(midkine,MK)及多效生长因子(pleiotrophin)mRNA 表达升高。在位内膜还被发现有诸多凋亡和细胞周期调节异常。子宫内膜异位症患者在位内膜细胞凋亡的易感性降低、凋亡细胞数目也减少。另有研究发现 B 淋巴细胞瘤 2 基因(B cell lymphoma 2,*Bcl-2*)表达水平明显升高;凋亡前蛋白 Bcl-xs mRNA 水平显著升高;分泌期在位内膜腺体中髓样细胞白血病 1 基因(myeloid cell leukemia-1,*MCL-1*)表达升高,*Bak* 表达水平降低,表明内膜中抗凋亡微环境增强。Penna 等报道在位内膜中凋亡调节因子 calpain5、活化的 caspase3 和 caspase1 水平降低。

增殖标志物 Ki67 在病变及正常子宫内膜中均有表达,有多项研究发现在位内膜中 Ki67 表达增强。研究发现在患者在位内膜中端粒酶反转录酶 mRNA 增加,端粒酶活性增加,且酶的长度也长于对照组。增殖细胞核抗原(proliferating cell nuclear antigen,PCNA)也被用于检测在位内膜的增殖情况,Wingfield 等发现在位内膜内皮细胞、间质细胞、腺体上皮细胞中增殖细胞的数目增加。Hapangama 等人研究发现分泌期 PCNA 和核仁的数目增加,rH2AX(DNA 损伤的标志物)水平降低。p21 激活激酶 -1(p21-active kinase-1,Pak-1)是细胞存活的重要蛋白,在许多重要信号途径中起作用,在位内膜中该蛋白表达水平升高。Johnson 等研究表明子宫内膜异位症患者在位内膜增殖期原癌基因 *c-myc*(参与促进细胞生长和增殖)表达水平升高。Pan 等人研究表明整个月经周期 *c-fos* 表达水平升高。survivin 是调节凋亡及细胞增殖的重要蛋白,Zhang 等的研究表明在位内膜中 survivin 表达升高。

5. 在位内膜具有异常血管生成能力　血

管内皮生长因子是研究最多的在内膜表达的原始血管形成因子。血管内皮生长因子（vascular endothelial growth factor，VEGF）诱导血管生成、血管扩张和通透性增加，在内膜的生理性重建中起重要作用。Tan 等研究表明患者分泌晚期在位内膜中 VEGF 在腺体中的表达明显升高，而在间质中无明显差异。Novella M 等研究还发现多巴胺受体 -2 mRNA 表达水平降低，该受体参与 VEGF 信号调节。血管生成素（angiopoietin，Ang-1 和 Ang-2）通过结合内皮细胞 TEK 酪氨酸激酶 2（TEK tyrosine kinase-2，Tie-2）起作用，有研究发现在位内膜整个月经周期中 Ang-1 和 Ang-2 mRNA 和蛋白表达升高，分泌期 Ang-2 和 Tie-2 mRNA 水平明显升高。在重度子宫内膜异位症患者在位内膜中，血小板来源的生长因子 -A 表达下降，血小板应答蛋白 1（thrombospondin-1）水平降低，激肽释放酶 1（kallikrein-1）表达降低。还有学者对微血管密度（microvessel density，MVD）进行了研究，Bourlev 等发现正常内膜整个周期中 MVD 保持相对恒定，而子宫内膜异位症患者在位内膜分泌期 MVD 明显升高，Khan 等发现子宫内膜异位症患者间质中 MVD 升高。子宫内膜异位症内皮细胞糖蛋白（glycoprotein）阳性的血管数目也较正常对照升高。

6. 在位内膜的组织学差异 Fedele 等人在 1990 年就曾报道了子宫内膜异位症相关不孕症患者的在位内膜在光镜、扫描电镜和透射电镜下的超微结构改变。内膜表面呈现更多的异质性，如不规则腺体，有丝分裂的上皮和间质细胞数目减少。近年来，一些学者关注在位内膜中神经纤维的表达情况。Tokushige 等学者在 2006 年首次报道子宫内膜异位症患者在位内膜功能层中可以 100% 检出小的神经纤维。2007 年，该研究组在后续的小样本先期临床观察中，用神经标志物 PGP9.5 作为诊断工具，纳入 20 例子宫内膜异位症患者、17 例对照，报道诊断灵敏度和特异度均为 100%。2009 年，该研究小组进行了较大样本的双盲实验，报道诊断灵敏度为 98%，特异度为 83%。有趣的是，在 6 例内膜活检标本假阳性的患者中，有 4 例有或高度可疑有子宫内膜异位症病史（如痛经、性交痛和

不孕），却未能得到手术病理学的证实，这些患者很可能为术中漏诊子宫内膜异位症。Bokor 等也对在位内膜的神经纤维进行检测，并基于 PGP9.5、血管活性肠肽、P 物质建立了一个预测诊断模型，所得灵敏度为 95%，特异度为 100%。Wang 等利用突触素和神经特异性烯醇化酶染色发现在位内膜中神经内分泌细胞的密度高于正常对照。

7. 蛋白组学与转录组学 蛋白质组学研究对研究蛋白表达和调节在疾病进展中所起的作用越来越重要。Zhang 等人用 2D 凝胶电泳和质谱分析研究发现子宫内膜异位症患者在位内膜与正常对照间有 11 个差异表达蛋白位点，这些蛋白参与细胞骨架、细胞周期、信号转导和免疫。Wang 等发现患者在位内膜存在 223 个差异表达蛋白质峰。Ding 等学者还对子宫内膜异位症患者的线粒体蛋白质进行了研究，建立了有 3 个差异蛋白峰的预测模型，对子宫内膜异位症鉴别的准确度为 87.5%，灵敏度为 86.2%。另有研究发现多种差异表达蛋白，功能包括热休克蛋白、膜粘连蛋白 A2 等分子伴侣；参与氧化还原、蛋白和 DNA 降解（如核苷二磷酸还原酶、脯氨酰 4- 羟化酶）；分泌蛋白（如载脂蛋白 A1）。目前大多蛋白质组学研究选用的样本量很小，但有学者尝试根据在位内膜差异蛋白表达建立子宫内膜异位症诊断模型，如 Kyama 等报道利用激光解吸电离飞行时间质谱（surface enhanced laser desorption/ionization time-of-flight mass spectra，SELDITOFMS）针对中重度子宫内膜异位症筛选出 5 个下调质谱峰（1.949kDa、5.183kDa、8.650kDa、8.659kDa、13.910kDa），诊断灵敏度为 89.5%，特异度为 90%；针对轻度子宫内膜异位症筛选出 4 个质谱峰（2 个上调 35.956kDa 和 90.675kDa，2 个下调 1.924kDa 和 2.504kDa），诊断灵敏度和特异度均达 100%。

近来有学者开始关注子宫内膜异位症在位内膜 microRNA 的改变。microRNA 参与 mRNA 转录后调节，对 mRNA 转录起抑制调节作用。Aghajanova 等研究发现相对于轻度子宫内膜异位症，重度子宫内膜异位症在位内膜转录子 microRNA 21（MIR21）和 DICER1 上调，可能与基因沉默及表基因组学调控相关。

（三）干细胞在子宫内膜异位症发病中可能的作用

随着整个医学及生物学界对干细胞研究的深入，近来对子宫内膜干细胞的研究开始受到关注。有假说提出，在位内膜基底层的干/祖细胞发生改变或异常脱落，进而逆流入盆腔，在局部微环境的刺激诱导下进入增殖、分化程序，最终发展成子宫内膜异位病灶。

众所周知，子宫内膜是具有高度更新能力的组织，很早人们就认为子宫内膜存在干/祖细胞，因此能够进行不可思议的快速增生和重建工作。近几年已有验证子宫内膜干细胞的实验报道。Chan 等将纯化的子宫内膜单个上皮或间质细胞进行体外培养，能形成>50 个细胞的克隆，其中少数细胞能形成含 4 000 个细胞以上的大克隆；Gargett 等报道分别有 0.09% 和 0.02% 的上皮和间质细胞能形成人克隆，这些细胞进行 30~32 次群体倍增后才静止或向成熟细胞分化；Schwab 等随后又证明增生期、分泌期和非活动性（萎缩、发育不良或孕激素治疗后）子宫内膜细胞的克隆形成比例无显著差异。以上实验结果向我们强烈提示，子宫内膜组织中确有极少数细胞拥有强大的增殖潜能。Kato 等的研究从子宫内膜组织中分离侧群细胞（side population cell，SP 细胞）（一类具有 Heochst33342 染料泵出特征的组织干细胞亚群，可经荧光活化细胞分选技术获得），体外培养形成克隆的 SP 细胞在特殊介质中被诱导分化，一类聚集形成腺体样结构，并出现成熟上皮细胞表型，如 CD9[+]/E-cadherin[+]；另一类则簇集呈梭形，出现成熟间质细胞表型，如 CD13[+]/vimentin[+]；表明子宫内膜中的原始细胞具有向成熟组织细胞分化的潜能。Schwab 等在体外不同培养介质中，成功地将分选的 CD146[+]/PDGF-R[+] 子宫内膜间质细胞诱导成具有脂肪细胞、平滑肌细胞、软骨细胞或成骨细胞形态学特点并表达组织特异标志物的分化成熟细胞，表现出类似于骨髓干细胞的多能分化能力。Turco 和 Boretto 等在体外成功培养出子宫内膜上皮类器官，并能稳定传代。类器官是一种自我组织、遗传稳定的 3D 培养系统，包含干/组细胞和分化细胞，类似于原始组织。大量实验结果表明，子宫内膜中

确有表型原始、颇具增殖潜能的细胞，并能分化为多种成熟组织细胞，这些特征提示子宫内膜干细胞的存在以及它在子宫内膜重建中的作用。

基于子宫内膜的生理特点和诸多临床基础研究结果，基底层可能是内膜干细胞的主要处所。迄今为止，在子宫内膜干细胞相关研究中，作者们都强调取材应包括内膜肌层交界及黏膜下 5~10mm 肌层组织，以保证获得内膜基底层组织细胞。已有一些实验结果支持以上推论。Schwab 和 Gargett 发现具有间充质干细胞特征的 CD146[+]/PDGF-R[+] 细胞位于基底层小血管旁；Cho 等报道造血干细胞标志物 CD34 和 ckit/CD117 在基底层腺体和/或间质细胞表达，表达水平不受激素水平和内膜增殖状态影响。Nguyen 等发现子宫内膜中 N-cadherin 阳性上皮祖细胞主要位于靠近子宫肌层的内膜基底层，少数在功能层。Garcia 等通过单细胞和空间转录组测序技术，对子宫全层进行分析，发现子宫内膜基底层含有大量 SOX9[+] 上皮细胞，而该标记物前期已被多次报道与分化潜能相关。此外，与人类子宫内膜结构和生理功能类似的小鼠子宫内膜中也发现存在具有干细胞特征的标记滞留细胞（label retaining cell，LRC），且位于小鼠子宫内膜肌层交界处，该结构类似于人子宫内膜基底层。Leyendecker 等对子宫内膜下浅肌层蠕动功能的研究发现，EMT 患者子宫蠕动强度增加、节律紊乱、宫腔压力增大，其结果一方面可能促进脱落内膜逆行进入输卵管，另一方面更可能导致内膜肌层交界处组织形成微损伤，促使基底层细胞异常脱落或侵入深肌层。

还有学者利用抑制性消减杂交和基因芯片技术的研究发现，GREMLIN-1 mRNA 和蛋白在子宫内膜异位症患者在位内膜血管内皮细胞中的表达特异性增强。已知 GREMLIN-1 蛋白功能相符，它参与多种组织中干/组细胞分化的调节，维持干/祖细胞的未分化状态。该结果提示异位症发病可能与在位内膜干/祖细胞或其调控因素异常有关。Hapangama 等研究发现患子宫内膜异位症的女性在分泌期在位子宫内膜的功能层中表达 SSEA1 和 SOX9 的基底层细胞样细胞数量增加。还有研究提出，形成子宫内膜异位症的干细胞除了来源于子

宫内膜基底层外,还可能有其他来源。关于子宫内膜干/组细胞相关标记物,结合以上表述,应用比较多的包括 CD146⁺/PDGF-R⁺(间质细胞)、SOX9、SSEA1、N-cadherin 以及在消化系统广泛应用的 LGR5 干细胞标志物。但目前仍缺乏特异性的鉴定标志物分离筛选这些干细胞,这成为该领域研究最大的限制点之一。

以上研究表明患者在位内膜在诸多方面与正常内膜存在差异,虽然大多数研究着眼于子宫内膜异位症发病机制的探索,但是给予临床基础研究者重要的提示,这些组织学、分子生物学、基因学、蛋白质转录组学研究结果,或许可以将这些研究结果用于子宫内膜异位症在位内膜异常标志物的筛选,进而建立在位内膜诊断的标准。

(四)其他发病机制的探索

1. 遗传因素　子宫内膜异位症是先天遗传占主导还是后天环境因素所致,目前还尚无定论。但是可以明确的是,子宫内膜异位症患者的基因组具有很大的研究空间。Anglesio 等发现在深部子宫内膜异位症病灶中发现了癌症相关基因(KRAS、ARID1A、PIK3CA 和 PPP2R1A)的体细胞突变,主要局限于上皮细胞;同时在子宫内膜异位症中发现了许多表观遗传学改变。子宫内膜异位症没有明确的遗传模式,但经手术证实的患有子宫内膜异位症的母亲,其后代发生子宫内膜异位症的风险比未患子宫内膜异位症母亲的后代高出 2 倍。此外,据双胞胎研究结果表明,子宫内膜异位症遗传率(归因于遗传变异的疾病风险比例)可能高达 50%。未来仍需要大量研究来探索子宫内膜异位症与遗传之间的关系。

2. 异位子宫内膜中的高雌激素状态和孕激素抵抗　子宫内膜异位症是一种雌激素依赖性疾病,除前文描述的在位内膜中雌激素代谢异常,异位子宫内膜局部也可以合成雌激素。这体现在:①异位病灶局部雌激素转化增加:将雌酮(estrone,E_1)转化为强活性雌二醇(estrodiol,E_2)的 17β-羟基类固醇脱氢酶 1(17β-hydroxysteroid dehydrogenase type 1,17β-HSD1)表达升高,而将 E_2 转化为弱活性 E_1 的 17β-羟基类固醇脱氢酶 2(17β-hydroxysteroid dehydrogenase type 2,

17β-HSD2)表达降低。②异位病灶局部可以合成雌激素:异位子宫内膜表达整套类固醇生成基因,包括芳香化酶,允许局部从头产生 E_2。由于表观遗传失调,异位内膜间质细胞表达类固醇生成急性调节蛋白(steroidogenic acute regulatory protein,StAR),而后者能将胆固醇转化为 E_2。③异位病灶中雌激素受体 β(estrogen receptor-β,ER-β)表达增加,ER-β/ER-α 升高。雌激素对异位子宫内膜组织的黏附、细胞增殖、血管生成、炎症介质产生和免疫失调具有重要作用。

与子宫内膜异位症患者在位内膜相比,异位病灶中 PR-A 减少,PR-B 几乎缺失,同样存在孕激素抵抗。启动子高甲基化和 microRNA 失调被认为是子宫内膜异位症中 PR-B 丢失的潜在机制。孕激素抵抗同样可以导致异位病灶细胞凋亡受损、免疫功能降低和炎症反应加剧。

3. 炎症与免疫因素　目前普遍认为子宫内膜异位症是一种慢性炎症性疾病。异位子宫内膜组织通过产生细胞因子、趋化因子和前列腺素,引发局部免疫和炎症反应。子宫内膜异位症中先天性和适应性免疫系统功能失调,但尚不清楚这种失调是引起子宫内膜异位症的病因,还是子宫内膜异位症的病理生理特征。一般情况下,逆流的子宫内膜通常可由腹腔免疫细胞清除,一旦碎片细胞逃过免疫,就会导致异位种植、侵袭,形成病灶。研究表明,子宫内膜异位症患者腹水中局部自然杀伤细胞活性减弱,巨噬细胞吞噬能力降低,促炎性细胞因子(TNF-α、IL-1β、IL-6、IL-8、IL-33 和 IGF-1)活性和血管内皮生成因子(vascular endothelial growth factor,VEGF)以及生长因子和细胞间黏附分子(ICAM-1)的活化增加。腹腔巨噬细胞和异位内膜间质细胞过度表达 NF-κB,产生活性氧,激活丝裂原激活的蛋白激酶(mitogen-activated protein kinase,MAPK)信号通路,进一步促进细胞因子的生成。这些细胞因子可以促进血管生成,细胞黏附和增殖,最终促进异位病灶生长。此外,新血管和神经纤维生长之间的联系(神经血管生成)也许可以解释异位组织的存在与疼痛路径之间的关联。

子宫内膜异位症的病理类型多样,临床表现复杂多变,极具侵袭性和复发性,具有恶变潜能,常常使临床诊疗陷入困顿，成为难治之症。尽管现已初步建立子宫内膜异位症的临床诊疗策略，但仍旧面临疼痛与不孕治疗效果不佳、子宫内膜异位症术后或停药后复发率高的问题、深部子宫内膜异位症的处理问题、子宫内膜异位症恶变的问题以及子宫内膜异位症早期诊断的问题。这些问题的解决最终有赖于对发病机制的洞悉，而子宫内膜异位症的临床基础研究热点始终是围绕亟待解决的临床问题展开的。尽管子宫内膜异位症的基础理论研究和临床诊治实践都有了令人欣喜的进展，但仍有诸多问题未能解决。这是挑战，也是契机，更需要我们从临床到基础更加深入全面的思索与探究。

四、临床症状、体征及辅助检查

(一)临床症状

子宫内膜异位症的临床症状包括痛经、性交痛、周期性膀胱或肠道症状、不孕、不规则出血等。疼痛是子宫内膜异位症最常见的临床症状，有症状的子宫内膜异位症患者中约 3/4 为盆腔疼痛或痛经。妇科门诊就诊患者中约有 10% 主诉为慢性盆腔痛。对于这类患者，应详细询问其病史、手术史、家族史，并仔细进行体格检查。

2008 年一项 1 000 例子宫内膜异位症患者横断面研究显示，痛经(79%)和慢性盆腔疼痛(69%)是最常见的诊断依据。与微小病灶及轻度子宫内膜异位症(39%)比较，性交痛是诊断中重度子宫内膜异位症(51%)更常见的依据。不孕(30%)和卵巢子宫内膜异位症囊肿(29%)在中重度子宫内膜异位症患者中也更常见。与对照组比较，子宫内膜异位症患者各个症状的风险值分别为盆腔痛($OR=5.2,95\%CI:4.7\sim5.7$)、痛经($OR=8.1,95\%CI:7.2\sim9.3$)、月经过多($OR=4.0,95\%CI:3.5\sim4.5$)、不孕($OR=8.2,95\%CI:6.9\sim9.9$)、性交痛或性交后出血($OR=6.8,95\%CI:5.7\sim8.2$)、卵巢囊肿($OR=7.3,95\%CI:5.7\sim9.4$)、合并肠易激综合征($OR=1.6,95\%CI:1.3\sim1.8$)、合并盆腔炎性疾病($OR=3.0,95\%CI:2.5\sim3.6$)。

子宫内膜异位症病灶周期性出血，病灶周围炎症反应以及疼痛因子可能是造成疼痛的原因。病灶的大小及浸润深度与症状的类型及程度相关，

包括痛经、慢性盆腔痛、深部性交痛、腹泻及便秘或肠痉挛。尤其是严重的深部性交痛及经期排便痛，往往提示有后盆腔的深部子宫内膜异位症病灶。北京协和医院数据表明，子宫内膜异位症患者中合并深部子宫内膜异位症病灶的患者更易出现中重度痛经、慢性盆腔痛、性交痛和肛门坠胀。子宫内膜异位症相关的痛经一般在月经来潮前即出现，一直持续至整个经期或月经结束后数天。疼痛往往是弥散性的、盆腔深部的钝痛，可放射至背部及大腿，有部分患者表现为排卵期疼痛和经期前后周期性疼痛，部分伴随阴道不规则流血。

子宫内膜异位症相关性疼痛一般病程大于 6 个月，有时会伴有周期性的泌尿系统以及肠道症状(恶心、腹胀、便秘、直肠出血、腹泻、血尿等)。疼痛往往会随着病程而加重，有少数人伴有下腹灼热感以及痛觉过敏。类似的疼痛有可能来自其他妇科疾病(如盆腔炎、盆腔粘连、卵巢囊肿、子宫平滑肌瘤、子宫腺肌病等)以及内外科疾病(如肠易激综合征，炎性肠病、间质性膀胱炎、肌筋膜疼痛综合征、抑郁等)。有病例对照研究显示，约 73% 的子宫内膜异位症患者主诉盆腔疼痛、痛经或月经过多，但对照组中有约 20% 患者也主诉有这些症状。另外，有一部分子宫内膜异位症患者是无临床症状的。这些因素都使子宫内膜异位症的诊断复杂化，导致子宫内膜异位症的诊断通常会后延数年。

子宫内膜异位症的严重程度与症状往往不成正比，中重度子宫内膜异位症也许症状较轻微，而某些轻度患者症状则较重。但深部子宫内膜异位症患者的症状与病灶的大小和浸润深度是相关的。盆腔外的子宫内膜异位症有比较明显的伴随月经周期的症状(如腹壁、会阴、肠道、输尿管、横膈、胸膜及周围神经)。

子宫内膜异位症导致不孕的原因可能为盆腔粘连引起解剖改变，卵巢子宫内膜异位症囊肿破坏卵巢组织，子宫内膜异位症病灶产生的前列腺素、细胞因子、生长因子影响了正常卵巢功能，子宫内膜异位症患者子宫内膜容受性改变，影响受孕及着床。

(二)体征

子宫内膜异位症的查体结果取决于病灶的部

位及范围。生殖道以外的查体一般都为阴性。子宫内膜异位症的常见体征：子宫一般后位，活动度会减低或固定，或有压痛。有卵巢子宫内膜异位症的患者查体可触及固定、有压痛的附件包块。宫骶韧带则一般表现为增厚、变硬、结节感，局部有触痛。宫骶韧带增厚或者触痛结节是子宫内膜异位症最常见的表现，往往也是子宫内膜异位症患者唯一的体征。有时使用窥器可看到后穹窿有蓝紫色或红色病灶，有接触性出血。直肠阴道隔子宫内膜异位症在三合诊时一般能查到，但无法肉眼看到病灶。妇科检查的结果受医师的经验及技巧影响极大，但对诊断子宫内膜异位症有重要意义，尤其是深部子宫内膜异位症病灶。病灶多位于后盆腔，因此三合诊显得尤为必要，阴道后穹窿、直肠阴道隔痛性结节可考虑深部子宫内膜异位症。三合诊不适用于无性生活的患者，对于早期、比较表浅的病灶也无法做出诊断。

约 97% 的盆腔炎性疾病患者以及 66% 的子宫内膜异位症患者在进行妇科查体时有局部的压痛。妇科查体中发现盆腔包块、子宫双附件活动度差或直肠阴道隔的结节可能提示有子宫内膜异位症，但不能完全排除盆腔炎性疾病和其他系统的疾病。

（三）辅助检查

1. 血清 CA125　血清 CA125 是目前运用最广泛的外周血血清标记物，可由子宫内膜腺细胞及间质细胞分泌，并在炎症反应中通过毛细血管内皮细胞进入血液循环。CA125 在正常人月经期、卵巢上皮性肿瘤、子宫内膜异位症、早孕、急性盆腔炎、子宫肌瘤患者血清中也有可能会升高，因此，CA125 不能作为子宫内膜异位症的筛查指标。CA125 对诊断中重度子宫内膜异位症有一定的价值。有一项研究显示，685 例进行了手术的子宫内膜异位症患者，微小病灶、轻度、中度、重度患者的血清 CA125 均值水平分别为 19、40、77 及 182IU/ml。对于血清 CA125 水平超过 65IU/ml 的患者，建议手术前进行肠道准备，因为这类患者往往有严重的粘连、卵巢子宫内膜异位症囊肿破裂史或直肠子宫陷凹封闭。血清 CA125 联合经阴道超声在鉴别诊断卵巢子宫内膜异位症囊肿和其他类型的良性卵巢

肿瘤上有一定的作用。若手术后血清 CA125 水平持续高值，则提示预后不良。

2. 人附睾蛋白 4　与 CA125 一样，人附睾蛋白 4（human epididymis protein 4，HE4）是一种很有诊断价值的卵巢癌的生物标志物。子宫内膜异位症患者 HE4 水平不升高，由此可以鉴别卵巢癌及子宫内膜异位症。

3. 其他标志物　其他异常表达的因子包括 VEGF、糖基化脂质运载蛋白、可溶性细胞间黏附分子 1、膜联蛋白 V 以及炎性因子（如 IL-1、IL-6、IL-8、TNF、IFN）、microRNAs（如 miR-17-5p、miR-20a、miR-22、miR-196a、miR-29c、miR-9）等。另有团队联合多种指标探索诊断价值，中国台湾学者联合血清 CA125、尿维生素 D 结合蛋白（vitamin D binding protein，VDBP）- 肌酐比值和尿 α1 胰蛋白酶抑制剂（alpha-1 antitrypsin，A1AT）- 肌酐比值 3 种生物标志物提供了良好的检测能力（AUC=0.913，P=0.001，灵敏度为 90.9%，特异度为 76.5%）。但是该研究仍存在一些局限性，如诊断未经病理证实，病例组包括子宫内膜异位症患者和子宫腺肌病患者，以及样本量较小。有一项研究对子宫内膜异位症患者 28 种生物蛋白进行了评估，发现有 5 种是升高的，包括膜联蛋白 V、VEGF、CA125、可溶性细胞间黏附分子 1 和糖基化脂质运载蛋白，这些蛋白在 B 超未得到诊断的子宫内膜异位症患者（n=175）以及腹腔镜诊断为非子宫内膜异位症患者（n=121）中的灵敏度分别为 81% 和 90%，特异度分别为 63% 和 81%。这些因子可主要用于子宫内膜异位症非手术诊断模型的建立，主要针对有不孕或疼痛症状，但超声无阳性发现的患者。

但迄今为止，没有一个可以单独或联合作为子宫内膜异位症非手术诊断的正式标志物。这与研究方法、样本量相关，也与子宫内膜异位症的形态、部位、类型多样化相关。因此，不同类型的子宫内膜异位症可能需用不同的标志物来诊断。

4. 影像学检查　影像学检查主要包括经阴道超声检查（transvaginal ultrasonography，TVS）以及磁共振成像（magnetic resonance imaging，MRI）。对于不适合行 TVS 检查者（如无性生活史）可考虑

腹部超声或经直肠超声检查。

卵巢子宫内膜异位症囊肿在超声下有多种表现，典型表现是囊性结构内有均匀的低密度回声，部分囊肿壁较厚且有分隔。一旦发现有以上典型表现，TVS 诊断子宫内膜异位症囊肿的灵敏度为90%，特异度为100%。TVS 以及经直肠超声也可用来诊断膀胱子宫内膜异位症、输尿管子宫内膜异位症以及直肠阴道隔子宫内膜异位症。

与 TVS 类似，MRI 可诊断及鉴别诊断子宫内膜异位症囊肿，但无法诊断较小的子宫内膜异位症病灶。在诊断腹膜型子宫内膜异位症病灶时，MRI 优于 TVS，但也仅能发现 30%~40% 的腹膜型病灶。与病理诊断对比，MRI 诊断子宫内膜异位症的灵敏度为 70%，特异度为 75%。MRI 的优点在于它能分辨出急性和慢性出血病灶。子宫内膜异位症囊肿的 MRI 表现为 T 加权像的同源性高强度信号，T 加权像为低密度信号。而急性出血则表现为 T 加权像的低密度信号以及 T 加权像的高密度信号。

TVS 和 MRI 也有助于对深部浸润型子宫内膜异位症（deep-infiltrating endometriosis，DIE）的术前诊断。文献报道 TVS 诊断膀胱 DIE 的灵敏度和特异度分别为 61% 和 99%，对于直肠阴道隔 DIE 分别为 52% 和 96%，对于直肠 DIE 分别为 65% 和 99%，对于乙状结肠分别为 69% 和 98%。而经直肠超声对直肠受累的 DIE 的灵敏度、特异度、阳性预测值（positive prediction value，PPV）和阴性预测值（negative prediction value，NPV）分别为 97.1%、89.4%、86.8% 和 97.7%，MRI 分别为 76.5%、97.9%、96.3% 和 85.2%。TVS 对宫旁 DIE 的综合灵敏度为 31%，综合特异度为 98%。由此可见无论是 TVS 还是经直肠超声、MRI 对诊断 DIE 均是特异度好，灵敏度较差，并且对于骶韧带结节这些直径不大的病灶则具有局限性。影像学检查不仅可以辅助定性诊断子宫内膜异位症，还可以客观测量病灶大小。Aas-Eng 等通过一项前瞻性观察性多中心研究探讨 TVS 术前评价与术后标本测量（postoperative specimen measurement，PSM）直肠乙状结肠 DIE 病灶 3 个直径测量值的一致性，相关性分析显示病灶长度测量的 TVS 和 PSM

之间具有良好的可靠性和相关性。系统研究表明 TVS、经直肠超声和 MRI 对 DIE 的综合诊断价值均高于单纯的体格检查。

五、诊断

（一）临床诊断

子宫内膜异位症普遍存在诊断延迟的情况，早期诊断并及时阻断子宫内膜异位症进展尤为重要。当患者出现与月经周期相关的痛经、胃肠道症状和泌尿系统症状，慢性盆腔痛，性交痛或性交后疼痛等症状时，应考虑临床诊断子宫内膜异位症的可能。结合妇科查体和影像学检查可以提高子宫内膜异位症诊断的准确率。临床诊断指标联合平行试验可提高灵敏度，减少漏诊率，而且能明显提高诊断的特异度及阳性预测值，减少误诊率。

需要注意的是，早期的子宫内膜异位症病灶影像学检查和体格检查多无特殊发现，因此即使腹部或盆腔检查、超声或 MRI 检查正常，也不应排除子宫内膜异位症的诊断。若症状持续存在或高度怀疑子宫内膜异位症，需要进一步评估。大多数专家认为临床诊断子宫内膜异位症后，可以进行经验性用药治疗。侵犯特殊器官的子宫内膜异位症常伴有其他特殊症状和表现。

肺及胸膜子宫内膜异位症可出现月经期反复发作的胸痛、气胸、咯血。胸腔子宫内膜异位症的诊断往往是建立在临床症状上，但一般也会延误，直到胸痛、呼吸困难，伴或不伴咯血，才会考虑诊断。在既往的文献中，诊断前症状的平均时间为 8 个月，随后，由于医师对子宫内膜异位症意识的提高，诊断能较早明确。早期诊断能有针对性的治疗从而降低发病率。胸部计算机断层扫描（computed tomography，CT）表现为患者肺组织内有大泡、小腔或瘢痕样改变。咯血的患者 CT 则会显示边界清或不清的小结节或毛玻璃样斑片。如果是非月经期进行 CT 检查则往往无阳性发现。也可以进行支气管动脉造影来确诊肺子宫内膜异位症。许多咯血患者需用 CT 扫描、支气管镜检查以评估出血的来源。虽然胸腔子宫内膜异位症不一定需要病理学诊断，但也有文献报道了胸腔积液细胞学检查、肺部肿块穿刺以及支气管镜检查，从而诊断胸腔子宫内膜异位症。胸腔子宫内膜异位症患者血清 CA125 可以升高，但诊断的灵敏度和特异度都不明确。另外，胸腔镜因为可将视野放大，所以能清楚地看到从横膈侵入胸腔子宫内膜异位症病灶以及直径仅几毫米的微小病灶。

输尿管子宫内膜异位症缺少特异的临床表现，症状与病变程度不平行，当其症状体征较突出时，25%~50% 的患者已经出现肾功能损害。而且，输尿管子宫内膜异位症的确诊十分困难，从出现症状到确诊平均时间可达 54 个月。因此，输尿管子宫内膜异位症的早期诊断十分重要。输尿管子宫内膜异位症的诊断与临床医师的意识有很大关系。一项研究显示，常规对 750 例子宫内膜异位症患者进行泌尿系统 B 超检查，其中 23 例(3%) 有输尿管肾盂积水，其中 13 例(56%) 无症状。北京协和医院冷金花教授等研究显示，46% 的输尿管子宫内膜异位症患者没有症状或仅有痛经表现，使得诊断十分困难，48% 的患者在术前未能诊断输尿管子宫内膜异位症。邻近宫骶韧带水平是输尿管子宫内膜异位症最常见的发病位置，其次是在宫骶韧带头侧和主韧带水平，多与卵巢窝的腹膜相接续。因此，对于子宫内膜异位症尤其是合并直肠子宫陷凹结节、直肠阴道隔结节的 DIE 患者、双侧卵巢子宫内膜异位症患者，需要高度警惕输尿管子宫内膜异位症的可能。泌尿系统超声检查具有无创、可重复、价格便宜的特点，灵敏度较高，还可根据积水出现的部位和肾实质厚度，对泌尿系统梗阻程度进行分度。研究还发现，超声检查诊断泌尿系统积水的特异度达 100%。因此，超声检查可以作为诊断膀胱及输尿管部位子宫内膜异位症的首选工具。对于严重尿路梗阻或梗阻部位不清的患者，静脉肾盂造影(intravenous pyelography，IVP)、CT 或泌尿系统 CT 尿路成像(CT urography，CTU)、MRI 或磁共振尿路成像(magnetic resonance urography，MRU)等，可以提供更加清晰的影像学图像，使梗阻部位更加明确。

（二）手术诊断

腹腔镜结合组织病理学检查是诊断子宫内膜异位症的金标准。有研究发现，从患者出现疼痛症状到最后手术确定为子宫内膜异位症平均所花时间为 10.4 年。通过腹腔镜可以对病变部位及范围进行探查，并能获得病变组织以进行组织病理学诊断。虽然组织病理学结果是子宫内膜异位症确诊的基本证据，但是临床上有一定数量病例的确诊未能找到组织病理学证据。此外，术中可以同时对子宫内膜异位症进行分期和分型并进行治疗。

典型的腹膜子宫内膜异位症表现为在卵巢表面、直肠子宫陷凹以及宫骶韧带上有紫蓝色烧灼样病灶，病灶可为黑色、深棕色、蓝色褶皱病变，结节或内含陈旧性出血的小囊肿，周围伴程度不一的纤维化。但大多数子宫内膜异位症病灶不典型，表现为白色、透明、红色、火焰样或仅为一团增生的小血管。还有少数表现为卵巢周围的粘连组织、棕色斑片、腹膜缺损以及仅有阑尾表面病灶。红色病灶新生血管较丰富，属于早期病变，紫蓝色病灶提示病变进展期，是一种典型表现。白色病灶则血管减少，属于陈旧性病变。不同颜色和特点的病灶可能会出现在同一患者体内。严格的组织病理学检查能确定 50%~65% 手术诊断的子宫内膜异位症病灶。如果术前怀疑子宫内膜异位症，则术中应该在所有可疑区域取活检以证实为子宫内膜异位症，尽量避免漏诊及术后不合适的治疗，术中与子宫内膜异位症相似的病变包括输卵管炎、间皮增生、血色素沉积、血肿、炎性改变等。阴性的腹腔镜检查结果则一般可排除子宫内膜异位症。在无症状的不孕患者中，约 6%~13% 为术中外观正常的腹膜，病理提示为子宫内膜异位症。这是因为子宫内膜异位症病灶形态各异，颜色不一，所以增加了诊断的难度。

卵巢子宫内膜异位症囊肿外观为光滑、暗色囊肿，往往与周围组织有粘连，囊内含巧克力样液体。大的囊肿一般为多房，往往与周围的组织如腹膜、输卵管及肠管粘连。通过仔细探查卵巢一般能诊断子宫内膜异位症囊肿，但如果外观不典型，可通过术中穿刺或抽吸进行诊断。一部分子宫内膜异位症囊肿同时还合并腹膜型子宫内膜异位症。

DIE 是指病灶浸润深度达腹膜下 0.5cm，常见于宫骶韧带、阴道、肠管、膀胱及输尿管。约 2%~4% 的子宫内膜异位症病灶会累及阑尾，所以在腹腔镜诊断时应该检查阑尾。DIE 一般位于后腹膜，术中可能无法探查到，尤其是直肠阴道隔型子宫内膜异位症。腹腔镜对 DIE 的诊断有一定的局限性，尤其是判断病变的深部和范围时。腹腔镜下的器械触诊联合阴道检查和直肠检查，可以帮助确定病变的深度和广度，同时可以判断手术切除的彻底性。对可疑膀胱和直肠 DIE 时，可以进行膀胱镜检查和直肠镜检查，主要目的是排除肿瘤的可能。改良的可视结肠镜或直肠镜超声可用于肠道子宫内膜异位症的辅助诊断，不仅可以明确直肠黏膜的病变，还能提示浆膜层和肌层病灶的范围，指导手术治疗。对检查有宫旁浸润的患者，应该进行双肾超声检查排除肾盂输尿管积水，必要时进行 IVP 明确梗阻部位及肾血流图检查评估肾功能受损情况。

腹腔镜诊断子宫内膜异位症准确性取决于病灶的部位及类型、术者的经验、病变的广泛程度。多数研究显示，单纯肉眼诊断误差较大，而术中取活检是较好的诊断方式。有一项研究报道，对 110 例有症状的女性进行行术中取活检，共 544 份标本，最后仅 65% 得到组织学确诊。而如果腹腔镜检查阴性，则基本可排除子宫内膜异位症，仅有少数患者在镜下得到确诊。

术者的经验非常关键。比较理想的做法是在腹腔手术时进行录像，术后再回顾手术录像对子宫内膜异位症病灶类型、部位以及广泛程度及粘连情况进行评估。有一项研究提示，做过 27~127 例腹腔镜手术的术者，肉眼诊断与病理诊断的符合度能达 99%，而仅有 5 例以下腹腔镜手术经验者，符合度仅为 57%。另有研究报道，对于经验较丰富的术者，术中及术后病理诊断符合度为 76%，而经验较少的术者仅有 42%。北京协和医院冷金花教授等通过对腹腔镜下盆腔子宫内膜异位症病灶的分布特点以及各种不同子宫内膜异位症病变与病理组织学的符合情况进行研究，以进一步认识子宫内膜异位症病变特点并为治疗提供依据。对 62 例由腹腔镜诊断的子宫内膜异位症患者不同部位、不同颜色的子宫内膜异位症病灶进行切除，并对肉眼观察正常的腹膜随机活检，以病理组织学诊断为标准，计算腹腔镜诊断各种类型、不同部位以及不同颜色子宫内膜异位症病灶的 PPV、灵敏度、特异度

及 NPV。取得的标本包括 219 处各种子宫内膜异位症腹膜病灶标本、54 处正常腹膜活检以及 55 例 71 个卵巢内膜异位囊肿。研究发现腹腔镜诊断腹膜型子宫内膜异位症总 PPV 为 67.6%，灵敏度为 93.7%，NPV 为 81.4%，特异度为 38.3%，提示腹腔镜诊断某一特定子宫内膜异位症病灶，并不一定均能被病理证实；但对子宫内膜异位症患者而言，腹腔镜诊断与病理诊断的符合率可达到 100%，即一个患者存在多个病灶，且至少有一个病灶病理有阳性发现。提示手术中如果仅取一处病灶送病理检查，不一定有阳性病理发现，如果多处活检，获得阳性病理发现的机会增加，同时增加了切除病灶的彻底性。另一方面，腹腔镜下观察正常的腹膜，病理检查依然有 18.5% 的阳性率，腹腔镜手术有可能遗漏这些病灶。这一发现提示，手术不可能切除所有的子宫内膜异位症病灶，从形态学角度阐述了术后药物治疗的必要性。研究显示，不同病灶病理阳性率不同，表明子宫内膜异位症病变的多样性和异质性，提示手术治疗的困难性和多样性。

直肠阴道隔子宫内膜异位症由于暴露困难，很少能在腹腔镜下得到诊断。肠道子宫内膜异位症则往往是在腹腔镜治疗盆腔痛或不孕时偶然发现。使用腹腔镜诊断这些问题有一定的限制，肝曲或脾曲的肠道病灶使用腹腔镜也很难看到。因此，一旦怀疑肠道子宫内膜异位症，可行肠镜、经肠道超声检查并行活检，以除外器官本身的病变，特别是恶性肿瘤。术中取活检是诊断的金标准，但许多术者由于担心活检损伤肠壁，因此仍选择肉眼诊断子宫内膜异位症病灶。

多数膀胱子宫内膜异位症需在膀胱镜下取活检，少数病例需在腹腔镜下活检。有前述膀胱子宫内膜异位症的症状，并且患者有其他部位内异症症状（如痛经、盆腔痛、性交痛、不孕），影像学检查提示膀胱结节时，则应考虑可能为膀胱子宫内膜异位症，需进一步进行评估。膀胱子宫内膜异位症需与其他泌尿系统疾病相鉴别，如泌尿系统感染、间质性膀胱、膀胱结石或膀胱肿瘤。盆腔及泌尿系统 B 超是为了检查膀胱结节及肾积水，如同时合并卵巢子宫内膜异位症囊肿也能得到诊断。有膀胱结节的患者，需进行膀胱镜检查，排除膀胱肿瘤。膀胱

镜检同时应观察病灶离输尿管开口的距离,以明确手术范围。如果膀胱镜下未见到结节,则应进行MRI检查,如果影像学检查提示肾积水,则应行输尿管的影像学检查。

六、临床病理类型

子宫内膜异位症最常见的部位包括卵巢、膀胱子宫陷凹、直肠子宫陷凹、阔韧带后叶、子宫骶韧带、子宫表面、输卵管、结直肠、阑尾以及圆韧带。其他较少见的部位包括阴道、宫颈、直肠阴道隔、回肠、腹股沟管、腹壁、膀胱、输尿管、会阴、脐、肺、胸膜等。还有一些罕见的病例报道乳腺、胰腺、肝、胆囊、肾、尿道、脊椎、骨、周围神经、脾、纵隔等处及中枢神经系统子宫内膜异位症。同一个患者可能合并多处子宫内膜异位症病灶。

(一) 卵巢子宫内膜异位症

分为Ⅰ型和Ⅱ型,后者又分为ⅡA、ⅡB、ⅡC型。Ⅰ型卵巢内膜异位囊肿:囊肿多小于2cm,与卵巢紧密粘连,层次不清,不易剥离;ⅡA型:卵巢表面小的子宫内膜异位症种植病灶合并生理性囊肿如黄体囊肿或滤泡囊肿,手术易剥离;ⅡB型:卵巢囊肿壁有轻度浸润,层次较清楚,手术较易剥离;ⅡC型:囊肿有明显浸润或多房,体积较大,手术不易剥离。

(二) 腹膜型子宫内膜异位症

腹膜型子宫内膜异位症是指发生在盆腹腔腹膜的各种子宫内膜异位症病灶,主要包括红色病变(早期病变)、蓝色病变(典型病变)及白色病变(陈旧病变)。

(三) 深部浸润型子宫内膜异位症

DIE是指病灶浸润深度0.5cm以上,可以位于膀胱子宫陷凹、直肠陷凹和盆腔侧壁,但主要位于直肠陷凹如宫骶韧带、直肠子宫陷凹、直肠阴道隔、阴道穹窿、直肠或者结肠壁,也可侵犯至膀胱壁和输尿管。DIE位于宫骶韧带、阴道(包括直肠阴道隔、阴道穹窿)、直肠壁、膀胱者分别占65.5%、17.5%、9.5%和7.5%。其中直肠阴道隔包括两种情况,一种为假性直肠阴道隔子宫内膜异位症,即直肠子宫陷凹的粘连封闭,病灶位于粘连下方;另一种为真性直肠阴道隔子宫内膜异位症,即病灶位于腹膜外,在直肠阴道隔内,直肠子宫陷凹无明显解剖异常。

(四) 其他类型

主要包括腹壁及会阴切口瘢痕子宫内膜异位症以及其他肺、胸膜等少见的远处子宫内膜异位症。

七、分期和分型

到目前为止,子宫内膜异位症还没有一个能够令人满意和统一的分型,这正是我们未来工作需要攻克的难题。

(一) r-AFS 评分的意义和局限性

从1921年Sampson首次描述了子宫内膜异位症囊肿以来的100年中,子宫内膜异位症临床分型的研究和评估从来没有停止过。由于子宫内膜异位症病变广泛、形态多样,临床症状多样,诞生了众多的分型。子宫内膜异位症分型的演变也反映了对子宫内膜异位症临床问题不断认识。Acosta 于1973年提出将子宫内膜异位症分成浅表型腹膜病变和卵巢内膜异位囊肿。美国生育协会(American Fertility Society)在此基础上于1979年提出了子宫内膜异位症的临床分期,并于1985年、1996年两次修订了r-AFS评分表(revised American Fertility Society, r-AFS)。这是目前全世界临床上最普遍使用的子宫内膜异位症临床分期(表14-1)。这个评分系统仍然是以浅表病灶和卵巢子宫内膜异位症囊肿为主要的分型对象,强调了盆腔粘连的影响力。它对浅表性病灶的分值权重比较低,对卵巢子宫内膜异位症囊肿分值权重相对高,根据卵巢子宫内膜异位症囊肿的大小设定不同的分值,盆腔直肠陷凹的粘连程度分值权重最高。根据这个分型系统,绝大多数Ⅰ型和Ⅱ型的患者是浅表性病灶,Ⅲ型和Ⅳ型患者则是单侧或双侧大的卵巢子宫内膜异位症囊肿。r-AFS分型仍然有它的局限性。首先它是一个术者的主观评分,而且可重复性差。有研究报道同一术者中r-AFS再评分的相关性仅为0.38,而不同术者间为0.52,最大的差异发生在对卵巢囊肿和直肠陷凹封闭程度的评分中。更为重要的是,r-AFS分期对于患者妊娠结局、疼痛症状、复发的预测没有很好的相关性,与疼痛最为密切的DIE在r-AFS系统中没有得以重视。

表 14-1　r-AFS 评分表

	异位病灶		<1cm	1~3cm	>3cm
腹膜	浅		1分	2分	3分
	深		2分	4分	6分
卵巢	右	表浅	1分	2分	4分
		深层	4分	16分	20分
	左	表浅	1分	2分	4分
		深层	4分	16分	20分
直肠子宫陷凹封闭		部分		完全	
		4分		40分	
粘连			<1/3包裹	1/3~2/3包裹	>2/3包裹
卵巢	右	轻	1分	2分	4分
		重	4分	8分	16分
	左	轻	1分	2分	4分
		重	4分	8分	16分
输卵管	右	轻	1分	2分	4分
		重	4分	8分	16分
	左	轻	1分	2分	4分
		重	4分	8分	16分

注:如果输卵管伞端完全粘连,计 16 分;如果这名患者只残留一侧附件,其卵巢输卵管评分应乘 2。

DIE 常常累及重要脏器如肠道、输尿管以及膀胱等。DIE 与疼痛症状密切相关,影响患者的生存质量。大部分 DIE 病灶位于后盆腔,北京协和医院的资料显示,98.4% 的 DIE 病灶位于后盆腔,常常累及重要脏器如直结肠或者输尿管,与疼痛症状关系密切,但是在 r-AFS 评分系统中却没有相应的体现和重视。因此,随着对 DIE 的认识不断扩展和深入,现行的 r-AFS 分期的片面性越来越明显,从而出现一系列的新的分型系统来补充 r-AFS 分期。

(二)盆腔深部浸润型子宫内膜异位症的分型

1992 年,Koninckx 基于发生学的理论提出的分型将浸润型病灶与腹膜外的腺肌瘤区分开,将直肠子宫陷凹 DIE 分为 3 型:①Ⅰ型:圆锥形浸润病灶;②Ⅱ型:深部病灶,表面有广泛粘连,可能为肠道受牵引而形成;③Ⅲ型:大部位病灶位于腹膜下方,侵犯直肠阴道隔,为外在性腺肌瘤。2001 年,Martin 等将 DIE 分为宫颈后、阴道直肠陷凹以及直肠阴道隔 3 种。宫颈后子宫内膜异位症包括阴道直肠陷凹前部分、阴道后穹窿、宫颈后方的后腹膜区;阴道直肠陷凹子宫内膜异位症包括阴道壁、直肠壁、直肠子宫陷凹;而直肠阴道隔子宫内膜异位症指腹膜内无明显病灶、病灶位于腹膜外的孤立病灶。2003 年,法国的 Chapron 根据盆腔 DIE 的解剖分布特征,提出 DIE 的手术分型,将盆腔部位的 DIE 分为前部(A)和后部(P):A 包括膀胱反折和膀胱病变,P 又分为 P1(宫骶韧带病灶)、P2(阴道病灶)和 P3(肠道病灶)。P3 又分为无阴道浸润(V)、有阴道浸润(V⁺)以及多发肠道病灶。

2005 年提出的 Enzian 分期是所有子宫内膜异位症分型中最为复杂的分型,旨在对 DIE、腹膜后病灶以及盆腔其他器官子宫内膜异位症进行分型从而作为 r-AFS 分期的补充,并于 2011 年和 2019 年进行修订。最新分型中,ENZIAN 分期根据 3 个轴向或水平,把后盆腔归纳为 A、B、C 三个腔。A 是代表直肠阴道隔和阴道的纵轴的病灶,B 代表子宫骶韧带、主韧带和侧盆壁的病灶,C 代表直肠病灶。此外,F 表示远处病灶,FA 表示子宫腺肌病,FB 为膀胱 DIE,FU 为输尿管 DIE,FI 为小肠 DIE 等。其他如 P 表示腹膜型子宫内膜异位症,O 表示卵巢子宫内膜异位症,T 表示评估输卵管-卵巢情况,即卵巢和输卵管的活动粘连情况以及输卵管通畅性。字母后数字与病灶大小或严重程度相关,该分型系统可独立在影像检查(TVS、MRI)和术中评估使用。首字母可以选择性地用在 #Enzian 后面的括号中,以说明使用 #Enzian 评估疾病的方式:#Enzian(u)指超声评估(ultrasound),#Enzian(m)指 MRI 评估,#Enzian(s)指手术评估(surgery)。举例说明,#Enzian(s)P2,O1/0,T3-/0+,B2/0,Cx,F(横隔)是指术中 Enzian 分期:腹膜型病灶 2cm;左卵巢囊小于 3cm/ 右卵巢无异常;左附件与盆壁、子宫及宫骶韧带或肠管粘连,输卵管不通畅 / 右附件无粘连,输卵管通畅;左宫骶韧带 / 主韧带病灶 1~3cm/ 右侧正常;x 表示无法评估,此为直肠病灶无法评估;远处子宫内膜异位症病灶累及横隔。2022 年发表的一项前瞻性多中心诊断研究将 Enzian 分期用于描述术前经阴道联合经腹部超声和术中所见,子宫内膜异位病变 / 粘连的存在与否的符合率在 86%~99%,认为 Enzian 分期为描述子宫内膜异位症病灶提供了统一的分类系统。但是由于该分型过于繁琐、细微,同样也没有很好地反映患者的不孕,从而没有得到妇科医师们的广泛接受和使用。

北京协和医院在 177 例后盆腔 DIE(pelvic DIE,PDIE)研究中,将临床症状和腹腔镜手术治疗纳入分型的依据,对其临床分型做了初步探讨:根据病灶是否累及阴道穹窿和直肠将 PDIE 分为 3 型:①单纯型:即未累及穹窿或者直肠的 DIE,包括骶韧带、直肠子宫陷凹的病灶;②穹窿型:浸润阴道穹窿的 DIE;③直肠型:后盆腔病灶累及直肠伴或不伴穹窿浸润。结果发现 3 种类型的 DIE 临床症状之间有一定的特征性,穹窿型患者性交痛、肛门坠胀的发生率高,而直肠型患者排便痛的发生率增加,病程最长。在手术治疗中,直肠型手术时间最长、完全切净率最低,而穹窿型术中出血量较多,这 2 种类型手术的难度均明显大于单纯型的患者。这样的分型定义清晰,手术中容易界定,临床操作性较好。但协和分型中对肠道 DIE 的分型还

需进一步的细化,长期效果还需要进一步随诊观察,合理性尚需进一步验证。

（三）子宫内膜异位症不孕指数

Adamson 和 Pasta 通过收集 579 例子宫内膜异位症患者的腹腔镜术中的病灶情况进行统计学分析,找出与妊娠相关的因素。该评分综合了 EMT 严重程度、病史因素和输卵管功能,可有效评估 EMT 患者的生育力。病史因素和手术因素的评分相加最后得出子宫内膜异位症不孕指数(endometriosis fertility index,EFI)评分。根据子宫内膜异位症的 EFI 评分可评估子宫内膜异位症对不育的影响。有学者报道子宫内膜异位症 EFI 评分不同,其 3 年的累积妊娠率也不同。若不孕指数在 9~10 分,3 年累积妊娠率可达 70% 以上;而不孕指数为 0~3 分者,3 年累积妊娠率几乎为零。

（四）AAGL 2021 子宫内膜异位症分类系统

2007 年,美国妇科腔镜学会(American Association of Gynecological Laparoscopists,AAGL)开始提出了这套子宫内膜异位症表格分型系统。严格地讲,这不是一个分型系统,而是一个基于 Excel 表格的计算机统计系统,旨在通过详尽记录患者术中的病灶形态学特征,最终为提出新的分型提供大量、详尽和可靠的数据。基于这些数据,AAGL 邀请了全球 30 位著名的子宫内膜异位症专家对那些可能对疼痛和不孕相关的重要因素进行加权,然后在各个中心开展回顾性研究再评价和验证这些相关因素。2021 年,该系统在 AAGL 的官方期刊 *Journal of Minimally Invasive Gynecology* 上发表。AAGL 2021 子宫内膜异位症分类系统是一种基于解剖学的手术复杂性评分。术中根据解剖部位对病灶进行评分,最后根据总分对疾病进行分期。≤8 分为 Ⅰ 期,9~15 分为 Ⅱ 期,16~21 分为 Ⅲ 期,>21 分为 Ⅳ 期。相较于 r-AFS 评分系统,AAGL 评分系统对不同复杂程度的子宫内膜异位症手术可重复性高(κ=0.621,r-AFS 评分系统的 κ=0.317),在与痛经、性交困难、排便困难、总疼痛评分和不孕症相关性方面与 ASRM 分期系统相当。该评分系统仍然存在一些不足,如未包括盆腔以外及上腹部的病灶,也不涉及子宫腺肌病等。作为一个新的评分系统,未来仍需要在多个国家和地区进行进一步

验证。

截至 2021 年，在 Pubmed 上可以检索到 22 个基于特定目的和不同目的而开发的子宫内膜异位症分类系统，只有少数系统已针对其开发目的进行了评估。关于如何对子宫内膜异位症进行描述或如何对其进行分类，目前尚无国际协议。理想的临床分期方法应该基于疾病的自然史、病变浸润的深度、症状的严重性以及受累器官的最终结局，可以反映病变的严重性、进展情况、预后，指导临床治疗，预测患者的预后。子宫内膜异位症的分期虽然历经了 100 多年的演变，至今仍然没有一个全面的满意的分期。新的分期可能会基于组织病理学、影像学以及分子学，相信不远的将来子宫内膜异位症分期的研究会有进一步的发展。

八、治疗

随着对子宫内膜异位症认识的深入，临床诊治和管理的理念近年来有了较大的更新。2005 年颁布的《子宫内膜异位症诊治规范》中明确提出治疗的目的：减灭和消除病灶，减轻和消除疼痛，改善和促进生育，减少和避免复发。2018 年发布的《子宫内膜异位症长期管理中国专家共识》，指出子宫内膜异位症应被视为"慢性病"，需要长期管理计划，使用药物控制病情，避免重复手术操作并警惕恶变。坚持以临床问题为导向，以患者为中心，分年龄阶段处理，综合治疗的原则。2021 年发布的第 3 版《子宫内膜异位症诊治指南》提出了早诊早治，强调基于临床诊断的药物治疗以及预防和患者教育。子宫内膜异位症的治疗方法主要包括药物治疗和手术治疗，以下将对这 2 个方面进行叙述。

（一）药物治疗

子宫内膜异位症的治疗药物主要分为非甾体抗炎药（nonsteroidal anti-inflammatory agent，NSAID）、孕激素类、复方口服避孕药（combined oral contraceptive，COC）、促性腺激素释放激素激动剂（gonadotropin releasing hormone agonist，GnRH-a）及中药 5 大类。因子宫内膜异位症无法治愈，往往需要长期用药，因而应兼顾疗效和安全性。药物治疗以长期坚持为目标，选择疗效好、耐受性好的药物。

1. 非甾体抗炎药 NSAID 可以减轻患者的疼痛但不能抑制异位内膜的生长，一方面可以直接抑制前列腺素的合成并作用于伤害性感受器，阻止致痛物质的形成和释放，另一方面还能减少对传入神经末梢的刺激。其主要副作用为胃肠道反应，偶有肝肾功能异常。长期应用要警惕胃溃疡的可能。既往有过敏史者禁用，联合用药应考虑药物间相互作用。

2. 孕激素类 孕激素可能通过诱导子宫内膜蜕膜化，进而引起内膜萎缩来发挥抗子宫内膜异位症的作用。同时可负反馈抑制下丘脑 - 垂体 - 卵巢轴（HPO）。常用的孕激素包括地诺孕素、醋酸甲羟孕酮（medroxyprogesterone acetate，MPA）、注射用长效甲羟孕酮、左炔诺孕酮宫内缓释系统（levonorgestrel intrauterine system，LNG-IUS）、地屈孕酮、孕三烯酮等。研究表明 MPA 从 30mg/d 的剂量起可有效地缓解疼痛症状，可以根据临床反应和出血情况增加剂量。但是，有随机、安慰剂对照研究报道在停止 MPA 50mg/d 治疗 3 个月时，腹腔镜检查发现 MPA 组和安慰剂组的患者子宫内膜异位症的分期和评分都有显著降低，该研究对 MPA 药物治疗的必要性提出质疑。也可以使用长效的 MPA 150mg 肌内注射，每 3 个月 1 次，也可以有效地治疗子宫内膜异位症相关的疼痛。已有研究显示这种长效制剂在缓解疼痛中可以取得与 COC 和达那唑相同的疗效。但有学者不建议在不孕女性中使用，这可能造成严重的闭经和不排卵，在停止治疗后恢复排卵需要的时间长短不等。孕激素治疗的副作用主要是恶心、体重增加、体液潴留以及由于低雌激素水平引起的突破性出血。虽然突破性出血很常见，可以通过短期的雌激素治疗加以纠正。此外，GnRH-a 短期预处理可使子宫内膜强效萎缩，也可以减少孕激素治疗初期的不规则出血。少数女性患者可能出现情绪低落或者其他的情绪紊乱。

新型孕激素地诺孕素（2mg/d）有中枢和外周的双重作用机制，具有缓解疼痛和缩小病灶的效果。长期应用 1 年以上的有效性和安全性证据充足，对肝肾功能及代谢影响小，耐受性好，因而在最新版的子宫内膜异位症指南将其列为子宫内膜异位长期管理的首选药物之一。2022年发表的一项网络荟萃分析显示卵巢内膜异位囊肿剔除或子宫内膜异位症病变切除术后使用GnRH-a联合地诺孕素可以有效预防复发。

对于有生育需求的患者，可以使用地屈孕酮治疗[10~20mg，每月21天（月经周期的第5~25天）]。地屈孕酮最大的优势为不抑制排卵，有术后使用提高患者妊娠率的报道，用药期间需要监测卵巢囊肿体积变化。

LNG-IUS可以直接作用于在位内膜，诱导内膜的萎缩，减少经血逆流。根据"在位内膜决定论"和Sampson"经血逆流学说"通过干预在位内膜从而达到缓解子宫内膜异位症的相关疼痛、防治子宫内膜异位症的"源头治疗"目的。研究显示LNG-IUS可以减少内膜细胞增生、降低内膜细胞雌激素受体的表达。一项对照研究结果显示LNG-IUS可以显著地减少子宫内膜的厚度，增加子宫动脉搏动指数，其作用与GnRH-a相似，但不能缩小子宫的体积。目前已有的前瞻性临床研究结果也支持LNG-IUS可以有效地缓解子宫内膜异位症治疗疼痛、减少经量过多。一项比较子宫内膜异位症患者保守性手术后放置LNG-IUS与期待疗法的随机对照研究中，患者放置LNG-IUS 12个月后各项疼痛评分均有显著下降。北京协和医院的研究也显示LNG-IUS可以有效地缓解直肠阴道隔深部浸润型子宫内膜异位症患者重度痛经症状。2020年发表的一项网络荟萃分析显示队列研究表明LNG-IUS相比于期待可以降低卵巢子宫内膜异位症的复发。由于LNG-IUS是缓释系统，药效持续3~5年，并且没有GnRH-a治疗的低雌激素和骨质丢失的副作用，对患者卵巢功能影响小，因此有学者认为对于没有生育要求、疼痛症状明显的患者，LNG-IUS具有更良好的卫生经济学价值。LNG-IUS的副作用主要包括点滴出血、闭经、卵巢囊肿、痤疮、多毛、乳房胀痛等。月经模式的改变是影响患者依从性和治疗满意度的最主要因素，因此放环前进行充分的咨询非常重要。有证据表明，GnRH-a预处理可以降低LNG-IUS的脱落率，延长续用。

3. 复方口服避孕药 COC主要通过抑制排卵和负反馈抑制HPO轴，形成体内低雌激素环境对子宫内膜异位症发挥治疗作用，COC用法分为连续用和周期用。口服避孕药的副作用包括体重增加、头痛、乳房增大和/或胀痛、恶心以及抑郁。此外，血栓的风险在使用口服避孕药的患者中明显增加，有血栓高危因素的患者不建议应用。

4. 促性腺激素释放激素激动剂 GnRH-a与垂体GnRH受体结合，刺激LH和FSH的合成和释放，但其生物半衰期（3~8小时）比内源性GnRH（3.5分钟）长得多，GnRH受体持续暴露于GnRH-a的活性中，使得垂体受体耗竭和GnRH活性下调，造成低FSH和LH水平，进而卵巢类固醇激素的产生被抑制，最终导致药物诱导的可逆的假绝经状态。已证实在异位内膜表达GnRH受体，因此GnRH-a可能对异位内膜具有直接作用。在体外试验中，已证实GnRH-a抑制异位的内膜细胞。在子宫内膜异位症的大鼠模型中，GnRH-a治疗可以降低血浆纤维蛋白溶酶原激动剂和基质金属蛋白酶活性，增加其抑制剂的活性，提示GnRH-a可能参与减少粘连形成的调节机制。

根据制剂不同，GnRH-a可经皮下或者肌内注射，每28天1次，共用3~6个月或更长时间。此外，国产口服GnRH拮抗剂已经进入临床实验阶段，既往国外临床实验表明相较于GnRH激动剂，口服GnRH拮抗剂副作用较少，且为口服配方、无点火效应以及对疼痛治疗有效，相信在不久的将来，患者在GnRH制剂上有更多的选择。

GnRH-a对血清脂质和脂蛋白无明显影响，它们的副作用主要由低雌激素状态造成，包括潮热、阴道干燥、性欲降低和骨质疏松，治疗6个月后骨小梁密度减低6%~8%。骨质丢失的可逆性尚不确定，因此治疗超过6个月时尤其要注意。血清雌二醇水平在20pg/ml时会发生骨质丢失，因此治疗期间监测血清雌二醇水平，使其维持在146~183pmol/L（即40~50pg/ml）之间，即维持在"雌激素窗口剂量"，既可以达到抑制子宫内膜异位症的治疗目的，又可以避免严重的骨质丢失。这就是反向添加治疗的由来。反向添加治疗的目的是有效的治疗子宫内膜异位症和异位症相关疼痛的同时,预防 GnRH-a 诱导的低雌激素状态相关的血管症状和骨质丢失的发生。反向添加方案如下:①雌孕激素连续联合用药:雌激素包括戊酸雌二醇(0.5~1.0mg/d)、雌二醇贴片(25~50μg/d)、雌二醇凝胶(1.25g/d);孕激素包括地屈孕酮(5mg/d)或醋酸甲羟孕酮(2~4mg/d)。也可采用复方制剂雌二醇屈螺酮(1 片/d)。②替勃龙(1.25~2.5mg/d)。研究已经表明反向添加疗法不影响 GnRH-a 的治疗效果,但何时添加尚无定论。但仍有作者认为 GnRH-a 不宜用于尚未达到最大骨密度的发育期女性。

此外,如果是短期使用 GnRH-a,还可以使用黑升麻异丙醇提取物、升麻乙醇提取物等植物类药物以缓解症状。

5. 中医中药 中医中药是祖国宝贵的文化遗产,临床研究中也证实中医中药在缓解痛经和改善异常子宫出血方面有一定疗效。

此外还有芳香化酶抑制剂。芳香化酶(aromatase,AR)是微粒体细胞色素 P450 的一种复合酶,它由血红蛋白 P450arom 和还原型辅酶 NADPH 组成,在卵巢有广泛表达,是催化生物体内雄激素向雌激素转化的关键酶和限速酶。芳香化酶抑制剂(aromatase inhibitor,AI)能特异性导致芳香化酶失活,抑制雌激素生成。理论上 AI 能够阻止卵巢外雌激素的产生,而卵巢外雌激素是绝经后妇女的主要雌激素来源,2022 年欧洲人类生殖和胚胎学学会(European Society of Human Reproduction and Embryology,ESHER)子宫内膜异位症指南指出对于患有子宫内膜异位症相关疼痛的绝经后妇女,当手术不可行时,临床医生可考虑将 AI 作为一种治疗选择(弱推荐),然而还需要更多的效果及安全性的证据。除了上述药物,很多研究团队一直在努力开发新一代药物。从子宫内膜异位症发病机制的角度,通过研究遗传、内分泌、免疫、炎症、血管生成等因素在子宫内膜异位症发病中的作用,探索新的治疗靶点,例如抗血管生成、抗氧化和抗炎症反应药物等。

(二)手术治疗

1. 治疗原则 子宫内膜异位症多发生于育龄期女性。既往的治疗采取子宫双附件切除的根治

性手术较多,近年来随着对发病机制的不断认识,尤其是郎景和院士提出"在位内膜决定论"和"源头治疗学说"之后,子宫内膜异位症治疗的模式不断的演变和进步,越来越重视患者人性的关怀和保留生育功能。2021 年《子宫内膜异位症诊治指南(第 3 版)》提出手术的主要目的是:切除病灶、恢复解剖和促进生育。手术种类主要包括病灶切除术、子宫切除术以及子宫和双附件切除术。

2. 腹膜型子宫内膜异位症的手术治疗 浅表腹膜型子宫内膜异位症的发生最可能的机制是经过输卵管逆流至盆腔的经血中内膜在腹膜上种植而形成的。支持点包括腹膜病灶的非对称性分布即子宫后半部分和左侧多见;常伴有盆腔粘连;阻塞性生殖道畸形的患者易发生子宫内膜异位症等。浅表腹膜型子宫内膜异位症主要的临床表现为痛经,也可有慢性盆腔疼痛或者性交痛。盆腔检查体征较好,可有双侧宫骶韧带增粗结节以及触痛,单纯的浅表腹膜型子宫内膜异位症超声检查常无阳性发现。很多情况下,这种类型的子宫内膜异位症在不明原因不孕检查中发现。手术治疗比较简单,可以采取冷刀切除、电凝、激光或者超声刀烧灼等方法处理。对浅表的腹膜型子宫内膜异位症而言,是手术治疗、药物治疗抑或期待治疗还有不同的看法,但大部分学者认为手术可有效缓解疼痛症状。有循证医学证据表明腹膜子宫内膜异位症激光治疗后一年的疼痛复发率仅为 10%,而期待治疗疼痛复发率为 89%。对没有盆腔包块或者不孕的患者,有人主张药物治疗以缓解症状,药物效果不好再考虑手术。2022 年 ESHER 子宫内膜异位症指南中建议未来进行充分有力的前瞻性、随机和理想的盲法研究,以明确腹膜型子宫内膜异位症的手术治疗是否能改善短期和长期临床结果,如疼痛症状的减轻和生活质量的改善。

3. 卵巢型子宫内膜异位症的手术治疗 卵巢是子宫内膜异位症最常见的部位,约占 17%~44%。卵巢巧克力囊肿的发生机制比较复杂。目前主要有 3 种理论:第一种是 Hughesdon 及 Brosens 等提出的种植理论,认为卵巢巧克力囊肿是倒流经血中的内膜碎片在卵巢上种植生长并向卵巢皮质内浸润生长的结果;第二种理论是 Sampson 提出的卵

巢巧克力囊肿继发于卵巢功能性肿瘤如滤泡囊肿或者黄体囊肿；第三种是由 Nisolle 及 Donnez 等提出的化生理论，认为卵巢表面间皮内陷而化生成子宫内膜异位症的腺体及间质而形成囊肿疾病。

卵巢巧克力囊肿手术的适应证主要包括：①卵巢子宫内膜异位囊肿直径 ≥4cm；②合并不孕；③疼痛药物治疗无效。腹腔镜由于手术微创，术后粘连减少而成为治疗卵巢巧克力囊肿首选的手段。卵巢巧克力囊肿的手术方式主要有 2 类：一类为囊肿剥除术，另一类为囊肿穿刺或开窗 + 囊内壁烧灼术。巧克力囊肿穿刺 + 囊内壁烧灼术操作较简单，但常不易完全破坏囊肿壁，有研究表明子宫内膜腺体侵及囊壁的深度可达 1~3mm，而激光烧灼的深度仅为 0.3mm，故不能达到有效破坏病灶的目的，术后复发率高。如果使用电凝方法破坏囊内壁，烧灼的深度亦难以控制，烧灼不足造成病灶残留，烧灼过度则造成卵巢组织的热损伤。巧克力囊肿穿刺 + 囊内壁烧灼术另一个缺点是手术标本少或无标本，故可能遗漏早期卵巢恶性肿瘤的诊断。囊肿剥除术可以完全剥除巧克力囊肿壁减少了复发的机会，而且，由于有病理的最后诊断，故不会遗漏恶性肿瘤的诊断。回顾性研究及随机对照试验研究结果均提示：与腹腔镜下巧克力囊肿壁烧灼术比较，巧克力囊肿剥除术术后疼痛和囊肿复发的机会减少，再手术率降低。一项荟萃分析显示，巧克力囊肿穿刺 + 囊壁烧灼术后复发率比巧克力囊肿剥除术高 3 倍，分别为 18.4% 和 6.4%（OR=3.09,95%CI: 1.78~5.36），而术后妊娠率也较低。卵巢巧克力囊肿剥除术的最大缺点是有可能造成卵巢组织的丢失。基于剥离的卵巢巧克力囊肿标本进行组织学检查显示，卵巢巧克力囊肿剥除术不可避免会造成部分卵巢组织的丢失，但有功能的卵巢组织丢失仅仅出现在卵巢门部位。提示手术技术很重要，清楚的解剖界面的剥离以及邻近卵巢门手术时趋向保守，可减少卵巢组织的丢失。此外应避免长时间大面积电凝卵巢造成卵巢功能不可逆损伤。

因此，卵巢巧克力囊肿手术首选剥除术。考虑到子宫内膜异位症本身及手术可能对卵巢储备功能的影响，对年轻有生育要求及不孕患者，手术

前应全面评估考虑手术对卵巢储备功能的影响，尤其是年龄超过 35 岁、双侧卵巢巧克力囊肿患者。如已合并卵巢功能减退者，建议妇科医师与生殖医师会诊后积极治疗。对于复发性囊肿，临床评估卵巢子宫内膜异位囊肿无恶变的前提下，不建议反复手术。证据表明，术后 6~12 个月是妊娠的最佳时期。对 r-AFS 分期 Ⅲ~Ⅳ 期子宫内膜异位症患者手术是否能提高妊娠率仍缺乏证据。

卵巢巧克力囊肿手术后对辅助生育的影响目前结论不一。有研究表明卵巢巧克力囊肿术后卵巢体积缩小，促排卵后卵子回收率低。但一项包括了 870 个周期体外受精（in-vitro fertilization,IVF）回顾性研究表明，卵巢巧克力囊肿术后 IVF 的妊娠率与输卵管因素相当。特别重要的是手术侧卵巢对促排卵的反应与非手术侧卵巢相似。卵巢巧克力囊肿术后对辅助生育的影响值得进一步研究。

4. 子宫内膜异位症手术对疼痛和不孕的作用 对于合并不孕或附件包块直径 ≥4cm 以及药物治疗无效的疼痛患者考虑手术治疗。研究提示痛经、慢性盆腔痛（chronic pelvic pain,CPP）、性交痛以及排便疼痛与盆腔子宫内膜异位症的部位和浸润深度有关，位于盆腔后部的深部浸润病灶与疼痛关系密切。切除盆腔病灶特别是盆腔后半部的结节，可以解除对神经的压迫，减少病变负荷以及相关炎症因子的产生，从而明显缓解痛经，这一点已经在临床实践中得到证实。2022 年发表的一项回顾性队列研究表明，手术治疗可有效及持久地改善慢性盆腔疼痛、排便困难和深部性交困难。对于深部浸润型子宫内膜异位症的手术治疗详见本章第三节。

不孕是子宫内膜异位症基本表现之一，子宫内膜异位症不孕的原因不是单一性的，而是多种因素同时存在的。手术可以分离盆腔的粘连、切除病灶、恢复盆腔解剖，而且术中反复冲洗盆腔，可以有效去除盆腔液中有害的细胞因子，促进子宫内膜异位症患者妊娠。如有研究比较早期子宫内膜异位症腹腔镜治疗组及腹腔镜诊断组术后妊娠率，结果发现妊娠超过 20 周者腹腔镜治疗组为 30.7%，而腹腔镜诊断组仅为 17.7%，提示手术对不孕有利。因此，子宫内膜异位症合并不孕应积极治疗，手术

是子宫内膜异位症不孕的重要治疗方法之一，可以改善轻中度患者的生育力。对于子宫内膜异位症合并不孕的手术治疗详见本章第二节。

九、子宫内膜异位症与恶性肿瘤

据估计，子宫内膜异位症的发病率在育龄妇女中为 10%~15%，在绝经后女性中为 2%~5%，在不孕女性中为 25%~30%，在慢性盆腔痛的女性中为 40%~70%。尽管子宫内膜异位症是一种良性疾病，它却表现出许多恶性肿瘤的特点，包括新血管生成、局部和远处转移、附着、侵袭甚至破坏其他组织等。因此，在 WHO 的卵巢组织病理学分类中子宫内膜异位症被定义为一种肿瘤样疾病。

因为子宫内膜异位症在一般人群中的高发病率以及恶性肿瘤的高死亡率和预防筛查的重要意义；同时也因为子宫内膜异位症与恶性肿瘤在发病机制上的相似性，包括免疫失衡、逃避凋亡、干细胞活性等，子宫内膜异位症与恶性肿瘤间的关系一直以来都是研究的热点。其中，因为卵巢癌与子宫内膜异位症在发病部位的重合，乳腺癌与子宫内膜异位症在发病机制上共有同雌、孕激素的密切联系而尤其受到关注。目前基本明确，子宫内膜异位症人群中卵巢上皮癌的发病率高于普通人群，而子宫内膜异位症与乳腺癌及宫颈癌和子宫内膜癌等妇科肿瘤间的关系目前还存在着争议。下文将分别详细予以介绍。

（一）子宫内膜异位症与卵巢癌

1. 流行病学联系

（1）子宫内膜异位症患者发生卵巢癌的风险高于一般人群：关于子宫内膜异位症患者中卵巢癌发病率最大的流行病学研究以瑞典住院患者登记系统为数据基础，纳入人群为自 1969—1983 年入院的 20 686 名子宫内膜异位症患者，平均随访时间为 11.4 年。研究者将该人群与瑞典国家癌症登记系统进行连接对比，发现卵巢癌的发病率显著增高（$SIR=1.92, 95\%CI: 1.3~2.8$）。卵巢癌的发病风险随时间而增加，特别在长期子宫内膜异位症的患者（随访超过 10 年）中，卵巢癌的发病风险明显增加（$SIR=4.2, 95\%CI: 2.0~7.7$）。Melin 等的研究将 63 630 妇女纳入队列，发现子宫内膜异位症患者卵巢癌的发病风险增加（$SIR=1.37, 95\%CI: 1.14~1.62$）。同时发现，子宫内膜异位症患者的产次对于卵巢癌的发病风险没有明显影响。Stewart 等将 21 646 名因不孕进行评估和治疗的女性纳入队列，评估体外受精（IVF）治疗、子宫内膜异位症以及产次对卵巢癌风险的影响。结果发现，经 IVF 治疗并生育的女性，卵巢癌的发病风险无明显增加，经 IVF 治疗仍未生育的女性，但意义不明确（$HR=1.76, 95\%CI: 0.74~4.16$），而诊断为子宫内膜异位症且未生育者患卵巢癌的发病风险增加 3 倍左右（$HR=3.11, 95\%CI: 1.13~8.57$）。

（2）卵巢癌患者中患有子宫内膜异位症的比例也高于一般人群：在一项针对 20~69 岁，近期新诊断为卵巢上皮癌的患者的病例对照研究中，经过对年龄、产次、种族等因素的调整后，发现患有卵巢癌的女性报告子宫内膜异位症病史的比例明显高于一般人群（$OR=1.7, 95\%CI: 1.2~2.4$）。Brinton 等将 104 571 名女性纳入队列，以评估因子宫内膜异位症或子宫肌瘤接受治疗与后续发生卵巢癌的关系，结果发现，在后续发生卵巢癌的患者中，患子宫内膜异位症的比例明显高于未发生卵巢癌组（$RR=1.69, 95\%CI: 1.27~2.25$）。

（3）与子宫内膜异位症关系密切的卵巢上皮性癌（endometriosis associated ovarian epithelial carcinoma, EAOC）：尽管上面介绍的流行病学研究证实了卵巢上皮性癌与子宫内膜异位症间的联系，但随着近年来研究的深入，尤其是卵巢上皮性癌发病机制二元模型的提出，使笔者认识到并不是所有组织类型的卵巢癌都与子宫内膜异位症相关，而与子宫内膜异位症关系密切的卵巢上皮性癌（epithelial carcinoma, EO）只是其中的一个亚型，其中以卵巢子宫内膜样癌（ovarian endometrioid carcinoma, OEC）和透明细胞癌（clear cell carcinoma, CCC）为主，合称为 EAOC。

在上面提到的 Brinton 等的研究中，临床诊断为子宫内膜异位症的患者 OEC 及 CCC 的风险为正常人群的 3 倍，RR 分别为 3.37（$95\%CI: 1.92~5.91$）和 3.33（$95\%CI: 1.23~7.44$）。而在 Pearce 等进行的系统评价中，共纳入 13 项病例对照研究，7 911 名卵巢上皮性癌患者及 13 226 名对照组,发现自述子宫内膜异位症病史伴随明显升高的 CCC、OEC 以及低分级浆液性卵巢癌的风险,*OR* 分别为 3.05(95%*CI*: 2.43~3.84)、2.04(95%*CI*: 1.67~2.48)和 2.11(95%*CI*: 1.39~3.20)。而子宫内膜异位症对黏液性、高分级浆液性卵巢癌及交界性肿瘤的风险没有明显改变。

如上所述,子宫内膜异位症主要增加 EAOC 的发病风险。同样地,在组织病理学方面,子宫内膜异位症也主要与 EAOC 密切相关,有研究者将不典型子宫内膜异位症看作是 EAOC 的前体病变。LaGrenada 等首次报道了伴有不典型子宫内膜异位症的 5 例卵巢癌病例(3 例 CCC,2 例 OEC)。其中 4 例组织切片中有明显的从典型子宫内膜异位症到不典型子宫内膜异位症再到卵巢癌的渐变过程。Prefumo 等对 339 例卵巢子宫内膜异位症患者的研究发现,伴 EAC 患者中发现不典型子宫内膜异位症的比例明显高于单纯卵巢子宫内膜异位症(100% *vs.* 2%)。另外,Ogawa 等也报道,在 EAOC 中发现不典型子宫内膜异位症的比例达到了 78%。

2. 分子生物学联系及恶变机制

(1)子宫内膜异位症组织的分子遗传学改变

1)杂合性丢失:一般提示肿瘤抑癌基因的失活,故对于肿瘤发生及其前体形成具有重要意义。Varma 等发现,与 OEC 相关的子宫内膜异位症,75% 表现出杂合性丢失(loss of heterozygosity, LOH),与 OEC 无关的子宫内膜异位症中仅 28% 表现为 LOH,最常受影响的染色体为 9p、11q 和 22q。Xu 等通过荧光微卫星标志物发现,有 13 种 LOH 同时出现在 EAOC、交界组织和子宫内膜异位症组织中,其中 1p、10q 和 13q 最常出现。Yamamoto 等则发现 3p、5q 和 11q 在 EAOC 中出现的频率明显高于透明细胞腺纤维瘤(clear cell adenofibroma,CCAF)相关卵巢癌,提示了 EAOC 前体病变的潜在位点。

2)基因的突变及功能丢失:基因的突变或功能丢失,能导致非功能性的蛋白在细胞核内的蓄积,在卵巢癌的发生中起到了非常重要的作用。Bischoff 等报道基因的丢失常见于高级别的子宫内膜异位症。Nezhat 等则发现 P53 蛋白在与 CCC 和 OEC 邻近的子宫内膜异位症组织中的蓄积比例分别为 9% 和 25%,而在与卵巢癌不相邻的子宫内膜异位症组织中未发现 P53 蛋白的蓄积。此外 Sainz de la Cuesta 等发现 P53 的过表达在典型子宫内膜异位症组织、不典型子宫内膜异位症组织及 EAOC 组织中均存在差异。而 Akahane 等则发现 P53 突变出现在 30% 的与 CCC 共存的子宫内膜异位症组织中,而在孤立的子宫内膜异位症组织中则没有发现该突变。

Wiegand 等通过全基因组测序分析,发现 *ARID1A* 基因突变出现在 46% 的 CCC 和 30% 的 OEC 组织中,而在高级别的浆液性卵巢癌中没有发现。在接下来的免疫组织化学分析中,BAF250a 蛋白的丢失及其与基因突变的关系也得到了证实。更为重要的是,*ARID1A* 突变及 BAF250a 丢失出现在了 2 例肿瘤组织附近的不典型子宫内膜异位症组织中,而在与肿瘤组织无关的子宫内膜异位症组织中则没有出现。以上研究证实了基因突变在子宫内膜异位症恶变以及 CCC 和 OEC 发生过程中的重要作用。另外,Jones 和 Guan 等还发现基因突变同样出现在了子宫内膜样腺癌中,从而提示了 EAOC 和子宫内膜癌的发生来自同一起源——异常的在位内膜这一可能。

体细胞突变参与了包括卵巢癌在内的多种肿瘤的发生。Yamamoto 等的研究发现基因的突变在 CCC 中发生率较高。通过对 23 个同时伴有子宫内膜异位症的 CCC 病灶的基因组 DNA 测序,发现 *PIK3CA* 基因体细胞突变率达到 43%,而且突变均发生在 H1047R 激酶域。同时,在与肿瘤组织共存的子宫内膜异位症病灶中相同的 *H1047R* 基因突变率高达 90%。该研究为基因突变存在于 CCC 的前体——子宫内膜异位症细胞中提供了证据。Yamamoto 等还发现,*PIK3CA* 基因突变与肿瘤附近存在子宫内膜异位症组织以及透明细胞腺纤维瘤成分(独立于子宫内膜异位症的 CCC 产生机制)缺如相关。提示了基因在卵巢子宫内膜异位症恶变为 CCC 过程中的潜在标志物作用。在上述研究者的另一篇文章中,*PIK3CA* 基因突变出现在 40% 的 CCC 中,而在 *ARID1A* 丢失的 CCC 中则达到了 71%,提示了 *PIK3CA* 基因在 CCC 早期形成中的作用及其与 ARID1A 基因突变的共存情况。

（2）血红素和游离铁诱导的氧化应激：血红素和游离铁能诱导氧化应激从而增加肿瘤发生的风险。一般认为，造成子宫内膜异位症形成的经血逆流和子宫内膜异位症囊肿反复发生导致了过量的血红素和游离铁的积蓄，进而导致了肿瘤的发生。Yamguchi 等发现卵巢子宫内膜异位症囊肿中游离铁的浓度明显高于非子宫内膜异位症囊肿。同时应激相关因子，如乳酸脱氢酶、脂类过氧化物酶等的浓度也相应增加。另外，体外试验也发现子宫内膜异位症囊肿也比非子宫内膜异位症囊肿产生出了更多的活性氧物质。

（3）炎症反应及细胞因子：炎症细胞及细胞因子能够促进血管生成，细胞增殖、浸润、转移以及抑制凋亡，还能够产生活性氧物质从而导致 DNA 损伤及突变，导致肿瘤的生长及进展。一直以来，研究者就认识到子宫内膜异位症恶变与炎症反应以及水平升高的细胞因子相关。如有人提出炎症反应能促进异位内膜组织的生长和侵袭，因而成为子宫内膜异位症和肿瘤间的重要联系。还有研究者发现，子宫内膜异位症患者外周 TNF 的水平接近于卵巢癌患者的水平，而 IL-6 和囊液中 IL-8 的水平则在良性和恶性卵巢肿瘤之间。Keita 等发现，子宫内膜异位症及 EAOC 的细胞中均表达 IL-1 配体，而在 OEC 中，细胞相关性 IL-1 受体 A 的表达和分泌均特异度减少，提示 IL-1 在 OEC 形成中的作用。在其后续研究中，OEC 表现出了和子宫内膜异位症细胞一致的 IL-1 受体表达改变，进一步证实了上述 IL-1 在卵巢子宫内膜异位症恶变为OEC 中的作用。

（4）雌、孕激素及其受体：子宫内膜异位症是一种激素依赖性疾病。Zeitoun 等发现子宫内膜异位症病灶中芳香化酶的活性明显高于原位内膜，导致了雄激素向雌激素的高水平转化。其结果就是子宫内膜异位症病灶局部的雌二醇水平明显升高，进而刺激了环氧合酶 2（cyclooxygenase-2，COX-2），导致 PGE2 水平的升高。PGE2 进一步增加了芳香化酶的活性，从而产生了一个子宫内膜异位症病灶高雌激素水平的正反馈。另一方面，PGE2 在血管生成、细胞增殖、凋亡抑制等一系列与肿瘤形成和生长密切相关的细胞进程中发挥了重要的作用。ODonnell 等发现，雌激素在卵巢癌细胞中的致癌作用是由 ER-α 介导的，而 ER-β 则不参与。Matsuzagi 等的研究则证明，活跃的子宫内膜异位症病灶中 ER-α 的水平高于 ER-β。

孕激素一般通过抑制雌激素受体的表达而抑制雌激素的作用。子宫内膜异位症病灶中存在着孕激素抵抗，而且子宫内膜异位症病灶表现出抑制性的 PR-A 的高水平以及刺激性 PR-B 的低水平，进一步增强了雌激素对子宫内膜异位症病灶及肿瘤形成的作用。

上文已经提到，与子宫内膜异位症关系密切的卵巢癌主要为 OEC 和 CCC，合称为 EAOC。随着近年来研究的深入，人们越来越认识到 EAOC 是一类在发病机制、临床表现、对治疗的反应以及最终结局方面均不同于其他组织类型的卵巢癌。

在发病机制方面，如前所述，PIK3CA 与 ARID1A 基因突变是 EAOC 所独有的分子事件，且以上 2 种基因突变也在不典型子宫内膜异位症及子宫内膜腺癌中出现，提示了它们共同的子宫内膜来源。此外，Constanze 等利用基因芯片技术对 EAOC、非 EAOC 卵巢癌、子宫内膜异位症组织和正常卵巢组织进行基因 mRNA 表达水平比较，发现 EAOC 和子宫内膜异位症一致表达的基因主要与自身免疫和炎症细胞因子相关，提示 EAOC 与子宫内膜异位症在发病机制上的密切联系。

在临床表现方面，EAOC 患者相对于非 EAOC 卵巢癌的发病年龄较小，更多地表现为低分级和早期肿瘤，临床进展较慢，对铂类药物化疗相对不敏感，预后较好。

3. 子宫内膜异位症恶变的临床风险因素

（1）年龄：年龄是卵巢癌的一个重要因素，子宫内膜异位症发病也与年龄相关。大量研究提示年龄与子宫内膜异位症相关性卵巢癌风险之间有一定相关性。首先，相较非子宫内膜异位症相关性卵巢癌，子宫内膜异位症相关性卵巢癌患者更为年轻，其平均年龄在 40~55 岁。其次，子宫内膜异位症发病早或子宫内膜异位症病史长的患者卵巢癌风险增加。文献报道，30~40 岁诊断卵巢子宫内膜异位症或病史长 10~15 年的患者风险最高,分别为 2.36 倍和 2.23 倍。另外,年龄越大,卵巢癌风险越高。在 Kadan 和 Kobayashi 的研究中发现,年龄>49 岁和 ≥45 岁与卵巢风险存在预测关系,年龄每增加 5 岁,风险增加 2 倍。在进行年龄匹配比较后,Wang 等发现年龄 ≥50 岁患者的发病率最高(35.81/ 万人·年)。因此,有学者提出子宫内膜异位症相关性卵巢癌是一个与 40~60 岁年龄段相关的疾病。

(2)绝经状态:绝经状态与子宫内膜异位症本身及卵巢癌风险息息相关。目前对子宫内膜异位症恶变与绝经状态的报道结果不一。在对子宫内膜异位症相关性卵巢癌与非子宫内膜异位症相关性卵巢癌患者的比较中发现,子宫内膜异位症相关性卵巢癌患者多是未绝经女性。然而在 Kobayashi 等对 6 398 名卵巢子宫内膜异位症患者的队列研究中发现,绝经状态是子宫内膜异位症相关性卵巢癌的独立影响因素,绝经女性子宫内膜异位症恶变风险是未绝经女性的 3 倍。而 Kadan 等的研究发现绝经状态的差异无统计学意义。有学者认为上述差异可能与子宫内膜异位症的发生及诊断时间有关。子宫内膜异位症诊断存在滞后性,而绝经后诊断子宫内膜异位症的女性,可能存在长期未诊断未治疗的子宫内膜异位症病史。另外,良性异位子宫内膜随绝经后雌激素水平减退应萎缩消退,因此,对于绝经后发生或持续存在的子宫内膜异位症,应密切监测,考虑到其恶变的可能。

(3)雌激素与高雌激素水平:雌激素与卵巢癌风险增加相关,雌激素也可促进异位内膜在腹腔内种植和生长甚至恶变。患者雌激素的来源分为内源性与外源性雌激素。然而,Melin 等对 220 名子宫内膜异位症相关性卵巢癌与 416 名子宫内膜异位症患者病例对照研究中发现,二者在接受外源性雌激素(激素替代治疗)方面差异无统计学意义。Kadan 和 Zanetta 等的研究报道,二者在内源性雌激素相关因素(高 BMI)上差异无统计学意义,但在无孕激素拮抗的雌激素替代治疗和 BMI>27kg/m^2 者中发现卵巢癌风险增加。尽管研究结果不甚统一,临床中仍应注意与高雌激素水平相关特点与恶变风险的关系,包括初潮早、绝经晚、肥胖以及无孕激素拮抗的雌激素替代治疗。

鉴于雌激素与子宫内膜异位症恶变潜在的相关性,对于子宫内膜异位症患者绝经后激素替代治疗存在争议。但子宫内膜异位症患者存在医源性早绝经的可能,包括手术和药物绝经,如根治性手术、GnRH-a 治疗等。对于早绝经的子宫内膜异位症患者,绝经后是否进行激素替代治疗是否安全尚缺乏大样本临床研究证据。有学者提出对于绝经后子宫内膜异位症患者激素替代治疗建议:年龄<45 岁、已进行双侧输卵管卵巢切除且无残留病灶的患者,激素替代治疗益处大于恶变风险;没有进行双侧输卵管卵巢切除或存在明显残留病灶,年龄 ≥45 岁或绝经症状轻或没有症状的患者,应避免激素替代治疗;没有进行双侧输卵管卵巢切除或存在明显残留病灶,严重的绝经症状或绝经年龄<45 岁的患者,可以考虑激素替代治疗,治疗过程中严密随诊。也有学者提出,完全去除子宫内膜异位症病灶存在难度,即使已行根治性手术的患者在选择无孕激素拮抗的雌激素替代治疗时也应慎重。

(4)包块:在对子宫内膜异位症患者的随诊中,卵巢包块是重要的观察指标。近年来国外大样本研究发现,卵巢包块直径 ≥8cm、包块具有血流信号丰富的实性部分分别是子宫内膜异位症患者卵巢癌风险的独立影响因素,其发生风险分别为 5.51 和 23.72。另外,在卵巢子宫内膜异位症患者临床随诊中,还需注意包块是否有明显增大的趋势。有研究发现 90% 的子宫内膜异位症相关性卵巢癌患者在诊断卵巢子宫内膜异位症后的半年内包块增大 1 倍。

(5)孕产次:子宫内膜异位症与不孕密切相关,可能与子宫内膜异位症改变盆腔微环境、解剖结构、免疫、内分泌等方面有关。对子宫内膜异位症患者孕产史与恶变风险相关分析发现,多次分娩对子宫内膜异位症患者卵巢癌风险具有一定的保护趋势,但差异无统计学意义。Melin 等对 63 630 名子宫内膜异位症患者卵巢癌风险与产次关系进行了队列研究,Brinton 等对不孕原因进行分组比较后发现,子宫内膜异位症相关不孕的女性卵巢癌发生风险最高,其发生风险是普通人群的 2.48 倍,子宫内膜异位症相关原发不孕的女性卵巢癌发生风险甚至是普通人群的4.19倍。

(6) 其他保护/风险因素：达那唑是子宫内膜异位症治疗的经典药物，有研究显示它可能与卵巢癌风险增加有关。口服避孕药是目前子宫内膜异位症治疗的一线药物，服用口服避孕药 (特别是>10年)，被认为能降低普通女性卵巢癌风险。单相孕激素口服避孕药也被发现对卵巢有保护作用，可能与孕酮通过减少促性腺激素和雄激素水平有关。此外，完全切除异位子宫内膜病灶或者切除患侧卵巢可降低子宫内膜异位症相关性卵巢癌风险，而全子宫切除与子宫内膜异位症相关性卵巢癌发病风险的关系存在争议，有学者认为子宫切除之前异位子宫内膜的炎症反应可能已经引起细胞损伤。

(7) 血清学指标：糖类抗原125 (carbohydrate antigen 125, CA125) 是临床诊断及监测子宫内膜异位症和卵巢癌的重要生化指标。但观察发现，仅有50%的早期卵巢癌患者有CA125水平升高，而子宫内膜异位症本身也与CA125水平相关。研究发现子宫内膜异位症相关性卵巢癌与良性子宫内膜异位症患者CA125水平差异无统计学意义，其风险临界值为43~165U/ml，因此对子宫内膜异位症恶变的诊断缺乏特异性。HE4，即人附睾蛋白4，在正常卵巢组织不表达，在子宫内膜异位症也不上调，但在部分浆液性和子宫内膜样癌高表达，在透明细胞癌中度表达，在黏液性癌不表达。对于卵巢癌诊断，HE4特异度高于CA125，特别是对于早期卵巢癌的诊断，但HE4的灵敏度与女性绝经状态相关。为了结合CA125和HE4各自的优势，Moore等提出了基于血清CA125和HE4水平计算的卵巢癌风险预测模型 (the risk of ovarian malignancy algorithm, ROMA)。已有研究发现，对未绝经女性，ROMA或HE4的灵敏度大于CA125。对于绝经女性，ROMA或CA125的灵敏度大于HE4。对于早期卵巢癌，ROMA的灵敏度大于CA125或HE4。而对于晚期卵巢癌，三者灵敏度都升高，彼此之间无差异。因此，有学者提出HE4可以用于未绝经子宫内膜异位症患者恶变检测，CA125用于绝经后子宫内膜异位症患者，

ROMA可以在二者有任何可疑情况下有助于区分，特别是早期卵巢癌诊断。目前，对于HE4以及ROMA的正常临界值尚无定论，仍需要大样本前瞻性研究。

(二) 子宫内膜异位症与其他肿瘤

除卵巢癌外，子宫内膜异位症与其他肿瘤间的关系均不明确，下面分别对已有研究做简要介绍。

因为子宫内膜异位症与乳腺癌均有较高的发病率，且两者均为雌激素依赖性疾病，所以研究子宫内膜异位症是否影响乳腺癌的发病风险有较大的意义。但目前的研究仍无法得出明确的结论。前文提到过的Brinton等的流行病学研究中，子宫内膜异位症患者乳腺癌的发病风险明显增加 (SIR=1.27, 95%CI: 1.1~1.4)。Melin等将产次对子宫内膜异位症患者发生乳腺癌的影响纳入研究，发现子宫内膜异位症患者乳腺癌的发病风险轻微升高 (SIR=1.08, 95%CI: 1.02~1.13)，而产次本身对子宫内膜异位症患者乳腺癌的发病风险没有影响。但当研究者将随访时间延长后却发现以上子宫内膜异位症与卵巢癌的关系不再存在 (SIR=1.04, 95%CI: 0.98~1.09)。

Melin等的研究发现子宫内膜异位症患者宫颈癌和宫颈原位癌的发病风险明显降低，SIR (95%CI) 分别为0.64 (0.47, 0.84) 和0.89 (0.82, 0.97)。Borgfeldt等则发现子宫内膜异位症患者发生宫颈癌的风险与普通人群相比减少了40%以上 (OR=0.57, 95%CI: 0.37~0.90)。而Brinton等的研究则不支持上述结论 (SIR=0.7, 95%CI: 0.4~1.3)。

与乳腺癌一样，子宫内膜异位症与子宫内膜癌间的联系目前也没有定论。Brinton等的一项将不孕患者纳入队列的研究发现子宫内膜异位症患者发生子宫内膜癌的RR (95%CI) 为0.82 (0.3, 1.9)。而在其另一项病例对照研究中，子宫内膜异位症患者内膜癌的RR (95%CI) 为1.23 (0.63, 2.38)。目前仍没有基于人群的研究支持子宫内膜异位症与子宫内膜癌间的联系。

十、子宫腺肌病

子宫腺肌病 (adenomyosis, AM) 是育龄期妇

女常见病,发生率约为 7%~23%。组织学表现为子宫肌层内存在子宫内膜腺体和间质,在激素的影响下发生出血、肌纤维结缔组织增生,从而形成弥漫或局限性病变。自 1860 年子宫腺肌病被德国病理学家 Carlvon Rokitansky 发现以来,随着对临床规律的总结和现代影像及基础机制研究的进展,对子宫腺肌病有了更多的认识。

(一) 发病机制

AM 的发病机制目前尚不清楚,目前主要集中于以下 3 种假说:①组织损伤和修复的激活和子宫内膜基底部内陷学说;②异位胚胎多潜能米勒管残迹化生学说;③成体干细胞分化学说。其中以子宫内膜基底部内陷学说最广为认可。此外研究发现 AM 与免疫、激素、炎症、血管生成、上皮 - 间质转化及遗传等多种因素相关。近年来,也有学者认为 "子宫腺肌病是子宫内膜异位症的一种疾病表型,而非另一种疾病"。其发病机制遵从子宫内膜异位症的发病机制,是一种子宫内膜疾病,一种干细胞疾病。

(二) 临床表现

AM 典型临床表现为继发性痛经进行性加重、月经失调、子宫增大,此外还有患者表现为生育力低下。

1. 痛经 痛经是子宫腺肌病的重要临床症状之一,约 2%~48% 的患者可合并痛经。既往一项超声检查提示年龄 18~30 岁的痛经者中 34% 患有子宫腺肌病。AM 引起的疼痛相比于其他部位的 EM 更集中于经期,部位更集中于子宫区域,部分患者甚至伴有严重疼痛和疼痛失去节律形成慢性盆腔痛,是患者就诊的主要原因。当患者合并子宫内膜异位症尤其是深部内膜异位症时可表现为性交痛、排便疼痛等症状。子宫腺肌病引起疼痛的机制尚不明确,可能与子宫平滑肌、血管的痉挛性收缩以及痛觉敏化相关。

2. 异常子宫出血 约 40%~50% 的患者可存在经期延长、月经过多或者月经淋漓,严重者可出现心悸、疲劳等贫血相关症状。而 AUB-A 约占所有 AUB 的 27%~65%。分析其机制可能与子宫内膜面积增加,子宫异常收缩、异常血管增生等多种因素相关。

3. 生育力低下 子宫腺肌病对生育具有负面影响,约 20% 以上的患者合并不孕。此外 AM 显著增加流产率,并与妊娠期高血压疾病、前置胎盘和胎盘早剥、早产、小于胎龄儿、产后出血等多种产科并发症的增加相关。系统性评价分析显示 AM 组体外受精 - 胚胎移植的着床率、临床妊娠率、活产率显著低于非 AM 组。

4. 其他症状 主要为子宫增大而引起的对相邻脏器如膀胱和直肠的压迫症状。

5. 体征 妇科查体可触及增大的子宫,表现为均匀性增大或局限性结节隆起,质硬,部分患者可有压痛。合并子宫内膜异位症者活动度差,可及触痛结节或附件区包块。

(三) 诊断和分型

结合典型的症状和查体多可获得临床诊断。手术病理诊断仍是金标准,但存在一定局限性:一方面手术本身风险高且非唯一治疗手段;另一方面受取材位置及数量的限制,活检阳性率不高。Dina M.R 等对 292 例 AM 患者进行宫腔镜活检,其中 162 例病理诊断相符,其阳性率为 55.47%。而超声引导下穿刺的活检阳性率则仅为 28%。CA125 可表现为轻度的升高但缺乏特异性。

影像学目前是最重要的非手术诊断方法,主要包括超声和 MRI。超声携带方便、价格低廉、易于重复是诊断和随诊首选的检查方法。超声下主要表现为球形子宫,子宫前壁与后壁不对称;肌层回声不均或有百叶窗征;子宫内膜及肌层界限不清,子宫内膜下线性回声增强;肌层间的囊腔等,文献报道灵敏度、特异度和阳性似然比范围分别为:0.72~0.82,0.85~0.81 和 3.70~4.67。MRI 对 AM 的灵敏度(77%)和特异度(89%)都很高,且具有直观多参数平面成像的特点,是目前国际上比较认可的诊断方法。MRI 在 T_2 加权像病灶显示较清晰,可表现为子宫肌层内边界欠清的低信号病灶(病灶内可合并多发点状高信号),子宫增大轮廓光滑;也可以表现为 JZ 的增粗或扭曲。

子宫腺肌病自 1972 年首个分型以来,陆续有国内外学者依据临床 - 病理学或 MRI 进行分型。其中较为认可的分型将其分为弥漫性子宫腺肌病、局灶性子宫腺肌病及子宫囊性腺肌病,特殊类型还包括子宫内膜腺肌瘤样息肉和非典型息肉样腺肌瘤。Kishi 等在 2012 年基于 MRI 成像特点提出四亚型分型(内生型、外生型、肌壁间型和其他型)。进一步临床研究发现内生型和外生型 AM 具有不同的临床表现：内生型 AM 更常见于年纪较大、经产妇或既往有子宫手术史者，多伴有月经过多；外生型 AM 更多见于年轻、合并子宫内膜异位症(尤其是 DIE)或不孕症的患者；临床症状上，内生型 AM 和外生型 AM 均可引起痛经、性交痛和慢性盆腔痛，且强度无差异。因兼具无创和临床指导意义的特点而得到推广。

(四)治疗

《子宫腺肌病诊治中国专家共识》提出子宫腺肌病的治疗目标是缓解疼痛、减少出血和促进生育。治疗方法包括药物治疗、介入治疗和手术治疗。

常用的药物包括非甾体抗炎药、口服避孕药、孕激素类药物、GnRH-a 和中药(参见前文描述的子宫内膜异位症的药物治疗)。此外对于月经过多者可应用止血药，对于合并贫血的患者予以口服或静脉应用铁剂。但药物治疗的疗效具有暂时性，随停药而症状复发，因此需要长期使用。

手术治疗包括保留子宫的腺肌瘤切除术、弥漫性子宫腺肌病病灶减少术以及子宫内膜消融或切除术和根治性子宫切除术。主要适用于无法耐受长期药物治疗、药物治疗失败的有症状患者。可以选择腹腔镜、开腹和阴式手术。宫腔镜主要适用于子宫内膜切除或浅层的子宫腺肌瘤(直径<1.5cm)切除。子宫切除术是唯一的根治性治疗方案，适用于无生育要求的患者且应避免子宫次全切除。然而一方面由于患病者多为育龄期女性有生育要求，另一方面对于非恶性疾病器官的切除仍然对很多患者难以接受。

保守性手术术后最重要的 2 个问题是疾病的复发和对妊娠的影响，术前应与患者充分沟通。从减少复发的角度应尽可能切除病灶，而切除后子宫壁的重塑则与妊娠密切相关，子宫破裂是最严重的妊娠期并发症之一。子宫腺肌病保守性手术后妊娠破裂的风险高于子宫肌瘤剔除(6.80% vs. 0.26%)。此外，子宫腺肌病与周围界限不清，难以

切除干净，术后应长期管理。

介入治疗包括子宫动脉栓塞术、高强度聚焦超声、射频或微波消融等治疗方法。可以一定程度的缩小病灶改善症状，但不能根治疾病也无法获取病理诊断。此外对妊娠的影响仍缺乏充足证据，对有生育要求的患者需慎重。应严格掌握具体介入治疗方法的适应证和禁忌证。

此外，子宫内膜异位症和子宫腺肌病具有很高的相关性，EM 在不同诊断标准 AM 中发病率为 33.3%~87.4%，随 EM 患者年龄的增加合并 AM 的概率增加，AM 合并 EM 的患者盆腔疼痛更加严重且多样化，生育力进一步下降。AM 是 EM 生育力低下的独立高危因素，也是子宫内膜异位症患者术后疼痛症状复发甚至持续缓解不佳的高危因素。具体治疗要结合患者的症状、年龄阶段、生育要求和疾病的严重程度，个体化治疗综合管理。

(谷智越　王姝　戴毅　李晓燕　冷金花)

第二节　子宫内膜异位症与疼痛和不育

一、子宫内膜异位症与疼痛

子宫内膜异位症的主要临床表现为疼痛、不孕和盆腔包块。子宫内膜异位症相关的疼痛包括痛经、性交痛、慢性盆腔痛、排便疼痛等。子宫内膜异位症引起疼痛可能的机制包括：①子宫内膜异位症病灶和腹腔液中存在一系列炎症细胞、细胞因子及炎症因子的改变，引起炎症微环境异常，如前列腺素的增高可诱发局部炎性反应，产生激肽，激活内脏神经纤维，导致局部痛觉敏感而引起痛经；②盆腔血管充血时，血管膨胀，血管壁的神经受到压迫及撕裂性刺激；③痛阈的降低；④散在的经血流出而刺激腹膜表面产生尖锐的烧灼痛；⑤子宫受周围病变的刺激收缩强烈而不规则，产生痉挛性下腹痛；⑥子宫周围的粘连及病变受子

宫收缩肌纤维的牵引而产生撕裂样疼痛；⑦卵巢子宫内膜异位囊肿（又称巧克力囊肿）在经前或经期由于反复出血导致囊内压力增高，可以穿孔而溢出内容物，刺激腹膜引起剧烈腹痛；⑧疼痛与病变的浸润深度有关，深层的病变浸润到肌纤维组织刺激感觉神经末梢可导致疼痛。对于直肠阴道隔子宫内膜异位症，靠近肠道或者出现肠道浸润，病灶的周期性肿胀可导致患者在排便前出现痉挛样疼痛、大便不规则等症状。此外子宫内膜异位症病变的程度与疼痛强度之间不一定存在相关性。一些患者在激素治疗期间出现的非周期性下腹痛，这一现象表明子宫内膜异位症病灶可能发展出独立于激素刺激之外被激活的机制。北京协和医院对子宫内膜异位症盆腔病变特点与子宫内膜异位症疼痛的关系进行分析，从子宫内膜异位症的分布部位、病变的浸润深度，卵巢巧克力囊肿的侧别、直径，子宫直肠窝的封闭程度以及 r-AFS 分期这些指标来评估其对疼痛症状的影响。同一术者130 例子宫内膜异位症患者作为研究对象，详细记录痛经、慢性盆腔痛（CPP）、性交痛及排便疼痛等资料。以腹腔镜检为诊断标准，记录术中各个部位病灶情况，分析各疼痛症状与不同病灶的关系。结果显示 130 例患者中 100 例（76.9%）合并疼痛症状。痛经与宫骶韧带结节的侧别、直肠子宫陷凹封闭程度、巧克力囊肿粘连程度相关。痛经的程度与宫骶韧带结节的范围及浸润深度呈正相关（$P=0.001$，$r=0.302$），与直肠子宫陷凹封闭程度呈正相关（$P<0.001$，$r=0.397$）。CPP 与宫骶韧带结节的侧别、深部浸润及直肠阴道隔子宫内膜异位症有关。排便疼痛与宫骶韧带结节的侧别、深部浸润型以及直肠阴道隔子宫内膜异位症明显相关。直肠阴道隔子宫内膜异位症是性交痛的独立危险因素。北京协和医院的研究显示 DIE 患者 91.5% 有不同程度的痛经，中度痛经（36.4%）、重度痛经的比例（42.0%）均高于非 DIE 患者，痛经风险的 OR 值为 6.73，慢性盆腔痛的发生率

（33.0%）、性交痛的发生率（45.5%）、肛门坠胀的发生率（58.0%）及排便疼痛的发生率（22.7%）均高于非 PDIE 患者，其 OR 值分别为 1.90、3.09、3.11和 4.90。多项研究均支持深部浸润型子宫内膜异位症病灶是子宫内膜异位症患者疼痛的最重要的因素。

对于子宫内膜异位症合并疼痛的患者，无附件包块、不孕的患者可考虑选择非甾体抗炎药、孕激素类、复方口服避孕药、GnRH-a 及中药的治疗。当合并有附件包块时，应注意排除有无其他肿瘤的可能，对于临床诊断为卵巢子宫内膜异位症囊肿且直径<4cm 的患者可考虑药物治疗。对于药物治疗无效、卵巢囊肿性质不明或直径≥4cm 以及合并不孕具有手术指征时应行手术治疗。保守性手术后复发率较高，故手术后应辅助药物治疗并长期管理。

二、子宫内膜异位症与不孕

子宫内膜异位症好发于育龄期女性，严重影响其生育力。有研究表明 30%~50% 的子宫内膜异位症患者不孕，25%~50% 的不孕患者是由子宫内膜异位症造成的。在辅助生殖技术领域中，EM 患者的妊娠率仍显著低于由于输卵管等解剖因素引起不孕的患者。子宫内膜异位症从各个环节影响生育能力，表 14-2 概括性地描述了可能的因素及机制。

子宫内膜异位症合并不孕的患者首先应按照不孕症流程进行全面检查以及生育力的评估，并据此制订个体化方案。评估内容应包括子宫内膜异位症的类型和分期、疼痛症状、卵巢储备功能评估、子宫输卵管情况、男方精液情况等。处理子宫内膜异位症合并不孕主要包括手术、药物治疗和辅助生育技术及其联合治疗方案。其治疗规范及指南已经初步形成（图 14-1），但仍需要更多大样本高质量的临床研究。随着新药物、新技术的发展，其治疗方案的选择不断增多，妊娠率日益提高。

表 14-2　子宫内膜异位症不孕机制

发病环节	可能影响机制
解剖结构的改变	盆腔粘连可能影响卵母细胞的释放 阻碍精子进入盆腔及输卵管内运送 输卵管伞拾卵及运送卵子功能障碍
子宫内膜容受性异常	种植窗口期以及分泌中期特异性关键性蛋白 如分泌中期 cadherins、selectins、integrins 等表达的缺乏 种植窗口期钙黏蛋白和联蛋白的下调受到破坏
卵巢功能异常	卵子储备减少 卵子成熟障碍 卵巢对 Gn 反应降低 未破卵泡黄素化综合征以及黄体功能不足等
盆腔内环境的改变	异位内膜的内分泌和旁分泌作用,腹腔液体炎性细胞的活化和炎性因子的增多。与正常腹腔液相比,各类细胞因子(IL-6、IL-8 和 TNF)、生长因子、疼痛介质发生改变。此外还存在异常的免疫环境。异常的盆腔环境可改变卵母细胞发育微环境,影响卵母细胞质量
肠道或生殖道微生物失调	细菌性阴道炎相关细菌及宫颈阴道乳酸杆菌的减少与子宫内膜异位症不孕相关
心理生理影响	子宫内膜异位症患者深部性交痛的发生率为 50%~90%,降低患者的性生活频率,影响夫妻感情

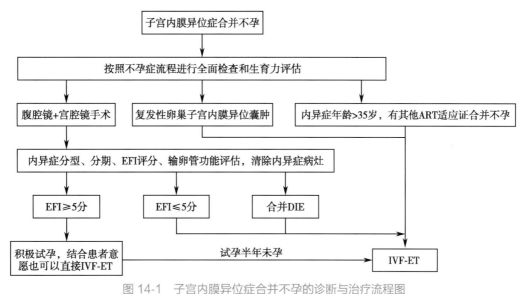

图 14-1　子宫内膜异位症合并不孕的诊断与治疗流程图

[资料来源:中国医师协会妇产科医师分会,中华医学会妇产科学分会子宫内膜异位症协作组.
子宫内膜异位症诊治指南(第三版).中华妇产科杂志,2021,56(12):812-824.]

　　手术是子宫内膜异位症诊断的金标准和治疗子宫内膜异位症合并不孕的重要手段之一。手术可达到以下目的:①发现病灶并获取组织进行病理诊断;②了解盆腔情况,恢复盆腔解剖及改善盆腹腔微环境;③切除病灶,包括腹膜型子宫内膜异位症、卵巢内膜异位囊肿、深部浸润型子宫内膜异位症等;④术中评估输卵管及其伞端的最低功能

评分和子宫内膜异位症评分,从而计算子宫内膜异位症生育指数评分,估计不孕预后和指导术后妊娠;⑤发现并去除其他不孕相关因素,包括子宫平滑肌瘤等;⑥了解宫腔内情况,特别是内膜和输卵管开口情况,对于合并子宫内膜息肉、宫腔粘连等情况可一并处理。此外,手术兼具有缓解疼痛、减轻患者心理压力等作用。回顾相关文献报道,

总的术后妊娠率可提高 10%~25%。但手术毕竟为侵入性操作，尽管目前首选腹腔镜微创治疗方式，受围手术期风险、术后远期并发症、囊肿手术对卵巢可能的破坏作用及患者的心理影响，手术一定程度上受到限制。2022 年 ESHRE 指南也建议腹腔镜手术切除可见微小的子宫内膜异位症病灶，以提高生育能力并阻止子宫内膜异位症进展。北京协和医院的研究表明，腹腔镜巧克力囊肿剔除，尤其是双侧、多房及复发型，卵巢储备功能存在一定损伤。有学者认为，子宫内膜异位囊肿的存在并不影响 IVF 中卵巢对超促排卵的反应，也有学者认为虽然单侧卵巢巧克力囊肿剔除术显示手术侧对超促排卵的不应答率明显高于对侧卵巢，但手术对于总的妊娠率影响不大。且手术对于恢复盆腔解剖结构、明确囊肿性质、去除其他不孕相关因素有着不可或缺的作用，对于初治的患者笔者仍推荐行腹腔镜手术治疗。但对于复发性巧克力囊肿合并不孕的患者，不主张反复手术。在临床评估卵巢子宫内膜异位囊肿没有恶变的前提下，建议直接进行体外受精 - 胚胎移植（in vitro fertilization-embryo transfer，IVF-ET）。从保护生育力角度出发，建议在手术前由妇科医师与生殖科医师协商，决策手术的同时应关注患者生育优先原则，最大限度地保护患者的卵巢功能和生育力。

目前治疗子宫内膜异位症的常用药物主要包括非甾体抗炎药（NSAID）、高效孕激素、复方口服避孕药、GnRH-a 及中药 5 类。孕激素主要包括地诺孕素、地屈孕酮、孕三烯酮、左炔诺孕酮宫内缓释系统（LNG-IUS）等。其作用机制为抑制排卵，降低雌激素水平，使子宫内膜及异位内膜蜕膜化或萎缩。旨在用药后缓解病变以增加停药后自然或辅助妊娠的可能。已有证据表明上述药物均可有效缓解疼痛并降低术后症状复发的风险，但同时发挥避孕的作用，目前尚未有对单纯用药及术后合并药物治疗增加自然妊娠足够有利证据。根据 2019 年 Georgiou 等学者发布的 Cochrane 综述表明，使用 ART 联合 3~6 个月 GnRHa 激动剂并不确定其在提高妊娠率方面的获益情况。2022 年 ESHRE 指南也并不推荐在 ART 治疗前使用 GnRH-a 以提高子宫内膜异位症患者的妊娠率。

辅助生殖技术是治疗子宫内膜异位症不孕的重要手段，主要包括人工授精（artificial insemination）和 IVF-ET。对于高龄（>35 岁）、卵巢储备功能减退、存在男方精液异常或配子运输障碍等其他助孕适应证的子宫内膜异位症不孕患者，以及排除恶性的复发型卵巢子宫内膜异位症患者，DIE 疼痛症状不明显的不孕患者，应优先考虑 IVF-ET。已有足够的研究证实 IVF 治疗 EM 不孕可达到较高的累积妊娠率，但仍低于其他不明原因不孕的患者。此外，Harkki P 等研究表明合并卵巢巧克力囊肿 ART 妊娠患者的早产率和胎儿生长受限率高于正常组。但一项瑞典的全国性研究证明，无论是否使用 ART，子宫内膜异位症都是早产的危险因素。对于同时合并子宫腺肌病的不孕患者，需要根据患者的年龄、子宫腺肌病病情轻重等综合考虑。对于年龄较轻，经评估子宫腺肌病病情不重，有自然妊娠条件的患者，可先行 GnRH-a 3~6 针治疗后试孕。若仍未孕，可考虑行 IVF-ET。在行 IVF-ET 的过程中，需要评估子宫情况后进行选择。若子宫状况不适合新鲜胚胎移植，可先行全胚冷冻处理，后通过药物或者手术改善子宫条件达到可妊娠的状态，再进行冻融胚胎移植，推荐单囊胚胎移植。需要注意的是，当反复胚胎种植失败时，年龄较大的患者（≥40 岁）手术获益可能性小，而年龄较为年轻患者手术获益的可能性较大。总之，应根据患者子宫内膜异位症病变程度、年龄、男方等其他不孕因素综合评价并选择合适的辅助生育技术。

综上，子宫内膜异位症严重影响女性的生殖健康，尽管 EM 引起不孕的原因错综复杂且目前尚未完全阐明，但经过积极医学干预其生育力可获明显改善。EM 合并不孕的治疗是由手术、药物和辅助生殖技术形成的一个体系。三者相辅相成，可独立或联合应用。在具体治疗方案的选择和制订上，应充分考虑患者年龄、病变程度、是否合并其他不孕因素以及经济能力，并向患者充分告知各种治疗方法的利弊与风险。

（史精华　鄢海蓝　戴　毅　冷金花）

第三节 深部浸润型子宫内膜异位症

早在1913年和1927年Locker和Sampson就已经描述了深部浸润型子宫内膜异位症(DIE)的定义为浸润深度≥5mm的子宫内膜异位症病变。DIE与疼痛症状如痛经、性交痛以及排便疼痛等密切相关,可侵犯至膀胱、输尿管和结直肠等重要脏器。因此在子宫内膜异位症的手术治疗中,DIE的病灶切除是难度最大的手术,是子宫内膜异位症治疗的难点。

一、发病机制

与病变完全位于腹膜外的直肠阴道隔型子宫内膜异位症不同,DIE虽然可有直肠阴道隔的侵犯,但其病变是腹腔内病变的延续,伴有明显的盆腔子宫内膜异位症表现如宫骶韧带结节和直肠子宫陷凹封闭等。Donnez等认为直肠阴道隔型子宫内膜异位症可能是来源于米勒管遗迹化生的腺肌瘤。但DIE的发生目前依然认为是逆流经血中内膜细胞种植所致,理由有以下几点:①DIE常常伴有直肠子宫陷凹明显的纤维粘连;②正常情况下,直肠子宫陷凹的位置可以达到阴道壁的中2/3,子宫内膜异位症病灶粘连形成"假性"直肠子宫陷凹底部,可以误认为病灶位于腹膜外;③如果病灶的发生是米勒管化生所致,有无DIE的患者其直肠子宫陷凹的解剖应该相同,但研究表明,DIE患者直肠子宫陷凹部分或者完全封闭。Vercelli研究发现,DIE和非DIE子宫内膜异位症的患者比较,直肠子宫陷凹的深度和体积明显缩小,其差异分别平均为1.7cm和25.7ml。而无DIE的患者与正常盆腔妇女和其他盆腔病变患者直肠子宫陷凹的深度和体积无差别。DIE患者直肠子宫陷凹的深度约变浅1/3,其原因是直肠前壁的粘连使得直肠陷凹变浅,出现病灶位于腹膜外的假象。根据郎景和院士提出的"在位内膜决定论",有着不同特质的内膜细胞逆流至盆腔中,引起直肠子宫陷凹等部位的继发性炎症反应,造成粘连,位于直肠陷凹深部的病灶被粘连覆盖,形成假性直肠阴道隔病灶,出现

临床症状体征。病灶亦可以向侧盆壁浸润压迫输尿管,引起肾盂输尿管积水,甚至肾功能丧失。有系统性综述1980—1998年131例文献报告的输尿管子宫内膜异位症的侧别,发现左侧72例、右侧40例、双侧19例,如果仅考虑单侧病变,则左侧者占64%。输尿管子宫内膜异位症的分布为非对称性,也支持经血逆流学说。近年来,Khaleque等人研究发现外生型腺肌病与DIE之间有相似的组织生物学特点,也有学者将深部浸润型子宫内膜异位症定义为外部型子宫腺肌病(adenomyosis externa)。

二、解剖分布和临床分型

DIE可以位于膀胱子宫陷凹、直肠陷凹和盆腔侧壁,但病灶主要位于直肠陷凹如宫骶韧带、直肠子宫陷凹、直肠阴道隔、阴道穹窿、直肠或者结肠壁,因此一般所说的DIE多指直肠子宫陷凹的子宫内膜异位症病灶。Chapron报道,DIE位于宫骶韧带、阴道(包括直肠阴道隔、阴道穹窿)、直肠壁以及膀胱者分别占65.5%、17.5%、9.5%及7.5%,盆腔侧壁DIE引起输尿管子宫内膜异位症,发生率小于1%。美国生育学会于1985年修正的子宫内膜异位症分期法(r-AFS)由于主要权重于卵巢内膜异位囊肿,不适合DIE的分期。而卵巢内膜异位囊肿手术相对容易,真正手术的难点是DIE的手术切除。DIE的临床分型目前无统一的标准。Koninckx等将直肠子宫陷凹DIE分为3型:①Ⅰ型:圆锥形浸润病灶;②Ⅱ型:深部病灶,表面有广泛粘连,可能为肠道受牵引而形成;③Ⅲ型:大部分病灶位于腹膜下方,侵犯直肠阴道隔。Martin等将DIE分为宫颈后、阴道直肠陷凹以及直肠阴道隔3种。宫颈后子宫内膜异位症包括阴道直肠陷凹前部分、阴道后穹窿、宫颈后方的后腹膜区;阴道直肠陷凹子宫内膜异位症包括阴道壁、直肠壁、直肠子宫陷凹;而直肠阴道隔子宫内膜异位症指腹膜内无明显病灶、病灶位于腹膜外的孤立病灶。Chapron将盆腔部位的DIE分为前部(A)和后部(P):A包括膀胱反折和膀胱病灶,P又分为P1(宫骶韧带病灶)、P2(阴道病灶)和P3(肠道病灶)。P3又分为无阴道浸润(V)、有阴道浸润(V^+)

以及多发肠道病灶。理想的临床分期方法应该基于疾病的自然史、病变浸润的深度、症状的严重性以及受累器官的最终结局，可以反映病变的严重性、指导临床治疗、预测患者的预后。2005年提出的 ENZIAN 分类最初主要用于描述 DIE 病灶，是对 r-AFS 分期的补充。在 2011 年和 2019 年进行修订后成为新的全面的子宫内膜异位症分类系统（详见本章第一节子宫内膜异位症的分期和分型部分）。

三、诊断

典型的临床症状如中重度痛经、性交痛、排便疼痛和慢性盆腔痛，侵犯结直肠、输尿管及膀胱等引起胃肠道及泌尿系统相关症状。结合妇科检查发现阴道后穹窿或者子宫后方触痛结节，可以作出初步诊断。组织病理诊断为确诊的证据。后盆腔 DIE 居多，多累及直肠子宫陷凹、直肠阴道隔和宫骶韧带。有学者认为经期盆腔检查诊断 DIE 的阳性率较高，但仅适宜高度可疑的患者。经阴道超声波对卵巢子宫内膜异位囊肿诊断的灵敏度和特异度均在 95% 以上，但对 DIE 诊断的价值有限，灵敏度和特异度在 50% 以下。文献报道经直肠超声检查诊断直肠 DIE 的灵敏度和特异度可高达 90% 以上。MRI 对 DIE 的诊断价值较高，有报道表明 MRI 对直肠陷凹 DIE 诊断的灵敏度和特异度可达 90.9% 和 77.8%，对其他部位的 DIE 诊断的灵敏度和特异度可高达 94.1% 和 100%。泌尿系统超声检查对于输尿管 DIE 有较高的特异度及灵敏度。为进一步明确输尿管梗阻部位可完善静脉肾盂造影（IVP）、CT、计算机体层成像尿路造影（CTU）、MRI、磁共振尿路成像（MRU）等相关检查。通过膀胱超声、MRI 及膀胱镜检查有助于明确膀胱 DIE 的诊断。血清 CA125 水平测定对 DIE 诊断有一定的参考意义，多见于重度子宫内膜异位症、盆腔有明显炎症反应、合并子宫内膜异位囊肿破裂或子宫腺肌病者。腹腔镜检查是诊断盆腔子宫内膜异位症的金标准，但位于腹膜下或者腹膜外的病灶，腹腔镜的诊断有一定的限制，尤其是判断病变的深部和范围时。腹腔镜下的器械触诊联合阴道检查和直肠检查，可以帮助确定病变的深

部和广度，同时可以判断手术切除的彻底性。对可疑膀胱和直肠 DIE 时，可以进行膀胱镜检查和直肠镜检查。但膀胱镜检查发现典型蓝色子宫内膜异位症结节者仅为 50%，而且膀胱上皮无溃疡出现。膀胱镜检还可以排除膀胱肿瘤的可能性。直肠镜可排除直肠肿瘤的可能。直肠子宫内膜异位症主要侵犯直肠肌层，侵犯直肠黏膜的机会很小。Possover 报道 34 例直肠 DIE 行肠段切除加吻合术，病理检查所有标本均有肠壁肌层的浸润，但直肠黏膜有子宫内膜异位症浸润者仅为 14.7%（5/34）。直肠黏膜浸润较少的原因是黏膜下存在致密的固有层。对检查有宫旁浸润的患者，应该进行双肾超声检查除外肾盂输尿管积水，必要时进行明确梗阻部位及肾血流图检查评估肾功能受损情况，输尿管长期慢性受压可造成肾萎缩。

四、手术治疗

手术是 DIE 的首选治疗方式，《子宫内膜异位症诊治指南（第 3 版）》指出，DIE 的手术指征如下：存在药物治疗无效的疼痛；DIE 合并巧克力囊肿和 / 或不孕；侵犯肠、输尿管等器官致梗阻或功能障碍。但 DIE 常累及重要器官如直肠、输尿管及膀胱，手术的风险较大，需要有熟练的手术技术。对年轻女性，以保守性病灶切除术为主，并尽可能切除其他子宫内膜异位症病灶，术中应注意保留和改善重要脏器的功能，可保留子宫和双侧附件。腹腔镜由于比较容易进入腹膜后间隙，加上又有放大作用，对辨别病灶具有优势，因此，目前主张腹腔镜下处理 DIE。肠道 DIE 的手术方式主要为肠壁病灶削切术、碟形切除及肠段切除吻合术。手术的风险如肠穿孔、肠瘘、肠狭窄以及感染败血症等，严重时危及患者生命。因此，结合患者的病情及医师的经验选择合适的手术方式，可以减少并发症的发生。对直肠壁病灶较小（小于肠周径的 1/3）、无肠狭窄的患者，可采取较为保守的方法如肠壁病灶的切除或者切除直肠前壁。如果肠管出现狭窄，则应该进行肠段切除及肠吻合术。DIE 侵犯侧盆壁或者卵巢内膜异位囊肿紧密粘连于侧盆壁，可以压迫输尿管造成梗阻，形成所谓外在性的输尿管子宫内膜异位症。手术切除其表面腹膜的粘连带和

结节，就可以解除梗阻。如果输尿管本身的肌层或者黏膜已经受累，则形成内在性输尿管子宫内膜异位症，建议切除病变的输尿管段并行吻合术。膀胱DIE 术中需特别注意病灶与输尿管开口的关系，术后主张使用较粗导尿管，留置 10~14 天，保证导尿管通畅。腹腔镜下阴道直肠陷凹 DIE 的处理要点：①应先处理盆腔粘连和卵巢内膜异位囊肿，以保证术野不被这些病变遮挡。②分离输尿管并向外侧推开。如果侧盆壁有粘连，输尿管走行不清，则在盆腔入口附近髂总动脉处辨认。③分离直肠结肠侧窝，将直肠及结肠推开。④输尿管及直肠结肠推开后，可以切除宫骶韧带结节；锐性及钝性分离直肠阴道隔，由于界限不清，为避免直肠损伤，可在阴道内放置纱布卷将后穹窿上顶，同时直肠内放入探子或者卵圆钳将直肠向后推，如果阴道穹窿有病灶则从腹腔镜切入阴道，将病灶切除。之后缝合阴道后壁和宫颈后方。如果直肠壁浸润较浅，可以切除病灶，如果浸润较深，可行直肠前壁切除及缝合术。肠壁全层浸润又有直肠狭窄者，应切除病变肠端加吻合术。传统外科手术对直肠切口距肛门不足 6cm 时不能行吻合术，但由于有直肠吻合器，目前直肠切口距肛门 4cm 时亦可行吻合术。但肠道手术最好和外科医师共同完成。⑤手术结束前应该进行阴道及直肠检查，以判断病灶是否切净。进行直肠阴道隔 DIE 切除或者直肠壁子宫内膜异位症病灶切除时，而且要进行肠道充气或者亚甲蓝试验，以检查肠管的完整性。手术决策时，要权衡手术安全性与手术效果。Kwok 等报道腹腔镜手术切除直肠阴道隔子宫内膜异位症病灶后，术后平均随诊 8.8 个月，痛经、慢性盆腔疼痛、性交痛以及排便疼痛的缓解率分别为 59%、87%、77% 及86%。

子宫内膜异位症是生育期女性的非恶性疾病，患者往往对生育以及生活质量有较高的期望值，手术的并发症常常不能被患者所接受。而疼痛的复发和持续的不孕又会严重影响患者的生活质量。因此，术前的仔细评估和患者的知情很重要。特别是肠道和输尿管手术的风险和可能的结局，术前应该充分估计，权衡手术方式的利弊。对不孕的患者，术后应当辅以助孕治疗。如果患者年龄较

大，已经完成生育，可以同时根治性手术切除子宫双侧附件，残留的病灶可以萎缩，症状得以缓解。

五、药物治疗

药物治疗不能治愈子宫内膜异位症，只是暂时缓解症状。但在以下情况可以考虑药物治疗：①既往手术治疗数次，症状复发；②由于各种原因需要延期手术；③病变广泛，手术切除困难，手术的风险大；④保守性手术后，特别是合并其他盆腔子宫内膜异位症，药物治疗可以有效减少复发。但如果合并有其他性质不明的包块者，则应及时手术治疗以除外恶性肿瘤。子宫内膜异位症需要长期管理，药物治疗以长期坚持为目标，应选择疗效好、耐受性好的药物。常用的药物包括口服避孕药、促性腺激素释放素激动剂（GnRH-a）、地诺孕素、孕三烯酮，以及左炔诺孕酮宫内释放系统。文献报道应用 GnRH-a 6 个月，可以有效缓解疼痛和缩小病灶体积，但停药后症状很快复发，子宫内膜异位症病灶在停药后 6 个月恢复到用药前大小。Fedele 报道左炔诺孕酮宫内释放系统对 11 例术后持续性DIE 的治疗效果，放置 1 年后，疼痛症状如痛经、慢性盆腔痛、性交痛及排便疼痛均基本消失。而且直肠超声波显示直肠阴道隔病灶逐渐缩小。提示深部子宫内膜异位症病灶对孕激素治疗有效。左炔诺孕酮宫内释放系统缓解疼痛的机制除了与病灶体积缩小有关外，还与病灶内及周围的炎症反应减少有关。

（史精华　鄢海蓝　戴　毅　冷金花）

―――――――― 参考文献 ――――――――

1. 郎景和. 对子宫内膜异位症认识的历史、现状与发展. 中国实用妇科与产科杂志, 2020, 36 (3): 193-196.
2. YILMAZ B D, BULUN S E. Endometriosis and nuclear receptors. Hum Reprod Update, 2019, 25 (4): 473-485.
3. TURCO M Y, GARDNER L, HUGHES J, et al. Long-term, hormone-responsive organoid cultures of human endometrium in a chemically defined medium. Nat Cell Biol, 2017, 19 (5): 568-577.

4. BORETTO M, COX B, NOBEN M, et al. Development of organoids from mouse and human endometrium showing endometrial epithelium physiology and long-term expandability. Development, 2017, 144 (10): 1775-1786.

5. NGUYEN H P T, XIAO L, DEANE J A, et al. N-cadherin identifies human endometrial epithelial progenitor cells by in vitro stem cell assays. Hum Reprod, 2017, 32 (11): 2254-2268.

6. GARCIA-ALONSO L, HANDFIELD L F, ROBERTS K, et al. Mapping the temporal and spatial dynamics of the human endometrium in vivo and in vitro. Nat Genet, 2021, 53 (12): 1698-1711.

7. HAPANGAMA D K, DRURY J, DA SILVA L, et al. Abnormally located SSEA1+/SOX9+ endometrial epithelial cells with a basalis-like phenotype in the eutopic functionalis layer may play a role in the pathogenesis of endometriosis. Hum Reprod, 2019, 34 (1): 56-68.

8. ANGLESIO M S, PAPADOPOULOS N, AYHAN A, et al. Cancer-associated mutations in endometriosis without cancer. N Engl J Med, 2017, 376 (19): 1835-1848.

9. TAYLOR H S, KOTLYAR A M, FLORES V A. Endometriosis is a chronic systemic disease: clinical challenges and novel innovations. Lancet, 2021, 397 (10276): 839-852.

10. VANNUCCINI S, CLEMENZA S, ROSSI M, et al. Hormonal treatments for endometriosis: The endocrine background. Rev Endocr Metab Disord, 2022, 23 (3): 333-355.

11. ZONDERVAN K T, BECKER C M, KOGA K, et al. Endometriosis. Nat Rev Dis Primers, 2018, 4 (1): 9.

12. SAUNDERS P T K, HORNE A W. Endometriosis: etiology, pathobiology, and therapeutic prospects. Cell, 2021, 184 (11): 2807-2824.

13. ZONDERVAN K T, BECKER C M, MISSMER S A. Endometriosis. N Engl J Med, 2020, 382 (13): 1244-1256.

14. ZHANG T, DE CAROLIS C, MAN G C W, et al. The link between immunity, autoimmunity and endometriosis: a literature update. Autoimmun Rev, 2018, 17 (10): 945-955.

15. 中国医师协会妇产科医师分会, 中华医学会妇产科学分会子宫内膜异位症协作组. 子宫内膜异位症诊治指南 (第 3 版). 中华妇产科杂志, 2021, 56 (12): 812-824.

16. CHEN W C, CHENG C M, LIAO W T, et al. Urinary biomarkers for detection of clinical endometriosis or adenomyosis. Biomedicines, 2022, 10 (4): 833.

17. GUERRIERO S, MARTINEZ L, GOMEZ I, et al. Diagnostic accuracy of transvaginal sonography for detecting parametrial involvement in women with deep endometriosis: systematic review and meta-analysis. Ultrasound Obstet Gynecol, 2021, 58 (5): 669-676.

18. ZHANG X, HE T, SHEN W. Comparison of physical examination, ultrasound techniques and magnetic resonance imaging for the diagnosis of deep infiltrating endometriosis: a systematic review and meta-analysis of diagnostic accuracy studies. Exp Ther Med, 2020, 20 (4): 3208-3220.

19. AAS-ENG M K, LIENG M, DAUSER B, et al. Transvaginal sonography determines accurately extent of infiltration of rectosigmoid deep endometriosis. Ultrasound Obstet Gynecol, 2021, 58 (6): 933-939.

20. KECKSTEIN J, SARIDOGAN E, ULRICH U A, et al. The #Enzian classification: a comprehensive non-invasive and surgical description system for endometriosis. Acta Obstet Gynecol Scand, 2021, 100 (7): 1165-1175.

21. MONTANARI E, BOKOR A, SZABÓ G, et al. Accuracy of sonography for non-invasive detection of ovarian and deep endometriosis using #Enzian classification: prospective multicenter diagnostic accuracy study. Ultrasound Obstet Gynecol, 2022, 59 (3): 385-391.

22. ABRAO M S, ANDRES M P, MILLER C E, et al. AAGL 2021 endometriosis classification: an anatomy-based surgical complexity score. J Minim Invasive Gynecol, 2021, 28 (11): 1941-1950. e1.

23. VERMEULEN N, ABRAO M S, EINARSSON J I, et al. Endometriosis classification, staging and reporting systems: a review on the road to a universally accepted endometriosis classification. J Minim Invasive Gynecol, 2021, 28 (11): 1822-1848.

24. 中国医师协会妇产科医师分会子宫内膜异位症专业委员会, 中华医学会妇产科学分会子宫内膜异位症协作组. 子宫内膜异位症长期管理中国专家共识. 中华妇产科杂志, 2018, 53 (12): 836-841.

25. CHIU C C, HSU T F, JIANG L Y, et al. Maintenance therapy for preventing endometrioma recurrence after endometriosis resection surgery-a systematic review and network meta-analysis. J Minim Invasive Gynecol, 2022, 29 (5): 602-612.

26. WATTANAYINGCHAROENCHAI R, RATTANASIRI S, CHARAKORN C, et al. Postoperative hormonal treatment for prevention of endometrioma recurrence after ovarian cystectomy: a systematic review and network meta-analysis. Bjog, 2021, 128 (1): 25-35.

27. 彭超, 周应芳. 复发性卵巢子宫内膜异位症的管理. 中国实用妇科与产科杂志, 2022, 38 (5): 491-495.

28. AL-HENDY A, LUKES A S, POINDEXTER A N 3RD, et al. Treatment of uterine fibroid symptoms with relugolix combination therapy. N Engl J Med, 2021, 384 (7): 630-642.

29. TAYLOR H S, GIUDICE L C, LESSEY B A, et al. Treatment of endometriosis-associated pain with elagolix, an oral gnrh antagonist. N Engl J Med, 2017, 377 (1): 28-40.

30. REZENDE G P, VENTURINI M C, KAWAGOE L N, et al. Surgery vs. hormone-based treatment for pain control in deep infiltrating endometriosis: a retrospective cohort study. Curr Med Res Opin, 2022, 38 (4): 641-647.

31. SUN T T, CHEN S K, LI X Y, et al. Fertility outcomes after laparoscopic cystectomy in infertile patients with stage Ⅲ-Ⅳ endometriosis: a cohort with 6-10 years of follow-up. Adv Ther, 2020, 37 (5): 2159-2168.

32. HE Z X, SHI H H, FAN Q B, et al. Predictive factors of ovarian carcinoma for women with ovarian endometrioma aged 45 years and older in China. J Ovarian Res, 2017, 10 (1): 45.

33. CHAO X, LIU Y, JI M, et al. Malignant risk of pelvic mass after hysterectomy for adenomyosis or endometriosis. Medicine (Baltimore), 2020, 99 (15): e19712.

34. CHAO X, WANG X, XIAO Y, et al. Effects of hysterectomy with simultaneous bilateral salpingectomy on the subsequent pelvic mass. J Ovarian Res, 2019, 12 (1): 27.

35. CHAO X, WANG X, XIAO Y, et al. Clinical analysis of high risk factors for pelvic malignant tumors after hysterectomy for benign diseases. Medicine (Baltimore) 2019, 98 (41): e17540.

36. POOLE E M, LIN W T, KVASKOFF M, et al. Endometriosis and risk of ovarian and endometrial cancers in a large prospective cohort of U. S. nurses. Cancer Causes Control, 2017, 28 (5): 437-445.

37. KRÁLÍČKOVÁ M, LAGANÀ A S, GHEZZI F, et al. Endometriosis and risk of ovarian cancer: what do we know？. Arch Gynecol Obstet, 2020, 301 (1): 1-10.

38. GARCÍA-SOLARES J, DONNEZ J, DONNEZ O, et al. Pathogenesis of uterine adenomyosis: invagination or metaplasia？. Fertil Steril, 2018, 109 (3): 371-379.

39. 郎景和. 子宫腺肌症的迷惑与解惑. 中华妇产科杂志, 2020, 55 (11): 737-739.

40. 冷金花, 史精华. 子宫腺肌病合并不孕治疗策略. 中国实用妇科与产科杂志, 2020, 36 (6): 516-519.

41. YOUNES G, TULANDI T. Effects of adenomyosis on in vitro fertilization treatment outcomes: a meta-analysis. Fertil Steril, 2017, 108 (3): 483-90. e3.

42. ABBOTT J A. Adenomyosis and abnormal uterine bleeding (AUB-A)-pathogenesis, diagnosis, and management. Best Pract Res Clin Obstet Gynaecol, 2017, 40: 68-81.

43. BAZOT M, DARAÏ E. Role of transvaginal sonography and magnetic resonance imaging in the diagnosis of uterine adenomyosis. Fertil Steril, 2018, 109 (3): 389-397.

44. GORDTS S, GRIMBIZIS G, CAMPO R. Symptoms and classification of uterine adenomyosis, including the place of hysteroscopy in diagnosis. Fertil Steril, 2018, 109 (3): 380-388. e1.

45. BOURDON M, OLIVEIRA J, MARCELLIN L, et al. Adenomyosis of the inner and outer myometrium are associated with different clinical profiles. Hum Reprod, 2021, 36 (2): 349-357.

46. 中国医师协会妇产科医师分会子宫内膜异位症专业委员会. 子宫腺肌病诊治中国专家共识. 中华妇产科杂志, 2020, 55 (6): 376-383.

47. TAN J, MORIARTY S, TASKIN O, et al. Reproductive outcomes after fertility-sparing surgery for focal and diffuse adenomyosis: a systematic review. J Minim Invasive Gynecol, 2018, 25 (4): 608-621.

48. GRUBER T M, MECHSNER S. Pathogenesis of endometriosis: the origin of pain and subfertility. Cells, 2021, 10 (6): 1381.

49. WEI Y, LIANG Y, LIN H, et al. Autonomic nervous system and inflammation interaction in endometriosis-associated pain. J Neuroinflammation, 2020, 17 (1): 80.

50. CAESON S A, KALLEN A N. Diagnosis and management of infertility: a review. JAMA, 2021, 326 (1): 65-76.

51. HODGSON R M, LEE H L, WANG R, et al. Interventions for endometriosis-related infertility: a systematic review and network meta-analysis. Fertil Steril, 2020, 113 (2): 374-382. e2

52. CORACHÁN A, PELLICER N, PELLICER A, et al. Novel therapeutic targets to improve IVF outcomes in endometriosis patients: a review and future prospects. Hum Reprod Update, 2021, 27 (5): 923-972.

53. BECKER C M, BOKOR A, HEIKINHEIMO O, et al. ESHRE guideline: endometriosis. Hum Reprod Open, 2022, 2022 (2): hoac009.

54. GEORGIOU E X, MELO P, BAKER P E, et al. Long-term GnRH agonist therapy before in vitro fertilisation (IVF) for improving fertility outcomes in women with endometriosis. Cochrane Database Syst Rev, 2019, 2019 (11): CD013240.

55. WANG Y, NICHOLES K, SHIH I M. The origin and pathogenesis of endometriosis. Annu Rev Pathol, 2020,

15: 71-95.

56. GORDTS S, KONINCKX P, BROSENS I. Pathogenesis of deep endometriosis. Fertil Steril, 2017, 108 (6): 872-885. e1.

57. JOHNSON N P, HUMMELSHOJ L, ADAMSON G D, et al. World endometriosis society consensus on the classification of endometriosis. Hum Reprod, 2017, 32 (2): 315-324.

58. KECKSTEIN J, HUDELIST G. Classification of deep endometriosis (DE) including bowel endometriosis: from r-ASRM to #Enzian-classification. Best Pract Res Clin Obstet Gynaecol, 2021, 71: 27-37.

59. BAZOT M, KERMARREC E, BENDIFALLAH S, DARAI E. MRI of intestinal endometriosis. Best Pract Res Clin Obstet Gynaecol, 2021, 71: 51-63.

60. VERCELLINI P, BUGGIO L, SOMIGLIANA E. Role of medical therapy in the management of deep rectovaginal endometriosis. Fertil Steril, 2017, 108 (6): 913-930.

15 第十五章 绝 经

第一节 绝经的相关名词、概念和流行病学

一、定义

更年期（climacteric period）是女性从成年期进入老年期所必须经过的阶段，是介于生育期和老年期之间的一段时期，也是女性从生殖功能旺盛的状态过渡到非生殖期的年龄阶段。当更年期出现相关症状时，称为更年期综合征。世界卫生组织（World Health Organization，WHO）人类生殖特别规划委员会于 1994 年 6 月在日内瓦召开有关 20 世纪 90 年代绝经研究进展的工作会议，为统一认识，避免由于误用名词造成概念混乱，曾建议停用"更年期"这一提法。后来，国际更年期学会（International Menopause Society，IMS）下属委员会又投票赞同保留"更年期"以及"更年期综合征"这 2 个名词，主要因为该名词已经使用了很多年，并最能体现女性在这个时期的特征。2000 年，WHO 人类生殖特别规划委员会全面设计了一组名词定义，试图尽可能保留在医学范围内已广泛接受的定义，避免增加新的误解。

（一）WHO 关于绝经定义的表述

1. 自然绝经（natural menopause） 指卵巢内卵泡用尽，或剩余的卵泡对促性腺激素丧失反应，不再发育并分泌雌激素刺激子宫内膜生长，月经永久停止来潮。自然绝经被界定为排除其他的病理或生理的原因后，连续 12 个月的闭经。回顾性地将闭经后一年（或更长一段时间）前的最后一次月经日期定义为绝经发生的时间。绝经年龄取决于卵巢内的卵泡数。从胎儿晚期开始卵泡总数逐渐减少，经女性生殖期至卵泡用尽即绝经。

2. 围绝经期（perimenopausal period） 指 40 岁后任何时期开始发生内分泌、生物与临床类似绝经的表现至停经后 12 个月内。

3. 绝经过渡期（menopausal transition period） 指月经开始改变至最终月经前的阶段。

4. 绝经前期（premenopause） 过去用于绝经前 1 或 2 年，现改为绝经前整个生殖期。

5. 绝经后期（postmenopause） 指最终月经后的时期，不论人工或自然绝经。判定绝经需在停经 12 个月以后，且属于绝经年龄在 40 岁以上。

6. 早绝经（premature menopause） 标准的定义是绝经发生的年龄低于人口绝经平均年龄的 2 个标准差以下，实际上在发展中国家缺乏人口自然绝经年龄分布的相关统计分布资料，以 40 岁作为界限，40 岁前绝经为早绝经。判定早绝经或闭经，主要以基础内分泌水平为准，卵泡刺激素（FSH）>40mIU/ml 及雌二醇（E_2）<150pmol/L 为早绝经。

7. 人工绝经（induced menopause） 指绝经是应用手术切除双侧卵巢（同时切除或不切除子宫）或医源性终止双侧卵巢功能，如化学疗法

或放射疗法。单独切除子宫而保留双侧卵巢者,不作为人工绝经;对于手术切除子宫至少保留一侧卵巢者,虽术后无月经来潮,但尚不能称之为绝经,因术后卵巢功能仍可维持一段时间。没有月经,什么时候算绝经,需要根据临床表现及激素水平测定来衡量。

(二)国际更年期学会(IMS)关于更年期的定义

1. 更年期(climacteric period) 指女性从生殖期过渡到非生殖期的年龄阶段。此期包含围绝经期,在绝经前及绝经后均有一段比较长的可变时间。

2. 更年期综合征(climacteric syndrome) 更年期有时出现相关症状,但并不总伴发症状,当有症状时,称为更年期综合征。

临床应用中可能遇到以下一些问题:

绝经在绝大多数女性中是由于卵巢原始卵泡用尽或有卵泡而对促性腺激素不反应而永久停经,但在某些女性中绝经并不意味着原始卵泡一个也没有了,有时可能还残留几个,暂时对促性腺激素不反应,临床上某些女性在绝经后几年内又出现月经样阴道出血的症状。这种出血的特点是在出血前2~3周发现乳房胀或痛,同时白带增多,然后阴道出血如月经样,约1周内干净,后不规则出血症状停止,乳房胀痛也随之消失,阴道分泌物减少。这样的绝经后阴道出血是由于仍有卵泡发育,分泌雌激素,刺激内膜增殖,并非器质性病变,不需要刮宫。

绝大多数的女性在绝经前将经过一个过渡期,也有少数不经过过渡期而突然绝经,如突然的精神刺激等。什么时候算过渡期开始?在临床上40岁左右的女性,月经从十分规律改为周期缩短或延长、出血时间延长或缩短等,即标志为绝经过渡期开始。过渡期平均持续3~4年,可以表现为有规律的排卵月经、绝经前无排卵性异常子宫出血,也可表现为周期延长、经量减少,最后达到

绝经。绝经12个月后方可确定最后绝经的日期。从月经开始改变到绝经,称为绝经过渡期。了解这一时期的病理生理改变,将有助于更好地处理这一时期的月经失调,帮助女性平稳地度过这一过渡期。

绝经后5~8年,到65岁时进入老年期直至生命结束称为绝经晚期。老年期的年龄界定为65岁,是因为从65岁以后,心血管疾病、伤残及肿瘤的发病率逐渐增加。到了65岁,如仍采用雌激素补充治疗,可能伴有更高的心血管及肿瘤发生风险。

二、生殖老化分期

(一)2001年生殖衰老分期系统(2001年STRAW)

2001年7月23~24日,在美国犹他州帕克城召开了生殖衰老分期的研讨会(Stages of Reproductive Aging Workshop,STRAW)。27位对女性生殖老化有着丰富临床及科研经验的专家参加了会议。该会议获得了美国生殖医学学会(American Society for Reproductive Medicine,ASRM)、美国国家卫生研究院国家老龄问题研究所(National Institute on Aging,NIA)、美国国家儿童健康和人类发展研究院(National Institute of Child Health and Human Development,NICHD)及北美绝经学会(the North American Menopause Society,NAMS)的支持。会议的目的是讨论提出一个分期系统并修订命名。虽然生殖衰老的过程因民族、种族、文化、地理区域及社会经济不同而异,该研讨会还是讨论并制定了对所有健康女性均适合的从自然月经来潮到绝经的分期。但与会者建议不要将此分期方法应用于吸烟、体重指数<18kg/m² 或>30kg/m²、每周有氧运动超过10小时、长期月经不规则、切除子宫、患子宫平滑肌瘤或卵巢解剖异常的女性。女性正常生殖衰老的分期见表15-1。

表 15-1　女性正常生殖衰老的分期

期别	−5	−4	−3	−2		−1	0	+1		+2
							末次月经			
专门术语	生殖期			绝经过渡期				绝经后期		
	早期	峰期	晚期	早期		晚期*		早期*		晚期
				围绝经期						
各期持续时间	不定			不定				①1年	②4年	直至生命结束
月经周期	不定至规律	规则		与正常周期比较，长短超过 7 天		跳过的周期 ≥2 个，以及停经时间 ≥60 天		闭经 12 个月	无	
内分泌	FSH 正常	FSH↑		FSH↑				FSH↑		

注：* 为以血管舒缩症状为主要特点；FSH 为卵泡刺激素。

　　该生殖衰老分期系统根据月经周期类型及卵泡刺激素（FSH）水平将绝经过渡期分为早期和晚期，绝经过渡期的终点是末次月经（last menstruation period，LMP），但必须在停经 12 个月后才能确定。绝经后期也分为早期和晚期，绝经后期的早期的定义是末次月经后的最初 5 年，绝经后期的晚期终止于死亡。

　　处于 −2 期（绝经过渡期早期）的女性月经周期可以仍然规律，但与正常周期比较间隔时间改变，时长超过 7 天或更长时间，如此时的规律月经为每 23 天或 37 天一次而不是原来 30 天一次的周期。处于 −1 期（绝经过渡期晚期）的女性有 2 个或更多的周期跳跃以及至少有 1 个月经周期间隔为 60 天或更长。本分期不包括月经量及月经持续时间，建议临床医师定期询问病史及行超声或其他检查，以确定子宫出血是因激素改变而非子宫病理改变引起。

　　内分泌改变中 FSH 水平的升高是生殖衰老第一个可检测到的标记。在生殖期晚期 FSH 水平轻微升高。临床医师常采用 10mIU/ml 作为 FSH 水平升高的分界值，FSH 水平升高指早卵泡期（周期第 2~5 天）FSH 水平超过正常女性生殖高峰年龄（25~30 岁）平均水平的 2 个标准差。在生殖期晚期，早卵泡期的雌二醇（E_2）水平正常或升高。E_2 升高会抑制 FSH 的升高水平，因此，FSH 水平只能在同时测定 E_2 水平的情况下加以解释（常以 E_2>80pg/ml 为升高）。单一周期中升高的 FSH 水

平是很有意义的，提示该女性处于生殖期晚期，升高的 FSH 值不需要重复测定。但如果周期规律的 40~45 岁女性有正常的 FSH 值，那么在以往或随后月经周期的 30% 的时间中 FSH 水平有可能升高，因此对第一次 FSH 测定正常的这组女性，建议进行第二次 FSH 水平测定。在绝经过渡期，FSH 水平是逐渐增加的，但水平高低差异很大，很难确定生殖期晚期至 +1 期有意义的 FSH 分界值。其他生殖激素在绝经过渡期也有显著变化，如雌激素水平最终下降、黄体生成素（LH）水平在 FSH 水平改变后逐渐升高、排卵停止使孕酮水平降低，但这些激素水平变异大，降低了它们在分期中的应用价值。

　　关于症状方面，某些女性在生殖期晚期经历包括潮热出汗、乳房胀痛、失眠、偏头痛及经前烦躁不安等不同症状。血管舒缩症状为最显著的绝经症状，−1 期及 +1 期的女性常开始出现血管舒缩症状，其程度逐渐增加。在绝经过渡期晚期及以后的时间里，出现生殖道萎缩症状以及性功能减退。但不是所有女性在绝经过渡期到绝经期均有症状，即使有症状的女性，她们的症状各不相同，程度也各异。在不同的种族、文化、社会经济及气候条件中，症状存在明显差异，因此将这些主观的症状定量是困难的。

　　基于最近命名的混乱与重复，会议建议修改命名如下：

　　（1）绝经：末次月经后闭经 12 个月。它表明卵

巢激素自然而接近完全的分泌降低。

(2)绝经过渡期:包括 -2(早)期及 -1(晚)期。开始于月经周期长短发生变化的女性,而且 FSH 水平升高,止于末次月经(闭经 12 个月才能确定末次月经的日期)。

(3)绝经后期:包括绝经后 +1(早)及 +2(晚)期,绝经后期早期的定义是末次月经后 5 年内。参加会议的专家认为此间隔是恰当的,因为它包含卵巢功能的进一步衰退直至永久的低水平以及骨丢失加速。+1 期进一步再分为 2 部分:①部分,即末次月经后 12 个月;②部分,即另外 4 年。+2(晚)期有一个明确的开始,但它的持续时间不定直至生命结束。

(4)围绝经期:照字面讲表示围绕绝经的一段时期,它开始于 -2 期,终止于末次月经后的 12 个月。更年期是一个被普遍应用但含糊的名称,与会者建议更年期与围绝经期同义。一般来说,围绝经期及更年期名称仅用于对患者讲解以及非专业性的报道,不能在科学文章中应用。

(二)2011 年生殖衰老分期系统(2011 年 STRAW+10)

2011 年 9 月 20~21 日,在美国华盛顿哥伦比亚特区召开生殖衰老分期的研讨会,新的 ATRAW+10 分期于 2012 年 2 月在多个国际性杂志公布。10 年前的 STRAW 分期系统曾被认为是生殖衰老到绝经期特征的金标准,但此分期法仅限于月经周期出血的标准及 FSH 定性标准,而且很多生物标记的细节被忽略了,如 FSH 值的定量及 FSH 水平改变的确切时间,窦卵泡计数(antral follicle count,AFC)以及抗米勒管激素(anti-Müllerian hormone,AMH)水平、抑制素 B(inhibin-B)值与卵巢衰老进程之间的相互关系的资料。原分期的另一局限在于仅应用于健康女性,它排除了吸烟、过度肥胖、有氧运动、长期月经不规则、子宫及卵巢异常以及癌症患者。此外,由于不同民族及不同社会经济状况人群的相关资料很少,故没有将它应用于不同人群。

10 年后,积累了很多关于卵巢衰老及其与内分泌和临床之间相关性的知识,对生殖衰老前及绝经后时期的微细变化有了更广泛的了解。因此,重新召集专家对绝经前后的下丘脑 - 垂体 - 卵巢轴功能的进展进行复习,并对以前忽略的部分进行补充。

生殖衰老研讨会由 5 个国家多学科的科学家团队组成,查阅为数众多的队列研究,评价来自不同临床、社会经济及文化群体的资料。基于上述资料,在 STRAW+10 的分期中有以下几个显著变化:对早期和晚期绝经过渡期的出血标准进行简化;建议修改晚期生殖期(-3 期)及绝经后期早期(+1 期)的评价标准以更准确地反映所取得的最新资料;在绝经过渡期晚期(-1 期)及绝经后期早期(+1 期)的持续时间方面加入了新的信息。2011 年发表的 STRAW+10 分期系统是目前公认的生殖衰老分期的"金标准",具体分期见表 15-2。需要注意的是,STRAW+10 分期系统适用于大多数的女性,但不适用于多囊卵巢综合征、早发性卵巢功能不全、子宫内膜切除术或子宫切除术后、慢性疾病、化学疗法等影响了卵巢功能的女性,这些情况下应采用内分泌指标和 AFC 等支持标准确定其生殖衰老分期。

STRAW 分期为中年女性的健康研究提供了绝经情况的统一分类法,重要的是它促进了旨在区分卵巢衰老和躯体衰老对健康影响的研究。STRAW 分期系统也为女性及其保健医师提供了一种临床工具,以指导评估生育力、避孕需要以及采取何种保健措施。对于研究工作者也需要有一个标准的定义,以便在着手研究时,用相同的标准来界定研究对象。STRAW+10 分期评价的标准,包括月经周期;内分泌指标如 FSH、E_2、AMH、抑制素 B;症状、生育力及卵巢影像包括 AFC。新加入的指标对跟踪月经周期血流和持续时间的细微变化有重要价值。这些标准能帮助临床医师及患者做出关于生育潜能及预测辅助生殖技术成功率方面符合实际的决定。再者,绝经过渡期月经周期标准的细微改进,也有它的实际意义,当女性有几个周期至少停经 60 天,说明在数年内就要绝经了。如果还没有潮热或血管舒缩症状,那么不久就会出现这些症状。很多临床医师已观察到,在绝经后 1~2 年,雌激素水平持续下降,测定了这个参数,就可设法改善相关症状。STRAW+10 的一个新特征是,女性在绝经后期晚期,随着雌激素缺乏的延长,她们可能会有阴道干燥、性交不适及出现泌尿道症状,对于这种情况,应该预先告知她们。

表 15-2　2011年生殖衰老 +10 分期系统

初潮 ⟶ 　　　　　　　　　　　　　　　　　　　　　　　　　　　　　　　末次月经(0)

分期	–	–	–b	–a	–	–	+a	+b	+c	+
术语	生育期				绝经过渡期		绝经后期			
	早期	峰期	晚期		早期	晚期	早期			晚期
					围绝经期					
持续时间	变异较大				变异较大	~年	年(+)		~年	余生
主要标准										
月经周期	不规律到规律	规律	规律	经量、周期长度细微变化	月经周期长度变化，在连续周期中，月经周期长度持续变化在天及天以上	停经间隔≥天				
支持标准										
内分泌指标										
FSH		低		可变	↑变异大	↑≥IU/L	↑变异大		稳定	
AMH		低	低	低	低	低	低		极低	
抑制素 B		低	低	低	低	低	低		极低	
窦卵泡计数		低	低	低		低	极低		极低	
描述性特征										
症状						血管舒缩症状可能	血管舒缩症状极可能			泌尿生殖道萎缩症状

注：在周期第 2~5 天取血检测；依据目前采用的国际垂体激素标准的大致预期水平；AMH 为抗米勒管激素。

STRAW+10 分期系统修订的关键如下：

1. 生殖期晚期（-3 期）　在生殖期晚期，生育力开始下降，女性可能注意到月经周期的改变。在月经周期有明显改变之前，内分泌指标开始有变化，这种变化对评价生育力是重要的。STRAW+10 建议晚期生殖期分为 2 个亚期（-3b 和 -3a）。在 -3b 期，月经周期仍规律，无周期长短及早期卵泡期 FSH 水平的改变，但 AMH 及窦卵泡数是低的。大多数，但不是所有的，研究提示抑制素 B 也降低。在 -3a 期，月经周期特点有微细变化，特别是周期开始缩短。早期卵泡期（周期第 2~5 天）FSH 增加且可变，伴其余 3 个卵巢老化的指标（AMH、抑制素 B 及 AFC）降低。由于 AMH 测定缺乏标准化，故此生物指标无定量化的建议。

2. 绝经过渡期早期（-2 期）　此期月经周期长度变化增加。定义为在连续周期中，月经周期长度持续变化在 7 天及以上，并在周期长度第一次有变化的 10 个周期内反复出现。早期卵泡期的 FSH 水平升高但可变，且低 AMH、抑制素水平及低 AFC。

3. 绝经过渡期晚期（-1 期）　此期标志是发生停经 60 天或更长。以月经周期长度变异性增加为特点，激素水平极度波动，无排卵周期增加。此期 FSH 水平有时升高达绝经范围，有时仍属于生殖期范畴，特别是伴高雌二醇水平时。由于国际标准的发展以及以人群为基础的研究资料，目前允许有 FSH 定量标准的定义，即在绝经过渡期晚期，以随机抽血 FSH>25IU/L 为定量标准，这是基于最近国际化的垂体标准。此垂体标准近似于过去采用的以尿中提取的促性腺激素作为标准时 >40IU/L 的值。此标准尚需通过观察或实验分析来加以肯定，研究者及临床医师要根据所采用的测定法来仔细地评价 FSH 值。根据对月经记载及 FSH 和 E_2 改变的研究，绝经过渡期晚期估计平均持续 1~3 年。此期可能出现血管舒缩症状。

4. 绝经后期早期(+1a、+1b、+1c 期) 根据FSH 和 E_2 平均水平改变轨迹的最新资料表明，FSH 水平继续上升，E_2 水平继续下降，直至末次月经后 2 年左右，往后这些激素的水平稳定。因此，STRAW+10 建议，绝经后期早期分为 3 个亚期(+1a、+1b、+1c 期)。

+1a 和 +1b 各持续 1 年，止于 FSH 和 E_2 水平稳定之时。+1a 期终止于末次月经后 12 个月，相当于围绝经期的终点。围绝经期仍为普通术语，它指围绝经的一段时期，起始于 −2 期，终止于末次月经后 12 个月。+1b 期包括 FSH 和 E_2 平均水平迅速改变的剩余时期。基于对激素改变的研究，+1a 和 +1b 一起，估计平均持续 2 年。在此时期，最易发生的症状是血管舒缩症状。

+1c 期代表高 FSH 和低 E_2 值稳定期，估计持续 3~6 年，因此，整个绝经后期早期持续 5~8 年。此期如再详细分期则要求有从末次月经开始直至绝经后期晚期的 FSH 和 E_2 水平改变轨迹的研究资料。

5. 绝经后期晚期(+2 期) 此期生殖内分泌功能的改变有限，而主要担忧的是机体老化进程。阴道干燥和泌尿道萎缩症状越来越明显。

三、绝经过渡期及绝经后的内分泌改变

(一)卵巢

生殖年龄女性体内的雌激素是由卵巢中的颗粒细胞所分泌，主要是 17β- 雌二醇。血液循环中 95% 的 17β- 雌激素由卵泡产生，而其余的 5% 可由雄激素 - 脱氢表雄酮与睾酮以及雌酮在周围组织转化而来。血液循环中雌二醇量随月经周期而变化。在绝经前，血液循环中除 17β-雌二醇外还有少量雌酮，雌酮是一种生物活性较弱的雌激素，这种少量的雌酮是由肾上腺来源的雄烯二酮在外周组织或腺外芳香化产生。这种腺外形成的雌酮在月经周期中的分泌变化很小，约 $45\mu g/d$。雌三醇的效力低，是妊娠期血浆中主要的雌激素，在非孕女性，雌三醇是雌二醇及雌酮的代谢产物。因为雌三醇仅在妊娠期直接合成，它对非孕的绝经前女性及绝经后女性靶器官的影响是很微小的。

性激素在血中是与性激素结合球蛋白(sex hormone binding globulin，SHBG)及白蛋白结合运输的。仅未结合的游离性激素能进入细胞与特殊核受体结合发挥作用。含雌激素受体的组织包括脑、子宫、阴道、外阴、皮肤、尿道、膀胱三角、骨、乳房、肝及动脉等。影响循环中游离性激素浓度的主要因素是血清中 SHBG 浓度。BMI 与 SHBG 水平间呈显著负相关。BMI 增加，SHBG 水平下降，因而在血液循环中有更多游离性激素。

卵巢也产生孕激素与雄激素。在生育年龄，雄烯二酮是卵巢产生的主要雄激素，血浆中平均浓度约 150ng/dl，在周期中期约上升 15%。绝经后血浆中雄烯二酮浓度下降 50%。血液循环中的睾酮，有 50% 由雄烯二酮经周围组织转换而来，其余 50% 由卵巢和肾上腺各直接分泌 25% 而来。在正常的绝经前女性，血液循环中的雄烯二酮约 14% 转化为睾酮。

随着年龄的增长，最初的变化是丧失规律的排卵周期，成熟卵泡对 FSH 的反应减少。在绝经过渡期，卵巢颗粒细胞周期性分泌的雌二醇减少，最终停止，而由雄烯二酮从周围组织转化而来的雌酮很快成为血液循环中的主要雌激素。因此，与年轻女性相比，绝经过渡期女性整个月经周期中的雌二醇水平是更低的。在停止月经之前，无排卵周期发生的频率增加，以致月经周期发生变化。

随着绝经年限的增加，激素来源和分泌率发生改变。伴随卵巢功能停止最明显的激素变化是雌二醇产量的急剧下降。绝经后的第一年，雌二醇水平快速下降至低水平，此后，一直维持在低水平状态。

绝经后女性的卵巢或肾上腺不直接分泌雌激素。不论绝经后多少年，所有绝经后女性血浆中雌激素的主要来源是雌激素前体从腺外经芳香化作用转化来的，直接从卵巢分泌的雌二醇微不足道，其前身血浆雄烯二酮水平较生殖年龄女性降低 50%，这与年轻女性双侧卵巢切除术后所观察到的相似。绝经后，卵巢继续分泌雄烯二酮，但分泌量很少，约占 5%，其余 95% 由肾上腺皮质分泌，即使卵巢切除仍保持恒定(图 15-1)。

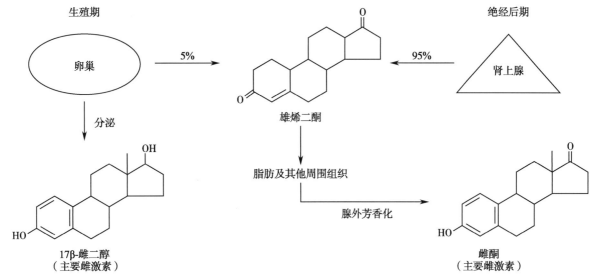

图 15-1　生殖期和绝经后期雌激素的形成
资料来源：叶碧绿. 绝经与健康. 北京：人民卫生出版社，2007.

脂肪组织是最重要的外周转化部位，其他为肌肉、骨、脑、毛囊、乳房、前列腺及皮肤。腺外雌酮量的多少是与雄烯二酮产生率及雄烯二酮转化为雌酮的转化率有关。因芳香化酶的活性随血浆中雄烯二酮浓度的变化而变化，故腺外雌酮的形成直接与雄烯二酮量成正比。据估计，雄烯二酮约 2%~3% 在周围组织转为雌酮，健康的绝经女性每天分泌雄烯二酮的量是 1 500μg，故经周围组织转化为雌酮的量约为 30~45μg/d。随着年龄的增加，雄烯二酮转化为雌酮的量增加，绝经后女性比绝经前增加 2~3 倍。肥胖的绝经后女性的肾上腺所分泌的雄烯二酮与健康的绝经女性相同，但转化率为 11% 以上，故肥胖的绝经后女性血中雌酮水平的分泌高达 120~130μg/d。年龄及肥胖协同作用促进腺外形成雌酮。肝脏可清除 90% 的雄烯二酮，如肝功能障碍，血液循环中大量的雄烯二酮转化为雌酮。如雌激素的清除发生障碍，加上绝经后女性体内的孕酮量很低，则无对抗的雌激素对靶器官有害，最终可能导致肿瘤的形成。

绝经后女性 17β- 雌二醇的主要来源是由雌酮经 17β- 羟基类固醇脱氢酶（17β-hydroxysteroid dehydrogenase，17β-HSD）的作用在周围转换而来。约 5% 的雌酮以雌二醇形式进入血液循环。绝经后低雌激素水平失去了对下丘脑 - 垂体轴的负反馈，使促性腺激素水平，尤其是 FSH 水平增加 10~20 倍。从围绝经期向绝经后转变过程中，雄激

素下降并不明显，但由睾酮在外周芳香化形成的 17β- 雌二醇或雌酮的量很小。

抑制素是糖蛋白激素，由卵泡的颗粒细胞和卵泡膜细胞分泌，黄体也产生并分泌抑制素。抑制素 A 分泌的特点是在围排卵期开始上升，黄体期达到最高水平，相反，抑制素 B 在黄体期达最低点，在黄体 - 卵泡转换期开始上升，卵泡早期和中期达最高水平，卵泡晚期开始下降，围排卵期有短暂的第二次上升，然后下降。抑制素直接作用于垂体前叶，抑制 FSH 的合成与释放。在女性的一生中，卵泡总数是逐渐减少的，故产生的抑制素的浓度也逐渐减少，以致绝经过渡期血清中 FSH 水平升高，即此时期升高的 FSH 水平是抑制素下降的结果。FSH 水平升高标志着卵泡数的下降。尽管此时 FSH 值已持续升高，某些女性仍有规律月经。绝经前 5 年抑制素水平达最低水平即测不出（图 15-2）。而在绝经后，血液循环中抑制素水平非常低。

AMH 是一种蛋白激素，属于转化生长因子 -β 超家族成员。它主要由窦前卵泡和小窦前卵泡的颗粒细胞分泌，在较大的窦卵泡及闭锁卵泡中均不表达，而且仅表达于性腺，独立于下丘脑和垂体，以旁分泌的方式进行调节。它的水平在卵泡期和整个月经周期中是相对恒定的，可作为卵巢储备功能的标志。AMH 水平的下降与接近绝经期女性卵泡数的减少平行，据报道，最早在末次月经前 5 年，

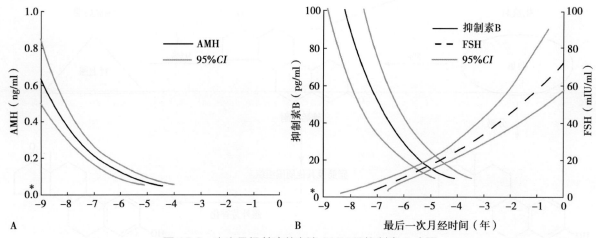

图 15-2 末次月经(年)前血清 AMH 及抑制素 B 水平

注:A 为血清 AMH 在末次月经(LMP)5 年前达最低水平即测不出;B 为而抑制素 B 在 LMP4 年前达最低水平即测不出,伴 FSH 水平增加;测定的最低水平为 AMH 为 0.05ng/ml,抑制素 B 为 10pg/ml。

[资料来源:SOWERS M R,EYVAZZADEH A D,MCCONNELL D,et al.Anti-mullerian hormone and inhibin B in the definition of ovarian aging and the menopause transition.J Clin Endocrinol Metab,2008,93(9):3478-3483.]

AMH 降至最低水平(见图 15-2)。虽然 AMH 的主要作用是调节原始卵泡的募集,近来对鼠的研究提示,AMH 对脑神经有保护作用。

雄激素水平的改变与老化的肾上腺和卵巢有关。Burger 等纵向研究了睾酮水平,他们在末次月经(LMP)前 5 年及 LMP 后 7 年每年测定 172 位女性的睾酮水平,发现平均总睾酮水平在整个绝经过渡期没有改变。而也有其他作者发现在围绕 LMP 时期总睾酮水平下降。

绝经后卵巢主要分泌睾酮,雄烯二酮主要来自肾上腺。卵巢产生的睾酮量增加,但血液循环中的总睾酮水平下降,这是因为雄烯二酮不能转化为睾酮。绝经后女性雌激素的主要来源是雄激素的腺外转换,与体重有关。SHBG 水平随体重增加而下降,使游离雌激素浓度增加,长期刺激子宫内膜,有发生子宫内膜癌的风险。

(二)下丘脑与垂体

在正常排卵女性,FSH 与 LH 的脉冲释放是由下丘脑与垂体调节的。卵巢对 FSH 与 LH 脉冲释放反应的结果是每月合成和释放雌激素和孕激素,后又通过这些激素的反馈作用改变下丘脑与垂体的刺激。

下丘脑释放促性腺激素释放激素(gonadotropin-releasing hormone,GnRH)调节生殖年龄女性的月经周期。GnRH 的脉冲分泌是由中枢神经系统的神经递质和神经调节剂所控制。神经调节剂中的阿片样肽可使 GnRH 脉冲频率降低,去甲肾上腺素刺激 GnRH 释放。下丘脑分泌的 GnRH 经门脉循环刺激垂体前叶分泌 FSH 与 LH。

在临床上发生绝经症状之前的 5 年,因为卵母细胞数量与质量的降低,卵巢周期性功能发生变化。在正常月经周期第 3 天测出的 FSH 达到或超过 20IU/L,表明卵巢的功能及储藏功能下降。

升高的 FSH 促使卵泡迅速发育,虽可募集到一大群反应差的卵母细胞,也加速了卵母细胞的消耗,结果使女性月经周期的卵泡期缩短。此时的卵巢虽已"日落西山",但仍有足够量的雌激素从中分泌,从而促使垂体中另一促性腺激素 ——LH 峰的出现并排卵并形成黄体。这可从测定到正常黄体期的孕激素得到证实。

在绝经过渡期的后期,卵巢功能进一步减退,雌激素分泌下降,不能在卵巢提供足够的 LH 受体,以致 LH 无法与 FSH 协同作用促使卵巢排卵。此时绝经过渡期女性体内仅有雌激素分泌而无排卵,单一的雌激素刺激可使子宫内膜产生不同程度的增生。或者即使能发生排卵,此时的 LH 水平也不能支持卵巢的颗粒细胞产生足够的孕激素来维持正常的黄体期。

月经周期第 3 天测定 FSH 值可帮助评估卵巢功能状态。如此时 FSH 值在 20IU/L 以上,即使同一天测定的雌二醇水平正常,也可预测卵巢的功能及反应降低。此时期,雌激素的分泌量不稳定,通常比正常周期时要高,但升高的雌激素却不能负反馈抑制升高的FSH,可能因为卵泡质量与数量的加速下降,使抑制素分泌持续降低。

在体外受精工作中,从刺激排卵的经验中得知,在卵巢功能衰竭前10年,卵巢对FSH的反应性下降,伴随功能逐渐停止,此时的卵母细胞的数量与质量都明显下降。即使增加FSH使用剂量,也不能增加可供回收的卵母细胞数,与年轻女性相比,所得的获卵率、受精率、植入率及妊娠率都相差甚远。即使获得妊娠,因为卵巢类固醇激素的水平在35岁以后开始逐渐下降,卵母细胞的老化,加之染色体异常率的增加,均使妊娠后流产率升高。上述因素使39岁以上女性的妊娠能力及维持至足月妊娠的能力下降。末次月经前后FSH和E₂的变化见图15-3。绝经后FSH可升高10倍以上,LH升高4倍,最高值发生在绝经后1~3年。

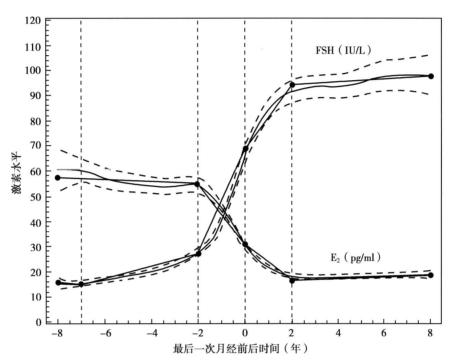

图 15-3　全国女性健康研究中(n=1 215)跨末次月经期的 FSH 及 E₂ 分段平均值及 95%CI

[资料来源:RANDOLPH J F JR,ZHENG H,SOWERS M R,et al.Change in follicle-stimulating hormone and estradiol across the menopausal transition:effect of age at the final menstrual period.J Clin Endocrinol Metab,2011,96(3):746-754.]

四、绝经的流行病学

(一)人口老龄化情况

60岁或65岁以上人口占总人口比重不断增加、14岁及以下人口占总人口比重逐渐缩小的过程,叫做老龄化过程。在国际上,一般把60岁以上人口占总人口比重超过10%的社会或者将65岁及以上人口占总人口比重超过7%的社会叫做老龄化社会。据联合国估计,2000年世界上60岁以上老年人口为6亿,2020年将达到10亿,到2050年,将在10亿的基础上翻一番达到近20亿。预计到2050年,全球整个人口将达到98亿,与1990年相比,在60年内几乎翻了一番。以上情况说明,全球老年人口的变化比总人口变化要快得多,21世纪将是人口老龄化时代。

中国已经进入老龄化社会。随着人们寿命的迅速增加以及几十年来人口出生率的下降,中国已成为世界上老年人口最多的国家之一。2000年第五次全国人口普查,65岁及以上人口占总人口的比重为6.96%,比1990年人口普查上升1.39个百分点,2003年已上升至8.5%。2010年第六次全国人口普查,男性人口占51.27%,女性人口占48.73%;60岁及以上人口为1.776 4亿多人,占13.26%,其中65岁及以上人口为1.188 3亿多人,占 8.87%。同 2000 年第五次全国人口普查相比，60 岁及以上人口的比重上升 2.93 个百分点，65 岁及以上人口的比重上升 1.91 个百分点。

以上事实说明我们现在已经跨过了老龄化社会的门槛。同时我国老龄化的增速快于世界，1990—2000 年，世界老龄化人口的平均增速为 2.5%，同期我国为 3.3%，并且，今后几年里，我国老龄化进程还会加快。预计到 2050 年，中国老龄人口可能达到 4 亿人。这反映出我国改革开放以来，随着经济社会迅速发展，人民生活水平和医疗卫生保健事业的巨大改善，特别是人口生育水平的迅速下降，人口老龄化进程加快。据统计局测算，2005 年 1 月 6 日，我国内地总人口达 13 亿，2010 年第六次全国人口普查，我国内地总人口为 13.39 亿多。

老年人口中的女性人口超过男性人口。1995 年我国 60 岁以上女性人口占老年人口总数的 52%，80 岁以上的高龄老年人中，女性老年人几乎占 2/3。因此，老年人问题在很大程度上是老年女性问题。2010 年《中国统计年鉴》卫生统计提要显示，2008 年我国 45~64 岁的女性人口占总人口数的 12.94%，以分母为 13 亿统计，这个年龄段的女性约 1.68 亿。中国如此庞大的围绝经期女性群体的身心健康问题应该受到全社会的深切关注。

人口平均预期寿命，指同时出生的一批人若按照某一时期各个年龄死亡率水平度过一生平均能够存活的年数，是综合反映人们健康水平的基本指标。随着我国社会经济的快速发展，人民生活水平的不断提高以及医疗卫生保障体系的逐步完善，我国人口平均预期寿命继续延长，婴儿死亡率进一步下降，国民整体健康水平有较大幅度的提高，老龄化进程逐步加快。根据 2010 年第六次全国人口普查详细汇总资料计算，我国人口平均预期寿命达到 74.83 岁（表 15-3），比 2000 年的 71.40 岁提高了 3.43 岁。从性别看，男性为 72.38 岁，比 2000 年提高了 2.75 岁；女性为 77.37 岁，比 2000 年提高了 4.04 岁。男女平均预期寿命之差与 10 年前相比，由 3.70 岁扩大到 4.99 岁。这表明，在我国人口平均预期寿命不断提高的过程中，女性提高速度快于男性，并且两者之差也进一步扩大。这与世界其他

国家平均预期寿命的变化规律是一致的。

表 15-3　我国平均预期寿命变化（单位 / 岁）

年份	合计	男	女	男女之差
1981 年	67.77	66.28	69.27	-2.99
1990 年	68.55	66.84	70.47	-3.63
2000 年	71.40	69.63	73.33	-3.70
2010 年	74.83	72.38	77.37	-4.99

世界人口平均寿命总的趋势是发达地区高于发展中地区，女性高于男性。1996 年，发达地区女性平均比男性多活 8 年，欧洲国家的女性比男性多活 9 年。据报道，目前日本的人口平均寿命达到 80 岁，成为世界长寿冠军，他们女性的平均寿命是 87.6 岁。2010 年世界人口的平均预期寿命为 69.6 岁，其中高收入国家及地区为 79.8 岁，中等收入国家及地区为 69.1 岁。可见，我国人口平均预期寿命不仅明显高于中等收入国家及地区，也大大高于世界平均水平，但比高收入国家及地区平均水平低 5 岁左右。从提高幅度看，2000—2010 年我国人口平均预期寿命提高 3.43 岁，比世界平均提高 2.4 岁快 1 岁左右。一般说来，平均预期寿命越高，提高速度越慢。但随着医药技术的发展和改善，一些平均预期寿命已处于较高水平的国家同期提高的速度也比较快，如韩国提高 4.9 岁、新加坡 3.6 岁、巴西 3.0 岁、越南 2.9 岁、英国 2.7 岁、法国 2.4 岁、澳大利亚 2.5 岁、德国 2.1 岁等。

我国男女平均寿命分别由 2000 年的 69.63 岁和 73.33 岁增加到 2010 年的 72.38 岁和 77.37 岁，也就是说我国女性要比男性多活接近 5 年。随着女性平均寿命的延长，女性在 50 岁左右停经后，还需度过漫长的 20~30 多年的岁月，这段时间约占女性整个生命周期的 1/3。由于卵巢功能衰竭，引起女性性激素缺乏，可能导致女性身心功能失调，影响健康，故更年期被称为"多事之秋"，但这个年龄段的女性对社会及家庭正担负着重要的历史责任，发挥着承上启下的作用，其中不少人在事业上正处于顶峰时期。因此，如何使这些具有丰富的生活、工作和社会经验的女性，利用医学科技帮助他们避免、减轻或推迟某些症状引起的干扰，预防老年退化性疾病，提高她们的生命质量，达到和保

持最佳身心健康,继续在各自岗位上发挥其聪明才智,对社会及家庭做出更大的贡献,这是广大更年期女性的迫切愿望,是生殖内分泌学工作者的重要任务,也是人们普遍关注的问题。

(二) 绝经年龄

自然绝经年龄是健康标志之一。但绝经年龄不像初潮年龄那样因健康及生活条件的改善而提前或错后。大多数历史性调查表明,在古代,平均绝经年龄约为 40 岁,古书也有记载为 50 岁。绝经年龄相对恒定的原因可能主要由遗传因素决定,但也受环境影响。文献报道,美国女性自然绝经的年龄为 51.4 岁,英国为 51.2 岁,东南亚 7 个国家和地区为 51.09 岁。中国围绝经期女性健康调查协作组调查全国 12 个省市的平均自然绝经年龄为 49 岁。1990 年,对北京地区 5 134 名 40~65 岁女性的流行病学调查结果,54.1% 为绝经后女性,其中 93.8% 为自然绝经,5.4% 为手术绝经,0.8% 为药物或放射引起的绝经;平均自然绝经年龄为 (48.4±3.8) 岁,早绝经占 3.1%。1997 年,陈菊华等报道从北京市随机募集到有应答的 788 名 45~55 岁女性的调查结果,平均自然绝经年龄为 (48.2±3.13) 岁,产次多、更多孩子母乳喂养或母乳喂养时间长有推迟自然绝经的趋势,但差异无统计学意义。良好的社会经济状况、服用钙剂、参加体育活动与自然绝经延后有关,而妊娠次数、生第一个孩子的年龄、服口服避孕药的历史不影响自然绝经年龄。绝经年龄在 55 岁以后为晚绝经。

根据 2010 年第六次全国人口普查详细汇总资料计算,我国人口平均预期寿命达到 74.83 岁,男性为 72.38 岁,女性为 77.37 岁。如按平均自然绝经年龄 48~49 岁计算,女性在绝经后平均生存 28~29 年,过去我们常说女性有 1/3 时间在绝经后度过,按目前调查情况来看,女性在绝经后度过的时间已超过整个生命的 1/3 时间,如果寿命长,几乎生命中接近 1/2 的时间是处于绝经后期。

一般认为,生殖老化是开始于生殖器官而终止于绝经的一个过程。决定女性绝经年龄的重要因素是卵母细胞的数目。原始生殖细胞于胚胎第 4 周左右在卵黄囊近尿囊处的壁上最先出现,属于内胚层。胚胎 6 周时,原始生殖细胞以变形运动迁移至已形成的生殖嵴上皮内并迅速增殖,此时的原始生殖腺分成皮质及髓质。人胚胎 16 周时,皮质索断裂成许多孤立的细胞团,称为原始卵泡。在原始卵泡中央的是来自原始生殖细胞分化成的卵原细胞 (oogonium)。2 个月的胚胎卵巢中约有 60 万个卵原细胞,一方面继续有丝分裂增加卵原细胞,另一方面许多卵原细胞又分化为初级卵母细胞。胚胎发育到 6 个月时,卵巢中约有 200 万个卵原细胞和 500 万个初级卵母细胞,此时是生殖细胞最多的时期,以后许多卵母细胞闭锁。

胎儿 7 个月时,大多数卵原细胞退化,此时所有存留的初级卵母细胞进入第一次成熟分裂。出生时,初级卵母细胞已经过减数分裂的前期而处于前期和中期之间的静止期 - 核网期,并长期停留于此阶段直至青春期后才开始分批分期完成减数分裂。婴儿出生时,每个卵巢约 70 万 ~200 万个初级卵母细胞,出生后卵母细胞持续不断地减少,卵泡的丢失率主要由遗传决定。至青春期,只有 40 万个左右,到平均年龄 37.5 岁时,卵母细胞闭锁率加快,此时约有 2.5 万个卵母细胞,51 岁时仅留下约 1 000 个卵母细胞。当卵巢内卵泡耗尽或剩余的卵泡对垂体升高的促性腺激素丧失反应时,则发生绝经,也有人认为此过程取决于卵泡闭锁速率而不是卵母细胞消耗的绝对数。迄今为止,尚未完全明确控制或调节卵母细胞减少的机制。

有人认为营养与绝经年龄密切相关,因经济条件差而长期营养不良、身体瘦小的女性比营养较好、体重相对较重的女性提前绝经,这是因体内脂肪对产生雌激素起作用。素食主义者也有提前绝经的经历。

吸烟是绝经年龄提前的重要因素之一。研究表明,吸烟女性较不吸烟女性平均提前 1~2 年进入绝经期,即使以往的吸烟史也有影响。年龄在 40~53 岁的女性,每天吸烟 1 包以上者,绝经年龄小;未吸烟者绝经年龄大些。这是由于香烟中有害成分对卵母细胞的毒性作用以及破坏卵母细胞的速度快所致,这是鼓励吸烟者停止吸烟的原因之一。

过去服用口服避孕药、绝育或伴子宫内膜异位症似乎与自然绝经早有关,但未得到肯定。口服避孕药除提供有效避孕外,尚有很多非避孕的好处,故需与可能对自然绝经年龄有不利影响进行平衡考虑。输卵管结扎或附件手术损害卵巢血液循环而影响卵巢储备功能,可能使自然绝经提前。良性妇科问题如子宫内膜异位症、子宫肌瘤如药物治疗失败,可能采用手术方法,尤其是在围绝经年龄采用手术治疗,如做子宫切除加附件切除,可引起绝经。子宫内膜异位症手术会有瘢痕形成,可能对卵巢活性有负面影响而提前绝经。体重增加与手术绝经有关。肥胖女性更易有不规则出血及子宫内膜增生或癌,这些都要求手术治疗。

慢性消耗性疾病、代谢和内分泌疾病、肿瘤等均可引起卵巢功能减退而提前绝经。此外,放射疗法、化学疗法及一些自身免疫性疾病也可过早引起卵巢功能衰退而导致绝经。绝经年龄还与各种精神心理因素有关,研究表明,夫妻关系融洽、性生活和谐女性的绝经年龄较夫妻关系紧张、纵欲或缺乏性生活的女性相对较迟。这是由于不和睦的家庭会引起抑郁、忧虑,造成神经内分泌功能紊乱,从而影响绝经年龄。饮酒、体育活动、30岁时的BMI对绝经年龄无影响。

卵巢功能与排卵持续时间的长短在母女之间有着较为明显的一致性。有2个研究表明,母亲在46岁前绝经,其女儿也有早绝经的表现,在46岁前绝经的可能性为5%~25%。气候条件对月经也有影响,生活在高原的女性平均绝经年龄比生活在海拔较低地区的女性要早,干寒地区的女性比温湿地带的女性平均绝经年龄也要早些。以往有盆腔手术史的女性,由于影响卵巢血供,也可能使绝经年龄提前。初潮对绝经年龄的影响各家报道不同,有资料表明,初潮年龄越早,绝经年龄越晚,也有学者不支持此说法。在大多数研究中,种族、重体力劳动及身高对绝经年龄也无影响。

因此,保持乐观开朗的心理状态、同事关系融洽、家庭成员和睦相处、积极治疗慢性疾病、加强营养、不抽烟、适度的性生活、经常参加体育锻炼都是推迟绝经期的有效措施,也是女性延年益寿的最佳途径。

(三)绝经综合征的流行病调查

绝经综合征是围绝经期女性求医最常见的原因之一,其发生情况和严重程度因人而异,有的女性症状很重,也可以毫无症状,其原因尚不清楚,在总体上表现出种族和社会文化背景的差异。北京协和医院报道(2007、2008和2010年)的以绝经期生存质量量表(Menopause-specific Quality of Life Questionnaire,MENQOL)中国版为工具,对北京西城某社区353位年龄40~60岁身体健康的绝经过渡期和绝经后女性进行自我评估,其症状发生率为潮热46.7%、夜汗32.3%、记忆力下降84.1%、后腰痛65.2%、肌肉关节痛65.7%。该量表27个条目可划分为血管舒缩、心理、躯体以及性功能4大方面,638位年龄35~64岁的该社区健康女性,按2001年STRAW生殖衰老分期系统进行分期,前3个方面症状的分数从绝经过渡期晚期起升高较快,绝经早期最高,而性功能异常评分随分期渐升高,在绝经晚期最高。593位年龄35~64岁的该社区健康女性,随访3年,每年检查1次,从绝经过渡期早期至绝经过渡期晚期,其血脂谱朝不利健康方向的发展加快,总胆固醇、甘油三酯及总胆固醇与高密度脂蛋白胆固醇的比值在绝经过渡期晚期最高。以上资料表明,现阶段我国女性绝经相关问题的患病率并不低。

根据2011年及2012年,我国国内发表的部分围绝经期综合征女性调查报告,围绝经期综合征的发生率在63.78%~87.37%。据2011年广东高校女教工围绝经期症状调查($n=450$)结果,其中教师、干部及工人的发生率分别为76.59%、51.63%及33.33%,差异有统计学意义。说明知识层次高,易产生绝经期症状。据近2年来农村围绝经期女性健康情况调查来看,围绝经期综合征的发生率在78.1%~79.3%,并不低。对围绝经期症状发生频率进行排序,各地有所不同,大致依次为疲乏、情绪波动、焦虑、失眠、肌肉关节痛、头痛、潮热出汗、心慌、感觉异常、忧郁等。与西方女性相比,血管舒缩症状患病率较低,但肌肉关节等症状患病率较高。

流行病调查显示不同种族之间差别很大。症状发生频率也会因为测定和询问的方式不同而有差异。如Porter等在苏格兰通过信件普查了6 096例45~54岁的中年女性,调查了存在的症状及其影响,57%的人说有潮热,而仅22%认为影响生活。其他症状也类似，如夜晚汗多（55%～24%）、阴道干燥（34%～14%），仅有 4% 没有任何症状。全国女性健康研究（Study of Women's Health Across the Nation，SWAN）调查了 16 065 例 40～55 岁多种族女性，发现在围绝经期和绝经后女性中，所有症状都有，特别是潮热和出汗最明显，比值比（OR）=2.06～4.32。日本及中国女性发生潮热症状比较少，与白种人相比，OR=0.47～0.67，而非洲裔美籍女性的血管舒缩症状及阴道干燥发生较多（OR=1.17～1.63）。西班牙和葡萄牙的绝经女性报告的漏尿、阴道干燥、心撞击及健忘更多（OR=1.22～1.85）。潮热或夜汗、漏尿、固执或悲伤常伴有高的 BMI，如 BMI ≥ 27 的女性与 BMI 在 19～26.9 的女性相比，OR=1.15～2.18。在那些基本生活资料消费有困难的女性中，报告的症状多，OR=1.15～2.05，在吸烟的女性和体育活动少的女性中症状也多，OR 分别为 1.21～1.78 及 1.24～2.33。以上 SWAN 研究结果表明生活方式、月经情况、人种 / 种族特点、社会经济情况影响该年龄段女性的症状。

还有其他因素与发生绝经症状有关。受教育时间长、对健康的自我评价高、使用一些非处方药（维生素、草药等）、没有慢性疾病、人际压力小、绝经前没有什么不适症状、不吸烟、每周至少锻炼一次、对年龄和绝经有积极的态度等都是减少绝经期症状发生的因素。而围绝经期时间长、绝经前就有不适症状、受教育时间程度低、对绝经抱有消极的态度、吸烟、离婚等会增加绝经期症状的发生频率。

（张 倩 何金彩 叶碧绿）

第二节 绝经相关症状及远期并发症

一、绝经相关症状

对 45～55 岁女性的研究显示，该年龄段的女性是症状最多的，也是就医最多的。这与该年龄段

女性卵巢功能开始下降有关，主要表现为月经开始紊乱，多为不排卵所致。同时，该年龄段也是女性的"多事之秋"，自己、伴侣、亲属或朋友开始出现一些大病、残疾甚至死亡；退休或下岗；收入有限；上有老、下有小；孩子远离或成家等，这些都会对女性产生不良的影响。这些不良影响并不是绝经引起的，因此将它们都归于绝经的激素改变是不确切的，单纯靠纠正激素的治疗也是无效的。许多研究显示，该阶段大多数增加的症状反映了社会和环境的改变，而不仅是绝经的变化。因此，了解绝经过渡期的特征及症状，认识其重要性，鉴别此时期卵巢功能下降与年老对女性的影响变得十分重要。

（一）绝经过渡期的重要性及临床特征

1. 加强绝经过渡期的重要性认识 进入绝经过渡期的女性将面临 2 大改变：月经从排卵到绝经；发生与绝经相关的并发症与疾病。前者发生在绝经过渡期；后者从绝经过渡期开始贯穿在绝经的全过程。

绝经过渡期的开始标志着卵巢功能的下降，预告卵子将耗竭，平均维持约 4 年。绝经过渡期开始的第一个标志，也是唯一的标志，是以往有规律的月经周期被打乱，临床表现为月经开始不规律，如周期延长或缩短 ≥ 7 天、出血时间延长或缩短、出血量增加或减少，可伴有或不伴有雌激素下降的表现。这些周期改变的主要原因是卵母细胞的损耗加速，并最终导致排卵的终止。事实上，卵巢功能开始衰退发生在规律月经改变之前，采用月经规律的改变作为临床上进入绝经过渡期开始的指标较为确切。用更年期症状作为进入绝经过渡期的指标，某些女性没有症状就无从计算绝经过渡期的开始。了解过渡期的开始十分重要，它预示将要发生一系列与绝经有关的改变，需要做好预防与治疗的准备。月经的多变需要正确处理，更重要的是要开始预防十分重要的退化性病变，如骨质疏松、心血管疾病与阿尔茨海默病。失去过渡期的预防好时期，以后将难以弥补。

2. 常见症状

（1）月经改变：绝经过渡期的特征是从有排卵的月经过渡到卵泡耗竭。这就说明了绝经过渡期将是一个月经周期发生巨大改变与波动的时期。

所以,在过渡期月经周期可以是完全正常的排卵周期(故仍需要避孕),可以是黄体期不足,也可以是与无排卵的周期相互交替,难以预料。激素的水平也随着周期的改变而改变,雌激素可以是多了,持续时间长了,或是少了。无排卵的周期雌激素多了,或持续时间长了,刺激内膜增生,出现无排卵性异常子宫出血,表现为月经不规则、经期延长、经量增多、淋漓不净或大量出血不止。无排卵周期雌激素少了表现为月经稀少或闭经,约10%~15%的女性在40多岁以后突然闭经,以后不再来潮,直接进入绝经后期。黄体期不足的周期,卵泡期与黄体期雌激素均可表现为水平不足。绝经过渡期月经周期虽产生巨大的改变,但多数女性月经周期逐渐延长,经期缩短,经量逐渐减少到最后平稳地达到停止。也有不少女性出现月经失调伴多种症状而需要治疗。

由于绝经过渡期月经的特征是没有排卵或偶发排卵,而导致无排卵性出血,临床主要表现为以往有规律的月经周期被打乱,月经开始不规律,此期的无排卵性异常子宫出血往往先有数周或数月停经,然后有多量出血,也可一开始即为阴道不规则出血,严重出血或出血时间长可导致贫血,甚至休克及伴感染。长期无排卵可增加子宫内膜增生的危险。其他可能增加异常子宫出血的因素包括此期常见的肥胖、糖尿病、甲状腺疾病和高血压等。

绝经过渡期异常子宫出血的机制与无排卵的雌激素撤退性出血相同。正常有排卵的月经子宫内膜已受孕酮的准备,出血时在2~3天内内膜大片同步脱落同时开始修复,而在5~7天内出血停止。无排卵时因子宫内膜未受孕酮的准备而出现不规则的脱落,出血时间延长。同时无对抗的雌激素可刺激子宫内膜的增生,而持续的雌激素刺激效应累积,会增加子宫内膜发展为肿瘤的危险,且雌激素分泌的量越大、持续时间越长,危险越大。在有排卵的女性中,黄体期的孕激素分泌可通过将内膜不可逆地转化为分泌期内膜、阻止雌激素诱导的内膜增生而去除这一危险。在未妊娠的情况下,黄体自动退化,导致形成月经和内膜的脱落。

激素水平多少从临床表现也可大致估计,如从乳房发胀或变软、阴道分泌物增多或减少进行粗略评估雌激素水平。由于过渡期月经周期的多变,简单的检测方法是测试基础体温,可以对多变的月经周期一目了然,从而采取正确的治疗对策。当然,更好的检测方法为选择性地测定性激素水平。

雌激素的产生在绝经过渡期女性趋于减少,引起垂体产生的FSH水平增加以便刺激卵巢分泌雌激素。由于雌激素在此阶段可波动很大,个体之间的差异也很大,故FSH的波动也可很大,无法用FSH来预测绝经的时间。但总的来讲,绝经前的月经周期的特征为FSH水平升高,LH水平正常,抑制素、AMH水平下降,AFC下降。雌激素测定基本在正常范围内,直到卵泡停止生长和发育。孕激素通常由于排卵不良而导致产生不足。估计绝经时间一般较为困难,乳房胀痛的减少伴随月经周期延长或不来月经、潮热和多汗增加、FSH升高>25IU/L,提示该女性已进入绝经过渡期晚期,可能在1~3年后会绝经。

总之,绝经过渡期是一个十分波动和多变的时期,需要区分症状源于何种激素过多或过少的改变,然后进行调整。但是,总的趋势归纳起来是一个卵巢功能开始逐渐衰退的过程,雌、雄、孕激素逐渐减少,但在初期可出现无排卵的周期,或持续异常子宫出血。

(2)血管舒缩症状:血管舒缩症状(vasomotor symptom,VMS)是绝经过渡期的标志。常常发生在月经周期开始有改变的绝经过渡期,也有发生在末次月经后。患者突然感到上半身发热,温热的感觉从胸部开始,上升到颈部及脸部或感到脸、颈及胸部阵阵发热,称为潮热。继而出汗,这是比较常见的情况,在天气并不热的情况下,有的女性大汗淋漓,而且脉搏增加。一次潮热可持续1~5分钟,继而自然消退。发作的频率及持续时间因人而异。晚间较白天发生次数多,常影响睡眠,有应激时加重。潮热和多汗(尤其是夜汗)从绝经过渡期开始增加,在末次月经的1~2年内达高峰,绝大多数女性的症状在10年内减退,只有少数女性在绝经后期的晚期仍然存在。但不是每个女性都有症状,在不同的时间,其发生率也不同,可从绝经前的10%增加到绝经后1年的50%,以后又降至绝经后4年的20%。在美国,自然绝经女性约有50%~82%

发生血管舒缩症状,40%女性的潮热症状超过7年,高达15%的女性经历潮热超过15年。手术绝经的女性似乎症状更多、更严重、来得更快。有报道潮热发生在绝经过渡期前即生育年龄晚期,说明潮热不完全是雌激素水平下降所致。

VMS和心血管事件有关。2011年,Szmuilowicz等报道将60 027例女性分为4组,第1组在绝经开始无VMS,女性健康倡议(Women's Health Initiative,WHI)研究登记时也无VMS(为无VMS组);第2组绝经开始有VMS,WHI登记时无VMS(为早期VMS组);第3组绝经开始及WHI登记时均有VMS(持续VMS组即早期及晚期组);第4组在WHI登记时有VMS,绝经开始时无VMS(为晚期VMS组)。结果显示,早期VMS组(n=24 753)和无VMS组(n=18 799)比较,HR(95%CI)如下:主要冠状动脉性心脏病(coronary artery heart disease,CHD)为0.94(0.84~1.06);脑卒中为0.83(0.72~0.96);脑血管疾病(cerebrovascular disease,CVD)为0.89(0.81~0.97);各种原因死亡率为0.92(0.85~0.99)。持续VMS组(n=15 084)没有发现差异有统计学意义的临床事件。而晚期VMS组(n=1 391)与无VMS组比较,HR(95%CI)如下:主要CHD为1.32(1.01~1.71);脑卒中为1.14(0.82~1.59);CVD为1.23(1.00~1.52);各种原因死亡率为1.29(1.08~1.54)。结论是早期VMS不增加心血管疾病危险,反而降低脑卒中、CVD危险及各种原因引起的死亡率。晚期VMS伴CHD危险及各种原因引起的死亡率增加。VMS预测临床心血管疾病的价值,因不同绝经时期开始的血管舒缩症状而异。

最新SWAN发现,VMS,特别是发生频率高及严重的VMS,可能是女性心血管发生改变的标志。有3 075例42~52岁的女性参加SWAN研究,完成关于潮热及夜汗的问卷后,每年测定血压、身高、体重及空腹血糖、空腹胰岛素、FSH和雌激素水平,共8年。胰岛素抵抗采用HOMA法(homeostasis model assessment)。结果显示,在每周1~5天发生潮热女性比无潮热的女性空腹葡萄糖水平高33%(P=0.2),而每周潮热6天或更多的女性则增加1.25%(P=0.000 1)。HOMA指数在每

周1~5天潮热的女性增加2倍(百分比差别为=2.37%,95%CI:0.36~4.43,P=0.02),而每周潮热6天或更多的女性,百分比差别为=5.91%,95%CI:3.17~8.72,P<0.000 1。血糖升高和胰岛素抵抗是心血管危险的一个标志,故对VMS严重的女性要强调生活方式的改变如戒烟、加强体育锻炼及控制饮食。

有研究报道,有重度及中度VMS的女性比无症状女性的平均健康状况评分要低(P<0.000 1)。一般来讲,随着VMS的严重程度增加,健康情况下降。VMS严重影响女性的生活质量,使她们工作效率下降并更多使用卫生保健资源。在美国,有轻度VMS的女性每年因出勤而工作效率低下的花费估计为1 100美元,而有严重症状者每年为6 500美元。

潮热的病理生理尚不十分清楚。有诸如性腺假说、垂体假说和下丘脑假说等。

1)性腺假说:因绝经及卵巢衰退伴潮热,故推测与性激素水平低下有关,激素补充治疗可消除潮热,进一步支持该假说。但也存在争论,因单独改变雌激素并不会出现血管舒缩症状;先天性性腺功能减退患者如特纳综合征和卡尔曼综合征以及青春期前儿童均缺乏潮热。这种情况提示,潮热是由于性激素动态下降或突然丧失的结果,而不是由血浆激素的绝对水平决定的。此动态假说是最近广泛被接受的理论。但也可能是去甲肾上腺素刺激与雌激素联合作用使体温调节改变而发生潮热。

2)垂体假说:有作者发现绝经前女性的潮热和LH及FSH水平升高有关,故推测潮热是由于垂体而不是因性腺造成的。有人证明LH峰和潮热同步,故提出脉冲假说。虽然潮热常和LH峰一致,但LH峰并不一定伴潮热。

3)下丘脑假说:在绝经后女性,没有发现高促性腺激素水平和潮热的相关性。另如克兰费尔特综合征患者的促性腺激素水平虽高,但缺乏潮热。基于上述观察,很多研究者提出下丘脑在潮热发生的病理生理上起一定作用。因潮热和肾上腺素能的症状相似性,引起关于下丘脑假说中,与儿茶酚胺有关的理论。但又不能证明潮热和外周血中儿茶酚胺水平相关性,于是推测它涉及

中枢通路。另一方面，有证据表明去甲肾上腺素（noradrenaline，NA）作为下丘脑神经递质，是造成潮热的原因。动物实验发现，将 NA 注入下丘脑内可影响体温调节，并在外周血中测到高浓度的 3-甲氧基 -4- 羟基苯乙二醇（MHPG），它是脑中 NA 的主要代谢产物，在潮热时可以测到，而香草扁桃酸（vanillylmandelic acid，VMA）水平没有变化，它是外周所产生的 NA 代谢产物。另一支持儿茶酚胺假设的证据是，当给予有症状的女性 α_2- 肾上腺素受体拮抗剂——壮阳碱，增加下丘脑 NA 的浓度并诱发潮热，而在给 α_2- 肾上腺素能激动剂——可乐定后潮热消退，说明由 α_2- 肾上腺素能受体介导的交感神经被激活，它在潮热的发生上起重要作用。因为 α_2 受体由雌激素介导，雌激素突然缺乏是通过此途径产生潮热。女性在室温高的房间逗留以及喝热饮使 α_2 受体数目减少，随后 NA 量释放过多而出现潮热。此外，下丘脑体温调节中枢在解剖位置上很接近产生 LHRH 的中枢，故下丘脑增加的 NA 既刺激产生 LHRH 的神经元，又活化由附近体温调节中枢控制的热丢失机制，说明 NA 直接作用于下丘脑的神经核起到潮热发生机制中的扳机作用。曾观察到高浓度的 NA 通过降低有症状绝经后女性的出汗和潮热的阈值引起潮热。

性激素和下丘脑儿茶酚胺之间的关系尚不清楚。儿茶酚胺雌激素（2- 羟基雌激素）的理论是基于以下事实：即儿茶酚胺雌激素（最常见的雌激素代谢产物）的化学结构和儿茶酚胺的化学结构相似，下丘脑中儿茶酚胺雌激素的浓度比雌激素高 10 倍，儿茶酚胺雌激素作用于儿茶酚胺甲基转移酶及酪氨酸羟化酶，进而影响儿茶酚胺的合成和分解，从而降低 NA 水平。因此，下丘脑儿茶酚胺雌激素的低水平将导致 NA 浓度增加并诱发潮热。

阿片样物质也涉及潮热的发病机制。有人给健康志愿者阿片样物质而导致潮热。性激素使下丘脑产生 β- 内啡肽，它是下丘脑产生的内源性阿片样物质，可通过雌激素 -2- 羟化酶活性的减少来抑制儿茶酚胺合成。外周性激素也促进儿茶酚胺雌激素的形成，转而阻断下丘脑合成 NA，如突然减少性激素，会造成内啡肽水平降低并失去负反馈。

随后升高的下丘脑 NA 水平，最终增强 LHRH 分泌神经元释放 LHRH。NA 通过缩短它的应答范围也作用于体温调节中枢，降低体温耐受阈值并诱发潮热，反过来增强热丢失。在调节中心，有控制体温的区域，当阈值低时，颤抖机制被触发，导致体温升高。当阈值高时，通过皮肤血管舒张及大量出汗引起热丢失。在高和低的 2 个阈值间是热平衡区域。

绝经过渡期体温调节机制的改变使体温调节范围狭窄，以致对中心体温的轻微变化非常敏感。略微升高的温度引起潮热，表现为血管扩张、出汗以及皮肤抵抗力下降。在周围温度升高后体温增加或者过分地摄入热食物，超过热平衡区域的上限阈值会引发热驱散机制。增加下丘脑某些物质如 NA 的水平，可以使此区域的阈值变窄，而其他物质如血清素和多巴胺具有相反作用。已有结论表明，无症状的女性，其热平衡区域的温度是 0.8℃，在有症状的女性则是 0.0℃。

绝经后女性的血清素水平是降低的，即使在激素替代治疗后正常化，当性激素突然降低时，可引起血液循环中血清素下降，伴随它在下丘脑的受体相应增加，这些受体在潮热的发病机制中起作用。

英国伦敦大学国王学院生殖健康、内分泌及生物医学中心曾利用去卵巢大鼠模型，将体温遥控测量探头植入大鼠尾巴测量尾巴皮肤温度（tail skin temperature，TST）以观察潮热机制。结果发现正常大鼠夜间 TST 降低而去卵巢大鼠夜间温度虽下降，但下降幅度小；给予雌激素后，TST 下降；如将雌激素与非选择性雌激素受体拮抗剂氟维司群（ICI 182780）一起给予去卵巢大鼠则温度变化与对照组相似，即未发现 TST 下降。ICI 182780 不能跨越血脑屏障，说明切除卵巢大鼠升高的 TST 是通过外周起作用。当给予雌激素 α 及 β 受体激动剂，均可使 TST 下降。最近发现具有血管扩张作用的降钙素基因相关肽（calcitonin gene-related peptide，CGRP）可引起面部潮红，而且血浆浓度升高与潮热一致，如静脉给去卵巢大鼠 CGRP 拮抗剂可使升高的 TST 下降，故认为雌激素撤退对大鼠尾巴温度的影响是由内源性 CGRP 介导的。

此外,应激可导致潮热,这可从动物试验中采用胰岛素引起的低血糖应激使无雌激素作用的大鼠TST升高得到证明,加用雌激素后TST未升高。

总之,目前潮热的发病机制的主要假说是,由于性激素突然减少造成对下丘脑NA的合成缺乏负反馈,使NA水平增加。与下丘脑体温调节中枢接近的LHRH-分泌区域也涉及潮热的病理生理。儿茶酚胺雌激素,内源性阿片样肽及血清素也和潮热发生有关。周围性激素增加β-内啡肽和儿茶酚胺雌激素的分泌,由此减少下丘脑合成NA。性激素的突然下降使儿茶酚胺雌激素、内啡肽及血清素水平下降。接着升高的下丘脑NA浓度,缩小了作用于体温调节中枢的热-冷刺激的反应幅度。其他神经递质如血清素和多巴胺与NA有相反效果。

(3)精神神经症状:神经内分泌在大脑边缘系统的改变将出现精神神经症状,如抑郁、悲伤、忧虑、易激动、好流泪、情绪波动、不易集中精力。大致分为两个类型,一种是兴奋型,表现为情绪烦躁、易激动、失眠、注意力不集中、多言多语、爱哭爱闹等神经质样症状;一种是抑郁型,表现为焦虑、不安、惊慌恐惧、记忆力减退、缺乏自信心、行动迟缓、冷漠、情绪低落,个别发展为抑郁型神经官能症。抑郁情绪在绝经症状中约占63%。关于情绪与绝经情况的相关性有不同的研究结果。有资料表明抑郁、忧虑或激动与绝经状况不相干,也有证据表明绝经伴情绪改变,但原因不明。有作者对436名35~47岁女性进行纵向调查并随访4年,发现在绝经过渡期,特别是过渡期晚期,抑郁症状增加,但在绝经后得到改善。绝经过渡期早期可能有55%女性报告有抑郁症状,而绝经过渡期晚期与绝经前女性比较,抑郁症状几乎增加了3倍。随FSH水平升高及年龄增长,抑郁情况下降。FSH与抑郁症状的负相关提示激素环境改变与绝经过渡期暂时烦躁不安的情绪有关。预测抑郁的因素包括既往抑郁史、睡眠差及严重的经前综合征。另一组对2 103名女性的纵向研究发现,从绝经前到围绝经期以及从围绝经期到绝经后的过渡时期抑郁症状增加。其他与抑郁症状相关的因素包括失业、无能力工作、经济问题、配偶或子女死亡以及以往的抑郁史。

也有研究者认为绝经过渡期的抑郁症状与VMS有关,而不是直接由激素环境改变引起。据报道,有VMS的围绝经期女性,比无VMS的女性发生抑郁的可能性增加了4.39倍(95%CI:1.40~13.83)。绝经过渡期轻微增加的抑郁可以用此时期血管舒缩症状增加来解释。美国1994年开始的一项SWAN证明,抑郁症状与潮热/晚间出汗和睡眠障碍有关。有更年期症状的女性如潮热、夜汗、阴道干燥、性交困难更易焦虑和郁闷。并认为绝经过渡期的抑郁不仅与绝经状态有关,而且是由不同因素造成的,心理、社会及生活方式的因素和健康经验对情绪的影响比内分泌改变的影响更大。

其他情绪方面的症状如情绪不稳定、烦躁、易激动在绝经过渡期更突出。有研究发现心理障碍如易怒、抑郁及紧张在绝经过渡期早期比绝经前及绝经后女性明显,而且白种人比其他种族女性更明显。一项包括3 161名女性的随机截面研究再次证实绝经过渡期早期和自我报告的前2周至少有6天烦躁、神经质及频繁情绪变化相关。此外,绝经过渡期症状的持续时间比绝经前要长。

最近研究表明,有严重抑郁症状的女性,比起无抑郁症状的女性,其心血管疾病的危险性高,认知功能也差。有报道,焦虑和抑郁患者的雌二醇和孕酮水平比对照组低,而Greene更年期症状评分及躯体症状比对照组高,但该研究例数较少,仅对78名有焦虑和抑郁疾病的更年期女性与72名对照组进行比较。

雌激素减少引起抑郁的机制可能与雌激素减少单胺氧化酶的浓度有关,该酶与儿茶酚胺分解代谢有关,儿茶酚胺在抑郁时升高。雌激素通过阻止吲哚胺与蛋白结合而增加色氨酸的浓度,而色氨酸是血清素的前驱物。雌激素可减少抗抑郁药的剂量。高剂量的雌激素对内源性抑郁(而非精神忧郁症)是有效的,在治疗2周后,81%的病例有效。1~3个月治疗或4~5个周期雌激素补充治疗后抑郁症状完全减轻。

应激、教育水平、种族、社会经济因素以及配偶情况可能影响绝经症状及抑郁疾病的发生率及病程。因很多病例的抑郁是终身的,常合并严重的相关疾病，故需进一步研究如何改进抑郁的早期诊断，监测女性在绝经过渡期的精神健康状态，以预防抑郁带来的长期负面影响。

(4)睡眠障碍：在45~49岁的女性中，23.6%报告有睡眠困难，39.7%在50多岁时仍有睡眠障碍，如难以入睡、睡不深、经常苏醒。多数研究发现自我报告的睡眠障碍与绝经有联系，绝经后女性报告的睡眠障碍比绝经前多3.4倍。一项纵向研究发现在绝经过渡期有失眠的绝经女性也有睡眠问题。其他影响睡眠的因素包括种族、血管舒缩症状、心理变化、健康状况以及教育水平等。有一些证据支持血管舒缩症状与睡眠障碍有关，1981年，有人在记录手指温度和皮肤阻抗时监测睡眠，结果证明绝经女性和绝经前女性比较，潮热症状和睡眠苏醒之间有明显相关性。在女性生命的这个时期，抑郁、慢性疼痛及其他与健康相关的不良情况均对睡眠有负面影响。一些情绪问题如忧虑增加、精力不支也影响睡眠。关于绝经过渡期睡眠障碍和激素的关系研究仍较少。初步资料提示，雌二醇水平下降与自我报告的睡眠障碍有联系。与45~49岁女性睡眠障碍显著相关的因素包括严重的潮热、忧虑、抑郁、服用咖啡因及低雌二醇水平。其他激素如FSH、LH、睾酮、脱氢表雄酮硫酸盐与睡眠障碍无明显相关性。

关于客观测定睡眠情况，有人利用睡眠图示法对绝经情况不同的3组女性评定17个睡眠质量的指标，结果没有发现睡眠质量的明显差异。一项检查589名女性的截面研究，根据自我报告的调查表，围绝经期及绝经后女性对睡眠不满意，常常很难入睡，睡眠障碍要比绝经前增加2倍。而且绝经后女性的睡眠呼吸暂停综合征发生的频率要比绝经前女性多3.5倍。这种睡眠呼吸暂停综合征与VMS或雌二醇水平无关。

(5)性功能：女性性功能失调很普遍，在美国大约影响40%以上的18~49岁的女性。很多证据表明绝经过渡期女性的性功能失调增加，性欲缺失约占30%，性欲减退约占30%。超过1/2的女性报告有性行为受损。总的来说，对女性性问题的研究相对较少。可能因为女性性问题的复杂性，它可以受情绪、社会及生理因素的影响。在绝经过渡期，心理社会因素及生理改变以及同时发生的疾病增加，这些重大的生命变化影响女性的性功能。一项对438名中年澳大利亚女性的研究，调查了她们在绝经过渡期性改变的特点，结果发现在过渡期，性功能全面明显下降，在整个过渡期性反应低落，此外在围绝经期晚期，性欲、性交频率下降，对配偶感情不积极，性交疼痛增加。从一项对329名18~79岁到妇科门诊就诊女性的调查来看，与绝经前女性比较，绝经女性因阴道滑润及感染问题而使性幻想、前期性欢愉及性交频率明显下降。

最近认为，性功能下降主要因绝经后发生在泌尿生殖系统的变化引起。有证据表明，在绝经后，性生活时皮肤发红、肌肉张力下降、巴氏腺分泌、阴道滑润、阴蒂反应、阴道扩张充血以及性高潮时子宫收缩等下降而使生理性的性反应发生改变。绝经女性诉说的常见性问题是性欲减退、阴道发干以及阴蒂敏感、性高潮强度及频度下降。虽然性功能的某些生理改变与绝经后雌激素下降有关，但发生在绝经过渡期早期的性改变不能认为是与雌激素有关的泌尿生殖道萎缩引起，因为此时血液循环中的雌激素水平尚未下降到绝经后的低水平。雌激素水平仅与性交疼痛有关而不是性功能的其他方面。在绝经过渡期早期，性欲减退和没有减退的女性之间，雌激素水平无明显差别。绝经过渡期与绝经后性功能并不与卵巢功能衰退平行，绝经后性功能可能减退或仍持续很久，但因缺乏雌激素，阴道萎缩，分泌减少，造成性交疼痛，进而对性生活产生恐惧，一般也不愿向医师申诉，因担心影响双方的感情与关系。补充雌激素能够改善阴道黏膜与分泌状态，缓解性交疼痛。

绝经过渡期雄激素与性功能的关系尚未定论。有研究发现，在生育年龄后期，血中雄激素水平降低与性"兴趣"下降呈一致性，在45岁时血液循环中雄激素的水平仅为20岁女性的1/2。任何年龄当雄激素不足时，常伴性欲减退或缺失，性幻想及对性刺激敏感性下降，性唤起和性高潮的能力减退，生命力及健康的感觉减少并肌肉张力降低。近年来已知雄激素能增强性冲动，包括增强性欲、性幻想与性满足，可增强性功能，增加盆腔血供、性高潮收缩与生殖器外的性反应。有些证据表明，超生理剂量补充睾酮可改进自然及手术绝经女性的性满意度,但要注意避免雄激素的副作用。此外,近来对完全型雄激素不敏感综合征的调查显示,尽管在这些患者中,雄激素完全不能发挥作用,但这些患者到达青春期后,仍有正常的性欲、性活动和性高潮。提示性活动本身不完全是雄激素依赖的,需要进一步的研究和探索。

其他影响性功能的因素如对配偶的感情、配偶的性问题、社会问题的反复不定,如工作中人与人之间的压力及教育水平等均与性功能有关。有些研究发现,健康和婚姻情况、心理健康状态以及吸烟对女性的性功能均有明显影响。抑郁以及子女住在家里的女性也伴有性欲减退。

总之,性是健康的重要方面,很多绝经过渡期女性性功能减退。影响因素包括激素改变、亲属关系、精神健康、社会文化影响及疾病等。性功能失调分为4个主要方面:性欲、性唤起、性高潮及性疼痛障碍。更好地了解绝经过渡期性障碍的原因还有很多工作要做,以便更好地加以治疗。

3. 涉及其他系统的相关症状

(1)泌尿生殖系统:雌激素缺乏对生殖系统的影响最为明显,较早即出现萎缩性改变。泌尿道与下生殖道在胚胎发育过程中是同源的。当缺乏雌激素时,阴道与泌尿道萎缩较早,出现黏膜萎缩变薄,表现为阴道干燥、瘙痒或性交痛。黏膜变薄抵抗力低,易受损伤而出现炎症,阴道分泌增多,有时有血性分泌物、伴有臭味。泌尿道出现炎症时有尿频、尿痛及压力性尿失禁等表现,有时可见尿道肉阜。子宫萎缩,内膜腺体均萎缩。盆底组织与肌肉松弛,有子宫脱垂的女性在绝经后将加重。

(2)神经内分泌系统:雌激素的减少或缺乏导致绝经前后出现神经内分泌系统的相关症状,早期在下丘脑区产生特异的血管舒缩症状,如潮热出汗、血压改变;在边缘系统出现精神症状如抑郁、悲伤、忧虑、易激动、情绪波动;到老年期海马区出现萎缩,导致记忆力下降与认知功能减退等。

(3)心血管系统:雌激素缺乏影响血脂与血管的舒张、收缩功能等。早期可出现冠状动脉供血不足,出现期前收缩、胸闷、血压波动等症状,少部分患者出现轻度高血压,其特点为收缩压升高而舒张压不高,阵发性发作,血压升高时伴头昏、头痛、心慌,其有时是绝经过渡期女性的首要主诉。症状发生常受精神因素影响,症状多而体征少,心功能良好,心电图及运动试验大多正常。24小时动态心电图监测属正常生理范围,症状发作时用扩张血管药物不见改善。有些女性除出现上述心血管症状外,心电图也可有改变,但冠状动脉造影结果呈阴性,到晚期动脉粥样硬化时可出现心血管疾病。心血管疾病随年龄增长而加重、增多,流行病学调查显示绝经后女性死于心血管疾病的占绝经后女性死亡率之首,46%的美国女性死于心血管疾病。女性一生有23%的危险性死于心肌梗死,远大于乳腺癌4%的死亡危险性,并且死于心血管疾病的女性多于男性。病因中最重要的是动脉粥样硬化。

(4)骨骼系统:从胎儿起骨量逐渐增加,到35岁左右达峰值。此后,骨量随年龄增大而丢失,直至生命结束。绝经后期前5~10年骨丢失加快,出现全身及腰酸背痛。若绝经前已有骨量不足可较早出现骨质疏松,有多次骨折历史的女性至老年期将更易发生骨折、肌肉萎缩。骨丢失随年龄增长而加重,据有关资料估计,50岁以上的亚洲女性中约20%患有骨质疏松,52%有骨量减少。在中国存在骨质疏松或低骨密度的50岁以上女性约占55%。有50%的女性可因骨质疏松而发生骨折,因骨折后长期卧床引起的呼吸系统和心脑血管系统疾病(如肺炎或血栓等)可危及生命。女性一生发生骨质疏松性骨折的危险性(40%)高于乳腺癌、子宫内膜癌和卵巢癌的总和,男性一生发生骨质疏松性骨折的危险性(13%)高于前列腺癌,提示预防和治疗骨质疏松具有重要意义。女性绝经后缺乏雌激素和雄激素,骨量丢失不仅比男性快,而且多,更易发生骨质疏松和骨折,出现骨与关节痛、驼背、个子变矮。

(5)皮肤:随着年龄增长,因卵巢功能减退后雌激素的缺乏,女性的皮肤、毛发均发生明显变化。头发脱落且干,毛发稀疏,阴、腋毛脱落,乳房下垂、失去弹性。此外,乳房胀痛的程度在绝经过渡期晚期和绝经后明显下降。皮肤失去滋润,变薄、变干、变得粗糙,弹性逐渐消失,常有瘙痒感。在面部、颈、手、眼角、手背等处出现皱纹,并易出汗。皱纹是因成纤维细胞组成的皮肤组织改变所致。由于屏障功能下降，皮肤容易因摩擦或撞击而受伤。而造成皮肤发干、粗糙的因素之一是皮脂减少。老化的皮肤中胶原、弹性硬蛋白及透明质酸量下降。绝经后皮肤萎缩的主要原因是皮肤中的胶原含量减少。在绝经初期皮肤中胶原含量下降比绝经后期快。随着年龄增长，Ⅰ型胶原中的羟脯氨酸和糖基化羟基赖氨酸量下降，此过程可因雌激素替代治疗而阻止及逆转。绝经后初期卵巢间质分泌雄激素多时可出现汗毛增多，上下腹部脂肪堆积，当雄激素减少后即无多毛现象。体态明显改变是女性们十分关注的问题，适当的预防和治疗，有助于维护女性的自信心、维护女性的优雅外观。

以上介绍的绝经过渡期症状涉及范围广、花样多，需与多种疾病相区别。有些是与雌激素下降有关，而有些是与年龄增加有关。严重的血管舒缩症状及出汗可以影响睡眠，而失眠又与精力不易集中、情绪变化及抑郁有关。某些精神症状不易与绝经区分而诊断困难时，可用治疗试验，若给予雌激素而症状无改善时，可排除绝经所致。

（二）绝经症状的评分

绝经症状的表现多种多样，为了客观评价绝经症状的程度，在临床及研究工作中采用了评分的方法对绝经综合征进行量化。以前较广泛采用的是围绝经期症状评分量表（Kupperman 评分量表）（表 15-4）。Kupperman 评分量表包括常见的 11 种症状，各种症状有基本分，再根据症状的严重程度分成 0~3 级，症状评分 = 基本分 × 程度评分，将各项症状评分相加之和为总分。经过数十年的应用，评分表暴露出某些缺点，如性欲改变近年来已受到广泛关注，阴道干燥已被 2 个重要的研究组认为是第二位主要的绝经症状，还有泌尿系统疾病，以上均没有包括在 Kupperman 评分量表中。而感觉异常在 Kupperman 评分量表中列于症状的第 2 位，所得的评分要乘以 2，但此症状已被大多数人忽视，且感觉异常实际上与 Kupperman 评分量表中列于最后一位的蚁走感有相似之处。眩晕虽列于 Kupperman 评分量表中的第 6 位，但已很少被研究者提及。该表第 9 位的头痛也已经证明没有临床及研究意义。拥有很多著名学者的国际健康

基金工作组基于大量及详尽的流行病学研究，认为 Kupperman 评分量表中除潮热和阴道萎缩外，其他症状无特殊性。

表 15-4　围绝经期症状评分（Kupperman 评分量表）

编号	症状	得分 / 分 无症状：0；较轻：-1；中等：-2；严重：-3
1*	血管舒缩症状（潮热、出汗）	
2**	感觉异常（麻木感、针刺感）	
3**	失眠	
4**	神经过敏（焦虑）	
5	忧郁	
6	眩晕	
7	虚弱 / 疲倦乏力	
8	关节、四肢痛和肌肉痛	
9	头痛	
10	心悸、心慌	
11	蚁走感（感觉有蚂蚁在皮肤上爬走）	
总分		

注：* 为第 1 号症状将所得评分乘以 4；** 为第 2~4 号症状，将所得评分乘以 2。

基于上述原因，德国绝经学会委托一些专家来设计一种新的、更确切评价绝经症状的方法。专家们认为不仅潮热及生殖道萎缩对激素治疗有适当的反应，其他症状如睡眠障碍、神经过敏、烦躁、抑郁情绪、心脏疾病、虚弱、性功能障碍对激素治疗也有反应。新评价的基础是总结文献中提到的发生频率高的症状，但又不可能将文献所提到的 20 种常见症状全部罗列，因此，专家们决定将常见症状组合形成症状组。各症状组有从 0.0（无症状）到 1.0（非常严重症状）的大小范围，而对个别症状无权重。在试验了一年以后，专家组决定在 1994 年公布围绝经期症状等级评分表 Ⅰ（menopause rating scale Ⅰ，MRS Ⅰ）的最后修改版本（表 15-5）。在绝经期，各种症状不会同时发生，但评分范围必须包括早期和晚期发生的症状。如果能正确认识早期症状为更年期症状，那么就

可能避免晚期症状的发生,做到适当预防。月经周期改变在多数女性为绝经前的最早期症状,但也不是绝对的,只有伴有或多或少的其他特殊症状时,才可认为是绝经前症状。绝经后晚期改变如动脉粥样硬化及骨质疏松没有包括在 MRS I 评分中。

表 15-5　围绝经期症状等级评分表 I(MRS I)

姓名: 年龄:	失调情况									
	无		轻度		中度		严重		非常严重		
	0.0	0.1	0.2	0.3	0.4	0.5	0.6	0.7	0.8	0.9	1.0
1　潮热,出汗										
2　功能性心脏疾病										
3　睡眠障碍										
4　抑郁情绪										
5　神经过敏,烦躁										
6　虚弱,记忆力减退										
7　性功能受损										
8　泌尿系统障碍										
9　阴道干燥										
10　关节和肌肉疾病										
日期										
平均得分										

注:药物:

剂量:

子宫存在与否:存在 / 不存在

出血发生情况:有 / 无

卵巢存在与否:存在 / 不存在

围绝经期症状的解释:

1. 向上蔓延的潮热,出汗(每 24 小时的频率 / 强度)。

2. 心悸,心跳加快,不规则心跳,胸闷。

3. 难入睡,半夜醒,醒得早。

4. 精神不振,悲伤,流泪,虚弱,情绪波动。

5. 神经过敏,内心紧张,好斗。

6. 身心精疲力竭,难以集中注意力,易忘。

7. 性欲、性活动或性满意度下降。

8. 排尿问题,尿频,不自主排尿。

9. 感觉阴道干燥,性交困难。

10. 在手指关节区域疼痛,风湿样疾病,刺痛感。

MRS I 评分中的各个症状:

1. 潮热　此症状在 Kupperman 评分量表中是列在血管舒缩症状中,而在 MRS I 中,采用潮热和出汗,且进一步定义为向上蔓延的潮热。

2. 功能性心脏疾病　心脏不舒服的感觉比潮热更使患者焦虑。MRS I 中的心脏疾病对患者解释是心悸、心跳加快、不规则心跳、胸闷。

3. 睡眠障碍　Kupperman 评分量表中将睡眠障碍列为第 3 条。有些学者认为此症状是因夜间潮热使女性醒来后无法再入睡的结果,这是多米诺骨牌的效应。也有些女性没有潮热但也失眠,雌激素补充可以使这些女性摆脱这种困境。

4. 抑郁情绪　Kupperman 评分量表中将它视为精神抑郁症,这对有此症状女性的生活质量可能有很大的影响。在 MRS I 中包含了精神不振、悲伤、流泪、虚弱、情绪波动。

5. 神经过敏,烦躁 这组症状可能最难界定,而且和抑郁情绪有很多相似之处。在 Kupperman 评分量表中视为神经过敏。在 MRS Ⅰ 中,这组症状详述为神经过敏、内心紧张、好斗极具挑衅性。

6. 虚弱,记忆力减退 在 MRS Ⅰ 中这意味着身心精疲力竭,难以集中精力,记忆力下降、易忘(包括疲惫及晕倒),而在 Kupperman 评分量表中则用虚弱和疲惫表达。在询问病史时,如不问及此症状,患者经常不主动提及。

7. 性功能受损 在 Kupperman 评分量表中未提及此点,而在 MRS Ⅰ 中,性功能障碍的定义和表述为性欲、性活动及满意度的改变。

8. 泌尿系统障碍 它的综合症状在 MRS Ⅰ 中的描述更为确切,指排尿问题、尿频、不自主排尿。并不是上述所有症状均发生,其中一项足矣。

9. 阴道干燥 阴道干燥通常发生在更年期的晚期。在 MRS Ⅰ 中,此症状还包括性交疼痛。此点在 Kupperman 评分量表中也没有提及。有些学者认为阴道干燥是仅次于潮热的一种明确和特殊的症状,在双盲试验中,对雌激素的治疗反应良好。

10. 关节和肌肉疾病 此症状在 MRS Ⅰ 中列在最后,因为它的重要性最小,但近年来文献报道及专家组意见对此有很大争议。Kupperman 评分量表中清楚地表述为关节和肌肉痛。在 MRS Ⅰ 中,疼痛主要指位于手指关节区域,风湿性疾病及麻刺感,相当于 Kupperman 评分量表中的蚁走感和感觉异常。但疾病不限于手指,事实上患者很少提及此点。疼痛经常累及肘、肩及背部。

Kupperman 评分量表中过分强调血管舒缩症状的重要性,将所得评分乘以 4。而 MRS Ⅰ 权重各症状是根据症状发生的频率及程度,且将非特殊性症状如视物不清和头痛排除在 MRS Ⅰ 之外。另一方面,将性功能障碍、阴道干燥及泌尿系统疾病包括在内。MRS Ⅰ 保留了 Kupperman 评分量表中所谓精神心理上的症状及关节和肌肉疾病。这些主观症状与患者生活质量有关。

在 MRS Ⅰ 表中权重症状更精细地用 0.0 表示无症状到 1.0 表示症状非常严重,而且给患者以简明的数字概况表达。经过治疗,其进展也可用数字测出,用眼睛看到。如果治疗后症状没有改善,说明此症状不是雌激素依赖或剂量太低的缘故。专家的经验是,经过 7~10 天的治疗,最初的治疗就会显效。如经 8 周治疗后平均值为 0.43~0.03 的低平均值,说明绝经症状有改善。MRS Ⅰ 的使用经验显示该评分表简单且有效。检查者要决定间隔多长时间再次评分。

1999 年公布了围绝经期症状等级评分表 Ⅱ(menopause rating scale Ⅱ, MRS Ⅱ)。MRS Ⅱ 采用与 MRS Ⅰ 相同的基本内容,但增加了"忧虑"症状,而且评分的范围从 0 到 4 共五项(表 15-6)。MRS Ⅱ 是就诊前先让女性们描写她们的症状并准确记录她们的情况,这样可协助医师记录病史及后期随诊了解疾病的进展情况。在 MRS Ⅱ 的各症状组下面有主要说明,这对外行人的了解是必要的。就诊女性完成自我评分可使医师在咨询时节省时间且更有效。在下次检查前完成自我评分可提供给医师重要信息。

标准 Greene 更年期等级评分(Greene Climacteric Scale, GCS)是含 21 项条目的评分法,用于评定中年女性的围绝经期症状。GCS 最初含 30 条,是 Greene JG 在 1976 年发表的。1998 年,标准的 GCS 发表,见表 15-7。它是在 Greene 本人与苏格兰、英国、挪威、加拿大、印度及日本等专家指导下对不同国家不同种族中 7 个要素(血管舒缩症状、身体、心理及其他症状等)进行分析研究,一致发现标准 GCS 符合对围绝经期症状的综合性测定的要求。标准 GCS 包括心理、身体及血管舒缩症状等级及一个性功能失调的调查项目。标准 GCS 满足 Greene 提出的 4 个"标准",即建立在客观的对要素分析的数学技术基础上;包括数个分项目,各测定特殊症状的不同方面;含有正确的心理测量特性包括可信度、有效性;曾应用于足够多的女性人群中。GCS 包括躯体(somatic, S)症状 7 个项目;精神(psychological, P)症状 11 个项目,其中 1~6 为焦虑(anxiety, A)症状,7~11 为抑郁(depression, D)症状;血管舒缩(vasomotor, V)症状 2 个项目及性功能障碍(sexual dysfunction, SD)1 项。

表 15-6　绝经症状等级评分表 II(MRS II)

目前你有以下哪些症状？请在症状栏中,根据症状有无及严重程度画 ×

症状	无	轻度	中度	严重	非常严重
评分	0	1	2	3	4
潮热,出汗 (向上蔓延的潮热,出汗)	☐	☐	☐	☐	☐
功能性心脏疾病 (心悸,心跳加快不规则心跳,胸闷)	☐	☐	☐	☐	☐
睡眠障碍 (难入睡,半夜醒,醒太早)	☐	☐	☐	☐	☐
抑郁情绪 (精神不振,悲伤,流泪虚弱,情绪波动)	☐	☐	☐	☐	☐
烦躁 (神经过敏,内心紧张,好斗)	☐	☐	☐	☐	☐
忧虑 (内心焦虑,惶恐)	☐	☐	☐	☐	☐
身心精疲力竭 (虚弱,难以集中注意力,易忘)	☐	☐	☐	☐	☐
性功能受损 (性欲,性活动及性满意度下降)	☐	☐	☐	☐	☐
泌尿系统障碍 (排尿有问题,尿频,不自主排尿)	☐	☐	☐	☐	☐
阴道干 (感觉阴道干燥,性交困难)	☐	☐	☐	☐	☐
关节和肌肉疾病 (手指关节区域疼痛,风湿性疾病)	☐	☐	☐	☐	☐

表 15-7　Greene 更年期等级量表

姓名：　　　　　　　　　　　　　　日期：

编号：

请将此刻困扰您的任何症状及程度在下表的空格中做记号

症状	无症状	有时有	经常有	程度重	评分 0~3 分
1. 心跳加快或增强					
2. 容易紧张					
3. 失眠					
4. 容易激动					
5. 焦虑					
6. 不能集中注意力					

症状	无症状	有时有	经常有	程度重	评分 0~3 分
7. 容易疲劳或乏力					
8. 对生活和工作失去兴趣					
9. 不开心或忧郁					
10. 好哭					
11. 易烦躁					
12. 眩晕					
13. 头部或身体压迫感或紧固感					
14. 身体感觉麻木或刺痛					
15. 头痛					
16. 肌肉和关节疼痛					
17. 手或脚感觉障碍					
18. 憋气					
19. 潮热					
20. 夜间出汗					
21. 性欲减退					

精神症状 P(从 1 到 11)=　　　　　　　　焦虑症状 A(从 1 到 6)=

躯体症状 S(从 12 到 18)=　　　　　　　　抑郁症状 D(从 7 到 11)=

血管舒缩症状 V(从 19 到 20)=　　　　　　性功能障碍 S(21)=

　　绝经过渡期女性可以症状很重,也可以毫无症状,其原因尚不清楚。绝经过渡期新出现的症状花样繁多,而且往往查不到器质性改变。因此,重要的是分清楚哪些症状是与激素变化有关,哪些是与年龄有关。一种确定症状是否与绝经或年龄相关的方法是比较女性和男性的症状。结果发现,随着年龄的增加,女性和男性均有一些类似的症状,如食欲减退、皮肤的蚁走感或针刺感、头痛、性交困难、消化不良、便秘、腹泻、憋气、手脚发凉、皮肤干燥、头发干燥、肌肉痛、关节痛、恐惧、抑郁等,这些似乎主要与衰老有关。女性和男性的主要区别在于女性有与绝经的平均年龄密切相关的、显著的潮热和多汗。

　　许多因素与绝经症状的发生有关。受教育时间长、对健康的自我评价高、使用一些非处方药(维生素、草药等)、没有慢性疾病、人际压力小、绝经前没有不适感、不吸烟、每周至少锻炼一次、对年龄和绝经有一积极的态度等都是减少围绝经期症状发生的因素。而围绝经期时间长、绝经前就有不适症状、受教育程度低、对绝经抱有消极的态度、吸烟、离婚等会增加围绝经期症状的发生频率。

二、绝经远期并发症

　　绝经后由于雌激素减少出现一系列退化性疾病,包括泌尿生殖道萎缩、骨质疏松、心血管疾病与阿尔茨海默病。其中泌尿生殖道萎缩多发生在绝经后 10~15 年,而骨质疏松症、心血管疾病与阿尔茨海默病多半发生在绝经 15 年后。这些退化性疾病多数都是妇科以外的疾病,需要妇科和有关科室协同处理这些跨学科的并发症,并且预防远远优于治疗的效果。

(一)泌尿生殖道萎缩

　　泌尿生殖道萎缩是绝经后雌激素减少引起的,症状一般出现于末次月经后 10 年左右。女性生殖道与尿道下部在胚胎发育上来源相同,均来自泌尿生殖窦,而且对女性类固醇激素的作用均十分敏感。已证实在阴道、尿道、膀胱及盆底肌肉存在雌、孕激素受体。绝经后雌激素缺乏造成泌尿生殖道萎缩性改变,伴有泌尿道症状如尿频、尿急、夜尿增加、尿失禁及尿路感染,同时存在阴道萎缩症状如老年性阴道炎、性交困难、外阴瘙痒、烧灼感及局部干燥。

泌尿生殖道萎缩的发病率很难统计,因为很多女性认为这是年老过程中不可避免的结局。有人估计,绝经后女性中,10%~40%有泌尿生殖道萎缩症状,但仅25%女性会寻求医师帮助。到75岁时,2/3的女性有阴道症状伴泌尿生殖道萎缩。一项对2 157名荷兰绝经女性的研究发现,27%的女性有阴道干燥、疼痛和性生活困难,而泌尿道症状如尿失禁和复发尿路感染占36%,以上症状中50%为中度及重度不适,但仅1/3女性接受治疗。值得注意的是,既往有子宫切除的绝经女性,其泌尿生殖道的中度和重度不适症状较未做手术者多。

1. 绝经女性泌尿道常见疾病

(1)膀胱过度活动症:膀胱过度活动症(overactive bladder,OAB)是一种常见的泌尿系统疾病,按国际泌尿妇科学协会(International Urogynecological Association,IUGA)的定义是尿急,有或无急迫性尿失禁,常伴有尿频和夜尿。主要的症状是尿急,如突然强烈的排尿欲望,且不能延迟。急迫性尿失禁(urgency incontinence)指突然有强烈的尿意,尿液不能由意志控制而经尿道流出者。正常成人白天排尿4~5次,夜间0~1次,每次尿量约300ml,绝经女性因雌激素缺乏引起萎缩性膀胱炎而表现尿频、尿急及尿失禁。此外,尿量增多、膀胱容量减少、膀胱黏膜敏感度增高及神经性原因均可引起尿频。在OAB中出现的下泌尿道症状,使患者相当痛苦,并严重损害生活质量,影响社交、感情、职业、性生活及睡眠和心理健康。患者常表现出自信心丧失,有羞愧感、抑郁感、不舒服,害怕在公众面前渗漏。但罕有患者寻医问药,可能认为这是令人难堪、耻辱的事,或认为这是年老或分娩的结果,误认为这种症状无法医治。

由于OAB常与尿失禁相混淆,不同医师所使用的诊断标准又不同,因而关于该病的发病率或流行性报道的差异很大。流行病学研究发现它是女性常见的疾病。据报道该病女性发病率为7.7%~43.1%。北京地区40岁以上女性的发病率为7.0%,严重影响患者生活质量。文建国等对6 676例国内中老年女性进行膀胱过度活动症状评分表问卷调查,结果显示被调查人群中OAB总患病率为1.9%,患病率随年龄及BMI增加而增加,70岁及以上组发病率为3.7%。最近Ridder等对7 139例≥40岁的比利时女性,由全科医师前瞻性收集OAB及压力性尿失禁的资料进行分析发现,大多数(46.9%)女性有轻度OAB症状,34.9%有中、重度症状。中、重度的尿急与尿频或夜尿比中、重度的尿失禁更多。尿急和夜尿最令人烦恼。约16.4%女性主诉每天受中、重度膀胱问题困扰。严重症状的危险及困扰随年龄增大而增加。最近一项对芬兰人群的研究表明,年龄≥18岁的女性中9%有临床意义的OAB,它的定义是任何尿急伴中度烦恼。一项在加拿大、德国、意大利、瑞典及英国的流行病调查中,年龄≥18岁的女性中12.8%有OAB症状,其中53%报告很烦恼。有报告显示,美国≥65岁的女性中,46.9%有尿急或急迫性尿失禁,其中25.4%伴中度烦恼。OAB症状及烦恼随患者年龄增大而越加频发和严重。尿急是最令人沮丧的OAB症状,而且比尿失禁更令人烦恼(43.5% *vs.* 35.3%)。美国的报告显示尿急(41.7%)比尿失禁(36.8%)的发生率高。但有些报道认为尿失禁比尿急更令人沮丧。

(2)压力性尿失禁:压力性尿失禁(stress incontinence,SUI)是指在没有逼尿肌收缩的情况下,由于腹内压的增加(如咳嗽、喷嚏、运动时)导致尿液不自主溢出。随着人类寿命延长,女性SUI发病率逐渐增加。在≥18岁女性中的患病率为6%~63%,多数报告为14%~24%,中、重度SUI占17.7%。北京大学泌尿外科研究所于1998年对北京地区的调查显示,女性SUI发病率为46.5%,60岁以上女性尿失禁的发病率高达52%,其中56%为SUI,而只有24%患者就医。

SUI的病因和发病机制尚不十分明确。一个或多个原因可同时存在。其可能的病因有分娩及分娩损伤、难产、产钳操作等;尿道及尿道周围组织改变,如绝经后性激素水平减少致盆底组织萎缩;阴道及尿道手术史;会阴部及尿道损伤;盆腔内肿物致腹内压增高,膀胱颈位置降低等。

女性膀胱颈和近端尿道的正常位置位于盆腔

内,盆底肌肉和膀胱颈后尿道周围筋膜肌韧带的支持是维持膀胱颈后尿道于正常位置的关键因素。随着年龄的增加或生育过多的影响,盆底肌肉和膀胱颈后尿道周围筋膜肌韧带松弛,膀胱颈后尿道逐渐下移,可导致腹腔内压力不能很好地传导至膀胱颈后尿道,腹内压的突然升高使膀胱内压力明显超过后尿道压力,最终造成SUI。老年化所产生的雌激素缺乏,尿道黏膜及黏膜下血管的萎缩,使得尿道黏膜闭合作用丧失,以及尿道固有括约肌的张力减弱等因素造成老年女性易发生SUI。

(3)绝经后尿路感染:尿路感染是指泌尿系统任何部位的感染。按解剖部位可分为上尿路感染,包括肾盂肾炎、肾皮质感染、肾周脓肿、肾积脓等;下尿路感染包括膀胱炎、尿道炎等。

尿路感染是绝经后女性的重要健康问题,随着年龄的增长,多种原因促使尿路感染的发病率上升。这些因素包括绝经后卵巢功能下降,使尿路-生殖系统解剖结构发生改变;长期暴露在污染的环境下,免疫功能的下降等。

女性随着年龄增长尿路感染的发病率也增长,有报道显示女性每10年尿路感染的发病率增加1%,至70岁时可达10%。也有报道65岁后女性菌尿的发病率达10%~20%,是绝经期前的30倍,是同龄男性的2倍。绝经后尿路感染的复发率明显上升,>55岁女性的尿路感染复发率高达53%,而年轻女性仅为30%。

绝经后尿路感染的致病菌与年轻女性不同,年轻女性尿路感染的致病菌90%是大肠埃希菌,而绝经后尿路感染的致病菌,大肠埃希菌仅占75%,变形杆菌、克雷伯杆菌、肠杆菌、沙雷菌、假单胞菌属及肠球菌等变为常见,且双重感染的机会增加,这在生育期女性中是少见的。无症状菌尿者常见于克雷伯杆菌及肠杆菌感染,且往往是耐药的。

生育期女性尿路感染的发生率与性生活有密切关系,而绝经后尿路感染的诱因中性交已不是一个重要因素。现有多种学说解释绝经后尿路感染发病率的上升,如绝经后细胞介导的免疫功能下降;存在尿路梗阻性病变;神经功能异常,尿路上皮的感受性增加等。目前认为性激素的失调能引起阴道-尿道解剖结构及阴道菌丛的改变,可解释大多数绝经后尿路感染患者的发病机制。

绝经后发生急性尿路感染的临床症状可能缺乏典型的急性肾盂肾炎或急性膀胱炎的症状。随着年龄的增大,不典型症状的机会增多,如急性肾盂肾炎可能仅感全身不适,食欲减退,少有发热与周围血白细胞计数上升,严重者会出现精神状态改变、恶心、呕吐、腹痛、休克等症状;急性膀胱炎时少有尿频、尿急、尿痛,而常见有排尿烧灼感、尿失禁或控尿能力减退,故易延误诊断。明确尿路感染后,还应排除相关的合并症,如是否存在尿失禁、子宫脱垂、阴道膨出、萎缩性阴道炎、尿道炎等。

尿细菌学培养仍是诊断尿路感染的金标准,细菌计数 $\geq 10^5/ml$ 可以确诊,但 $\geq 10^3/ml$ 在临床上还需综合判断。需引起重视的是对老年女性的尿标本收集时应仔细告知标本的收集方法及注意事项。尿常规检查是诊断尿路感染的重要手段,在绝经期女性尿中白细胞大于(+)不一定表明是尿路感染。有报告称,高达60%的绝经后女性中段尿白细胞数>10/高倍镜,但无脓尿则可排除菌尿。无菌性脓尿应注意其白细胞的来源,可能有间质性肾炎或阴道炎。

2. 绝经女性生殖道萎缩性改变

(1)外阴:绝经后女性如不用雌激素补充治疗,外阴都将或多或少地萎缩,外阴皮肤薄而松弛,失去皮下脂肪和毛发,阴唇与周围皮肤相连。由于缺乏雌激素,阴道黏膜收缩、失去弹性而干燥。外阴组织折叠使阴道入口萎缩,即使曾分娩过多次的女性也可引起性生活疼痛,或因压迫尿道口而造成尿道炎、局部炎症及排尿困难。阴毛稀少是正常生理表现,不必顾虑。

绝经后女性糖尿病性外阴炎、慢性营养不良及外阴硬化性苔藓的患病率增加。有这些病变的女性常表现为外阴烧灼感、瘙痒或性交困难。肥胖女性常有擦烂外阴的情况发生。外阴与尿道、肛门邻近,经常受尿液、阴道分泌物、粪便刺激,若不保持外阴清洁,可引起非特异性外阴炎。主要致病菌是单纯的细菌感染,常见的有大肠埃希菌、金黄色葡萄球菌和溶血性链球菌。临床表现为外阴皮肤及黏膜瘙痒、疼痛、烧灼感,于活动、性交、排尿及排便时加重。外阴皮肤因瘙痒而被患者反复抓、洗、烫,在检查时可见局部充血、肿胀、糜烂,并见抓痕,严重者可形成溃疡或湿疹。慢性炎症可使皮肤增厚、皲裂,甚至苔藓样变。瘙痒严重时使人坐立不安,可能影响睡眠。

外阴白色病变指外阴皮肤和黏膜组织发生变性及白色改变的一组慢性疾病。病因尚不清楚,与某些全身性因素有关,如内分泌紊乱、糖尿病、营养不良;局部因素有潮湿、热刺激、摩擦、老年性萎缩等。国际外阴阴道疾病研究学会曾经将该病命名为慢性营养不良,现又分为外阴鳞状上皮细胞增生、硬化性苔藓及混合性3种类型。

外阴鳞状上皮细胞增生是以外阴瘙痒为主要症状而病因不明的外阴疾病,与外阴局部皮肤长期处于潮湿状态和阴道分泌物的刺激等解剖生理因素有关。由于搔抓局部时,刺激较大的神经,可抑制瘙痒神经纤维反射,使瘙痒暂时得到缓解,但搔抓又可导致皮肤进一步损伤,触发新的瘙痒反应以致瘙痒加剧,于是愈痒愈抓,愈抓愈痒,形成恶性循环。久而久之,皮肤增厚似皮革、发亮、色素增加、纹理突出、皮嵴隆起,呈小多角型扁平丘疹,并群集成片呈苔藓样变,临床上称为外阴慢性单纯性苔藓。与硬化性苔藓不同的是,会阴及肛门周围很少受到侵犯。严重者可因搔抓致皮肤皲裂、溃疡。当溃疡长期未痊愈,尤其是结节隆起时,应警惕局部癌变。

外阴硬化性苔藓是以外阴及肛门周围皮肤萎缩变薄为主的皮肤病。由于皮肤萎缩为主要特点,故又称为"硬化萎缩性苔藓"。它是白色病变中最常见的一种,通常发生在绝经后女性,但也可在各种年龄女性中发生。有文献报道该病与HLA-B40关系密切;与自身免疫异常如白癜风、甲状腺功能亢进或减退及血液中睾酮水平低下等有关。也有人提出螺旋体感染、局部神经血管营养失调是致病原因。病变区皮肤发痒,程度远较鳞状上皮细胞增生为轻。尿液浸渍刺激皮肤,造成糜烂和疼痛。病变部位常位于大小阴唇、阴蒂包皮、阴唇后联合及肛门周围,多呈对称性。皮肤和黏膜变白、变薄、呈羊皮纸样,失去弹性,干燥与皲裂,阴蒂萎缩且与包皮粘连,小阴唇缩小变薄逐渐与大阴唇内侧融合致消失,阴道口挛缩狭窄,排尿困难,最后诊断需根据

组织学检查的结果。

约15%的外阴营养不良为混合性外阴营养不良。在外阴可见增生性营养不良和硬化性苔藓同时存在。在这些病灶中,有些区域的大体和显微镜下为硬化性苔藓,而其他部位表现为增生性营养不良的特点。皱缩、像羊皮纸样外观通常为硬化性苔藓部位,而充满白色斑块通常伴增生。应从这些病灶多点取材。在鉴别诊断上,硬化性苔藓伴角化过度应考虑真菌双重感染及原位癌。

(2)阴道:阴道组织的雌激素水平下降是阴道疾病常见症状的原因。雌激素缺乏会导致阴道上皮变薄、无血管、弹性降低、干燥、皱褶减少,像玻璃样光滑的外观。对多数女性来说,上述情况并未导致明显临床症状;但性生活活跃的女性可能感到性交困难。最常见的症状有白带增多,排尿次数多,性生活困难,局部瘙痒及出血。阴道细胞学检查发现,80%的女性为雌激素缺乏。

老年性阴道炎又称萎缩性阴道炎。绝经女性由于卵巢功能衰退,雌激素水平下降,阴道壁弹性组织减少,阴道黏膜萎缩变薄,阴道上皮内糖原含量减少,阴道内pH上升呈碱性,局部抵抗力变弱,杀灭病原菌的能力降低,加上血供不足,当受到刺激或被损伤时,毛细血管容易破坏,出现阴道少量出血,如细菌侵入繁殖可引起老年性阴道炎。营养不良(尤其维生素B族缺乏)、不注意外阴清洁卫生也极容易患此病。此外,也可能与免疫功能低下有关,老年人由于胸腺萎缩,致使免疫应答迟缓、功能减退。常为一般病原菌感染,如葡萄球菌、链球菌、大肠埃希菌或厌氧菌等。偶尔也有萎缩性阴道炎与滴虫性或念珠菌性阴道炎双重感染。据统计,女性绝经后约有30%的人会发生老年性阴道炎。临床表现为分泌物增多,可呈淡黄色,严重者可有血样脓性白带,外阴瘙痒,或烧灼样疼痛感;还可侵犯尿道而有尿频、排尿痛等泌尿系统的症状。阴道检查时见阴道呈老年性改变,上皮皱襞消失、萎缩菲薄、阴道穹窿变平;阴道黏膜充血,有少量出血点或出血斑,有时见表浅溃疡可与对侧粘连。分泌物呈水样,脓性有臭味,如不及早治疗,溃疡部可有瘢痕收缩致使阴道狭窄或部分阴道闭锁致炎症分泌物引流不畅,而形成阴道积脓。诊断要作分泌

物检查以排除其他原因所致的阴道炎,并测定阴道分泌物的酸碱度。

(二)骨质疏松症

骨质疏松症(osteoporosis)是指单位体积内骨量减少,以致骨结构改变,从而导致骨脆性增加甚至骨折。临床表现为骨密度(bone mineral density, BMD)降低,骨皮质变薄,髓腔增宽,骨小梁变少,易于折断。一方面它给人类的健康造成极大的危害,如骨折;另一方面它还给社会带来很大的经济负担。

1. 骨质疏松症的分类 骨质疏松症可分为原发性和继发性 2 种。前者指老年性及绝经后骨质疏松症;后者与多种因素有关,如内分泌紊乱、营养缺乏、药物使用、肝肾疾病、酒精中毒等。

原发性骨质疏松症又可分为 Ⅰ 型和 Ⅱ 型。Ⅰ型又称为绝经后骨质疏松症,与绝经有关,多为高转换型,表现为骨量迅速丢失,以松质骨丢失为主。Ⅱ型骨质疏松症又称老年性骨质疏松症,是一种与年龄相关的缓慢的骨丢失,松质骨与皮质骨丢失速率大致相当。

也有人将骨质疏松症分为 3 类,即原发性骨质疏松症、继发性骨质疏松症及特发性骨质疏松症。原发性骨质疏松症主要是由于增龄所致的体内性激素减少及生理性退变所致,如绝经后骨质疏松症和老年性骨质疏松症;继发性骨质疏松症由药物和疾病所诱发;特发性骨质疏松症多见于青少年,常伴有遗传病病史,女性妊娠和哺乳期所致的骨质疏松症也列入此类。

2. 骨质疏松症的诊断标准 骨质疏松症的诊断主要基于双能 X 射线吸收法(dual energy X-ray absorptiometry, DEXA)骨密度检测结果和 / 或脆性骨折。应用 DEXA 检查骨密度,用绝对值"g/cm^2"和相对值"T- 分"表示,它们都是以标准差(standard deviation, SD)为单位。DEXA 测定 BMD 所选择的部位是中轴骨的腰椎和髋部,不选择四肢骨。原因是前者重复性好、扫描时间短,放射线剂量不足一次胸部 X 线检查。髋部用于骨质疏松诊断最受推崇。腰椎常常用于药物疗效评估,但也可用于诊断,原因是绝经后女性小梁骨丢失最早发生。

根据 WHO(1994)的定义,以年轻、健康白种人女性的股骨近端和腰椎的 DEXA 所测得的 BMD 值为标准。

(1)正常:骨密度(BMD)或骨矿物质含量(bone mineral content, BMC)在正常青年人平均值的 1SD 以内。

(2)骨量减少(osteopenia, 低骨量):BMD 或 BMC 介于正常的 -2.5~-1SD。

(3)骨质疏松症:BMD 或 BMC 低于正常的 -2.5SD。

(4)严重骨质疏松症(established osteoporosis, 确定性骨质疏松症):BMD 或 BMC 低于正常的 -2.5SD,同时伴有 1 处或 1 处以上的骨折。

根据 DEXA 的指数为以下 2 种。

(1)T 分(T-score, T- 积分):是受检人的骨密度值与同性别正常青年人的骨密度平均值进行比较。即 T 分 =(受检者 BMD 值 - 青年人 BMD 均值)/ 青年人 BMD 的标准差,表示骨量丢失、下降的速度。T 分在 -2.5 以下可诊为骨质疏松。对女性来说,参考数据是 20~29 岁的白种女性。绝经后女性可首选 T 评分。

(2)Z 分(Z- 积分):是受检人的骨密度值与同年龄、同性别健康者的骨密度平均值进行比较,即 Z 分 =(受检者 BMD 值 - 同龄人 BMD 均数)/ 同龄人 BMD 的标准差。

骨质疏松症的 BMD 诊断切点依据特征性并发症骨折而确定。女性骨质疏松切点 T ≤ -2.5SD 非常合理,因为该切点能够发现 30% 绝经后女性存在骨质疏松,恰好等于女性一生中骨折的危险性 30%。

现已证明,骨量可以预测骨折危险度(约为70%),BMD 每降低 1SD,骨折的危险度将增加 1.5~2.5 倍。骨量的测定可以及时发现骨量减少及有发生骨折危险的骨质疏松患者,以便及时采取防治措施,有效地降低骨折的发生率。

WHO 的诊断标准,是基于应用 DEXA 测量腰椎(正位)或髋部的骨量结果。北美绝经学会推荐测定总髋部、股骨颈、后 - 前腰部脊柱这 3 个部位,并采用 3 个 BMD 评分中最低的一个。对于绝经早期的女性来说,由于脊柱的骨丢失比髋部快,而成为测定 BMD 的有用部位。如果因肥胖或关节炎等解剖因素导致测量无效，桡骨远端 1/3 处的骨密度也可以考虑作为诊断部位，然而这个部位的骨量与骨折的关系还没有被系统研究过。应用其他仪器或方法测量的骨量，不适用于此诊断标准。外周骨，如跟骨的定量超声，对于骨质疏松症的过筛有意义，费用小、易实施、易携带、无射线。但是，由于它不能测定髋部，至今不能用于诊断骨质疏松症，不能用于药物疗效监测。

应重视测量系统的质量控制，即测量的重复性应良好，能为临床诊疗提供可靠的数据。以骨量进行诊断的 WHO 诊断标准，是基于测量白种女性的骨量，是否适用于我国女性，目前，国内专家有不同的意见。目前尚未见到有关我国，或某地区，或某民族人种的生存期骨折危险性的报道，此诊断标准对我国现阶段的基础研究及临床工作，仍具有一定的指导意义。

北美绝经学会建议对下列人群测定 BMD：药物导致骨丢失的绝经后女性，不管年龄大小；年龄最低达到 65 岁的绝经后女性，不管其他危险因素；年龄低于 65 岁的年轻健康女性，当有 1 个或更多以下危险因素存在时，即绝经后骨折、低体重、家族中有髋部骨折史、目前吸烟者，也应考虑测定 BMD。重复的 DEXA 检查对未经治疗的绝经后女性没有用处，已知骨丢失率为每年 1%~5%。在绝经早期大量的 BMD 丢失后，通常绝经后女性每 5 年降低 0.5 个 T 评分单位。

3. 骨质疏松症流行病学 随着人口老龄化加重，骨质疏松症已严重威胁中老年人尤其是中老年女性的健康，女性骨质疏松症患病率为男性的 3 倍。据估计，2020 年，国内骨质疏松症患者增至 2.866 亿人，髋部骨折人数达到 163.82 万人，骨质疏松症患者在 2050 年将会上升至 5.333 亿人。在中国，随着预期寿命的增加和 70 岁以上老年人口的不断增长，骨质疏松和骨折的负担将大幅增长，与骨质疏松症相关的骨折到 2035 年将增加 1 倍。骨质疏松性骨折发生后，再骨折的风险显著增加。骨质疏松症和相关的骨折是增加绝经后女性死亡率和患病率的重要因素，更年期女性发生较严重的骨折后的剩余寿命比发生乳腺癌后的剩余寿命要短。

经流行病学调查发现该病的发病与地区、人种、年龄、性别等因素有密切关系，已知在斯堪的纳维亚半岛的北欧五国发病率最高；白种人、亚洲人发病率较高；50 岁以上女性人群发病率高达 50%。50 岁左右的美国女性，在她生命剩余时间里，发生骨质疏松性骨折的风险估计是 40%。2/3 的骨折发生在 75 岁以后，50 岁以后髋、脊柱、前臂骨折的预期危险率分别为 17.5%、15.6% 及 16.0%。对 5 个种族的绝经后女性的一项大型研究中，非裔美国女性 BMD 最高，亚裔美国女性 BMD 最低。调整体重、BMD 和其他协同因素后，白种美国女性和西班牙裔美国女性骨质疏松性骨折的危险性最高。

髋骨骨折的平均发病年龄为 82 岁，发生后代价昂贵，致残率和死亡率都较其他的骨质疏松性骨折高。骨折发生后 1 年内，死亡率增加至 25%。臀部骨折的女性约 25% 需要长期护理，50% 长期不能活动。其他部位的骨折也会导致严重的健康问题。脊柱骨折一般发生于女性 70 岁中期，多处和严重的脊柱骨折可能导致躯体疼痛，身高减低，加大胸椎驼背程度；脊柱的疼痛和畸形严重限制正常运动，包括弯腰和取物；更为严重的是目前的脊柱骨折可使后期脊柱骨折的发病率显著增加 5~7 倍。胸椎骨折可限制肺部功能，导致呼吸问题。在一项平均随访 3.8 年的骨折干预研究中，发生臀部骨折的 $RR(95\%CI)$ 为 6.7(3.08~14.52)，椎骨骨折为 8.64(4.54~16.74)。

WHO 视骨质疏松症为心血管疾病之后第二大致死的健康问题，将 2000—2010 年定为"骨关节十年"，目的在于团结号召各方力量共同对抗骨质疏松症等骨关节疾病。骨质疏松症的严重后果是骨折，骨质疏松性骨折可阻碍患者的康复进程、增加医疗费用、增加死亡率、引发医疗纠纷等。随着我国人口的不断老龄化和平均期望寿命的增长，骨质疏松症将成为严重危害中老年女性身心健康和生活质量的疾病之一。因此，对骨质疏松症及骨质疏松性骨折的预防和治疗研究具有重要的临床意义。

4. 骨代谢的影响因素 人体骨骼同其他组织

一样不断地进行新陈代谢,这一过程简称为骨代谢,也称为骨的重建(骨的吸收与骨的形成之间达到平衡的过程)。当骨骼的生长、构型完成之后,其代谢的核心就是骨重建,而且一生不停。

骨组织是由有机基质(Ⅰ型胶原、黏多糖)和骨矿盐(磷酸钙、碳酸钙)组成。骨骼的基本单位称为骨单位,在正常情况下每个骨单位存活约4个月后衰退,代之以新骨单位。骨骼的微观结构为骨细胞,其中主要有骨细胞、破骨细胞、成骨细胞及衬里细胞4种,除骨细胞包埋在骨基质内,其他3种细胞主要存在于骨表面,在骨重建中起着重要的作用。成年人的骨重构率约为每年5%~15%。成骨细胞负责骨的形成,破骨细胞负责骨的吸收。

骨的重建分为3个阶段:①破骨细胞吸附在骨表面,吸收少量骨,形成凹陷;②成骨细胞进入凹陷,形成新骨;③骨基质矿化,新形成的骨相当于吸收的骨。这种"破多少、建多少"的动态平衡状态称之为"重建耦联"。骨重建是一种重要的生理机制,能预防骨组织疲劳损伤的积累,使骨骼内部微细的损伤得以修复,保持骨生物力学功能及有助于矿物质的稳定。在全身骨骼系统中,每时每刻平均约有300万个骨重建单位(basic multicelluler unit,BMU)在活动,每年全身有9%的骨量经历了骨重建。如此推算,每11年全身的骨骼就会更新一遍。骨重建的过程又称为"骨转换",需经过起始、活化、吸收、形成和矿化5期,将其活跃程度称为骨转换率,而骨转换率的高低决定着骨质量的优劣。若被破骨细胞吸收的凹陷未被新骨填满,形成的新骨量少于被吸收的骨量时即发生负平衡,从而导致骨总量的丢失,引起骨质疏松症。

骨转换是一极为复杂的过程,受多种因素的调节,包括体内激素和其他高危因素。参与调节骨代谢的激素有雌激素、降钙素(calcitonin,CT)、甲状旁腺激素(parathyroid hormone,PTH)、胰岛素、生长激素(growth hormone,GH)及1,25-双羟维生素 D_3 [$1,25-(OH)_2D_3$]等。骨质疏松的高危因素中,遗传基因约占70%以上,其余因素包括女性,绝经,老年人,钙摄入不足,嗜烟、酒、咖啡、高蛋白、高盐者,活动少、接触阳光少、维生素D不足者,皮质激素应用过度以及血友病、风湿性疾病,各种胃肠、肝、肾疾患,获得性免疫缺陷综合征患者。

5. 雌激素在骨重建中的作用 雌激素对维持成骨细胞的功能和减弱破骨细胞的活性必不可少,对骨重建的动态平衡起重要调节作用。众多实验均证明,人成骨细胞、骨基质细胞、粒-巨噬细胞集落形成单位、儿童骨膜分离的破骨细胞及单核-巨噬细胞上,均有功能性的雌激素受体(ER)表达。用逆转录聚合酶链反应(reverse transcription polymerase chain reaction,RT-PCR)技术也可从正常成熟骨组织、骨折修复骨痂中检测出 ER 的 mRNA。所以,雌激素可通过受体机制直接对骨细胞产生作用。已知许多与骨代谢有关的细胞因子基因的调控序列存在雌激素应答元件(estrogen response element),雌激素应答元件可与 ER 结合,从而使雌激素作为反式因子调控这些基因的表达,间接调节骨细胞代谢,在绝经后女性骨质疏松的发病中起关键作用。

(1)雌激素对骨重建的直接调节:雌激素通过与成骨细胞上的 ER 结合,对成骨细胞的增殖、分化及其基质蛋白的合成具有直接促进作用。雌激素对破骨细胞的调节与是否有成骨细胞介入有关。在无成骨细胞参与时,雌激素增强破骨细胞的功能活性;而在有成骨细胞共同存在的条件下,则明显抑制破骨细胞的功能活性。这种调节作用与雌激素调控成骨细胞分泌多种细胞因子作用于破骨细胞有关。最近的研究表明,雌激素也可通过受体途径影响细胞周期,诱导破骨细胞凋亡,抑制破骨细胞前体形成细胞的募集和分化,从而抑制破骨细胞的活性。这说明,雌激素可通过受体途径直接调节成骨细胞的骨形成和破骨细胞的骨吸收,在绝经后女性骨质疏松发病中起着重要作用。

(2)雌激素对骨重建的间接调节:雌激素对骨重建的间接调节,除了通过其对骨髓微环境内细胞因子网络以及一些全身性体液因子的调控来影响成骨细胞增殖分化、促进骨形成外,更主要的是通过对这些细胞因子及体液因子的调控,抑制破骨细胞骨吸收,以发挥抗骨质疏松作用。参与调节骨重建的体液因子主要有甲状旁腺激素、维生素 D 和降钙素。

6. 调节骨重建的体液因子

(1)降钙素(CT):降钙素是全身性的重要的抑

制骨吸收的因子,破骨细胞膜上存在丰富的降钙素受体。与降钙素受体结合后,降钙素通过环磷酸腺苷(cyclic adenosine monophosphate,cAMP)和磷脂酰肌醇 -Ca^{2+} 系统介导,产生最终效应;通过抑制钠 - 钾 -ATP 酶使破骨细胞不能黏附到骨面上,抑制其活性,从而抑制骨吸收。雌激素可以刺激降钙素合成而抑制破骨细胞的功能活性。

(2)甲状旁腺激素(PTH):PTH 是由甲状旁腺细胞分泌的一种激素,在前成骨细胞膜上有 PTH 受体。PTH 与其受体结合,小剂量时直接促进成骨细胞的分化增殖及其基质合成,大剂量时则刺激破骨细胞的形成及其功能活性。PTH 还有促进胶原合成、直接调节碱性磷酸酶活性、促进成骨细胞分泌细胞因子等作用。这些细胞因子除了具有促进成骨细胞分化的作用外,还对相邻的破骨细胞起促进分化和活化的作用。雌激素可以降低 PTH 刺激的腺苷酸环化酶活性,从而抑制 PTH 刺激的骨吸收作用,降低骨组织对 PTH 骨吸收作用的敏感性,同时也间接影响 1,25-$(OH)_2D_3$ 刺激的骨吸收活性。

(3)1,25- 双羟维生素 D_3 [1,25-$(OH)_2D_3$]:骨组织中的成骨细胞含有维生素 D 受体(vitamin D receptor,VDR),1,25-$(OH)_2D_3$ 通过 VDR 刺激骨吸收,从而促进成骨细胞的分化。而破骨细胞没有 VDR,1,25-$(OH)_2D_3$ 通过促进成骨细胞的分化,使破骨细胞的血源性前体形成增多,从而间接促进破骨细胞的分化。

7. 调节骨重建的细胞因子

(1)胰岛素样生长因子(insulin-like growth factor,IGF):IGF 为一种既具有胰岛素样作用,又可促进细胞增殖分化的多肽,是长骨生长的必需因子之一。IGF-Ⅰ在干骺端刺激软骨细胞的增殖和分泌,在皮质骨及松质骨的形成中刺激成骨细胞的增殖、分化及Ⅰ型胶原的合成,激活碱性磷酸酶的活性,刺激骨钙素的产生,抑制与成骨细胞有关的胶原障碍,并促进肾脏产生 1,25-$(OH)_2D_3$,对成骨细胞的增殖分化和胶原合成具有重要作用。雌激素可刺激成骨细胞 IGF-Ⅰ mRNA 的表达,刺激成骨细胞增殖。

(2)转化生长因子 β(transforming growth factor β,TGF-β):TGF-β 为成骨细胞内含量较多的生长因子,既是成骨细胞的促有丝分裂素,又是破骨细胞的抑制因子。17β- 雌二醇可刺激骨肉瘤成骨细胞与正常成骨细胞 TGF-β mRNA 的表达及其蛋白质合成。通过对 TGF-β 的调节,雌激素既可促进成骨细胞增殖分化,又可抑制破骨细胞的骨吸收。

(3)白介素 1、6、11(interleukin 1、6、11,IL-1、6、11)和肿瘤坏死因子 -α(tumor necrosis factor-α,TNF-α):主要由单核 - 巨噬细胞产生,不仅可以抑制骨形成,还可以直接或通过刺激基质细胞内破骨细胞前体的增殖而促进破骨细胞形成。IL-1 和 TNF-α 还可以抑制破骨细胞凋亡,使破骨细胞凋亡过晚,导致骨吸收增强。雌激素可以与单核 - 巨噬细胞表面 ER 结合,抑制单核细胞分泌 IL-1 和 TNF-α,从而使 IL-6、巨噬细胞集落刺激因子(macrophage colony stimulating factor,M-CSF)、粒细胞 - 巨噬细胞集落刺激因子(granulocyte-macrophage colony stimulating factor,GM-CSF)分泌减少,降低破骨细胞活性,从而减少骨吸收。

8. 骨质疏松症的发病机制

(1)原发性骨质疏松症的发病机制:原发性骨质疏松症的本质是骨组织的退行性改变。当机体发生年龄相关性的钙吸收、维生素 D 代谢障碍,导致调节钙磷代谢的内分泌系统失衡时,即可影响正常的骨代谢。绝经后女性则由于雌激素缺乏,破骨细胞的生存期变长,成骨细胞的寿命缩短,使骨重建出现负平衡,骨吸收与新骨形成失衡,骨基质和骨量减少,以致骨质体积减小,骨皮质变薄,皮质骨内穿孔,骨小梁彼此连接断裂、破坏,最终导致骨质疏松形成。

1)遗传因素:近年国内外学者对原发性骨质疏松症遗传机制开展了大量的研究,但是其相关基因和致病基因尚未明确。迄今有近 100 种骨质疏松相关基因被分析,主要涉及以下几方面:①调节钙平衡的激素及其受体;②细胞因子、生长因子及其受体;③骨基质;④性激素及其受体;⑤其他方面,其中最受瞩目的是维生素 D 受体(VDR)、Ⅰ型胶原 α1(collagen type Ⅰα1,COL I A1)和雌激素受体(ESR1)基因。

2)绝经后雌、雄激素缺乏:绝经后骨质疏松症是常见的骨质疏松症之一。绝经后雌激素水平的下降，是绝经后骨质疏松症的主要原因。绝经后雌激素水平明显下降，骨的重建失衡，骨吸收大于骨合成，骨丢失速率加快。骨的加速丢失发生在围绝经期月经紊乱时，在绝经后的前5年内，雌激素水平下降最快，骨丢失量多，约为总丢失量的50%。据估计女性在一生中将丢失50%的腰椎骨量，30%的皮质骨量，而男性仅分别为30%及20%。绝经后骨丢失首先发生于腰椎和长骨末端的松质骨，同时伴随骨结构的改变，通常骨量降低10%，骨折率的风险将增加1倍。骨质疏松症的标志性骨折为椎体（压缩性）、前臂远端（Colles骨折）和髋部骨折。

研究发现女性体内雄激素水平在绝经前数年就开始下降，伴随着绝经，肾上腺雄激素尤其是脱氢表雄酮硫酸酯（dehydroepiandrosteronesulfate，DHEA-S）水平将下降70%。因此，女性在更年期及绝经后的血清雄激素水平明显低于青年时期。研究发现血清游离睾酮和DHEA-S水平分别与松质骨和皮质骨的骨密度呈正相关，推测内源性雄激素是绝经后女性骨密度的影响因子之一。推测肾上腺雄激素，如脱氢表雄酮（dehydroepiandrosterone，DHEA）对维持60~70岁的绝经后女性的骨密度有重要作用。

雄激素对骨代谢的调控机制仍不甚明了，一直以来有2种意见：一种意见认为雄激素可以直接通过雄激素受体（androgen receptor，AR）调节作用于松质骨；另一种意见认为雄激素仅是在芳香酶的作用下转化为雌激素而发挥生物学活性的。田秦杰等对完全型雄激素不敏感患者的研究提示，雄激素对骨密度的作用不能被雌激素所完全替代。

许多研究证实了雄激素对骨骼影响的独立性，雄激素可以促进成骨细胞分化。近年研究表明雄激素对成骨细胞的增殖作用可能是通过上调IGF受体而实现的。雄激素可以通过雄激素特异性受体作用于骨髓基质细胞或成骨细胞，抑制其促进破骨细胞分化的局部细胞因子的释放。而雄激素的缺乏可导致大鼠尿吡啶啉及脱氧吡啶啉分泌增加，骨转换增加，并破坏骨吸收与骨形成之间的动态平衡。雄激素还可通过抑制成骨细胞分泌

IL-6来抑制骨吸收。同时雄激素能增加骨骼肌的力量，雄激素促进骨骼肌糖原生成增加的同时抑制糖原分解，此外雄激素还可促进肠钙吸收和肾小管钙的重吸收。雄激素也可能是在P450芳香化酶的作用下转化为雌激素，即作为一种雌激素前体发挥生物学作用。

3）外力：骨折的发生还需要外力，跌倒的概率随年龄增加而增加，女性比男性更易跌倒，其原因不明。目前越来越多的学者认为，骨质疏松症的发生由骨生物力学调控系统控制。其主要控制因素是肌肉收缩而产生的外力作用于骨组织的生物力学感受器（骨细胞陷窝 - 骨小管系统），引起骨组织变形、微缺损，导致骨小管内液的流动，产生剪切应力或流动电压，影响了骨细胞内生物学反应，从而使骨形成与骨吸收过程发生改变。非生物力学因素通过对骨生物力学调控系统的作用引起骨质疏松症。有学者认为，作用于骨组织的机械应力的减少抑制了成骨细胞介导的骨形成过程，加速了破骨细胞介导的骨吸收过程，导致失用性骨质疏松症的发生。治疗性卧床时间过长、因中枢或周围神经系统损伤引起的运动性瘫痪、骨折后石膏夹板制动、失重等是失用性骨质疏松症的常见原因。失用性骨质疏松症在恢复正常负重后可完全逆转到原来的状态。

年龄增加是老年性骨质疏松症的主要原因。随着年龄的增长，垂体、肝脏及骨细胞的老化造成生长激素和生长因子的分泌减少，继发性甲状旁腺增生与PTH分泌亢进，骨吸收大于骨形成，从而引起老年性骨质疏松。此外，遗传因素也不容忽视。骨峰值是人体一生中能达到的最大骨量，于25~35岁达到。骨峰值越高，发生与绝经和年龄相关的骨质疏松性骨折的时间就越晚。已证实美国黑种人女性的峰值骨量大于高加索及亚洲女性，这种差异和种族间遗传因素不同有关。

（2）继发性骨质疏松症的病因

1）慢性肝病：慢性肝病与骨质疏松症之间有很密切的联系。皮质骨和锥体骨质疏松在肝硬化尤其是原发性胆汁淤积性肝硬化、酒精性肝硬化、慢性活动性肝炎以及各种病因引起的肝功能衰竭而进行的肝脏移植术中有报道。在酒精性肝病中

骨丢失的增加已得到了证实。可能的因素有钙吸收障碍、继发性甲状腺功能亢进引起的维生素 D 缺乏、长期的胆汁淤积、制动固定术、酒精及药物包括皮质激素、免疫抑制剂和肾功能减退等导致骨吸收增加。

2）糖尿病：1 型糖尿病患者较 2 型糖尿病患者更易发生骨质疏松症。原因是尿糖伴随尿钙，导致血钙低于正常值，引起骨质疏松症。与此同时，糖尿病患者存在镁缺乏。镁缺乏可导致胰岛素敏感性降低，影响糖代谢的稳定，还可使血钙浓度降低，并直接影响 PTH 的分泌。另外，镁是代谢中的重要因素，镁缺乏和骨质疏松有重要的联系。

3）胃肠道疾病：钙的吸收以肠道为主。各种原因导致呕吐、腹泻和长期鼻饲管、瘘管引流及吸收障碍均可使钙吸收减少，同时也会引起镁吸收减少或丢失过多。镁吸收减少可使 PTH 分泌下降，同时降低刺激 $1,25\text{-}(OH)_2D_3$ 合成的作用，也影响肾脏合成 $1,25\text{-}(OH)_2D_3$ 的能力，还使骨抵抗维生素 D 及其代谢产物，从而导致低血钙，引起骨质疏松症。

4）其他因素：日常饮食中钙及某些维生素（如维生素 D、维生素 B_{12}、维生素 K）摄入不足，或饮酒不当都会增加骨质疏松的发生风险。另外，缺少运动和阳光照射也不利于钙的吸收和骨骼的成长。

中医学界普遍认为，骨质疏松属中医学"骨萎""骨痹""骨枯""肾亏"或"腰背痛"等病名的范畴。其发生与肾的关系最为密切，其病的关键在于各种原因所致肾虚。其病性属本虚标实，脏腑病位主在肾，与肝、脾、胃有关。本虚以肾（气、阴、阳）虚为主，涉及肝阴、脾气及气血之不足；标实多为胃火、瘀血、气郁。

9. 骨质疏松骨代谢标志物　骨代谢包括骨吸收及骨形成 2 个部分，两者同时进行称为耦联。通过耦联的代谢过程，陈旧骨吸收及新骨形成，骨的微损伤得以修复。骨吸收与骨形成保持平衡时，骨量维持不变；如果骨形成率大于骨吸收率，骨量增加；反之则骨量减少。正常情况下，骨转换时破骨细胞和成骨细胞活动会产生代谢物质，并成为骨转换的标志物，进入血液循环最后经肾脏排出，因此测定其在血、尿中的含量可作为临床诊断、评估疗

效和分析预后的参考。这些指标在用于预测骨质疏松症的发病风险、骨折的发生风险、鉴别代谢性骨病以及监测治疗效果等方面，都是很有意义的。骨代谢生化标志物的检测除了简便、快速、无创外，还可以反映骨代谢测定瞬间及动态的情况，从而在流行病学调查、长期跟踪监测以及预防性诊断方面具有优势。近年来，已寻找到一些更新、更灵敏和更特异的生化标志物，来反映骨转换的情况。但是，这些指标都不能代替骨量的测定，不能作为诊断的依据。

（1）反映骨形成的生化指标

1）骨碱性磷酸酶（bone alkaline phosphatase，B-ALP）：ALP 与骨矿化密切相关，因为在碱性环境中骨钙化最活跃，成骨细胞释放的 ALP 能使无机磷酸盐水解，从而降低焦磷酸盐浓度，有利于骨的矿化。血清总 ALP 最主要的来源是骨和肝脏。由于 B-ALP 单克隆抗体的制备成功，使直接用免疫法检测血中 B-ALP 水平成为可能。

2）骨钙素（osteocalcin，OCN）：OCN 是成骨细胞分泌的一种活性多肽，在调节钙代谢中起重要作用。OCN 对维生素 K 存在依赖性，是由 49 个氨基酸组成的多肽。OCN 可随年龄的变化而变化，与人一生中的骨转换率正好相符。儿童及青少年代谢活跃，故 OCN 含量很高。OCN 的主要生理功能是维持骨正常钙化速率，抑制异常羟磷灰石结晶形成，抑制软骨矿化速率，可直接反映骨形成和骨重建。OCN 作为直接反映骨形成的特异性指标，可用来监测骨质疏松和判断其他代谢性骨病治疗效果。

3）Ⅰ型前胶原前肽（carboxy-/amino-terminal propeptide of type Ⅰ procollagen，PICP/PINP）：Ⅰ型胶原在成骨细胞合成时，首先合成的是原胶原，在原胶原的 N- 端和 C- 端各有一延长肽，称为前肽。成骨细胞合成并分泌前胶原后，在蛋白分解酶作用下两端的肽被切断，形成成熟的胶原。被酶切下的前肽，除少量沉积在骨基质中，大部分进入血液循环。Ⅰ型原胶原分子 N- 端前肽（PINP）和 C- 端前肽（PICP），都由肝脏代谢清除。肝脏疾病会影响 PINP 和 PICP 在血中浓度，但不受肾功能影响。原胶原前肽除来源于骨组织外，其他能合成 Ⅰ

型胶原的软组织,如皮肤、血管、肌腱等也能产生。由于胶原是骨基质的主要成分,骨合成Ⅰ型胶原的速度较其他组织要快得多,所以可认为血中 PICP、PINP 水平可代表骨胶原合成速度。

4)成骨生长性肽(osteogenic growth peptide,OGP):OGP 是一种促进体外成骨细胞增殖和体内成骨的多肽类物质,它最初是从损伤后再生的骨髓的培养基质中分离纯化而来。OGP 能显著增加细胞 ALP 的活性,其浓度越高细胞 ALP 的活性也越高,但 OGP 对细胞增殖无影响。OGP 能上调成骨细胞样细胞的骨钙素 mRNA 表达。OGP 不但能提高胶原蛋白转录水平,也能提高细胞的胶原蛋白翻译水平、细胞合成,分泌胶原增加为钙盐沉积提供有利条件。

(2)反映骨吸收的生化指标

1)血浆抗酒石酸酸性磷酸酶(tartrate resistant acid phosphatase,TRAP):血中的酸性磷酸酶来源于多种组织,如骨、前列腺、红细胞以及血小板等,骨源性酸性磷酸酶能抵抗酒石酸的抑制,因而称为抗酒石酸酸性磷酸酶。血液中 TRAP 主要来源于骨吸收过程中破骨细胞的释放,TRAP 的活性与骨吸收状况相平行,不受膳食、运动和年龄影响。此酶对骨吸收有促进作用,具有潜在调节破骨细胞与骨结合的功能。

2)尿胶原吡啶啉(pyridinoline,Pyr)和尿胶原脱氧吡啶啉(deoxypyridinoline,D-Pyr):骨基质成熟胶原纤维中,α 肽链末端的 3 个赖氨酸交联形成吡啶交联蛋白,该交联物视螺旋部分交联位点上的氨基酸是羟赖氨酸残基还是赖氨酸残基,若是前者称为吡啶啉(Pyr),而后者则称脱去氧吡啶啉(D-Pyr)。它们在破骨细胞吸收过程中,从骨基质释放出来,以游离氨基酸形式或以肽结合形式存在。Pyr 主要存在于骨和软骨,D-Pyr 只在骨和牙齿的细胞外基质中存在,故尿中 D-Pyr 几乎全部来自矿化骨骨吸收过程中成熟Ⅰ型胶原的降解,所以作为骨吸收的标志物 D-Pyr 比 Pyr 更为特异。Pyr 和 D-Pyr 在儿童明显高于成人,且有节律性改变,夜间高峰,午后最低,因此收集尿液的时间十分重要。

3)Ⅰ型胶原交联末端肽(N/C-terminal teletides of type Ⅰ collagen,NTX/CTX):Ⅰ型胶原交联 N-端肽和 C-端肽通过 3-羟吡啶交联物将相邻的 2 个胶原分子各自 N-末端或 C-末端的 1 条肽链与毗邻的另 1 胶原分子螺旋处相连而成。在骨基质吸收过程中,Pyr 和 D-Pyr 进入血液,NTX 和 CTX 也同时入血。进入血液循环的上述交联产物不能再合成胶原,而是随尿排出,且尿中的含量不受饮食的影响,但尿胶原交联的浓度有昼夜节律变化。尿胶原交联测定值受个体变异影响较大,而血清胶原交联测定结果的重复性好。尽管尿液测定值尚无统一的标准,多项研究证实尿 NTX/Cr 及 CTX/Cr 与骨矿物质密度呈显著的负相关,是反映骨吸收的特异性和敏感性指标。NTX 中含 α-(1)链,是破骨细胞降解骨Ⅰ型胶原的直接产物,α-(1)链主要存在骨胶原中;而 CTX 的肽链结构为所有组织中Ⅰ型胶原所共有,故 NTX 作为骨吸收标志物的特异性要强于 CTX。

10. 骨质疏松症临床表现与危害

(1)临床表现:骨质疏松症初期通常无明显症状,因而被称为"寂静的疾病"或"静悄悄的流行病"。但随着病情进展,骨量不断丢失,骨脆性增加,患者会出现疼痛、骨骼变形,严重者发生骨质疏松性骨折,同时可出现焦虑、恐惧等心理影响。

骨质疏松症典型的临床特征有 3 种:其一,为疼痛,早期无明显症状,病情加重时出现,67%~80% 的患者表现为腰背、双髋、下肢乃至全身性骨痛,肌肉痛,一旦并发骨折,包括临床难以发现的微细骨折,即可爆发严重的急性疼痛,此时患者极度痛苦、轻微活动都会引起"痛不欲生"的疼痛。其二,骨折是该症的另一个特征,不仅容易出现微细骨断裂甚至还常发生自发性骨折。骨折好发部位依次为椎体、腕关节和髋骨。其三,久而久之,患者身材变矮,驼背畸形,特称老年圆背(round back),伴腰腿无力、下肢抽筋、活动受限。

(2)危害

1)骨折:骨质疏松症给人体造成的最大危害是骨折。它通常引起髋部、脊椎和桡骨远端骨折,不仅给患者造成了巨大痛苦,还限制了患者的活动,并进一步加剧骨质疏松病情的发展,缩短患者的寿命。髋部骨折是骨质疏松性骨折中病情最严重、治疗最难、预后最差的类型,多见于绝经后女性。髋部骨折与年龄和骨质疏松症的病情有明显的正相关性。这类骨折的患者无论是否手术,均需长期卧床,从而加重了骨质疏松症的病情,并且极易出现全身各系统的并发症,如肺炎、褥疮、泌尿系统感染、下肢静脉血栓,甚至阿尔茨海默病。国外流行病学统计资料表明,10%~20%髋部骨折患者在骨折一年内死亡,死亡原因通常是肺部的脂肪栓塞,50%将出现永久性的病残或衰竭。髋部骨折一旦发生则后果严重,概括有三高:高医疗费、高致残率和高死亡率,故而该病又有"寂静杀手"之称。

脊柱压缩性骨折是骨质疏松性骨折中最常见的类型,好发于绝经后女性,其中60~70岁的患者发病率最高。北京的一项骨折调查显示,50岁以上女性脊椎骨折率为15.0%,80岁以上为36.6%。该类骨折主要发生于胸椎段,表现为椎体变形,并伴有剧烈的腰背疼痛。随着病情进展,脊椎前倾加剧,晚期出现因脊椎受压而导致的下肢功能障碍。身长缩短和驼背是骨质疏松症对人体造成的另一危害,还会影响呼吸系统。

桡骨远端骨折的发生主要是因为桡骨远端以松质骨为主,受骨质疏松症病情程度的影响明显。它常会引起局部的剧烈疼痛和明显的腕关节畸形,关节功能部分或全部丧失。

2)骨质疏松症对家庭和社会的危害:骨质疏松症及其并发症已给家庭和社会带来了日趋严重的经济负担。仅在美国就有2 000多万女性患有骨质疏松症,治疗费用超过100亿美元。约有1/2因骨质疏松所致髋部骨折患者失去正常生活自理能力。在中国,2010年骨质疏松患者约为1.14亿人,1980—2020年期间老年人口成倍增长,相应的老年中骨折率每10年增加30%,医疗费用也随之剧增。2020年用于髋部骨折的医疗费用达600亿美元,到2040年约需2 400亿美元。同时,患者亲属也需花费大量的金钱和精力来照顾和治疗这些骨质疏松症患者,影响自己的工作,给家庭和社会带来了许多沉重的负担。从这些数字和现象可以看出,骨质疏松症已成为一种全球性疾病。对于已进入老龄化社会的中国来说,防治骨质疏松症就显得尤为重要。

11. 骨质疏松症的诊断与鉴别诊断　一见腰腿痛就诊断骨质疏松症,这个观点不确切。理由是仅仅在脊椎压缩骨折时才出现腰痛或背痛,而"腿痛"最常见的原因是"骨质增生、骨关节病"。应该依据骨密度明显降低诊断骨质疏松。WHO的诊断标准是以骨量为基础,尽管不测定骨密度,女性绝经后5~10年几乎人人存在骨量减少或骨质疏松。但当绝经后女性检测出骨量下降时,不能立即诊断为绝经后骨质疏松症,而应通过详细了解病史,排除因疾病及药物引起的继发性骨质疏松症。当诊断有疑问时,应进行必要的实验室检查,或经相关科室会诊,排除各种发生原因之后,才能进行诊断。

骨质疏松症的诊断应包括有无骨质疏松、是原发性或继发性骨质疏松、其病因诊断是什么、有无骨折,要防止漏诊和误诊,发现高危因素。骨折的危险因子包括既往骨折史、骨折家族史、吸烟、BMI<18kg/m²、既往应用糖皮质激素、容易跌倒、慢性消化及呼吸系统疾病、运动少甚至行走困难。

骨质疏松症是包括若干疾病的综合征,它不是纯粹的一种疾病。所以诊断骨质疏松症后,应该重视病因鉴别。大多数病例属于原发性骨质疏松,少数病例能够发现具体病因,后者单独存在或者同时合并有原发性骨质疏松症,并具有相应的特定疗法。2002年有报告称,20%~30%的绝经后骨质疏松女性可能存在继发性骨质疏松,包括药物副作用、内分泌疾病、运动不足、骨髓疾病、胃肠和肝胆疾病、肾脏疾病、癌症等。

鉴别继发性病因对于<75岁的患者具有重要临床意义,因为存在特定治疗,预期寿限较大。容易漏诊的疾病包括钙和维生素D缺乏、多发性骨髓瘤、原发性甲状旁腺功能亢进、肾小管酸中毒、胰岛素分泌不足等。

12. 骨质疏松症的预防　骨质疏松症是一种严重危害人类健康的慢性疾病,起病隐匿、早期无症状,很长时间得不到重视。像糖尿病、高血压等生活方式综合征一样,骨质疏松症也提倡早防、早治,教育和治疗个体化。培养良好的生活习惯是其中很重要的一个方面。

对骨质疏松预防重于治疗已是众所周知的共识，而且也成为全社会、全民健康教育的主要内容之一。成人体内钙含量约 1 100g，约为体重的 1.5%，其中 95% 以上存储在骨骼内构成"钙磷库"，成为骨量的主要原料。体内的钙磷由食物提供，经胃肠道吸收进入血液循环。因此，合理摄入足够的钙磷，争取获得满意理想的骨峰值，同时预防并减少骨量丢失，是预防骨质疏松的根本。

人的一生中自出生至 20 岁随着年龄骨钙不断增加，儿童的 7~8 岁及女性的 13~14 岁、男性的 15~16 岁为快速骨量增长期，25~30 岁为骨量增长期。35 岁左右达到骨峰值期，此后即进入骨丢失期，因此摄入和存储骨量宜在 25 岁以前完成。目前提出三级预防措施，即 I 级全民健康教育：包括饮食预防，摄入合适的蛋白质、富含钙和低盐的膳食、维生素 D，运动预防，适度的体育运动；II 级高危人群综合防治：对高危人群应加强社区卫生管理，定期体检，早期发现，早期治疗；III 级骨质疏松的治疗：对骨质疏松症患者应及时治疗改善症状、防止骨折、降低骨折发生率。

(1)骨质疏松症预防应提倡

1)应从小开始，妊娠中胎儿正常发育成长，出生后喂养得当，幼儿期、青春期营养适度，不偏食，爱运动，力争年轻时获得较高峰值骨量。

2)及时发现、去除或控制骨质疏松症的危险因素，改变不良生活习惯，如不吸烟、不酗酒。

3)积极从事体育锻炼增强肌力，增加运动协调性和反应灵敏性，以防止跌倒骨折。

4)控制和减少骨量丢失，改善骨质量，应早期正规干预治疗。

(2)最基本的预防原则为适度运动、合理饮食、日光照射

1)适度运动：适度运动对骨量的增长和维持起着非常重要的作用。正常人在 20~30 岁时 BMD 达到峰值水平，儿童及青少年时期是增强骨质的关键时期，此时开始进行规律的体育活动、负重运动对峰值骨量的增加具有促进作用，成年后的运动可减缓骨量的丢失并可预防及治疗骨质疏松症，适度运动能够改善骨强度、增强肌力、增加关节的伸缩性，改善平衡以防止跌倒。锻炼的女性脊柱

BMD 增加大约 2%。骨质疏松症女性的训练不应包括重体力训练或可能触发骨折的剧烈运动。对患骨质疏松症的老年女性来说，身体活动在减少跌倒危险中起重要作用。75 岁及以上女性进行肌肉力量和平衡练习可减少跌倒和跌倒相关伤害发生危险的 75%。不运动则会引起和快速全身性骨丢失。长期卧床的健康人，髋部和脊椎骨全年骨质丢失为 10%，而跟骨骨质丢失超过 50%。卧床期间，骨形成生化标志物并不改变，而骨吸收标志物明显增加，并于恢复运动后下降到正常水平。局部麻痹、偏瘫、四肢麻痹，骨折、手术后长期卧床者，都存在发生骨质疏松的高风险。对于老年人，运动虽仅能使 BMD 增加 0.5%~3%，但是髋部骨折率下降 50%。

运动疗法早已被认为是防治骨质疏松的有效措施之一。其机制为运动对骨骼产生机械应力，可增加骨细胞的 DNA 合成量，从而使胶原蛋白含量增加；适量运动还可促进某些激素的释放，特别是睾酮、雌二醇的释放，有利于钙盐沉积及骨骼生长、发育；运动增加骨骼对钙的需求量，并可促进钙的利用；运动可增强肌力，纠正驼背畸形，改善关节活动度和平衡协调能力，减少跌倒，从而减少骨折的发生。用于增加骨量的娱乐性活动包括跑步、负重、有氧训练、上楼梯、网球、足球、排球、篮球、舞蹈等。游泳对增加骨量的作用尚存争议。

进行运动疗法时应注意，继发性骨质疏松症的发生机制不同，训练方法也不同。应根据患者的病理生理学特点及骨质疏松症情况选择治疗方案；训练应针对最易发生骨质疏松症的部位进行；运动应循序渐进、持之以恒。通常，低骨量患者训练后骨量增加幅度比骨量较高的患者大。训练效果存在生物学上限，达到上限后收益不再增加。

2)合理饮食：平衡饮食对骨发育十分重要。65 岁以上的老年女性食欲减退、饮食不规律，均可导致无法吸收足够的维生素和矿物质以维持合适的骨量。体重丢失的女性，不论何种原因，都有加速骨丢失的危险。通常应建议女性多吃水果、蔬菜，少进食肥肉。骨的生长发育及健康状态的维持需要多种营养成分，如蛋白质、钙、磷、维生素 D、维生素 C、维生素 K、锌、锰、铜等。在城市居民中

最常缺乏的营养素为钙和维生素D,因此必须摄取足够量的钙和维生素D,才能维持终身骨骼的完整健康。钙和维生素D的联合治疗,可以使BMD升高大约2%~10%,但是骨折率却降低30%~50%。绝经后5年以上者,供钙对于BMD的影响最明显。钙能够降低骨转化率,也能减慢骨丢失,因此对于骨质疏松的预防十分重要。美国NIH推荐绝经后每天摄取元素钙1 000~1 500mg,维生素D 400~800U。最好经含钙食物供给钙,如奶制品,价格便宜,兼有其他营养成分。

影响钙吸收的主要因素为钠、蛋白质、咖啡因、纤维素、草酸盐、植酸盐及饮食中的酸碱平衡。其中咖啡因、纤维素对胃肠道钙吸收的阻碍作用相对较小;而钠、蛋白质及饮食中的酸碱度失衡可加速尿中钙的排出,对钙离子平衡的影响较大。蔬菜、水果所致的碱性体液环境可逆转尿中钙的流失。只要同时摄入足量的钙,富含蛋白质的饮食就不会对骨产生有害的影响。目前推荐的钙与蛋白质的比率为20:1(mg钙:g蛋白质)。摄入含钙丰富的食物(每天1 000~1 500mg钙)及足够量的维生素D(每天400~800IU)是预防骨质疏松症的关键。

我国摄食中普遍钙含量偏低,除去饮食中钙含量后,一般应每天补充400~600mg元素钙。碳酸钙的元素钙含量最高为40%,每天补充1.0~1.5g即可。但对低钠饮食者,每天500mg元素钙即能满足需要;对高钠、高蛋白饮食者因尿钙量增加,每天可能需要2 000mg元素钙方能使钙代谢达到总体平衡。对无机钙吸收不良者,如>65岁、<3岁和缺乏胃酸的患者要应用有机钙,如枸橼酸钙等。其次应提高钙的吸收率,除限制钠与蛋白质饮食外,补钙应与食物同服,且应分次服用,每次应<600mg元素钙,并同时补给活性维生素D以利于肠钙吸收。

维生素D可使钙从肠道吸收入血,并使肾脏中钙的重吸收增加。维生素D可通过皮肤的日光照射(紫外线的作用)获得,通常每周3次、每次15分钟的手臂及面部的阳光照射即可满足人体对维生素D的需求,但应注意,防晒霜、玻璃、衣物、大气污染可能会阻碍皮肤对日光中紫外线的吸收。

除日光照射外,维生素D还可从奶制品、蛋黄、咸水鱼、动物肝脏等食物中获得。

除适量钙和维生素D的联合补充,生活方式的改善是一切骨质疏松症药物治疗的前提。美国科学院推荐的饮食中维生素D摄入量,51~70岁女性为400IU/d,70岁以上为600IU/d;另外对那些由于光照不足而有维生素D缺乏危险的女性,如高龄、虚弱、慢性疾病、居家不外出、慈善机构赡养的女性以及高纬度地区女性,推荐量为700~800IU/d。中国成人维生素D推荐摄入量为400IU/d;≥65岁老年人因缺乏日照、摄入和吸收障碍常有维生素D缺乏,推荐摄入量为600IU/d。维生素D用于骨质疏松症防治时,剂量可为800~1 200IU/d。

维生素D的来源包括阳光、维生素D加强饮食、高脂肪的鱼类以及补充物。通常通过补充复合维生素(主要包括400IU维生素D),维生素D加强食物(如牛奶,早餐中的谷物每餐可提供100IU维生素D)或含维生素D的钙片(每片含200IU维生素D)可达到每天需求量。许多年龄超过65岁、很少或根本晒不到太阳的女性,则需复合维生素D来维持其需求量。目前还没有对可接受的血清25-OH维生素D标准的广泛报道。有人认为,最低正常水平的25-OH维生素D的含量为30ng/ml左右。由于维生素D的半衰期长,服用维生素D的同时并非一定需要服钙,当然两种营养物一起服用是一种简便的方法。

13.骨质疏松症的治疗 骨质疏松症的治疗原则包括去除病因,减少危险因素,防止、延缓骨量减少和骨质量退化进程;增加骨量,提高骨质量,增加肌力和运动协调性,预防骨折和骨折的再次发生;减轻病痛;治疗骨折,减少其并发症,防止或减少致伤、致残和致命;提高生活质量,降低病死率,阻止预期寿命的短缩。

(1)一般处理:包括生活指导、支持治疗、对症处理和护理、康复治疗。应从社会-心理-生物医学模式出发,全方位关怀患者的身心健康,去除不良生活习惯,方可获得最佳预防效果和治疗效果。

1)生活指导:应提高患者对骨质疏松症的正确认识,应戒烟、忌酒、注意综合营养和劳逸,适当增加体力活动和体育锻炼,增加肌力和运动协调性,祛除骨质疏松症致病因素和危险因素。

2)给予消炎镇痛剂和肌肉弛缓剂减轻患者疼痛。

3)对骨折卧床患者应加强护理,以促进康复,防止并发症。

4)对骨折病情已稳定者,应尽早进行康复训练。

5)采取措施防止发生骨折,如采用髋关节增强器等。

(2)药物治疗:2002年美国国家骨质疏松症基金会(National Osteoporosis Foundation,NOF)推荐开始药物治疗的指征是女性 BMD 的 T值 $\leqslant -2SD$;或者女性 BMD 的 T 值 $\leqslant -1.5SD$,但是伴有 1 个以上骨折危险因子。

英国著名骨质疏松症专家 Kanis JA 于 2004年 5 月提出治疗的指征是治疗应使患者能够得到最大的益处,对骨折低危患者应避免不必要的治疗。治疗还应该平衡花费、效益和副作用。他认为,骨质疏松性骨折是由多种因素决定的,危险因子的预测是不完全的。仅仅应用 BMD 预测髋部骨折,就像血压预测脑卒中一样良好。DEXA 测定的股骨上端 BMD 仍然是诊断骨质疏松症的基石或者金标准。他强调骨密度是预言骨折的有力指标,特别是髋部骨折;65 岁女性患者,骨密度每降低 1 个 SD,髋部骨折的危险性则增加 2.88(2.31~3.59)倍。T- 分广泛应用于药物治疗的阈值是 $-2.5SD$。大多数骨折发生时,患者 BMD 仍然处于骨折低危险度;但是同时存在独立于 BMD 的其他骨折危险因子,包括年龄、既往脆性骨折、骨质疏松的继发原因、吸烟、酗酒、家族髋部骨折史、长期应用糖皮质激素。因此诊断阈值不同于治疗阈值。

防治药物可以分为骨吸收抑制剂及骨形成刺激剂 2 大类,近年来又增加了既能抑制骨吸收又能刺激骨形成的药物。

1)骨吸收抑制剂:骨吸收抑制剂主要有以下几类。

a. 雌激素类:绝经后骨代谢加速的主要原因是雌激素降低,补充雌激素是最有效的防治措施,

最终可减少椎体与髋部骨折的发生率。围绝经期激素替代治疗(menopause hormone therapy,MHT)是通过弥补卵巢功能衰竭而采取的一种治疗措施,经过多年实践证实,科学应用 MHT 可有效缓解绝经相关症状,绝经早期使用还可在一定程度上预防老年慢性疾病的发生。国际绝经学会对中年女性的健康管理及 MHT 的建议(2016)指出,对于绝经前后启动激素治疗的女性,可获得骨质疏松性骨折一级预防的好处。美国内分泌学会 2019 年发布《ENDO 绝经后女性骨质疏松症的药物治疗临床实践指南》,建议患者<60 岁,绝经<10 年,静脉血栓风险很小,伴随绝经相关症状,未应用 MHT 者,充分评估后可以给予 MHT。

多种研究均提示雌激素可防止 80%~90% 的绝经后女性发生骨丢失,MHT 可降低 50% 以上的腰椎骨折发生风险。MHT 的荟萃分析显示,激素治疗 1 年以上,MHT 组的非脊椎骨折风险率降低 27%($RR=0.73$,$95\%CI$: 0.56~0.94);MHT 对 60 岁以内女性的保护作用更强($RR=0.67$,$95\%CI$: 0.46~0.98),对 60 岁以上女性保护作用下降($RR=0.88$,$95\%CI$: 0.71~1.08);对髋部和腕部而言,MHT 的保护作用更明显($RR=0.60$,$95\%CI$: 0.40~0.91),尤其是 60 岁以内的女性($RR=0.45$,$95\%CI$: 0.26~0.79)。结果提示 MHT 可显著降低非脊椎骨折的发生率。2002 年美国 WHI 的研究再次显示雌激素与安宫黄体酮(medroxyprogesterone 17-acetate,MPA)联合应用会使髋部骨折的风险降低($RR=0.66$,$95\%CI$: 0.45~0.98)。以上结果提示,骨质疏松性骨折是可预防性疾病,在绝经时开始治疗可保持骨量,预防骨丢失,维持骨结构,从而达到防止骨质疏松性骨折发生的目的。

雌激素对骨骼的保护作用和其剂量相关,与用药途径无关。不同的药物剂型和用药途径在血中达到有效浓度(血 E_2 水平达 60pg/ml 时 BMD上升)后均对骨骼有保护作用。国外推荐的常用剂量为,结合雌激素乳膏 0.625mg/d,戊酸雌二醇 1~2mg/d,替勃龙 2.5mg/d。鉴于大剂量 MHT 长期应用对心血管的不利影响,国内通常选用低剂量MHT。国内的研究显示,使用国外 1/4~1/2 的剂量

即对防治骨质疏松有良好的作用。替勃龙[7-甲基异炔诺酮(tibolonum)]是一种组织选择性雌激素活性调节剂,兼有雌、孕及雄激素活性和中枢作用,除有效缓解更年期各种症状外,对子宫内膜基本无刺激作用,对乳腺影响小,但对骨有良好的作用。何方方等报道,每天使用半片(1/2)替勃龙可显著增加骨量,隔天使用半片(1/4)可维持骨量。国外的研究也显示,每天使用半片(1/2)与1片替勃龙,对骨密度的效果类似;1/4剂量的替勃龙能维持骨密度不再下降,但1/8剂量不足以维持骨密度水平。邢淑敏等比较结合雌激素0.625mg、0.3mg对绝经早期女性骨密度的影响,结果发现0.3mg组女性用药第一年骨密度增加2.7%,第2年增加0.7%,提示低剂量雌激素可预防绝经早期女性的骨丢失。长期小剂量MHT对骨密度的影响近来也有报道。葛秦生等的研究显示,长期(5年以上)小剂量MHT组女性腰椎2~4节的骨密度比对照组高9.1%(P=0.005),股骨颈部位无明显差异。长期小剂量MHT组女性与对照组相比,发生骨关节痛人数(71.4% *vs.* 89.7%)、身高下降人数(93.7% *vs.* 100%)及身高下降幅度(2.0cm *vs.* 3.5cm)均有显著统计学差异(P=0.001)。上述结果提示长期小剂量激素替代疗法也可提高绝经后女性骨密度,使身高下降减慢,骨关节疼痛减少;但骨折发生率激素组与对照组间无显著差异(P>0.05)。

孕激素是否可增加骨量尚有争议。对有子宫的女性,MHT时加用孕激素可防止子宫内膜增生。国外研究显示,醋酸甲羟孕酮(MPA)和雌激素联合应用时(无论是每周期使用,还是每天连续使用),与单纯使用雌激素组相比,不增加腰椎骨量。炔诺酮单独使用可增加骨量,但对心血管系统可能有不良影响。故孕激素不宜单独用于骨质疏松症的预防和治疗。实施MHT时,应注意使用最低的有效剂量,减少副作用,同时注意剂量个体化。

MHT保护骨骼的疗效不但和雌激素剂量相关,还和雌激素使用的时间直接相关。绝经早期甚至于围绝经期时使用疗效最好,而用药时间应在5~10年以上,否则难以达到降低髋部骨折风险的目的。当然,从防治骨质疏松的角度来讲,MHT

可开始于绝经后任何时期并长期使用,但考虑到MHT对老年女性心血管系统的影响,目前仍建议在绝经过渡期或绝经早期开始MHT。而对60岁以上的女性可考虑其他治疗骨质疏松的方法,MHT已非首选。针对特殊的MHT人群,如老年人(>70岁),必要时要合用其他治疗骨质疏松的药物。

具体来讲,对围绝经期女性,MHT应用建议如下。

对有更年期潮热、出汗、睡眠障碍等症状的女性,如无使用MHT的禁忌证,应首选MHT。有条件者应测量BMD水平和骨代谢指标。

如BMD水平和骨代谢指标均正常,可短期使用较大剂量MHT控制和缓解症状后,维持在小剂量MHT,定期随诊,长期使用,每2~3年监测1次BMD变化情况。

如骨量降低,也可开始MHT,并可辅助其他非雌激素疗法,包括钙片、活性维生素D等;如有使用MHT的禁忌证,或MHT足量治疗后骨代谢指标仍提示骨转化率处于高水平,应考虑换用其他非雌激素疗法,包括二膦酸盐类、雌激素受体调节剂等。每1年监测1次BMD变化情况。

已诊断为骨质疏松症的女性,除MHT外,有明显骨痛症状的女性可选用降钙素缓解疼痛,并适当合用上述非雌激素疗法,包括加用氟化物等刺激骨合成。

如有使用雌激素禁忌证者,则选用中成药缓解更年期症状,以非雌激素疗法预防及治疗骨质疏松。

对无症状的围绝经期女性,有条件者应测量BMD水平和骨代谢指标,如BMD提示低骨量、骨代谢指标提示骨转化率高,无使用MHT的禁忌证时也应首选MHT,适度考虑加用其他非雌激素疗法。

对无条件测定BMD者,可分析其危险因素来决定是否开展骨质疏松的防治。由亚洲8个国家的专家共同研制的骨质疏松症自我评估法提出,年龄及体重是患骨质疏松症最重要的危险因素,可作为评价骨质疏松风险评价的参考。年龄在65岁以上的女性,患骨质疏松症的危险性随年龄增加而增高,体重自40kg开始,骨质疏松症的危险性随体重增加而降低。体重低及年龄大的女性,为患骨质疏松症的高危者,应对其进行BMD测定,或直接进行干预治疗;对低危者可进行观察;对中危者进行BMD测定,如BMD降低,可进行干预治疗。这一评估方法,可为没有应用DEXA设备地区的绝经后女性骨质疏松症的检测及诊断提供参考,但不能代替骨量测定。

MHT的方案选择(包括剂量、用药途径、配伍、用法)与患者的年龄、症状表现、治疗要求、肝功能、肾功能、血脂水平等密切相关。这里做一简单总结,一般来讲,对症状轻、年龄大的患者MHT以小剂量、持续用药为宜;对症状重、年龄小的患者MHT可以从较大剂量开始,待症状控制较满意后逐渐减少剂量,维持在较小剂量而无明显症状的状态。就剂型而言,口服制剂使用方便,但有肝首过效应;而经皮吸收的贴剂,由于可避开肝首过效应,适用于有胃肠道、肝、胆、胰疾病及与肝代谢有关的疾病,如严重高血压、糖尿病、血栓病史的患者;已行子宫切除的女性,用雌激素时不必加用孕激素(目前认为孕激素对心血管、神经系统和乳腺均有不良的作用)。采用序贯疗法的有子宫的女性,孕激素使用时间应达到12~14天,以便足以抑制子宫内膜的增生。采用雌、孕激素序贯疗法,阴道出血率高但较规律,适应于年龄较轻、绝经早期、愿意有周期性阴道出血的女性;而雌、孕激素每天联合使用,适用于年龄较大、绝经时间长、不愿有周期性阴道出血的女性。潮热、多汗、睡眠障碍多是雌激素缺乏的表现,要注意适当增加雌激素的剂量;精力不佳、乏力、性欲下降等可能更多与雄激素缺乏有关,除补充雌激素外,应适当补充雄激素(如采用替勃龙),效果将更佳。

植物雌激素是在一些植物中发现的、天然的、与雌二醇结构和功能类似的物质,有较弱的雌激素活性。它是一组混合物,主要分4类:包括来自大豆及其产物的异黄酮、来自大麦和富含油质植物的木脂体、来自一些水果和蔬菜的类黄酮以及来自豆类的芽胞和紫花苜蓿的香豆雌酚类,其中又以大豆异黄酮为代表。异黄酮不是一个新鲜产物,在20世纪20~30年代就已经可以化学合成了。近年来,发现异黄酮在人和动物中有一些有益的作用,但对它的真正组成和结构、功能仍有很多不清楚的地方。

植物中的雌激素在被吸收之前需要经过肠道微生物群的发酵和代谢,才能发挥其一定的雌激素活性。植物雌激素对雌激素受体的结合力很弱,不到雌二醇结合力的1%,其活性约为内源性雌激素的1/1 000~1/100,但摄入富含异黄酮的饮食后,其浓度远远高于内源性雌激素的浓度,高浓度的异黄酮可产生较强的雌激素活性。植物雌激素对不同的雌激素受体有不同的亲和力,因而在不同的组织中有选择性的作用,在某些组织中发挥雌激素作用,在某些组织中有抗雌激素作用。植物雌激素只有在人体内达到足够高的浓度时才会对健康产生影响,其最小的剂量大约为每天34mg。

有关植物雌激素的资料主要来自一些流行病学资料和实验室研究。根据目前的研究发现,植物雌激素确实可抑制绝经后加剧的骨质丢失、增加骨形成、减少骨重吸收、增加骨密度,可能与植物雌激素直接作用骨组织,抑制PTH、前列腺素E2(PGE2)、$1,25-(OH)_2D_3$引起的骨吸收,增加雌激素作用,促进降钙素分泌有关。但截止到目前,国际国内尚无将植物雌激素作为药品上市的产品,均是按保健品销售和推广,但在提纯植物雌激素用作保健食品时,其含量变化甚大,很难准确评价其剂量与效果、副作用之间的关系。而且,由于使用植物雌激素的时间尚短,因此对植物雌激素作最后评价尚为时过早。自20世纪80年代以来,虽然对植物雌激素与人类健康的关系作了不少研究,但仍需进行大量而长期的人体研究以证明其临床作用,明确其利与弊。近年来的一些研究显示,绝经后女性补充植物雌激素,剂量小时效果不明显,剂量增大时有效,但同时类似雌激素的副作用也会增加,包括对子宫内膜和乳腺的影响。国内许多治疗绝经后骨质疏松症的中药复方中可能含有植物雌激素,值得进一步研究。

b. 二膦酸盐类:二膦酸盐类可直接抑制成熟破骨细胞,同时也作用于前体细胞,减少破骨细胞分化并影响其与骨表面的结合过程,从而减少骨重吸收。二膦酸盐类药物是目前临床上应用最为广泛的抗骨质疏松症药物,可用于治疗骨质疏松症、恶性肿瘤骨转移引起的高钙血症、骨痛和变形性骨炎等。

二膦酸盐类的分子骨架是P-C-P,焦磷酸盐则是P-O-P,两者相似,所以二膦酸盐类P-C-P能够以化学吸附力量附着在骨表面。它直接作用于游移来的破骨细胞,抑制其细胞分化和作用,促进其凋亡。二膦酸盐治疗最常见的副作用是对食管和胃的刺激,特别对那些剂量过大的人。在开始二膦酸盐治疗前,应测定血清肌酐水平来估计肾小球滤过率,只有在肾小球滤过率≥30ml/min才能开始治疗。口服二膦酸盐类吸收量很少,尽管空腹服药,也仅仅1%~5%被肠道吸收。因此应空腹单独给药,大量水送服,不宜用牛奶和果汁送服,服药后多活动,服药30分钟后再进食,有食管炎或消化性溃疡者应慎用。血浆半衰期为1小时,此时肾脏清除40%~80%的肠道吸收量。剩余20%~60%的肠道吸收量被骨摄取而且半衰期很长,其表面的新骨形成更加延缓其代谢,直到骨重建更新期内破骨细胞能够直接接触二膦酸盐P-C-P时又能发挥作用。据报道,85岁患者应用阿仑膦酸钠,疗效也并不明显下降。

二膦酸盐类是现有最强的骨吸收抑制剂,可分成非含氮二膦酸盐和含氮二膦酸盐2类。两者作用机制不一样,前者如羟乙膦酸钠(etidronate disodium),0.2g,每天2次,服2周,停11周,周期用药;后者如阿仑膦酸钠(alendronate),预防剂量为5mg/d或35mg/周,治疗剂量为70mg/周或10mg/d,连用3个月。阿仑膦酸盐对没有骨质疏松症的绝经后女性的治疗效果稍差。除口服制剂外,二膦酸盐类的静脉制剂也用于骨质疏松症的预防。常用静脉制剂包括唑来膦酸,治疗剂量为5mg静脉滴注、每年1次;伊班膦酸钠,治疗剂量为2mg静脉滴注、每3个月1次。临床研究证实,不管在年龄较轻或年龄较大的绝经后女性中,二膦酸盐都以一种剂量依赖模式明显增加脊柱和髋骨部的BMD。骨质疏松症的女性,二膦酸盐治疗可降低40%~50%的脊柱骨折危险,并降低50%的包括髋部在内的非脊椎骨骨折危险。

c. 降钙素类:降钙素是强有力的骨吸收抑制剂,可抑制破骨细胞介导的骨吸收,降低骨折发生率,还有中度中枢性镇痛作用,对癌性骨痛也有效,相对安全、副作用少,但药价昂贵,长期应用有"逃逸现象"。适用于治疗伴有骨痛,或已发生骨折的骨质疏松症患者。经为期5年的前瞻性、双盲对照研究显示,应用鲑鱼降钙素200U/d鼻喷,提高BMD的效果不如二膦酸盐类药物,但也能明显降低椎体的骨折发生率。现已应用的降钙素类制剂有鲑鱼降钙素和鳗鱼降钙素,前者有肌内注射及鼻喷2种剂型,后者仅可用于肌内注射。此类药物的止痛作用,对干扰、打破因疼痛而制动对骨质疏松症造成的恶性循环很有意义。

鲑鱼降钙素的作用较人降钙素强20倍,注射用量50U/次,3次/周,不良反应有食欲减退、恶心、呕吐等。也有喷鼻剂,常用50~100IU,每天1~2次;治疗绝经后骨质疏松症有较好疗效,不良反应比注射液轻。鳗鱼降钙素经改变其结构以乙烯基代替天然产物的双硫键,注射液常用剂量为10U/次,2次/周或20U/次,1次/周,可迅速改善自发性疼痛及运动疼痛,至少使用6个月以上,小剂量皮下注射。不良反应主要有潮热和轻度恶心,多数在用药后1~2周自行消失,睡前用药可减少副作用。

d. 选择性雌激素受体调节剂(selective estrogen receptor modulator,SERM):目前,应用于防治绝经后骨质疏松症的SERM有盐酸雷洛昔芬(raloxifene hydrochloride)。它对骨骼及血脂的作用与雌激素相似,但对子宫及乳腺没有影响,此点与雌激素不同。在有关研究中,平均年龄为62岁的绝经后女性,应用盐酸雷洛昔芬60mg/d,连续5年,腰椎及髋部的BMD有所增高,腰椎的骨折率降低;且子宫内膜不增厚,无不规则阴道出血发生,乳腺癌的发生率也未见增高,反而有预防其发生的作用,其安全性良好;但有加重更年期症状的副作用。

e. 钙及维生素D:钙及维生素D都有抑制骨吸收的作用,但作用较弱,不能代替其他骨吸收抑制剂的应用。因此,钙和维生素D只用于基础防治。钙和维生素D的联合治疗,可以升高BMD2%~10%,但是骨折率却降低30%~50%。绝经后 5 年以上者,供钙对于 BMD 的影响最明显。钙能够降低骨转化率,也能减慢骨丢失,因此对于骨质疏松的预防十分重要。

药物钙包括 2 大类:碳酸钙含钙 40%,餐中服药在酸性环境钙吸收率最大;枸橼酸钙含钙 21%,服药不管餐中和餐前均有效。提倡空腹服药以避免药物和食物成分的相互作用损害吸收率。

钙最常见的不良反应有便秘、胀气、排气、抽筋。每剂钙量不宜超过 500mg 元素钙,以便增加吸收率。有肾结石病史者在补钙前应测 24 小时尿钙,过量补钙可加重泌尿道结石病。在脱水或低血容量时补钙可发生高钙血症。有些钙剂含碱,如果同时食用乳制品较多易发生乳碱综合征,是高钙血症的重要病因之一。碱中毒时过高的钙摄入可引起肾钙沉着症并损害肾功能。

维生素 D(vitamin D)是活性 VD_3 的前体,经肝 25- 羟化酶和肾 1α- 羟化酶作用而激活,通过不同的靶组织受体而发挥不同的生理作用,可促进肠钙吸收和肾小管钙的再吸收,对骨吸收和骨形成有双向调节促进作用。老年人因日晒和活动减少,维生素 D 的缺乏在冬季甚为明显。肾 1α- 羟化酶活性降低易产生维生素 D 缺乏,肠钙吸收减少加重骨质疏松症。

维生素 D 有增加钙在胃肠道的吸收、促进肾脏对钙的再吸收、直接抑制 PTH 的分泌、促进骨细胞分化、降低老年女性跌倒风险的作用。维生素 D 能够保证小肠最大限度吸收钙,因此对于骨质疏松症的预防和治疗十分重要。老年人往往由于合成障碍而缺乏。大多数患者需要每天摄入 400U,存在骨质疏松症的老年人需要每天摄入 800U。每天摄取维生素 D 最多不超过 2 000U,更高的剂量能够引起高血钙和高尿钙。目前市场上除维生素 D 外,还有一些高效价的活性维生素 D。如阿法骨化醇(1α- 羟基维生素 D_3)是 VD_3 的一种较重要的活性代谢物,它可改善维生素 D 代谢异常引起的各种症状。口服 $0.25\sim1.0\mu g/d$,口服后由肠道迅速吸收。骨化三醇$[1,25-(OH)_2D_3]$是 VD_3 生物活性最强的代谢产物,可增强骨代谢的调节作用,能促进肠和肾小管吸收钙并对钙有直接作用,不需要经肝和肾羟化,可用于肾功能不全和慢性肾衰竭患

者。骨化三醇 $0.25\mu g/d$ 抑制骨吸收是安全的,大剂量激活骨形成常需短期和冲击给药。

2)骨形成促进剂

a. 氟化物:氟是人体骨生成和维持所必需的元素之一,可促进骨形成,与钙盐配伍适用于长期治疗。氟化钠是用于治疗绝经后骨质疏松症的第一个骨形成剂,每片含有氟 5mg 和钙 150mg,口服 3 片 /d,使用后能显著提高骨密度。体内氟主要经肾脏排泄,肾功能不全者应严格限制氟的摄入。氟化物用于治疗骨质疏松症的历史已长达 40 年,大剂量使用后虽然可以增加骨密度,但骨折的发生率也随之增加,同时还有一些胃肠不适的不良反应。

b. 甲状旁腺激素(PTH):PTH 是体内钙平衡的主要调节者,传统观念认为它能够促进骨吸收。然而,近年来一些学者发现 PTH 不仅是调节钙平衡的激素,在促进骨质形成中也起一定的作用,小剂量间歇性注射 PTH 可刺激成骨细胞及骨小梁的增长。有研究比较了连续性和间歇性给予 PTH 的异同,发现两者均可增加髂骨骨量,但连续性给药时骨吸收速度明显增加。这同时解释了用 PTH 治疗骨质疏松症需间歇性给药的合理性。

特立帕肽(teriparatide acetate)是利用基因工程重组技术合成的人甲状旁腺激素衍生物,其氨基酸结构与天然人甲状旁腺激素 N' 末端 34 个氨基酸完全相同,两者对甲状旁腺激素 / 甲状旁腺激素相关肽受体(parathyroid hormone/parathyroid hormone-related peptide receptor)有着相似的亲和力,均可激活成骨细胞相同的信号通道,对骨产生相同的作用。2002 年,美国食品药品监督管理局(Food and Drug Administration,FDA)批准特立帕肽治疗骨质疏松症,这是 FDA 批准的第一个治疗骨质疏松症的骨形成促进剂,推荐每天 20mg 皮下注射。它不仅可以治疗女性绝经后骨质疏松症,还用来治疗男性性腺功能减退导致的骨质疏松症。

临床常用 hPTH(1-34)400U/d,皮下注射,可与雌激素替代疗法同时应用于绝经后女性,使椎骨、髋部和总骨密度增加,减少骨折率。PTH 还用于治疗皮质激素诱导的骨质疏松症及老年性骨质疏松症。

绝经后骨质疏松女性联用 PTH 与雌激素比单

用雌激素对提高骨密度有更大的效应,这种结合的优势效应体现在脊柱和股骨这 2 个最容易发生骨折的部位。过量使用糖皮质激素引起骨质疏松症的患者结合使用 PTH 与雌激素可以控制骨质疏松的发展。在骨吸收抑制剂的存在下,PTH 显著促进了骨形成,并持续到停药后至少一年。

c. 生长激素(GH): 生长激素对于骨量的生长和维持是非常重要的。老年人与年轻人相比,GH 分泌量降低,其骨骼特点类似于生长激素缺乏患者的骨骼状态。rhGH 不仅促进了骨形成,还促进了骨吸收。

d. 胰岛素样生长因子 -I(IGF-I): 随着基因工程技术的发展,大量重组人胰岛素样生长因子(rhIGF-I)已从实验研究阶段进入临床应用阶段。但在其治疗骨质疏松时可能存在着明显的毒副作用,如致肿瘤危险性和促进糖尿病并发症出现等。目前认为短期间断用药是可行的,其疗效评价、毒副作用等问题尚需长期深入探究。

e. 他汀类药物: 他汀类降脂药是一种羟甲基戊二酸辅酶 A(HMG-CoA)还原酶抑制剂,最初用来降低血脂,近来有研究表明它有骨合成效应,而且还能有效减少骨折的发生率。它可通过增加骨形态形成蛋白 -mRNA 基因表达,促进骨形成,增加骨密度,恢复微结构,增加其强度,洛伐他汀是最有效的。老年女性服用他汀类药物降低胆固醇的同时,髋骨骨密度明显增加,且髋骨骨折的危险性降低。但目前上市的他汀类药物被用作全身骨刺激剂是不理想的,因其主要作用于肝细胞的 HMG-CoA 还原酶,和肝组织相比,他汀类药物在其他组织中的分布浓度非常低,而如果要用于骨质疏松症的治疗,则需作用于骨骼。如能找到一种作用于骨骼的他汀类药物或开发新的制剂以解决药物在肝脏中的代谢问题,他汀类药物作为一种骨合成代谢药值得进一步研究。

f. Dentonin(DTN): DTN 是一种新发现的源于人类的小肽,能快速促进新骨的生成,它对成骨细胞的增殖、分化、矿化及骨基质的合成都有较强的促进作用。在临床前毒性研究中表现出了较为安全的特点,目前该药已经进入 I 期临床试验阶段。DTN 可能会成为一类治疗骨质疏松症的新药物。

3)骨形成促进剂与骨吸收抑制剂结合治疗: 抑制骨吸收并刺激骨形成类药物,主要有以下 2 类:

a. 锶盐(strontium ranelate): 锶(strontium)是人体必需的微量元素之一,参与人体多种生理功能和生化效应,其化学结构与钙和镁相似,在正常人体软组织、血液、骨骼和牙齿中存在少量的锶。大剂量的锶(占膳食含量的 115%~310%)损害骨矿化,导致“锶软骨病”。短期小剂量锶治疗可短暂地减弱破骨细胞活动,长期补充诱导骨形成。锶盐由有机酸及 2 个稳定的非放射性锶原子构成。氯化锶 2g/d 用于绝经后女性 2 年,可增加腰椎骨密度。体外试验证实,锶盐可抑制破骨细胞活性,且其作用与剂量相关。同时,它可通过成熟的成骨细胞,增加胶原蛋白及非胶原蛋白的合成,加强成骨前细胞的复制,刺激骨祖细胞及胶原蛋白、非胶原蛋白在成骨细胞中合成的复制。随机双盲对照研究显示,应用锶盐 2 000mg/d,2 年后患者的腰椎 BMD 可增加 2.9%,并可降低 41% 的新发生骨折率;骨组织计量学显示,无骨矿化缺陷发生。最常见的不良反应是腹泻,但治疗 3 个月内可自然消失。

b. 四烯甲萘醌(menatetrenone): 四烯甲萘醌是维生素 K_2 的一种同型物,它可介导一些骨蛋白质,尤其是骨钙蛋白的谷氨酸残基的羧基化过程。羧基化的骨钙素与矿化组织内的羟磷灰石结合,可起到促进骨矿化的作用。

14. 骨质疏松症后慢性疼痛的处理 骨质疏松症后常出现疼痛,尤其是合并骨折时。骨质疏松症性疼痛是机体对受损组织的反应,常与肌痉挛、炎症反应等有关。出现疼痛后,患者感到恐惧、愤怒,又使疼痛加剧,严重影响了患者的生活质量。

(1)镇痛药物: 骨质疏松症患者中 69%~80% 并发疼痛。疼痛的程度差别很大,严重时使患者痛不欲生,故而必须予以重视,及时处理。服用镇痛药物是首选的治疗措施。所用药物应依疼痛程度而定,特别是患该病者为老年人,其肝、肾、胃肠功能欠佳,加之伴有多种其他疾病,用药的种类、剂量都需谨慎。对疼痛较重者非甾体抗炎镇痛药常不能满意地缓解疼痛,需要给予弱阿片类物质如曲马多(缓释片)、盐酸羟考酮缓释片、盐酸丁丙诺啡乃至阿片类物质芬太尼透皮贴剂。

(2)神经阻滞及痛点注射：根据疼痛部位可采用神经根、干、突间关节或椎间孔、骶管阻滞，治疗并发之神经痛及骨痛、软组织痛。

(3)电磁场热疗：低频脉冲，弱磁场辅助治疗有助于康复。有研究证明，磁场治疗对钙沉积有促进作用。临床应用隔天一次，每次30分钟，30次为一疗程。

(4)经皮神经电刺激疗法(transcutaneous electrical nerve stimulation，TENS)：TENS作为辅助治疗，适用于因背肌超常活动，经常处于紧张状态致肌肉疲劳、痉挛而引起的肌肉、筋膜性腰背痛及躯体软组织疼痛。一般多将极板置于疼痛部位，用高频、低电压参数刺激。每天1~2次，每次20~30分钟，10次为一疗程。能明显缓解疼痛、僵硬症状。

(5)经皮穿刺椎体成形术：1994年美国首先应用骨水泥行椎体成形术(PV)，20世纪后期出现先用经皮气囊装置扩张塌陷的椎体，再注入骨水泥(聚甲基丙烯酸甲酯，polymethylmethacrylate，PMMA)的方法。此方法可使椎体稳定，预防骨折，减轻疼痛，改善功能。

(三)心血管疾病

绝经后女性心血管疾病(cardiovascular disease，CVD)的危险性显著增加，且发病率随着年龄呈指数上升。CVD是绝经后女性死亡的首要原因，死于冠状动脉性心脏病、脑卒中、周围血管疾病的女性几乎是死于所有癌症女性的2倍，约占绝经后女性死亡原因的45%。在美国，每年死于CVD的女性人数超过50万，心脏疾病是女性死亡的首要原因。在欧洲，55%的女性因心血管疾病死亡，而男性是43%，其中冠状动脉性心脏病占女性死亡原因的23%。2020年中国卫生统计年鉴对2010、2015、2019年我国城市居民主要疾病死亡率及构成调查显示，心脏病、恶性肿瘤和脑血管疾病位于女性死亡原因的前三位。CVD危险性和发病率有显著的性别差异。与年龄匹配的男性相比，女性绝经前CVD的危险性远低于男性，而女性这种性别优势随年龄增加和绝经后雌激素水平降低逐渐减弱或消失，距离平均绝经年龄50岁以

后的10年，即60岁时，女性CVD的发病率迅速上升，70岁时与男性相近，80岁时更高于男性。而且绝经后CVD的发生率是同年龄未绝经女性的2~3倍，因此绝经是女性患CVD的突出危险因素之一。绝经后CVD的发生率升高是由于卵巢功能衰退，雌激素水平下降导致的代谢性危险因素和血管功能改变所致。提示性激素在心血管疾病的发生和发展中扮演着重要的角色。过早绝经，因失去雌激素的保护作用而更易患冠状动脉性心脏病(coronary artery heart disease，CHD)。最终发生心血管疾病的女性中，如能定期测定血脂、血压、血糖、体重等指标，那么其中70%~75%的女性在出现临床症状前就可发现疾病的苗头而加以预防。

1. 血脂 胆固醇、甘油三酯及其他脂类为疏水性物质，不能被转运，不能直接进入组织细胞，必须结合特殊蛋白质——载脂蛋白、极性类脂(如磷脂)组成亲水性的球状分子才能在血液中运输，并进入组织细胞，为机体提供营养物及类固醇激素前体并修复细胞。这种球状分子复合物为脂蛋白。低密度脂蛋白(low-density lipoprotein，LDL)是首要导致动脉粥样硬化斑块的因子，经过氧化或其他化学修饰后的LDL具有更强的致动脉粥样硬化作用，一方面脂质浸润，另一方面引起内皮细胞损伤，使血小板黏附在内皮下胶原，血小板的不可逆聚集并释放生长因子使平滑肌细胞转移到血管内膜并在此增殖，巨噬细胞成为泡沫细胞以及合成结缔组织后，促进了动脉粥样硬化形成。有研究发现，LDL-Ch每升高1%，心血管疾病的发生率升高约2%。脂蛋白a即Lp(a)与纤维蛋白溶酶原对抗，并抑制纤维蛋白溶解因而促进凝血形成，此点虽未完全证实，但Lp(a)增加伴冠状动脉性心脏病增加，它是动脉粥样硬化的独立危险因子。高密度脂蛋白(high-density lipoprotein，HDL)被认为是一种抗动脉粥样硬化的血浆脂蛋白，是冠状动脉性心脏病的保护因子。HDL_2是HDL心血管保护作用的重要一部分，HDL_2水平越高则冠状动脉性心脏病发生风险越低。HDL_3是HDL_2前身，老鼠过度表达HDL_3中的载脂蛋白A II可增加动脉粥样硬化，有研究发现，HDL-Ch每降低1%，心血管疾病的发生率升高3%。甘油三酯是能量的一大来源

并储存于脂肪组织,它比葡萄糖提供的能量多,并优先被心肌利用。甘油三酯增加HDL分解,并与心血管危险因素如胰岛素抵抗、肥胖及糖尿病等有关。非常高的甘油三酯水平能导致威胁生命的急性胰腺炎。

高脂血症是指血浆中胆固醇和/或甘油三酯水平升高。实际上是血浆中某一类或某几类脂蛋白水平升高的表现,严格说来应称为高脂蛋白血症。高胆固醇血症是冠状动脉性心脏病的主要危险因素,但不是唯一的危险因素。多数产生冠状动脉性心脏病及心肌梗死的患者,胆固醇水平并不升高,多数胆固醇升高的患者并无冠状动脉性心脏病。甘油三酯血症在肥胖及糖尿病患者常见,甘油三酯水平可因口服雌激素而升高但非口服途径可使之降低。甘油三酯的升高也是心血管疾病的危险因子。甘油三酯水平与LDL水平呈正相关而与LDL微粒大小呈负相关。高甘油三酯水平与下列心血管危险因素增加有关,即增加胰岛素、非酯化脂肪酸、尿酸、Ⅶ因子及血纤溶酶原激活物抑制物-1(plasminogen activator inhibitor-1,PAI-1)等,并可使血管功能异常。

一般来说,血浆脂蛋白情况随女性年龄增长而恶化。每年总胆固醇水平增加约1%,多半因为LDL的增加。甘油三酯水平升高更多,而血浆HDL及Lp(a)保持稳定。这种脂蛋白水平改变的原因不太清楚。有学者提出因载脂蛋白B_{100}受体或不同酶发生与年龄有关的改变。也有学者提出与年龄相关的氧化损害或糖基化或继发于年龄相关的血浆生长激素水平的改变。此外,吃得太多、喜欢油腻食品、运动太少都是相关因素。

绝经是女性冠状动脉性心脏病的重要危险因素。有作者对500名健康非肥胖的绝经前及绝经后女性(年龄18~70岁)测定空腹血脂及脂蛋白,并对年龄、BMI、生育情况及生活方式等使绝经状况有所不同的情况加以标准化。此研究显示绝经后女性与绝经前女性比较,总胆固醇(total cholesterol,TC)、甘油三酯(triglyceride,TG)及低密度脂蛋白(LDL)水平明显升高,高密度脂蛋白(HDL)水平明显降低,差异均具统计学意义($P<0.001$)。绝经后女性HDL_2水平低于绝

经前,而绝经后女性HDL_3水平比绝经前高(均$P<0.001$)。另据报道45岁以后,男性胆固醇水平趋于平稳而女性则逐步升高,到了55岁,女性胆固醇水平超过男性。HDL-Ch是有益的脂蛋白,如TC/HDL-C比率大于9.5,则CHD危险性增加7倍。绝经对冠状动脉性心脏病的代谢危险因素起重要作用,MHT对脂代谢有良好影响,但这仅仅是对动脉系统总益处的一部分。在美国进行的绝经后女性雌/孕激素干预研究(Postmenopausal Estrogen/Progestin Interventions,PEPI)中观察到,采用激素替代的女性中,不论是否添加孕激素,其HDL-Ch水平升高,LDL-Ch水平下降,而甘油三酯水平则是上升的。

孙梅励等报道短期(3个月)雌激素替代疗法(estrogen replacement therapy,ERT)或激素替代疗法(hormone replacement therapy,HRT)受试者中,用ERT治疗后其胆固醇水平显著下降($P<0.05$),其余各项血脂水平替代前后均无显著差异。11例绝经后女性经过9年以上多种性激素替代疗法(mHRT)后,可见对心血管有益的载脂蛋白A_1(ApoA$_1$)升高,而无益的脂蛋白a[Lp(a)]降低,均具有显著差异($P<0.05$)。胆固醇、甘油三酯和高密度脂蛋白胆固醇虽有降低,但均无显著差异($P>0.05$)。低密度脂蛋白胆固醇和载脂蛋白B经mHRT后,变化不明显。以上血脂变化有益于保护心血管。

迄今为止,报道最多的资料是口服雌激素对血浆脂蛋白代谢的影响。口服雌激素上调载脂蛋白B_{100}受体,增加肝摄入LDL,导致随后胆固醇在胆汁的排出,并减少约12%的血浆LDL水平;但增加C反应蛋白水平,故不能减少心肌梗死或脑卒中的发生风险。有学者主张雌激素对LDL有抗氧化作用,但此实验室得来的资料在临床上的意义尚不明确。口服雌激素减少Lp(a)约20%,但无随机对照试验证实降低的Lp(a)在临床终点上的益处。不是所有LDL粒子都有相同致动脉粥样硬化的作用,少量小的、密集的LDL粒子更危险。问题在于口服雌激素使LDL成为更小的颗粒。这说明在评价激素治疗对LDL水平的影响时要十分谨慎。关于激素治疗引起甘油三酯代谢改变对

心血管疾病危险的推论要比原先想象的复杂,譬如 HDL 水平也升高则空腹血浆 LDL 水平升高的意义就不大,或者说餐后甘油三酯的代谢才是真正的问题。此外,口服雌激素通过增加合成载脂蛋白 A1 可使 HDL 水平增加 10%~15%;非口服雌激素如经皮给药,使 LDL 水平减少约 5%,比口服雌激素减少得小,而增加 HDL 水平两者是相同的。经皮给药使甘油三酯减少而不是增加,但临床意义尚不清楚。孕激素对抗口服雌激素升高血浆甘油三酯的作用,但能增强口服雌激素降低 Lp(a)水平的作用。

2. 血管内皮细胞功能与心血管疾病 血管壁由内向外可分为内膜、中膜及外膜 3 层,内膜主要为内皮细胞,中膜以平滑肌细胞为主,外膜则是一层较薄的结缔组织。内皮细胞分布于全身各个组织器官,可能是人体最广泛存在的组织细胞,它是重要的旁分泌——自分泌器官。内皮细胞为单层扁平上皮细胞,覆盖于血管内表面,与其下一层疏松结缔组织构成血管的内膜层。内皮细胞具有特征性的窗孔结构,主要见于毛细血管的内皮细胞,它是血管腔与内皮细胞间隙的细小通道,对提高毛细血管内皮通透性具有重要意义。内皮细胞在维持血液流动状态、调节血管张力、调节物质交换、参与代谢调节、防止血小板聚集和血栓形成及内分泌功能等方面有特殊临床意义。内皮细胞产生的舒张因子包括一氧化氮(NO)、前列环素及内皮细胞超极化舒张因子等,其中最重要的是 NO。近期研究发现,17β- 雌二醇的抗动脉粥样硬化作用可能与其促进内皮细胞合成和释放 NO 有关。温州医科大学妇科内分泌研究室曾对尼尔雌醇治疗绝经后女性后的 NO 变化进行研究,结果发现经 3 个月尼尔雌醇治疗后,血清 NO 产物亚硝酸盐 / 硝酸盐含量从 $(12.4 \pm 3.6)\mu mol/L$ 显著升高到 $(14.5 \pm 3.5)\mu mol/L$($P < 0.05$)。内皮细胞产生的收缩因子包括内皮素、血管紧张素、血栓素等。正常情况下,内皮细胞所分泌的收缩因子和舒张因子处于一定的平衡状态,使血管维持一定的张力。

动脉粥样硬化是一个缓慢而复杂的病理过程,与脂质浸润、血管内皮受损、血小板黏附聚集、炎性细胞浸润、氧自由基损伤、血管平滑肌增殖迁移、局部血栓形成等多个环节有关。有关动脉粥样硬化的机制有多种学说,一般认为是血管内皮细胞功能改变以及损害引起内皮细胞的剥离、血浆脂质成分的浸润、巨噬细胞的浸润、内膜平滑肌细胞的增殖。现代观点认为血管内皮受损及功能失调是促发动脉粥样硬化发生发展的最重要的始发因素。这主要与内皮细胞损伤后,内皮素、血管紧张素等促动脉粥样硬化物质分泌增多及促血栓形成有关。目前已知引起内皮细胞损伤的危险因素主要包括吸烟、炎症、高脂血症、高血压、糖尿病、机械性介入等。其中以高脂血症的研究较为深入,高脂血症时,过氧化的 LDL 可以损伤血管内皮,破坏内皮的正常功能,影响体内凝血 - 抗凝系统的平衡,并参与粥样斑块的形成。内皮细胞功能失调时,缩血管物质分泌增多,舒张血管因子分泌减少,导致外周血管阻力增加,血压升高。同时,升高的血压会进一步加重血管内皮细胞的损伤,从而形成一个恶性循环。雌激素具有重要的心血管保护作用,动脉粥样硬化的动物模型及人体研究表明,雌激素可通过直接效应(改善内皮细胞功能,抑制血管平滑肌细胞增殖、迁移)和间接效应(调节脂代谢降低血脂,改善血流动力学参数,减少血小板黏附聚集以及抗氧化作用)改善血管功能,减弱有害刺激的细胞反应,其中以雌激素受体介导的直接效应为主要因素。近年的研究认为,雌激素的心血管保护作用与 NO 有关,雌激素可以促进血管内皮细胞 NO 的释放和内皮一氧化氮合酶 mRNA 表达,该作用可能是通过内皮细胞的雌激素受体介导的。

中国医学科学院北京协和医院孙梅励、葛秦生等对性激素的心血管作用进行探索,采用了体外基础研究和临床研究 2 种方法。体外基础研究的材料为人脐动脉环(human umbilical artery ring, HUAR)和人脐静脉内皮细胞(human umbilical vein endothelial cell,HUVEC),选择 NO 作为观察指标来研究性激素对血管内皮的作用。方法是应用不同浓度的性激素即生理浓度 $10^{-9}mol/L$、药理浓度 $10^{-7}mol/L$ 和毒理浓度 $10^{-5}mol/L$ 的 17β- 雌二醇、孕酮和睾酮刺激 HUAR 或 HUVEC,观察 HUAR 舒缩变化、HUVEC 释放 NO 水平变化和内皮细胞损伤的炎症指标之一即组织因子 mRNA 表达和其蛋白质合成的作用。然后,应用非生理剂量 10^{-3}mol/L 和 10^{-4}mol/L 同型半胱氨酸(Hcy),10^{-6}mol/L 5-羟色胺(5-hydroxytryptamin,5-HT)和 10^{-6}mol/L 血管紧张素Ⅱ(angiotensin Ⅱ,Ang Ⅱ)引起脐动脉内皮细胞或脐静脉内皮细胞受损。在内皮受损前,先加入上述不同浓度的性激素,测定培养液中的 NO 水平,旨在分析哪种浓度的性激素对内皮有保护作用。之后,观察不同浓度雌二醇和孕酮对由 10^{-6}mol/L Ang Ⅱ引起的 HUVEC 的组织因子 mRNA 和蛋白表达的影响。研究发现:①小剂量 10^{-9}mol/L 雌二醇通过释放 NO、血管舒张和减少炎症因子等途径,对血管起保护作用,并改善高浓度(10^{-3}mol/L 和 10^{-4}mol/L)Hcy 和 10^{-6}mol/L Ang Ⅱ对 HUVEC 的损伤,随着雌二醇浓度增加,保护血管的作用减弱;② 10^{-9}mol/L 的孕酮和睾酮未见刺激 HUVEC 释放 NO 和 HUAR 舒张的作用。随着孕酮浓度增加,单独或与 10^{-6}mol/L Ang Ⅱ联合应用,均能促使组织因子的高表达,且有叠加作用,加重了脐静脉内皮损伤作用。此外,小样本前瞻性临床研究发现,单用戊酸雌二醇 1mg/d 3 个月组,受试者血清 NO 水平比用药前明显升高($P<0.05$)且与血清雌二醇水平呈正相关。在联合雌孕激素组,血脂、血 NO 和 Ang Ⅱ水平与治疗 3 个月前比较,差异没有统计学意义。该研究结果同样显示小剂量戊酸雌二醇增加 NO 水平,降低血胆固醇含量,从而对心血管有保护作用。但是,同样剂量的戊酸雌二醇,因加入醋酸甲羟孕酮 2mg/d 却未见上述有益的变化,说明孕激素影响小剂量戊酸雌二醇对心血管的保护作用。作者们还进行了回顾性研究,选择 11 例绝经后女性经多种性激素替代疗法 9~29 年,测定其雌二醇、FSH、NO、Ang Ⅱ和血脂水平。结果显示经过 9~29 年激素替代治疗后,NO 和 Ang Ⅱ水平与对照组比较未见有统计学意义的变化;但其 ApoA$_1$ 水平比对照组增加,Lp(a)水平降低($P<0.05$)。由于 ApoA$_1$ 存在于 HDL$_2$ 中,具有血管保护作用。而 Lp(a)是一种血纤维蛋白溶酶原突变型,能对抗纤维蛋白溶酶原而抑制纤维蛋白溶解,促进血栓形成和扩散,所以它的降低也有益于心血管的保护。

刘冰等对雌激素和孕酮对人脐静脉内皮细胞组织因子 mRNA 表达影响的研究结果进一步证明低剂量的雌激素对内皮细胞有保护作用,随着雌激素浓度的增加,这种保护作用逐渐减弱,而剂量孕酮对内皮细胞无保护作用,高剂量孕酮对内皮细胞有损伤作用。

3. 糖代谢与绝经 环境、人类行为与生活方式的改变加上遗传因素,使世界上糖尿病的患病率逐年升高,估计从 1995—2025 年,在发达国家增加 42%(从 5 100 万增至 7 200 万),而发展中国家增加 170%(从 8 400 万增至 22 800 万)。迅速增加的 2 型糖尿病以及与糖尿病有关的心血管疾病要求我们尽快采取预防行动。40 岁以后,代谢综合征的患病率明显增加。胰岛素敏感性下降与绝经有关。从绝经开始,葡萄糖耐量试验受损的危险每年增加 6%。

性激素作用和胰岛素敏感性之间的相互关系较为明确,如在妊娠期高雌激素和高孕激素情况下、月经周期的黄体期以及雄激素产生过高的多囊卵巢综合征女性均存在胰岛素抵抗。在绝经前及绝经后女性,性激素结合球蛋白(SHBG)被认为是随后 2 型糖尿病的预测物,低浓度的 SHBG 伴胰岛素抵抗及雄性肥胖。有研究表明,SHBG 和空腹胰岛素、糖耐量试验呈负相关。有人对 1 462 例 30~60 岁女性进行为期 12 年的观察发现,血浆 SHBG 水平与 2 型糖尿病呈明显负相关,提示 SHBG 明显降低是预示 2 型糖尿病发生的一个独立危险因素。雌激素能升高绝经后 2 型糖尿病女性的 SHBG,故有辅助治疗作用。动物试验中,17β-雌二醇增强胰岛 B 细胞分泌胰岛素,从而增强胰岛素对葡萄糖的反应,降低胰岛素抵抗。天然孕激素也增加胰岛素对葡萄糖的反应,但这是因为靶组织对胰岛素敏感性下降造成 B 细胞反应性增强。MHT 对胰岛素敏感性和糖耐量的影响有数个报道但结论不一致,可能是由于给药途径不同而导致。口服给药,激素直接从肠经门静脉进入肝脏,因局部浓度高而明显影响肝脏代谢;相反,经皮给药避免肝首过效应。因此,口服和肠外给药的不同效应是不足为奇的。有人对采用结合雌激素(conjugated estrogen,CEE)、结合雌激素加安宫黄体酮(MPA)和无 MHT 进行比较研究,发现空腹葡萄糖和空腹胰岛素水平在单用雌激素治疗组比未治疗组明显降低；而单用 CEE 和 CEE+MPA 组比较无显著差异。也有不同的研究结果，认为单用 CEE 不影响空腹胰岛素水平，但与经皮给药比较，经皮给药后空腹胰岛素水平下降，B 细胞对葡萄糖的反应增加，而且经皮给药增加肝脏对胰岛素的清除。

国外有几项小规模、短期的试验证明绝经后糖尿病女性采用 17β- 雌二醇或结合雌激素可改善糖代谢。有作者对 14 例糖尿病女性采用结合雌激素 0.625mg/d 治疗 2 个月，随后 4 个月采用结合雌激素 / 醋酸甲羟孕酮（0.625mg/2mg），结果显示，激素替代治疗 6 个月与对照组比较，可明显改善血红蛋白 A1c、减少腰 / 臀比及中央脂肪块。也有作者对 25 名绝经后 2 型糖尿病女性进行随机对照研究，发现结合雌激素（0.625mg/d）治疗 8 周，与安慰剂组比较，空腹、餐后血糖及糖化血红蛋白明显降低。

绝经后雌激素 / 孕激素干预（post-menopausal estrogen/progestin intervention，PEPI）研究是对 MHT 和葡萄糖代谢指标的最大随机比较研究。该研究对 788 名女性采用口服葡萄糖耐量试验（oral glucose tolerance test，OGTT）观察 MHT 对胰岛素和葡萄糖浓度的影响。与安慰剂比较，每天口服 0.625mg CEE 加或不加孕激素均降低空腹胰岛素及空腹血糖平均水平，而 2 小时平均血糖升高，表明葡萄糖清除延迟。单用 CEE 和加用 3 种不同剂量的孕激素（每天 2.5mg MPA、从第 1~12 天加 10mg MPA、200mg 微粒化孕酮周期性从第 1~12 天用药）比较，无显著差异。

心脏及雌 / 孕激素替代研究（heart and estrogen/progestin replacement study，HERS）评价了 MHT 对空腹血糖水平及在 4 年随诊中伴发糖尿病的影响。伴发糖尿病的定义是自我报告糖尿病或糖尿病并发症、空腹血糖水平 6.9mmol/L 或更高（126mg/dl）、开始糖尿病药物治疗。空腹血糖水平在安慰剂组明显升高但在接受 MHT 女性中没有改变。糖尿病的发病率在 MHT 组为 6.2%，安慰剂组为 9.5%（RR=0.65，95%CI：0.48~0.89），在 MHT 组相应减少 35% 的发病率。此发现与护士健康研究

（nurses'health study，NHS）的观察结果一致。该研究（n=21 028）在新近采用 MHT 女性中，与以往应用者及从未应用 MHT 者比较，糖尿病的发病率下降（RR=0.80，95%CI：0.67~0.96）。

此外，WHI 研究也提供了糖尿病可预防的新见解。在雌、孕激素治疗组，超过 1.5 万女性在 5.6 年随访中，随机接受 0.625mg CEE+2.5mg MPA（EPT 组）或安慰剂。这些女性年龄范围在 50~79 岁并有完整子宫。糖尿病的发病率由自我报告采用胰岛素或口服降糖药决定。空腹血糖、胰岛素及血脂在试验前及用药第 1、3 年测定。累计治疗的糖尿病在 EPT 组为 3.5%，在安慰剂组为 4.2%（RR=0.79，95%CI：0.67~0.93）。在随诊的第一年，积极治疗的女性胰岛素抵抗明显下降，提示连续联合激素替代治疗降低 2 型糖尿病的发病率。此研究进一步肯定了 HERS 的观察结果。HERS 和 WHI 均显示，采用 MHT 的女性较少发展为 2 型糖尿病。但此结果是否有利于糖尿病女性采用 MHT，尚有待进一步阐明。需要寻找最佳和低剂量的 MHT。有糖尿病危险的女性需改变生活方式如限制饮食、参加体育活动等。

NHS 结果还显示，糖尿病女性比非糖尿病女性的冠状动脉性心脏病危险增加 5 倍。75% 糖尿病患者死于心血管疾病。糖尿病患者存在有心脏病的危险因素，如高血糖、高胰岛素血症、高脂血症、高血压等。绝经后女性由于卵巢萎缩、雌激素水平降低、雄激素水平相对升高，胰岛素抵抗的发生率明显升高。而胰岛素抵抗又是 2 型糖尿病发病的关键因素。胰岛素抵抗常伴有高血压、HDL-Ch 水平下降、高甘油三酯血症、LDL 微粒及纤溶酶原激活物抑制物 -1 增加。在胰岛素抵抗动脉粥样硬化研究中，将吸烟、血脂水平、高血压、糖尿病、性别等因素调整后，胰岛素抵抗与颈动脉内膜中间壁厚度的增加相关。

4. 凝血功能与心血管疾病 凝血功能异常也是造成心血管事件常见原因之一。口服避孕药的广泛应用使静脉血栓形成和肺栓塞的危险性显著升高。激素替代治疗中所使用的雌激素的剂量比口服避孕药的雌激素低，也同样可以发生静脉血栓形成，其中一个重要原因是凝血功能出现异常，

而有先天性凝血功能障碍（如蛋白 C、蛋白 S 和抗凝血酶 III 缺乏）的患者发生静脉血栓的可能性更高。前面提到的 HERS，经过 4.1 年的随访，2 763 名研究对象中有 47 例发生静脉血栓，其中 34 例在 MHT 组，13 例在安慰剂组（RR=2.7，95%CI：1.4~5.0；P=0.003）。估计超过的危险性为每 1 000 女性一年增加 3.9 例（95%CI：1.4~6.4），需要治疗的女性数为 256 例（95%CI：157~692）。HERS 也证明，在服用阿司匹林的女性中，静脉血栓减少 50%，说明采用简单而经济的办法可以减少静脉血栓的发生。NHS 在 1976—1992 年的研究发现，8.6 万名研究对象中有 68 例发生原发性肺栓塞，调整了多种危险因素后，最近应用 MHT 者与从未应用者比较，其 RR（95%CI）为 2.1（1.2~3.8），与 HERS 试验的结果相似。肺栓塞是一种很不常见的疾病。HERS 中仅 47 例发生静脉血栓栓塞，而在大规模的 NHS 中，仅 68 例发生原发性肺栓塞。基于 NHS 的发现，估计从每年 10 万名接受 MHT 的女性中，新增 5 例肺栓塞。

WHI 雌／孕激素联合用药的中期研究报告发现肺栓塞 RR（95%CI）为 2.13（1.39~3.25），绝对风险为每 1 万名女性一年增加 18 例；脑卒中 RR（95%CI）为 1.41（1.07~1.85），绝对风险为每 1 万名女性一年增加 8 例。WHI 单用雌激素组 7 年的结果报告肺栓塞 RR（95%CI）为 1.34（0.87~2.06），脑卒中 RR（95%CI）为 1.39（1.01~1.77）。

英国一项包括 347 253 例患者（年龄 50~79 岁）的研究结果发现，静脉血栓栓塞增高与 MHT 有关，在开始用药的第一年静脉血栓栓塞的发生率最高，这些女性不存在静脉血栓栓塞的主要危险因素。此研究记录了 292 名因肺栓塞或深静脉血栓栓塞而入院的患者。对照组为 1 万名从上述用药者相同的全科实践的数据中随机选择的病例。英国的此项研究结果与 NHS 及 HERS 相同，即在应用 MHT 的女性中，静脉血栓栓塞的 RR 增加 2 倍多。详细分析英国的资料发现，在最初 6 个月的 MHT 中，静脉血栓栓塞的 RR 几乎增加了 5 倍，一年后下降至零增长，且这一过程并不呈剂量依赖。也有研究发现，不论从哪种途径给药，雌激素可降低静脉血栓栓塞，主要是降低导致静脉血栓栓塞的

危险因素——血纤维蛋白原。一些研究显示单纯雌激素替代或雌、孕激素联合替代疗法均可使纤维蛋白原水平降低。也有报道单用雌激素替代治疗可使蛋白 C 增加，蛋白 C 可抑制血凝，故可解释雌激素的保护作用。总之，无静脉血栓栓塞高危因素的女性采用 MHT，所增加的静脉血栓栓塞危险是很小的，但既往有静脉血栓栓塞历史的女性则不可采用激素替代治疗。

在 NHS 中总共有 800 例脑卒中，其中 400 例为缺血性卒中，175 例为出血性卒中。在单用雌激素及雌、孕激素联合治疗组，脑卒中危险均有增加，在联合治疗组增加更多些，比未用药的女性危险性增加 40%。但因脑卒中死亡者很少，脑卒中的死亡率较脑卒中发病率的相对危险度低。

关于静脉血栓栓塞的病理生理，19 世纪中叶德国病理学家魏尔啸是第一位阐明该病病理生理的学者。他提出静脉血栓形成的 3 个基本因素，所谓"魏尔啸三要素"即血管壁损伤、血流缓慢（瘀滞）及血凝增加，直至今日仍然是我们理解此疾病的基础。现代研究已肯定血管壁内皮细胞损伤是深静脉血栓栓塞形成的发病原因，但它不如在动脉血栓形成中那么重要。血流缓慢无疑是深静脉血栓栓塞形成的重要因素，因此预防血流缓慢是预防该疾病的重要策略。目前认为血凝增加是静脉血栓栓塞发病原因中最有意义的部分，而它在动脉血栓栓塞形成中所起的作用可能较小。关于高凝的定义，有作者提出促凝血与自然抗凝血因素间的不平衡，最终导致形成明显的血栓，它可通过敏感的生化试验测出来。高凝状态可有相应的临床表现，最值得注意的是口服避孕药的应用，特别是第三代产品，使静脉血栓栓塞的危险增加 4~6 倍。激素替代治疗也增加静脉血栓栓塞和肺栓塞的危险性。

血液凝固是一个复杂精细的过程，涉及很多参与凝血块形成、血凝降解及凝血块溶化的血浆蛋白。正常血液凝固从组织因子开始，它产生于血管外组织。因血管损伤，如外伤、手术或动脉粥样斑块破裂，则组织因子可进入血液循环。组织因子也可受细胞活素刺激而由循环血中的单核细胞产生，这就是导致弥散性血管内凝血的机制。组织因子暴露于循环血中立即与凝血因子 VII 结合，随后组织

因子-Ⅶ因子复合物开始一系列的反应,当血管受损及组织因子暴露后开始凝血。凝血因子Ⅶ结合组织因子,很快转变为因子Ⅶa。当组织因子和因子Ⅶa间形成复合物以后,开始了一系列的反应,使凝血因子Ⅸ、Ⅷ、Ⅹ、Ⅴ及凝血酶原活化。最后转为凝血酶,在它的作用下使纤维蛋白原变为纤维蛋白最后形成凝血块(图15-4)。凝血因子Ⅶ、Ⅷ及Ⅸ的水平升高认为是静脉血栓形成的危险因素。而纤维蛋白原及Ⅶ因子水平升高伴有动脉血栓形成的危险。

凝血酶也通过激活因子Ⅴ及因子Ⅷ增加凝血以及通过激活蛋白C系统抑制凝血来调节自身形成。虽然存在蛋白C系统,血中凝血因子仍继续缓慢活化。在正常情况下,活化的凝血因子被血浆蛋白酶抑制物清除,形成的微量纤维蛋白被纤溶系统降解,此纤溶系统由组织纤溶酶原活化物(tissue-type plasminogen activator,t-PA)、纤溶酶原及抗纤溶酶抑制物、纤溶酶原激活物抑制剂(PAI)及凝血酶活化纤维蛋白溶解抑制物(thrombin activable fibrinolysis inhibitor,TAFI)组成。但当蛋白酶抑制物、蛋白C途径及纤溶等抗凝系统不足以抑制持续存在的凝血,则导致血栓形成。

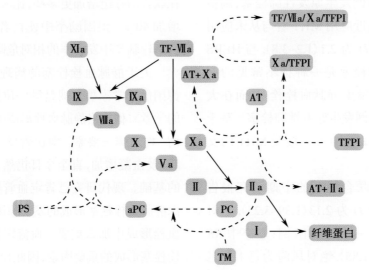

图 15-4 凝血系统简单概要

注:AT为抗凝血酶;PC为蛋白C;PS为蛋白S;TF为组织因子;TFPI为组织因子途径抑制物;TM为血栓调节物。

[资料来源:叶碧绿.绝经与健康.北京:人民卫生出版社,2007.]

关于雌激素替代治疗对Ⅶ因子的作用众说不一。大多数报告,单独采用口服雌激素可增加Ⅶ因子活性,此活性伴有甘油三酯水平增加,已知单用雌激素使甘油三酯水平增加,这部分解释了Ⅶ因子增加的原因。孕激素对抗雌激素对甘油三酯的增加,故口服联合雌、孕激素不伴有Ⅶ因子活性的增加。有报道提示MHT增加Ⅸ因子水平及静脉血栓栓塞的危险,而其他研究未发现它对Ⅷ因子的作用。很多研究发现口服MHT明显损害自然的抗凝途径。抗凝血酶(antithrombin,AT)下降5%~10%;蛋白C下降5%~15%;蛋白S下降0%~5%以及组织因子途径抑制物(tissue factor pathway inhibitor,TFPI)下降10%~30%。一项对有静脉血栓栓塞史的女性采用口服联合MHT的研究,发现TFPI是凝血酶原增加的明显预测指标。而且TFPI水平下降可增加组织因子活性,故激素替代治疗时,TFPI水平的改变对血栓形成危险增加起很重要的作用。

关于MHT对凝血功能的影响,从现有资料来看,明确提示常规剂量的口服雌激素(17β-雌二醇2mg或结合雌激素0.625mg)单独或联合孕激素可增加活化凝血指标的水平,使自然抗凝血水平下降,而低剂量雌激素对活化凝血指标的影响很小。故有一个关于雌激素阈值的假设,此阈值可诱导凝血活化并促使血栓形成。迄今为止,临床上关于口服MHT对血栓形成危险的资料均来自采用高剂量雌激素。低剂量雌激素可能伴有非常低或甚至无血栓形成的危险。经皮雌激素给药不伴有凝血因子的活化,可能由于经皮给药缺乏肝脏的首过效应,故不增加静脉血栓栓塞的危险性。

5. C反应蛋白与动脉粥样硬化 C反应蛋白(C-reactive proten,CRP)因最初发现其能与肺炎球菌细胞壁C-多糖结合而得名。它是一种非糖基化的聚合蛋白,由5个相同的非共价键结合的亚基组成,每个亚基均由18个氨基酸的信号肽和205个氨基酸组成,5个亚基在同一平面上呈环形对称排列,构成环状五球体,表现为钙依赖的配体结合特性。其生物学特性主要表现为识别和激活某些影响炎症和防卫机制的物质,尤其是识别和结合异构者,如损伤的细胞膜、细胞核、细菌等。

近年来,心脏病学家在研究动脉粥样硬化、冠状动脉性心脏病机制以及冠状动脉性心脏病预防的临床试验中发现,多种炎症细胞、炎症介质参与了动脉粥样硬化和血栓形成。动脉粥样硬化的早期病变为脂纹,病变主要由巨噬细胞及淋巴细胞形成,为纯炎症病变。典型的炎症标志物CRP激活内皮细胞,增加黏附分子及细胞因子,抑制NO合成酶的表达及其生物利用度,而具有致动脉粥样硬化作用。动脉粥样硬化进一步发展,脂纹转变为表面覆盖纤维帽的纤维斑块直至形成动脉粥样硬化斑块,激活的白细胞释放蛋白酶,降解胶原蛋白使纤维帽破裂,引发血栓形成及急性冠脉事件。血清CRP水平升高是冠状动脉性心脏病发生的独立危险因素,而且它独立于血脂、血糖、血压与性别。近年来多项研究表明,绝经后女性应用雌激素可引起血中CRP水平升高,并把CRP水平的升高作为MHT后第一年心血管危险性增加的原因之一。但对于CRP浓度增加是否增加绝经后女性心血管发生风险的观点莫衷一是,且可通过各种途径降低CRP水平的增加,如改变用药途径,经皮给雌二醇不会引起血浆中CRP水平升高;同时服用多种维生素,尤其是维生素 B_6 及维生素C;有规律的户外运动;合用阿司匹林药物等。

6. 激素替代治疗和心血管疾病 冠状动脉性心脏病(CHD)是男女双方最常见的发病和死亡原因。45~64岁女性的冠状动脉性心脏病患病率

是7名女性中有1名;超过65岁,患病率是3名中有1名。很多女性没有CHD的临床症状,却有动脉粥样硬化病灶,且死亡率随年龄增加而增加。35~44岁男性与女性的CHD比率为5:1;而超过75岁,男性与女性的比率为1.5:1。年龄在60岁及以上的女性,4名中有1名最终死于冠状动脉性心脏病。年龄50岁的女性有46%的危险发展为冠状动脉性心脏病,有31%危险死于此病。因心肌梗死住院的女性,死亡率比男性高2倍。虽然CHD的发病率在绝经期增加,但病理改变是逐渐形成而不是突然发生的。对于年轻女性,CHD和癌症的致死风险几乎相同,但年龄超过65岁的女性,CHD是主要死亡原因。女性患急性心肌梗死的预后差,部分原因为接受治疗、护理延迟和缓慢,此外,其呈现出更多的危险因素以及发生合并症的风险高。宫内生长受限的胎儿出生后老化的速度较快,并增加心血管疾病的危险,容易早绝经。女性与男性相比,动脉粥样硬化的发展要晚些,因正常卵巢激素的产生抵消动脉粥样硬化的发展。雌激素缺乏伴动脉粥样硬化及冠状动脉性心脏病,当然还有其他几种机制。北欧国家的缺血性心脏疾病的死亡率在欧洲是最高的,而东欧及中欧居中。各国及各地的心血管疾病发病情况不同也和种族、饮食及生活方式有关。在评价MHT危险和益处时应考虑到流行病学上的差异。

女性和男性一样具有多种心血管疾病的危险因素,如家族史、饮食、肥胖、吸烟、血脂异常、高同型半胱氨酸水平、高纤维蛋白原、体育活动少、糖尿病和高血压等。此外,女性还有绝经这一危险因素。女性如患糖尿病、甘油三酯水平高、HDL水平低或吸烟,则患心血管疾病的相对危险比男性高。此外,高胆固醇血症的患者倾向于早期发生心血管疾病,而胆固醇低者心血管疾病的发病率下降。对于心血管疾病,如中年女性的甘油三酯水平高要比LDL-Ch水平高更为重要,但究竟HDL水平或甘油三酯水平哪个更重要尚不明确。最近研究表明,多种干预手段如改善饮食、减轻体重、停止吸烟、参加运动可降低心血管疾病的危险。阿司匹林、β受体阻滞剂及降低胆固醇的药物对已有心血管疾病的女性也有益处。

女性心血管疾病的发病年龄比男性晚 5~10 年,这种差异主要与女性内源性雌激素心血管保护作用相关。男性 45 岁以上是心血管疾病的危险因素,而女性直至 55 岁存在该危险性。如果女性过早绝经或有其他危险因素如吸烟或糖尿病,则这"10 年的好处"就没有了。大规模研究表明,除了年龄增长外,绝经本身伴有总胆固醇、LDL-Ch 及甘油三酯升高,增加了心血管疾病的危险。总胆固醇的增加来自 LDL-Ch、VLDL 及脂蛋白 a 的增加;LDL-Ch 的氧化也加强。HDL-Ch 水平也随着时间的推移而降低,但这些改变很小,相对于增加的 LDL-Ch 而言意义不大。绝经后凝血平衡没有明显变化,虽然促凝血因子(如Ⅶ因子及纤维蛋白原)增加,但某些纤溶因子(如抗凝血酶Ⅲ及纤维蛋白溶酶原)也增加。此外,在绝经同时血管反应也发生变化:前列环素产生下降,内皮素水平增加以及内皮细胞依赖的血管扩张受损。同时,血压和体重增加,体脂分布改变,有报道胰岛素敏感性和葡萄糖代谢发生变化。在健康的非肥胖绝经后女性,口服葡萄糖耐量下降是胰岛素抵抗增加的结果。

雌激素替代能改善绝经后女性的血脂情况。不同的雌激素方案,不同的给药途径对脂代谢有不同的作用。绝经后女性比绝经前有更明显的胰岛素抵抗,绝经使胰岛素敏感性逐渐下降。雌激素替代增加绝经后女性的胰岛素敏感性,而雌、孕激素方案可降低胰岛素敏感性,但临床资料有限。孕激素可能突出雌激素对葡萄糖耐量的有益作用,这个作用与孕激素的剂型、给药途径及剂量有关。最近资料表明,雌激素治疗和某些 MHT 可改善 2 型糖尿病女性的血糖控制及 HDL 和 LDL,甘油三酯不增加或少量增加。血压增加除与年龄有关外,围绝经期女性的舒张压,主要是收缩压有所增加。血压的增加与绝经相关的体重增加及中心性脂肪分布似乎关系不大。MHT 对正常女性的血压没有什么影响,对临界血压和高血压绝经后女性的作用,可利用的资料有限。体重增加和肥胖,特别是体脂的中心性分布是女性心血管疾病的独立预测因素。围绝经期激素改变可能与体重加速增加有关,这种情况至少一部分可由 MHT 抵消。大多数研究提示,与对照组或安慰剂组女性比较,MHT 也能加重绝经后女性中心体脂的堆积。

最近资料表明雌激素能直接和间接影响血管功能和结构。血管细胞和心脏含雌激素受体。雌激素与心血管系统的雌激素受体结合引起重要的改变。动物模型的实验资料表明,雌激素改善内皮功能,抑制 LDL 的氧化、内膜的增厚、血管平滑肌细胞的迁移和增生,从而预防或抑制动脉粥样硬化的产生。雌激素通过对血脂和葡萄糖代谢的作用而起到抗动脉粥样硬化的作用。绝经前血压正常的女性能保护年龄变老对内皮功能的影响。给予雌激素可恢复内皮依赖的血管扩张和 / 或利用 NO。MHT 能有效降低高胆固醇血症的绝经后女性的血管壁内膜和中膜的厚度。选择性雌激素受体调节剂雷洛昔芬(raloxifene)降低绝经后女性冠状动脉性心脏病的某些危险因素,如 TC、LDL-C、Hcy、纤维蛋白原,但不能引起甘油三酯、HDL-Ch、PAI-1 及 CRP 任何显著的改变。另外,雷洛昔芬对内皮的作用同雌二醇。

最近有报道,早期绝经后女性应用 MHT 静脉血栓栓塞风险增加 2~3 倍。由于近期应用 MHT,每年每万名健康绝经后女性增加 1~2 例特发性静脉血栓栓塞(估计每年每万名不用 MHT 女性中有 1 例特发性静脉血栓栓塞,在雌激素使用者中为 2 或 3 例),绝对危险度小但是机制不明确。在 MHT 治疗的第一年危险度突出且与剂量有关,对高危情况应特别小心如治疗前的低 PAI-1 值,它能取消任何心血管的益处,增加以后血栓栓塞的危险。尽管静脉血栓栓塞的事件增加但没有肺栓塞的死亡报告。应用雷洛昔芬或三苯氧胺增加静脉血栓栓塞的危险与 MHT 相同。经皮雌二醇应用有低静脉血栓栓塞危险但仍比未治疗的绝经后女性高。

在 HERS 的第一年治疗中,激素治疗组的冠状动脉性心脏病事件比安慰剂组增加,而在第 3~5 年则危险性明显减少。HERSII 研究是对 HERS 所募集患者的随诊。HERS Ⅱ中,1998 年的治疗不是双盲研究,以后的 MHT 是由患者和她们的医师决定。在 HERS 募集的 2 763 名女性中,在 HERS Ⅱ 登记时有 2 510 名存活(1 260 名安慰剂组,1 250 名激素组),其中 2 321 名(占 92%)同意在 HERS Ⅱ 中登记(1 165 名安慰剂组,1 156 名激素组）。在 HERS Ⅱ终点，电话联系安慰组和激素组存活的女性达99%。再随访2.7年后公布了研究结果，无心血管疾病的结局也同时公布。在 HERS 中随机指定 MHT 或安慰剂组的女性，心血管疾病事件的发生率在 HERS 研究期间，治疗组和安慰剂组无区别。在公布 HERS Ⅱ结果不到1周，美国国家心、肺和血液研究机构宣布，因为乳腺癌数增加而且所有结果提示害处大于益处，在健康绝经后女性中停止连续联合激素替代治疗的试验。此试验是 WHI 的一部分，即随机应用0.625mg结合雌激素和2.5mg安宫黄体酮的连续联合方案或安慰剂（与 HERS Ⅰ和 HERS Ⅱ研究中所用的商品制剂相同）。WHI 中，对脑卒中和静脉血栓栓塞的发现与 HERS 相同。WHI 报告的相对危险度大小给人的印象是深刻的，但每万名女性的绝对危险度是小的。如果绝对危险度以百分比表示，以代替每万名女性·年增加8名脑卒中、7名心脏病发作和8名乳腺癌，则1 000名女性·年各有0.8、0.7和0.8例上述疾病。也就是说，如果1 000名女性治疗1年，有相关不良反应的女性不到1名。而且此试验仅观察0.625mg结合雌激素和2.5mg安宫黄体酮的连续联合方案，并不能应用于低剂量、口服雌激素和孕激素的其他剂型或通过非口服途径给药。目前的证据表明，增加的冠状动脉性心脏病差异没有统计学意义。与 HERS 相同，随时间推移，激素治疗对心脏有保护作用。

雌激素对心脏的保护作用表现在对脂质和脂蛋白、内皮功能和炎症方面。但最近发现，炎症指标 CRP 在结合雌激素应用中增加。这可能是口服后的首过效应，因经皮给药不增加反而降低 CRP。WHI 试验的连续联合用药组中，50~59岁的女性没有增加心血管疾病的危险，在仅用雌激素的试验中，降低44%，差异几乎有统计学意义。此发现提示，在了解雌激素的作用中，动脉粥样硬化的期别起关键作用。有人发现在粥样硬化的动脉中测不到雌激素受体，说明雌激素介导的血管扩张在这些动脉中的作用很小。炎症在晚期动脉粥样硬化发生冠状动脉性心脏病的病理机制中起关键作用。急性冠脉事件不一定与冠状动脉粥样硬化程度有关，但常与不稳定的小或中等大小斑块的破裂有关，这些斑块被大量巨噬细胞浸润，巨噬细胞易产生基质金属蛋白酶（MMPs）。MMPs 9和7对雌激素影响特别敏感，在它的影响下活性增加。这导致纤维帽变弱而斑块破裂，引起腔壁血栓形成及动脉闭塞。

很多人关心孕激素减弱雌激素的心血管益处，但观察试验不能证明单纯雌激素和雌激素、孕激素方案之间的不同。由于数个临床研究表明孕激素对某些指标（HDL-Ch、血流动力学、口服葡萄糖耐量）有减弱作用，故过多应用孕激素要谨慎。脑卒中是心血管疾病的终点，女性应用大剂量的结合雌激素（≥0.625mg）增加了脑卒中发病风险，差异具有统计学意义。0.3mg 结合雌激素不增加脑卒中的发病率。低剂量雌激素对心血管疾病的益处，说明可长期应用低剂量雌激素。

在心血管疾病发病之前，我们可以从70%~75%女性的临床表现中提前识别发病的危险因素。这些危险因素包括高血脂、高血压、糖尿病、肥胖等。对这些危险因素加以治疗，可预防心血管疾病的发展。

心血管系统存在雌激素受体，雌激素通过多种途径改善心血管功能。雌激素减少冠状动脉性心脏病发生及死亡危险可能与其延缓形成动脉粥样斑块，稳定已形成的斑块病变，使之不易脱落形成栓子而堵塞冠状动脉等作用有关。主要通过以下2条途径起作用：①作用于肝细胞，促进合成胆固醇代谢酶，增加 LDL-Ch 的分解代谢，降低 LDL-Ch，减少胆固醇运送至动脉壁；增加 HDL-Ch 的合成，升高 HDL-Ch，增强从动脉壁转运出胆固醇的能力。但是改善脂代谢仅能解释其保护功能的25%。②直接作用于动脉壁，调整血管内皮和平滑肌功能。雌激素迅速刺激血管内皮释放舒张因子，扩张血管，降低血管阻力，增加血流；抑制血管平滑肌的增殖，抑制形成泡沫细胞，抑制内皮合成黏附因子，抗血小板聚集和白细胞黏附，从而抑制动脉粥样斑块形成，并减少斑块脱落的危险。

在开始缺乏雌激素的绝经早期，雌激素治疗对心血管起保护作用，那时动脉壁仅存在脂肪条纹及小斑块。而老年绝经后女性，她们的亚临床动脉粥样硬化已达到复杂的斑块期，此时采用雌激素治疗对心血管无效甚至有害（图15-5）。

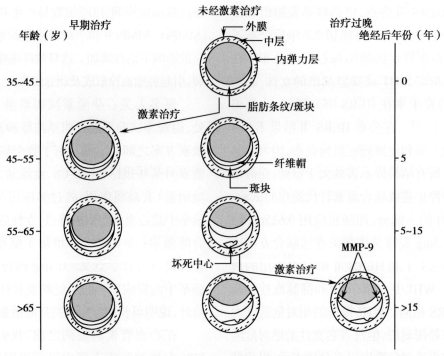

图 15-5　冠状动脉发病机制变化的假设顺序

注：随年龄增长动脉粥样硬化的典型进展见图的中间部分。此部分上部的脂肪条纹及小斑块典型存在于围绝经期末及绝经开始的女性。动脉粥样硬化的进展涉及一系列复杂的、最终导致动脉粥样硬化病灶形成的炎症过程，图中间部分的下部分描绘出此过程。一系列临床及动物研究已证明早期及持续雌激素治疗，如图左部分所示，对稳定斑块的进一步进展起有益作用。这些研究也提示在动脉粥样硬化进展过程中，如激素治疗开始晚则有相反作用，使已存在的斑块不稳定而导致冠状动脉性心脏病，如图右部分所示。MMP 为基质金属蛋白酶.

［资料来源：叶碧绿. 绝经与健康. 北京：人民卫生出版社，2007.］

　　要知道激素对冠状动脉性心脏病的影响，最好了解冠状动脉粥样硬化是如何从脂肪条纹发展到复杂斑块的病理过程。在 35~45 岁，大多数女性的动脉有脂肪条纹或小的动脉硬化斑块，当冠状动脉粥样硬化斑块进展活跃时（45~55 岁）也是雌激素缺乏越来越明显的时期。到了 65 岁，冠状动脉粥样硬化斑块开始变成复杂斑块（动脉硬化斑块坏死、钙化、炎症及血管新生）以及有些斑块倾向破裂。对动脉粥样硬化在血管水平的一级预防指预防冠状动脉脂肪条纹及小斑块（绝经过渡期及围绝经期常见）发展为动脉粥样硬化斑块（绝经后 5~15 年常见）。而心血管内科医师所指的一级预防是避免复杂的动脉粥样硬化斑块进展为临床 CHD 事件（在血管水平为二级预防）。

　　女性在绝经后 2~3 年接受激素治疗不增加所有原因引起的死亡率，且与不用激素治疗的女性比较，对心脏有益，见表 15-8。

表 15-8　采用结合孕马雌激素（CEE）或安慰剂治疗 50~59 岁女性的冠脉事件病例数

冠脉事件	CEE（*n*=1 673）	安慰剂（*n*=1 673）	*RR*（95%*CI*）
冠状动脉性心脏病 （心肌梗死或冠状动脉性心脏病死亡）	21 例	34 例	0.63（0.36~1.08）
冠状动脉搭桥手术（CABG）或经皮冠状动脉介入（PCI）	29 例	52 例	0.55（0.35~0.86）
心肌梗死、冠状动脉性心脏病死亡、CABG 及 PCI	42 例	65 例	0.66（0.44~0.97）
心肌梗死、冠状动脉性心脏病死亡、CABG、PCI 及心绞痛	46 例	70 例	0.66（0.45~0.96）

围绝经期或绝经早期开始雌激素或激素治疗可使动脉粥样硬化斑块稳定,避免进展。此方案是基于大量的实验证据,如低密度脂蛋白氧化下降,降低动脉粥样硬化形成;降低可溶性炎症标志物;降低平滑肌细胞增殖及改进血管内皮使血管舒张。由于激素治疗对动脉粥样硬化期别的影响不能在女性身上试验,故采用动物模型研究。以猴子做模型,在手术绝经前,猴子无动脉粥样硬化,术后立即开始雌激素治疗,平均可抑制70%的动脉粥样硬化。如让猴子在手术绝经前发展为中度动脉粥样硬化,在卵巢切除后立即开始雌激素治疗,则对冠状动脉粥样硬化抑制程度从70%降为50%。如果猴子绝经前无动脉粥样硬化,手术切除卵巢绝经,但推迟2年(相当于人类生命的6年)开始雌激素治疗,则观察不到对冠状动脉粥样硬化进展的抑制。

在动脉壁上的雌激素受体在雌激素调节动脉粥样硬化的进展上起重要作用。有学者证明在粥样硬化的动脉壁上测不到雌激素受体。有报告称在冠状动脉硬化的标本中,雌激素α受体基因表达大幅度下调。在冠状动脉中的雌激素受体表达及活性下降,可能是激素治疗对具有复杂动脉粥样斑块患者无保护作用的原因之一。此外,雌激素对血管舒张的作用在有进展危险的血管疾病女性中也有所降低。有学者提示,长期激素治疗不能调整有CHD危险因素的绝经后女性的心肌血流。雌激素引起血管舒张仅在最健康的老年女性中发现,说明有危险因素存在的绝经后女性,激素治疗的血管舒张作用减少,很可能存在亚临床的动脉粥样硬化。在晚期动脉粥样硬化性心脏病的发病机制上,炎症起关键作用。作为炎症标志物的CRP具有致动脉粥样硬化作用,血浆中CRP的浓度可预测女性的CHD危险性,它是CHD发生的独立危险因素。但急性冠脉事件并不一定伴有大的冠状动脉粥样硬化斑块,常常是小到中等大的被巨噬细胞浸润的斑块破裂结果。纤维斑块表面覆盖纤维帽,这些在纤维帽肩状突起部的巨噬细胞能产生MMPs,这些酶降解胶原蛋白,使纤维帽脆弱及斑块破裂,引发血栓形成及动脉闭锁导致急性冠脉事件发生。

总之,激素治疗在绝经过渡及围绝经期开始得越早,对心血管系统有保护作用,但如在绝经后6年开始治疗,错过了治疗窗,对心血管无益处,甚至有相反效果。最近资料提示小剂量雌激素可长期应用。此外要鼓励健康食物的摄入,包括低饱和脂肪,含量高的多种非饱和脂肪酸特别是所谓Ω-3系列,并应富含纤维、适量的维生素和抗氧化物。多种不饱和脂肪酸有降低甘油三酯、稳定心率的重要作用,鱼类如鲑鱼含丰富的不饱和脂肪酸。已知维生素C和E与雌激素一样具抗氧化作用,而抗氧化有心脏保护作用。HERS、HERS Ⅱ以及WHI研究均提议要联合雌激素和健康食品,并补充低剂量的阿司匹林来降低早期血栓形成的危险。

（四）阿尔茨海默病

阿尔茨海默病(Alzheimer's disease,AD)又称老年性痴呆,是一组病因未明的原发性退行性脑变性疾病。AD是继肿瘤、心脏病、脑血管病之后引起老年人死亡的第四大病因。65岁以上的人群患病率为5%。随年龄增长,患病率急剧上升,即年龄每增长5岁,患病率增加1倍。85岁以上人群,约50%患此病。起病潜隐,病程缓慢且不可逆,临床以痴呆为特征,表现为记忆力丧失、失语、失认以及定向能力、理解能力、计算判断能力明显降低,性格、行为和情绪发生显著变化。病理改变主要为皮质弥漫性萎缩、沟回增宽,脑室扩大,神经元大量减少,并可见老年斑和神经原纤维缠结等病变,胆碱乙酰化酶及乙酸胆碱含量显著减少。AD的病因尚不明确,推测是由于环境因素、遗传因素和年龄增长因素的共同作用,引起神经元损伤,引发一系列病理生理变化,导致认知功能、行为和情感的变化。

1. 病因和发病机制 AD的病因和发病机制尚不清楚,其发生机制有各种学说。该病在脑部有3个标志性病理特征:淀粉状蛋白βA4斑点、神经纤维成团化及轴突、树突退化。因此,目前一个主要的学说是淀粉样肽假说:凝聚肽淀粉样β蛋白(Aβ)在脑实质的沉积启动病理级联,导致神经原纤维缠结(NFT)形成,神经元丢失和痴呆表现。此外,早老素1(PS1)和早老素(PS2)基因突变、位于19号染色体上的载脂蛋白E(ApoE)ε4基因也参与了 AD 老年斑和 NFT 的形成。除了 AD 相关基因突变和多形性外,钙稳态失调和氧化应激被认为是神经元损伤、死亡的关键因素。

发病的危险因素包括年老、AD 家族史、21-三体综合征家族史、脑外伤史、抑郁症史与低受教育水平。研究发现,AD 患病率与受教育程度及工薪收入成反比,经常参加各种有益的社会活动、经常参加体育锻炼、兴趣爱好广泛的老年人群 AD 患病率也明显降低。而离异、丧子、失业、火灾、车祸、民事纠纷等重大生活事件者 AD 患病率比无重大生活事件者明显增高。

很多临床及流行病学资料表明,绝经期女性的 AD 发病率较同龄男性高约 1.5~3 倍。提示绝经后雌激素水平的急剧下降可能是绝经期女性 AD 发病率显著高于同龄男性的主要原因。

2. 临床表现 AD 通常起病隐匿,为持续性、进行性病程,无缓解,由发病至死亡平均约 8~10 年,但也有些患者病程可持续 15 年或以上。AD 的临床症状分为 2 方面,即认知功能减退症状和非认知性精神症状。

认知功能障碍主要表现为进行性记忆力障碍,语言、情感、认知、行为等方面的改变。认知障碍是 AD 特征性的临床表现,表现为掌握新知识,熟练运用及社交能力下降,并随时间的推移而逐渐加重。渐渐出现语言功能障碍,不能讲完整的语句,口语量减少,找词困难,命名障碍,出现错语症,交谈能力减退,阅读理解受损,但朗读可相对保留,最后完全失语;计算力障碍常表现为算错账,付错钱,最后连最简单的计算也不能;严重时出现空间定向力障碍,穿外套时手伸不进袖子,铺台布不能把台布的角和桌角对齐,迷路或不认家门,不能画最简单的几何图形。不会使用最常用的物品如筷子,但仍可保留运动的肌力和协调。

认知功能是人体大脑高级功能的重要功能之一,认知活动是非常复杂的脑活动过程。额叶在复杂的认知活动中起重要作用。资料表明,额叶接受来自各个感觉通道的信息,然后在这里加工,额叶损害主要表现为随意运动、语言运动、精神活动 3 方面的障碍。前额叶皮层与学习、记忆、思维、情绪等高级功能有密切关系。顶叶处于额、枕、颞叶之

间,当顶叶病变时可出现空间定向障碍。颞叶皮层同样具有复杂的认知功能,据有关报道,颞叶损伤可造成记忆障碍。

根据疾病的发展和认知功能缺损的严重程度,可分为轻度、中度和重度。

3. 诊断 AD 患者的脑电图变化无特异性。CT 和 MRI 检查显示皮质性脑萎缩和脑室扩大伴脑沟裂增宽。由于很多正常老人及其他疾病同样可出现脑萎缩现象,且部分 AD 患者并没有明显的脑萎缩,所以不可只凭脑萎缩诊断 AD。SPECT 和正电子发射断层成像(PET)可显示 AD 的顶、颞叶联络皮质有明显的代谢紊乱,额叶也可能有此现象。

AD 病因未明,目前诊断首先主要根据临床表现做出是否痴呆的诊断,然后对病史、病程的特点、体格检查及神经系统检查、辅助检查的资料进行综合分析,排除其他原因引起的痴呆,才能诊断为 AD。

4. AD 与雌激素的关系

(1)来自流行病学的依据:AD 的发病率与年龄呈正相关,女性多于男性。20 世纪 80 年代以来,世界各国有关 AD 患病率的流行病学调查数据比较接近,65 岁以上的老年人中 AD 的患病率为 4%~7%。患病率随着年龄增加而增加,80 岁以上的患病率可达 20% 以上。很多临床及流行病学资料表明,绝经期女性的 AD 发病率较同龄男性高约 1.5~3 倍。众所周知,雌激素是维持女性正常生理与心理所必需的内源性活性物质。在中枢神经系统中,它不仅作用于脑内与生殖相关的神经回归影响生殖过程,而且还作用于与认知功能相关的神经回路,影响学习和记忆。雌激素改善脑认知功能的作用早在 20 世纪 70 年代开始被人们认识,以后流行病学研究显示,雌激素水平与以进行性认知功能下降为特征的 AD 有关,绝经后雌激素水平下降,AD 危险度上升。临床上已有研究,应用雌激素替代疗法来预防绝经期后女性患 AD 症以及用于降低与 AD 相关的痴呆程度。有越来越多的证据显示在健康的绝经后女性应用 ERT 可延迟 AD 的发生,并减少 AD 的危险度。在流行病学和回顾性研究中,ERT 可减少发生 AD 危险度的 40%~60%。

（2）来自基础研究的发现：基础研究结果表明，雌激素通过受体和细胞膜直接作用途径影响中枢神经系统，中枢神经是雌激素的重要靶器官。雌激素改善脑功能的机制复杂而且尚未完全阐明，目前已知其对调节神经递质和神经肽、改善脑血流、促进神经突触修复、改善乙酰胆碱神经元张力等均起到重要作用。

1）雌激素与胆碱能神经元和神经生长因子的关系：基底前脑富含胆碱能神经元，该类神经元发出投射纤维至皮质、海马，并在皮质兴奋、注意力集中及学习、记忆过程中起重要作用。目前，胆碱能系统在学习、记忆中的作用及 AD 发病的胆碱能假说已逐步得到公认。

雌激素能增加胆碱能神经元的功能，促进乙酰胆碱的合成与释放；降低单胺氧化酶的水平和活性，使儿茶酚胺能神经元中的 5- 羟色胺、去甲肾上腺素、多巴胺等儿茶酚胺类物质含量上升，从而改善学习能力及增加记忆；对抗 β- 淀粉样蛋白、过氧化氢和谷氨酸等氧化物，对海马神经元有保护作用，并能促进神经元的生长及胶质细胞的分化和存活的作用。由于女性绝经后雌激素的急剧下降和持续处于低水平，中枢神经系统中的胆碱能神经元、儿茶酚胺能神经元、海马神经元的功能减退，故 AD 最早出现的认知功能障碍，与这些神经元的退行变化有突出的关系。

胆碱能神经元既表达神经生长因子（nerve growth factor，NGF）、脑源性神经生长因子（brain-derived growth factor，BDNF），又表达雌激素受体（ER）。大脑皮质、海马合成上述营养因子后，经轴突逆行运输至基底前脑，对胆碱能神经元起营养作用。雌激素可能通过与 NGF、BDNF 及其受体的相互调节对胆碱能神经元起营养支持作用。早在20 世纪 70 年代，Luine 等人发现给卵巢切除大鼠注射雌激素后的 6~12 小时内，大鼠的基底前脑核及其投射区某些神经元的乙酰胆碱水平增加，酶活性增加，而且有量效关系，说明雌激素能调节胆碱能活性。

Simpkins 等报道，卵巢切除大鼠的主动回避能力下降，空间学习能力正常但缺乏空间记忆力，补充雌激素后可逆转，表明雌激素缺乏可降低基底前脑胆碱能系统的功能，使有关记忆功能受损，补充雌激素可恢复。

大脑组织有广泛的雌激素受体分布，其中在基底前脑、大脑皮质和海马区的神经元上雌激素受体和神经生长因子受体共存。有试验证实它们两者之间有相互作用：雌激素增加体外培养的神经细胞上 NGF 受体的表达，而 NGF 又增加雌激素与该神经细胞上雌激素受体的结合。ERT 可恢复因卵巢切除所致的大鼠海马区降低的 NGF 和 BDNF 的 mRNA 水平。Miranda 采用体外培养的方法，发现 NGF 能诱导皮质神经元细胞核的雌激素结合率增加，但不影响 ER mRNA 表达水平，说明 NGF 可能通过转录后机制调节 ER 水平。

2）雌激素与神经元的生长：雌激素有建立和维持突触功能的作用。在成年大鼠，海马 CA1 区锥体细胞及棘密度随动情周期的变化而改变，提示雌激素能诱导海马 CA1 锥体细胞产生新的突触和树突。雌激素可通过作用于 N- 甲基 -D- 天冬氨酸受体（N-methyl-D-aspartate receptor，NMDAR）来诱导海马区 CA1 区锥状神经元形成新的突触，因为雌激素可使卵巢切除大鼠的海马区 NMDAR 蛋白量增加 30%，并使该区神经元对电刺激的反应性增强、电流量增大。

3）雌激素与毒性物质：雌激素可直接保护大脑细胞不受毒素的侵害。一般情况下，体外培养的人神经胶质瘤细胞在缺乏血清的培养液中，80%~90% 的细胞在 2 天内就会死亡，而加入雌激素可延缓该细胞的死亡。雌激素有清除自由基及抗神经元凋亡的作用。研究表明，雌激素带有一种抗氧化成分，可抑制细胞内氧自由基的产生而抗氧化，从而减少神经元的凋亡。氧自由基一方面可直接氧化修饰脑细胞中的亚细胞结构，使生物大分子造成损伤；另一方面还作为突触传导的调节物质造成传导紊乱。而雌激素对氧自由基有明显的中和作用。Christian B 研究发现，雌激素的作用相当于一种抗氧化剂。此外 Simpkin 等人也发现，正常生理浓度下的雌激素可消除机体内大部分的氧化作用，雌激素的抗氧化作用优于维生素 E，且能阻断谷氨酸的兴奋毒作用和 DNA 变性。

AD 的特征性病理变化之一是淀粉样蛋白质

沉积,其主要成分是 Aβ。Aβ 是 AD 患者脑内特有的老年斑的主要成分,也是老年斑形成的始动因子。Aβ 由 β 样前体蛋白(BAPP)产生,BAPP 有 2 条代谢途径:一是 β 淀粉样区域断裂,产生可溶性片段;二是 β 淀粉样区域氨基末端断裂,产生有神经毒性的 Aβ。以生理浓度雌激素处理原代大鼠、小鼠及人胎脑皮质神经元,发现培养基可溶性片段释放增多,Aβ 释放减少,且该效应与雌激素剂量呈良好正相关,从而降低神经毒性的 Aβ 在细胞内的沉积。研究显示,雌激素可通过钙拮抗作用降低 Aβ 的毒性,因为 Aβ 细胞毒性的机制之一是使细胞内钙离子失衡,细胞内钙离子浓度增加。由此可知,雌激素一方面通过干预 BAPP 代谢减少 Aβ 生成,另一方面可通过其抗氧化及钙离子拮抗作用对抗 Aβ 毒性。

此外,雌激素可充当一种内源性凋亡相关因素调节因子而调节神经元对凋亡的易患性。雌激素的部分治疗效应可通过抑制对雌激素有反应的神经元的凋亡途径而得以反映。这一研究集中在 Bcl-xl,它是一种与 bcl-2 密切相关的抗凋亡 bcl 基因家族成员之一,在成人大脑神经元的表达相对较高。Pike 报道,雌激素可显著增加海马神经元中抗凋亡蛋白 Bcl-xl 的表达。

4)雌激素与大脑皮层血流供应:AD 大约有 30% 源于遗传因素,在其他众多因素中,大脑血管疾患是一个很重要的因素。雌激素促进和改善 AD 识别功能的一个重要作用就是增加血流量。试验表明,雌激素不仅能防止心血管疾患女性的病情继续恶化,还有增加血液供应的能力。

Sullivan 等用先进的血管造影技术证实患有冠状动脉疾病长达 10 年的女性,其死亡率为 40%,但同样状态接受雌激素治疗的患者,其死亡率明显下降。进一步试验表明雌激素有扩张血管的作用。目前认为雌激素作用可通过以下 2 种方式:①雌激素促使内皮细胞释放内皮细胞衍生舒张因子,抑制平滑肌的收缩;②抑制内皮细胞释放内皮素而抑制血管收缩,综合效果是血管扩张,血流量增加。

动脉粥样硬化时内源性血管舒张 - 乙酰胆碱系统出现反常的血管收缩现象。当快速注射雌激素后,血管舒张反应恢复正常。Funck 等人调查了 51 名经 CT、MRI 证实有血管疾病的女性,服用雌激素 18 个月后,与未服雌激素患者相比,其识别功能有显著的改善。以往众多研究表明 ERT 改善 AD 与降低大脑脑卒中的发生率密切相关。

5)雌激素能增加海马区葡萄糖运输和摄取作用:缺乏雌激素时(如停经后的健康女性),海马区葡萄糖代谢明显降低,海马区神经元丢失。因此,可推测雌激素能增加该区域的葡萄糖运输和摄取、增加葡萄糖代谢,使神经元的能量供应得到保证,从而改善了神经元的功能。

6)雌激素可抑制大脑内的慢性炎症:有不断增加的证据显示慢性炎症可通过进展性的大脑 Aβ 沉积而参与 AD 的退行性变。雌激素可预防 Aβ 的血管沉积、内膜和血管壁的破裂与血浆渗出、血小板和肥大细胞的激活,以及白细胞的黏附与移动。雌激素也可保护脑血管不受 Aβ 引起的内膜功能异常,雌激素在外周和脑血管的这一全新保护效果与雌激素在 AD 和冠状动脉性心脏病中的治疗作用有关。

近来对小胶质细胞的研究发现,小胶质细胞是大脑中类似巨噬细胞的细胞,是大脑的主要免疫调节细胞,起大脑"清道夫"的作用。雌激素可调节小胶质细胞的功能,从而保护大脑防止受损,并调节小胶质细胞和其他免疫细胞和神经元的相互作用。

(3)临床研究:一些小样本的临床研究结果表明,雌激素替代治疗可改善部分患者老年痴呆症的症状,如记忆、时间、空间定向力和计算能力。但也有临床随机对照发现,虽然服用雌激素可改善部分患者注意力和词语记忆力,但对改善整个认知功能无效。Thal 等连续 2 年追踪观察了使用雌激素治疗的 120 例绝经期女性的血雌二醇浓度和智能量表的变化,每天使用雌激素者 81 例,其余为对照组,结果显示服用雌激素者血雌二醇浓度为对照组的 8 倍,而各种智能量表评估两组间无差异。

2002 年,美国 Zandi 等在 JAMA 上发表了一篇文章,报告过去使用过雌激素的女性可显著减少 AD 的发生率。他们对 1 889 例绝经后女性(平均 74.5 岁)和 1 357 例年龄相当的男性进行前瞻性观察性研究，随诊 3 年后发现，4.7% 的女性和 2.6% 的男性出现 AD。80 岁以上女性出现 AD 的比例是男性的 2 倍。MHT 可显著减少 41% 的 AD。使用 MHT 超过 10 年的女性患 AD 的危险度可减少 69%。有意思的是，目前使用 MHT 的女性并未发现患 AD 的危险度显著下降，除非使用 MHT 已超过 10 年，其原因尚不清楚。而曾经使用过 MHT 3 年以上的女性，可显著减少 AD 的危险度；使用超过 10 年的，AD 危险度减少 83%。而钙片和多种维生素则无此效果。

左萍萍和葛秦生等对长期小剂量 MHT 对 AD 的影响进行了研究。他们选择绝经后 50~87 岁的医院职工 182 人，分为长期 MHT 组（4~33 年）和从未服用过性激素的对照组，进行比较观察。从血液白细胞提取受试者 DNA 后用 PCR 法测定其载脂蛋白 E（apoE）基因型；筛选出 AD 易感基因型（apoE ε4）携带者，采用 MRI 技术比较两组间脑海马体积占全脑容量百分比的大小，并采用氢质子磁共振波谱分析（^{1}H MRS）来测定 ApoE ε4 携带者的脑部生化指标的改变，同时采用通用的六项评定认知水平的量表进行总分评价和统计分析。

^{1}H MRS 可测定脑部的 NAA、tCr 和 mI 的峰值，测定的部位包括受试者的脑灰质、白质和海马，并分别计算上述三个部位的 NAA/tCr 和 mI/tCr 值。N-乙酰天冬氨酸（NAA）位于成熟的神经元中，是公认的神经元标志物，反映了神经的代谢和功能情况。NAA 水平的下降代表神经元的受损和破坏或数量减少；NAA 水平的回升代表神经元代谢活动的增强和治疗有效。总肌酸（total creatine，tCr）被公认为神经胶质的标志物，这是因为肌醇出现在胶质细胞中。在发生退行性神经疾病时，肌醇（inositol，mI）一般会升高，推测这与神经炎造成的星形胶质细胞和小胶质细胞增生有关。肌酸主要由 Cr 和磷酸肌酸（PCr）构成，在正常脑不同代谢的情况下，总肌酸（tCr）浓度（Cr+PCr）基本保持稳定。因此被作为计算比值的标准，如 NAA/tCr、mI/tCr 等。

脑部海马 MRI 结果显示，随年龄增长 MHT 组（83 例）与对照组（99 例）平均海马体积均呈明显下降趋势，特别在 65 岁之后，对照组出现海马

体积的锐减，而 MHT 组曲线下降较平缓，但两组间差异无统计学意义。两组 AD 易感基因 apoE ε4 亚型分布相当。进一步对具有相同 apoE ε4 持有者（MHT 组 14 例，对照组 11 例）的脑部海马 MRI 的结果进行分析统计，发现对照组的左、右海马体积均明显小于 MHT 组（$P<0.05$），而两组间认知总分差异无统计学意义。

ApoE ε4 携带者的脑海马中，与对照组（1.45±0.13）相比，MHT 组的 ApoE ε4 携带者的 NAA/tCr（1.54±0.08）有统计学差异的显著升高，而 mI/tCr 出现降低，但差异无统计学意义。该结果表明 MHT 能够改善 ApoE ε4 携带者脑海马部位的代谢活动和维持海马部位的神经元数量，与此对应的减少了胶质细胞的增生。这种结果与 MRI 检测到的 ApoE ε4 携带者脑海马部位的形态学结果是相对应的。

MRS 检测的脑生化指标的改变与海马形体学的改变是一致的，提示海马体积的缩小可能早于认知总分的改变。长期低剂量的 MHT 能够通过维持携带 ApoE ε4 的绝经女性脑海马部位的神经元数量而抑制海马体积的萎缩，对绝经后女性保护脑海马体积是有益的，并为 AD 易感基因携带者有效防止海马萎缩并延缓 AD 发病提供了重要线索。

对这些看似矛盾的研究结论的深入分析提示，雌激素在神经系统与对心血管系统有类似的作用。雌激素对神经细胞有良好的作用，其剂量与效果呈钟式正态分布，小剂量有效而大剂量无效。孕激素对神经细胞无良好作用，临床用雌激素可改善神经系统症状，而加用孕激素将抵消雌激素的良好作用。这是由于孕激素可启动神经元结构的复原并提高了单胺氧化酶活性和 γ-氨基丁酸的抑制作用，对情绪改善起负面影响，故可能部分抵消了雌激素对脑的有益作用。

因此，虽然雌激素可能不会延迟 AD 的发生或作为一个单独有效的治疗药物，但它可延缓或阻断绝经后无 AD 女性的认知能力下降，并可作为改善绝经后女性（包括 AD 女性）整体状态的一种辅助药物而起重要作用，具有神经保护和营养作用。

雌激素可从多方面预防和改变 AD 的病理变化，对 AD 的预防和治疗作用是有用的，但雌激素

长期应用会存在一些副作用如子宫、乳腺肿瘤发生率增高等。现在研究人员正试图寻找一种新药，既有雌激素的治疗作用，而又能避免其副作用。植物雌激素是目前研究比较多的一种药物，它是提取自天然植物中的雌激素，存在于大部分植物、水果和蔬菜中，其化学结构与人体内源性雌激素相似，可与人体雌激素受体结合。植物雌激素能否消除雌激素的不良反应还没确切结论。

2013 年英国绝经学会及女性健康关怀推荐激素补充治疗的最新资料提示，在绝经早期开始 MHT 可改善认知功能并可能减少 AD 及所有原因引起痴呆的长期危险性，但尚需长期随诊研究。从 WHI 等设计良好的研究中提示，MHT 不能明显改善绝经后老年女性的记忆或认知功能，对 65~79 岁女性还有增加痴呆的危险。基于目前的资料，MHT 不能因旨在改善认知功能或减少痴呆危险而在绝经后女性中应用。相信在不久的将来，会有安全可靠的药物问世，加快更年期保健，使广大中老年女性都能享有健康愉快的生活！

总之，由于 AD 发生与发展的复杂性和异质性，因此应针对不同年龄女性、不同疾病发展阶段采用不同的治疗和评价方法。激素替代治疗对大脑的作用是多途径、多环节的，这些作用相互联系、相辅相成，需要进一步的研究和观察。小剂量雌激素为主的、长期激素替代治疗可能是未来防治 AD 的发展方向。

（张 倩 何金彩 叶碧绿）

第三节　围绝经期与绝经后期管理及激素补充治疗

绝经是每个女性都要经历的自然现象，本质是卵巢功能的彻底衰竭。2012 年发表的"生殖衰老研讨会分期 +10"（Stages of Reproductive Aging Workshop+10，STRAW+10）是目前公认的生殖衰老分期的金标准，其将女性生殖衰老分为 3 个阶段：生育期、绝经过渡期和绝经后期；临床常用的

围绝经期包括绝经过渡期以及绝经后 12 个月。女性 30 岁后卵巢功能开始衰退，平均绝经年龄在 50 岁左右。既往月经规律的女性当月经周期出现紊乱，长短不一、变化超过 7 天时是进入绝经过渡期的标志，这个阶段可持续数年，此时期激素水平波动较大，直至绝经 2 年以后，FSH 稳定升高，雌二醇水平持续在较低水平。在这些过程中 70%~85% 的女性有卵巢功能衰退带来的各种不适或相关症状，如潮热、出汗、骨关节肌肉疼痛、失眠、情绪障碍、阴道干燥等；同时，绝经后女性的心血管系统疾病、泌尿生殖道萎缩、骨质疏松、认知障碍等会因低雌激素而发生持续进展，严重影响生活质量。因此，对绝经过渡期及绝经后女性进行健康管理非常重要。激素治疗是解决绝经相关症状的最有效的方法，但它是把双刃剑，如果滥用会导致激素相关恶性肿瘤及血栓等风险增高，所以应该进行正确个体化应用、长期规范管理。

20 世纪 50 年代开始，雌激素治疗（estrogen therapy，ET）被广泛应用，20 世纪 80 年代后开始应用激素替代（补充）治疗（hormone replacement therapy，HRT），2007 年国际更年期学会（International Menopause Society，IMS）提出术语激素治疗（hormonal therapy，HT）被应用于包括雌激素、孕激素、联合治疗及替勃龙治疗的所有治疗，2013 年 IMS 又推荐用绝经激素治疗（menopausal hormone therapy，MHT），2016 年 IMS 的建议中，MHT 包含了雌激素治疗、孕激素治疗和联合治疗。目前 HRT 也还被应用，有的也还在用 HT。

一、绝经过渡期和绝经后期管理原则

（一）详细了解病史、相关疾病并进行全面检查明确诊断

卵巢功能衰退导致的一系列绝经相关症状不但发病率高，且严重影响女性的生活质量，因此应对绝经过渡期和绝经后期女性开展全面的健康管理。患者第一次就诊时，首先需要采集病史，评价其绝经状态，进行全面的临床检查。已有一些辅助医疗系统，采用电子调查问卷方式，通过常用量表全面评估女性身体及精神健康状况，如改良的 K 评分，焦虑、抑郁症状评分，性功能指数量表评分，

睡眠指数量表评分等;详细记录女性的生活饮食习惯、运动方式、既往史、家族史、月经生育史等信息。更年期门诊有经验的医务人员指导填写方法,由患者本人逐项如实填写,便于充分评估以及长期随访。

医生要对患者进行全面体格检查,结合辅助医疗系统发现或排除妇科、内科、内分泌科和运动系统 100 多种疾病,如宫颈癌、心血管疾病、糖尿病和骨质疏松症等;定量诊断 100 余种亚健康状况,如肌肉量不足、脂肪超量、关节功能减退、睡眠不足等;同时测量多种人体参数,如代谢率、体成分、运动功能等,制订个体化定量治疗方案。这种规范化的多因素分析与定量准确的诊断为系统治疗卵巢功能衰退的相关疾病奠定了基础。

经过多年的实践证实,MHT 可有效缓解绝经相关症状,早期应用还可在一定程度上预防老年慢性疾病的发生发展。当以上全面评估后则进入下一步处理流程,判断是否存在 MHT 的适应证、禁忌证或慎用情况。根据判断结果,适宜 MHT 者给予 MHT 治疗,不宜 MHT 者给予其他治疗。对于可以 MHT 的患者,需要根据月经情况、绝经相关症状、绝经时间长短、有无子宫、本人意愿等选择不同的个体化 MHT 方案。

MHT 应在有适应证、无禁忌证的前提下,在治疗窗口期(绝经 10 年内,60 岁以下)对有症状的女性开始 MHT 治疗,会对骨骼、心血管和神经系统带来长期的保护作用。

(二)绝经过渡期和绝经后期女性多层次个体化综合保健管理

缓解与消除卵巢功能衰竭对女性健康和生活质量的影响是绝经过渡期和绝经后期女性保健综合指导的工作宗旨。从 MHT、合理膳食、环境激素或有毒物质控制、运动定量指导、康复治疗、生活习惯指导以及精神心理辅导七个方面严格按照质量保证体系的步骤要求,为此时期女性保健制订安全、有效、个体化、定量、低成本及容易实施的综合管理策略。辅助医疗系统在绝经过渡期和绝经后期女性多层次个体化综合保健管理中可以起到很好的作用。这种个体化的综合保健管理具体包括以下几点。

1. 绝经激素治疗 根据女性的绝经相关症状、与绝经相关疾病的预防需要、绝经的时间长短、个人和家族病史、以上全面体格检查结果评估适应证和禁忌证,并且结合女性的个人喜好、生活习惯和期望决定是否进行 MHT,制订个体化治疗方案。

对于符合 MHT 治疗的女性,主诊医师经过排除所有的禁忌证后,进一步评估筛查 MHT 的慎用证,并根据慎用证确定 MHT 方案的附加治疗措施,如推荐控制高血压的药物等。

MHT 的初步方案是根据女性现有身体情况制订的个体化治疗措施,需要在用药一个周期后,对患者的激素水平、服药后的症状反应和体征变化进行随诊检查,同时根据有无阴道不规律流血等状况随时调整 MHT 方案和用药剂量。MHT 方案的个体化定量是 MHT 的关键环节之一。

2. 合理膳食指导 随着经济社会发展和生活水平的提高,我国国民膳食结构变化显著,肉、蛋、奶消费大增。人均预期寿命持续提高,生命健康情况发生了巨大改变,成人超重或肥胖率超过 50%。不合理的膳食结构是增加慢性疾病的危险因素,如高血压、高血脂、糖尿病等。根据《中国居民膳食指南》推荐的健康饮食组成,基本包括全谷物纤维、足量蔬菜和水果、每周 2 次鱼类食品,控制糖的摄入 ≤50g/d、油的摄入 25~30g/d、盐的摄入 ≤4g/d,戒烟限酒(酒精量 ≤15g/d),充足的饮水 1 500~1 700ml/d。有条件的医疗机构可测量体成分并计算人体代谢率(如人体成分分析仪等)。即便不进行检测,也可根据《中国居民膳食指南》的推荐,按照人体代谢的需要指导个体对碳水化合物、蛋白质、脂肪、各种维生素、矿物质和微量元素等营养成分的合理每日摄入量,从而制订个体化定量营养补充方案。对于日常膳食指导目前指南推荐的 8 条"膳食准则"包括食物多样,合理搭配;吃动平衡,健康体重;多吃蔬果、奶类、全谷、大豆;适量吃鱼、禽、蛋、瘦肉;少盐少油,控糖限酒;规律进餐,足量饮水;会烹会选,会看标签;公筷分餐,杜绝浪费。中国地域广大,各地差异甚多,可视本地情况和饮食习惯适当合理调整饮食结构。

3. 环境激素或有毒物质控制 临床上对待 MHT 是非常慎重的,从禁忌证、慎用证、用药方式、药物选择以及用药剂量等各个方面均须做到规范,并努力做到个体化定量,定期调节补充方式和剂量。然而,令人担忧的是,在 MHT 的同时,患者无意中可能摄入其他的类激素物质,从而破坏了 MHT 方案,造成了不能预料的结果,并将进一步误导 MHT 方案个体化调节工作。所以,在进行 MHT 的同时,有必要教育患者远离其他途径的激素摄入。

目前,中老年女性受环境激素影响较严重;影响的主要途径是保健品中的激素或类激素物质、食品中的添加剂、农药、保鲜物质及化妆品等,其中以保健品中的类雌激素物质为主。某些保健品华丽的商品名称被当作医学术语用于产品说明书中,误导了大众;使用者不会注意到其中激素对身体的影响,也不会特意就这一情况向医师咨询。多种大剂量激素同时作用于人体内分泌系统,给临床上的 MHT 疗法添加了更多的不稳定因素。

临床上偶有发现,服用某种口服液患者的排卵方式和激素水平发生变化。目前还没有关于这一口服液相关的临床结果,但就其"滋补肝肾",对"月经不调、黄褐斑等具有辅助治疗作用"的功能说明可以预见它有某些类激素的作用。虽然这一口服液是中药制剂,但也需要在医师指导下进行,当作保健品用的结果必然会失去医师对药品作用的监控,其后果是打乱了人体内分泌系统的功能。临床医师必须考虑这类保健品的应用情况,患者必须在服用保健品和 MHT 两者中选其一,两者同时用的结果可能产生不可预料的结果。

总之,不明成分或不明作用的保健品比比皆是,其作用往往事与愿违,同时严重影响临床规范 MHT 的效果。临床医生有必要根据患者现用的保健品,提出患者进行 MHT 治疗过程中应注意的事项,告知患者避免环境激素的影响是正确使用 MHT 的前提。同时要教育患者正确选择保健品或在医师指导下选择成分和功能明确的保健品。

其他有害物质来源还包括食品保鲜中使用甲醛溶液等致癌物质;新鲜蔬菜中含农药,多种农药具有类雌激素的作用,如敌敌畏有雌激素作用;食品添加剂中含类雌激素物质;传统补品中有可能存在激素作用;塑料制品在加热条件下产生类雌激素和致癌物质,所以建议患者不要将塑料制品放进微波炉。

4. 运动定量指导 根据人体神经、肌肉、关节和抗骨折能力等功能参数,确定提高人体整体运动功能的个体化运动锻炼方法,避免顾此失彼的运动形式。适宜的运动对提高更年期女性的心肺功能、提高肌肉力量和关节功能、控制体重、预防骨质疏松和骨折、提高控制情绪的能力等均有积极的帮助。保持正常的体重非常重要,肥胖或超重对身体健康造成显著不良影响。尤其在绝经后女性中,肥胖已成为一个日益严重的问题,如初始体重下降5%~10% 可改善糖尿病、高血压、血脂异常、睡眠窒息及其他肥胖并发症等,此外短期体重下降可以导致炎性标志物水平下降,并改善凝血因子和内皮功能。

参加任何形式的体育活动比久坐要好。规律运动可以降低总的死亡率和由心血管疾病引起的死亡率;经常参加运动者的身体代谢情况、平衡、肌肉力量、认知以及生活质量优于久坐者,并且其心脏不良事件、脑卒中、骨折以及乳腺癌的发生率可显著降低;在锻炼中应尽量避免肌肉关节骨骼系统损伤;锻炼的最佳方式为每周累计时长 150 分钟中等强度的有氧运动。另外,每周增加 2~3 次额外的抗阻力练习以增加肌肉量和肌力,会得到更多的益处。

5. 康复治疗 康复疗法对提高心肺功能、减轻关节疼痛以及缓解骨痛等有积极的意义;而且,康复疗法的短期效果是药物无法达到的。当绝经过渡期和绝经后女性上述症状严重时,短期的康复疗法可以让患者感受到保健的价值和意义,并可以鼓励患者长期坚持。

6. 生活习惯指导 辅助医疗系统的标准病历表格中包含生活习惯调查项目。在了解患者目前生活习惯后,根据患者的疾病诊断结果和亚健康状况,制定最终的生活习惯改善措施。健康的生活方式不仅有助于整体的身心健康,还对于心血管系统和神经系统的健康以及降低乳腺肿瘤危险等均具有较大的益处。包括提倡戒烟、积极改进生活方式、增加社交活动和脑力活动等。

7. 精神心理辅导 心理健康是健康的重要组

成部分,保持一个良好的心态同样有益于躯体的健康。树立自信心是绝经过渡期和绝经后女性精神辅导的主要目的。根据目前的国际规范,标准病历表格中包含全套对患者的精神神经症状调查的项目。根据患者出现精神症状的原因,辅助医疗系统采用针对性教育方案,让患者了解绝经的相关知识,认识到精神症状并非来源于一种疾病或自身环境的问题,而是内分泌失调的表现。这有助于患者树立自信心,主动配合医师通过 MHT 和其他方法,控制自身行为,从而缓解精神方面的症状。

以上 7 个方面构成了对绝经过渡期和绝经后女性较完善的保健措施。

（三）个体化治疗

治疗方法遵循以下原则:

1. 对病因进行治疗,病因是多层次的,治疗方案也是多层次的。

2. 用到的药物对所治疗的患者应该是有效的,并且是安全的。

3. 治疗方案是根据个体心理和生理情况确定的,是个体化的治疗方案。

4. 同时治疗所有诊断出的疾病,严格控制药物之间的非兼容性。

5. 类似治疗效果下,选用低成本的药物或方法。

6. 在保证治疗效果的前提下,尽量选用患者能自身完成的治疗方法。

7. 专科诊治建议。

对下列情况,负责将患者安排到其他相应专业科室作进一步诊治或护理。

(1)诊断出非妇科所包括的疾病,如糖尿病、肝炎或骨关节疾病等。

(2)需要手术或住院的患者。

(3)需要长期康复或家庭护理的患者。

(4)患者要求转科。

虽然这一系统管理的任务是以保健为主,但对于检查过程中所发现的所有疾病,医务人员都有责任进行治疗或推荐给相关专业科室进一步诊治。让患者清楚地认识所诊断出的每一个疾病,并且明确地知道治疗这些疾病的方法(或方向)以及对应的具体科室。根据患者的需要,工作人员可协调同医院内各相关科室帮助患者就诊。

（四）绝经过渡期及绝经后期管理临床实施方法

女性绝经过渡期及绝经后期问题涉及妇科、内分泌科、神经科、骨科及老年科等多学科内容,单独一个科室难以全面解决绝经相关问题。目前医学界普遍认为全面系统解决绝经过渡期及绝经后期相关问题需要借助于医院联合多学科共同开展更年期门诊。"世界卫生组织母婴及女性保健研究培训合作中心"积极倡导在医院现有妇科内建立更年期女性保健综合指导中心(或门诊),并在中心内实现质量保证体系。在这种思想的指导下,北京市卫生健康委员会于 1999 年初通过政府招标的形式在首都医科大学附属北京妇产医院建立了中国第一个设备齐全的更年期女性保健综合指导中心,2017 年获批北京市卫生健康委员会首批北京市级妇幼保健专科示范单位"更年期保健专科项目",2020 年获批国家更年期保健特色专科建设单位。患者在中心诊治的步骤如图 15-6。

如图 15-6 所示,全面辅助检查和实验室检查每年一次,但对于初始 MHT 的患者用药 1 个月、3 个月及 6 个月后建议进行复诊,主要目的在于确定治疗效果,调整治疗方案,发现并解释可能发生的副作用。规范 MHT 治疗 1 年后随诊间隔可调整为 12 个月 1 次。若出现异常子宫出血或其他不良反应,应随时复诊。MHT 是一项医疗措施,它的应用不规定终止时间,在每年接受一次全面获益、风险评估的前提下,如果没有禁忌证出现,权衡利弊,依据益处远高于风险的原则,结合患者同意继续应用时,即可继续应用 MHT。

二、绝经过渡期和绝经后期激素治疗

绝经过渡期和绝经后期激素治疗(menopause hormone therapy,MHT)已经历了几十年的历程,但争论也历经几十年。2002 年女性健康倡议启动项目(Women Health Initiative,WHI)部分研究结果公布后,导致全球十年激素治疗的低谷;随着对 WHI 数据的再分析及众多新的研究结果出现,2013 年 3 月在国际绝经学会主持下达成并发表了全球激素治疗共识。

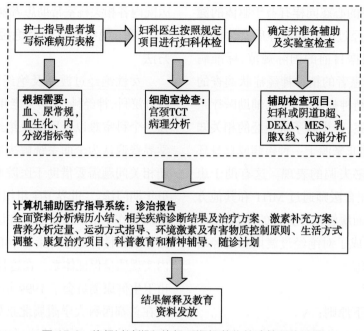

图 15-6　绝经过渡期和绝经后期规范化就诊管理流程图

MHT 是任何年龄与绝经相关的血管舒缩症状最有效的治疗方法。权衡利弊风险,对于有症状的女性(小于 60 岁或绝经 10 年内),MHT 的收益可能更大;MHT 对有骨折风险的女性(小于 60 岁或绝经 10 年内)预防骨质疏松性骨折是有效且合适的方法。

随机临床试验、观察性研究、荟萃分析的数据显示,标准剂量的单纯雌激素治疗能使年龄小于 60 岁的女性和绝经 10 年内的女性冠状动脉粥样硬化性心脏病的发病率和全因死亡率下降;数据显示雌、孕激素联合治疗,这一人群的总体死亡率有相似趋势,但大多数随机临床试验发现雌、孕激素联合治疗没有明显增加或降低冠状动脉性心脏病发病风险。

局部低剂量雌激素治疗适用于仅有阴道干燥及与此相关的性交不适的女性;对于子宫切除的女性可以仅使用雌激素作为全身治疗方案,有子宫的女性还应加用孕激素;MHT 的选择应遵循个体化原则,要考虑患者的生活质量,要以安全、健康为优先,还要考虑个体的危险因素,如年龄、绝经时间、静脉血栓、脑卒中、缺血性心脏病及激素依赖性肿瘤如乳腺癌等。

口服激素治疗使静脉血栓和缺血性疾病发作的风险升高,但 60 岁以下女性的绝对风险是罕见的。观察性研究表明经皮雌激素的血栓发生风险更低。

50 岁以上女性行 MHT 患乳腺癌的风险是一个复杂的问题。乳腺癌风险的上升主要与雌激素治疗同时加用孕激素有关,并与孕激素的种类和激素治疗的时间有关。由天然的雌激素和孕激素治疗引起的乳腺癌风险很小,并在治疗停止后下降;激素治疗的剂量和持续时间应结合治疗目的和安全问题全面考虑,应该个体化。

建议 40 岁以前的早发性卵巢功能不全女性和 45 岁以前绝经的早绝经女性应用 MHT 的时间至少持续至自然绝经的平均年龄;不推荐使用定制的混合的生物同质性激素。

目前的安全数据不支持乳腺癌患者行激素治疗。

依据 2013 年和 2016 年修订版的"激素治疗全球共识"以及"绝经管理与绝经激素治疗中国指南(2018)"推荐以下内容。

(一)MHT 指导原则

1. MHT 是一项医疗措施,可有效缓解绝经相关症状,从而改善生活质量。没有必要限制 MHT 的期限,只要获益 / 风险评估结果提示获益大于风险则可继续使用 MHT。

2. 绝经过渡期女性与绝经后期女性使用 MHT 的风险和获益不同。年龄<60 岁或绝

经 10 年内无禁忌证的女性是启动 MHT 的关键时期,MHT 用于缓解血管舒缩症状(vasomotor symptoms,VMS)、减缓骨量丢失和预防骨折的获益风险比最高。

3. 对于有子宫的女性给予雌激素的同时应给予孕激素,以保护子宫内膜;孕激素应持续或周期性添加,每月给予孕激素不短于 10~14 天;对于已经切除子宫的女性则不必加用孕激素;建议使用天然孕酮或最接近天然孕酮的孕激素。

4. MHT 方案应个体化,如最低有效剂量,适宜的给药途径和雌孕激素种类。

5. 仅为改善绝经生殖泌尿综合征(genitourinary syndrome of menopause,GSM)时建议首选阴道局部雌激素治疗;当口服或经皮 MHT 不能完全改善生殖泌尿道局部症状时,可同时加用局部雌激素治疗。

6. 绝经后腹部脂肪增加与雌激素水平降低有关。雌激素治疗可减少绝经后腹部脂肪堆积,减少总体脂肪量,改善胰岛素敏感性,降低 2 型糖尿病的发病率。

7. 不推荐仅为预防心血管疾病和阿尔茨海默病的目的而采用 MHT。对已患有冠状动脉疾病或有亚临床动脉粥样硬化的老年女性,在开始激素治疗的第一年中,冠状动脉事件增多(被称为"早期危害"),因此不推荐激素治疗应用于心血管疾病的二级预防;60 岁以上及绝经 10 年后的女性是否开始或继续 MHT 则需根据总体的危险 - 获益分析决定。"时间窗"概念是近十年来激素补充治疗领域最重大的理论突破,含义即为应用 MHT 可以获得长期心血管和神经保护获益的治疗时间,即自绝经早期起对有绝经相关症状的中年女性进行 MHT 可使女性获得雌激素对心血管和认知的保护或相关风险更低。

8. 不推荐乳腺癌术后患者使用 MHT。

9. 静脉血栓栓塞史的女性或有潜在或已证实有静脉血栓栓塞和脑卒中危险因素的女性,在应用 MHT 前应进行个体化咨询,对需要应用 MHT 者尽量选择经皮途径的雌激素。

(二) MHT 的适应证、禁忌证和慎用情况
MHT 必须遵循治疗规范,严格掌握治疗的适应证和禁忌证,在适宜人群中推广使用,避免滥用,使适龄女性冒最小风险,获最大收益。首先要掌握 MHT 的适应证、禁忌证和慎用情况。

1. MHT 的适应证
(1) 绝经相关症状(A 级推荐):①月经紊乱;②血管舒缩障碍:潮热、盗汗等;③情绪障碍,如易激动、烦躁;焦虑、紧张或心境低落等;④睡眠障碍;⑤疲倦等。

(2) 泌尿生殖道萎缩相关的问题(A 级推荐):阴道干燥、疼痛、排尿困难、性交痛、反复发作的阴道炎、反复泌尿系统感染、夜尿多、尿频和尿急等。

(3) 低骨量及骨质疏松症(A 级推荐):有骨质疏松症的危险因素及绝经后骨质疏松症。MHT 是预防 60 岁以下及绝经 10 年以内女性骨质疏松性骨折的一线选择。

(4) 早发性卵巢功能不全(A 级推荐):早发性卵巢功能不全(premature ovarian insufficiency,POI)指女性在 40 岁以前出现卵巢功能衰退,主要表现为月经异常(闭经、月经稀发或频发)、促性腺激素水平升高(FSH>25U/L)、雌激素水平波动性下降。POI 患者应用 MHT 不仅可以缓解低雌激素相关的症状,还可能对心血管疾病和骨质疏松起到一级预防的作用。POI 患者行 MHT 获益更多,风险更小。只要没有禁忌证,POI 患者应给予 MHT 治疗。

2. MHT 的禁忌证
(1) 已知或怀疑妊娠。
(2) 原因不明的阴道出血。
(3) 已知或可疑患有乳腺癌。
(4) 已知或可疑患有性激素依赖性恶性肿瘤。
(5) 患有活动性静脉或动脉血栓栓塞性疾病(最近 6 个月内)。
(6) 严重肝肾功能障碍。
(7) 血卟啉症、耳硬化症。
(8) 现患脑膜瘤(禁用孕激素)。

3. MHT 的慎用情况 慎用情况并非禁忌证,是可以应用 MHT 的,但是在应用之前和应用过程中应该咨询相应专业的医师,共同确定应用 MHT 的时机和方式,同时采取比常规随诊更为严密的随访措施,监测病情的变化和进展。慎用情况

包括：①子宫肌瘤；②子宫内膜异位症；③子宫内膜增生症；④有血栓形成倾向；⑤胆囊疾病；⑥癫痫、偏头痛、哮喘；⑦系统性红斑狼疮；⑧乳腺良性疾病；⑨乳腺癌家族史。

（三）对绝经过渡期和绝经后女性是否需要MHT和能否应用MHT进行初步评价

1. 对患者初评 目的是判断有无适应证、禁忌证和慎用情况。

2. 详细询问病史 症状、一般病史、妇科病史、家族史（尤其是乳腺癌及子宫内膜癌等恶性肿瘤史）、性生活史及绝经相关疾病的高危因素。

3. 体格检查 身高、体重、腰围、血压、乳腺及妇科检查等。根据身高及体重计算体重指数（BMI）。

4. 实验室检查和病理检查 血常规、空腹血糖、血脂、肝功能、肾功能、甲状腺功能，宫颈细胞学检查。

5. 辅助检查 盆腔B超，了解子宫内膜厚度及子宫、卵巢有无病变；乳房B超或钼靶照相，了解乳腺情况；酌情进行骨密度测定。

6. 根据患者的具体情况，告知其应用MHT的利弊 应提供绝对数字结果而非百分比，以避免女性出现不必要的恐慌。

（四）制订绝经过渡期和绝经后女性MHT的个体化治疗方案

制订方案必须考虑以下几点：

1. 只要没有禁忌证就可以补充。但临床医师主要考虑绝经症状的严重程度，因为在没有症状的情况下，多数患者是不会接受激素补充治疗的。

2. 除了适应证外，患者意愿占重要位置。个人不愿或拒绝激素补充已经列为所有雌、孕激素药物补充的禁忌证，激素补充必须尊重患者个人的意愿。

3. 只要存在对应某类雌激素药物的禁忌证者禁用雌激素。存在脑膜瘤或对孕激素过敏者禁用孕激素。

4. 具有慎用情况，但需要用者，建议加强监测，选用合适方式给药。

5. 在绝经过渡期和绝经后期早期尽可能采用计划性出血的周期性MHT方案，而绝经后期晚期

尽可能采用连续联合方案，但要注意雌、孕激素的比例；在绝经后期中期应根据用药后的反应决定具体的补充方案。绝经10年以后不提倡开始进行MHT治疗，但也要结合个体情况具体分析处理。

6. 对有子宫的患者要充分考虑子宫内膜的安全性，需要加孕激素；无子宫的患者可以单用雌激素。

7. 对子宫内膜异位症症状严重的患者，无论有无子宫，尽可能采用连续联合方案，以减少子宫内膜异位症造成的痛苦。

（五）MHT应用过程中的随访及监测

对应用MHT的女性进行随访管理的目的是评估MHT的疗效和可能出现的不良反应，并再次评估适应证、禁忌证和慎用情况。由于MHT的应用，年度评估时，当初MHT的适应证可能已经消失，应向患者指出，这种症状的消失正是用药的结果，若因此停用MHT治疗，将使得各种症状再次出现，预防远期慢性疾病的效果也因此失去。所以年度的随诊检查的目的，更重要的是评估是否有新的禁忌证和慎用情况的出现，是否需要据此停药或改变用药方案。

1. 开始MHT后第一年，随诊周期为1~3个月，以后随诊间隔可调整为3~6个月，1年后的随诊间隔可为6~12个月。若出现异常的阴道流血或其他不良反应，应随时复诊。

2. 每次复诊需仔细询问病史及其他相关问题。

3. 推荐每年1次全面检查，包括血压、体重、身高、妇科检查、血生化、阴道B超、乳腺B超或钼靶照相、宫颈细胞学检查等；每3~5年进行骨密度测定。根据患者情况，酌情调整检查周期和频率。

（六）MHT的常用方案

1. 单孕激素治疗 适用于绝经过渡期，调整卵巢功能衰退过程中出现的月经问题。目前国内常用的孕激素包括以下几种：

（1）天然孕激素：①黄体酮胶丸（100mg/粒），②黄体酮胶囊（50mg/粒）。

（2）合成孕激素：①孕酮及17α-羟孕酮衍生物：无明显雄激素活性，包括最接近天然孕酮的地屈孕酮（每片10mg）；较接近天然孕酮的醋甲羟

孕酮(每片 2mg);甲地孕酮(每片 1mg);② 19-去甲睾酮衍生物:具有轻度雄激素活性,影响血脂代谢,因此目前不再用于 MHT。

口服孕激素的应用方法:地屈孕酮 10~20mg/d或微粒化黄体酮胶丸或胶囊 200~300mg/d 或醋酸甲羟孕酮 4~6mg/d,月经第 14 天开始周期使用10~14 天。

(3)左炔诺孕酮宫内缓释节育系统:含左炔诺孕酮 52mg,每日向宫腔释放左炔诺孕酮 20μg,维持 5 年。

2. 单雌激素治疗 适用于已切除子宫的女性。国内目前用于 MHT 的常用雌激素药物有以下几种:

(1)口服途径:①天然雌激素:结合雌激素(每片 0.625mg),戊酸雌二醇片(每片 1mg);②合成雌激素:尼尔雌醇片(每片 1mg),现已很少应用。用法为结合雌激素 0.300~0.625mg/d 或戊酸雌二醇片 0.5~2.0mg/d,连续应用。

(2)经皮吸收途径:雌二醇凝胶(每 2.5g 凝胶含 17β-雌二醇 1.5mg)。每日经皮涂抹 0.5~1 剂量尺,即 1.25~2.50g 凝胶。

3. 雌、孕激素周期序贯方案 适用于有完整子宫、绝经过渡期或绝经后期仍希望有月经样出血的女性。这种用药方式是模拟生理周期,在用雌激素的基础上,每月加用孕激素 10~14 天;按雌激素的应用时间又分为周期序贯和连续序贯,前者每周期停用雌孕激素 5~7 天;后者连续应用雌激素。雌激素多采用雌二醇 1~2mg/d 或结合雌激素 0.300~0.625mg/d 或雌二醇凝胶 1.25~2.50g/d 经皮涂抹;孕激素多采用地屈孕酮 10mg/d 或微粒化黄体酮胶丸 100~300mg/d 或醋酸甲羟孕酮 4~6mg/d。也可采用复方制剂,周期序贯方案可采用 11 片戊酸雌二醇(2mg/片)和 10 片戊酸雌二醇(2mg/片)加醋酸环丙孕酮(1mg/片)(戊酸雌二醇按序每天 1 片),用完 1 盒后停 7 天再开始下一盒;连续序贯方案可采用 14 片 17β-雌二醇(1mg/片或 2mg/片)和 14 片 17β-雌二醇(1mg/片或 2mg/片)加地屈孕酮(10mg/片)[雌二醇片/雌二醇地屈孕酮片(1/10 或 2/10)],按序每天 1 片,用完 1 盒后直接开始下一盒,中间不停药。

4. 雌、孕激素连续联合方案 适用于有完整子宫、绝经后期不希望有月经样出血的女性。该法每天均联合应用雌、孕激素,一般为连续性(连续用药不停顿)。雌激素多采用戊酸雌二醇 0.5~1.5mg/d 或结合雌激素 0.300~0.625mg/d、雌二醇凝胶 1.25~2.5g/d 经皮涂抹,孕激素多采用:地屈孕酮 5mg/d 或微粒化黄体酮胶丸 100mg/d 或醋酸甲羟孕酮 1~3mg/d。也可采用复方制剂每片含 17β-雌二醇 1.0mg 和屈螺酮 2.0mg,每盒 28 片(雌二醇屈螺酮每天 1 片),不间断服用。

5. 7-甲基异炔诺酮 适合于绝经后不希望来月经的女性。该药在体内的作用具有雌、孕和雄激素 3 种活性。因其在子宫内膜处具有孕激素活性,因此有子宫的绝经后期女性,应用此药时不必再加用其他孕激素。目前的初步研究证据表明,替勃龙不增加乳腺癌的发生危险,但会增加乳腺癌患者手术后乳腺癌复发风险。每片含 7-甲基异炔诺酮 2.5mg。推荐 1.25~2.5mg/d,不间断口服。

6. 绝经期泌尿生殖道萎缩的治疗方案 绝经后期女性阴道干燥、疼痛、性交困难、尿频、尿急等泌尿生殖道萎缩的症状十分常见,12%~15% 的 50 岁以上女性有上述症状。阴道局部应用雌激素能明显改善泌尿生殖道萎缩的症状。局部用药适应证:仅为改善泌尿生殖道萎缩症状时,以及对肿瘤手术、盆腔放疗、化疗及其他一些局部治疗后引起的症状性阴道萎缩和阴道狭窄者,推荐阴道局部用药。常用的阴道局部药物有以下 3 种:

(1)普罗雌烯阴道胶丸(每粒含普罗雌烯 10mg)。

(2)普罗雌烯乳膏(每克含普罗雌烯 10mg)。

(3)氯喹那多-普罗雌烯阴道片(每粒含普罗雌烯 10mg 和氯喹那多 200mg)。局部用药方法:阴道用药,每天 1 次,连续使用 2 周症状缓解后,改为每周用药 2~3 次。

(4)雌三醇软膏(每支含 15mg 雌三醇):用药方法:第一周内每天使用 1 次,睡前通过给药器将药物送至阴道(每次用药量相当于 0.5mg 雌三醇),然后根据症状缓解情况逐渐减低至维持量如每周使用 2 次。

局部用药注意事项:使用不经阴道黏膜吸收

的雌激素,如普罗雌烯阴道片和乳膏,理论上无需加用孕激素。现有证据表明,短期(3个月内)局部应用低剂量可经阴道黏膜吸收的雌激素结合雌激素软膏(活性成分:0.625mg/g)和雌三醇乳膏(活性成分:1mg/g)治疗泌尿生殖道萎缩时,通常不需要加用孕激素。但尚无资料提示上述各种药物长期(>1年)局部应用的全身安全性。长期使用者应监测子宫内膜。

三、非激素药物的应用

对于尚不适合使用MHT(如月经尚规律但有症状者),不愿接受MHT或存在MHT禁忌证的女性,可选择其他非激素制剂来治疗绝经症状。

1. 植物类药物 主要包括黑升麻及绿升麻异丙醇萃取物、升麻乙醇萃取物,国内外研究表明,此类药物对于绝经相关症状的缓解有效。由于植物类药物常被人们认为是"天然"的产品,因此它在世界上应用非常普遍,导致植物类药物的副作用并没有引起人们的重视。尽管这类药物的副作用很少见,但是国际上有女性应用黑升麻后出现严重肝衰竭的病例报道,因此在应用此类药物时要告知患者其潜在的肝毒性风险,此类药物也建议在医生的评估下谨慎应用。

2. 植物雌激素 目前研究与绝经相关的植物雌激素主要是大豆异黄酮。在小型随机试验和小型荟萃分析中,与安慰剂相比,从大豆、红三叶草和中药中提取的异黄酮制剂显示出不同的功效。对于植物雌激素对机体各个系统的作用存在争议,尚需更大规模的有统一标准的前瞻性随机对照研究来明确。

3. 中医药 目前临床应用较多的是中成药,在缓解绝经期症状方面安全有效。其他的中医治疗包括按摩理疗、药膳、针灸及耳穴贴压等也可起到辅助治疗的作用。

4. 其他 选择性5-羟色胺再摄取抑制剂、选择性5-羟色胺和去甲肾上腺素双重再摄取抑制剂、可乐定、加巴喷丁等辅助和替代药物。现有资料表明,这些治疗对缓解绝经相关症状有一定效果,但其效果和副作用与MHT不同,现阶段尚不能作为MHT的替代方案,但对于血管舒缩症状

重又有MHT禁忌证者可短期试用(属超适应证用药)。

(阮祥燕　鞠蕊)

────── 参考文献 ──────

1. 中华医学会妇产科学分会绝经学组. 绝经管理与绝经激素治疗中国指南(2018). 中华妇产科杂志, 2018, 53(11): 729-739.
2. 乔林, 熊英, 徐克惠. "中国绝经管理和绝经激素治疗指南(2018)"解读. 实用妇产科杂志, 2019, 35(3): 184-187.
3. 绝经生殖泌尿综合征临床诊疗专家共识专家组. 绝经生殖泌尿综合征临床诊疗专家共识. 中华妇产科杂志, 2020, 55(10): 659-666.
4. 中国老年学和老年医学学会骨质疏松分会妇产科专家委员会与围绝经期骨质疏松防控培训部. 围绝经期和绝经后女性骨质疏松防治专家共识. 中国临床医生杂志, 2020, 48(8): 903-907.
5. 中华医学会骨质疏松和骨矿盐疾病分会. 原发性骨质疏松症诊疗指南(2017). 中华骨质疏松和骨矿盐疾病杂志, 2017, 10(5): 413-444.
6. 张晶, 刘梅林. 绝经激素治疗与心血管疾病防治. 中华心血管病杂志, 2020, 48(3): 259-262.
7. PENG W, ADAMS J, SIBBRITT D W, et al. Critical review of complementary and alternative medicine use in menopause: focus on prevalence, motivation, decision-making, and communication. Menopause, 2014, 21(5): 536-548.
8. DENG M. Mechanisms of reproductive aging in the females. Sci China Life Sci, 2012, 55(8): 653-658.
9. YIM G, AHN Y, CHANG Y, et al. Prevalence and severity of menopause symptoms and associated factors across menopause status in Korean women. Menopause, 2015, 22(10): 1108-1116.
10. HARLOW S D, GASS M, HALL J E, et al. Executive summary of the Stages of Reproductive Aging Workshop +10. Menopause, 2012, 19(4): 387-395.
11. DEPMANN M, FADDY M J, VAN DER SCHOUW Y T, et al. The relationship between variation in size of the primordial follicle pool and age at natural menopause. J Clin Endocrinol Metab, 2015, 100(6): E845-851.
12. PÉREZ-ALCALÁ I, SIEVERT L L, OBERMEYER C M, et al. Cross cultural analysis of factors associated with age at natural menopause among Latin-American immi-

grants to Madrid and their Spanish neighbors. Am J Hum Biol, 2013, 25 (6): 780-788.

13. KWON J K, KIM J H, CHOI H, et al. Voiding characteristics and related hormonal changes in peri-menopausal and post-menopausal women: a preliminary study. Maturitas, 2014, 79 (3): 311-315.

14. BROER S L, EIJKEMANS M J C, SCHEFFER G J, et al. Anti-mullerian hormone products menopause: a long-term follow-up study in normo ovulatory women. J Clin Endocrinol Metab, 2011, 96 (8): 2532-2539.

15. SOWERS M R, EYVAZZADEH A D, MCCONNELL D, et al. Anti-mullerian hormone and inhibin B in the definition of ovarian aging and the menopause transition. J Clin Endocrinol Metab, 2008, 93 (9): 3478-3483.

16. 李珍, 黄皓, 林小兰, 等. 广东高校女教工围绝经期健康状况及相关因素调查. 中国妇幼保健, 2011, 26: 5411-5414.

17. 谭芳女, 周林峰, 周英, 等. 湖北宜昌市围绝经期妇女症状和保健需求调查. 公共卫生与预防医学, 2011, 22 (6): 12e1-122.

18. 林守清. 怎样做到正确应用绝经后激素治疗. 中国实用妇科与产科杂志, 2011, 27 (5): 321-324.

19. POKORADI A J, LVERSEN L, HANNAFORD P C. Factors associated with age of onset and type of menopause in a cohort of UK women. Am J Obstet Gynecol, 2011, 205 (1): 34. e1-313.

20. BEGUM K, MUTTUKRISHNA S, SIEVERT L L, et al. Ethnicity or environment: effects of migration on ovarian reserve among Bangladeshi women in the United Kingdom. Fertil Steril, 2015, 105 (3): 744-754. e1.

21. WHITELY J, WAGNER J S, BUSHMAKIN A, et al. Impact of the severity of vasomotor symptoms on health status, resource use, and productivity. Menopause, 2013, 20 (5): 518-524.

22. SZMUILOWICZ E D, MANSON J E, ROSSOUW J E, et al. Vasomotor symptoms and cardiovascular events in postmenopausal women. Menopause, 2011, 18 (6): 603-610.

23. VILAR-GONZALEZ S, PEREZ-ROZOS A, CABA-NILLAS-FARPON R. Mechanism of hot flashes. Clintransl Oncol, 2011, 13 (3): 143-147.

24. GREENE J G. Constructing a standard climacteric scale. Maturitas, 2008, 61 (1-2): 78-84.

25. 文建国, 李金升, 尚小平, 等. 中国大陆中老年女性膀胱过度活动调查分析. 中华医学会第十次全国妇产科学术会议妇科盆底会场 (女性盆底学组、妇科感染协作组) 论文汇编, 2012: 2.

26. DE RIDDER D, ROUMEGUERE T, KAUFMAN L. Overactive bladder symptoms, stress urinary incontinence and associated bother in women aged 40 and above. Int J Clin Pract, 2013, 67 (3): 198-204.

27. 曹丽梅, 李波. 骨质疏松症的药物治疗新进展. 中国药事, 2005, 19 (11): 681-684.

28. 杨光, 张燕. 骨质疏松骨代谢标志物研究进展. 广州医药, 2006 (1): 8-10.

29. 章振林. 骨质疏松相关基因的研究方向. 中华医学杂志, 2006, 86 (6): 361-362.

30. 杨欣. 激素补充治疗对绝经后骨质疏松症的防治进展. 中国全科医学, 2004, 7 (24): 1876-1878.

31. 丛芳, 纪树荣. 继发性骨质疏松的预防和治疗. 中国康复理论与实践, 2004, 10 (3): 172-175.

32. 金世鑫. 近年骨质疏松诊断治疗的状况. 中国骨质疏松杂志, 2005, 11 (4): 518-523.

33. 刘建立. 绝经后骨质疏松症的诊断与防治. 中华妇产科杂志, 2005, 40 (12): 793-795.

34. 田秦杰, 戴志琴, 余卫, 等. 完全型雄激素不敏感综合征患者的骨密度研究. 中华妇产科杂志, 2005, 40 (12): 799-802.

35. 田秦杰. 妇女绝经后相关问题的处理. 临床药物治疗杂志, 2004, 2 (3): 47-50.

36. HU F B, STAMPFER M J, MANSON J E, et al. Trends in the incidence of coronary heart disease and changes in diet and lifestyle in women. N Engl J Med, 2000, 343 (8): 530-537.

37. 孙梅励, 聂敏, 何方方, 等. 短期与长期激素替代疗法对绝经后妇女血脂的影响. 生殖医学杂志, 2004, 13 (3): 131-134.

38. 聂敏, 孙梅励, 宋爱羚, 等. 长期小剂量性激素疗法对绝经后妇女血压及血管活性因子的作用. 生殖医学杂志, 2005, 14 (6): 321-324.

39. 刘冰, 聂敏, 孙梅励. 雌激素和孕酮对人脐静脉内皮细胞组织因子表达的影响. 生殖医学杂志, 2005, 14 (6): 337-341.

40. 葛秦生. 绝经后低剂量激素替代疗法的临床应用. 生殖医学杂志, 2004, 13 (3): 129-130.

41. RAHN D D, CARBERRY C, SANSES T V, et al. Vaginal estrogen for genitourinary syndrome of menopause: a systematic review. Obstet Gynecol, 2014, 124 (6): 1147-1156.

42. RAMEZANI TEHRANI F, BEHBOUDI-GANDEVANI S, GHANBARIAN A, et al. Effect of menopause on cardiovasculardisease and its risk factors: a 9-year follow-up study. Climacteric, 2014, 17 (2): 164-172.

43. 胡祥炬, 黄河浪. 老年痴呆研究现状及其防治展望. 中国老年学杂志, 2005, 25 (10): 1276-1278.

44. VILLIERS T J, GASS M L S, HAINES C J, et al. Global consensus statement on menopausal hormone therapy. Climacteric, 2013, 16 (2): 203-204.

45. GOODMAN N F, COBIN R H, GINZBURG S B, et al. American Association of Clinical Endocrinologists medical guidelines for clinical practice for the diagnosis and treatment of menopause. Endocr Pract, 2011, 17 suppl6: 1-25.

46. PATRELLI T S, GIZZO S, FRANCHI L, et al. A prospective, case-control study on the lipid profile and the cardiovascular risk of menopausal women on oestrogen plus progestogen therapy in a northern Italy province. Arch Gynecol Obstet, 2013, 288 (1): 91-97.

47. NELSON H. Menopause. Lancet, 2008, 371 (9614): 760-770.

48. KANAPATHIPILLAI R, HICKEY M, GILES M, et al. Human immunodeficiency virus and menopause. Menopause, 2013, 20 (9): 983-990.

49. CHADHA N, CHADHA V, ROSS S, et al. Experience of menopause in aboriginal women: a systematic review. Climacteric, 2016, 19 (1): 17-26.

50. PENG W, ADAMS J, SIBRITT D W, et al. Critical review of complementary and alternative medicine use in menopause: focus on prevalence, motivation, decision-making, and communication. Menopause, 2014, 21 (5): 536-548.

51. DALEY A J, STOKES-LAMPARD H J, MACARTHUR C. Exercise to reduce vasomotor and other menopausal symptoms: a review. Maturitas, 2009, 63 (3): 176-180.

52. FANTL J A, WYMAN J F, ANDERSON R L, et al. Postmenopausal urinary incontinence: comparison between non-estrogen-supplemented and estrogen-supplemented women. Obstet Gynecol, 1988, 71 (6 Pt 1): 823-828.

53. WOYKA J, TANNA N. Consensus statement for non-estrogen-based treatments for menopausal symptoms. Post Reprod Health, 2014, 20 (2): 76-79.

54. ROSSOUW J E, PRENTICE R L, MANSON J E, et al. Postmenopausal hormone therapy and risk of cardiovascular disease by age and years since menopause. JAMA, 2007, 297 (13): 1465-1477.

55. ESPELAND M A, SHUMAKER S A, LENG I, et al. Long-term effects on cognitive function of postmenopausal hormone therapy prescribed to women aged 50 to 55 years. JAMA Intern Med, 2013, 173 (15): 1429-1436.

56. RACKOW P, SCHOLZ U, HORNUNG R. Effects of a new sports companion on received social support and physical exercise: an intervention study. Appl Psychol Health Well Being, 2014, 6 (3): 300-317.

57. WANG J L, XU X H, ZHANG X J, et al. The role of obestatin in Roux-en-Y gastric bypass-induced remission of type 2 diabetes mellitus. Diabetes Metab Res Rev, 2016, 32 (6): 470-477.

58. 谢梅青, 陈蓉, 任慕兰. 绝经管理与绝经激素治疗中国指南 (2018). 中华妇产科杂志, 2018, 53 (11): 729-739.

59. HARLOW S D, GASS M, HALL J E, et al. Executive summary of the Stages of Reproductive Aging Workshop +10: addressing the unfinished agenda of staging reproductive aging. Climacteric, 2012, 15 (2): 105-114.

60. 陈蓉, 彭雅婧. 《中国绝经管理与绝经激素治疗指南 (2018)》在临床的实践. 中国实用妇科与产科杂志, 2020, 36 (3): 202-205.

61. COBIN R H, GOODMAN N F. American association of clinical endocrinologists and american college of endocrinology position statement on menopause-2017 update. Endocr Pract, 2017, 23 (7): 869-880.

62. BABER R J, PANAY N, FENTON A. 2016 IMS Recommendations on women's midlife health and menopause hormone therapy. Climacteric, 2016, 19 (2): 109-150.

63. 陈蓉. 近 3 年国内外绝经激素治疗相关指南简介及比较. 中国实用妇科与产科杂志, 2016, 32 (1): 61-64.

64. DE VILLIERS T J, GASS M L, HAINES C J, et al. Global consensus statement on menopausal hormone therapy. Maturitas, 2013, 74 (4): 391-392.

65. DE VILLIERS T J, PINES A, PANAY N, et al. Updated 2013 International Menopause Society recommendations on menopausal hormone therapy and preventive strategies for midlife health. Climacteric, 2013, 16 (3): 316-337.

66. DE VILLIERS T J, HALL J E, PINKERTON J V, et al. Revised global consensus statement on menopausal hormone therapy. Maturitas, 2016, 91: 153-155.

67. ZHANG L, RUAN X, CUI Y, et al. Menopausal symptoms among Chinese peri-and postmenopausal women: a large prospective single-center cohort study. Gynecol Endocrinol, 2020, 37 (2): 185-189.

68. 张凌燕, 阮祥燕, 李星明, 等. 更年期症状全面评估量表的信度与效度评价. 首都医科大学学报, 2021, 42 (4): 511-520.

69. 中国营养学会. 中国居民膳食指南 (2016). 北京: 人民卫生出版社, 2016.

70. BEGUM K, MUTTUKRISHNA S, SIEVERT L L, et al. Ethnicity or environment: effects of migration on ovarian reserve among Bangladeshi women in the United Kingdom. Fertil Steril, 2016, 105 (3): 744-754.

71. DALEY A, STOKES-LAMPARD H, THOMAS A, et al. Exercise for vasomotor menopausal symp-

toms. Cochrane Database Syst Rev, 2014 (11): D6108.

72. CRAMER H, PENG W, LAUCHE R. Yoga for menopausal symptoms-a systematic review and meta-analysis. Maturitas, 2018, 109: 13-25.

73. CAMACHO P M, PETAK S M, BINKLEY N, et al. American association of clinical endocrinologists/ american college of endocrinology clinical practice guidelines for the diagnosis and treatment of postmenopausal osteoporosis-2020 update executive summary. Endocr Pract, 2020, 26 (5): 564-570.

74. 刘天资, 郑启文, 杨鹏, 等. 骨质疏松症的遗传及表观遗传因素. 中华骨与关节外科杂志, 2021, 14 (10): 856-860.

75. 孔德策, 杨铁毅, 邵进. 绝经后骨质疏松骨代谢标志物研究进展. 国际骨科学杂志, 2016, 37 (1): 36-41.

76. 马燕. 骨质疏松症的药物治疗新进展. 医学综述, 2015 (4): 700-703.

77. 孙艳格, 杜雪平, 高明, 等. 北京市社区骨质疏松症诊治状况调查. 中国骨质疏松杂志, 2013, 19 (5): 522-524.

78. 胡祥炬, 黄河浪. 老年痴呆研究现状及其防治展望. 中国老年学杂志, 2005, 25 (10): 1276-1278.

79. 丛芳, 纪树荣. 继发性骨质疏松的预防和治疗. 中国康复理论与实践, 2004, 10 (3): 172-174.

80. 中国老年学和老年医学学会骨质疏松分会妇产科专家委员会与围绝经期骨质疏松防控培训部. 围绝经期和绝经后妇女骨质疏松防治专家共识. 中国临床医生杂志, 2020, 48 (8): 903-908.

81. LIM T Y, CONSIDINE A, QUAGLIA A, et al. Subacute liver failure secondary to black cohosh leading to liver transplantation. BMJ Case Rep, 2013, 2013: bcr2013009325.

82. QIN Y, RUAN X, JU R, et al. Acupuncture for menopausal symptoms in Chinese women: a systematic review. Climacteric, 2021, 24 (1): 68-73.

83. 谢梅青, 谢小倩. 绝经激素治疗的获益与风险. 协和医学杂志, 2021, 12 (2): 151-156.

84. PENG W, ADAMS J, SIBBRITT D W, et al. Critical review of complementary and alternative medicine use in menopause: focus on prevalence, motivation, decision-making, and communication. Menopause, 2014, 21 (5): 536-548.

85. DENG M. Mechanisms of reproductive aging in the females. Sci China Life Sci, 2012, 55 (8): 653-658.

86. YIM G, AHN Y, CHANG Y, et al. Prevalence and severity of menopause symptoms and associated factors across menopause status in Korean women. Menopause, 2015, 22 (10): 1108-1116.

87. DEPMANN M, FADDY M J, VAN DER SCHOUW Y T, et al. The relationship between variation in size of the primordial follicle pool and age at natural menopause. J Clin Endocrinol Metab, 2015, 100 (6): E845-E851.

88. PEREZ-ALCALA I, SIEVERT L L, OBERMEYER C M, et al. Cross cultural analysis of factors associated with age at natural menopause among Latin-American immigrants to Madrid and their Spanish neighbors. Am J Hum Biol, 2013, 25 (6): 780-788.

89. KWON J K, KIM J H, CHOI H, et al. Voiding characteristics and related hormonal changes in peri-menopausal and post-menopausal women: a preliminary study. Maturitas, 2014, 79 (3): 311-315.

90. BROER S L, EIJKEMANS M J, SCHEFFER G J, et al. Anti-mullerian hormone predicts menopause: a long-term follow-up study in normoovulatory women. J Clin Endocrinol Metab, 2011, 96 (8): 2532-2539.

91. SOWERS M R, EYVAZZADEH A D, MCCONNELL D, et al. Anti-mullerian hormone and inhibin B in the definition of ovarian aging and the menopause transition. J Clin Endocrinol Metab, 2008, 93 (9): 3478-3483.

92. 李珍, 黄皓, 林小兰, 等. 广东高校女教工围绝经期健康状况及相关因素调查. 中国妇幼保健, 2011, 26 (34): 5411-5414.

93. POKORADI A J, IVERSEN L, HANNAFORD P C. Factors associated with age of onset and type of menopause in a cohort of UK women. Am J Obstet Gynecol, 2011, 205 (1): 31-34.

94. FREEDMAN R R. Menopausal hot flashes: mechanisms, endocrinology, treatment. J Steroid Biochem Mol Biol, 2014, 142: 115-120.

95. WHITELEY J, WAGNER J S, BUSHMAKIN A, et al. Impact of the severity of vasomotor symptoms on health status, resource use, and productivity. Menopause, 2013, 20 (5): 518-524.

96. TSILIGIANNIS S, WICK-URBAN B C, VAN DER STAM J, et al. Efficacy and safety of a low-dose continuous combined hormone replacement therapy with 0. 5mg 17β-estradiol and 2. 5mg dydrogesterone in subgroups of postmenopausal women with vasomotor symptoms. Maturitas, 2020, 139: 20-26.

97. 李新立, 张东霞, 刘美燕. 中老年人膀胱过度活动症危险因素调查分析. 国际泌尿系统杂志, 2015, 35 (3): 387-390.

98. DE RIDDER D, ROUMEGUERE T, KAUFMAN L. Overactive bladder symptoms, stress urinary incontinence and associated bother in women aged 40 and above; a Belgian epidemiological survey. Int J Clin Pract, 2013, 67 (3): 198-204.

99. 杨欣. 激素补充治疗对绝经后骨质疏松症的防治进展. 中国全科医学, 2004, 7 (24): 1876-1878.

100. 田秦杰, 戴志琴, 余卫, 等. 完全型雄激素不敏感综合征患者的骨密度研究. 中华妇产科杂志, 2005, 40 (12): 799-802.

101. 田秦杰. 妇女绝经后相关问题的处理. 临床药物治疗杂志, 2004, 2 (3): 47-50.

102. HU F B, STAMPFER M J, MANSON J E, et al. Trends in the incidence of coronary heart disease and changes in diet and lifestyle in women. N Engl J Med, 2000, 343 (8): 530-537.

103. 孙梅励, 聂敏, 何方方, 等. 短期与长期激素替代疗法对绝经后妇女血脂的影响. 生殖医学杂志, 2004, 13 (3): 131-134.

104. 聂敏, 孙梅励, 宋爱羚, 等. 长期小剂量性激素疗法对绝经后妇女血压及血管活性因子的作用. 生殖医学杂志, 2005, 14 (6): 321-324.

105. 刘冰, 聂敏, 孙梅励. 雌激素和孕酮对人脐静脉内皮细胞组织因子表达的影响. 生殖医学杂志, 2005, 14 (6): 337-341.

106. 葛秦生. 绝经后低剂量激素替代疗法的临床应用. 生殖医学杂志, 2004, 13 (3): 129-130.

107. BODNER-ADLER B, ALARAB M, RUIZ-ZAPATA A M, et al. Effectiveness of hormones in postmenopausal pelvic floor dysfunction-International Urogynecological Association research and development-committee opinion. Int Urogynecol J, 2020, 31 (8): 1577-1582.

108. RAMEZANI T F, BEHBOUDI-GANDEVANI S, GHANBARIAN A, et al. Effect of menopause on cardiovascular disease and its risk factors: a 9-year follow-up study. Climacteric, 2014, 17 (2): 164-172.

109. PATRELLI T S, GIZZO S, FRANCHI L, et al. A prospective, case-control study on the lipid profile and the cardiovascular risk of menopausal women on oestrogen plus progestogen therapy in a northern Italy province. Arch Gynecol Obstet, 2013, 288 (1): 91-97.

110. NELSON H D. Menopause. Lancet, 2008, 371 (9614): 760-770.

111. CHADHA N, CHADHA V, ROSS S, et al. Experience of menopause in aboriginal women: a systematic review. Climacteric, 2016, 19 (1): 17-26.

112. WOYKA J, TANNA N. Consensus statement for non-estrogen-based treatments for menopausal symptoms. Post Reprod Health, 2014, 20 (2): 76-79.

113. ROSSOUW J E, PRENTICE R L, MANSON J E, et al. Postmenopausal hormone therapy and risk of cardiovascular disease by age and years since menopause. JAMA, 2007, 297 (13): 1465-1477.

114. ESPELAND M A, SHUMAKER S A, LENG I, et al. Long-term effects on cognitive function of postmenopausal hormone therapy prescribed to women aged 50 to 55 years. JAMA Intern Med, 2013, 173 (15): 1429-1436.

115. RACKOW P, SCHOLZ U, HORNUNG R. Effects of a new sports companion on received social support and physical exercise: an intervention study. Appl Psychol Health Well Being, 2014, 6 (3): 300-317.

116. 中华医学会妇产科学分会绝经学组. 早发性卵巢功能不全的激素补充治疗专家共识. 中华妇产科杂志, 2016, 51 (12): 881-886.

16 第十六章
卵巢功能不全

第一节 卵巢功能不全的相关概念

规律的月经及排卵是女性性激素产生及生殖健康所必需的。随着女性年龄的增长,卵巢储备功能减退,生育力降低。卵巢储备取决于基础卵泡池中的卵泡数量和质量。妊娠第 5 周时,位于卵黄囊内胚层的原始生殖细胞开始迁入生殖嵴,分化发育成卵巢。妊娠第 20 周时胚胎卵巢中有 $(6\sim7) \times 10^6$ 个原始卵泡,以后约 2/3 卵泡闭锁,至出生时剩余约 2×10^6 个原始卵泡。从青春期到 40 岁,卵泡数从 3×10^5 个减少到 2×10^4 个,卵泡质量逐渐下降,到 50 岁左右卵泡基本耗竭,女性发生闭经。整个生育期只有约 400~500 个卵泡发育成熟并排卵。初始卵泡池过小,卵泡耗竭加速或功能障碍都会导致卵巢功能的提前衰竭。

近年来,由于女性生育年龄的推迟、带瘤生存期的延长,社会压力的增加等,卵巢功能衰退甚至提前衰竭的发生率显著增加,成为不孕症的常见病因之一。既往使用多个术语定义此病理生理过程,如性腺发育不全(gonadal dysgenesis,GD)、早绝经(premature menopause)、原发性性腺功能减退症(hypergonadotropic hypogonadism)等,较常用的术语是卵巢早衰(premature ovarian failure,POF)、原发性卵巢功能不全(primary ovarian insufficiency)和早发性卵巢功能不全(premature ovarian insufficiency,POI)。

一、卵巢早衰

卵巢早衰(POF)是既往临床广泛接受和应用的专业术语,指女性 40 岁之前出现原发性或继发性闭经,伴有卵泡刺激素(follicle-stimulating hormone,FSH)水平升高(>40IU/L)、雌激素水平降低等内分泌异常及不同程度围绝经期症状。散发性 POF 在 40 岁之前的女性中发生率约 1%,30 岁之前约 0.1%,20 岁之前仅为 0.01%。目前尚缺乏大样本中国女性 POF 发生率的报道。POF 在原发性闭经和继发性闭经中分别占 10%~28% 和 4%~18%,是导致女性不孕的重要疾病之一。除了引起不孕外,伴随 POF 出现的更年期生理和心理变化及因性激素缺乏而引起的神经、代谢、心血管系统异常及骨质疏松等症状严重影响女性正常生活和工作,因此引起了临床的广泛关注。尽管对 POF 发病机制的研究已取得很大进展,染色体结构或数目异常、自身免疫性、医源性及环境等相关因素得以阐述,但仍有约 90%POF 病因不明,被称为"特发性卵巢早衰"。针对 POF 尚缺乏可靠的指标预测其发生,确诊时卵巢功能多数已丧失;临床治疗棘手,尚无有效的措施改善卵巢功能,只能依赖激素替代治疗和供卵解决生育问题,严重影响患者的生活质量和家庭和谐。

近年来,随着病因研究的深入和临床病例的积累,国际学者认为"POF"的概念存在明显的局限性。首先,"衰竭"顾名思义指卵巢功能完全衰竭,这一概念和诊断给患者造成巨大的精神压力和创伤,扰乱其生育甚至人生规划。其次,POF 仅代表卵巢功能衰退的终末阶段,无法体现疾病的进展性和多样性。临床观察发现,与自然绝经不同,POF 患者卵巢功能不是永久性、不可逆转性丧失。

约 50% 的患者会出现间歇性卵泡发育和排卵现象,5%~10% 的患者甚至在确诊多年后仍可自然妊娠,因此不是严格意义上的卵巢衰竭。

二、原发性卵巢功能不全

"原发性卵巢功能不全"这一术语最初于 1942 年由著名内分泌学家 Fuller A 提出,强调卵巢功能障碍是导致 POI 患者闭经的原发因素,而非继发于下丘脑和垂体异常。2008 年经美国国立卫生研究院(National Institutes of Health,NIH)和美国生殖医学协会(American Society for Reproductive Medicine,ASRM)会议讨论,提出用原发性卵巢功能不全替代 POF 的倡议,并以基础 FSH 水平、生育力和月经情况为参数,将原发性卵巢功能不全疾病进程分为正常期、隐匿期、生化异常期和临床异常期 4 个阶段(表 16-1)。隐匿期 FSH 水平正常、月经规律,但生育力开始降低;生化异常期月经仍表现规律,但 FSH 水平开始升高,生育力显著降低;临床异常期是在生化异常的基础上出现月经紊乱甚至闭经。也有学者将隐匿期和生化异常期合并,进而将原发性卵巢功能不全分为隐匿性原发性卵巢功能不全(occult primary ovarian insufficiency)和临床性原发性卵巢功能不全(overt primary ovarian insufficiency)。

表 16-1 原发性卵巢功能不全分期

临床分期	FSH 水平	生育力	月经
正常期	正常	正常	规律
隐匿期	正常	降低	规律
生化异常期	升高	降低	规律
临床异常期	升高(>40IU/L)	降低	紊乱或闭经

原发性卵巢功能不全概念的更新是对整个卵巢功能衰退过程更科学准确的诠释,代表不同严重程度的卵巢功能衰退的连续谱,契合了疾病表型复杂、高度异质性的特征;同时也让临床医生更多关注原发性卵巢功能不全早期表现,注重隐匿期和生化异常期患者的早期发现、早期干预和生育咨询。但是,关于隐匿期和生化异常期的诊断和 FSH 界定阈值,国内外一直没有统一的标准,使临床医生对原发性卵巢功能不全的早期诊断、对患者生育力的早期预警以及预后评估仍存在困惑。

三、早发性卵巢功能不全

2015 年 12 月欧洲人类生殖与胚胎学学会(European Society of Human Reproduction and Embryology,ESHRE)发布了《早发性卵巢功能不全管理指南》。该指南建议在基础研究和临床诊疗中应用早发性卵巢功能不全(POI)这一术语,并对 POI 重新进行了严格定义。POI 是指女性在 40 岁以前出现卵巢功能衰退,表现为月经异常(稀发或闭经),伴促性腺激素水平升高、雌激素水平波动性下降。最近的荟萃分析显示,POI 的全球发病率约为 3.7%,但存在种族 / 地区差异。POI 诊断需同时具备月经异常和生化指标异常:月经稀发或闭经至少 4 个月;2 次血清基础 FSH>25IU/L(间隔>4 周)。2017 年 9 月中华医学会妇产科学分会妇科内分泌学组制订的《早发性卵巢功能不全临床诊疗中国专家共识》沿用了 ESHRE 指南中 POI 的定义和诊断标准,并将亚临床期 POI 的 FSH 诊断阈值界定为 15~25IU/L。POI 患者 FSH 诊断阈值的降低及亚临床期患者 FSH 阈值的界定,让早期阶段的患者得到充分的重视和必要的干预,同时也增加了疾病的表型异质性。

POI 已逐渐取代 POF 成为临床广泛接受和应用的术语。但针对 POI 病因研究,卵巢功能衰退早期阶段患者的纳入有可能增加病因的混杂性,进一步导致 POI 遗传学病因的异质性。此外,目前国内外均缺乏 POI 各阶段发生发展过程及持续时间的权威数据,仍有待于长期的随访观察和研究,以期为 POI 疾病转归、生育结局随访以及远期并发症的防治提供循证医学证据。

四、其他相关概念

女性卵巢功能衰退是一个逐渐进展的过程,与之相关的另外一个概念是卵巢储备功能减退(diminished ova-rian reserve,DOR)。DOR 可用来描述月经规律的育龄期女性对于卵巢刺激的反应性下降或生育力下降,分为与高龄相关的生理性 DOR 和与年龄不相符的病理性 DOR 两类,与 POI 不同的是,DOR 不强调病因和月经改变。目前尚无统一的 DOR 诊断标准,2022 年我国《卵巢储备功能减退临床诊治专家共识》推荐使用 AMH、AFC、基础 FSH 并结合年龄因素对卵巢储备功能进行综合评估。AMH<1.1ng/ml、AFC<5~7 枚、连续 2 个周期的基础 FSH ≥ 10IU/L 可提示 DOR,基础 E_2 不单独作为 DOR 的指标,但可有助于解释基础 FSH 而用于筛查 DOR。35 岁以上的女性如果积极备孕超过 6 个月仍未成功妊娠,需要进行卵巢储备功能评估检测。

综上所述,POF、POI、DOR 这 3 个概念既各有特点,又有所交叉、互相补充,POF 是 POI 的终末阶段。由于 POF 患者自然妊娠的概率很低,因此临床应该重视 POI 和 DOR 的症状和体征,争取对卵巢功能不全的患者实现早期诊断和干预,并结合遗传学筛查给予适当的生育指导,从而预防 POF 带来的生育绝境。

(焦 雪)

第二节　卵巢早衰的病因学研究

POI 是一种临床高度异质、病因混杂性疾病。研究资料显示染色体核型异常、基因突变、免疫性因素、代谢异常或药物作用、手术及放化疗损伤、病毒感染及环境污染物等都可能导致 POI。这些因素可影响卵泡发育的各个阶段,导致原始卵泡池过小、卵泡募集异常,或影响卵泡闭锁、破坏加速,导致卵泡过早耗竭,最终引起卵巢功能衰竭;但大多数患者病因不清,属于特发性 POI。

一、遗传因素

(一)染色体异常

染色体异常是 POI 最主要的遗传学病因之一,约占 10%~15%,其中 X 染色体异常率在全部染色体异常中高达 93.7%。X 单体及其嵌合体是最常见的 X 染色体数目异常,全部或部分体细胞中一条 X 染色体完全或部分缺失也被称为特纳综合征(Turner syndrome,TS)。47,XXX 在 POI 患者中较少见,其发生率约为 3.8%,且常伴发自身免疫性甲状腺或肾上腺疾病。最易发生 X 染色体缺失和易位的区域是 POF1(Xq23~q27)和 POF2(Xq13~q21)。起始于 Xq13 的染色体缺失多导致原发性闭经,而起始于 Xq25 或 Xq26 的染色体缺失所产生的临床表型较轻。

位于 Xq27.3 的 FMR1 基因 5'-非翻译区(untranslated region,UTR)动态突变与脆性 X 综合征和 POI 发生相关。FMR1 前突变(CGG 重复次数为 55~200)携带者中 13%~26% 发生 POI。由于 FMR1 基因 5'-UTR 的 CGG 重复在传代过程中可发生动态扩增,前突变携带者的子代及其家族成员发生脆性 X 综合征的风险明显升高,因此,FMR1 前突变检测不仅有利于发现 POI 病因,还对其家族成员的脆性 X 综合征发病风险具有一定的预测价值。值得注意的是,在中国汉族 POI 人群 FMR1 前突变的发生率仅为 0.5%,提示 FMR1 前突变具有显著的种族差异,并非是中国汉族 POI 的主要遗传学病因,其临床检测价值有待进一步探讨。由于参与卵巢功能维持的重要基因聚集于 X 染色体的关键区域,如 DIAPH2、XPNPEP2、DACH2、POF1B 和 PGRMC1 等,X 染色体部分缺失导致的基因单倍剂量不足、染色体片段重排对邻近基因的"位置效应"及由此导致的减数分裂同源染色体联会异常可能引起卵子发生障碍及卵泡发育异常,进而导致卵泡闭锁加速,诱发 POI。

此外,常染色体异常与 POI 的相关性研究较少,既往有 13、14、18、21 号染色体三体及相互易位患者表现为 POI 的报道,但未能精确识别致病基因,因此常染色体异常与 POI 的相关性目前尚无定论。

(二)单基因突变

遗传因素导致的 POI 不仅发生在染色体水平,还可源于单基因突变。随着基因测序技术的发展和二代测序的广泛应用,已发现近 90 个基因通过不同的作用机制和致病途径参与 POI 的发生,但是每种基因致病性突变在 POI 中的贡献度均不超过 5%。

1. 减数分裂相关基因　卵母细胞在胚胎期进入减数分裂,完成并停滞于第一次减数分裂前期的细线期,随后颗粒细胞包裹卵母细胞形成原始卵泡,构成女性生殖储备的基本单位。因此,第一次减数分裂前期的顺利完成对原始卵泡池的建立至关重要。第一次减数分裂前期的主要生理过程包括程序性 DNA 双链断裂(double-strand breakage,DSB)和同源重组(homologous recombination,HR),已发现的 POI 致病基因不同程度地影响了以上过程。*PRDM9* 和 *ANKRD31* 是重要的 DSB 形成基因,在一定程度上决定同源染色体的重组位置。在中国汉族 POI 患者中首次发现 *PRDM9* 和 *ANKRD31* 杂合突变,证实了突变导致的单倍剂量不足可能通过 DSB 形成异常而影响减数分裂进程。此外,参与减数分裂同源重组的 POI 致病基因还包括 DSB 末端修饰基因 *NBS1*、*EXO1*、*RECQL4* 和 *BLM*;单链入侵基因 *DMC1*、*RAD51*、*BRCA2*、*BRCA1*、*PSMC3IP*、*XRCC2*、*MND1*、*MEIOB* 和 *HSF2BP*;促进 HR 和双霍利迪连接体(double Holliday junction,dHJ)形成及稳定的基因 *SPIDR*、*MSH4*、*MSH5*、*MCM8*、*MCM9* 和 *HFM1*。其中,基因 *DMC1*、*PSMC3IP*、*MEIOB*、*HSF2BP*、*SPIDR*、*MSH4*、*MSH5* 和 *HFM1* 均在生殖细胞减数分裂过程中特异性表达,基因缺陷导致单一表型 POI 而无其他躯体症状。其余 *HR* 基因由于同时参与体细胞 DSB 修复,其功能受损时除了影响卵母细胞减数分裂,还往往导致其他体细胞 DNA 损伤累积,并由此引发细胞功能异常或凋亡。因此,突变携带者常伴发肿瘤、神经退行性疾病和皮肤损害等临床表现,称为综合征型 POI,如 *NBS1* 隐性致病突变引发共济失调 - 毛细血管扩张症,*BRCA2*、*MCM8* 和 *MCM9* 基因突变影响体细胞基因组稳定性,增加肿瘤易感性。此外,维持联会复合体结构稳定的基因 *SYCE1*、*C14ORF39* 和 *SYCP2L* 及控制姐妹染色单体之间连接的黏连蛋白复合体基因 *STAG3*、*REC8* 和 *SMC1B* 突变也参与 POI 的发生。值得注意的是,*REC8* 和 *SMC1B* 基因缺陷可引起减数分裂时染色体不均等分离,产生非整倍体卵子,因此,该基因也是胚胎发育异常、反复胚胎种植失败及复发性流产的可疑病因。

2. 范科尼贫血相关基因 范科尼贫血(Fanconi anemia,FA)是一种罕见的基因组不稳定综合征,与骨髓衰竭、肿瘤易感性增加和严重的生殖障碍有关。已确定的 FA 蛋白有 22 个,协同参与 S 期 DNA 交联损伤修复和复制压力应答。FA 相关基因缺陷的雌性小鼠表现出不同程度的生育力下降,其中多个小鼠模型出现原始生殖细胞(primordial germ cell,PGC)减少,提示 FA 通路可能参与调控 PGC 的基因组稳定性和卵巢储备建立。但目前为止,仅有 5 个 FA 相关基因被证实与 POI 相关,包括 *BRCA2/FANCD1*、*FANCM*、*FANCU/XRCC2*、*FANCA* 和 *FANCL*。研究表明 *BRCA2*、*FANCM* 和 *XRCC2* 突变造成卵母细胞的减数分裂同源重组异常,但由于缺乏 PGC 表型的观察,并不能排除因 PGC 发育异常引起的卵巢储备下降。动物模型和体外试验表明 *FANCA* 和 *FANCL* 的杂合突变通过单倍剂量不足影响了细胞的交联损伤修复能力,提示 FA 相关基因突变对卵巢储备的影响可能是剂量依赖性的。此外,除 *BRCA2* 外,其他各研究中的突变携带者均未出现血液系统疾病或实体肿瘤,提示不同 FA 相关基因的特异位点突变可能存在表型差异,其机制尚待解析。

3. 卵泡激活与卵泡发育相关基因 原始卵泡池建立之后,原始卵泡绝大多数处于休眠状态,进入青春期后在促性腺激素刺激下逐步激活形成初级卵泡。因此原始卵泡激活及卵泡发育的准确调控对于女性的生育寿命至关重要。在这一过程中,编码卵母细胞特异性转录因子的基因 *FIGLA*、*NOBOX*、*POU5F1*、*SOHLH1*、*SOHLH2* 和 *LHX8* 及编码颗粒细胞特异性转录因子的基因 *FOXL2* 参与原始卵泡激活;*NOTCH2* 介导卵母细胞与前颗粒细胞之间的信息交流;卵母细胞表达转化生长因子 β(transforming growth factor-β,TGF-β)家族的基因 *BMP15*、*GDF9* 和 *NOG* 通过旁分泌的方式调节颗粒细胞增殖;类固醇激素合成基因 *FSHR*、*AMH*、*AMHR*、*INHA* 和 *KHDRBS1*,转录因子表达基因 *NR5A1* 和 *BNC1* 及颗粒细胞分化调控基因 *WT1* 促进卵泡发育成熟。以上基因突变均不同程度地诱导卵母细胞凋亡和卵泡闭锁,参与 POI 发生。此外,自噬相关基因 *ATG7* 和 *ATG9* 突变通过单倍剂量不足效应导致卵母细胞和颗粒细胞自噬水平降低,加速卵泡丢失,也是 POI 的重要遗传致病因素。

4. 能量合成及代谢相关基因　成熟卵母细胞是人体内线粒体含量最丰富的细胞,线粒体功能失调可引发氧化应激过度,导致卵母细胞及其周围体细胞凋亡,进而加速卵泡耗竭。目前发现的线粒体基因突变多导致综合征型 POI,如 *POLG* 纯合或复合杂合突变导致进行性眼外肌麻痹(progressive external ophthalmoplegia,PEO)合并 POI;*HARS2*、*LARS2*、*CLPP*、*C10ORF2* 和 *HSD17B4* 的纯合或复合杂合突变导致 Perrault 综合征合并 POI;*AARS2* 纯合或复合杂合突变导致卵巢性脑白质营养不良(ovarioleukodystrophies disease,OLD),表现为中枢神经系统退化和卵巢功能衰竭;*RCBTB1* 纯合突变引发遗传性视网膜营养不良综合征(inherited retinal dystrophie,IRD)合并 POI。此外,部分基因突变也可导致单一表型 POI,如 *MRPS22* 纯合突变及 *POLG*、*GALT* 和 *PMM2* 杂合突变。

5. 转录和翻译调控相关基因　母源信使 RNA(messenger RNA,mRNA)的翻译和降解与卵母细胞减数分裂进程息息相关。*CPEB1* 通过与靶基因 mRNA 3'-UTR 的胞质多聚腺苷酸化元件(cytoplasmic polyadenylation element)结合促进 poly(A)尾的延长并启动蛋白翻译,是调控卵母细胞 mRNA 翻译的重要蛋白。目前通过微阵列比较基因组杂交技术(array comparative genome hybridization,aCGH)已至少发现 7 例原发或者继发性 POI 患者携带 *CPEB1* 基因缺失,而在中国人群 POI 的研究中发现,*CPEB1* 基因杂合缺失的发生率仅为 0.3%,提示 *CPEB1* 微缺失可能并非中国 POI 患者的常见遗传学病因。真核翻译启动因子 *EIF2B2* 和 *EIF4ENIF1* 是卵母细胞中高表达的翻译调控基因,其中 *EIF4ENIF1* 杂合无义突变参与家族性 POI 的发生,而 *EIF2B2* 基因纯合或复合杂合突变携带者多表现为 OLD 合并 POI,但也有突变携带者仅表现为单一表型 POI。

6. 全基因组关联分析和拷贝数变异相关候选基因研究　近年来,全基因组关联分析(genome-wide association study,GWAS)和 aCGH 等技术也为寻找新的 POI 易感位点或候选基因提供了高通量、高效率的筛查手段。GWAS 是指基于人类全基因组范围内存在的单核苷酸多态性(single nucleotide polymorphism,SNP),从中筛选出与疾病或性状相关的 SNPs。2008 年,Kang 团队对韩国 POI 患者进行 GWAS 研究,发现相关位点 7p14 和候选基因 *PTHB1*。高加索 POI 人群的 GWAS 研究发现 *ADAMTS19* 基因与 POI 存在显著关联,但该位点未能在另一独立荷兰人群中得到证实。中国汉族 POI 人群的 GWAS 研究发现了新的易感区域 8q22.3。然而,POI 发病率低,病例数偏少,基于 POI 的 GWAS 研究无法获得大量可靠的关联 SNPs。自然绝经年龄(age at natural menopause,ANM)是一种连续性状,与早绝经(premature menopause)和 POI 有共同的遗传易感因素。近期针对 ANM 和 EM 的大规模 GWAS 研究发现关联基因显著富集于 DNA 损伤修复通路,提示 DNA 损伤修复基因缺陷可能也是 POI 的重要致病机制。进一步的多基因模型还提示 POI 不仅是一个孟德尔遗传疾病,也存在多基因遗传的倾向。

aCGH 能以高分辨率检测全基因组范围内的 1kb 以上的大片段缺失或重复,有助于寻找与 POI 相关的拷贝数变异(copy number variation,CNV)。2009 年首次在 99 例法国 POI 患者中识别 8 个 CNVs,发现 5 个与女性生殖相关的候选基因 *DNAH5*、*NAIP*、*DUSP22*、*AKT1* 及 *NUPR1*。之后,通过联合 X 染色体芯片及 SNP 芯片等技术,中国、英国、德国、新西兰、美国、荷兰等多个国家相继发现与 POI 相关联的 CNVs 及可能的候选基因,所发现的候选基因可能影响减数分裂(如 *SYCE1*、*CPEB1*、*SGOL2* 等)和卵泡发育(如 *GDF9*、*BNC1* 等)的全过程。但 CNV 的研究结果仍然需要在另一独立群体中进行验证,并通过家系或对照研究,以及功能试验进一步证实其与 POI 的相关性。在最新一项研究中,Alexandar R 团队利用 X 染色体高分辨率 aCGH 比较了 111 名 POI 女性和 269 名生育力正常的对照组女性的 CNVs 差异,研究结果显示,POI 女性发生罕见 CNVs 的风险是对照组女性的 2.5 倍,涵盖卵巢特异性表达基因、免疫应答基因和凋亡信号通路基因。此外,缺失片段也富集于 X 染色体失活逃脱区域,非编码 RNA(non-coding RNA,ncRNA)和基因间 DNA 区域,提示 POI 和正常女性的 X 染色体存在结构差异。

（三）非编码 RNA

非编码 RNA（ncRNA）是一类不具备蛋白编码功能的 RNA，包括转运 RNA（tRNA）、核糖体 RNA（rRNA）、微 RNA（microRNA，miRNA）、长链非编码 RNA（long noncoding RNA，lncRNA）以及环状 RNA（circular RNA，circRNA）等。近年来，有学者发现内源性 miRNA 存在于哺乳动物的卵巢中，并且其表达模式随着卵泡发育过程呈动态变化，提示 miRNA 在卵巢功能维持中可能具有重要作用。已有研究表明，miR-146a、miR-23a、miR-379-5p、miR-21、miR-127-5p 等多个 miRNA 在 POI 患者的卵巢颗粒细胞中差异表达。除了卵巢体细胞，miR-22-3p、miR-127-5p 在 POI 患者外周血中也存在差异性表达，提示以上 miRNA 有可能成为 POI 的外周血诊断标志物。

lncRNA 是一类长度大于 200nt 的 RNA 分子，已有研究在 POI 患者的卵巢皮质中发现了多个差异表达的 lncRNA，且与其在外周血中的表达趋势一致，提示这些 lncRNA 分子也可能成为 POI 早期诊断的分子标志物。lncRNA 参与 POI 发生发展的机制比较复杂，近年来多项研究发现在 POI 患者颗粒细胞中差异表达的 lncRNA HCP5、GCAT1、PVT1、ZNF674-AS1 等可能通过影响颗粒细胞的增殖、能量代谢、凋亡等生物学过程导致卵泡耗竭加速，参与 POI 的发生。

circRNA 主要通过"分子海绵"样作用吸附 miRNA，从而解除 miRNA 对其靶基因的抑制作用，间接提升靶基因的表达水平。有研究在 POI 患者颗粒细胞中发现了 hsa_circ_003785 等多个异常表达的 circRNA，并且通过构建 circRNA-miRNA-mRNA 表达网络，发现其主要通过影响叉头盒转录因子 O（forkhead box O，FoxO）信号通路和细胞衰老通路导致卵母细胞和颗粒细胞功能异常，导致 POI 发生。

二、免疫性因素

既往研究认为约 5%~30% 的 POI 与自身因素相关，因此认为 POI 是一种自身免疫性疾病或全身自身免疫性疾病累及卵巢后的表现。POI 的免疫学病因包括伴发相关自身免疫性疾病、存在抗卵巢自身免疫性抗体和免疫性卵巢炎，但目前尚无自

身免疫性 POI 的预测和诊断指标，自身免疫失调导致卵巢损伤和功能障碍的机制也不明确。

卵巢在一些器官特异性或全身性自身免疫性疾病中可成为自身免疫攻击的靶点。表 16-2 总结了 POI 常伴发或继发其他器官的特异性或非特异性自身免疫性疾病，特别是多种内分泌腺自身免疫性疾病。其中以自身免疫性甲状腺疾病和肾上腺皮质功能不全（Addison disease，AD）最为常见。自身免疫性甲状腺疾病（autoimmune thyroid disease，AITD）是 POI 患者最常见的自身免疫疾病之一，在 POI 女性中发生率约为 14%~27%，显著高于正常育龄期女性。而 AD 是与 POI 关联性最强的自身免疫性疾病，有研究报道 10%~20% 的 AD 伴发 POI。根据是否合并 Addison 病，自身免疫性 POI 又可分为 3 类：POI 伴肾上腺自身免疫、POI 伴非肾上腺自身免疫和特发性 POI。类固醇生成细胞抗体（steroid cell autoantibody，StCA）是 AD 相关 POI 的敏感指标，其靶抗原包括 17α- 羟化酶（17α-hydroxylase，17-OH）和细胞色素 P450 胆固醇侧链裂解酶（cytochrome P450 cholesterol side-chain cleavage enzyme，P450scc）等。约 >85% 的 AD 伴发 POI 患者中出现 StCA、17-OH 抗体、P450scc 抗体阳性；仅 3% 特发 POI 出现 StCA 阳性。而 17-OH 抗体和 / 或 P450scc 抗体仅在 21- 羟化酶（21-hydroxylase，21-OH）抗体阳性的伴发 AD 的 POI 患者中可检测到。有研究发现高 StCA 水平可预测 AD 发生 POI 的风险。此外，也有研究发现 POI 患者血清中存在抗卵巢抗体、抗透明带抗体等，但不同研究结果异质性大，抗体特异度低，且其致病作用尚不明确，目前无一项能够证实自身免疫性 POI 的临床诊断。

表 16-2　与 POI 有关的自身免疫疾病

项目	名称
器官特异性自身免疫性疾病	甲状腺疾病、艾迪生病、甲状旁腺功能减退、重症肌无力、糖尿病、恶性贫血、白癜风、克罗恩病、溃疡性结肠炎、肾小球肾炎、风湿性关节炎、原发性胆汁性肝硬化、多发性硬化症
非器官特异性自身免疫性疾病	系统性红斑狼疮、特发性血小板减少症、溶血性贫血、干燥综合征（Sjögren 综合征）

此外,细胞免疫异常尤其是 T 细胞亚群失衡,也可参与自身免疫性 POI 的发生。自身免疫性卵巢炎,尤其是 StCA 阳性 POI 患者卵巢组织学检查发现 T 淋巴细胞、浆细胞及巨噬细胞等大量炎症细胞的浸润,主要分布在较大的窦卵泡、排卵前卵泡及黄体阶段。POI 患者外周循环和卵巢局部均存在辅助性 T 细胞(helper T cell,Th cell)1 型炎性反应亢进,促炎性细胞因子干扰素 γ(interferon-γ,IFN-γ)和肿瘤坏死因子 α(tumor necrosis factor α,TNF-α)分泌增加;同时调节性 T 细胞(regulatory T cell,Tr cell)数量下降,免疫抑制功能受损,免疫调节因子 TGF-β 水平降低,POI 患者存在 Th1/Tr 失衡。Th1 炎性反应可引起卵巢颗粒细胞凋亡增加,雌激素合成障碍,导致卵巢功能不全。此外,也有 POI 患者自然杀伤细胞减少、杀伤能力下降,B 细胞数量增加、抗体产生能力增强的报道。

三、医源性因素

近年来随着医疗手段的改善,乳腺癌、白血病、淋巴瘤及其他恶性疾病的生存率和治愈率显著提升,但放化疗导致卵巢功能不全的发生率也随之增加。

放射疗法对卵巢的影响取决于放射疗法的范围。盆腔、腹部或脊柱放射疗法发生 POI 的概率相对较高。青春期前卵巢对放射疗法相对不敏感,但随着患者年龄增加和放射剂量增大,发生 POI 的风险增加放化疗联合对卵巢的损伤更严重。当卵巢受到的直接照射剂量在 0.6Gy 以下时,卵巢功能几乎不受影响,0.6~1.5Gy,对 40 岁以上女性的卵巢功能有一定影响;1.5~8.0Gy,约 50%~70% 的 15~40 岁女性可出现卵巢功能衰竭;放射剂量超过 8Gy 时,所有年龄女性的卵巢功能均出现衰竭。放射线照射后,卵巢出现卵泡丢失,间质纤维化和玻璃样变、血管硬化和门细胞潴留等现象;照射 2 周左右,血促性腺激素(gonadotropin,Gn)水平开始上升。年轻女性因卵泡数量相对较多,卵巢血运丰富,抗放射线损伤能力强于年长女性,接受同等剂量的放射线照射后 POI 发生率相对较低。

化疗药物可影响卵泡发育和成熟,加速卵泡耗竭,导致皮质纤维化和血管损伤而损害卵巢,其

危害程度与患者年龄、化疗药物种类、剂量、用药时间相关。目前明确的有卵巢毒性的药物主要是烷化剂,如环磷酰胺、白消安、左旋苯丙氨酸、氮芥等高风险性腺毒性药物。此类非细胞周期特异性的药物不需细胞增殖即可发挥细胞毒性效应,因此可破坏静止卵母细胞,甚至原始卵泡内的前颗粒细胞。而氨甲蝶呤等作用于分裂细胞的抗代谢药物及顺铂等类烷基化铂复合物,其性腺毒性相对较小。目前认为加用促性腺激素释放激素激动剂(gonadotropin releasing hormone agonist,GnRH-a)可降低化疗药物对卵巢的性腺毒性作用,但其临床效果仍需循证医学的证实。

盆腔手术如单 / 双侧卵巢切除术,卵巢楔形切除术、卵巢打孔术、卵巢囊肿切除术等卵巢手术可直接破坏卵巢皮质。其他盆腔手术操作,如子宫切除术等,可能引起盆腔炎症,损伤卵巢血管或造成血管栓塞,从而影响卵巢血供或引起炎症反应,对卵巢功能造成不可逆性损伤。有研究报道接受卵巢子宫内膜异位囊肿切除术,尤其是双侧手术后,血清抗米勒管激素(anti-Müllerian hormone,AMH)的水平显著降低,提示卵巢功能受损,POI 的发生风险显著增高。

四、其他因素

大量流行病学数据显示吸烟女性绝经年龄较非吸烟人群提前 1~2 年。烟草中的二甲基苯并蒽能够与颗粒细胞和卵母细胞的多环芳烃受体结合,激活促凋亡因子;另外尼古丁可抑制芳香化酶的活性,影响雌激素的合成。烟草中的多环烃对生殖细胞有毒性作用,可导致卵泡耗竭。

病毒或细菌感染也可导致 POI 发生。研究认为 3%~7% 的流行性腮腺炎感染者发生 POI,乙型脑炎、腮腺炎病毒等均可损伤卵巢组织,既往也有免疫抑制患者患巨细胞病毒性卵巢炎的报道。但病毒感染与 POI 的因果关系仍待进一步证实。

长期大量服用抗类风湿药如雷公藤、阿片类物质(吗啡、海洛因)等,长期暴露于环境毒物,如重金属、有机溶剂、杀虫剂、塑化剂、工业化学制剂等及长期暴露于细颗粒物(particulate matter 2.5,$PM_{2.5}$)均可导致卵巢功能损害。滥用外源性激素、

不合理膳食、不健康的生活方式及营养不良等都可能增加罹患 POI 的风险。

综上所述，POI 是一种由多个不同的微效基因变异和 / 或与环境因素相互作用导致的复杂、多因素的异质性疾病。

（党玉洁）

第三节　早发性卵巢功能不全的临床管理

POI 是一种病因和临床表现均呈高度异质性的疾病。POI 患者生育力近乎丧失，而长期低雌激素状态使患者罹患骨质疏松、心血管疾病等的风险增加。目前的治疗方法主要是激素补充治疗，以维持女性性征，预防远期并发症；而针对生育问题的主要治疗措施是接受赠卵体外受精 - 胚胎移植助孕。2016 年欧洲人类生殖及胚胎学学会（ESHRE）发布了《早发性卵巢功能不全管理指南》，该指南对 POI 进行了重新定义，并提出了详细的 POI 诊疗建议。随后，我国专家提出了更适用于国人的《早发性卵巢功能不全临床诊疗中国专家共识》和《早发性卵巢功能不全激素补充治疗专家共识》。

一、心理干预及支持

研究表明，POI 患者较一般女性更容易被焦虑、压抑、紧张等负面情绪所困扰。尤其对有生育要求的 POI 患者，丧失生育力所导致的羞耻和自卑感严重影响患者的生活质量。性心理障碍是 POI 患者另一个常见的心理问题，主要原因是性欲减退及其所带来的性生活频率减低、性生活满意度降低甚至性交痛等。西方发达国家的研究数据显示，约 50%POI 患者表示需要心理支持。由于亚洲国家不同于欧美发达国家的社会环境及思想观念，专家们迫切地需要基于对本国 POI 患者的心理分析研究。同时，医务工作者除了关注 POI 患者生理上的需要和变化，还应为患者进行情感治疗、情绪安抚，为她们提供 POI 的相关信息资源，使其正

确认识这种疾病，鼓励她们积极接受治疗，建立科学的生活方式，关注自身的健康状态，防止骨质疏松症等并发症的发生。

二、生活方式管理

考虑到低雌激素状态可能导致 POI 患者发生远期并发症，如骨质疏松症、心血管疾病等，除了妥善的激素替代疗法，我们建议每一个 POI 患者进行长期的生活方式的管理。

1. 定期体检。通常建议每 3~5 年进行一次骨密度测试，每年体检重点关注性腺、乳腺、心血管系统、甲状腺及肾上腺功能。

2. 戒烟。

3. 限制酒精和咖啡因的摄入。

4. 适量的运动和承重训练。

5. 保证钙和维生素 D 的摄取。推荐每天摄入 1 000mg 钙元素及 800IU 维生素 D。

三、遗传咨询

遗传咨询可为有 POI 或早绝经家族史的人群提供遗传学检测和家族性致病基因筛查。通过家族史的收集，利用高通量基因检测技术筛查致病基因，可评估遗传风险，从而为携带者提供生育建议、预测绝经年龄等。对于携带致病基因的年轻女性，可在政策法规允许的情况下进行生育力保存。

四、激素补充治疗

为了减轻 POI 患者由于雌激素缺乏所导致的一系列围绝经期症状，改善其生活质量，同时降低骨质疏松症和心血管疾病的发病风险，长期的激素补充治疗（hormone replacement therapy，HRT）是必需的。尤其是对于青少年 POI 患者，HRT 可诱导和促进外生殖器和第二性征的发育，应当予以重视。

（一）雌激素

雌激素的常用剂量为口服 17β- 雌二醇 2mg/d，或经皮肤雌二醇 75~100μg/d，或口服炔雌醇 10μg/d。雌激素的剂量须根据患者的具体情况进行调整，原则是避免出现潮热和乳房胀痛。由于口服雌激素增加静脉血栓形成的风险，所以经皮肤补充雌激素

也是 POI 患者 HRT 的重要途径。

(二)雌、孕激素联合应用

对于有子宫的 POI 患者,应在雌激素治疗时联合使用孕激素,推荐雌、孕激素序贯疗法。进行激素补充的同时,周期性子宫撤退性出血可增强患者的自我意识,改善其心理状况。近年来雌孕激素序贯疗法被广泛应用,尤其在年轻的 POI 患者中。

(三)雄激素

POI 患者雄激素水平也会降低,出现性欲减退等症状,尽管临床上对雄激素缺乏没有明确的诊断标准,但是已有证据显示雄激素补充治疗有助于恢复性欲,提高性生活质量。手术后出现低雄激素水平的女性使用睾酮补充治疗可明显改善性欲减退的症状。此外,睾酮与雌激素的联合使用还有助于增加骨密度。将睾酮应用于激素补充治疗已逐渐被人们接受,但其安全性和有效性还需要大样本的临床验证。

脱氢表雄酮(dehydroepiandrosterone,DHEA)是一种由肾上腺皮质和卵巢分泌的雄激素,女性 30 岁后其分泌水平开始下降。DHEA 可在体内转化成雌激素,改善 POI 患者低雌激素的状态。另外,有研究显示 DHEA 可增加卵巢储备,改善卵巢环境,通过减少非整倍体胚胎的形成降低流产率,增加妊娠机会。对卵巢低反应的患者给予 DHEA 补充治疗后,其 AMH 水平较之前显著提高。但大量服用 DHEA 也会出现面部毛发过度生长、痤疮、声音变粗等副作用。目前的推荐剂量为 25~75mg/d,应用 2~4 个月,根据用药期间患者的激素水平和耐受情况适当调整药物剂量。目前 DHEA 在 POI 患者中的应用尚缺乏大规模临床试验的证据支持,故应在专业医师的指导下谨慎应用。

值得注意的是,POI 患者有 5%~10% 自然妊娠的可能,HRT 并不能完全避免排卵及妊娠的可能性。因此,对于无生育要求的 POI 患者,建议同时应用屏障避孕法。另外,有研究提出正常绝经后女性应用 HRT 会增加心血管疾病、脑卒中、血栓及恶性肿瘤的发病率。但鉴于 POI 患者是在较年轻的阶段开始缺乏雌激素,因此不能简单地以绝经后女性应用 HRT 的资料来推断 POI 患者应用 HRT

的情况。目前针对 POI 患者、早绝经女性及在生育期进行单侧和 / 或双侧卵巢切除的女性所进行的大量研究均表明,长期应用 HRT 不仅可以保护血管内皮、减少骨量丢失,还不会增加乳腺癌的发病风险。指南建议 POI 患者接受 HRT 治疗至平均自然绝经年龄,此后依据绝经后 HRT 方案进行。

五、非激素治疗

对于部分激素敏感性恶性肿瘤(如雌激素受体阳性的乳腺癌或子宫内膜癌)治疗后的 POI 患者、存在血栓形成高危因素的 POI 患者及暂时不愿或不宜接受 HRT 的 POI 患者,可选择非激素治疗。

(1)植物类药物:如黑升麻异丙醇提取物等,但其有效性尚存争议,机制尚不明确。

(2)植物雌激素:植物内非甾体雌激素类物质,其雌激素作用较弱。

(3)中医药:现代中医专家认为 POI 是以肾虚为主,肝郁、脾虚、气血失调共同作用导致的以闭经为主要表现的疾病。中药有多系统、多环节的整体调节作用,四二五合方、二仙汤、补肾益冲抗衰汤等中药汤剂可以补肾、疏肝、健脾,联合针灸、电疗、按摩等方法,对卵巢功能有促进和调节作用,进而恢复和改善卵巢功能。

但是,这些药物的临床证据均非常有限,可缓解部分症状,但无法解决长期雌激素缺乏所带来的影响,应谨慎使用。

六、不孕症的治疗

国外文献报道 POI 患者在明确诊断后有 50% 会出现间歇性排卵的现象,约 5%~10%POI 患者可自然妊娠,也有部分应用药物后卵巢功能恢复的个案报道。但系统综述表明,目前仅有接受赠卵后进行体外受精 - 胚胎移植(in vitro fertilization and embryo transfer,IVF-ET)的 POI 患者可获得较为理想的妊娠率。

(一)恢复卵巢功能的治疗

目前有许多应用药物后 POI 患者卵巢功能恢复,但仅有个案报道,如应用 GnRH-a、雌激素等,部分 POI 患者可恢复排卵。

研究表明，由于全身或其他器官的自身免疫系统疾病连带造成的POI，随着原发甲状腺或肾上腺自身免疫性疾病被治愈，POI患者有自发妊娠的可能性；同时有研究表明，应用皮质类固醇激素后，约18%（2/11）POI患者出现血清促性腺激素水平降低、雌激素水平升高，并观测到卵泡发育和排卵。

然而，上述恢复卵巢功能的治疗多为个案分析，其疗效均未得到大样本随机对照试验的证实。

（二）辅助生殖技术治疗

目前，对于POI患者，接受赠卵IVF-ET是使其获得生育的可选途径。随着辅助生殖技术水平的不断进步，赠卵试管婴儿每周期成功率可达40%~50%。由于我国规定赠卵的来源只能是通过辅助生殖技术助孕的患者主动捐献的多余卵子，途径较为单一，所以相对于数量庞大的POI患者，这些来源的卵子显得供不应求。卵源的相对稀有及伴随赠卵试管婴儿所产生的许多社会和伦理的问题均限制了该技术的发展。

七、生育力保护和保存

（一）冷冻

目前常见的冷冻保存生育力方式有胚胎冷冻保存、卵母细胞冷冻保存和卵巢组织冷冻保存。

1. 胚胎冷冻保存　是目前较为成熟的生育力保存方式，冷冻保存的胚胎复苏后移植的妊娠率可达20%~30%。其缺点是胚胎冷冻体外受精前的超促排卵过程可能会延误某些恶性疾病治疗，且超促排卵造成的激素水平波动对激素敏感性恶性肿瘤属于禁忌证。

2. 卵母细胞冷冻保存　适用于尚无伴侣或不愿意接受供精而又有保存生育力需求的女性。目前已有卵母细胞复苏后进行IVF-ET并成功妊娠、分娩的报道。卵母细胞冷冻保存复苏的稳定性及成功率尚不及胚胎冷冻保存，这在一定程度上限制了此技术在临床中的应用。

3. 卵巢组织冷冻保存　卵巢组织冷冻保存后复苏可以进行自体移植或体外卵泡/卵母细胞成熟。目前卵巢组织自体移植后成功妊娠的案例已有报道，卵巢皮质中窦卵泡及窦前卵泡分离并体外成熟也已经获得成功，但对于卵巢皮质中大量存在的原始卵泡，其体外成熟技术仍有待完善。

上述冷冻保存方法多适用于进行放/化疗前的恶性肿瘤患者，对于已罹患POI的患者效果不佳。但有研究表明，取POI女性的卵巢组织，破坏或激活相关信号通路并将其原位移植后，部分患者出现明显的卵泡发育现象，理论上再配合辅助生殖技术可成功妊娠，但这些均处于研究阶段，活产的报道仅限于个例。

（二）药物治疗

有研究认为，化疗期间联合应用GnRH-a或口服避孕药可以保护卵巢功能。系统综述表明，化疗期间联合应用GnRH-a的患者化疗后发生POI的概率为11.1%，而未联合应用GnRH-a者发生POI的概率为55.5%；化疗期间联合应用口服避孕药的患者与未应用口服避孕药的患者化疗后发生POI的概率分别为13.2%和29.8%。然而，也有研究对此持相反的结果，认为GnRH-a和口服避孕药均无保护卵巢功能的作用。

综上所述，POI作为一种病因尚不明确的高度异质性疾病，治疗方案的选择应遵循个体化、综合治疗的原则，注意兼顾患者生理和心理的需要。同时，我们建议适龄生育，规律体检，及时发现卵巢功能下降以进行早期干预。还有其他临床新技术，如干细胞治疗等，也为POI治疗提供可能，但目前多处于临床前研究阶段，具体内容会在后续章节详述。现有的治疗方法均缺乏大样本随机对照研究的支持。因此，期待未来通过国际、国内联合的循证医学证据找到最佳的治疗方案。

（秦莹莹　刘培昊）

第四节　卵巢功能不全的治疗新技术

早发性卵巢功能不全（POI）是一种表现为月经紊乱（闭经或月经稀发）的临床综合征，其特点是40岁前卵巢功能衰退、促性腺激素水平升高和雌二醇水平波动下降。卵巢功能不全引起的卵母细胞数量和质量的下降是影响妊娠的主要因素,传统的激素替代疗法只能缓解低雌激素症状,无法解决生育问题;常规辅助生殖技术如 IVF-ET 虽然可以改善不孕症患者妊娠结局,但卵巢功能不全患者较难从中获益。为了改善 POI 患者的卵巢功能并恢复生育力,国内外学者正在探索治疗的新方法和新技术。

本节将从药物辅助治疗、线粒体移植疗法、富血小板血浆注射疗法、原始卵泡体外激活技术、干细胞移植和卵巢 / 卵泡体外构建与培养等几个方面介绍卵巢功能不全的治疗新进展。

一、药物辅助治疗

1. 生长激素 研究表明,生长激素(growth hormone,GH)可以通过减少细胞凋亡,逆转与年龄相关的小鼠卵巢储备损耗和卵母细胞质量下降。聚乙二醇化 GH 可增加 POI 模型大鼠排卵数量,减轻颗粒细胞凋亡,降低活性氧(reactive oxygen species,ROS)、线粒体超氧化物引起的氧化应激反应。但是,生长激素的用药方法和剂量仍需要进一步规范。

2. 线粒体营养药物 辅酶 Q10、白藜芦醇、褪黑素等药物可以保护线粒体功能,在促进卵母细胞成熟、受精和胚胎发育过程中发挥重要作用。一项临床试验表明补充辅酶 Q10 潜在降低减数分裂后卵母细胞的非整倍体率,但是由于安全问题,该项研究被提前终止,其结果差异无统计学意义。白藜芦醇因其抗蜕膜作用可能降低临床妊娠率,目前不建议作为常规临床治疗手段。2017 年一项随机对照研究表明,卵巢储备降低的患者每天口服 3mg 褪黑素至 FSH 启动日能够显著提高获卵数及优胚数,但临床妊娠结局差异无统计学意义。由于卵巢功能不全的病因复杂,机制尚未明确,尽管有多种线粒体营养药物被认为有望逆转卵巢功能的衰退,但目前并无明确的治疗效果。

3. 烟酰胺单核苷酸 随着年龄增加,卵母细胞质量下降,伴随着主要代谢性辅助因子烟酰胺腺嘌呤二核苷酸(nicotinamide adenine dinucleotide,NAD)水平的显著下降。烟酰胺单核苷酸(nicotinamide mononucleotide,NMN)是 NAD 的前体,补充 NMN 可以改善衰老卵母细胞的质量,逆转母体年龄对胚胎发育的不利影响,为应用 NMN 改善高龄女性生育能力和辅助生殖技术效率奠定了基础。尽管 NMN 在高龄患者中的应用已初步得到了积极的效果,但目前动物实验提示,连续补充 NMN 并不能改善放 / 化疗导致的小鼠卵巢储备功能下降。

二、线粒体移植

研究表明,卵母细胞线粒体功能受损是造成高龄女性卵母细胞和胚胎质量降低的重要原因。从增加线粒体的数量这一角度尝试改善衰老卵母细胞质量的新技术包括卵母细胞胞质置换、异体线粒体移植和自体线粒体移植。

卵母细胞胞质置换技术可以改善胚胎发育和临床妊娠率,并获得健康子代,但由于涉及“三父母”的伦理争议,于 2002 年被美国食品药品监督管理局(Food and Drug Administration,FDA)暂停。异体线粒体移植,即将患者未受精卵母细胞的核 DNA 转移至含有健康线粒体的去核供体卵母细胞内,但并未获得理想的临床效果,并且存在 2 种线粒体基因组(mitochondrial genome)的伦理争议。

相对于胞质移植和异体线粒体移植引起的异质性和伦理问题,自体线粒体移植因为无伦理争议而广受关注。近年来,由于对卵原干细胞(oogonial stem cell,OSC)的逐步认识,以 OSC 为供体线粒体来源的自体生殖系线粒体能量移植(autologous germline mitochondrial energy transfer,AUGMENT)技术随之产生。AUGMENT 的优势在于卵巢生殖细胞的 mtDNA 类型相对单一,突变或缺失相对较少,同质性高。目前,不同中心对 AUGMENT 临床试验的结果报道并不一致,这可能是由于不同中心的试验设计和方法不同。围绕 AUGMENT 仍有许多问题有待探究,如 OSC 来源的线粒体是否具有老化现象以及 OSC 获取过程对卵巢组织造成的二次创伤。

此外,以未成熟卵母细胞、颗粒细胞、脂肪组织来源的干细胞、多能干细胞为供体的自体线粒体移植技术均有报道,但是目前这些方法并未有效改善不孕患者的临床结局。

三、富血小板血浆注射疗法

富血小板血浆（platelet rich plasma，PRP）是通过高速离心患者外周血获得的高浓度血小板，其原理是富含蛋白质、激素和生长因子的 α 颗粒可以刺激血管生成、调节合成代谢过程和控制炎症，从而迅速促进组织的愈合和再生。研究表明，PRP卵巢内注射可以改善POI患者的卵巢储备指标，增加成熟卵母细胞的数量，提高受精率和优胚率，但有关其临床妊娠结局等研究仍较少，因此PRP卵巢内注射的治疗仍需要通过大样本的临床试验来明确其适应人群有效性。

四、原始卵泡体外激活技术

对于卵巢内仍有残余卵泡的POI患者，原始卵泡体外激活（in vitro activation of primordial follicle，IVA）是其保存生育力的有效选择。研究表明，对在体外培养的小鼠和人的卵巢中给予人第10号染色体缺失的磷酸酶（phosphatase and tensin homolog deleted on chromosome ten，PTEN）抑制剂和磷脂酰肌醇3-激酶（phosphatidylinositol 3-kinase，PI3K）激活剂可以激活休眠的原始卵泡发育，应用于临床后已有多例活产报道。此外，未经冷冻的新鲜卵巢组织IVA后移植和机械损伤卵巢组织等方法也可激活POI患者卵巢卵泡，在临床也已有活产报道。然而，IVA在临床上仍然是一种实验性的治疗手段，其安全性有待进一步验证。

五、干细胞疗法

由于具有多向分化的潜能和无限增殖的特征，干细胞疗法被认为是一种有望逆转患者卵巢功能和生育力的潜在方法。根据干细胞特性，治疗卵巢功能不全的干细胞及其衍生技术包括干细胞直接诱导分化、间充质干细胞（mesenchymal stem cell，MSC）移植以及干细胞来源的外泌体治疗。

（一）干细胞直接诱导分化

多潜能性干细胞包括胚胎干细胞（embryonic stem cell，ESC）和诱导多能干细胞（induced pluripotent stem cell，iPSC）。其中，ESC治疗POI的临床研究因涉及伦理、潜在致瘤性等问题，目前进展受限。iPSC通过将转录因子病毒载体导入小鼠或成人成纤维细胞，将其诱导为具有ESC形态特征和分化潜能的干细胞。试验证实，iPSC经诱导可在体外分化为人原始生殖细胞样细胞（primitive germ cell-like cell，PGCLC），在特定条件下培养的人PGCLC可分化为人卵原细胞/生殖母细胞样细胞。刘林等使用化学方法，将成年小鼠颗粒细胞重编程诱导成为具有生殖系传递能力的iPSC，可以持续定向分化为PGCLC，并形成具有产生可育小鼠潜能的卵母细胞。但是，其临床安全性仍需长期观察。

近年来文献报道，人类卵泡穿刺获得的OSC可以在体外分化成为卵子样细胞，表达卵细胞特异分子生长分化因子9（growth and differentiation factor 9，GDF9）和透明带蛋白3（zona pellucida 3，ZP3）。但是目前关于OSC是否存在以及其有效性仍存在争议。

（二）间充质干细胞移植

MSC是一种可以从多种组织中提取到的成体干细胞，具有自我更新和多向分化潜能。目前认为，MSC恢复卵巢生育功能的机制包括调节免疫、促进血管生成以及旁分泌作用。近年来，由于无伦理争议、操作方便、来源丰富以及国家政策支持等因素，MSC治疗取得较快进展。系统性回顾表明，MSC可以减少卵巢细胞凋亡，促进卵泡发育，改善卵巢储备衰竭。另外，干细胞联合工程化胶原、透明质酸等先进生物材料治疗POI也获得了初步效果。

在通过医院伦理委员会和国家卫生健康委员会干细胞临床研究备案批准后，南京鼓楼医院生殖医学中心进行了胶原支架联合脐带间充质干细胞移植（umbilical cord mesenchymal stem cells，UC-MSC）治疗POI患者的临床试验，初步结果显示，胶原/UC-MSC或UC-MSC在体外可激活原始卵泡，移植入患者卵巢组织后可以降低体内FSH水平，提高E_2水平，恢复卵巢的血流供应。移植后通过超声观察到卵泡发育可升至12mm以上。目前通过此技术已出生3名健康新生儿。广州医科大学附属第三医院研究人员采用卵巢内原位注射UC-MSC治疗POI患者，结果表明，该治疗方法可在一定程度上恢复患者卵巢功能，改善妊娠结局,入组的 61 例患者中,4 例获得临床妊娠。虽然 MSC 移植具有较好的前景,但其在临床应用后的效果仍不尽如人意,仍需要多中心、大样本临床研究加以验证。

(三)干细胞来源外泌体治疗

干细胞分泌的外泌体是一种介导细胞间信息传递的胞外囊泡。高龄雌性小鼠中,腹腔注射 UC-MSC 来源外泌体可以增加成熟卵母细胞的产生,改善卵母细胞质量,恢复下降的生育力。在 POI 小鼠模型中,UC-MSC 来源外泌体治疗恢复卵巢组织形态和功能,促进卵巢内颗粒细胞和其他细胞的增殖,降低活性氧(ROS)积累。

相较于干细胞移植,无细胞化的外泌体治疗可以减少免疫排斥、血管阻塞和肿瘤突变等风险,具有更高的安全性。但是该治疗方式还需要解决外泌体的工程化制备及临床输注标准操作程序(standard operating procedure,SOP)制订等瓶颈问题。

六、卵泡/卵巢体外构建与培养

卵巢功能不全的患者卵巢中虽残存一些卵泡,但尚缺乏体外直接将这些卵泡发育为成熟卵泡的方法。伴随生物材料和组织工程的发展,科学家正在研究利用海藻酸盐、胶原等生物材料构建支架,为原始卵泡提供进一步生长的体外环境,以实现卵泡的体外三维培养;或更进一步地体外构建整个卵巢组织支架,即卵巢三维打印(three-dimensional printing of ovary);或将填充卵泡的人工支架移植至体内,以实现长期的性激素分泌和生育力的恢复。

(一)卵泡的体外三维培养

2015 年,美国西北大学研究人员经过体外处理山羊卵巢组织得到次级卵泡,将其机械分离后装入海藻酸盐三维培养系统,最终得到发育成熟的卵泡。2018 年,英国爱丁堡大学的研究人员在前期实践的基础上结合西北大学的经验,实现人类原始卵泡在体外培养系统中存活、发育、成熟,卵母细胞可恢复减数分裂并排出第一极体。

(二)卵巢三维打印

前期研究已经证实生物材料包裹的单个卵泡移植到小鼠体内可以获得活产,但是若要长期模拟整个卵巢的功能,则需要一个多层次的立体结构以容纳多个卵泡,同时该系统还需要具有稳定的脉管系统进行物质传递。

美国西北大学研究人员设计了一种三维打印多孔水凝胶支架,该支架不仅可以为卵泡生长提供三维支持,而且可以将小鼠卵泡植入整个支架层以创建小鼠"人工"卵巢再行体内移植,支架中的孔隙有助于"人工"卵巢的体内血管化和排卵。结果显示移植后的小鼠卵巢功能得到恢复,可以自然交配并产出健康后代。

伴随生物材料相关技术的发展,体外培养体系逐渐完善,然而通过生物材料实现卵泡/卵巢体外构建与培养仍有许多问题需要解决,如何体外重现卵巢组织的体内微环境,如何利用生物材料与卵泡的组合工程化替代卵巢内的复杂结构和功能及如何体外实现颗粒细胞与其他体细胞之间的相互作用等。

（丁利军　孙海翔）

———— 参考文献 ————

1. 陈子江, 田秦杰, 乔杰, 等. 早发性卵巢功能不全的临床诊疗中国专家共识. 中华妇产科杂志, 2017, 52 (9): 577-581.
2. 黄荷凤, 乔杰, 刘嘉茵, 等. 胚胎植入前遗传学诊断/筛查技术专家共识. 中华医学遗传学杂志, 2018, 35 (2): 151-155.
3. 卵巢储备功能减退临床诊治专家共识专家组. 卵巢储备功能减退临床诊治专家共识. 生殖医学杂志, 2022, 31 (4): 425-434.
4. 孙青, 黄国宁, 孙海翔, 等. 胚胎实验室关键指标质控专家共识. 生殖医学杂志, 2018, 9 (29): 836-850.
5. 吴洁, 陈蓉. 早发性卵巢功能不全的激素补充治疗专家共识. 中华妇产科杂志, 2016, 51 (12): 881-886.
6. 杨冬梓. 小儿与青春期妇科学. 2 版. 北京: 人民卫生出版社, 2010.
7. 中华医学会妇产科学分会绝经学组. 绝经期管理与激素补充治疗临床应用指南 (2012 版). 中华妇产科杂志, 2013, 48 (10): 795-799.
8. ATKINSON L, MARTIN F, STURMEY R G. Intraovarian

injection of platelet-rich plasma in assisted reproduction: too much too soon ? . Hum Reprod, 2021, 36 (7): 1737-1750.

9. DELCOUR C, AMAZIT L, PATINO L C, et al. ATG7 and ATG9A loss-of-function variants trigger autophagy impairment and ovarian failure. Genet Med, 2019, 21 (4): 930-938.

10. DOLMANS M M, DONNEZ J, CACCIOTTOLA L. Fertility preservation: the challenge of freezing and transplanting ovarian tissue. Trends Mol Med, 2021, 27 (8): 777-791.

11. JIAO X, KE H, QIN Y, et al. Molecular genetics of premature ovarian insufficiency. Trends Endocrinol Metab, 2018, 29 (11): 795-807.

12. JIAO X, ZHANG H, KE H, et al. Premature ovarian insufficiency: phenotypic characterization within different etiologies. J Clin Endocrinol Metab, 2017, 102 (7): 2281-2290.

13. JIAO X, ZHANG X, LI N, et al. Treg deficiency-mediated TH1 response causes human premature ovarian insufficiency through apoptosis and steroidogenesis dysfunction of granulosa cells. Clin Transl Med, 2021, 11 (6): e448.

14. LARONDA M M, RUTZ AL, XIAO S, et al. A bioprosthetic ovary created using 3D printed microporous scaffolds restores ovarian function in sterilized mice. Nat Commun, 2017, 8: 15261.

15. MUKA T, OLIVER-WILLIAMS C, KUNUTSOR S, et al. Association of age at onset of menopause and time since onset of menopause with cardiovascular outcomes, intermediate vascular traits, and all-cause mortality: a systematic review and meta-analysis. JAMA Cardiol, 2016, 1 (7): 767-776.

16. QIN Y, JIAO X, SIMPSON J L, et al. Genetics of primary ovarian insufficiency: new developments and opportunities. Hum Reprod Update, 2015, 21 (6): 787-808.

17. RUTH K S, DAY F R, HUSSAIN J, et al. Genetic insights into biological mechanisms governing human ovarian ageing. Nature, 2021, 596 (7872): 393-397.

18. SPEARS N, LOPES F, STEFANSDOTTIR A, et al. Ovarian damage from chemotherapy and current approaches to its protection. Hum Reprod Update, 2019, 25 (6): 673-693.

19. WANG X, ZHANG X, DANG Y, et al. Long noncoding RNA HCP5 participates in premature ovarian insufficiency by transcriptionally regulating MSH5 and DNA damage repair via YB1. Nucleic Acids Res, 2020, 48 (8): 4480-4491.

20. WANG Y, GUO T, KE H, et al. Pathogenic variants of meiotic double strand break (DSB) formation genes PRDM9 and ANKRD31 in premature ovarian insufficiency. Genet Med, 2021, 23 (12): 2309-2315.

21. WEINBERG-SHUKRON A, RACHMIEL M, RENBAUM P, et al. Essential role of BRCA2 in ovarian development and function. N Engl J Med, 2018, 379 (11): 1042-1049.

22. YAMASHIRO C, SASAKI K, YOKOBAYASHI S, et al. Generation of human oogonia from induced pluripotent stem cells in culture. Nat Protoc, 2020, 15 (4): 1560-1583.

23. YATSENKO S A, WOOD-TRAGESER M, CHU T, et al. A high-resolution X chromosome copy-number variation map in fertile females and women with primary ovarian insufficiency. Genet Med, 2019, 21 (10): 2275-2284.

24. YOUNIS J S, SHAPSO N, FLEMING R, et al. Impact of unilateral versus bilateral ovarian endometriotic cystectomy on ovarian reserve: a systematic review and meta-analysis. Hum Reprod Update, 2019, 25 (3): 375-391.

25. ZHANG Y, ZHANG C, SHU J, et al. Adjuvant treatment strategies in ovarian stimulation for poor responders undergoing IVF: a systematic review and network meta-analysis. Hum Reprod Update, 2020, 26 (2): 247-263.

17 第十七章
不孕/不育

第一节 不孕症的流行病学特征

不孕症是指在无保护的有规律性生活1年内无法受孕,或者由于个人或其伴侣生育力受损而无法获得临床妊娠。它不仅影响男女双方的生殖健康,也是干扰家庭稳定,导致冲突、暴力、孤立,乃至婚姻破裂的社会问题。其病因包括生理、遗传、环境和社会等多方面因素。

一、不孕症发病率

目前在全球范围内,并没有针对不孕症发病率的统一方法学的大规模流行病学调查。现有数据多为区域性调查。Rutstein和Shah等曾对47个国家的人口健康调查数据进行分析,并提出至2002年共1.86亿女性患有不孕症。但该研究纳入了暂无妊娠意愿的女性以及生育力低下的年龄组(15~20岁;45~49岁),因此估计值偏高。而且该研究并无中国人群数据。Boivin等基于7项多个国家联合研究,以1年或2年作为不孕症诊断标准,提出至2006年不孕女性达7 240万。Mascarenhas等对227项研究数据进行荟萃分析,以计划妊娠5年未获活产作为不孕症的诊断结局。该研究覆盖包括中国在内的190个国家,分析结果表明,截至2010年,不孕症发病率为12.4%,其中1.9%为原发性不孕症,10.5%为继发性不孕症,即全球近4 850万对夫妇可诊断为不孕症。不过该研究结局要求较严格,因此数据也相对保守。上述研究争议点在于对不孕症期待妊娠时长以及妊娠结局的定

义上。世界卫生组织(World Health Organization, WHO)给出的临床定义为"有规律性生活,且未避孕12个月及以上未获临床妊娠"。临床定义中规定时限较短是为了更早地进行相关筛查,寻找病因以采取合适的治疗措施,但这种定义上的差异却给流行病学调查造成巨大困难。

关于我国不孕症发病率的全国范围内大数据报道仍较少。2017年一项覆盖8个省市18 571对夫妇的流行病学调查显示,在育龄妇女中,不孕症患病率为15.5%。而在有妊娠意向群体中,不孕症患病率则达25.0%。而此前并无国家范围的数据,另一项河南省2021年统计数据显示不孕症患病率为24.58%,其中原发性不孕症为6.54%,继发性不孕症为18.04%。2010年,安徽省曾发布1995—2006年数据,结果提示1995—1998年不孕症患病率为2.2%,1999—2002年增长至4.8%,而到了2003—2006年已增至12.8%,可见我国不孕率整体还是呈上涨趋势,这可能与社会经济、环境污染、人口素质等多方面因素有关。

除了不孕症定义的影响外,不同人群来源的患病率也有较大差异。近期1项荟萃分析集合了既往32个研究,包括20项医院群体研究、4项社区群体研究以及2项医院和社区混合群体研究。结果表明社区群体中不孕症的患病率较低(10.4%),而在医院的就诊者群体中,不孕症患病率高达79.3%。平均总体合并患病率为46.25%,其中原发性不孕症为51.5%。

对于不孕症进展的时序变化,目前业界均认为是呈现一种逐渐增加的趋势。早期研究报道

自1990—2010年，原发性不孕症发病率略有下降(0.1%)，而继发性不孕症则稍有增加(0.4%)，总体上发病率并无显著改变。但由于总体人口的增长，事实上不孕患者绝对量仍是逐年增加的。随着流行病学统计方法的发展，对于该数据的估计更为精确。Sun等利用贝叶斯元回归方法(DisMod-MR 2.1)对2017年全球疾病负担研究数据进行分析，结果证实从1990—2017年，女性不孕症的年龄标准化患病率每年上升0.370%，男性每年上升0.291%。此外，在观察期间不孕症的年龄标准化失能调整寿命年(disability-adjusted life year, DALY)，即从发病到死亡所损失的全部健康寿命年，女性每年增加0.396%，男性每年增加0.293%。

二、不孕症的种族和地域差异

根据多项国家范围的研究数据显示，各种族不孕症发病率差异并不显著，除丹麦相对较高外(26.4%)，其余均在15%左右(表17-1)。不过，Thoma等对美国不同种族女性不孕率的调查表明，如以2年为诊断标准，非西班牙裔黑种人不孕率(10.7%)高于西班牙裔、非西班牙裔白种人和其他人种(5.3%~7.0%)。

表17-1 各国家不孕症发病率/%

作者	国家	1年	2年
Zargar 等	印度	15.0	–
Thoma 等	美国	15.5	7.0
Esmaeilzadeh 等 和 Safarinejad 等	伊朗	15.5	8.0
Schmidt 等	丹麦	26.4	–
Buckett 等	英国	12.0	17.3

注：以夫妇性生活正常，未避孕12个月未获活产为诊断标准。

从地域分布来看，世界各地区不孕症发生率差异并不明显(表17-2)，仅在地区内部有轻微差别。2000年，Larsen等对非洲进行的调查发现，西部、中部和南部不孕症发生率较高，而东部则较低。这可能是由于非洲东部国家生殖道感染发病率相对较低(包括性传播疾病、不正规流产或其他产科操作引起的感染)，因而相应原因导致的输卵管因素发生率也较低。2012年，Mascarenhas等对全球

范围内的数据进行分析发现，拉丁美洲/加勒比海地区原发性不孕症的发生率相对较低，为1.5%；而北非/中东地区则相对较高，达2.6%。而且，近20年，各地区数据在时间轴上的变化也不大，仅中欧、东欧和中亚地区略有增长(+0.4%)，南亚和非洲南部略有下降，其中后者下降更多(–0.8%)。不过，这样的变化也导致了7个地区不孕症发病率排序的改变。非洲南部和南亚由1990年的前两位分别降至2010年的第四和第二。2019年Sun等又对各地区截至2017年的不孕症患病率增长趋势进行了分析，结果显示从1990—2017年，女性不孕症增长速度最快的区域是拉丁美洲安第斯地区，其次是热带拉丁美洲、北非和中东；排名前三的国家分别是土耳其、秘鲁和摩洛哥。男性不育同样也是在拉丁美洲安第斯地区增长最快，其次是热带地区及东南亚；排名前三的国家与女性相同。

表17-2 1990—2010年世界各地区不孕症发病率/%

地区	原发性不孕症		继发性不孕症	
	1990年	2010年	1990年	2010年
中部/东部欧洲、中亚	1.8	2.3	16.6	17.9
非洲南部(撒哈拉以南)	2.8	2.0	11.8	9.8
北非/中东	2.7	2.6	5.7	6.5
南亚	3.0	2.4	10.2	11.3
东亚、太平洋	1.5	1.6	8.7	10.8
拉丁美洲/加勒比海	1.7	1.5	6.4	7.3

注：以夫妇性生活规律，未避孕5年未获活产为诊断标准。
[资料来源：MASCARENHAS M N，FLAXMAN S R，BOERMA T，et al. National，regional，and global trends in infertility prevalence since 1990: a systematic analysis of 277 health surveys. PLoS Med，2012，9(12): e1001356.]

在各地区内部，不同国家间原发性不孕症发病率也存在一定差异。在非洲南部地区(撒哈拉以南)、东部和南部国家，包括肯尼亚、津巴布韦和卢旺达发病率最低(1.0%~1.1%)。而其他位于中部的国家，包括几内亚、莫桑比克、安哥拉、加蓬、喀麦隆和中非共和国，发病率较高，达2.5%或更高。拉丁美洲/加勒比海地区也同样，部分国家，如牙

买加、苏里南、海地、特立尼达和多巴哥,发病率高达 2.5% 以上;而中部和安第斯山脉地区则低于 1.6%。

从全球范围来看,原发性不孕症发病率最低的地区集中在拉丁美洲地区中等收入国家(秘鲁、玻利维亚、厄瓜多尔和萨尔瓦多,0.8%~1.0%)和波兰、肯尼亚、韩国(0.9%~1.0%);而东欧的 13 个国家、北非/中东、大洋洲和南非发病率则高达 3% 以上。各地区继发性不孕症发病率为 7.2%~18.0%,其全球分布与原发性不孕症基本一致,除了北非/中东地区,特别是摩洛哥和也门,原发性不孕症发病率较高,但继发性不孕症较低;中欧、东欧和中亚地区则与上述情况相反,原发性较低而继发性较高。此外,近 20 年继发性不孕症发病率的时间变化也不明显,仅南部非洲稍有下降(从 13.5% 降至 11.6%)。

我国目前全国范围调查很少,前次调查数据为 1988 年进行的全国初婚女性 2‰ 的样本抽样调查。该调查显示 1976—1985 年我国各省不孕率(以 2 年为诊断标准)在 3.53%~17.79% 之间,自东向西呈同心半椭圆形分布式升高,东部沿海地区,如上海、江苏最低,而西部边远地区,如新疆、青海、甘肃和南端的海南岛较高。如单独就沿海地区来讲,不孕率自北向南逐渐升高。这种地理分布趋势可能与医疗卫生条件、社会经济情况、少数民族分布以及环境因素有关。

三、不孕症相关因素

既往认为不孕相关风险因素可能包括年龄、体重指数(body mass index,BMI)、心理情况、吸烟和家庭收入等有关。近期一项荟萃分析显示,不孕症与年龄、抑郁、吸烟存在正相关,而与 BMI、焦虑、家庭收入则无相关性。

女性生育力随年龄增长而显著下降,Eijkemans 等分析了自然生育人口中最后一次生育的女性年龄分布情况,结果表明与年龄相关的生育率损失在 25 岁为 4.5%,至 38 岁时缓慢增加到 20%,而至 41 岁时,这一比例迅速上升到 50% 左右,在 45 岁时几乎达到 90%,在 50 岁时接近 100%。不孕率的分布也与年龄呈现负相关

关系。Thoma 等结果显示,15~24 岁组不孕率为 4.1%,与 25~29 岁组差异不大,但显著低于 30~34(8.1%)、35~39(6.1%)和 40~44(9.0%)三个年龄组。Mascarenhas 等也指出 20~24 岁原发性不孕症发病率高于 25~29 岁和 30~44 岁年龄组。而且继发性不孕症发病率更是随年龄增加而显著升高。20~24 岁组仅为 2.6%,而 40~44 岁组则增至 27.1%。生育力下降的一方面由于卵子数量的减少,另一方面则是卵母细胞质量的下降。

吸烟也是女性不孕症的一个重要危险因素,研究表明吸烟女性患不孕症的风险是不吸烟女性的 1.6~1.8 倍。同样,吸烟对精子的影响也是很明确的。但不孕症与抑郁间的相关性很难推测因果方向,不孕不育也是患抑郁症的风险之一。有研究表明不孕症妇女患抑郁症的概率增加 1.4 倍。瑞典的另一项研究报告指出,重度抑郁症是不孕不育夫妇中最常见的疾病,女性患病率为 10.9%,男性为 5.1%。对于心理因素在不孕症病理生理及治疗过程中的作用还需要深入探讨。

不孕症是生殖健康领域的重要组分,也是一个深远的社会心理问题,更是现阶段妇女保健的关注点。而建立基于人群的大数据库,准确评估不孕症的发病率、分布和变化趋势可以为进一步的医疗和政策干预提供重要的循证医学支持和理论证据,对于辅助生殖医师、公共卫生部门人员,特别是卫生、人口政策制定与管理部门意义重大。在流行病学调查中,为保证不孕症发病率评估的准确性,建议要明确:①正在妊娠、哺乳、应用避孕药或已绝育女性不能纳入分析(既不能用作分子,也不能用作分母);②期待妊娠时间的确定是否包括婚前同居时间;③期待妊娠期间是否有连续规律的性生活。

(陈子江　崔琳琳)

第二节　不孕不育的诊疗共识

不孕症的定义是一对配偶在正常性生活的情况下未避孕 1 年未怀孕。广义的不孕不育症还包

括反复妊娠丢失的夫妇。女方既往从未怀孕者，称为原发性不孕；既往有孕史，包括临床妊娠流产和异位妊娠史，均称为继发性不孕。男性因素则称之为原发性或继发性不育。单位时间（通常以一个周期为单位）获得怀孕的能力称为生育力（fertility），通常一对<35岁的"正常"配偶的生育力在25%左右。据统计，在第1年内，有约85%的配偶可能获得怀孕，在第2年还能有15%左右自然怀孕，3年内大约95%的配偶可以自然得到后代，因此，一般来说，医疗干预应该在未避孕3年未孕后进行，在此期间，不孕夫妇有可能自然受孕。但是在某些情况下，不孕夫妇应该早些进行医疗咨询和临床诊疗：①女方年龄超过35岁的不孕者；②女方有月经不调或闭经的病史；③怀疑或确诊为子宫输卵管病因，或子宫内膜异位症的病例；④配偶被诊断出可能的不孕病因。对初诊的不孕不育夫妇，首先应该双方同时进行一个完整的病史采集、全面的体格检查以及系统的孕前咨询，指导患者最理想的受孕时间和方式。

一、病史的采集和体格检查

（一）女方病史和体格检查

1. 病史采集应包括的内容

(1)孕产史，可能伴发的并发症。

(2)初潮年龄、月经周期的规律、是否伴发痛经及其发生的时间和严重程度。

(3)避孕方法和性交频度。

(4)不孕年限，既往的治疗史。

(5)过去的手术史，手术的指征和结果；既往的住院史，重病和外伤史；盆腔炎或既往性传播疾病的暴露史；幼时的特殊患病史。

(6)既往异常宫颈涂片结果以及治疗史。

(7)近期用药史，药物过敏史。

(8)吸烟、酗酒、成瘾性药物以及吸毒史。

(9)家族中有出生缺陷、智力障碍、不孕不育史。

(10)甲状腺疾病症状、盆腹腔痛、泌乳、多毛、性交困难等其他病史。

2. 体格检查

(1)体重和体重指数（BMI），体脂分布特征。

(2)甲状腺触诊，是否肿大、结节感、压痛。

(3)乳房的分泌物及性状。

(4)雄激素过多的体征。

(5)盆腔、腹壁压痛和反跳痛，盆腔包块。

(6)阴道和宫颈的异常排液和异常分泌物。

(7)子宫大小、形状、位置和活动度，骶韧带根部的触痛和结节感。

(8)附件包块和压痛。

(9)直肠子宫陷凹处的包块、触痛和结节。

（二）男方病史和体格检查

1. 病史采集应包括的内容

(1)职业：是否暴露于高热和有毒环境。

(2)疾病史：是否有腮腺炎、性传播疾病史。

(3)手术史：是否进行过睾丸手术、腹股沟疝修补术。

(4)近期患病史。

(5)药物治疗史：如磺胺类抗生素等。

(6)药物依赖史：如合成代谢的类固醇激素。

(7)吸烟、饮酒、大剂量咖啡因摄入史。

(8)勃起和射精困难史。

2. 体格检查 一般只有在男方精液检查不正常的时候才会进一步体检。体检内容包括以下4点。

(1)男性化程度，如毛发、喉结、肌肉、嗓声等。

(2)乳房的形态，如乳房发育或溢乳等。

(3)中枢神经系统检查，如嗅觉丧失、视野缺损等。

(4)外生殖器的形态和发育，如尿道口形态和位置、睾丸的大小和位置、精索静脉曲张等。

二、不孕不育症的病因

不孕不育症由多种病因构成，理论上只有卵巢衰竭、双侧输卵管完全梗死、切除或阻断、男方无精症，才构成不孕不育症的绝对原因，其他相关的各种临床表现只能体现为相对病因，因为持续性无排卵的多囊卵巢综合征（polycystic ovary syndrome，PCOS）患者偶然也可有排卵而妊娠，输卵管通畅度指标有时也很难准确评估，少弱畸形精子症的男性患者也非绝对不能自然生育，子宫内膜异位症的病情常常与不孕的发生不平行。因此要准确确定不孕不育症的病因，有时并不容易。

为了规范不孕不育症的临床诊疗,需要大量的循证医学证据来分析和验证引起不孕不育症病因。因此推荐将不孕不育症的病因分成 4 个大类来进行诊断和归类。按照中华人民共和国国家卫生健康委员会行业标准,将不孕不育症的病因分为以下三类。

（一）女方因素

1. 排卵障碍 包括高雄激素血症和 PCOS,低促性腺激素、低性腺激素性无排卵,卵巢早衰(premature ovarian failure,POF)和先天性性腺发育不足(gonadal dysgenesis,GD),高催乳素血症,黄体功能不足,黄素化卵泡不破裂综合征(LUF)等。

2. 盆腔因素 包括输卵管梗阻、切除和积水,子宫内膜异位症,子宫肌瘤,子宫发育畸形,子宫生殖道肿瘤,盆腔粘连等。

（二）男方因素

包括精液常规指标异常的少弱畸形精子症、男性性功能障碍、射精异常等。

（三）男女双方因素

不明原因不孕,主要可能因年龄等原因造成的受孕力低下或确实存在一些不孕或不育因素,目前的检测方法无法诊断。

三、不孕不育症的检测方法

（一）男方精液常规分析

按 WHO 第五版的标准进行各项指标的检测,对形态学异常的精子进行染色分析。结果异常者,进行 2~3 次的复查确认。无论是否有无生育史,男方均应该首先进行精液常规分析。

（二）女方排卵监测

1. 基础体温检测 是一种经典和实用的检测排卵的方法。通过连续监测和描绘基础体温曲线,观察排卵后体温升高 0.3~0.5℃,并持续 ≥12 天。因为排卵后体温才会上升,所以对排卵的监测是回顾性的。对年轻、同居不久、有怀孕计划的女性,可以先通过此法判别是否有排卵,并掌握排卵规律。基础体温对黄体功能不足有一定的诊断意义,高温相如果持续时间 ≤11 天,可以初步推测。基础体温监测曲线并不能准确提示 LUF,卵泡发育不良、卵巢功能减退等征象。

2. 经阴道超声动态排卵监测 对不孕不育症经阴道探头 B 超监测是一个非常普及和实用的检测手段。基础 B 超检测报告的内容应该包括子宫的形态和大小、卵巢的体积、双侧卵巢内 2~10mm 直径的窦卵泡计数(antral follicle count,AFC)、优势卵泡的直径、子宫内膜的厚度和分型、盆腔情况的描述等。对卵巢功能减退的患者,应特别注意监测 AFC,一般在卵泡早期监测相对准确,正常双侧卵巢 AFC 的指标为 ≥9 枚,≤5~7 枚者视为卵巢功能减退。成熟卵泡直径的正常范围为 18~25mm;如果排卵异常,需要监测 2~3 个周期。子宫内膜根据形态分为 A、B、C 三型,反映了内膜腺腔在雌激素和孕激素影响下周期不同阶段的回声,增生期为 A 型,排卵期为 B 型,分泌期为 C 型。内膜厚度随着卵泡生长而增厚,排卵前一般在 9mm 左右。

3. 激素检测 一般只在排卵异常、卵巢功能减退和高龄女性(>35 岁)中进行。不孕不育症患者初筛的激素包括:①黄体期孕酮水平是判断排卵的金标准,以确定排卵发生和黄体的形成。孕酮水平>10ng/L 提示排卵,<3ng/L 确定为无排卵。②周期第 2~3 天的 FSH、LH、E_2、PRL、T、TSH 反映了卵巢的基础状态,筛查潜在的甲状腺功能异常、高催乳素血症、高雄激素血症等内分泌紊乱导致的排卵障碍。③排卵前血和尿的 LH 测定,以监测和捕捉内源性的 LH 峰值出现,预测峰值后 36 小时左右出现的排卵。动态的雌激素水平也可以反映卵泡的发育情况,一般直径>14mm 的卵泡大约可产生约 300pg/L 的雌激素。根据以上的激素测定,可以基本确定排卵障碍的发病部位是下丘脑、垂体还是卵巢。④抗米勒管激素(AMH)测定,由窦前卵泡和小窦卵泡颗粒细胞较为恒定地分泌,反映了卵巢储备功能,正常平均值在 25~40 岁为 3.56ng/ml。

4. 其他检测 腹腔镜下可观察到卵巢表面的卵泡、黄体,甚至卵泡排出的过程和痕迹;在自然周期中黄体期即月经前子宫内膜的组织学呈"分泌期"改变,可以证明有孕激素的作用,作为排卵的证据,但是内膜分泌时相对黄体功能不足的诊断有一定的难度。

（三）盆腔的双合诊和三合诊检查

对不孕症夫妇的全面和有针对性的体检非常重要。盆腔的妇科检查，包括双合诊或三合诊对不孕症的病因筛查更加必要。强调有丰富经验的妇科医师对女方的盆腔进行细致的检查。重点触诊子宫的质地和活动度以及子宫骶韧带的触痛结节。根据统计，隐匿性的子宫内膜异位症占不明原因不孕症的 40%~60%，如果进行仔细的双合诊或三合诊，检出率可达 75% 左右。对有阳性体征的患者，酌情建议进行腹腔镜检查，可以大大提高腹腔镜的诊断阳性率，避免部分不必要的、昂贵的、创伤性的腔镜手术。

另外仔细的妇科检查对评估代谢和内分泌失调也有帮助，如可能从阴毛分布发现高雄激素血症，从腹部形态判断"苗条"的 PCOS 女性潜在的腹型肥胖。

（四）子宫输卵管通畅度检查

在众多的输卵管通畅检查中，推荐子宫输卵管造影作为筛查方法。向宫腔内注入造影剂，在 X 线或超声直接观察造影剂充盈子宫腔和双侧输卵管，并从输卵管远端溢出。如果采用的造影剂为碘化油，于 24 小时后拍摄腹部平片，观察碘油分布和弥散情况，分析子宫腔形态和输卵管的通畅度及功能。

超声对输卵管通畅度的检测，采用三维超声实时成像技术，可以取代 X 线的造影的效果。

但是子宫输卵管造影也存在一定的假阴性结果。如果有内膜碎屑、气泡、造影管阻塞于输卵管开口，或输卵管痉挛等情况，使本来通畅的输卵管可能没有被造影剂显影，而误读为输卵管梗阻。此外，对盆腔内存在病原菌的慢性感染时，大约 3% 的造影操作可能会诱导急性盆腔感染发作，应在检查术前给予抗生素预防，并注意无菌操作。

如果以上 4 步均未发现阳性结果，则初步诊断为不明原因不孕不育症。4 步检查完成后，基本可以满足对患者的病因进行分类和归纳，针对不孕不育症的病因采用针对性的处理和治疗。对于一些患者的病因，如果需要进一步的诊断和确诊，可以针对性采用宫腔镜、腹腔镜、精囊腺造影等检查。对输卵管镜、精索静脉曲张、性交后试验、衣原体抗

体测定、抗精子抗体测定等检测方法，对不孕不育症的病因诊断价值目前尚缺少循证医学的证据支持，即使阳性结果，也不能作为不孕不育症的独立病因确立，因此不宜作为第一线的筛查方法。

（刘嘉茵）

第三节　不孕症相关检查

不孕症相关检查主要是通过系统的、创伤小、高花费收益比的方法，尽可能全面地筛查其病因。同其他临床疾病的诊断一样，不孕症病因排查也以病史采集和体格检查为基础，辅以相应的辅助检查。检查步骤和程度的选择应充分考虑到患者夫妇的意愿、患者年龄、不孕年限以及病史采集和体格检查中发现的有意义的阳性事件。在检查方向和具体项目选择上要以不孕症病因分类为框架，按照由无创到有创，由简单到复杂，由花费低到花费高的原则逐项排查。而且需强调的是一定要兼顾男女双方。

一、不孕症病因分类

不孕症病因复杂，大致可分为男方因素、女方因素、双方因素和不明原因不孕症 4 个方向。男方因素主要包括性功能障碍和精子异常 2 个方面，占不孕症的 25%~40%。女方因素则相对较为复杂，为适应临床诊疗路径，结合女性在妊娠生理过程中的作用，可将其进一步分为排卵功能障碍和盆腔因素两方面。其中排卵障碍在不孕症中占 25%~30%，包括卵泡发育异常，如多囊卵巢综合征、卵巢早衰、先天性性腺发育不良等，以及卵子排出障碍，如黄素化卵泡不破裂综合征。盆腔因素是指影响女性受孕力的盆腔病理改变，按解剖位置及生理功能可分为：①输卵管因素：约占 30%，表现为慢性输卵管炎、输卵管黏膜破坏、输卵管周围病变、输卵管发育不全等，主要干扰的是配子运输和精卵结合。②子宫因素：包括子宫畸形、子宫内膜异常或子宫肿瘤等，通过影响受精卵着床导致不

孕。③宫颈因素：包括宫颈发育异常、宫颈炎症及宫颈赘生物等，主要通过影响精子通过进而影响受精。④外阴阴道因素：主要包括外阴、阴道发育异常、瘢痕狭窄和阴道炎症。其对于生育力的影响主要在于阻碍精子进入以及损伤精子。⑤其他腹腔因素：主要是指子宫内膜异位症。其影响一方面在于机械性粘连和占位影响了输卵管的通畅程度以及卵巢储备和排卵过程；另一方面，其对盆腔内环境的影响还可以干扰卵巢功能，妨碍卵细胞的成熟与释放。有研究表明子宫内膜异位症患者中不孕症约占41%~47%，而正常人群不孕症发病率仅为15%。

男方和女方因素既可单一存在，也可共同作用。而对于不能明确归因的不孕症则称为不明原因不孕症。现有数据表明，这一群体占比达30%。部分不明原因的不孕患者可能只是一种随机性的延迟，但另一部分则存在导致生育力低下状态的不孕因素，其原因可能包括隐性输卵管因素、潜在的卵子质量异常、受精障碍、反复胚胎植入失败、免疫性因素、潜在遗传缺陷等。部分原因可在辅助生殖治疗（如体外助孕）过程中得到证实。

二、不孕症相关检查

（一）病史采集和体格检查

详细的病史采集和体格检查是不孕症诊断流程的基础环节，可以为某些疾病的排查提供重要线索。对于因不孕而就诊的夫妇，应对男女双方均进行系统的问诊和检查，建议男女分诊。病史采集内容包括婚姻史、月经史（女方）、生育史、既往史、家族史，以及患者的诊治经过、曾经做过的检查项目和阳性指标。女性患者应着重了解月经周期、经期、经量和痛经情况，这对于诊断排卵障碍和子宫内膜异位症有重要提示意义。而既往盆、腹腔手术史及流产史则对盆腔因素的诊断有指导作用。对于男性患者要关注其性欲和性生活情况（频率、有无射精障碍等），是否有相关药物或毒物暴露史以及家族遗传史等。

体格检查主要包括全身检查和生殖专科检查2部分。前者包括身高、体重和体态特征等，并应重点检查第二性征的发育情况，男性还应注意嗅觉

情况。对于如特纳综合征（特殊体貌、闭经）、卡尔曼综合征（嗅觉丧失）等体貌特征或临床表现较明显的疾病，通过该步骤即可形成临床印象。

女性妇科检查可对患者的盆腔情况有一个初步的了解。在门诊诊疗过程中，从病史采集到体格检查再到辅助检查是相辅相成的，如对于痛经患者在常规双合诊基础上应进行三合诊，如触及盆腔触痛结节则提示子宫内膜异位症，并酌情建议腹腔镜检查以确诊并治疗。

男性专科检查中尤其要注意生殖器官的发育、睾丸和附睾的体积、质地、能否触及输精管、有无增粗及结节、精索静脉曲张等，直肠指诊可以了解前列腺大小、质地、有无压痛等。个别疾病可以仅通过体格检查即确诊，如先天性输精管缺如。

详实的病史采集有助于掌握患者的基本病情，进而选择适当的针对性检查方法以明确诊断。

（二）男方因素相关辅助检查

在妊娠生理过程中，男方提供可供受精的足量、正常的精子是妊娠的必要条件。而且，在多种不孕症辅助检查中男方的初筛检查，包括超声和精液检查，均较简单、无创且成本较低，因此，对于初诊不孕夫妇应首先筛查男方因素。男性基本不孕检查应包括病史采集、体格检查和至少2次精液分析。再根据上述检查得到的临床印象来进一步选择其他检查，如内分泌、超声等。

精液分析属于男性不育症的基础筛查，通常需行2~3次检查以获取基线数据，每次禁欲天数应尽可能一致。结果判定参考《WHO人类精液实验室检验手册》第6版（表17-3）。如果第一次精液分析的结果不正常，复查最好在初次检查3个月后进行，因为精子的生成周期是3个月。然而，如果肉眼可见精子少（无精子症或重度少精子症），则应尽早进行复查。

《WHO人类精液实验室检验手册》第6版于2021年更新，与之前所应用的第5版相比，最大的不同在于，第6版不再定义判定精子正常与否的标准界值，而只是给出可使配偶1年内怀孕的男性精液百分位数。所以医生在对照这个表进行判读时，只是了解了受检者精子在群体中所在的位置，并不直接提示生育结局。值得注意的该数据来自含中

国在内的 12 个国家,其中中国占总样本量的 1/3,这说明更新后的精子参数对我国男性较之前更有参考意义。此外,第 6 版还提出 DNA 碎片化检测可作为评估男性不育的重要补充。据已有多项荟萃分析,DNA 碎片指数可能影响着床、胚胎发育及妊娠结局。

表 17-3 无保护性性生活 12 个月内可使伴侣怀孕的男性精液检查结果分布情况

指标	n	百分位数								
		$P_{2.5}$	P_5	P_{10}	P_{25}	P_{50}	P_{75}	P_{90}	P_{95}	$P_{97.5}$
精液量 /ml^{-1}	3 586	1	1.4	1.8	2.3	3	4.2	5.5	6.2	6.9
精子浓度 /($10^6 \cdot$ml^{-1})	3 587	11	16	22	36	66	110	166	208	254
总精子数 /($10^6 \cdot$射精$^{-1}$)	3 584	29	39	58	108	210	363	561	701	865
总运动度(PR+NP)/%	3 488	35	42	47	55	64	73	83	90	92
前向运动度(PR)/%	3 389	24	30	36	45	55	63	71	77	81
非前向运动度(NP)/%	3 387	1	1	2	4	8	15	26	32	38
不动精子(IM)/%	2 800	15	20	23	30	37	45	53	58	65
活力 /%	1 337	45	54	60	69	78	88	95	97	98
正常形态 /%	3 335	3	4	5	8	14	23	32	39	45

[资料来源: WORLD HEALTH ORGANIZATION.WHO laboratory manual for the examination and processing of human semen.6th ed.Geneva: World Health Organization,2021.]

生殖激素水平检测主要用于评估患者下丘脑 - 垂体 - 睾丸轴的功能。对于精液正常的男性,内分泌一般无异常改变,因此,激素测定主要用于:①精子浓度低于 10×10^6/ml;②性功能障碍;③具有其他提示内分泌疾病的临床表现。而且检测项目应至少包括卵泡刺激激素(follicle-stimulating hormone,FSH)和睾酮(testosterone,T)。如 T 降低则应复查,并进一步检测黄体生成素(luteinizing hormone,LH)和催乳素(prolactin,PRL)。

超声检查主要用于在生殖系统体格检查时有可疑异常发现者,检查内容包括前列腺、精囊腺、睾丸、附睾、阴囊内血流、精索等。包括经直肠超声和阴囊超声 2 种方式。有专家认为,对于睾丸体积正常,但射精量少的无精子症患者,经直肠超声可以有效判断是否存在输精管梗阻或缺如。而阴囊超声则主要用于阴囊较小或阴囊触诊不满意的患者。由于大部分阴囊的病理状态,如精索静脉曲张、附睾硬化、睾丸包块等均可通过体格检查获得充分可靠的信息,因此超声检查的应用价值较有限。

除上述检查外,对于部分特定患者还应进一步选择相应的辅助检查进行病因学诊断:①性高潮后尿液检查:适用于性高潮后无精液排出或精液量少于 1ml 的患者(排除双侧输精管发育不全或有性腺功能减退的临床表现者),以确诊是否存在逆行射精;②精浆抗精子抗体的测定:有助于判断是否存在免疫性不育;③遗传学筛查:包括染色体核型分析及 Y 染色体微缺失检查(适用于无精子症或严重少精子症患者)、*CFTR* 基因筛查(单侧或者双侧输精管缺如的无精子症患者必要时可选择)、*KAL* 基因筛查(适用于疑似卡尔曼综合征的患者);④下丘脑垂体区域的影像学检查:适用于高催乳素血症及促性腺激素分泌不足的患者;⑤诊断性睾丸活检:适用于无精子症患者,以评估睾丸生精功能及鉴别梗阻性和非梗阻性无精子症。

(三)女方排卵功能检查

一般认为月经周期在 23~37 天之间提示有正常排卵,但鉴于月经周期由月经期、卵泡期、排卵期、黄体期 4 个部分共同构成,因此仅凭周期长度来判断排卵功能并不完全准确。必要时应选择以下方法进行确诊。

对于生殖专科检查,推荐使用经阴道超声,不仅可以通过月经期基础状态卵巢情况判定卵巢储备,最主要的是还可以通过卵泡期和排卵期连续B超检查动态监测卵泡发育和排卵过程,为临床诊断提供可靠证据。

1. 卵巢基础状态监测 建议在月经周期P3~P5天检查,监测内容包括子宫的形态和大小、卵巢的体积、双侧卵巢内2~10mm直径的窦卵泡计数(antral follicle count,AFC)、盆腔情况的描述等。正常卵巢AFC一般为9个;双侧卵巢中任一侧小卵泡数为12个,可视为卵巢多囊样(polycystic ovary,PCOS)征象;双侧卵巢AFC<5~7个可视为卵巢功能减退征象,需要复查确定。

2. 排卵监测 首次监测时间一般根据月经周期的规律确定,对于28~30天周期者可选择从P12天开始:①如无优势卵泡则1周后再监测。②如卵泡直径达12mm,可3天后再监测。③如卵泡直径为14mm,可2天后再监测。④卵泡直径达16mm,可次日再监测。⑤卵泡直径为18~23mm时,可视为正常范围的成熟卵泡。正常卵泡生长速度为1~2mm/d。⑥排卵后,原主导卵泡塌陷或消失,可能伴有少量盆腔积液。如内源性LH峰出现或外源性hCG注射48小时后仍无排卵,可视为"黄素化卵泡未破裂",但是这个诊断存在较大争议,一般需要至少2个周期才能考虑。

根据卵泡生长的规律,一般一个周期3~4次B超检查即可以完成排卵监测。如果超过2个周期无主导卵泡,或主导卵泡直径<18mm排卵,或成熟卵泡不破裂,AFC低于正常范围等征象持续发生,则可考虑为排卵功能障碍,建议选择其他针对性辅助检查确诊病因。

对于月经规律的不孕女性,可以在黄体中期(28天月经周期的P21天)检测血清中孕酮的水平来确定排卵。如月经周期不规则延长,则应根据月经周期,选择后半期做此检查(如35天周期的P28天),此后每周复查直至下次月经来潮。如血清孕酮水平超过3ng/ml则证明本周期有排卵。此外,该水平还可判定黄体功能,不过需注意即使在正常女性中,该值也存在一定波动。但如血清孕酮值达10ng/ml以上,则有显著临床提示意义。

排卵前LH峰的出现对于排卵的确定具有重要诊断意义。尿LH测定有较多的商品化试纸,操作简单,能有效测定排卵前LH激增,并与血LH的变化有很好的一致性,并能提示有效同房时间(排卵后3天)。不过其准确性和可操作性在不同品牌间存在一定差异。而且LH激增时限较短,不易捕捉。

3. 基础体温测量 通过口腔动态测量和记录一个月经周期的基础体温变化,双相体温提示排卵可能性大。对于年轻、试孕阶段和月经不调的不孕夫妇可作为自行的初步检测。但NICE指南明确指出,基础体温测定并不能可靠地预测排卵,也并不推荐用该方法来证实排卵。

4. 基础内分泌激素检测 主要包括FSH、LH、雌二醇(estradiol,E_2)、T、PRL和促甲状腺激素(thyroid stimulating hormone,TSH),是用于排查具体病因的针对性辅助检查。检查时间一般选择在月经周期P2~P3,其中T、PRL、TSH则无具体时间限制。

基础FSH、LH、E_2可以反映女性的卵巢功能。FSH>12U/L提示卵巢功能减退,>40U/L提示卵巢功能衰竭;基础E_2水平一般不超过80pg/ml,水平升高也提示卵巢功能减退的可能;如FSH、LH、E_2三者均降低则需考虑低促性腺激素性性腺功能减退。T、PRL和TSH判定可参考实验室参考值范围。需说明的是:①T略超过参考值上限一般考虑功能性改变,但如果超过本实验室正常值上界的2~2.5倍,则应注意排除卵巢或肾上腺分泌雄激素肿瘤、库欣综合征、先天性肾上腺皮质增生症等器质性病变;②PRL影响因素较多,须排除后复查方能确诊。对于PRL异常升高者(>100g/L)应建议进一步颅脑影像学检查。

5. 子宫内膜活检病理 月经前的内膜组织学检查呈分泌期改变提示当周期有排卵,增生期改变或分泌不良表现,提示可能无排卵或黄体功能不足。但该检查有创,且操作和检查方法相对复杂,因此不推荐将其作为评估排卵和黄体功能的常规检查。

(四)盆腔因素筛查

输卵管通畅性受损是不孕症的主要病因,因此应作为重点排查项目。关于输卵管检查的几种方法均有其自身的技术局限性，因此要确诊输卵管因素往往需要联合应用以下检查中部分或全部项目。

1. 输卵管通液 经济实用，但是准确性差，不能判断侧别。而且存在输卵管积水合并梗阻时，通液时也无阻力，患者无不适的感觉，往往会判断为通畅，造成误诊而延误治疗，因此不推荐。超声或宫腔镜下通液则可提高诊断的准确性，但需要相关专业人员进行操作。

2. 子宫输卵管造影 子宫输卵管造影（hysterosalpingography，HSG）不但能直观地了解输卵管是否通畅以及阻塞的部位，还能观察子宫腔的大小、形态、有无畸形及有无宫腔粘连或占位性病变，特别是对输卵管梗阻部位的判断及指导治疗方案的选择具有肯定意义，是目前诊断输卵管通畅性最可靠的方法之一，其诊断输卵管通畅的灵敏度为 76%~96%，特异度为 67%~100%。另外，图像清晰并可永久保存，便于治疗前后对照。但不是所有的患者都需要做 HSG，如已经确诊为男性因素所致不孕症，并且需要进行体外受精胚胎移植者则不需进行 HSG 检查。对有排卵障碍的年轻患者，建议先行 3 个周期促排卵治疗，如仍不能妊娠再做 HSG。近年来超声子宫造影术（sonohysterography，SSG）因规避了 X 线辐射影响开始取代 HSG 得到广泛应用。但需注意对于附件区包裹性积液和输卵管积水间的鉴别，SSG 存在显著局限性。因此对于疑似积水患者仍需行 X 线 HSG 确定。

3. 腹腔镜探查术 根据 WHO 1986 年的建议，要完全排除盆腔因素需要腹腔镜确诊。因为通过腹腔镜的检查发现，在其他检查未见异常的患者中约 40%~60% 存在轻度的盆腔或输卵管粘连、轻度的子宫内膜异位病灶等。腹腔镜检查有利于对患者进行病因诊断，并可以给予针对性处理。虽然不能确定这些轻型症状是否为不孕的唯一因素，但是经过腹腔镜手术去除病灶的患者，一年内的自然妊娠率可达到 50%~60%。不过，诊断性腹腔镜手术因为费用昂贵，国内目前还不能普及为所有不孕症患者的常规检查。对于年龄偏大、卵巢功能减退的患者，在选择腹腔镜手术时需慎重，避免进一步

影响卵巢功能。

4. 子宫检查 子宫解剖结构或功能异常在不孕症患者中发生率相对较低，但在病因筛查中仍是不可忽视的重要因素，宫腔检查应作为不孕筛查的独立检查部分，并应根据患者情况选择合适的方法：①子宫输卵管造影：HSG 可以直接显示宫腔形态和大小，对于先天性异常（如单角子宫、子宫纵隔、双子宫）及获得性损伤（如子宫内膜息肉、黏膜下肌瘤等）具有诊断意义。②超声检查：推荐使用经阴道超声，能较好地反映宫体形态、肌层回声、宫腔及内膜状态等信息，可用于诊断子宫肌瘤和子宫腺肌病。③宫腔镜：可直接探查宫腔情况，并能辅以组织活检和病理检查，属于确诊检查。不过，由于其花费较高且有创，不能作为初步检查的一部分，一般仅用于 HSG 或超声筛查异常者。主要排查瘢痕粘连或解剖结构异常等，而对于其功能，目前并无证据表明宫颈黏液生成异常或是黏液精子间作用异常与不孕症的直接联系，而且传统的性交后试验也因较高的观察者间及观察者内差异，而不适用于临床不孕症筛查。

5. 免疫指标检查 包括抗精子抗体、抗心磷脂抗体、抗子宫内膜抗体等，但并无特异性，而且无特效的治疗方法。

6. 结核菌素试验 尤其适用于原发性不孕症、输卵管梗阻的患者，可为诊断和治疗提供依据。

7. 染色体检查 不作为常规检查，但是对于多次不明原因的流产、闭经或月经异常，既往有出生缺陷生育史者，应检查染色体，以排除染色体疾病。

8. 其他影像学检查（CT/MRI） 适用于病史、体格检查或基本辅助检查提示肿瘤、占位性病变等异常的患者，以明确诊断。

（陈子江　崔琳琳）

———— 参考文献 ————

1. VANDER BORGHT M, WYNS C. Fertility and infertility: definition and epidemiology. Clin Biochem,

2018, 62: 2-10.

2. SUN H, GONG T T, JIANG Y T, et al. Global, regional, and national prevalence and disability-adjusted life-years for infertility in 195 countries and territories, 1990-2017: results from a global burden of disease study, 2017. Aging (Albany NY), 2019, 11 (23): 10952-10991.

3. GERRITS T, VAN ROOIJ F, ESHO T, et al. Infertility in the Global South: Raising awareness and generating insights for policy and practice. Facts Views Vis Obgyn, 2017, 9 (1): 39-44.

4. NIK HAZLINA N H, NORHAYATI M N, SHAIFUL BAHARI I, et al. Worldwide prevalence, risk factors and psychological impact of infertility among women: a systematic review and meta-analysis. BMJ Open, 2022, 12 (3): e057132.

5. ZHOU Z, ZHENG D, WU H, et al. Epidemiology of infertility in China: a population-based study. BJOG, 2018, 125 (4): 432-441.

6. MANSOUR R, ISHIHARA O, ADAMSON G D, et al. International committee for monitoring assisted reproductive technologies world report: assisted reproductive technology 2006. Hum Reprod, 2014, 29 (7): 1536-1551.

7. LIANG S, CHEN Y, WANG Q, et al. Prevalence and associated factors of infertility among 20-49 year old women in Henan Province, China. Reprod Health, 2021, 18 (1): 254.

8. ORGANIZATION W H. Reproductive health indicators for global monitoring: guidelines for their generation, interpretation and analysis for global monitoring. Geneva: World Health Organization, 2006.

9. BOIVIN J, BUNTING L, COLLINS J A, et al. International estimates of infertility prevalence and treatment seeking: potential need and demand for infertility medical care. Hum Reprod, 2007, 22 (6): 1506-1512.

10. MASCARENHAS M N, FLAXMAN S R, BOERMA T, et al. National, regional, and global trends in infertility prevalence since 1990: a systematic analysis of 277 health surveys. PLoS Med, 2012, 9 (12): e1001356.

11. Cheng Y, LH, X Jiang, Y Zhao, et al. Epidemiology study of prevalence rate, trend and influencing factor of infertility in Anhui Province. Fertil Steril, 2010, 94 (4): 1.

12. THOMA M E, MCLAIN A C, LOUIS J F, et al. Prevalence of infertility in the United States as estimated by the current duration approach and a traditional constructed approach. Fertil Steril, 2013, 99 (5): 1324-1331.

13. ESMAEILZADEH S, DELAVAR M A, ZEINALZADEH M, et al. Epidemiology of infertility: a population based study in Babol, Iran. Women Health, 2012, 52 (8):

744-754.

14. SAFARINEJAD M R. Infertility among couples in a population based study in Iran: prevalence and associated risk factors. Int J Androl, 2008, 31 (3): 303-314.

15. 林昆. 中国初婚妇女不孕率的地理分布特征. 生殖与避孕, 1993, 13 (5): 367-370.

16. 刘嘉茵, 冒韵东, 王玮, 等. 对不孕不育病因初筛临床路径的初步建设. 生殖医学杂志, 2010, 19 (1): 15.

17. National Collaborating Centre For Women's And Children's Health (UK). Fertility: assessment and treatment for people with fertility problems. London: Royal College of Obstetricians and Gynaecologists, 2013.

18. LENTZ G M, LOBO R A, GERSHENSON D M, et al. Comprehensive Gynecology. 6th edi. Philadelphia: Elsevier, 2012.

19. 陈子江. 不孕症的规范化诊断治疗. 北京: 清华同方光盘电子出版社, 2010.

20. WORLD HEALTH ORGANIZATION. WHO laboratory manual for the examination and processing of human semen. 6th edi. Geneva: World Health Organization, 2021.

21. OFLYNN N. Assessment and treatment for people with fertility problems: NICE guideline. Br J Gen Pract, 2014, 64 (618): 50-51.

22. MINHAS S, BETTOCCHI C, BOERI L, et al. European Association of Urology Guidelines on Male Sexual and Reproductive Health: 2021 Update on Male Infertility. Eur Urol, 2021, 80 (5): 603-620.

23. 陈子江, 刘嘉茵. 不孕不育专家推荐诊疗方案. 北京: 人民军医出版社, 2013.

24. Committee On Gynecologic Practice, American Society For Reproductive Medicine. Infertility workup for the women's health specialist: ACOG Committee opinion, number 781. Obstet Gynecol, 2019, 133 (6): e377-e384.

25. Practice Committee of the American Society for Reproductive Medicine. Electronic address: asrm@ asrm. org; Practice Committee of the American Society for Reproductive Medicine. Evidence-based treatments for couples with unexplained infertility: a guideline. Fertil Steril, 2020, 113 (2): 305-322.

26. KEYE W R, CHANG R J, REBAR R W, et al. Infertility evaluation and treatment. Phliadelphia: W. B. Saunders Company, 1995.

27. SPEROFF L, GLASS R H, KASE N G. Assisted Reproduction. Clinical gynecologic endocrinology and infertility. 6th edi. Phliadelphia: Lippincott Williams & Wilkins, 1999.

28. BAIRD D T, COLLINS J, EGOZCUE J, et al. Fertility and

ageing. Human Reprod Update, 2005, 11 (3): 261-276.

29. WORLD HEALTH ORGANIZATION. WHO laboratory manual for the examination of human semen and sperm-cervicalmucus interaction. Cambridge: Cambridge University Press, 2000.

30. BALEN A H, RUTHERFORD A J. Management of infertility. BMJ, 2007, 335 (7621): 608-611.

31. BOIVIN J, BUNTING L, COLLINS J A, et al. International estimates of infertility prevalence and treatment seeking: potential need and demand for infertility medical care. Hum Reprod, 2007, 22 (6): 1506-1512.

18 第十八章 复发性流产

第一节 复发性流产的定义及流行病学特征

复发性流产(recurrent abortion,RA)无论对患者还是医师都是非常棘手的问题。对于患者,无法得到一个明确的诊断,四处求医;对于医师,面临帮助患者找到病因、因病施治,但又缺乏相关的循证医学证据的困境。流产的相关定义在不同国家或地区存在差异,从而使循证医学研究开展困难。因此,明确复发性流产的定义及流行病学特征,对研究其诊断和治疗方案有重要的意义。

一、定义

(一)自然流产

自然流产(spontaneous abortion,SA)通常是指胚胎或胎儿尚未具有存活能力前的宫内妊娠终止。由于对妊娠的诊断、宫内妊娠的确认、胎儿存活的界定存在差异,不同国家和不同协会组织对 SA 有不同的定义。对于"胎儿存活"的界定,孕周跨度可在 20~28 周,2012 年美国生殖医学学会(American Society for Reproductive Medicine,ASRM)定义 SA 为 20 周前的妊娠丢失;世界卫生组织(World Health Organization,WHO)将流产定义为体重小于 500g 的胎儿(胚胎)丢失,相当于妊娠 22 周左右;英国皇家妇产科医师协会(Royal College of Obstetricians and Gynaecologists,RCOG)和欧洲人类生殖与胚胎学学会(European Society of Human Reproduction and Embryology,ESHRE)

定义 SA 为 24 周前的妊娠丢失。目前,我国仍将妊娠不足 28 周、胎儿体重不足 1 000g 而妊娠终止者定义为 SA。自然流产的发病率约为 15%。全球每年约有 1.3 亿婴儿出生,15% 的流产风险意味着每年约有 2 300 万人流产,即每分钟有 44 人流产。

流产分为临床妊娠流产和生化妊娠流产。临床妊娠(clinical pregnancy)指可以通过超声或组织学找到妊娠证据;生化妊娠(biochemical pregnancy)指早期仅通过生化检测的方式发现人绒毛膜促性腺激素(human chorionic gonadotropin,hCG)水平升高,但尚未经超声证实的妊娠阶段。生化妊娠流产则是指在生化妊娠阶段的妊娠丢失,超声未发现明确孕囊。因为在普通育龄期女性中,妊娠早期往往不会常规检测 hCG,加上生化妊娠流产临床表现不明显,容易被忽略,所以生化妊娠流产的发生率往往被低估,据报道其发生率约为 60%。

(二)复发性流产

目前国际上尚无对复发性流产的统一定义,差异主要表现在自然流产的次数、孕周、是否连续发生流产、生化妊娠是否属于流产等方面。

流产的次数是 RA 不同定义争论的焦点,集中在 2 次和 3 次。2011 年 RCOG 定义 RA 为与同一配偶连续发生 3 次或 3 次以上,妊娠 24 周前的胎儿丢失,包括生化妊娠,并强调了流产的连续性。2012 年 ASRM 定义 RA 为 2 次及 2 次以上的临床妊娠丢失,明确排除生化妊娠,未强调流产的连续性。2020 年 ASRM 延续了 2013 年关于反复妊娠丢失 2 次及以上妊娠失败的定义,但未对是否排除生化妊娠及流产的连续性做出明确规定。2017 年 ESHRE 定义 RA 为 2 次及 2 次以上妊娠 24 周前的胎儿丢失,未对连续性做出明确规定。2016 年中华医学会妇产科学分会产科学组发布的《复发性流产诊治的专家共识》中将 RA 定义为与同一配偶发生 3 次或 3 次以上妊娠 28 周前的胎儿丢失。近年来,由于生育年龄的延迟、计划生育政策的改变,高龄孕妇越来越多,专家大多支持将连续发生 2 次或 2 次以上的 SA 定义为 RA,以引起重视并进行评估。2020 年自然流产诊治中国专家共识编写组发布的《自然流产诊治中国专家共识(2020 年版)》中,将连续发生 SA 2 次及 2 次以上,在妊娠 28 周之前的胎儿丢失定义为 RA,包括连续发生的生化妊娠,强调流产的连续性和重视流产的再发风险。

二、流行病学特征

复发性流产定义的差异导致其发病率较难估计和比较。平均来说,2 次及 2 次以上流产的发病率为 1.8%~2.1%,3 次及 3 次以上为 0.4%~1.0%,这一范围可能与研究纳入的患者年龄组成差异有相关性,目前暂无各年龄组特异的复发性流产发病率的报道。

女方年龄和流产次数增加是流产风险升高的独立危险因素。20~29 岁女性的流产风险最低,为 12%,45 岁及以上女性的流产风险增至 65%。无流产史的女性流产风险最低,为 11%,每多一次流产,流产风险就会增加约 10%,有 3 次或 3 次以上流产的女性再次流产的风险达 42%。流产的个体化风险评估需综合考虑女方年龄、生育史和其他临床指标,有助于更好地分层、个体化治疗和研究。虽然国际上尚无 RA 的统一定义,但把 2 次及 2 次以上流产定义为 RA 已成为一种趋势。降低对流产次数的限定,有利于引起对流产的重视并及时进行临床处理,但不可否认的是,相比 3 次流产的定义,发生 2 次流产的偶然性相对增加,尤其包括生化妊娠时,如何把握干预的尺度,对临床医生提出了新的考验。目前国内外的观点认为,对于仅有 1 次流产史的患者,除有明确家族史或临床表现,不推荐进行全面病因筛查。

复发性流产的定义、发病率及流行病学特征对其临床治疗方案和卫生经济学健康计划的制订都有重要意义。复发性流产的发病率与女方的年龄、流产的定义及既往流产的次数密切相关,不同国家、地区和民族 RA 发病率,不同年龄范围 RA 的发病情况,流产率增加的原因等依然是流行病学研究的重点。此外,在 2 次及 2 次以上流产即可诊断 RA 的新定义下,概率偶发性、非病理性的 RA 患者可能增加,临床医生需对患者进行个体化评估后,谨慎地做出利大于弊的临床处理。目前,仍有待商讨并制定统一的定义及标准,以促进高质量临床研究的实施,亟须开发新技术、新方法,以高效筛查病因、准确预测流产再发风险、有效改善 RA 患者临床结局。

(孙赟)

第二节　复发性流产的病因研究

自然流产是指妊娠 28 周前、胎儿体重不足 1 000g 的妊娠物的自然丢失,是妊娠最常见的并发症之一。对于复发性流产不同国家和地区定义不同,2020 年《中国自然流产专家共识》将与同一性伴侣连续发生 2 次或 2 次以上,在妊娠 28 周之前的胎儿丢失定义为复发性流产。根据不同地区、不同阶层以及不同年龄统计,自然流产的发病率约为 10%~40%,2 次或 2 次以上的流产患者约占育龄女性的 1.8%~2.1%,而 3 次或 3 次以上约占 0.4%~1.0%。RA 病因复杂,主要包括遗传因素、解剖因素、内分泌因素、感染因素、免疫因素及易栓因素等。随着现代医学的迅猛发展及多学科的交叉发展,对 RA 的病因不断有新的认识,精准筛查病因可以为 RSA 临床诊疗提供重要参考依据。现将 RA 的病因叙述如下。

一、遗传因素

(一)胚胎染色体异常

胚胎染色体异常是造成自然流产的常见原

因,流产发生的越早,胚胎染色体异常的发生率越高。随着流产次数的增加,胎儿染色体异常发生率随之降低。早期流产的胚胎染色体异常以非整倍体为主,其中 16- 三体(12%~19%)、X 单体(6%~10%)、22- 三体(4%~10%)最常见。在停止发育的胚胎中染色体核型异常发生率约为 50%,其中约 86% 为数目异常,6% 为结构异常,其他可能为嵌合、葡萄胎等情况。研究表明,胚胎染色体异常与母体年龄增加有关,年龄>35 岁的女性胚胎染色体异常检出率高达 78%。

目前对于 RSA 患者是否需要行流产物核型检测尚存在一定争议,2017 年 ESHRE 发布的《反复胚胎丢失指南》指出:反复妊娠丢失提出,不常规推荐流产物遗传学筛查,但可以用于解释流产的原因;2020 年《中国自然流产诊治专家共识》推荐对自然流产≥2 次的患者行流产物染色体核型分析。

(二)夫妇双方染色体异常

据统计,约 3%~8% 的 RA 夫妇至少一方存在染色体异常,其中 92.9% 为结构异常,少部分为数目异常,而最新的研究证实在常规核型检测没有发现异常的 RA 患者中染色体异常携带者发生率高达 11%~14%。常见的染色体结构异常包括相互易位、嵌合体、环状染色体、染色体插入、倒位、缺失以及复杂重复等,其中以平衡易位(24.7%)和罗伯逊易位(17.6%)最为常见。常见的染色体数目异常有特纳综合征(Turner syndrome,45,XO)、克兰费尔综合征(Klinefelter syndrome,47,XXY)、超雌综合征(XXX syndrome,47,XXX)、超雄综合征(XYY syndrome,47,XYY)。多数染色体结构异常均能增加流产等不良妊娠结局的风险。大多数常染色体数目异常如三体或单体都表现为自然流产、畸形或严重的出生缺陷,仅有性染色体数目异常一般可以活产,且临床表型不明显,但对生殖影响较大。既往认为染色体多态性是发生在染色体异染色质区域的非病理性变异,包括结构、着色强度、带纹宽窄等方面的微小变异,但越来越多的研究显示,染色体多态性可能会增加 RA 的发病风险,同时还与不孕不育、精子质量下降、出生缺陷等存在关联。2017 年 ESHRE 发布的《反复胚胎丢失指南》推荐在风险 RA 夫妇(如生育先天异常胎儿

史、家族史及流产物检测到染色体易位等)人群中行染色体核型分析。2020 年《中国自然流产诊治中国专家共识》推荐 RA 夫妇行染色体核型分析。

二、解剖因素

(一)先天性子宫解剖异常

子宫先天性解剖异常主要包括纵隔子宫、双角子宫、双子宫、单角子宫、先天性子宫发育不良等,其中以纵隔子宫最常见,占全部畸形的 44.3%。RA 患者约 8.4%~12.6% 伴有先天性子宫异常,显著高于正常已生育人群。2014 年 Venetis 等荟萃分析发现先天性子宫异常患者流产率更高。先天性解剖因素导致 RA 患者多为晚期流产或早产,是否与早期流产有关尚存争议。

(二)获得性子宫解剖异常

获得性子宫解剖异常包括宫腔粘连、子宫黏膜下肌瘤、子宫内膜息肉及宫颈功能不全等。这些获得性子宫解剖异常在 RA 女性中普遍存在,其中宫颈功能不全是导致中晚期流产及早产的主要原因之一。宫颈功能不全在解剖上表现为宫颈管过短或宫颈内口松弛,由于解剖上的缺陷,随着妊娠进展,子宫增大,宫腔压力增加,多数患者在妊娠晚期出现无痛性宫颈管消退、宫口扩张、羊膜囊突出或胎膜早破,最终导致流产或早产。据统计,宫颈功能不全在女性中的发生率为 0.1%~0.2%,约 15% 妊娠 16~28 周以内的反复流产是由宫颈功能不全引起的。目前尚缺乏证据明确子宫内膜息肉、子宫黏膜下肌瘤与流产发生风险的相关性。

目前国内外指南均推荐对 RA 患者行子宫解剖评估,首选的检查手段是经阴道超声检查,必要时可行 MRI 等影像学检查。疑似宫腔或腹腔结构异常时可行宫腔镜或腹腔镜检查。妊娠时加强宫颈形态学监测,以便及时发现宫颈功能不全。

三、内分泌和代谢因素

胚胎着床及继续发育依赖于内分泌系统的协调互作,任何一个环节异常都有可能导致流产。内分泌及代谢失常主要包括甲状腺素功能异常、催乳素水平升高、黄体功能不足、多囊卵巢综合征及糖代谢异常等。

（一）甲状腺功能异常

甲状腺激素对胎儿发育至关重要,甲状腺功能异常是导致不孕不育及妊娠丢失的重要原因之一。甲状腺功能异常包括甲状腺功能亢进、甲状腺功能减退及甲状腺自身抗体异常等。目前尚无研究报道甲状腺功能亢进与 RA 之间的相关性,但甲状腺功能亢进会导致妊娠并发症如先兆子痫及早产等风险增加。同时有研究发现,RA 患者非妊娠时甲状腺功能减退的患病率显著增加,亚临床甲状腺功能减退与 RA 存在一定的相关性,但目前未有证据提示亚临床甲状腺功能减退治疗能改善 RA 患者妊娠结局。甲状腺过氧化物酶抗体(thyroid peroxidase antibody,TPO-Ab)是目前与 RA 研究最多且关系最密切的自身免疫性抗体。育龄期女性 TPO-Ab 阳性率为 8%~14%,而 RA 患者 TPO-Ab 阳性率高达 28.8%,且 TPO-Ab 阳性的 RA 患者流产风险增加。2017 年 ESHRE 发布的《反复胚胎丢失指南》及 2020 年《中国自然流产诊治中国专家共识》均推荐对 RA 患者行甲状腺功能筛查,尤其强调了 TPO-Ab 的重要性。但 2017 年 Wang 等、2019 年 Dhillo-Smith 等及 2022 年 Dijk 等前瞻性多中心随机对照研究发现,添加左旋甲状腺激素治疗并未提高合并 TPO-Ab 阳性的不孕及 RA 患者的活产率,不建议在甲状腺功能正常的 TPO-Ab 阳性育龄期女性中添加左旋甲状腺激素治疗。

（二）高催乳素血症

催乳素(prolactin,PRL)是调节卵巢功能、维持妊娠黄体功能的重要激素。PRL 分泌异常是否与 RA 相关目前尚存争议,Bussen 等研究发现,RA 患者非妊娠期血清 PRL 水平显著高于输卵管性不孕的患者,而 Triggianese 等发现 RA 患者血清 PRL 水平并未显著升高。2017 年 ESHRE 发布的《反复胚胎丢失指南》不推荐对不存在高催乳素临床表现的 RA 患者常规行 PRL 筛查。

（三）黄体功能不足

黄体功能不足是指分泌的孕酮不足以维持子宫内膜完全转化为分泌期,影响胚胎的正常植入和发育。黄体功能不足尚缺乏统一的诊断标准,一般认为黄体期 ≤10 天,黄体中期单次血清孕酮 <10ng/ml,或 3 次血清孕酮 <30ng/ml 定义为黄体功能不足。因缺乏统一的定义标准,目前尚无有效证据提示黄体功能不足与不孕及 RA 相关。2015 年 Williams 等前瞻性多中心随机对照研究发现阴道使用微粒化黄体酮黄体支持并不增加 RSA 患者活产率。因此 2017 年 ESHRE 发布的《反复胚胎丢失指南》不推荐 RA 患者进行黄体功能不足的检测和使用孕激素进行黄体支持治疗。

（四）多囊卵巢综合征

多囊卵巢综合征(polycystic ovary syndrome,PCOS)是育龄期女性最常见的生殖内分泌及代谢异常类疾病。PCOS 合并的肥胖、胰岛素抵抗及高雄激素血症等可能会导致流产。2014 年 Joham 等研究发现 PCOS 是流产的独立危险因素,而 Cai 等纳入采用 IVF 或 ICSI 助孕后妊娠的 21 820 名患者分析发现,PCOS 并不增加早期流产的风险。此外,目前并没有足够证据支持二甲双胍可降低 RA 合并 PCOS 患者的流产率。因此,2017 年 ESHRE 发布的《反复胚胎丢失指南》不建议对 RA 患者筛查 PCOS。

（五）糖代谢异常

糖是机体代谢活动的重要物质,在胚胎发育、内膜容受性及蜕膜化等过程中均发挥重要作用。虽然目前研究发现 RA 患者胰岛素抵抗发生率更高,但胰岛素抵抗治疗后是否会改善 RA 妊娠结局仍未明确。2017 年 ESHRE 发布的《反复胚胎丢失指南》不建议对 RA 患者进行空腹胰岛素及空腹血糖的筛查。

四、感染因素

任何能够造成菌血症或毒血症的严重感染均可能导致偶发性流产,生殖道各种病原体感染及优生五项[T 即弓形虫(toxoplasma,TOX),O(others)即其他病原微生物,R 即风疹病毒(rubella virus,RV),C 即巨细胞病毒(cytomegalovirus,CMV),H 即单纯疱疹病毒(herpes simplex virus,HSV),TORCH]感染虽然与 RA 有一定的相关性,但不一定是因果关系。有研究认为,细菌性阴道病与孕中期流产及早产相关,但与孕早期 RA 的相关性证据不足。2012 年 ASRM 发布的《反复胚胎丢失指南》及 2020 年《中国自然流产诊治专家共识》均不推荐 RA 患者孕前进行支原体、衣原体、TROCH 等筛查。对妊娠期 RA 患者，除非有生殖道感染的临床表现，否则也不推荐进行有关感染项目筛查。

五、免疫学因素

近 20 年来，关于自然流产尤其是 RA 的发生与免疫学因素的关系备受人们关注，随着相关研究的不断深入，学者们逐渐认为免疫因素异常是导致不明原因流产的重要原因。根据流产的发病机制，目前将与 RA 相关的免疫因素分为自身免疫因素（约占 1/3）和同种免疫因素（约占 2/3）2 大类。

（一）自身免疫因素

自身免疫是指机体免疫系统针对自身抗原和 / 或自身致敏性淋巴细胞所产生的免疫反应。健康人群中存在适量的自身抗体和自身致敏淋巴细胞，可以清除和降解自身抗原和受损衰老细胞等，从而维持机体的自身稳定，此为生理性自身免疫。若自身抗体或自身致敏性淋巴细胞攻击自身组织细胞导致其产生病理改变和功能障碍时，即为病理性自身免疫，形成自身免疫病。1998 年，Gleicher 和 El Roeiy 首次提出自身免疫性生殖失败综合征（reproductive autoimmune failure syndrome，RAFS）的概念，即为一组临床表现为不孕、流产（abortion）或子宫内膜异位症（endometriosis），同时血清中存在 1 种或 1 种以上的自身抗体综合征。目前一致认为这类 RA 患者的本质是一种自身免疫病。自身免疫性疾病患者常可检测到自身免疫性抗体，这些免疫复合物可广泛沉积于血管内皮，导致内皮损伤，血小板凝聚，可诱发动静脉血栓，从而会增加流产、死产等不良妊娠的发生。

1. 抗磷脂综合征 抗磷脂综合征（antiphospholipid syndrome，APS）是一种以循环中存在中高滴度的抗磷脂抗体（antiphospholipid antibody，APA），伴有动静脉血栓形成或早期 RA、胎儿生长受限、死胎、子痫前期和胎盘功能不全等不良妊娠结局等临床表现的综合征。APS 好发于育龄期女性，复发性流产患者 5%~20% 可检出 APA 阳性，国内外指南均推荐 ≥2 次自然流产患者筛查标准 APA，从而为 APS 的诊断及治疗提供依据。标准 APA 包括抗心磷脂抗体（anticardiolipin antibody，

ACA）、抗 β2- 糖蛋白 1（antiβ2 glycoprotein 1，β2-GP1）抗体和狼疮抗凝物（lupus anticoagulant，LA）。2019 年美国风湿病学会提出，经典血清学 APS 阴性的患者检出非经典 APA 阳性的概率为 60.9%，在非标准 APA 谱中，IgG 型 PS/PT 和 IgG 型 β2-GP1 结构域 1 在诊断 APS 中显示出较好的诊断和预测预后价值，但目前对于是否筛查非标准 APA 尚未达成共识。标准 APA 检测可能会存在实验室误差，检测时间应至少间隔 12 周，2 次阳性才能诊断为 APS，其中 ACA 需中高滴度阳性。

2. 系统性红斑狼疮等自身免疫性疾病 系统性红斑狼疮（systemic lupus erythematosus，SLE）患者自然流产、死胎及死产等不良妊娠结局的风险显著高于正常人群，SLE 孕妇和胎儿及新生儿发生严重并发症也显著高于正常人群。SLE 患者发生 RA 的原因多数与 APA 阳性或合并 APS 有关。近年来，越来越多的研究提示未分化结缔组织病、类风湿关节炎及干燥综合征等自身免疫性疾病可增加自然流产风险。建议筛查相关自身免疫性指标如 APA、抗核抗体谱、类风湿因子、抗环瓜氨酸肽抗体、补体 C3/C4、免疫球蛋白 IgG/IgM/IgA 等排除自身免疫性疾病。考虑到实验室误差等，建议筛查至少 3 次，每次间隔 4~6 周。

3. 抗核抗体 抗核抗体（antinuclear antibody，ANA）是一类针对各种细胞核成分的抗体，经常在自身免疫性疾病患者中可以检测到。在 RA 人群中 ANA 阳性率为 5%~50%。既往有流产史的患者 ANA 阳性率较正常妊娠女性升高。林其德等统计资料显示 RSA 患者的 ANA 阳性率为 6.9%，2 次流产和 3 次或 3 次以上流产者之间 ANA 的阳性率无显著差异。虽然目前多数病例对照研究提示 ANA 与 RA 相关，但目前尚未有证据提示 ANA 与胎儿死亡之间的直接病理生理关系。ANA 阳性只表示机体自身免疫比较活跃，但这种自身免疫的异常不一定导致流产，但是当 ANA，特别是抗可提取性核抗原（extractable nuclear antigen，ENA）上升至提示 SLE 病情处于活跃期时，它不仅与妊娠结局有关，也与母体 SLE 病情的严重程度有关。多数情况下，SLE 与 RA 的关系不仅涉及 ANA 水平，更重要的是是否合并 APA 阳性或 APS。2017

年 ESHRE 发布的《反复胚胎丢失指南》推荐为了解释流产原因时可考虑 ANA 谱检测。2020 年《中国自然流产诊治专家共识》推荐进行 ANA 谱筛查,包括 ENA(如 SSA、SSB、URNP、抗核小体等)、抗双链 DNA 抗体(anti-double-stranded DNA antibody,anti-dsDNA)等。ANA 谱推荐采用间接免疫荧光方法,反复 1∶80 阳性以上才具有临床意义。

4. 其他抗体 目前缺乏循证医学证据明确抗精子抗体、抗子宫内膜抗体及抗卵巢抗体与 RA 的关系,国内外指南均不推荐筛查这些抗体。

(二)同种免疫因素

妊娠是一个极其复杂的生理过程。胚胎所携带的基因有 1/2 来自父方,所表达的抗原对于母体来说是外来抗原。因此,从免疫学和移植角度讲,妊娠是一种半同种移植过程,这种特殊的现象早就引起人们的关注。随着研究的不断深入,现代免疫学观点认为正常妊娠时携带有外来抗原的胚胎之所以能够获得"免疫逃逸",在母体内得以进一步生长发育直至出生,是由于母体免疫系统对胚胎之父系抗原识别所产生的反应是免疫营养和免疫防护而非免疫攻击,是一种特殊类型的外周免疫耐受,即妊娠免疫耐受。这种耐受状态的形成机制十分复杂,涉及体液免疫、细胞免疫、免疫遗传、子宫免疫防护等多个方面。母胎界面的免疫活化与抑制之间的平衡调控对胚胎及胎儿的生长发育起着至关重要的作用。各种免疫因素通过有机协调形成网络,达到母胎免疫平衡,从而使妊娠得以维持。如果这种免疫平衡遭到破坏,则胚胎将遭受免疫攻击而流产。临床上经病因筛查,严格排除染色体异常、解剖结构异常、内分泌失调、生殖道感染、自身免疫疾病等病因,常称为不明原因复发性流产(unexplained recurrent abortion,URA)。根据现代生殖免疫观点,可认为不明原因复发性流产与同种免疫有关,称为同种免疫型 RA。

同种免疫型 RA 发病与母胎免疫耐受失衡有关。母胎免疫耐受失衡机制主要表现为母胎界面自然杀伤细胞(natural killer cell,NK cell)、T 细胞、巨噬细胞、骨髓源性抑制性细胞等免疫活性细胞和蜕膜基质细胞和滋养细胞等数量、功能变化及它们之间的交互对话机制异常,但其确切的发病机制尚不完全清楚。目前尚无国际公认的特异性诊断标准,对其诊断应采用排除法,即经过严格的全面筛查排除已知的所有病因后才能诊断同种免疫型 RA。目前国内外指南均不推荐对 RA 患者行外周血淋巴细胞亚群、细胞因子谱、封闭抗体及 HLA 多态性检测。同种免疫型 RA 尚处于研究阶段且是排除性诊断,仍需进一步的研究明确同种免疫在不明原因 RSA 中的作用及筛查意义。

六、易栓症

易栓症(thrombophilia)也称为血栓前状态(pre-thrombotic state,PTS),是指血液中的有形成分及无形成分发生某些病理变化,使得血液呈高凝状态,从而易于形成血栓的病理状态。PTS 根据病因不同分为遗传性 PTS 和获得性 PTS。遗传性 PTS 是由于各种凝血因子或纤溶活性基因缺陷导致血液易于形成血栓的一类遗传性疾病。遗传性 PTS 包括凝血因子 V Leiden(factor V Leiden,FVL)突变、凝血酶原基因 *G20210A* 突变,蛋白 C、蛋白 S 及抗凝血酶缺乏和亚甲基四氢叶酸还原酶突变等。获得性 PTS 主要包括 APS、获得性高同型半胱氨酸血症(hyperhomo-cysteinemia,Hhcy)及各种易于导致血栓形成的结缔组织病,如 SLE、病程较长且病情控制不良的高血压、糖尿病、慢性肾病、长期卧床及激素替代等。PTS 在妊娠期可能会导致子宫螺旋动脉或绒毛血管微血栓形成,导致子宫 - 胎盘循环血液灌注不良,可能会增加 RA 和胎死宫内的风险。PTS 常用的筛查指标包括凝血酶时间(thrombin time,TT)、活化部分凝血活酶时间(activated partial thromboplastin time,APTT)、凝血酶原时间(prothrombin time,PT)、纤维蛋白原、D- 二聚体、血小板聚集率、同型半胱氨酸及 APA 等。此外有条件者可开展血栓弹力图(thromboelastography,TEG)、蛋白 C、蛋白 S、抗凝血酶(antithrombin,AT)及凝血因子 V 等因子的筛查。目前的研究提示遗传性 PTS 与反复妊娠丢失的发生存在微弱联系,2017 年 ESHRE 发布的《反复胚胎丢失指南》不推荐对反复妊娠丢失患者进行遗传性 PTS 筛查,2020 年《中国自然流产诊治专家共识》条件性推荐遗传性 PTS 检测。

七、男方因素

精子 DNA 完整性与胚胎发育、胚胎植入及流产均存在一定的关联。研究表明精子 DNA 碎片比例与 RA 发生可能相关。精子 DNA 碎片是由不健康生活方式和疾病引起的,吸烟、饮酒、肥胖及过度运动导致精子 DNA 碎片增加,可能会降低 RA 女性活产的机会。2017 年 ESHRE 发布的《反复胚胎丢失指南》及 2020 年《中国自然流产诊治专家共识》均建议对 RA 患者的配偶询问生活方式,条件性推荐为了解释流产的原因,可对患者配偶行 DNA 碎片检测,但提出尚无直接证据显示 DNA 碎片与 RA 发生的关系,不推荐对配偶行精子质量检测。

八、其他

环境因素有可能会导致流产,如吸烟、饮酒、有害气体、重金属等。随着医学和心理学等学科的不断发展,人类社会已经进入生物 - 心理 - 社会新的医学模式,在健康和疾病的诊疗过程中,同时要考虑心理和社会等因素的综合作用,越来越多的复发性流产被证实可能与精神心理因素相关。

(孙 赟)

第三节　复发性流产的相关检查及诊断

复发性流产病因复杂,临床上诊断和诊疗也极困难。近年来随着分子生物学技术发展,临床证据不断丰富,国内外对 RA 也有了新的认知,不断进行临床共识和指南的更新,从 2011 年英国皇家妇产科医师学院(Royal College of Obstetricians and Gynaecologists,RCOG)、2012 年美国生殖医学学会(ASRM),到 2016 年中华医学会妇产科学分会产科学组、2018 年 ESHRE 早期妊娠指南发展组(Early Pregnancy Guideline Development Group),再

到 2020 年自然流产诊治中国专家共识编写组,疾病诊治共识和指南的更新和完善,为临床医生提供了更好的诊疗规范。

复发性流产已知的病因包括遗传学因素(包括亲代和子代的染色体异常),女性解剖因素,免疫因素(包括自身免疫和同种免疫),易栓症(包括遗传性和获得性易栓症),内分泌异常和感染因素。发生于孕早期的 RA 常见病因有胚胎染色体异常、女性内分泌异常、生殖器官畸形、生殖道感染、凝血功能异常及生殖道局部或全身免疫异常等;而孕晚期流产多由宫颈功能不全、母儿血型不合等因素引起。

复发性流产根据病因不同其预后也不同。流行病学研究显示,即使连续自然流产 4 次,再次妊娠也有 55% 的成功概率。预后最差的是因染色体异常引起的 RA,但是如果不考虑染色体异常的类型,再次妊娠也有 20% 的成功概率。而内分泌因素所致的 ERA,由于已有针对性的治疗,成功妊娠的概率达 90% 以上。因此复发性流产的病因筛查和诊断对于诊疗方案制订是十分重要的。

复发性流产的检查和诊断过程包括病史询问、体格检查以及进行相关的实验室检测和影像学检查。

一、病史调查

根据 2016 年国内《复发性流产诊治专家共识》,以及 2017 年 ESHRE 发布的《复发性流产诊治指南》,对复发性流产夫妇进行详细病史调查,是十分重要的。2020 年国内发布的《自然流产诊治专家共识》提出,对初次就诊的 RA 患者应仔细采集病史及家族史,有助于初步评估患者可能的流产原因和预后,以便更有针对性地进行病因学筛查。

在病史调查过程中,首先需要关注的是流产夫妇的年龄,尤其是女方年龄。女方高育龄是复发性流产的高危因素,老化卵子减数分裂异常情况升高,增加了胚胎非整倍体的发生,使得 40 岁以上的女性容易发生反复流产,而且治疗预后不佳。男方年龄是否与复发性流产有关,目前还缺乏相关结论。

其次要询问夫妇双方的婚育病史,初步判断引起 RA 的原因,为进一步进行实验室诊断指明方向。如月经异常要考虑是否有内分泌功能异常,胚胎畸形多伴有染色体异常,有家族遗传疾病史提示遗传因素导致 RA 的可能性大。

1. 婚姻史 首先应了解患者结婚年限,以往是否有不孕症病史,是否再婚等。

2. 生育史 应详细按时间顺序记录每一次妊娠情况,包括生化妊娠、异位妊娠、葡萄胎、人工流产、自然流产、胎儿生长受限、羊水过少、胎儿畸形、引产、早产、足月产等。对于不良孕产史,要记录妊娠终止方式(人工流产、引产、足月分娩等)、孕周、有无诱因、相关的症状、妊娠时 B 超或其他化验的情况、流产胚胎或者胎儿是否行染色体核型分析、是否畸形。反复孕中晚期流产的患者要注意每次流产前是否有腹痛、流液等情况。

3. 既往疾病史

(1)慢性疾病史:结核和恶性肿瘤常导致早期流产,并威胁孕妇的生命;高热可导致子宫收缩;贫血和心脏病可引起胎儿胎盘单位缺氧;慢性肾炎、高血压可使胎盘发生梗死。其他的代谢性疾病或免疫性疾病史,如糖尿病、甲状腺功能异常、抗磷脂抗体综合征等都和复发性流产发生相关。

(2)营养不良:严重营养不良直接可导致流产。现在更强调各种营养素的平衡,如维生素 E 缺乏也可造成流产。

4. 家族史 了解双方家族的其他成员是否有复发性流产或者其他不良孕产史,有无家族性遗传疾病史,自身免疫性疾病,血栓性疾病史,有无近亲婚配史等。

5. 其他 应注意夫妇双方是否有烟酒嗜好、在妊娠前期或早期是否有服用孕期禁忌药物、接触放射线或化学毒物史等。近年来育龄女性吸烟、饮酒,甚至吸毒的人数有所增加。这些因素都是流产的高危因素。孕期过多饮用咖啡也增加流产的危险性。此外一些精神心理因素如焦虑、紧张、压力、恐吓等严重精神刺激均可导致流产。

二、体格检查

测量身高、体重和血压,注意有否超重、肥胖等代谢性疾病的体征。是否有多毛症及其他高雄激素血症的表现,乳房是否泌乳等。

专科检查应行双合诊,了解子宫和附件情况,初步了解子宫的形态是否正常,有否先天畸形、异常肿块或结节、宫颈损伤和炎症等。

三、针对病因的辅助检查

(一)遗传因素的筛查

根据现有文献报道,2%~5% 的复发性流产夫妇中至少一方存在染色体异常,主要为染色体结构异常,包括相互易位、嵌合体、环状染色体、染色体插入、倒位、缺失以及复杂重复等。2012 年 ASRM 发布的《反复胚胎丢失指南》和 2020 年我国《自然流产诊治专家共识》推荐,对复发性流产夫妇进行外周血及其流产物染色体核型分析。在临床工作中可以观察复发性流产夫妇外周血染色体有无数目和结构的畸变,以及畸变类型,以便推断其流产再发的概率,同时进行遗传咨询。如条件允许,建议对其流产物行遗传学分析。

遗传学检测技术包括细胞中期染色体显带技术、阵列比较基因组杂交(array compara-tive genomic hybridization,Array CGH)、DNA 拷贝数变异(copy number variant,CNV)、荧光原位杂交技术(fluorescence in situ hybridization,FISH)、单核苷酸多态性(single nucleotide polymorphism,SNP)、二代测序(next-generation sequencing,NGS)等。其中细胞中期染色体显带技术是最常用的染色体核型分析方法,其分辨率在 4~10M。流产夫妇检出的染色体异常类型最多见的是染色体相互易位,占 2%,罗伯逊易位占 0.6%。近年有研究发现,与传统细胞染色体核型分析相比,低通量基因测序技术额外发现了 4.6% 染色体异常携带者,这部分流产夫妇通过胚胎植入前遗传学检测,筛选整倍体胚胎移植,增加活产分娩的成功率。

胚胎染色体异常是自然流产最常见的原因。根据国内外文献报道,在早期自然流产中约有 60% 的胚胎存在染色体异常,最常见的是染色体非整倍体,有 80% 以上的检出率,其他如三倍体、染色体片段的微重复或微缺失、父系的单亲二倍体等。但随着流产次数的增加,胚胎染色体异常的可能性则随之降低。此外，有报道显示，流产发生越早，其胚胎染色体异常的发生率越高。染色体检查的方法除了常见的细胞染色体核型分析外，目前临床上对于流产绒毛更普遍采用高通量的拷贝数变异检测，如 Array CGH 芯片和 SNP 芯片等，与传统的方法相比较，芯片技术不需要培养绒毛的过程，可以用于石蜡组织检测，同时分辨率更高，能检测 1~4Mb 以下的遗传物质改变，更全面地分析流产物的遗传信息变化。因此 2017 年 ESHRE 发布的《反复胚胎丢失指南》中，强烈推荐使用 Array-CGH 技术用于妊娠组织的遗传学检测，减少母体细胞污染。有研究通过全染色体微阵列研究分析 100 位复发性流产女性的流产组织物，结果发现胚胎组织物非整倍体率高达 67%，结合其他流产病因检测结果，只有 5% 的 RA 患者为原因不明的整倍体流产。因此，复发性流产的临床检测应该重视流产物的整倍体筛查，尤其是 35 岁以上复发性流产患者。

（二）解剖学异常及检查

常见与复发性流产有关的解剖异常包括子宫畸形、宫颈功能不全、宫腔粘连、子宫平滑肌瘤、子宫腺肌病等。有报道解剖异常在复发性流产病因中约占 12.6%，并且多为晚期流产。因此国内外指南均建议对复发性流产女性进行子宫解剖结构检查，了解有无解剖异常。

子宫解剖结构常用的检查方法包括超声检查、造影、磁共振等影像学检查以及宫腔镜、腹腔镜检查。

1. 盆腔超声检查 超声检查具有无创、简便易操作、准确等特点，是妇科门诊检查的常用手段。超声检查可以了解子宫平滑肌瘤、子宫内膜异位症等病变。尤其是三维超声的应用，可进行宫腔形态的立体显影，对子宫纵隔、双角子宫的鉴别诊断有更高的特异度和灵敏度。

2. 子宫输卵管造影 子宫输卵管造影（hysterosalpingography，HSG）是诊断子宫畸形灵敏而特异的方法，可判断是否有子宫畸形、是否有宫颈功能不全、是否有宫腔粘连。由于具有放射线暴露的风险以及宫腔镜检查和三维超声检查的普及，该方法不是临床的首选检查。

3. 宫腔镜 可直接观察子宫腔内状况，明确诊断子宫畸形及其类型，是否存在宫腔粘连，准确性高于输卵管造影，并能进行相应的治疗，如分离宫腔粘连、子宫纵隔切除等。手术风险低，住院时间短，是临床常用的确诊检查方法。

4. 磁共振成像 不作为子宫解剖异常的一线检查方案，2017 年 ESHRE 发布的《反复胚胎丢失指南》建议，在复发性流产女性无法进行三维超声检查的时候，再考虑进行 MRI 检查。

5. 宫颈内口功能检查和宫颈功能不全诊断 宫颈功能不全（uterine cervical incompetence）是指妊娠中晚期子宫颈不能承受妊娠中不断增加的宫腔内压力和重量，在没有宫缩或者分娩发动情况下，出现无痛性宫口扩张、胎囊突出、流产。宫颈功能不全发生率为 0.1%~2.0%，是中晚期流产和早产的主要原因。既往报道 15% 的反复孕中期流产女性存在宫颈功能不全。

宫颈功能不全诊断方法如下：

（1）病史调查：流产多发生在妊娠中期，如孕 16~20 周，每次流产孕周相似，流产往往无腹痛等明显先兆，突然发生破膜胎儿迅速娩出，产程短，无痛苦，娩出的胎儿无畸形。调查中需要排除其他原因导致的无痛性子宫颈扩张病史。

（2）妊娠期检查和诊断

1）宫颈指检：宫颈阴道部较短，甚至消退，内外口松弛，可容 1 指通过，有时可触及羊膜囊或见有羊膜囊突出于宫颈外口。但是阴道触诊不能了解宫颈内口情况，当宫颈口开大时候，常常已经失去治疗最佳时间。

2）阴道超声检查：通过阴道超声检查宫颈长度、内口宽度、羊膜囊突出等情况，能够客观地评价妊娠期宫颈结构，且具有无创伤、可重复等优点，是临床广泛认可的诊断方法。可作为宫颈功能评价的超声指标较多，如宫颈长度（cervical length，CL）、宫颈内口宽度、宫颈漏斗宽度、羊膜囊楔度等。

目前公认的宫颈长度测定标准化操作包括：①排空膀胱后进行检查。②无菌阴道探头置于阴道前穹窿，避免过度用力。③标准矢状面，子宫颈的图像应占据全屏 75% 以上，子宫颈内外口及完整的子宫颈管均应被测量,测量子宫颈内口至外口的直线距离,连续测量3次后取最短值等。一般认为,宫颈结构随着妊娠进程有所变化,故动态观察妊娠期宫颈结构变化的意义更大。ACOG建议从孕14~16周开始测量宫颈长度,并将单胎妊娠孕妇,孕24周前宫颈长度<25mm作为诊断标准。

上海仁济医院妇产科采用腹部超声结合阴道水囊法进行检查,具有宫颈结构显示清晰、测量准确、操作简便等优点,在孕12周只要有以下一项异常,就可以诊断宫颈功能不全,即宫颈长度<25mm,宽度>32mm,内径>5mm,其灵敏度和阳性率平均达到90%以上,实现临床早期诊断。

需要注意的是,部分宫颈功能不全患者具有急性发作的特点。因此需要结合患者以往流产的孕周,在好发时段前后建议患者每1~2周复查一次。

(3)未孕时检查和诊断

1)宫颈扩张试验(Hegas试验):无阻力通过8号宫颈扩张器提示宫颈功能不全。检查时应注意要从大号的扩张器开始,小号扩张器的逐步扩张可能导致错误结果。

2)宫颈气囊牵引试验:将福莱导尿管插入宫腔,囊内注入1ml生理盐水,如<600g重量即可牵出,提示宫颈功能不全。

3)子宫输卵管碘油造影:宫颈管缩短,宫颈内口水平管径>6mm,提示宫颈功能不全。

但是现有多项指南并不推荐使用以上检查,如何在孕前进行宫颈内口功能评估尚有待研究。

(三)内分泌及代谢异常的检查

与复发性流产相关的内分泌异常,包括女性生殖内分泌和其他内分泌系统,如多囊卵巢综合征(polycystic ovary syndrome,PCOS)、黄体功能不足、高催乳素血症、甲状腺功能异常、糖代谢异常等。国内外共识或指南对内分泌功能检测的意见是不一致的。我国2020年《自然流产诊治共识》建议对RA患者常规进行生殖激素检测[包括月经周期第2、3天的卵泡刺激素(follicle-stimulating hormone,FSH)、黄体生成素(luteinizing hormone,LH)、雌二醇(estrodiol,E_2)、孕酮(progesterone,P)、睾酮(testosterone,T)、催乳素(prolactin,PRL)

和黄体高峰期的P水平]、甲状腺功能检测[包括三碘甲腺原氨酸(triiodothyronine,T_3)、甲状腺素(tetraiodothyronine,T_4)、游离三碘甲状腺原氨酸(free triiodothyronine,FT_3)、游离甲状腺素(free tetraiodothyronine,FT_4)、促甲状腺激素(thyroid stimulating hormone,TSH)、甲状腺球蛋白抗体(thyroglobulin antibody,TgAb)、甲状腺过氧化物酶抗体(antithyroid peroxidase antibody,TPO-Ab)]以及空腹血糖筛查。

进行复发性流产的内分泌因素筛查时,首先要仔细询问相关病史,包括是否有不孕症,月经史,是否有长期闭经,有无高催乳素血症检出及用药史,有无颅脑手术和其他内分泌腺体相关手术史,有无甲状腺疾病,有无糖尿病等内分泌疾病。

其次要进行详细的体格检查,注意女性的体重,体重指数,有无肥胖,有无多毛等高雄激素体征,有无溢乳,甲状腺肿大等。有文献报道肥胖可导致妊娠早期流产和复发性流产的风险增加[OR(95%CI)分别为1.2(1.01,1.46)和3.5(1.03,12.01)]。肥胖不仅影响女性的健康,还与PCOS的发生有关。对不孕的超重女性,减轻体重是治疗的第一步,但是发生复发性流产的肥胖女性是否需要减轻体重尚有争议。

复发性流产的女性建议还可进行以下检查:

1. 超声检查 可以了解卵巢卵泡发育的情况,对评估黄体功能有一定的辅助价值。但是B超提示卵巢呈多囊卵巢样表现并不是预测妊娠预后的一项独立指标。

2. 性激素水平测定

(1)基础性激素水平测定:月经周期第2~5天检查FSH、LH、E_2、PRL、T水平,了解卵巢功能以及女方是否存在异常的内分泌改变。既往文献报道PCOS女性的流产率是正常的女性3倍。但是近5年国内外共识或指南,均不推荐复发性流产女性进行PCOS的检查。PCOS患者高LH水平,高雄激素血症等并非导致流产的独立因素,而是通过与胰岛素抵抗等代谢问题相互作用,导致排卵障碍和黄体酮功能不足,从而导致流产率风险增高。

(2)黄体中期性激素水平测定:排卵后7~9天测定血清中孕酮水平以了解黄体功能,在此时期测

定 E_2 水平也能辅助评估黄体功能情况。

（3）黄体功能不足的诊断：正常的黄体功能对维持孕 10 周前的妊娠过程十分重要。黄体功能缺陷包括卵泡发育不良、黄体孕酮合成不足、内膜对孕酮缺乏反应。高催乳素血症、压力过大、过度的体育锻炼和减肥都可能导致黄体功能不足。尽管黄体功能不足与复发性流产的关系早已广为人知，但是目前对黄体功能不足的诊断方法还是非常有限。已知黄体功能不足的诊断方法如下：①孕酮测定：一般测定黄体中期孕酮水平，其水平应在 15ng/ml 以上，<15ng/ml 提示黄体功能不足。但是孕酮呈脉冲式分泌，正常黄体中期血清孕酮水平在 10~40ng/ml 范围内波动，又容易受到睡眠、药物的干扰，因此即使采用多次测量的平均值，也很难作为诊断标准。②基础体温测定：基础体温（basal body temperature，BBT）测定是一种较简便的方法。其原理是了解孕酮对体温调节中枢的升温作用，间接了解孕酮水平是否足以维持黄体中期内分泌需求。正常黄体期基础体温上升至高水平仅需 1~2 天，并维持 12 天以上。而黄体功能不足的患者可表现为黄体期体温呈阶梯式上升（>2 天），高温相缩短（<10 天），高温相不稳定，波动>0.1℃。③黄体中期子宫内膜活检：子宫内膜活检为比较可靠的诊断方法，但是作为有创检查，不作为常规的检查项目。内膜活检时间为排卵后第 10~12 天。若子宫内膜组织相落后于月经期 2 天以上，且至少 2 个月经周期有相同情况可诊断为黄体功能不足。活检时可以用特定内膜吸管，不必做全面诊刮，以减少损伤。应当注意 22%~45% 的流产女性在流产后的前 2 次月经周期中子宫内膜反应异常，不适合子宫内膜活检。

3. 甲状腺功能检查 国内 2019 年《妊娠和产后甲状腺疾病诊治指南》（第 2 版）指出，我国妊娠前半期女性筛查临床甲状腺功能减退、亚临床甲状腺功能减退和 TPO-Ab 阳性的患病率分别为 0.60%、5.27% 和 8.60%，这些女性的妊娠结局和后代神经智力发育存在不同程度的负面影响。有研究报道复发性流产女性，有 28.8% 存在甲状腺自身抗体（TgAb、TPO-Ab）阳性。复发性流产患者中亚临床性甲状腺功能减退症（subclinical

hypothyroidism，SCH）的患病率为 12.9%（95%*CI*：0%~35.2%）。SCH 流产风险增加，*OR*（95%*CI*）为 2.583（1.982，3.365）。研究表明 SCH 与甲状腺自身免疫疾病（阳性 TPO-Ab 和 / 或 TgAb）均是导致流产的独立风险因素，SCH 同时合并 TPO-Ab 阳性的女性流产风险最高，这些女性在孕 4~8 周之间流产的风险增加。因此国内外多个共识与 2017 年 ESHRE 发布的《反复胚胎丢失指南》推荐对复发性流产女性妊娠前进行甲状腺疾病的筛查。TSH 是筛查甲状腺功能异常最灵敏的指标，甲状腺功能减退包括了母体 TSH 水平升高伴或不伴 FT_4 下降的 2 种情况，引起 TSH 升高的主要原因为自身免疫异常，单独 TPO-Ab 阳性或伴有 TSH 水平升高导致流产等不良妊娠结局的风险增加。因此，推荐甲状腺功能筛查指标选择血清 TSH、FT_4 和 TPO-Ab 水平。

由于妊娠后肝脏甲状腺结合球蛋白产生增加，清除减少，以及 hCG 刺激甲状腺功能，因此妊娠期间的甲状腺功能指标，主要参考 FT_4、TSH 水平，并需要制定妊娠期（孕 7 周之后）特异性参考范围，或采用普通人群 TSH 参考范围上限下降 22% 的数值或者 4mU/L。

妊娠期临床甲状腺功能减退的诊断标准：血清 TSH 大于妊娠期特异性参考范围上限，血清 FT4 小于妊娠期参考范围下限。妊娠期临床甲状腺功能减退的治疗目标是将 TSH 控制在妊娠期特异性参考范围的下 1/2。如无法获得妊娠特异性参考范围，则可控制血清 TSH ≤ 2.5mU/L。

妊娠期亚临床甲状腺功能减退的诊断标准：血清 TSH 大于妊娠期特异性参考范围上限，血清 FT_4 在妊娠期特异性参考范围之内。

4. 血清催乳素水平测定 PRL 可以通过改变下丘脑 - 垂体 - 卵巢轴的功能，抑制 FSH 和 LH 的分泌，影响卵泡发育导致流产和不孕。部分研究认为过高和过低的催乳素水平均可导致黄体功能不足，与复发性流产有一定关联，但是该结论上存在矛盾之处。因此 2017 年 ESHRE 发布的《反复胚胎丢失指南》不推荐对没有临床症状的女性进行 PRL 筛查，毕竟正常生理状态下也有多个因素可能导致血清 PRL 水平升高。血清 PRL 检测应有严格要求,统一在上午 9~11 时采血,要求空腹或进食纯碳水化合物早餐,清醒静坐半小时后抽血,抽血时要求一针见血,减少对患者的刺激。患者抽血前应该避免应激状态,如紧张、寒冷、麻醉、手术、低血糖、性生活、运动、乳房或者胸壁刺激等。血清催乳素分子有单分子、二聚体和多聚体类型,后者生物活性低,因此血清 PRL 水平并不能准确反应其生物活性,数据解读应该结合临床症状,同时排除其他高 PRL 血症病因。

5. 糖代谢检测 糖尿病可导致血管病变,子宫血运不良,胚胎发育受阻,尤其是血糖控制不良者流产发生率可高达 15%~30%。Egerup 等学者随访了丹麦 40 年间 24 772 名患有 2 型糖尿病的女性,结果发现与没有流产的自然妊娠女性相比,有 2 次或 3 次流产的女性发生 2 型糖尿病风险增加,OR(95%CI) 分别为 1.38(1.13,1.23) 和 1.71(1.27,1.49)。在 PCOS 女性中常见的胰岛素抵抗和高胰岛素血症已经被证实是早期胚胎丢失的风险因素。尽管有多篇研究表明复发性流产女性胰岛素抵抗和高胰岛素血症检出率高于对照组,但是胰岛素抵抗与复发性流产的相关性尚未明确。2012 年 ARSM 和 2017 年 ESHRE 发布的《反复胚胎丢失指南》都不推荐进行糖代谢筛查。但是为减少孕妇罹患妊娠糖尿病的产科风险,2020 年我国《自然流产诊治共识》推荐对患者进行空腹血糖的检测,必要时可以进行口服葡萄糖耐量试验(oral glucose tolerance test,OGTT)和胰岛素释放试验。

胰岛素抵抗状态针对的是空腹血糖水平正常者,对于已经证实为糖耐量受损或者糖尿病患者,不需要进行胰岛素水平测定。胰岛素抵抗诊断的金标准为高胰岛素 - 正常血糖钳夹试验,但是由于操作复杂,很难在临床推广。目前临床常用诊断包括空腹胰岛素>20μU/ml 或空腹血糖 / 空腹胰岛素<4.5mmol/L,也可以采用稳态模型评估的胰岛素抵抗指数(the homeostasis model assessment-insulin resistance,HOMA-IR 指数)进行评价。但是这些指标均存在一定的局限性,尤其要注意胰岛素浓度测定变异较大,因此要准确评估胰岛素功能,需要建立自己实验室的正常值范围。

(四) 感染的检查

对于细菌性阴道病、弓形虫、巨细胞病毒、风疹病毒与流产的关系,普遍的意见认为这些微生物的感染不是导致复发性流产的病因。在现有的指南中,2012 年 ASRM,2016 年国内《复发性流产诊治专家共识》,2020 年《自然流产诊疗专家共识》中,均不建议对复发性流产女性孕前常规做支原体、衣原体、TORCH 等筛查。对妊娠期 RA 患者,除非有生殖道感染的临床表现,否则也不推荐进行有关感染项目的筛查。需要注意的是,反复流产后清宫手术可能导致慢性子宫内膜炎(chronic endometritis,CE),根据诊断方法不同其检出率各异,宫腔镜检查的检出率为 31.6%,结合免疫组织化学染色检出率为 36.8%。慢性子宫内膜炎和复发性流产互为因果,CE 是否需要作为复发性流产患者的筛查项目,还需要更多的临床证据。

(五) 易栓症的检查

易栓症(pre-thrombotic state,PTS)即血栓前状态,是指由于凝血因子 / 抗凝血因子平衡失调导致的血液高凝状态,但是尚未达到生成血栓的程度,或者存在获得性危险因素而具有血栓形成倾向。其病因包括先天性(遗传性)易栓症和获得性易栓症。

1. 病史采集 主要了解既往孕产情况和诊疗情况,以及有无血栓形成病史,家族成员有无血栓性疾病史,孕中晚期流产史。

2. 一般凝血功能检查 包括出血时间、凝血时间、凝血酶时间(TT)、活化部分凝血活酶时间(APTT)、凝血酶原时间(PT)、血小板聚集试验、D-二聚体、纤维蛋白原、抗磷脂抗体、血清同型半胱氨酸等。2020 年国内发布的共识建议有条件者可以开展血栓弹力图(TEG)、凝血酶 - 抗凝血酶复合物(thrombin-antithrombin complex,TAT)、血栓调节蛋白(thrombomodulin,TM)、蛋白 C、蛋白 S、抗凝血酶(AT)、凝血因子 V、凝血酶原等因子的功能检测,必要时可进行遗传性 PTS 基因筛查。

3. 特殊检查

(1) 遗传性(先天性)易栓症:主要是由于各种抗凝血因子和纤溶活性有关基因突变造成。育龄期女性一些导致血液高凝的因素如凝血因子 V

Leiden 的缺乏、活化 C 蛋白抵抗、凝血酶原基因 *G20210A* 突变和蛋白 S 缺陷，遗传性高同型半胱氨酸血症都与复发性流产有关。遗传性 PTS 与深静脉血栓及妊娠中晚期胎儿丢失有关，但是与孕 10 周内流产关系不确定。不同人种和地域会表现不同的凝血因子基因突变，如凝血因子 V Leiden 突变多见于高加索人群，而汉族人群则多见蛋白 C、蛋白 S 及抗凝血酶基因突变。因此，如果要明确遗传性血栓形成功能检测的意义，我们还需要更多的临床证据。国内外指南并不推荐对 RA 患者进行常规遗传性易栓症筛查，但是对既往有血栓栓塞病史或者直系亲属存在遗传性易栓症高风险时，可以考虑进行相关检查。

（2）获得性易栓症（acquired thrombophilia）：主要指抗磷脂抗体综合征、获得性高同型半胱氨酸血症（hyperhomo-cysterinemia，Hhcy），以及机体存在的各种引起血液高凝的疾病，如结缔组织病——系统性红斑狼疮、长期控制不良的高血压、糖尿病、慢性肾病、长期卧床、长期使用激素替代诊疗。目前的指南和共识均推荐进行抗磷脂抗体筛查，血清同型半胱氨酸等指标筛查。

抗磷脂抗体综合征详见自身免疫检查部分。

高半胱氨酸是血栓前状态的独立危险因素，严重情况下可以导致胎盘血栓形成，导致流产胎儿死亡等不良妊娠结局。其发病与营养摄入、咖啡摄入、药物、肾功能、吸烟、高龄等有关，还有报道与叶酸代谢和维生素 B 摄入有关。但是现有研究未发现叶酸和维生素 B 与复发性流产的相关性。尽管多个指南和共识均推荐进行血清 Hhcy 检测，但是2021 年《复发性流产合并血栓前状态诊治中国专家共识》并不推荐常规进行叶酸，维生素 B 以及叶酸代谢基因检测（推荐级别 B，证据水平 2C）。

（六）自身免疫异常及检查

2020 年《自然流产诊治中国专家共识》建议，对于 RA 患者建议通过筛查有关免疫指标来排除 RA 是否与自身免疫因素相关。与自然流产有关的自身免疫性疾病，除了公认的抗磷脂抗体综合征（antiphospholipid antibody syndrome，APS），临床多见系统性红斑狼疮（systemic lupus erythematosus，SLE）、未分化结缔组织病（undifferentiated connective tissue disease，UCTD）、干燥综合征（Sjögren syndrome，SS）、类风湿关节炎（rheumatoid arthritis，RA）和系统性硬化病（systemic sclerosis，SSc）等也会增加流产的风险，需要加以排除。

1. 抗磷脂抗体综合征 抗磷脂抗体综合征与复发性流产的关系已经得到证实。国内外指南和共识均推荐对复发性流产患者进行抗磷脂抗体综合征筛查。主要筛查指标有狼疮抗凝物（lupus anticoagulant，LA）、抗心磷脂抗体（anticardiolipin antibody，ACA）和 β2GP1 抗体。建议开展检测的女性包括：①有 3 次及 3 次以上孕 10 周前妊娠丢失；②1 次或多次 10 周以上正常形态胚胎发育停滞；③1 次或多次孕 34 周前早产同时合并严重先兆子痫或其他胎盘功能不全。主要检测方法和指标如下：

（1）抗磷脂抗体及狼疮抗凝物测定：抗磷脂抗体和 LA 可以用血凝测量，ACA 可用固相膜免疫检测。LA 的检验目前主要采用白陶土部分凝血酶试验，抗心磷脂抗体采用酶联免疫吸附试验（enzyme-linked immunosorbent assay，ELISA）。鉴于抗磷脂抗体在体内水平处于波动状态，可出现假阴性，所以临床确诊要求连续 2 次试验结果均为阳性，且时间间隔为 3 个月。①狼疮抗凝物（LA）：LA 最初是在 SLE 患者中识别的，它是一种异质性的免疫球蛋白，主要有 IgG、IgM、IgA 型。它的抗凝作用主要是通过 β2 糖蛋白 1（β2 glycoprotein-1，GP1）和凝血酶原实现。LA 的功能测定主要根据其影响延长磷脂依赖的促凝时间，特别是活化部分凝血酶原时间（APTT）、白陶土部分凝血活酶时间（kaolin partial thromboplastin time，KPTT）、凝血酶原时间（PT）、稀释的凝血酶原时间（diluted prothrombin time，dPT）和稀释蝰蛇毒时间（diluted russcll viper venon time，dRVVT）。在 APS 患者中，LA 被认为是血栓事件最重要的危险因素，特别是在动脉血栓事件中。②抗心磷脂抗体（ACA）：抗心磷脂抗体同 LA 一样，可以分为 IgG、IgM、IgA 三种亚型。心磷脂（二磷脂酰甘油）是一种抗原复合物，主要位于线粒体膜上。ELISA 可测定抗心磷脂抗体的亚型和浓度定量。血浆辅助因子 GP1 的存在对抗心磷脂抗体结合至其抗原上是必需的,分为 GP1 依赖的 ACA 和 GP1 非依赖的 ACA。GP1 依赖的 ACA 与血栓过程相关,GP1 非依赖的 ACA 主要发现于多种感染过程,并且与 APS 的临床症状无相关性(IgG 型的 ACA 与血栓事件相关性最好)。

(2)β2GP1 抗体测定:β2GP1 分子属于补体调节蛋白家族,生理状态下不与磷脂蛋白结合,但是在 β2GP1 抗体存在的情况下,其结构发生改变,从而与血小板脂质蛋白结合诱导一系列的促凝反应。同时它也是介导抗心磷脂抗体与磷脂结合的中介分子。常规化验检测的抗磷脂抗体一般包括 3 种:不与 β2GP1 结合的抗磷脂抗体;与 β2GP1 结合的抗磷脂抗体;与其他血浆蛋白结合的抗磷脂抗体。因此,在获得性血栓形成倾向中检测 β2GP1 抗体具有更高的特异度,但灵敏度较低。

抗 β2GP1 抗体是一种低亲和力抗体,当带负电荷的磷脂或受辐射的塑料 ELISA 板表面氧化时,它可识别 β2GP1。一些研究已经肯定了不同抗 β2GP1 抗体的亚型,IgG 亚型的抗体和 LA 的存在以及大多数 APS 事件关系最密切。它的测定能够应用于具有 APS 临床表现而 ACA 和 LA 反复测定为阴性的患者。对于诊断 APS,抗 β2GP1 抗体比 ACA 更特异,阳性概率和预测价值更大。然而,脱离 ACA,单独抗 β2GP1 抗体不能认为是一个血栓危险因子。

(3)典型的 APS 实验室诊断,需要进行连续 2 次及以上,间隔 ≥12 周检测,血清狼疮抗凝物(LA)阳性,或血清中高滴度 ACA IgG 和 / 或 IgM 抗体阳性(标准化 ELISA,>99 百分位);血清中高滴度抗 β2GP1 IgG 和 / 或 IgM 型抗(标准化 ELISA,>99 百分位)。如果在检测中发现 LA 有 2 次以上,间隔>12 周阳性结果,或者 2 种、3 种 APA 阳性,或者持续存在高滴度 APA,则属于高风险 APA 谱,更容易出现不良妊娠结局。

2. 抗核抗体 ANA 是一种非特异性针对细胞核 DNA、RNA 及蛋白质等为靶抗原的自身抗体,多见于患有自身免疫性疾病的患者。现有研究表明复发性流产女性 ANA 检出率高于正常妊娠女性。2020 年我国《自然流产诊治中国专家共识(2020 年版)》推荐进行 ANA 检测,建议采用间接免疫荧光方法,反复 1∶80 以上才能明确临床意义。但是 ANA 与 RA 相关性、发病机制、治疗预后还需要更多临床证据支持。因此国外的指南中并无相关的推荐。

3. 抗甲状腺抗体 抗甲状腺抗体(antithyroid antibody,ATA)包括抗甲状腺过氧化物酶抗体(TPO-Ab),抗甲状腺球蛋白抗体(TgAb),抗促甲状腺激素受体抗体(anti-thyrotropin receptor antibody,anti-TRAb)。有回顾性研究显示,自身免疫性甲状腺疾病(autoimmune thyroid disease,AITD)在复发性流产女性中患病率为 14.8%,其中 TPO-Ab 和 TgAb 阳性的患病率分别为 12.3% 和 4.9%。有 AITD 的女性的 TSH 水平更高[(4.8±3.8)mUI/L vs.(3.1±1.1)mUI/L,P=0.001]。因此多项指南推荐进行 TPO-Ab 等甲状腺抗体检测,同时也要注意甲状腺功能的筛查。

4. 其他抗体 临床上其他自身免疫抗体,如抗子宫内膜抗体、抗卵巢抗体和抗精子抗体,临床检测意义不明,国内外指南均不推荐进行相关检测。

(七)同种免疫指标检测

妊娠是一个极其复杂的生理过程。胚胎所携带的基因有 1/2 来自父方,因此,妊娠是一种半同种移植过程。约有 40%~50% 的复发性流产夫妇通过以上的检查,仍无法明确病因,这种复发性流产多数与胎母免疫识别和免疫耐受障碍有关,原因不明复发性流产(URA)也可以称为同种免疫型复发性流产。对于同种免疫型或者原因不明流产的诊断,更多的是一种排除法,排除染色体异常、母体生殖道解剖结构异常、内分泌失调、生殖道感染、自身免疫性疾病等已知病因。这部分患者缺乏可靠和特异性的诊断指标,临床上更多的是根据母胎免疫失调表现进行相关检测,包括子宫或者外周血自然杀伤细胞(NK cell)、T 细胞、巨噬细胞等免疫活性细胞及其分泌的细胞因子等。

1. 封闭抗体 既往的研究将母体封闭抗体的检测用于了解复发性流产女性体液免疫功能。但是,对封闭抗体的检测,即检测母体淋巴细胞反应作为循环母体血清抑制因子的研究与成功妊娠和反复自发性流产的关系存在争议。首先封闭抗体或者封闭反应在妊娠中作用是不确定的。多数研究者认为妊娠结局与血清封闭反应的存在并没有关系。封闭反应一般是在初次妊娠早期或中晚期才出现，而丙种球蛋白缺乏血症的女性也可以正常妊娠；一些认为不能产生免疫球蛋白的动物或者不能达到人类免疫反应程度的动物也可以正常妊娠。其次，封闭抗体的实验室测定也存在缺陷，缺乏检测计数标准化，每个研究者对封闭反应水平定义不一致，混合淋巴细胞反应检测本身也有很大的变异性，各实验室之间抑制混合淋巴细胞反应的可重复性和灵敏度也不一样。

2. NK 细胞　外周血或者非孕期的 NK 细胞检测和 RA 关系不强，同时检测方法也存在挑战，其结果缺乏正常值参考。外周血细胞因子也不能代表子宫局部的分泌情况，而且妊娠前后和不同孕周的女性细胞因子水平本身是随妊娠进展变化。因此，细胞因子、细胞因子基因多态性缺乏与流产关联性，难以用于常规检测。

3. 其他　HLA 抗体、腹腔疾病血清标志物、抗精子抗体、IL-2 受体等作为判断机体免疫状态的指标与复发性流产相关性缺乏文献支持，没有检查和进行病因分析的价值。

2017 年 ESHRE 发布的《反复胚胎丢失指南》及 2020 年国内《自然流产诊治中国专家共识（2020 年版）》均不推荐将以上免疫指标用于临床检测和诊断，包括外周血淋巴细胞亚群及细胞因子谱测定、封闭抗体、HLA 多态性和抗组织相容性抗原抗体。URA 是诊治难点，还需要更多的临床研究来找寻病因，在此之前，这些研究指标不能用作 URA 的诊断和疗效评价指标。

（洪　燕）

第四节　复发性流产的治疗

复发性流产（RA）的治疗以针对病因进行治疗为主，针对不同的病因采取不同的方法进行治疗，根据国内外指南、共识和临床循证医学，主张有

指征的用药，密切随访治疗疗效和反应，适时调整治疗方案，实现个体化治疗，同时避免过度治疗。

国内外已有的指南和共识有 2011 年英国皇家妇产科医师学院（RCOG）、2012 年美国生殖医学学会（ASRM）、2016 年发布的《复发性流产诊治的专家共识》，2018 年 ESHRE 早期妊娠指南发展组、2020 年发布的《自然流产诊治中国专家共识》，2016 年发布的《孕激素维持早期妊娠及防治流产的中国专家共识》，2018 年发布的《低分子肝素防治自然流产中国专家共识》，2019 年发布的《胚胎植入前遗传学诊断/筛查技术专家共识》，2020 年发布的《复发性流产合并风湿免疫病免疫抑制剂应用中国专家共识》等。

RA 针对病因的治疗措施包括子宫解剖异常的纠正、宫颈内口环扎、甲状腺功能减退等内分泌异常的纠正、PCOS 等影响卵泡发育的调整和药物干预、黄体支持、自身免疫疾病的治疗、抗凝药物治疗、感染因素的处理，以及胚胎植入前遗传学诊断筛查等。

有关流行病学研究显示，即使连续自然流产 4 次，再次妊娠也有 55% 的成功概率。2012 年有作者统计了丹麦 1986—2008 年 987 对 RSA 夫妇 22 年的活产分娩影响因素，结果发现就诊 5 年内未经治疗的复发性流产女性，66.7% 有至少 1 次自然妊娠活产。女方年龄和诊前流产次数影响了 5 年随访的活产率。40 岁以上女性的活产率下降到 41.7%，20~24 岁 RA 女性 5 年活产率为 81.3%。流产 6 次以上的 RA 女性只有 50.2% 能获得活产，而 3 次流产的 RA 患者活产率为 71.9%。

除了 RA 女性的年龄和流产次数外，根据流产病因不同，治疗的预后各异。以往预后最差的是因 RA 夫妇染色体异常引起的流产，不考虑染色体异常的类型，再次自然妊娠只有 20% 的成功概率。但是，通过胚胎植入前遗传学检测（preimplantation genetic testing，PGT）妊娠活产率与正常育龄夫妇相似。内分泌因素所致的 RA，由于已有针对性的治疗，成功妊娠的概率达 90% 以上，抗心磷脂抗体综合征作为明确的病因，一旦诊断就能采用对症治疗，保胎成功率高。原因不明 RA 诊断和治疗缺乏明确的标准，治疗有效性争议大，临床应用还有待

进一步研究。现就复发性流产治疗方法介绍如下：

一、胚胎植入前遗传学检测

在复发性流产夫妇的病因筛查中，有部分患者夫妇存在遗传异常，包括夫妇双方染色体异常以及胚胎染色体非整倍体增加的情况。这些患者需要进行遗传咨询，对流产的原因及时作出判断，为患者再次妊娠的预后进行评估，指导下一次受孕的方式和产前诊断方案。

（一）遗传咨询

夫妻双方染色体都正常，在配子形成和胚胎发育过程中出现染色体异常，应避免接触不良环境。染色体异常导致的 RA 需进行遗传咨询孕前可否妊娠，同时超过 35 岁的孕妇胚胎染色体异常发生率明显上升，也建议进行遗传咨询，主要包括以下 3 个方面：

1. 病史采集和家系分析　收集患者和相关家族成员的临床资料、遗传学检测结果、夫妇双方疾病史、生育史、专科检查和健康评估。

2. 风险评估　结合病史和遗传学检查解释并评估疾病的遗传发病规律，充分评估夫妇的后续妊娠的再发风险。

3. 知情选择　根据评估结果，告知患者夫妇可选择的治疗措施，如 PGT、产前诊断、配子捐赠等，及其成功率、优点、局限性、治疗各类风险、误诊风险、治疗流程等，帮助患者做出正确的选择。如为常染色体平衡易位或罗伯逊非同源易位携带者，有分娩正常核型及携带者婴儿的机会，可以考虑通过植入前染色体结构重排检测（preimplantation genetic testing-structural rearrangement，PGT-SR）技术助孕，或者自然怀孕后行产前诊断。遗传咨询医生需要告知并分析不同方案的利弊。而同源染色体易位携带者，没有产生正常核型配子的可能，应建议避孕或绝育，以免反复流产或分娩畸形儿。

（二）PGT-SR 技术在复发性流产中的应用

PGT 是指通过分子遗传学方法检测并分析来自卵母细胞（极体）、胚胎（卵裂期、囊胚期）染色体或者 DNA 的遗传异常或用于确定 HLA 分型。早期的分子遗传学检测技术有聚合酶链反应（polymerase chain reaction，PCR）或 FISH，后续发展出 SNP 和 NGS。通过检测后剔除染色体异常的胚胎，将筛选剩下的合格胚胎植入宫内，从而获得健康的胎儿。它是遗传疾病一级预防手段。

2018 年我国《胚胎植入前遗传学诊断 / 筛查技术专家共识》对 RA 患者 PGT 治疗指征提出建议，如夫妇任一方或双方携带染色体结构异常，包括相互易位、罗伯逊易位、倒位、复杂易位、致病性微缺失或微重复等，建议进行 PGT-SR 治疗，从而减少流产的发生。既往的研究认为以上染色体结构异常的复发性流产患者也可以通过期待治疗达到与 PGT-SR 相似的活产率。但是随着 PGT-SR 技术的发展，检测技术从 FISH 检测指导的 2~3 条染色体，发展到 NGS 技术检测全染色体整倍性，检测对象也从第 3 天单个卵裂球，发展为第 5 天囊胚滋养外胚层多个细胞，都大大提升了检测效率。近期的研究表明 PGT-SR 可以减少每次妊娠的活产率，减少了患者的时间成本和健康成本，这些难以用经济成本进行评价。

（三）植入前非整倍体检测技术在复发性流产中的应用

非整倍体即染色体的数目发生异常，是人类自然流产的主要原因之一。不明原因的复发性流产中胚胎染色体数目异常的发生率占 60%~70%，仅基于对植入前胚胎形态学的分析来选择胚胎并不能得到满意的效果。随着辅助生殖技术的发展，植入前遗传学筛查越来越受重视。

植入前非整倍体检测（preimplantation genetic testing for aneuploidy，PGT-A）是对体外受精形成的胚胎进行染色体非整倍体筛查，只移植整倍体胚胎到待孕女性的子宫，用以降低流产率，增加活产机会。2018 年我国《胚胎植入前遗传学诊断 / 筛查技术专家共识》认为 PGT-A 可应用人群中包括不明原因反复自然流产，反复自然流产 2 次以上的患者。但是 PGT-A 应用于 RA 的治疗争议较多，与期待治疗相比较，多数研究认为就诊后 5 年内，两者的累计活产率是相似的。而 PGT-A 存在其治疗成本较高，胚胎利用率低等缺点。因此 ASRM 和 ESHRE 发布的指南均不推荐用于 RA 治疗。2020 年我国《自然流产指南》暂不建议对染色体核型正常的夫妇常规采用 PGT-A 辅助生殖技术。

尽管如此，医务人员还是要科学对待 PGT-A 在复发性流产中作用。有研究发现，PGT-A 可以减少 RA 患者就诊后第一次妊娠流产的概率。获益人群包括 35 岁以上的 RA 患者，尤其是 39 岁以上的高龄患者，她们存在卵子减数分裂中染色质分离不均衡，可导致非整倍体卵子概率明显增加，PGT-A 可以避免非整倍体胚胎在子宫的种植，有报道显示 PGT-A 增加了 35 岁以上女性的累计活产率。另外一个获益人群，是胚胎非整倍体高发的人群。2020 年 PGT 研究结果提示，年轻的原因不明 RA 女性实施 PGT-A 时，她们囊胚也存在非整倍体率增高的情况，PGT-A 技术可以减少其流产率。因此 Papas R S 等对 PGT-A 在 RA 中应用人群做出建议：①有反复胚胎染色体非整倍体病史；②根据 ASRM 或 ESHRE 发布的指南找不到流产病因，但是有一次胚胎染色体非整倍体病史。2020 年我国发布的《自然流产诊治中国专家共识(2020 年版)》也指出，尽管没有足够证据证明 PGT-A 在提高不明原因 RA 患者活产率方面优于期待治疗，但是对于高龄女性或既往胚胎染色体异常的 RSA 女性，可以考虑实施 PGT-A。

PGT-A 技术应该用于卵巢储备正常的女性，她们能得到足够多的囊胚用于活检和筛选。而高龄女性和卵巢低储备患者，鉴于她们获卵数比较少，难以形成足够数量的囊胚，因此对她们应用 PGT-A 应当十分慎重。如何提高 PGT-A 在复发性流产治疗中的效率，还需要更多的临床循证医学证据。

二、子宫畸形的治疗

国内外共识对 RA 女性合并的解剖异常处理存在较大争议。

(一) 先天子宫畸形

先天子宫畸形包括子宫纵隔、单角子宫、双角子宫、弓形子宫、双子宫、子宫发育不良和先天性宫颈功能不全等。RCOG 建议认为先天性子宫畸形不建议手术治疗。ESHRE 发布的《反复胚胎丢失指南》和 2020 年发布的《自然流产诊治中国专家共识(2020 年版)》不推荐对单角子宫和正常宫颈的双子宫行子宫重建术。尽管 ESHRE 发布的《反复胚胎丢失指南》认为子宫纵隔切除术，双子宫双宫颈成形术对 RSA 结局改善缺少证据，但是 2020 年发布的《自然流产共识》还是推荐采用宫腔镜切除明显的子宫纵隔，以避免子宫畸形女性再次妊娠时晚期流产或早产发生率增加。所有这些治疗建议，取决于治疗 / 未治疗子宫能否耐受妊娠过程，让胎儿在宫内发育到能在体外存活的孕周。

(二) 获得性子宫解剖异常

子宫内膜息肉、子宫肌瘤、子宫腔粘连综合征，宫颈管功能不全是主要的获得性子宫解剖异常。

ASRM 和 ESHRE 发布的《反复胚胎丢失指南》认为子宫平滑肌瘤，包括子宫黏膜下肌瘤和子宫内膜息肉进行手术摘除后降低流产率证据不足，因此不推荐手术治疗。但是根据我国《子宫肌瘤的诊治中国专家共识》以及我国 2016 年和 2020 年发布的《流产共识》，建议 RA 患者在妊娠前摘除子宫黏膜下肌瘤和体积较大的肌壁间肌瘤。

对存在宫腔粘连的女性，去除宫腔粘连可减少流产的证据不足。但是对重度宫腔粘连的处理，可以降低 RA 女性发生不孕的概率，缓解腹痛等症状。因此，我国共识均推荐对宫腔粘连者实施宫腔镜下粘连分解，同时给予预防粘连的措施。

(三) 妇科对子宫畸形处理的共识

对于没有临床症状的子宫畸形患者，一般不需要特殊处理。对于表现为复发性流产的双子宫、双角子宫、弓形子宫、纵隔子宫或宫腔粘连患者，在排除其他导致复发性流产病因后，可施行矫形术，矫形术可显著改善临床妊娠结局。即便如此，子宫畸形患者在妊娠期还应严密监护，尤其是孕中期流产的女性。ESHRE 发布的《共识》中指出，复发性孕中期流产的女性应当考虑存在宫颈功能不全，孕期需要进行连续的宫颈超声监测，并考虑实施宫颈环扎术。

(四) 子宫畸形手术方式

1. 纵隔切除术 在众多子宫畸形中，以纵隔子宫最常见，宫腔镜下纵隔切除术是主要治疗手段，手术方式主要包括子宫纵隔分离术和纵隔剪除术。目前尚无随机对照试验比较复发性流产伴子宫纵隔患者宫腔镜下子宫成形术与保守治疗的妊娠结局。对有晚期流产史或早产史、纵隔较深超过宫腔的1/3或使宫腔明显变形或变窄者应考虑手术。对于双角子宫,多年来以Strassmam经腹或阴道行双角子宫矫形术为主要的治疗方法。双角子宫融合的矫形手术可使宫腔扩大,能够有效预防流产的发生。回顾性研究表明在曾有复发性流产史且伴双角子宫及纵隔子宫的女性中,70%~85%的女性在矫正解剖畸形后,可分娩活婴。以上治疗同时应辅以雌激素补充,以促进子宫内膜迅速修复。对于内分泌异常的患者,应该根据具体情况进行治疗。

2. 子宫平滑肌瘤切除/剔除术　子宫黏膜下肌瘤一旦确诊,应在宫腔镜下行肌瘤电切除术。肌壁间或浆膜下肌瘤应依据肌瘤的大小、数目、位置等判断是否与流产有关,必要时经腹或腹腔镜下行肌瘤剔除术。研究报道对于子宫黏膜下肌瘤或任何位置的>5cm的肌壁间瘤切除后可使活产率由57%提高到93%。

3. 宫腔粘连分解术　对于有人工流产或清宫史,或合并有月经量减少停经等症状的早期RA患者,可以考虑采用宫腔镜检查以排除和治疗宫腔粘连。对确定有宫腔粘连的患者,首选在宫腔镜下行粘连分解术,有针对性分离或切除宫腔粘连带,尽可能恢复患者的宫腔形态,使患者术后恢复正常月经周期,改善妊娠结局。术后宫腔再粘连是影响疗效的主要因素,重度宫腔粘连患者有60%会发生再粘连。为了防止宫腔再粘连,术后常规放置宫内节育器,同时给予雌孕激素行人工周期治疗,以促进子宫内膜增殖修复,也有学者提倡术后宫腔放置透明质酸凝胶。妊娠前应行宫腔镜检查明确宫腔形态是否恢复正常,对于粘连程度较重的患者可行多次手术。

4. 宫颈内口修补和环扎术　宫颈功能不全的患者目前以手术治疗为主,应在孕前进行宫颈内口修补术或孕期择期行宫颈内口环扎术,旨在修复并建立正常宫颈结构、形态和宫颈内口的括约肌功能,维持妊娠至足月或尽可能延长孕周。手术应在孕12~18周进行,太早不能排除因胎儿异常及内分泌因素所致的流产,太晚则易在手术中引起胎膜早破,一般较前次流产或早产的时间提前1~2周。

术前应检查并治疗阴道、宫颈感染。

常用的手术方法包括McDonald环扎术、Shirodkar环扎术和改良Shirodkar缝合法。3种方法都是经阴道围绕宫颈环形缝合,但后2种相对来说较为复杂,需要分离膀胱和直肠,所需时间较长,因此通常选择McDonald环扎术。

根据手术时机不同,宫颈环扎术可分为预防性宫颈环扎、应急性宫颈环扎术和紧急宫颈环扎术。

孕前或孕早期诊断宫颈功能不全者往往行预防性宫颈环扎术,手术成功的关键在于没有合并阴道及宫颈炎症、结扎部位尽量高至内口、术后无宫缩。SOGC和RCOC建议推荐3次及3次以上孕中期妊娠流产或早产者,3次以下的女性需要在孕期密切随访B超检查。对于有自然流产或早产史的单胎妊娠,随访中如果发现宫颈长度≤25mm,应考虑使用宫颈环扎术。但是对没有不良孕产史的女性,单纯宫颈长度指标不作为手术指征。但是,ACOG建议对于有1次及1次以上中期妊娠丢失的患者,就可以考虑在出现无痛性子宫颈扩张时进行手术,即使无分娩发动或无胎盘早剥情况。预防性宫颈环扎手术时间一般建议在12~14周进行。

患者通常因为存在流产高危因素或其他非特异性症状(如背痛、宫缩阴道点滴出血或黏性分泌物)而行超声检查发现宫颈缩短或者漏斗形成时可行应急宫颈环扎。

紧急宫颈环扎术是在宫颈发生变化和/或胎囊已脱出宫颈口时,以干预为目的为阻断产程进展而进行的手术。当宫口开大,无论是否有无胎膜膨出时均可行紧急宫颈环扎,但应在没有宫缩或宫缩已有效抑制的前提下施行。一般认为宫颈内口扩张<4mm,不伴随宫缩时性宫颈环扎的结局,优于宫颈扩张>4mm或羊膜囊膨出子宫颈外口情况下的环扎术。

以上均应在术后使用抗生素及宫缩抑制剂,注意休息,禁性生活与负重。孕足月时拆线或在不可避免流产、早产时立即拆线。

三、内分泌和代谢异常的治疗

有8%~12%的复发性流产患者存在内分泌和

代谢因素,包括甲状腺功能异常、高催乳素血症、多囊卵巢综合征及代谢异常、糖尿病、黄体功能不足等。对于伴有内分泌代谢异常的 RA 患者,建议在孕前积极处理正常后再考虑妊娠,同时在孕期加强监测,发现异常及时处理。

(一)甲状腺功能亢进

妊娠早期,由于绒毛膜促性腺激素具有刺激甲状腺的作用,因此可能导致生理性甲状腺功能亢进表现。妊娠期甲状腺功能状态与妊娠结局直接相关。甲亢控制不良与流产、妊娠期高血压、早产、低出生体重儿、胎儿宫内生长受限、死产(胎儿在分娩时死亡)、甲状腺危象及妊娠女性充血性心力衰竭相关。因此建议合并甲亢者要在控制病情后方可受孕,根据妊娠和产后甲状腺疾病诊治指南的建议,在治疗方案不变的情况下,2 次间隔至少一个月的甲状腺功能测定结果在正常参考范围内,为病情控制平稳。

目前常用的抗甲状腺药物(antithyroid drug,ATD)有 2 种:丙基硫氧嘧啶(propylthiouracil,PTU)和甲巯咪唑(methimazole,MMI)。这 2 种药物都有一定胎儿畸形发生率,但是 PTU 的程度更轻,因此妊娠前和妊娠早期优先选择 PTU。

一般确诊妊娠后,建议患者复查甲状腺功能和甲状腺自身抗体水平,根据临床表现、FT_4 水平、TgAb 水平和其他临床因素决定继续用药或停药。妊娠期间甲状腺功能亢进治疗的目标是服用最小剂量的抗甲状腺药物实现控制目标,即血清 FT_4 或 TT_4 水平接近或者轻度高于参考范围上限。对使用 ATD 治疗的患者,建议孕早期每 1~2 周复查 FT_4 或 TT_4,T_3 和 TSH,孕中晚期为 2~4 周复查,达到目标后每 4~6 周复查。

(二)甲状腺功能减退

妊娠期临床甲状腺功能减退损害后代的神经智力发育,增加妊娠不良反应,包括流产、早产、低出生体重儿、先兆子痫、死胎等,其中未得到纠正的临床甲状腺功能减退发生流产风险增加 60%。因此现有指南均推荐 RA 患者在怀孕前或妊娠早期,当出现甲状腺功能减退时应及时使用左旋甲状腺素(levothyroxine,LT),选择 LT_4 治疗,不用 LT_3 或干甲状腺片用于妊娠女性的治疗。根据我国发布的《妊娠和产后甲状腺疾病诊治指南》的建议,临床甲状腺功能减退的女性如果计划妊娠,需要通过 LT_4 替代治疗,使得患者孕前 TSH 在 0.1~2.5mU/L 的正常水平,如果能控制 TSH 上限在 1.2~1.5mU/L 以下,则更为理想。临床甲状腺功能减退女性疑似或确诊妊娠后,LT_4 替代剂量需要增加 20%~30%,并根据血清 TSH 治疗目标及时调整 LT_4 剂量。妊娠前半期检测频次为每 2~4 周一次,血清 TSH 稳定后可以每 4~6 周检测一次。

亚临床性甲状腺功能减退症(subclinical hypothyroidism,SCH)也和流产发生相关,尤其在合并 TPO-Ab 阳性的情况下流产风险明显升高。现有的临床循证医学证据对 LT_4 用于 SCH 妊娠女性(合并或不合并 TPO-Ab 阳性),能否降低流产率结果并不一致。国内妊娠甲状腺诊治指南指出,SCH 妊娠女性,特别是合并 TPO-Ab 阳性者,使用 LT_4 治疗可以降低其流产率,因此推荐妊娠期 SCH 根据血清 TSH 水平和 TPO-Ab 是否阳性选择妊娠期 SCH 的不同治疗方案(推荐等级 A)。

1. TSH> 妊娠期特异性参考范围上限(或 4.0mU/L),无论 TPO-Ab 是否阳性,均推荐 LT_4 治疗(推荐等级 B)。

2. TSH>2.5mU/L 且低于妊娠期特异性参考范围上限(或 4.0mU/L),伴 TPO-Ab 阳性,考虑 LT_4 治疗(推荐等级 B)。

3. TSH>2.5mU/L 且低于妊娠期特异性参考范围上限(或 4.0mU/L),TPO-Ab 阴性,不考虑 LT_4 治疗(推荐等级 D)。

4. TSH<2.5mU/L 且高于妊娠期特异性参考范围下限(或 0.1mU/L),不推荐 LT_4 治疗。TPO-Ab 阳性,需要监测 TSH。TPO-Ab 阴性,无需监测(推荐等级 D)。

5. 妊娠期 SCH 的治疗药物、治疗目标和监测频度与妊娠期临床甲状腺功能减退相同。LT_4 的治疗剂量可能小于妊娠期临床甲状腺功能减退,可以根据 TSH 水平升高程度,给予不同剂量的 LT_4 起始治疗(推荐等级 A)。

对于妊娠期单纯低甲状腺素血症,即血清 FT_4 水平低于妊娠期特异性参考范围下限且血清 TSH 正常者,现有研究未发现 LT_4 干预的改善妊娠结局。建议针对病因治疗,如铁缺乏、碘缺乏或碘过量等。

单纯甲状腺自身抗体阳性不伴有血清 TSH 异常的女性,建议妊娠期监测血清 TSH,每 4 周检测一次至孕中期。LT₄ 治疗对合并不明原因流产史的妊娠女性,可能有益,而且风险小,建议给予LT₄ 25~50μg/d 治疗。

（三）糖尿病

2020 年《自然流产诊治中国专家共识》建议已经确诊的糖尿病患者在血糖控制理想,糖基化血红蛋白恢复正常后 3 个月方可受孕,并于计划妊娠前 3 个月停用妊娠期禁用的降糖药,改为胰岛素治疗,孕期严密监测血糖和糖化血红蛋白水平。最新的《妊娠合并糖尿病诊治指南（2022）》推荐糖尿病女性妊娠前应尽量将糖化血红蛋白（HbA1c）控制在 6.5% 以内,以降低胎儿先天性畸形发生风险;计划妊娠前调整降糖药物和降压药物应用,推荐口服小剂量叶酸或含叶酸的多种维生素。

（四）多囊卵巢综合征

PCOS 患者多伴随胰岛素抵抗/高胰岛素血症、高雄激素血症、肥胖、因排卵障碍导致的黄体功能不足等多种内分泌问题,这些内分泌问题相互关联,是 PCOS 患者流产率增高的主要因素。2020年《自然流产诊治中国专家共识》建议通过生活方式调整、药物干预等措施改善卵巢功能及胰岛素抵抗等糖脂代谢异常。二甲双胍作为治疗 2 型糖尿病和糖耐量异常的常用药物,可以通过改善胰岛素血症、胰岛素抵抗和纤溶酶原激活物抑制物（plasminogen activator inhibitor,PAI）活性,增加PCOS 女性的活产率。2008 年一篇前瞻性对照研究比较 29 名 RA 女性服用二甲双胍和安慰剂治疗后的流产率,结果发现不管是否合并 PCOS,服用二甲双胍后再次妊娠流产率明显下降（17.65% vs. 66.67%）。由于仅有这项小样本研究,因此国内外现有指南均认为,伴有 PCOS 的 RA 患者使用二甲双胍降低的 RA 患者流产率临床证据还不足够。纠正胰岛素抵抗和肥胖导致的高雄激素血症,是治疗 PCOS 患者的重点。因此二甲双胍治疗纠正胰岛素抵抗同时,也改善 PCOS 患者的内分泌异常,有利于排卵恢复,从而减少流产,增加活产机会。

对于月经不规则的 PCOS 女性,除了以上治疗,还可以予以促排卵治疗和黄体支持治疗,纠正排卵障碍导致的黄体功能不足问题。

（五）高催乳素血症

建议对于高催乳素血症患者推荐溴隐亭治疗,血清 PRL 水平控制在正常范围之后方可考虑妊娠。

高催乳素血症的治疗根据类型不同各异。生理性高催乳素血症仅需要消除病因后复查。药理性高催乳素血症需要相关学科权衡决定是否换药。下丘脑及垂体的其他疾病引起的高催乳素血症或者大腺瘤患者需要专科处理。对于催乳素微腺瘤和特发性高催乳素血症患者的治疗目标为抑制异常泌乳,恢复正常月经和排卵。溴隐亭是治疗的首选药物,2.5mg/d,口服,能直接抑制催乳素的分泌与合成,个体化用药,从小量开始,逐渐递增,口服为主,如不能耐受口服,可阴道给药。治疗中应监测催乳素水平,使用最低有效剂量,2~3 个周期后复查催乳素,根据催乳素水平,调整服药剂量。妊娠期间是否用药还有争议。因妊娠期催乳素有生理性升高,故在妊娠期治疗期间,血清催乳素水平不应作为监测催乳素腺瘤生长的指标。合并催乳素微腺瘤患者妊娠后不必常规检查 MRI,若发生头痛、视力损害等症状应检查视野,MRI 确定病变范围,重新开始溴隐亭治疗。

（六）黄体功能不足

孕酮是维持正常妊娠的重要激素。黄体功能不足导致的孕酮分泌不足,与不孕和流产密切相关。但是黄体功能不足临床缺乏统一、准确的诊断方法。所以无法通过直观指标来指导和判断治疗方法是否有效。建议 RA 女性备孕期间进行卵泡发育监测,对排卵障碍或卵泡发育不佳的患者及时予以促排卵治疗。

对黄体酮功能不全的患者给予孕激素补充能改善其妊娠。但是对于原因不明的复发性流产患者使用孕激素补充存在一定争议。既往的多篇《流产诊治共识》,以及《孕激素维持早期妊娠及防治流产的中国专家共识》《黄体支持与孕激素补充共识》和《孕激素维持妊娠与黄体支持临床实践指南》等,均推荐不明原因的复发性流产患者使用孕激素,以期提高妊娠结局。

临床上使用孕激素类药物有不同的给药途径,包括肌内注射、阴道给药、口服给药和直肠给药,其药理机制不同,治疗结果也有不同。2021年《孕激素维持妊娠与黄体支持临床实践指南》纳入10篇RCT进行Meta分析,结果发现3种给药途径的孕激素与安慰剂比较,阴道给药孕激素对流产率的治疗趋势相似($RR=0.96,95\%CI: 0.79\sim1.17,P>0.05$),口服给药和肌内注射孕激素后,流产率有降低趋势,但是差异无统计学意义。口服地屈孕酮降低流产率(9.4% vs. $19.1,RR=0.47,95\%CI: 0.30\sim0.73,P<0.05$),可能对原因不明的复发性流产治疗有优势。

结合多篇指南的推荐,建议RA患者从排卵后3天开始补充孕激素至孕10周,可以用到12~16周,或前次流产的孕周后1~2周,无先兆流产表现,超声检查正常,予以停药。

推荐孕激素补充剂量如下:

1. 口服用药 地屈孕酮,每日20~40mg,或其他的口服微粒化黄体酮制剂,每天200~300mg,分1次或2次服用,单次剂量不得超过200mg,妊娠剧吐者谨慎使用。

2. 肌内注射 黄体酮针剂,每日20mg,注意局部皮肤及肌肉的不良反应。

3. 阴道用药 微粒化黄体酮胶囊,200~300mg,分1次或2次服用,单次剂量不得超过200mg;黄体酮阴道缓释凝胶,每日90mg。阴道流血患者谨慎使用。

hCG针剂也可以强化黄体功能,刺激黄体雌、孕激素的分泌,缺点是在促排卵过程中,若多个卵泡排卵,hCG有诱发卵巢过度刺激的风险。对于不明原因的RA患者用hCG行黄体支持能否降低早期流产率仍有争议。

四、感染的治疗

生殖道感染与流产关系存在较多争议,一般认为与早期流产关系不大,感染导致的不良产科结局主要是晚期流产、胎膜早破以及早产。2020年我国《自然流产诊治中国专家共识》建议对有明显生殖道感染临床表现的患者,在孕前根据病原体的种类给予针对性治疗,感染控制后方可受孕。

2012年ASRM建议指出,无证据支持需要对复发性流产患者应用抗生素治疗潜在的感染。对晚期复发性流产需要注意发现宫颈功能不全和相关的感染病因,包括对存在晚期复发性流产病史孕妇在妊娠期应用B超检查发现子宫颈功能不全、筛查生殖道感染如细菌性阴道病、沙眼衣原体和淋病奈瑟菌感染。由于生殖道感染可导致流产,对存在生殖道感染的患者需要积极检查病原体和规范治疗。

以衣原体感染的治疗为例,建议孕前感染者口服红霉素500mg,每天4次,连续14天,或阿奇霉素单次口服0.5~1.0g。夫妻双方同服,并暂停性生活,停药一周后复查。孕期中首选红霉素治疗,连续7天。不能耐受者可以减半维持2周治疗,或更换阿莫西林治疗。四环素类药物对妊娠女性有致畸作用,孕期禁用。

临床上还常见泌尿生殖道支原体检测,临床上支原体存在无症状携带现象,以解脲支原体为主。如果无泌尿生殖道感染症状,仅是解脲支原体阳性,考虑为无症状携带者,不需要干预和治疗。

五、易栓症的治疗

易栓症治疗的目的在于减少或消除血栓形成的风险,防止胎盘血管栓塞和/或应用免疫抑制药治疗,来改善妊娠的结局。

1. 遗传性易栓症都是以静脉血栓形成为主(遗传性高同型半胱氨酸除外),首选低分子量肝素(low molecular weight heparin,LMWH)治疗。

2. 获得性易栓症包括抗磷脂抗体综合征、高同型半胱氨酸血症(hyperhomocysteinemia,Hhcy)等,动静脉血栓都可能发生,应该联合使用LMWH和低剂量阿司匹林(low dose aspirin,LDA)。Hhcy治疗需要在联合使用LMWH和LDA的同时及时补充叶酸和维生素B$_{12}$。

应用抗凝药物是易栓症的重要治疗手段。我国现有的治疗共识除了熟知的2016年《复发性流产诊治的专家共识》、2020年《自然流产诊治中国专家共识》外,还有2018年《低分子量肝素防治自然流产中国专家共识》、2021年《复发性流产合并血栓前状态诊治中国专家共识》和2020年《产科抗磷脂综合征诊断与处理专家共识》，共识中均详细介绍抗凝药物的使用指征和方法。临床上常用的抗凝药物为LMWH和LDA（≤100mg）。

LMWH有那屈肝素钙、达肝素钠和依诺肝素钠等。近期没有血栓表现或病史情况下建议使用预防剂量，对有以上相关病史的患者推荐使用治疗剂量。预防剂量如下：那屈肝素钙注射液2 850IU（0.3ml）皮下注射，q.d.，或达肝素钠注射液5 000IU（0.5ml）皮下注射，q.d.，或依诺肝素钠注射液4 000IU（0.4ml）皮下注射，q.d.。治疗剂量为那屈肝素钙注射液0.01ml/kg（95IU/kg）皮下注射，q.12h.，或达肝素钠注射液100IU/kg皮下注射，q.12h.，或依诺肝素钠注射液100IU/kg皮下注射，q.12h.。尽管LMWH出血等不良反应少，但是仍有出血和抗凝不足的风险。需要定期监测血小板数量、抗Xa活性、肝肾功能及其他凝血指标，注意观察有无出血、皮疹、过敏等反应。

针对高风险APA谱携带者、血小板功能亢进、Hhcy等可以考虑单用低剂量阿司匹林，孕前2个月开始治疗。但是多数情况下建议联合应用LMWH，疗效更佳。LDA用药过程中需要监测血小板计数、凝血功能及纤溶指标以及是否有明显出血倾向，如鼻出血等表现。监测过程中可根据血小板聚集率和血栓弹力图来调整LDA用量。

其他用药如长期抗凝药物华法林，有导致胎儿畸形的风险，因此妊娠前3个月应避免使用华法林，更换LMWH等抗凝药物。

对合并Hhcy的RSA患者，排除营养、饮食和药物影响，建议通过补充叶酸、维生素B等药物，将血清Hcy降低到正常范围再计划妊娠。

获得性易栓症如APS的女性，只是单纯抗凝治疗仍有20%~30%患者再次妊娠流产，因此仍建议APS合并RA的患者考虑添加免疫抑制药，如羟氯喹（hydroxychloroquine，HCQ）和糖皮质激素。如患者为继发性APS，则同时要处理原发病。对于非典型APS，应个体化评估结果单独使用LDA或联合使用LMWH。

3. 羟氯喹（HCQ）具有抗炎、免疫调节和抗血小板等特性，可降低LA活性以及APA的抗体效应。它是治疗APS和其他AID的重要药物。使用禁忌证包括过敏、眼底改变等。多数专家认为孕期使用HCQ是安全的。长期服用HCQ应注意患者的视力检查和眼底检查，服药5年后每年行眼科评估。同时，注意监测患者肝肾功能等指标。

4. 糖皮质激素能抑制抗体的产生和抗原抗体反应，减少血小板破坏。临床上常用泼尼松和甲基泼尼松龙。当APA滴度明显升高或APS伴发血小板明显减少、溶血性贫血时应考虑使用。长期服用糖皮质激素，注意补充维生素D，根据情况加用保护胃黏膜的药物，同时应注意监测血压、血糖、体重变化。

根据《复发性流产合并风湿免疫病免疫抑制剂应用中国专家共识》推荐，RA合并APS患者免疫抑制剂给药方案如下：

1. 既往有反复血栓史的APS患者若单用抗凝抗血小板药物无效，推荐联合使用HCQ（0.2~0.4g/d，分2次服用）。HCQ应于计划妊娠前3个月开始服用，持续整个孕期。

2. 若以上治疗方案无效或既往有血栓史（尤其是曾有脑血管意外者）、LA、ACA、抗β2-GP1抗体双阳性或三阳性的APS患者，可考虑在妊娠早期加用小剂量糖皮质激素（如泼尼松≤10mg/d或等效的其他不含氟的糖皮质激素如泼尼松龙、甲基泼尼松龙等）。

3. 若联合使用HCQ、小剂量糖皮质激素和抗凝抗血小板方案治疗仍无效，需考虑采用IVIG［400mg/（kg·d），连续输注3~5天］或血浆置换等方法治疗。

除了用药监测外，在孕期还需要做好母体的监测、孕期风险评估和胎儿发育监测，避免盲目保胎，指导适时终止妊娠。

六、自身免疫异常的治疗

自身免疫性疾病在妊娠状态下，可以通过异常的淋巴细胞及其细胞因子异常，导致母胎界面免疫异常，并影响胚胎滋养细胞在母体的侵袭和发育，导致复发性流产、早产等不良妊娠。临床常见与RA有关的自身免疫性疾病如下，系统性红斑狼疮（SLE）、抗磷脂抗体综合征（APS）、干燥综合征

（SS）、类风湿关节炎（rheumatoid arthritis，RA）、系统性硬化病（SSc）、未分化结缔组织病（UCTD）等。我国2020年《自然流产诊治中国专家共识》提出，当RA合并SLE等风湿免疫病时，应当由妇产科及生殖科医生应联合风湿免疫科医生共同制订诊疗方案，一同管理。应常规给予低剂量阿司匹林（LDA，≤100mg/d）。除了抗凝药物治疗，免疫抑制药的应用也必不可少。2020年《自然流产诊治中国专家共识》建议，免疫抑制剂的给药原则和方案遵循《复发性流产合并风湿免疫病免疫抑制剂应用中国专家共识》。

免疫抑制剂的药物类型很多，根据孕期安全性进行分类，可以分为以下几种情况。

1. 妊娠期使用安全的药物 如小剂量不含氟的糖皮质激素、羟氯喹（HCQ）、柳氮磺吡啶（sulfasalazine，SSZ）、硫唑嘌呤（azathioprine，AZA）、他克莫司（tacrolimus，FK506）、环孢素（cyclosporin A，CsA）等。

2. 妊娠期避免使用的药物 甲氨蝶呤（methotrexate，MTX）、来氟米特（leflunomide，LEF）、霉酚酸酯（mycophenolate mofetil，MMF）、沙利度胺、雷公藤等。要在孕期停用4周到3个月，甚至2年。

3. 妊娠期非必要不得使用的药物 如环磷酰胺（cyclophosphamide，CYC），只能用于孕期其他药物无法控制的重症，用药后应考虑终止妊娠。

4. 妊娠期影响不明确 主要是肿瘤坏死因子抑制剂。虽然可以通过母胎屏障，但是现有药物未见明显致畸作用，主要影响是新生儿疫苗接种后继发感染。目前研究结果较少，其他新药作用还不明确。

免疫抑制药用药前需要排除感染性疾病，如有结核、乙型肝炎、丙型肝炎或乙肝病毒携带等传染病以及有其他类似的传染病病史，并与风湿免疫科专家做好多学科协作，注意不良反应的随访和监测。

七、原因不明复发性流产的治疗

原因不明复发性流产（URA）的病因和发病机制尚未明了。现有研究主要集中在母胎免疫功能失调，一些针对免疫耐受理论和研究采用的治疗，其疗效缺乏足够的循证医学证据证实。现有的经验性或者试验性治疗如下：

（一）孕激素治疗

现有临床证据提示孕激素补充不降低URA患者的流产率，但是综合评估孕激素药理作用后，2021年《孕激素维持妊娠与黄体支持临床实践指南》等，均推荐不明原因复发性流产患者使用孕激素，尤其是口服地屈孕酮。

（二）抗凝治疗

阿司匹林和LWMH的应用可以改善URA患者子宫动脉血流和内膜下血流，但是现有的临床循证医学证据均未发现抗凝治疗改善再次妊娠结局。因此国内外的共识和指南都不推荐LDA和LWMH用于URA患者的治疗。

（三）主动免疫治疗

采用丈夫或第三方淋巴细胞免疫疗法（lymphocyte immunotherapy，LIT）是针对不明原因（同种免疫型）RA的治疗，由于其治疗缺乏规范，疗效不确定，具有感染等不良反应，因此2002年美国食品药品监督管理局（Food and Drug Administration，FDA）叫停该治疗，2011年RCOG、2012年ASRM、2017年ESHRE发布的各指南以及我国2020年《自然流产诊治中国专家共识》均不推荐使用淋巴细胞免疫疗法。

（四）被动免疫治疗

被动免疫治疗包括免疫抑制剂和静脉注射免疫球蛋白（intravenous immunoglobulin，IVIg）治疗。

临床研究表明免疫抑制剂不能改善URA再次妊娠结局，而且在临床应用中还存在不良反应，如长期糖皮质激素导致骨质疏松、胃黏膜损伤以及对皮肤糖脂代谢的影响；羟氯喹对眼底血管的损失；其他如感染性疾病加重、疫苗接种感染可能等。因此现有国内外指南均不支持免疫抑制剂用于URA患者。

IVIg具有降低NK细胞毒性，调节Th1/Th2免疫平衡，清除活化补体等免疫调节作用。现有临床研究表明IVIg对NK细胞亚群升高，Th1/Th2免疫失衡的URA有效，但是IVIg属于血制品，还需要昂贵的治疗费用，IVIg的使用还与发热、皮疹、低血压、脾气急躁有关，有过敏和血栓形成风险。目前还缺乏高质量的临床循证医学研究，报道的研究受试者数量少和设计非随机，使得研究结果不能排除偏倚可能。因此临床上应用需要十分谨慎。

（五）免疫调节治疗

免疫调节剂如肿瘤坏死因子α（tumor necrosis factor α，TNF-α）拮抗剂、粒细胞集落刺激因子（granulocyte colony-stimulating factor，G-CSF）、静脉输注脂肪乳剂，这些治疗在临床缺乏治疗的指征和评判疗效的指标，无足够临床证据支持免疫调节治疗改善 URA 的再次妊娠结局。这些免疫调节剂均为跨指征用药，还存在用药风险如 G-CSF 有骨痛和骨髓炎不良反应报道，脂肪乳剂也有黄疸和高热的不良反应报道，大剂量使用有导致成急性肾衰竭、脂肪栓塞、静脉血栓等不良反应的风险。因此，2020 年我国《自然流产诊治中国专家共识》提出，对不明原因 RSA 不推荐 IVIg、CsA、泼尼松、HCQ、淋巴细胞免疫疗法（LIT）、G-CSF、脂肪乳、抗 TNF-α 制剂、抗凝治疗作为 URA 的常规治疗方案，除非在取得患者知情同意的情况下进行规范化的临床试验。

八、心理治疗

RA 患者承受着来自社会、家庭等各方面的压力，再次妊娠后会担心再次流产，因而产生焦虑、恐惧、忧郁等心理，心理压力程度高，这些不良的精神心理因素会影响免疫系统，进而导致心理内分泌失衡。国内外共识和指南均建议对有心理障碍的患者给予心理疏导，必要时给予药物治疗。

（洪 燕）

────── 参考文献 ──────

1. 自然流产诊治中国专家共识编写组. 自然流产诊治中国专家共识 (2020 年版). 中国实用妇科与产科杂志, 2020, 36 (11): 1082-1090.
2. QUENBY S, GALLOS I D, DHILLON-SMITH R K, et al. Miscarriage matters: the epidemiological, physical, psychological, and economic costs of early pregnancy loss. Lancet, 2021, 397 (10285): 1658-1667.
3. NIKITINA T V, SAZHENOVA E A, ZHIGALINA D I, et al. Karyotype evaluation of repeated abortions in primary and secondary recurrent pregnancy loss. J Assist Reprod Genet, 2020, 37 (3): 517-525.
4. ESHRE Guideline Group on RPL, BENDER ATIK R, CHRISTIANSEN O B, et al. ESHRE guideline: recurrent pregnancy loss. Hum Reprod Open, 2018, 2018 (2): hoy004.
5. DONG Z, YAN J, XU F, et al. Genome sequencing explores complexity of chromosomal abnormalities in recurrent miscarriage. Am J Hum Genet, 2019, 105 (6): 1102-1111.
6. VAN DIJK M M, VISSENBERG R, FLIERS E, et al. Levothyroxine in euthyroid thyroid peroxidase antibody positive women with recurrent pregnancy loss (T4LIFE trial): a multicentre, randomised, double-blind, placebo-controlled, phase 3 trial. Lancet Diabetes Endocrinol, 2022, 10 (5): 322-329.
7. CAI H, MOL B W, GORDTS S, et al. Early and late pregnancy loss in women with polycystic ovary syndrome undergoing IVF/ICSI treatment: a retrospective cohort analysis of 21 820 pregnancies. Bjog, 2021, 128 (7): 1160-1169.
8. WANG H, GAO H, CHI H, et al. Effect of levothyroxine on miscarriage among women with normal thyroid function and thyroid autoimmunity undergoing in vitro fertilization and embryo transfer: a randomized clinical trial. JAMA, 2017, 318 (22): 2190-2198.
9. DHILLON-SMITH R K, MIDDLETON L J, SUNNER K K, et al. Levothyroxine in women with thyroid peroxidase antibodies before conception. N Engl J Med, 2019, 380 (14): 1316-1325.
10. 吕霄, 唐海, 张建伟. 复发性流产诊断标准的研究进展. 国际生殖健康/ 计划生育杂志, 2022, 41 (1): 74-78.
11. LEI D, ZHANG X Y, ZHENG P S. Recurrent pregnancy loss: fewer chromosomal abnormalities in products of conception？a meta-analysis. J Assist Reprod Genet, 2022, 39 (3): 559-572.
12. POPESCU F, JASLOW C R, KUTTEH W H. Recurrent pregnancy loss evaluation combined with 24-chromosome microarray of miscarriage tissue provides a probable or definite cause of pregnancy loss in over 90% of patients. Hum Reprod, 2018, Apr 1; 33 (4): 579-587.
13. PAPAS R S, KUTTEH W H. Genetic testing for aneuploidy in patients who have had multiple miscarriages: a review of current literature. Appl Clin Genet, 2021, 14:

321-329.

14. 李雪, 张弘. 复发性流产患者子宫颈机能不全的诊断和治疗. 中国实用妇科与产科杂志, 2020, 36 (11): 1050-1054.

15. DHILLON-SMITH R K, COOMARASAMY A, COOMARASAMY A. TPO antibody positivity and adverse pregnancy outcomes. Best Pract Res Clin Endocrinol Metab, 2020, 34 (4): 101433.

16. DONG A C, MORGAN J, KANE M, et al. Subclinical hypothyroidism and thyroid autoimmunity in recurrent pregnancy loss: a systematic review and meta-analysis. Fertil Steril, 2020, 113 (3): 587-600.

17. 中华医学会生殖医学分会第四届委员会. 不孕女性亚临床甲状腺功能减退诊治的中国专家共识. 中华生殖与避孕杂志, 2019, 39 (8): 609-621.

18. CAKMAK B D, TURKER U A, TEMUR M, et al. Pregnancy outcomes of antibody negative and untreated subclinical hypothyroidism. J Obstet Gynaecol Res, 2019, 45 (4): 810-816.

19. EGERUP P, MIKKELSEN A P, KOLTE A M, et al. Pregnancy loss is associated with type 2 diabetes: a nationwide case-control study. Diabetologia, 2020, 63 (8): 1521-1529.

20. ZARGAR M, GHAFOURIAN M, NIKBAKHT R, et al. Evaluating chronic endometritis in women with recurrent implantation failure and recurrent pregnancy loss by hysteroscopy and immunohistochemistry. J Minim Invasive Gynecol, 2020, 27 (1): 116-121.

21. GODINES-ENRIQUEZ M S, MIRANDA-VELÁSQUEZ S, ENRÍQUEZ-PÉREZ M M, et al. Prevalence of thyroid autoimmunity in women with recurrent pregnancy loss. Medicina (Kaunas), 2021, 57 (2): 96.

22. 国家妇幼健康研究会生殖免疫学专业委员会专家共识编写组. 复发性流产合并血栓前状态诊治中国专家共识. 中华生殖与避孕杂志, 2021, 41 (10): 861-873.

23. 李聪聪, 赵爱民. 不明原因复发性流产的免疫指标筛查及诊治策略. 实用妇产科杂志, 2021, 37 (8): 567-570.

24. 胚胎植入前遗传学诊断/筛查专家共识编写组. 胚胎植入前遗传学诊断/筛查技术专家共识. 中华医学遗传学杂志, 2019, 35 (2): 151-155.

25. LIU X Y, FAN Q, WANG J. Higher chromosomal abnormality rate in blastocysts from young patients with idiopathic recurrent pregnancy loss. Fertil Steril, 2020, 113 (4): 853-864.

26. BROWN R, GAGNON R, DELISLE M F, et al. No. 373-cervical insufficiency and cervical cerclage. J Obstet Gynaecol Can, 2019, 41 (2): 233-247.

27. RAO M, ZENG Z, ZHOU F, et al. Effect of levothyroxine supplementation on pregnancy loss and preterm birth in women with subclinical hypothyroidism and thyroid autoimmunity: a systematic review and meta-analysis. Hum Reprod Update, 2019, 25 (3): 344-361.

28. NEGRO R. Outcomes in pregnant patients with subclinical hypothyroidism and thyroid autoimmunity: a critical appraisal of recent randomized controlled trials. Endocr Metab Immune Disord Drug Targets, 2021, 21 (8): 1387-1391.

29. 中华医学会妇产科学分会产科学组, 中华医学会围产医学分会, 中国妇幼保健协会妊娠合并糖尿病专业委员会. 妊娠期高血糖诊治指南 (2022)[第一部分]. 中华妇产科杂志, 2022, 57 (1): 3-12.

30. 中国医师协会生殖医学专业委员会. 孕激素维持妊娠与黄体支持临床实践指南. 中华生殖与避孕杂志, 2021, 41 (2): 95-105.

31. 中华医学会围产医学分会. 产科抗磷脂综合征诊断与处理专家共识. 中华围产医学杂志, 2020, 23 (8): 517-522.

32. 低分子肝素防治自然流产中国专家共识编写组. 低分子肝素防治自然流产中国专家共识. 中华生殖与避孕杂志, 2018, 38 (9): 701-708.

33. 复发性流产合并风湿免疫病免疫抑制剂应用中国专家共识编写组. 复发性流产合并风湿免疫病免疫抑制剂应用中国专家共识. 中华生殖与避孕杂志, 2020, 40 (7): 527-534.

34. HABETS D H J, PELZNER K, WIETEN L, et al. Intravenous immunoglobulins improve live birth rate among women with underlying immune conditions and recurrent pregnancy loss: a systematic review and meta-analysis. Allergy Asthma Clin Immunol, 2022, 18 (1): 23.

19

第十九章
诱导排卵

第一节 口服诱导排卵药物的应用

一、诱导排卵药物

40 年来,枸橼酸氯米芬(clomifene citrate,CC)一直是最常用的口服诱导排卵药物,而芳香化酶抑制剂来曲唑(letrozole,LZ)最初则用于绝经后的乳腺癌治疗,现在也成为常用的诱导排卵药物。胰岛素增敏剂二甲双胍虽然没有经美国食品药品监督管理局(Food and Drug Administration,FDA)批准用于促排卵(二甲双胍批准用于 2 型糖尿病),但是也已在多囊卵巢综合征(polycystic ovary syndrome,PCOS)患者和胰岛素抵抗患者的临床促排卵治疗中广泛应用。在我国也有类似情况,建议使用前与患者签署知情同意书。

对于口服诱导排卵药物低反应的患者最终可通过注射促性腺激素(gonadotropin,Gn)增加卵泡的募集,尤其对于促性腺激素分泌不足的性腺功能减退(WHO Ⅰ型排卵障碍)、CC 抵抗和不明原因不育的患者,可能通过注射 Gn 获益。在一些病例中,CC 或来曲唑联合 Gn 使用可以获得理想的卵泡募集,并获得与单独使用 Gn 相似的妊娠率,且累积成本可能更低。

高催乳素血症患者通常使用多巴胺受体激动剂治疗,主要是溴隐亭或卡麦角林,经这些药物治疗后,约有 60%~85% 的女性催乳素水平可以恢复正常,其中 50%~75% 的女性最终有排卵。

(一)抗雌激素类药物

CC 是一种三苯乙烯衍生的非甾体雌激素,与己烯雌酚和他莫昔芬结构相似。CC 是由 2 个具有不同性质的立体异构体组成的外消旋混合物:顺式异构体和反式异构体。已有的证据表明 CC 是具有更有效的抗雌激素同分异构体,这也是 CC 诱导排卵的主要结构。CC 被认为是"选择性雌激素受体调节剂",依赖于体内内源性雌激素的水平而发挥雌激素激动剂和拮抗剂的特性,主要以抗雌激素的特性发挥作用,雌激素激动剂的特性仅仅在内源性雌激素水平非常低的时候表现。CC 通过肝脏代谢,主要经过粪便排出。口服 6 天后大约 85% 的给药剂量已经消除,残留药物可能停留更长时间。

由于结构与雌激素相似,CC 能与雌激素受体结合,但与天然雌激素结合的持续时间不同,CC 持续时间常超过 1 周。由于延长了结合时间,CC 通过干扰正常受体的补充最终耗尽下丘脑雌激素受体。雌激素受体的消除导致下丘脑分泌的促性腺激素释放激素(gonadotropin-releasing hormone,GnRH)和垂体分泌的促性腺激素(如 FSH、LH)的负反馈反应阻断,因此上调了这些激素的分泌,刺激卵泡生长发育。

CC 的适用范围包括:①无排卵不孕女性的诱导排卵(适用于体内有一定雌激素水平者);②有排卵的不孕女性(如不明原因不孕),刺激多个卵泡排卵或增强排卵;③治疗黄体功能不足。

CC 是大多数无排卵或稀发排卵但有正常的生殖激素水平(WHO Ⅱ型排卵障碍如 PCOS)患者的首选治疗药物。CC 只有在具有正常的雌激素浓度并存在潜在的雌激素负反馈效应条件下才能发挥作用。那些对 CC 无反应的女性通常具有非常低的循环雌激素水平，如 WHO Ⅰ型和 WHO Ⅲ型排卵障碍女性或者是下丘脑 - 垂体 - 性腺轴有缺陷，如希恩综合征（Sheehan syndrome）和卡尔曼综合征（Kallmann syndrome），这些患者不适宜用 CC 促排卵。有正常排卵的不孕女性，如不明原因不孕、单侧输卵管疾病（尤其是输卵管积水）的患者，使用 CC 的目的是增加成熟卵泡的发育，克服其生育力低下。

服药方式是在自然或孕酮诱导的月经周期起始口服 CC 5 天。研究表明对于无排卵的患者在月经周期起始的第 2~5 天任一天开始口服，排卵率、妊娠率和妊娠结局相似。CC 常规用法是 50mg/d，如果卵泡发育没有达到成熟，则在接下来的周期以 50mg/d 为单位进行递增。虽然达到排卵所需的剂量与体重相关，但目前还没有可靠的方法来预测每个患者所需的精确剂量。一些女性虽然对 CC 非常敏感，仅需要 12.5~25.0mg/d，但对于大多数女性来说 CC 的效应剂量是 50~200mg/d。大部分女性在较低剂量时会发生排卵，如 50mg/d 的排卵率为 43.9%，100mg/d 的排卵率为 22.7%。有时虽然需要高剂量，但高剂量的排卵率往往较低。150mg/d 的排卵率为 12.1%，200mg/d 的排卵率仅为 4.5%。大部分 CC 150mg/d 无反应的女性最终需要选择其他治疗方案或者联合治疗。对那些无排卵的女性传统上使用孕激素撤退和增加 CC 剂量的治疗策略。CC 的效应剂量一旦建立就没有进一步增加剂量的指征，除非诱发排卵失败。过高的剂量并不能提高妊娠率，并且可能增加卵巢过度刺激综合征（ovarian hyperstimulation syndrome，OHSS）和多胎妊娠的风险。CC 治疗的前 3 个周期妊娠率是最高的，超过 3 个周期妊娠率则显著降低，超过 6 个周期的妊娠少见。简而言之，CC 成功诱导排卵 6 个周期仍未妊娠，建议进一步评估诊断以排除其他影响因素和 / 或改变治疗策略。

据报道，符合适应证的患者经 CC 治疗后成功排卵率可高达 60%~80%。在这些成功排卵患者中超过 70% 所用的剂量水平为 50~100mg/d。年轻无排卵的女性，超过 3 个诱导排卵周期的累计妊娠率为 60%~70%，超过 5 个周期的累计妊娠率为 70%~85%。总体而言，对于治疗后有排卵的不孕女性，每个周期生育力约为 15%。对治疗结局有负面影响的重要因素包括年龄增加（尤其超过 35 岁）、其他不孕因素和不孕年限的增加。

CC 一般耐受性良好。有些副作用虽然比较常见，但很少影响治疗的完成。在 CC 治疗的女性中，潮热的发生是剂量依赖性的，通常发生率约为 10%。视觉障碍包括视力模糊、复视或闪烁盲点等，一般都很少见（发生率<2%）。非特异的副作用包括乳房压痛、盆腔不适、恶心、经期症状等，发生率约为 2%~5%。

（1）先天畸形：依据妊娠风险 CC 被归为 X 级妊娠药物。在大鼠和小鼠的研究中表明，死亡率及某些类型畸形率的增加与剂量相关。在人类中，有一些证据表明 CC 暴露与胎儿畸形（主要是神经管缺陷和尿道下裂）可能存在关联，但这种增加的风险在统计学上并不显著。2017 年一项回顾性研究表明，暴露于 CC 与总体主要畸形率或特定畸形率的风险增加无关。因此仍需要在大样本人群中进行进一步调查，以便更安全地使用这种有用的药物。

（2）流产：研究表明，经 CC 诱导排卵导致的妊娠与自然妊娠相比，自然流产率增加。一项研究分析了美国 1996—1998 年 62 226 例临床辅助生殖技术（assisted reproductive technology，ART）妊娠的流产情况，结果数据支持流产率增加这一结论。但是这些研究结果并非具有确定的意义，因为流产也可能是其他并发症导致的，如胰岛素抵抗、与 PCOS 或不明原因不育相关的遗传因素、子宫内膜异位症或女性高龄等。

（3）抗雌激素效应和生育力：由于 CC 同分异构体有相对较长的半衰期，因此在子宫颈内膜、子宫内膜、卵巢、卵子和胚胎上存在不可避免的抗雌激素效应。在高剂量或长期治疗后，抗雌激素效应更明显。虽然宫颈黏液的量和性质会发生改变，但这些变化对于整个妊娠结局并没有预后价值。有研究表明 CC 对子宫内膜的不同效应可能与不同的子宫内膜评价方法相关。还有研究表明经 CC 诱导排卵的女性中，高达 30% 患者的子宫内膜厚度低于被认为支持种植的厚度（<7mm）。对于在CC 治疗中合并使用雌激素的问题，研究表明在CC 诱导排卵期间小剂量使用雌激素能增加子宫内膜厚度、改善子宫内膜血流灌注、提高妊娠率。

（4）CC 治疗失败：CC 治疗失败可以分为2类。第一类为 CC 抵抗，即经 CC 治疗未能诱发排卵的患者；第二类为 CC 妊娠失败，即经 CC 治疗成功排卵但未能妊娠的患者。CC 妊娠失败可能与许多潜在的因素相关，包括子宫内膜异位症、未确诊的输卵管因素、男性因素或者子宫内膜容受性等。然而，替代卵巢刺激方案（注射 Gn 或芳香化酶抑制剂）的成功妊娠支持了这一假设：CC 持久的抗雌激素效应可能与排卵率和妊娠率之间的差异相关。

（二）芳香化酶抑制剂

在过去 30 年里开发了许多芳香化酶抑制剂。第三代芳香化酶抑制剂已经批准主要用于绝经女性的乳腺癌治疗。最近芳香化酶抑制剂已成功用于诱导排卵。这些制剂代偿性地促进 Gn 分泌，已广泛用于促进不孕女性的卵泡发育。

芳香化酶是一种包括血红素蛋白的细胞色素 P450 超家族复合酶。芳香化酶催化雌激素产生的限速步骤即雄烯二酮和睾酮转化为雌酮和雌二醇的 3 个羟化步骤。芳香化酶的活性存在于许多组织中如卵巢、脑、肌肉、肝、脂肪和乳房组织以及恶性乳腺肿瘤等。血液中的雌激素主要来源于卵巢（绝经前女性）和脂肪组织（绝经后女性）。芳香化酶是选择性抑制的一个很好的靶点，因为雌激素的产生是类固醇激素生物合成链中的最后一环。

第一个临床应用的芳香化酶抑制剂是氨鲁米特，通过抑制类固醇合成中涉及的许多其他酶来支持肾上腺切除术。虽然这个药物对治疗绝经后乳腺癌也有效，但是复杂的用法和副作用（如嗜睡、皮疹、恶心和发热）导致 8%~15% 的患者停止治疗。第三代芳香化酶抑制剂包括 2 个非甾体类制剂（阿那曲唑和来曲唑）和一个甾体类制剂（依西美坦）。阿那曲唑和来曲唑可用于绝经后乳腺癌的临床治疗。这 3 个制剂的作用是可逆的，相比于氨鲁米特具有更大的内在潜能，平均半衰期为 45 小时（30~60 小时），主要由肝脏代谢。基于对绝经后女性的研究表明，这 3 个制剂的不良反应主要包括潮热、恶心、呕吐、无力、头痛和腿 / 背疼痛。来曲唑的用药方案包括 2.5mg/d、5mg/d 或者 7.5mg/d，持续使用 5 天，与 CC 相似，均在周期的第 2~5 天开始使用。也有证据显示单剂量方案（第 3 天，20mg）可以获得与传统多剂量方案相似的效果。

对于芳香化酶抑制剂诱导排卵的潜在机制存在以下几种假说：

（1）核心假说：一个核心假说认为芳香化酶抑制剂通过抑制芳香化酶减少雌激素产生从而增加 Gn 的分泌促进卵泡生长。另外一个核心假说认为雌激素能够调节激活素、抑制素和卵泡系统，通过直接作用于垂体导致 FSH 分泌增加。此外，由于芳香化酶并不拮抗下丘脑上的雌激素受体，卵泡的生长就会伴随雌二醇和抑制素浓度的增加，引起正常的二次负反馈效应，限制了 FSH 的反应（1~2 个成熟卵泡），显著降低了 OHSS 和多胎妊娠的风险。只有在使用芳香化酶抑制剂，同时添加 FSH 才会产生明显的多个卵泡排卵。

（2）次要假说：一个次要的假说认为芳香化酶抑制剂增加了卵泡对 FSH 的敏感性。这可能是由于芳香化酶抑制剂阻断了雄激素底物向雌激素的转化，导致雄激素暂时性的富集，从而增加了卵泡对 FSH 的敏感性。最近的研究数据支持雄激素在灵长类动物早期卵泡生长中的刺激作用。雄激素在卵泡中的富集能刺激胰岛素样生长因子（insulin-like growth factor，IGF）分泌，IGF 能协调 FSH 促进卵泡生长。另一个次要的假说与子宫内膜上雌激素受体相关。芳香化酶抑制剂抑制了处于血液和外周靶组织中的雌激素，可能导致子宫内膜上的雌激素受体上调。这反过来又可能导致子宫内膜增加对雌激素的敏感性，从而引起子宫内膜上皮和基质的迅速增殖以提高子宫血流量和子宫内膜厚度。因此，在芳香化酶抑制剂治疗周期，即使观察到低于正常水平的雌二醇，但正常发育的子宫内膜和子宫内膜厚度在卵泡成熟时依然可以观察到。

与 CC 相比，芳香化酶抑制剂半衰期（45 小时）显著缩短，这样就可以快速从体内消除。因为没有雌激素受体的下调，故对雌激素靶组织无不利反应。因此,芳香化酶抑制剂是具有潜力的 CC 替代治疗选择药物,尤其是 CC 重复治疗失败、CC 抵抗的无排卵女性和考虑 Gn 治疗前一个成本效益相对划算的选择。总之,来曲唑与 CC 一样,是一种有效的诱导排卵药物并且具有更低的多胎妊娠率,但对于无排卵女性而言,来曲唑具有较好的耐受性。

由于不清楚哺乳期间的安全性,芳香化酶抑制剂被归为妊娠 D 类药物。动物模型的证据显示芳香化酶抑制剂具有胚胎毒性、胎儿毒性和致畸性。虽然最初设计和使用是经 FDA 批准用来治疗绝经女性乳腺癌,但是现在用于诱导排卵已非常常见。与 CC 相比,来曲唑能导致较低的多胎妊娠率和降低对子宫内膜的抗雌激素效应,因此,来曲唑已逐渐成为另一种 CC 替代治疗药物。来曲唑半衰期短,在早卵泡期使用降低了发育胎儿暴露于来曲唑中的风险。研究表明来曲唑诱导排卵周期流产率和异位妊娠率与自然妊娠相似。与一组年龄匹配的对照组相比,来曲唑诱导排卵组并未发现先天畸形风险的增加。

(三)胰岛素增敏剂

胰岛素抵抗和高胰岛素血症是代谢相关性 PCOS 的特征。高胰岛素血症通常与高雄激素血症和慢性无排卵显著相关。通过胰岛素增敏剂增强体内胰岛素的作用,降低高胰岛素血症,从而有助于胰岛素抵抗不育的 PCOS 患者排卵,特别是对于 CC 诱导排卵失败的 PCOS 患者。2017 年一篇综述广泛讨论了各种胰岛素增敏剂对内分泌、代谢和生殖功能的影响。胰岛素增敏剂一方面通过改善胰岛素抵抗、改善高雄激素状态,另一方面通过调节卵巢类固醇激素的产生,从而促进患者排卵。

双胍类抗糖尿病药物——二甲双胍,1957 年首次在科学文献中被描述。它是一种胰岛素增敏剂(提高外周组织对胰岛素的敏感性),能抑制肝糖原异生和降低肠道对葡萄糖的吸收。研究证明许多 PCOS 闭经女性经过二甲双胍治疗能恢复月经周期和排卵周期。

(1)二甲双胍的有效性:当前的研究证据支持以下论述:对于那些 CC 诱导无反应的女性,二甲双胍似乎是最有效的治疗方法。排卵率、妊娠率和出生率在文献中存在相互矛盾的报道,有文献表明,与安慰剂相比,单独使用二甲双胍可增加 PCOS 女性的排卵率,但没有足够的证据表明单独使用二甲双胍会增加妊娠率或活产率,而二甲双胍联合 CC 可提高 PCOS 女性的排卵率和临床妊娠率,但与单独使用 CC 相比,并未提高活产率。然而,一项多中心随机研究表明,用二甲双胍预处理至少 3 个月后加用其他促排卵药物的女性其妊娠率和活产率显著高于未接受二甲双胍治疗的女性(PR:53.6% vs. 40.4%,LBR:41.9% vs. 28.8%)。有充分证据表明单独使用二甲双胍不会提高多胎妊娠率,但没有足够证据证明二甲双胍联合 CC 使用与 CC 单独使用相比对多胎妊娠率有影响(升高或降低)。

(2)二甲双胍的副作用和妊娠分类:使用二甲双胍最常见的副作用是引起胃肠道症状,包括恶心、呕吐和腹泻,这些症状可能会引起患者不适,所以二甲双胍通常以逐步递增的方式给药:起始 500mg/d 用药,然后以 1 周为间隔逐渐增加到 1 500mg/d 或 2 000mg/d。这有助于控制副作用和增加有效剂量。乳酸中毒是一种罕见但潜在的并发症,因而推荐进行肝和肾功能基线检测,并对肝、肾功能进行定期评估。二甲双胍属于妊娠 B 类药物,没有任何证据表明在孕早期接触二甲双胍后所有非遗传性先天性异常的风险增加,但 2018 年一项随机对照试验提示 PCOS 患者妊娠期使用二甲双胍会增加后代 4 岁时超重的风险。最近丹麦的一项全国性队列研究发现,在精子发育期间(即妻子受孕前 3 个月内)服用二甲双胍可能会增加男性后代发生出生缺陷的风险。有关二甲双胍对于父系毒性的影响有待进一步的研究和探讨。

其他胰岛素增敏剂,如噻唑烷二酮类和 D- 手性肌醇,已有少量用于胰岛素抵抗 PCOS 患者诱导排卵的治疗。然而,由于二甲双胍具有更高的安全性、更多的临床经验和更低的花费,因此,这些制剂仅作为二甲双胍不耐受患者的替代治疗药物。

(四)口服诱导排卵药物与促性腺激素的联合使用

那些 CC 抵抗无排卵而最终使用 Gn 成功诱导排卵的女性,在 CC 基础上联用 Gn 进行治疗可能获益较大。CC联合Gn连续治疗已成为许多CC治疗失败女性的促排卵方案。在卵巢刺激的基础上添加Gn的意义在于降低达到最佳刺激的FSH剂量。因存在多卵泡发育和发生卵巢过度刺激综合征的风险，务必注意监测。

芳香化酶抑制剂与Gn注射剂联合使用或重叠使用能增加排卵前发育卵泡的数目和改善治疗结局。添加芳香化酶抑制剂主要是降低由多卵泡发育导致的超生理水平的雌激素，以此可能改善治疗结局，能显著提高妊娠率和降低过早黄素化发生率。

WHO Ⅰ类排卵障碍患者注射Gn可能受益更多。因为这类患者下丘脑-垂体-卵巢轴存在缺陷，CC和芳香化酶抑制剂不能发挥效应。同样，CC抵抗治疗3~6个周期失败的患者也是使用Gn治疗的候选患者。Gn分泌不足的性腺功能减退症的患者，每个周期的妊娠率大约为25%，CC抵抗无排卵女性的妊娠率更低，约为5%~15%。

使用Gn的风险主要有增加多胎妊娠和OHSS的风险。因此治疗前做好知情同意是关键，治疗过程中必须认真监测，以降低这些并发症的发生率。

在CC治疗中使用人绒毛膜促性腺激素（human chorionic gonadotropin, hCG）的目的是替代（在内源性LH峰发生前）或支持内源性LH峰。这对于实施人工授精或指导在最佳受孕期内同房是非常有帮助的。

二、腹腔镜下卵巢打孔术

对CC抵抗的PCOS患者是否选择腹腔镜下卵巢打孔术（laparoscopic ovarian drilling, LOD）依然是一个有争论的问题。这项技术包括在卵巢的多个位点进行腹腔镜烧灼术、透热、激光汽化，目的是通过减少卵巢间质的体积，降低血液中和卵巢内的雄激素水平。据报道LOD后患者能够恢复自发排卵和对CC治疗的敏感性。2020年一项荟萃分析表明，与单独的药物促排卵相比，LOD治疗对无排卵性PCOS和CC抵抗患者的临床妊娠率、活产率和流产率方面无显著差异，但LOD治疗可能会减少多胎妊娠的发生率。因此，LOD最好作为

CC抵抗的PCOS患者排除了其他替代治疗方案后（如Gn）的备用选择方案或者合并有其他盆腔输卵管因素时采用。

三、关于口服诱导排卵药物的副作用和担忧

（一）多胎妊娠

继Gn和其他诱导排卵药物的使用后，大多数国家多胎出生率显著增加。与此同时，孕产妇和新生儿与多胎妊娠相关的并发症的发生率也显著增加。来自世界各地卫生机构的统计数据显示，出生后1个月内，双胎的死亡发生率是单胎的4倍以上，而3胎的死亡发生率则是单胎的10倍以上。从事不孕不育治疗的医疗机构应引起高度重视。

（二）卵巢过度刺激综合征

在宫腔内人工授精（intrauterine insemination, IUI）中使用CC和微量Gn刺激诱发排卵，OHSS的发生是很难确定的，因为个体之间有很大差异。轻度OHSS相对比较常见。当CC诱导排卵是以推荐的渐增方式进行，旨在建立有效的最低剂量时，则不会发生重度OHSS。

（三）卵巢癌

诱导排卵与卵巢癌之间的关系依然不是很明确。近年来的研究表明，使用相关药物与患侵袭性卵巢癌的风险无显著关系，与卵巢交界性肿瘤的发生可能存在关联，但2021年一项来自荷兰的中位随访时间达24年的全国性队列研究表明，导致卵巢癌风险增加的可能是未生育而非接受辅助生殖治疗。因此，应该告知患者风险会有所增加，但是并没有建立因果关系。

（杨 菁）

第二节 各类促性腺激素诱导排卵

一、概述

1978年，Steptoe和Edwards采用自然周期

取卵进行体外受精 - 胚胎移植(in vitro fertilization-embryo transfer,IVF-ET)诞生了世界首例"试管婴儿"。1980 年,CardWood 及 Bruno 等首先将人类绝经期促性腺激素(human menopausal gonadotrophin,hMG)联合 hCG 超排卵方案应用于 IVF-ET 中,获得成功分娩。控制性超促排卵(controlled ovarian hyperstimulation,COH)是指通过使用促性腺激素(Gn)在可控制的范围内诱发多卵泡的发育和成熟,以便获得更多可供移植的胚胎,从而提高临床妊娠率。因此,回收足够高质量的卵子是获得理想妊娠率的重要保障,而为了获得足够高质量的卵子,则必须根据患者个体的差异选择适合的促排卵药物并制订个性化的促排卵方案。

促性腺激素包括 FSH、LH 和 hCG。FSH 和 LH 由垂体产生,绝经期女性血中水平很高,其尿液中含有大量的 FSH 和 LH。最初临床上用于促排卵治疗的促性腺激素是 hMG,它是从绝经后女性尿液中提炼出来的,最主要的成分是 FSH 和 LH,两者比值为 1:1。随后人们对尿源性促性腺激素进一步提纯而引入高纯度尿卵泡刺激素制剂(highly purified preparation of urine FSH,HP-FSH)。预期尿作为原材料将难以满足未来对 FSH 的需求,应用重组 DNA 技术产生的重组卵泡刺激素(recombinant FSH,rFSH)较之传统生产 HP-FSH 的优势是来源丰富、纯度更高、批间差异更小。外源性 hCG 常用于 IVF-ET 中激发排卵、黄体支持及维持妊娠。随着研究的深入,人们发现 hCG 除上述作用外,还有利于卵泡的募集、生长发育及胚胎种植。

二、各类促性腺激素的特点及临床应用

(一)FSH

1. FSH 的结构 FSH、LH、hCG 和 TSH 都属于糖蛋白激素,由 2 个非共价结合的含糖亚单位即 α 和 β 亚基组成。它们共享同样的 α 亚基(含 92 位氨基酸残基),而 β 亚基则随激素的不同而不同。FSH 的 β 亚基含有 118 位氨基酸残基,负责与 FSH 受体的相互作用。FSH 表面的糖基化涉及海藻糖、半乳糖、甘露糖、半乳糖胺、葡萄糖胺以及硅铝酸。其中,硅铝酸与 FSH 的生物半衰期紧密相关。FSH 的半衰期为 3~4 小时,分子量约为 30 000Da。

FSH α 亚基的基因位于染色体 6p21.1-23,在多种不同细胞中有表达;β 亚基的基因位于染色体 11p13,在脑垂体细胞中表达,受促性腺激素释放激素的控制,被抑制素所抑制,被激活素所增强。

2. FSH 药代动力学 FSH 可在绝经期女性的尿液中提取得到(urine FSH,uFSH),也可以通过基因工程的方法重组表达得到 rFSH。rFSH 是采用重组 DNA 技术生产的天然人卵泡刺激素的替代品,较之来源于绝经后女性尿液的 uFSH,在糖基部分 rFSH 具有更多的对受体的亲和力更强的碱性结构。rFSH 与 uFSH 相比具有更高的生物活性,能更有效地刺激多个卵泡发育,故两者的药代动力学也有所不同。

对于 rFSH,静脉给药时,FSH 分布于细胞外液。初始半衰期约为 2 小时,自体内清除的终末半衰期约为 1 天。稳态时分布容积和总清除率分别为 10L/h 和 0.6L/h。rFSH 剂量的 1/8 经尿液排出体外。皮下给药后,绝对生物利用度约为 70%。多次给药后,在 3~4 天内蓄积 3 倍达到稳态。对于内源性促性腺激素分泌受抑制的女性,即使体内未检测出 LH 水平,rFSH 仍能有效地刺激卵泡发育和类固醇生成。

对于 uFSH,国外同品种研究报道对内源性 FSH 受到抑制的自愿受试健康女性,单剂量(225IU)和多剂量(150IU × 7 天)注射 Bravelle(注射用尿 FSH),从 FSH C_{max} 和 AUC 的稳态比率可以看出,皮下注射和肌内注射 Bravelle 并不生物等效。多剂量肌内注射 Bravelle,C_{max} 和 AUC 的稳态比率为 77.7%,而皮下注射为 81.8%。单剂量皮下和肌内注射 Bravelle,FSH 血浆浓度达到最大的时间分别为 20.5 小时和 17.4 小时,但多剂量注射 Bravelle,均约为 10 小时。单剂量皮下和肌内注射 Bravelle 的平均半衰期分别为 31.8 小时和 37 小时,但其多剂量(7 天)注射 Bravelle 分别为 20.6 小时和 15.2 小时。

3. FSH 制剂

(1)uFSH:应用免疫层析法从绝经女性尿液中提取出 FSH。1983 年首次获得仅含 FSH 活性

的产物,它几乎不含 LH 活性,与 FSH 生理作用相似,刺激卵泡生长和发育,增加雌激素的水平,并促进子宫内膜的增殖。但其中 FSH 的量仅占 5%,95% 为混杂蛋白质。

(2)HP-FSH:高纯度尿 FSH 是进一步的纯化产品。HP-FSH 的制备是通过创新的阳离子交换树脂色谱和染料亲和树脂色谱纯化,采用 LH 单抗亲和层析法选择性除去 LH,保留其丰富的 FSH 多态性,其纯度超过 95%。与 rFSH 相比较,HP-FSH 的平均糖基化程度更高,而糖基化程度高的 FSH 较糖基化程度低的 FSH 具有清除率慢、半衰期长等特性。也就是说,糖基化程度相对较高的 HP-FSH 更有利于优质卵泡的募集。因此,采用不同糖基化程度的 FSH 进行控制性卵巢刺激(controlled ovarian stimulation,COS)时,其卵泡的募集和发育是有差异的。

(3)rFSH:随着重组 DNA 技术的发展,诞生了人类重组 FSH。它是用中国仓鼠卵巢细胞经遗传工程产生的。中国仓鼠卵巢细胞被认为是产生重组糖蛋白的理想的宿主细胞。因此,可把含有编码 FSH 亚单位的全部基因序列的基因克隆(有时还含有亚单位基因序列),注入仓鼠的卵巢细胞中。重组 FSH 的多肽链与天然 FSH 相同,碳氢结构也相同或类似,但是重组 FSH 的半衰期长,使其在临床应用中的需要量减少,而且由于其高纯度的特点,使皮下注射成为可能。重组 FSH 的纯度更高,产品更加稳定。与以往的尿制剂相比,其主要优点有:①批次间稳定性好;②高纯度,使皮下注射成为可能,化学性能稳定,利于质量控制;③不含 LH,使研究对卵巢的控制成为可能;④可产生短效和长效的重组 FSH 分子,使其更有效地应用于促排卵治疗。

体外试验发现,FSH 基础亚型比酸性亚型有更高的受体亲和力,有研究报道 rFSH 含有较多的基础亚型,能更好地与受体相互作用。但 uFSH 含有较多的酸性亚型,酸性亚型的 FSH 有清除率低的特点,所以 uFSH 有较长的半衰期。虽然 rFSH 的生物活性高于 uFSH,但 uFSH 的免疫反应性高于 rFSH。在正常月经周期,体内 FSH 的组分随月经周期的变化而变化,在卵泡募集期以 FSH 的基础亚型为主,酸性亚型较少;在晚卵泡期 FSH 酸性亚型较多,基础亚型较少。所以,当用 rFSH 促排卵时,如晚期发现卵泡长速过缓,通过添加 uFSH 往往可以得到改善。另外,对于高龄女性而言,基础 FSH 的升高主要以酸性亚型的升高为主,所以高龄不孕患者用 uFSH 促排卵更接近自然状态,更利于卵泡的发育。

尿源性 FSH 的安全性问题被广泛关注,很多人担心尿源性制剂会合并疯牛病病毒(朊病毒)污染等问题,目前还没有任何尿源性制剂被传染性病原体污染的报道。因为基因重组产品产生于仓鼠卵巢细胞,理论上也有感染动物病毒的可能,但到目前为止,也没有任何相关报道。与基因重组产品相比,尿源性制剂有更多的局部反应的报道。

4. FSH 的作用模式 FSH 和排卵的关系密切,其水平高低也是卵巢功能状态的直接反应。脑垂体分泌 FSH,经血液循环到达卵巢,刺激卵泡生长并参与卵泡的募集。在女性月经周期的第 2~3 天开始由于雌激素的负反馈作用减弱 FSH 分泌,呈脉冲式释放,大约每分钟出现一次分泌峰值,刺激卵泡生长,并使卵泡内的颗粒细胞生长成熟,分泌雌激素(其中发挥生物效应的主要是 E_2)。部分 E_2 进入血液循环,下丘脑和脑垂体对 E_2 的低浓度产生反馈,分泌更多的 FSH,刺激颗粒细胞,使得 E_2 的分泌持续增加,最终达到排卵前的峰值,启动 LH 分泌,触发排卵,开始卵巢的黄体期。到达峰值的 E_2 水平会抑制垂体的 FSH 分泌,FSH 水平逐渐降低,到月经期达到基础值,开始下一个分泌周期。

在卵泡早期,FSH 可刺激一群窦状卵泡生长。每一个卵泡都有自己的 FSH 阈值,超过此阈值则卵泡生长,否则卵泡将闭锁。FSH 主要作用在颗粒细胞的 FSH 受体上,使之生长分裂,产生 E_2,同时与少量的 LH 协同产生雄激素,并在芳香化酶的作用下形成雌激素。单用 FSH 而不用 LH 的情况下,可以使卵泡发育,但与用含 LH 的制剂(如 hMG)比较其 E_2 浓度偏低,则排卵率较低。因此,有学者建议,在促排卵过程中,先用 FSH,后加 hMG 或重组黄体生成素(recombinant LH,rLH),但要注意防止 LH 过早升高。根据卵泡募集和选择的机制,在卵泡的募集和选择阶段给予 FSH,能够提高血清 FSH 的水平,募集更多的卵泡,使更多的卵泡继续发育,走向成熟,从而达到超促排卵的目的。

5. FSH 治疗适应证 促性腺激素作为一种替代性治疗,适用于缺乏促性腺激素而靶器官性腺反应正常的患者,目前临床也用于其他类型的患者。由于药费昂贵且有一定副作用,故应严格选择患者。目前主要用于下述 3 类病例。

(1)排卵障碍(包括 PCOS),且对枸橼酸氯米芬治疗无反应的女性。

(2)为 IVF-ET 或其他辅助生殖技术作准备:血清促性腺激素正常,性腺轴调节和反馈功能正常,使用促性腺激素的目的是在卵泡的募集阶段提高外周血中的促性腺激素的水平,使更多的超过募集前阶段的卵泡进入募集所需的阈值,从而达到多卵泡募集的目的。同时在卵泡的发育过程中促使更多的卵泡能克服卵泡的选择机制而继续发育成为成熟卵泡,从而达到超促排卵的目的,以利于回收更多的卵子,提高辅助生殖技术的累积成功率。

(3)严重缺乏 FSH 和 LH 的患者,即内源性的血清 LH 水平<1.2IU/L 的患者。推荐 FSH 与 LH 联合使用以刺激卵泡的发育。

6. FSH 的临床应用 在过去的几年中,有大量的文献报道了 rFSH 的临床应用,以观察其与过去尿制剂的不同及其应用的长期安全性和有效性。

rFSH 的应用有利于临床及科研。给低促性腺激素性卵巢功能减退的女性应用 rFSH 后发现,虽然有多个卵泡发育,但是卵泡液和血清中 E_2 的浓度持续在低水平,仍然需要哪怕是极少量的 LH 来促进卵泡膜细胞产生足够的雄激素,才能在外周组织中经 FSH 的作用转化成雌激素。另外,生殖道需要雌激素的刺激,用来准备接受胚胎的着床。但是在 WHO 分型为 II 型无排卵的 PCOS 患者中应用 rFSH 和 HP-FSH 没有发现明显差别,说明体内存在的 LH 就足够 FSH 诱导的卵泡发育所需,更进一步地支持了雌激素产生的两细胞理论。

最初 2 例在应用 rFSH 促排卵后 IVF-ET 获得妊娠的女性证明,rFSH 能够促进正常健康的卵泡发育并使女性妊娠。她们恰巧分别用的是 gonal-F

和 puregon。

随后又有许多针对在 IVF 周期中应用 GnRHa/rFSH 的安全性和有效性的研究,证明在诱发排卵中,rFSH 与 FSH 的尿制剂同样有效。而且 rFSH 组获得卵子的数量及质量都优于 FSH 尿制剂组,继续妊娠率前者也优于后者,rFSH 的用量还有所下降。虽然取卵数和日注射 hCG 血清雌激素水平 rFSH 组均较高,但是 OHSS 的发生率并没有明显增加。由于 rFSH 的效价较高,因此需要在用药过程中更加严密地监测,防止 OHSS 的发生。

(1)PCOS 排卵障碍的女性:常用的剂量从每天 37.5~150.0IU 开始,如有必要每 7 天或 14 天增加 37.5IU 或 75IU,以达到充分而非过度的反应,每天的最大剂量通常不超过 225IU。如果患者在治疗 4 周后反应不充分,建议此周期应放弃治疗,并且在下一次治疗时使用比上周期更高的起始剂量。当达到满意的反应时,应在末次注射本药 24~48 小时后一次性注射 hCG 5 000~10 000IU。建议患者在注射 hCG 当日和次日进行性生活或进行宫腔内人工授精。如果反应过度,应停止治疗,同时忌用 hCG。

(2)低促性腺激素及下丘脑垂体功能紊乱导致无排卵的女性:推荐的起始剂量为每天 75IU 的 LH 联合 75~150IU 的 FSH。如果增加 FSH 剂量,其递增剂量最好为 37.5~75.0IU,且剂量的调整最好在 7~14 天的间隔后。通常任一治疗周期的刺激时间最长为 4 周。对于下丘脑 - 垂体功能紊乱的女性推荐 FSH 起始剂量为每天 75~150IU,有月经的患者应在月经来潮第 5 天内开始使用。通过超声检查卵泡大小,当达到满意的反应时,在末次注射 FSH 24 小时后注射 hCG 5 000~10 000IU,并建议患者在注射 hCG 当日和 / 或次日进行性生活或进行宫腔内人工授精。如果反应过度,应停止用药,并忌用 hCG,且应在下一个周期以较低剂量重新开始治疗。

(3)IVF-ET 和其他助孕技术前进行卵巢刺激以促进多卵泡发育的女性:FSH 的使用通常从月经周期第 2~3 天开始,每天注射 FSH 150~225IU,结合血清 E_2 浓度和 / 或超声进行监测,直到卵泡发育充分时停止。根据患者反应调整剂量,通常不超过每天 300IU，最多不应高于每天 450IU。目前常联合使用促性腺激素释放激素激动剂（GnRH agonist，GnRH-a）降调节，以达到抑制内源性 LH 峰、控制 LH 水平的目的，两者同时使用直至卵泡发育充分。

7. 关于不同 FSH 制剂临床应用于 COS 的争议　目前，应用于临床的外源性 FSH 类药物按其来源的不同分为 HP-FSH 和 rFSH。大量的文献比较了两者在 COS 中的效果，大多数研究认为，两者的妊娠率相似，但仍有部分研究未得出与上述一致的结论。Nicolas G 等采用荟萃分析比较 uFSH 和 rFSH 的疗效：采用 rFSH 时，促性腺激素治疗的时间明显缩短，使用剂量显著更低，hCG 日直径>10mm 的卵泡数量更多，并且 rFSH 组每名女性持续妊娠率较 uFSH 有升高的趋势。因此，他们认为在 FSH 直接作用于卵泡的临床指标方面，rFSH 显著优于 uFSH。Aberto 等的一项前瞻性队列研究根据卵子的耗氧率比较了不同促排卵药物对卵子质量的影响。结果表明，单用 225IU/d rFSH 组卵子的耗氧率显著高于单用 225IU/d HP-hMG 组和联合使用 rFSH 150IU+HP-hMG 75IU/d 组。该研究证实，卵子耗氧率越高，受精能力越高，卵子质量越好。

Aboulghar 一项关于 PCOS 女性前瞻性随机对照试验表明，高纯度 uFSH 组和 rFSH 组患者的用药剂量和天数、获卵数、成熟卵子数、移植胚胎数及继续妊娠率均无显著差异，但是高纯度 uFSH 组的受精率、优质胚胎数和冷冻胚胎数显著高于 rFSH 组。叶虹等采用回顾性分析方法抽取全国 14 个生殖中心首次接受 IVF 或 ICSI 助孕的 3 178 周期，探讨国产尿源性 HP-FSH 对 IVF-ET 结局的影响，其结果为：在 IVF 和 / 或 ICSI 中，使用国产 HP-FSH 进行 COS 具有与 rFSH 等同的临床妊娠率及出生率，而且价格便宜，是一种可供选择的 Gn 药物。刘雪梅等比较了 uFSH 和 rFSH 在年龄>37 岁的高龄女性中的临床效果，该研究发现高龄女性 uFSH 组的优胚率和 2PN 率显著高于 rFSH 组，移植取消率显著低于 rFSH 组，同时流产率也有低于 rFSH 组的趋势。这些结果说明 uFSH 可能更有益于高龄女性的卵母细胞及胚胎质量的改善。这

可能与高龄女性基础 FSH 水平升高主要以酸性亚型水平升高为主，而 uFSH 含有较多的酸性亚型有关。

尽管如此，Wely 等对 rFSH 和尿源性促性腺激素（hMG 和 HP-FSH）用于促排卵的效果进行了综述。该综述包含了 42 个试验（共 9 606 对夫妇），分析结果表明，在活胎分娩率方面 rFSH 并未比其他尿源性 FSH 有显著优势；在安全性方面，rFSH 和尿源性 FSH 的 OHSS 发生率两者并无显著差异。因此，Wely 等认为 rFSH 和尿源性 FSH 两者之间的临床有效性和安全性的差异并不大。

（二）hMG

1. 成分　hMG 是最早的尿源性制剂，纯度仅 5%，含等量的 FSH 和 LH，其中 LH 的活性只有 FSH 的 1/3，所以添加了 hCG，使 FSH 与 LH 活性比为 1:1。通过单克隆技术从尿液中可提取得到高纯度 hMG（纯度>95%）。高纯 hMG 与尿源性 hMG 的区别在于后者的 LH 活性主要来自 hCG，在 75IU LH 活性中 hCG 约占 10IU，而 LH 仅有不到 3IU。

2. 药代动力学　肌内注射能吸收，血药浓度达峰时间为 4~6 小时，给药后血清 E_2 在 18 小时达峰，静脉注射 150IU 后，药物的 C_{max} 为 24IU/L，在 15 分钟达峰，消除相为双相，主要经肾脏排泄，未见报道母乳中有分泌。

3. 作用模式　hMG 是促性腺激素，其中 FSH 与 LH 两者的比例为 1:1。FSH 在卵泡发育过程中有利于卵泡的募集，能刺激卵泡的生长和成熟，同时 FSH 还能促进颗粒细胞芳香化酶的活性，提高雌激素水平。LH 主要刺激卵泡膜细胞产生雄激素，并作为芳香化酶的底物最终生成雌激素。FSH、LH 协同作用，刺激卵泡生长发育，并促进卵泡和卵母细胞的最后成熟、触发排卵、促进黄体的形成和维持黄体的功能。

4. 治疗指征　hMG 多用于促性腺激素分泌不足所致的原发性或继发性闭经、无排卵性月经不调及所致的不孕症等。由于价格便宜，一般多用于治疗排卵障碍的女性。此外，还适用于垂体降调节抑制过深及超促排卵过程中出现卵巢反应不良或卵巢慢反应的女性。

5. 临床应用 可单独应用或联合 CC 一起使用。常用的方法是于月经周期第 2~5 天起使用 CC 50~150mg/d，连续 5 天，随后酌情给予 hMG 75~225IU 肌内注射，1 次 /d，同时 B 超监测卵泡发育情况，根据卵泡生长速度、E_2 水平调整用药。有研究表明，CC+hMG 联合治疗较单用 CC，卵泡期相对缩短，成熟卵泡的直径较小。另外，联合用药也较单独 hMG 促排卵的 hMG 使用量减少，使用时间缩短，使药物费用降低。联合用药的多胎妊娠和 OHSS 发生率较单用 CC 增多。但如果在治疗几个周期后，促排卵未成功或未受孕，患者应停用 CC，改用促性腺激素单独治疗。用于超促排卵的治疗同 FSH。

6. 治疗结局 20 世纪 60 年代 hMG 产品问世以来，就开始广泛用于人类不孕症的治疗。1980 年，Card W 及 Bruno 等首先将 hMG 联合 hCG 的超排卵方案应用到 IVF-ET 中，获得成功分娩。此后的 20 年间，它广泛应用于 IVF-ET 的 COS 治疗。Huddleston 等研究表明，FSH/hMG 联合使用组的未成熟卵母细胞数显著低于单独使用 FSH 组，该研究认为，成熟卵母细胞数量的提高归咎于 hMG 中含有的 LH 活性成分。基础内分泌正常的患者在 IVF-ET 长方案治疗周期中，使用 hMG 与 rFSH 控制性超促排卵治疗可达到同样的临床效果，并且使用 hMG 费用低廉。Allnany 等对 hMG 和 rFSH 的疗效和安全性进行了一项 Meta 分析，他们对比的主要指标为活胎分娩率和 OHSS 发生率，次要指标为临床妊娠率、多胎妊娠率和流产率。分析表明，hMG 的活胎分娩率显著高于 rFSH，但 OHSS 发生率两者无显著差异。在次要指标方面，hMG 的临床妊娠率优于 rFSH，而 rFSH 的用药天数、剂量和获得的胚胎数显著少于 hMG 组。多胎妊娠率和流产率两者间并无显著差异。因此，他们认为，hMG 的临床结局被证实优于 rFSH，且安全性相当。Coomarasamy 等的一项系统性综述和 Meta 分析认为，长方案降调节 IVF/ICSI 的女性中，使用 hMG 比 rFSH 能提高 4% 的活胎分娩率。

（三）hCG

1. 结构 hCG 和 FSH、LH、TSH 均为糖蛋白激素，以多肽为构架，附着糖侧链。其中蛋白部分与特异的靶组织受体结合，而碳水化合物部分在连接激素受体复合物与腺苷酸环化酶中发挥关键作用，与激素的生物活性有关。4 种激素均由 α、β 亚单位组成，通过非共价结合形成异二聚体，其中 α 亚单位为 4 种激素共有，由 92 个氨基酸组成，基因位于 6 号染色体上。而 β 亚单位为各激素特有，激素的特异生物活性取决于 β 亚单位。FSH 的基因定位在 11 号染色体，而 LH、hCG 的基因定位于 19 号染色体，hCG 有 6 个基因，而 LH 仅 1 个基因。hCG 和 LH 的亚单位基因的 DNA 序列有 96% 是相同的。

hCG 分子量约为 36~40kDa，与 LH 均含有较高的胱氨酸。最为重要的是，它们与同一个受体（LH/hCG 受体）结合，具有同样的功能，即促进成熟卵泡排卵及黄素化和支持黄体细胞。但 hCG 与受体的结合力更强，其效能是 LH 的 6 倍左右，且具有更长的半衰期。两者主要差别在于 β 亚基的序列、分泌的调控和 hCG 清除的药代动力学的不同。

hCG 具有最大的 β 亚单位，有 145 个氨基酸残基，具有一个独特的由 24 个氨基酸组成的羧基末端。而 LH 和 FSH 分别有 121 个和 118 个氨基酸残基。hCG β 亚单位的启动子不包含类固醇激素反应元件。

2. 药代动力学 hCG 半衰期为 5~6 小时，作用时间 23 小时。血药浓度达峰时间约 12 小时，120 小时后降至稳定的低浓度，给药 32~36 小时内发生排卵。24 小时内 10%~12% 的原型经肾随尿排出。

3. 作用模式 hCG 与垂体分泌的 LH 作用极相似，能促进和维持黄体功能，使黄体合成孕激素；与具有 FSH 成分的尿促性腺素合用，可促进卵泡生长和成熟，并可模拟生理性的促黄体素的高峰而触发排卵。

由于 hCG β 亚单位的启动子不包含类固醇激素反应元件，因此，hCG 分泌不受性激素负反馈的调节。hCG 并不能抑制正常垂体的自发 LH 峰，表明 hCG 自身分泌的超短反馈不发挥作用。注射 hCG 可增加 LH 样活性，但并不能诱发月经中期生理性的 FSH 峰。

4. 治疗指征 hCG 的用途：

（1）用于诱发卵母细胞的最后成熟和触发排卵。

（2）小剂量 hCG 用于控制性卵巢刺激。

（3）用于黄体功能不全导致的妊娠早期先兆流产、习惯性流产。

5. 临床应用

（1）诱发卵母细胞的最后成熟和触发排卵：触发排卵 hCG 的用量通常是 5 000~10 000IU，对于卵巢过度反应，OHSS 高危人群，可以减少 hCG 的用量到 3 000IU。在一项关于 hCG 触发卵母细胞排卵最低剂量的研究中，对实施 IVF 的妇女分别注入 2 000IU、5 000IU 和 10 000IU 尿 hCG 诱发排卵，结果显示，5 000IU 和 10 000IU 的获卵率无明显差异，而 2 000IU 组获卵率明显低于其他两组。hCG 用量 5 000IU 和 3 000IU 比较，E_2 水平下降，获卵数、卵子受精率和临床妊娠率都没有差异。另有研究显示，对 21 例卵巢反应过度的 OHSS 高危女性使用 2 500IU hCG，没有发生中度以上的 OHSS，且临床妊娠率为 61.9%。由于 hCG 半衰期长，持续支持黄体，易导致多个黄体产生，增加 OHSS 的危险；且能使类固醇激素持续升高，对内膜的容受性有不利影响；此外，hCG 有抑制颗粒细胞凋亡的作用，可引起卵泡闭锁不全，形成囊肿，影响下一周期促排卵。

（2）用于 COS：长方案、短方案及拮抗剂方案中，使用或添加小剂量 hCG（一般为 50~200IU）可改善卵泡发育及临床结局。降调节剂的使用可能导致部分患者 LH 过度抑制，但在晚卵泡期（主导卵泡直径 ≥14mm）需要一定水平的 LH 以促进卵泡生长。因此，不少研究认为此时添加 LH/hCG 有利于妊娠结局的改善。

（3）用于黄体功能不全的患者：于排卵之日起隔天注射一次 1 500IU hCG，连用 5 次，剂量可根据患者的反应作调整。妊娠后，须维持原剂量直至孕 7~10 周。对于复发性流产、妊娠先兆流产者也可给予 1 000~5 000IU 肌内注射，隔日或每 3 天一次。

（4）用于 IVF/ICSI COS 周期前预处理：近年也有应用 hCG 做 COS 前预处理的报道。对应于 LH 预处理（priming），Beretsos 等提出 "hCG priming" 学说，他们在正常反应患者的黄体中期长方案中，在垂体脱敏后每天肌内注射 200IU hCG，共 7 天，然后再用 FSH 促排卵。结果显示，与普通长方案相比，虽然 hCG 预处理组的获卵数没有差异，但 hCG 组的成熟卵子的比例增高。而且该组的 3 级及以上胚胎形成率与妊娠率均有升高，从而提出 hCG priming 效应可以给长方案促排卵结局带来益处，尤其是对于既往有 ART 失败史的女性。

6. 治疗结局 在 COS 过程中，长方案降调节往往在前一周期的黄体中期开始用药，而下一周期卵泡的募集开始于前一周期的黄体晚期。因此，整个 IVF-ET 卵泡募集过程中内源性 LH 均处在较低的水平，使 FSH/LH 的比例失衡，导致卵泡质量、受精率、妊娠率下降。因此，有研究表明，在长方案中用 200IU/d hCG 以及在拮抗剂方案中用 250μg rLH 进行预处理，再用 FSH 超促排卵，结果发现 hCG 组均得到较高的种植率及妊娠率。故认为 COS 前使用 hCG 预处理可以改善胚胎质量、IVF-ET 胚胎种植率及妊娠率。Filicori 等的一项对照性、前瞻性随机试验表明，对使用黄体中期长方案的正常反应患者，在晚卵泡期单独使用小剂量 hCG（200IU/d）替代 FSH 或 hMG 促排卵，可降低 FSH/hMG 的用量并减少不成熟卵泡的数目，而临床妊娠结局与应用 FSH/hMG 组差异无统计学意义，也并未出现提前黄素化。另一篇报道表明，在卵泡直径长至 13~14mm 时，rFSH 的剂量降至 75IU/d，并同时添加 200IU/d hCG，其获卵数、成熟卵子数、受精率、优质胚胎率、种植率、临床妊娠率及 OHSS 发生率等与 GnRH-a+rFSH 组以及 GnRH 拮抗剂 +rFSH 组相当，但 rFSH 的总剂量明显减少。但是，也有研究发现在晚卵泡期添加低剂量重组 hCG，添加组与未添加组的获卵数、受精率及临床妊娠率差异无统计学意义。

有文献报道在早卵泡期就开始添加低剂量 hCG 以促进卵泡生长。Drakakis 在 GnRH-a 短方案中于 Gn 启动日开始分别添加 200IU hCG 或 200IU rLH，持续 5 天后再单独用 FSH。发现添加 hCG 组的卵泡数、成熟卵子数及临床妊娠率高于 rLH 组，因此认为在早卵泡期（D3~7）给予 hCG 便可维持整个诱导排卵过程；患者中妊娠者 LH/hCG 受体 mRNA 水平高于未妊娠组，因此认为可作为妊娠的预测指标之一，hCG 组患者的 LH/hCG 受体 mRNA 水平显著上升，这可能与 hCG 的半衰期更长有关。

Propst 等首次尝试了促排卵全程添加 hCG，他们选取了接受 GnRH 拮抗剂方案的 239 例患者，促排卵前口服避孕药预处理 7 天，启动时所有患者随机分为 2 组，试验组使用 hCG+FSH 促排卵，对照组仅使用 FSH 促排卵。结果发现试验组 FSH 的用量明显低于对照组，且试验组 hCG 日 E_2 水平增高，差异有统计学意义（$P<0.01$）。进一步分组发现内源性 LH<0.5IU/L 的患者添加 hCG 后受精率、临床妊娠率、胚胎种植率和活胎分娩率均明显升高。Checa 等就 hCG 在卵泡各阶段发育中的临床应用进行了 Meta 分析，结果显示在前次 IVF 失败的患者，于晚卵泡期添加 hCG（200~250IU/d）后活产率无显著性差异，但优质胚胎率和临床妊娠率均显著提高。从上述结论中不难发现，添加 hCG 可减少 FSH 用量，并可提高 hCG 日 E_2 水平。然而，国内一项回顾性分析表明，在 COS 过程中不同时间添加低剂量 hCG 对促排卵结局无明显影响。因此，在 IVF-ET 周期中的卵泡期添加 hCG 对妊娠结局的影响仍存在争议，尚需进一步研究。

（四）LH

1. 结构 LH 为垂体前叶嗜碱性细胞所分泌的糖蛋白激素，和 FSH 一样由 2 个亚基肽链以共价键结合而成，分子量约 30 000Da。

2. 药代动力学

（1）国外药代动力学研究：对垂体不敏感的女性志愿者给予 75~40 000IU 的 LH，其药代动力学与尿源性的 hLH 相似。静脉给药后，LH 以约 1 小时的起始半衰期迅速分布，从体内清除的终末半衰期约为 10~12 小时。表观分布容积约为 10~14L。LH 的药代动力学曲线呈线性，与剂量成正比的 AUC 来评价。总清除率约为 2L/h，小于 5% 的剂量从尿中排泄。平均保留时间约为 5 小时。

150IU 皮下注射时，在无内源性 LH 的干扰下，其浓度为 1.1IU/L。绝对生物利用度约为 60%，终末半衰期略有延长。单剂量及重复给予

luveris 时，LH 的药代动力学是可比的且累计率很低。当同时给予 FSH 时，两者的药代动力学无相互影响。

（2）国内药代动力学研究：国内选择 75~225IU 剂量在健康志愿者中进行药代动力学研究，分为 75IU、150IU、225IU 三个剂量组。此研究结果显示剂量低于 225IU 时血药浓度、浓度 - 时间曲线下面积与剂量没有相关性。经 3p97 计算软件拟合计算，血药浓度时间曲线符合三室房室模型。药物在血清中的 T_{max} 分别为（0.64±1.35）、（0.50±0.70）和（0.37±0.59）小时；C_{max} 分别为（5.71±0.83）、（5.45±0.71）和（5.57±1.09）mIU/ml；AUC（0~48）分别为（230.52±33.91）、（225.81±32.84）和（238.95±29.81）mIU/（ml·h）。

3. 作用模式 重组人黄体生成素（recombinant human LH，rhLH）是采用基因工程技术获得的一种糖蛋白，能与卵巢膜（及粒层）和睾丸间质细胞膜上的黄体生成素 / 人绒毛膜促性腺激素（LH/hCG）受体结合。LH 主要刺激卵泡膜细胞产生雄激素，后者作为芳香化酶的底物。在卵泡期，LH 刺激卵巢膜细胞分泌雄激素，可被粒层细胞用来合成雌二醇，以支持 FSH 诱导的卵泡发育。在月经中期，高水平的 LH 启动黄体形成并且排卵。排卵后，LH 促进黄体产生黄体酮。因此，LH 协同 FSH 发挥在类固醇激素生成中的作用，并促进卵泡和卵母细胞最后成熟、触发排卵、促进黄体的形成和维持黄体的功能。对缺乏 LH 和 FSH 不排卵的女性，使用 LH 可促使卵泡分泌的 E_2 水平升高，刺激卵泡发育。

4. 治疗指征 严重缺乏 LH 和 FSH 的患者，即内源性的血清 LH<1.2IU/L 的患者，推荐与 FSH 合用以刺激卵泡的发育。

5. 临床应用 缺乏 LH 和 FSH 的女性，LH 与 FSH 联合使用的目的是形成单个成熟的卵泡，而此卵泡是在使用 hCG 后由卵母细胞释放。在一个疗程中，应每天与 FSH 同时注射。由于闭经且内源性雌激素分泌水平低，对这些患者的治疗可随时进行，不一定要制造一次人工撤退性出血后再进行。

推荐的起始剂量为每天 75IU 的 rLH 联合使

用 75~150IU 的 FSH，并根据患者对下列指标的反应进行调节：①超声检测卵泡的大小；②雌激素反应。如果增加 FSH 剂量，其递增量最好为37.5~75.0IU，且剂量的调整最好在 7~14 天的间隔后。刺激时间可从任一治疗周期延长至最多 5 周。

当达到满意的反应时，应在末次注射 LH 及FSH 24~48 小时后一次性注射 hCG 5 000~10 000IU。建议患者在注射 hCG 当日和次日进行性生活，或进行宫腔内人工授精（intrauterine insemination，IUI）。由于缺乏具有促黄体作用的活性物质（LH/hCG），排卵后应常规给予黄体支持。如果卵巢反应过度，应停止治疗，同时停用 hCG。推荐在下一个周期以较低剂量重新开始治疗。

对于 GnRH-a 降调节的 COS 过程中出现的HPO 轴抑制过度，可应用 rLH 行 priming 处理或在启动的同时添加 rLH；对于 COS 过程中出现的卵泡低反应、慢反应也可通过添加 rLH 的措施得以改善（详细方法见下述）。

6. 治疗结局　对于卵巢功能正常者，GnRH-a长方案被认为是最佳促排卵方案。然而，由于个体差异，GnRH-a 造成的下丘脑 - 垂体 - 卵巢轴（HPO轴）抑制程度不同，国内外大量文献表明，当血清LH 被过度抑制时，添加外源性 LH 制剂有助于改善患者的妊娠结局，而超过一定浓度时添加外源性LH 制剂则不利于促排卵结局。多数学者认为 LH浓度为 1.2~5.0IU/L 是卵泡发育和卵母细胞成熟的"治疗窗"。也有诸多研究证实，年龄>35 岁、降调节垂体抑制过深、卵巢低反应史的患者可能获益于LH 的添加。

Marrs 等对年龄>35 岁并进行第一次助孕周期的患者研究表明，从 COS 的第 6 天开始，每天补充 75IU LH 组的临床妊娠率显著高于单独使用 rFSH 组（45.8% vs. 22.5%）。Humaidan 等也得出相似的结论，认为以 35 岁作为临界值，大于该年龄的女性将获益于补充外源性 LH。Wong 等推荐年龄>35 岁的女性从第 6 天开始每天补充75IU rLH。

卵巢慢反应的女性可能获益于补充外源性LH。目前，关于卵巢慢反应添加重组黄体生成素（rLH）的时机和剂量尚无定论，可选择启动日或卵巢刺激 6~8 天补充 75~150IU/d rLH。骆丽华等学者的研究表明，启动日血清 LH<1IU/L 的患者，早期添加 LH 对 IVF、ICSI 结局更有利；而启动日血清 LH>1IU/L 的患者，仅在伴有 FSH 慢反应时可从 LH 添加中获益。Antonio 等进行了一项前瞻性研究，他们把 COS 第 6 天血清浓度<0.5IU/L 的80 位女性分成 2 组：一组是用亮丙瑞林降调节 14天后仅给予 225IU FSH 启动；与此同时，另一组是225IU FSH 启动，卵巢刺激的第 6 天再补充 75IUrLH。他们的研究结果表明，补充 rLH 有益于卵母细胞成熟和受精，并降低卵泡液中血管内皮生长因子（vascular endothelial growth factor，VEGF）的水平。该研究证实垂体降调过深的女性获益于补充外源性 LH。Balasch 等报道重组 LH 能显著增加 HH 患者对 FSH 的敏感性，减低用于促卵泡发育的 FSH 用量，增加雌激素水平和内膜厚度。然而，也有研究表明，长方案超促排卵中期 LH 水平在 0.5~1.5IU/L 范围之间时无须添加外源性 LH 制剂，若添加外源性 LH（包括 hMG、rLH）会降低受精率以及正常受精率，增加移植取消率及 OHSS发生率的风险。目前，关于 COS 过程中是否需要补充 LH 以及何时补充、补充多少剂量尚无相关的标准，有待进一步研究。

三、促性腺激素的副作用和风险

（一）卵巢过度刺激综合征

卵巢过度刺激综合征（OHSS）是应用促性腺激素进行促排卵所引起的严重并发症，表现为下腹不适或胀感、腹痛、恶心、呕吐、卵巢增大。严重可致胸闷、气急、尿量减少、腹腔积液、动脉血栓形成等，甚至危及生命。其严重程度及发生比例分别为轻 - 中度 OHSS，常见（1/100，<1/10）；重度 OHSS，偶见（1/1 000，<1/100）；严重 OHSS 的并发症，罕见（1/10 000，<1/1 000）。若刺激后多个卵泡同步发育，卵巢突然增大，可有卵巢扭转或卵巢黄体破裂的风险，甚至有腹腔内积血的发生风险，一般可能在注射 hCG 触发排卵后 3~17 天症状加重。根据 OHSS 发生的时间，可分为早发型 OHSS 和晚发型 OHSS。前者发生在注射排卵剂量的 hCG 后3~7 天，其发生与卵巢对促性腺激素的反应性有

关,并且被外源性 hCG 激发;后者发生在注射排卵剂量的 hCG 后 12~17 天,与妊娠有关,系内源性 hCG 所致。晚发型 OHSS 往往会比早发型严重。因此,超促排卵药物应在有经验的医师指导下应用,并在 B 超下观察卵泡发育的速度和数量,最好同时监测血清 E_2 水平的变化。若出现 OHSS 倾向,应立即停药,不能注射 hCG。如发现 E_2 水平过高,还可以采用 coasting 方法,即在注射 hCG 前 1~3 天停用 Gn,可避免或减少 OHSS 的发生风险(详细的 OHSS 防治见相关章节)。近期或已经患有血管栓塞性疾病的女性,或存在血管栓塞危险因素(如个人史或家族史)的女性,应用促性腺激素治疗可能使该风险增加。因此,对于这些患者应权衡促性腺激素治疗的利弊。但需要注意的是,妊娠本身也会增加血管栓塞性疾病发生的风险。

(二)多胎妊娠

多胎妊娠是指双胎妊娠以及双胎以上妊娠。使用 Gn 促排卵的患者多胎妊娠的发生率高于自然妊娠。多胎妊娠作为高危妊娠的一种,不仅仅会增加孕产妇并发症的风险,同样也会影响胚胎发育,严重者导致出生缺陷。与单胎妊娠相比,双胎妊娠的围产期死亡率高 4 倍,三胎妊娠高 6 倍。为了最大限度地降低多胎妊娠发生率,建议严密监测卵巢反应。在发生多胎妊娠后,应当及时做出处理。约 12%~38% 的多胎妊娠在妊娠早期发生自然减胎,留存胎儿的数目一般不超过 2 个。如有必要,则需由经验丰富的医师在充分告知患者风险征求知情同意后完成手术减胎。

(三)其他并发症

既往有输卵管病史的女性,无论自然受孕还是通过辅助生育技术受孕均可能发生异位妊娠。曾有报道,通过 IVF 异位妊娠的发生率为 2%~5%,普通人群为 1.0%~1.5%。在用多种药物进行不孕症治疗的女性中,已有发生卵巢或生殖系统良性或恶性肿瘤的报道,但尚未确定用促性腺激素治疗是否会增加不孕女性发生这些肿瘤的概率,也还不能确定那些女性的不孕原因与其自身潜在的肿瘤好发因素是否有关。应用促性腺激素治疗可能使该风险增加。因此,对于这些患者应权衡促性腺激素治疗的利弊。

四、常用超促排卵方案

由于治疗目的、个体化反应和使用的药物等各种因素的不同,在超促排卵方案的选择上存在很大差异。因此,强调治疗个体化,并根据以下问题加以考虑:①患者的年龄;②治疗目的;③各种药物的差异;④病因及其他病理情况;⑤既往用药情况;⑥患者卵巢储备功能等。

1. 长方案 是一种经典的、适用度较广的方案,其特点是卵泡的同步性较好,但也是 HPO 轴过度抑制发生率较高的一种方案,特别是长效制剂长方案。比较适用于卵巢功能较好的而非卵巢高反应的患者。

黄体期长方案,主要适于月经周期规律者。

(1) 排卵后一周左右(相当于月经周期 21 天)开始给予 GnRH-a 短效制剂 0.05mg/d 或 0.1mg/d,14 天后复查,实现降调节后启用 Gn,直至 hCG 日。也可以单次用 GnRH-a 长效制剂 3.75mg(全量)、1.8mg(1/2 量)或 1.3mg(1/3 量)等,14~28 天后复查,实现降调节后启用 Gn。

(2) 给予 GnRH-a 14~28 天后监测血清 FSH、LH 和 E_2 的水平,根据垂体降调节的结果[垂体达到降调节的标准:阴道 B 超检测卵泡直径 ≤5mm,子宫内膜<5mm;LH、FSH<5IU/L,E_2<109.8pmol/L (30pg/ml)]。其实质是让卵巢处于"静止状态",如未达到降调标准,再等 5~7 天后复查。于启动的最初 4~5 天每天应用 Gn 75~225IU,在最初 3~7 天,E_2 水平上升缓慢,卵泡生长不明显,这一时期称为平台期;此后,卵泡发育和 E_2 水平升高加快。阴道 B 超监测卵泡发育并测血清 E_2 水平,若卵泡发育及 E_2 水平上升正常,则维持原剂量。此后,隔天或每天 B 超监测卵泡发育和测血 E_2、孕激素、LH 水平,直到注射 hCG 日,36 小时后取卵;若卵泡生长及 E_2 水平上升过慢应加量,反之则减量。通常,女方年龄<35 岁者,促性腺激素开始剂量应为 150IU/d,35~40 岁者为 225IU/d,>40 岁者以 300IU/d 为宜。COS 中,年龄对于方案的选择固然重要,而现在越来越多的研究表明,基础窦卵泡计数(antral follicles count,AFC)、基础 FSH 水平、抗米勒管激素(anti-Müllerian hormone,AMH)、血清抑制素 B（inhibin B）及体重指数（body mass index，BMI）等均是预测卵巢反应性的重要因子。因此，临床进行 COS 前应综合分析这些预测因子，充分评估卵巢反应性，为患者制订"个体化"的治疗方案。

卵泡期长方案主要适用于月经周期不规律者。

月经周期第 1~2 天用长效 GnRH-a，28 天后监测垂体降调情况，实现降调后酌情启动。此方案的缺陷是 GnRH-a 的 flareup 效应可能会导致用药早期多卵泡生长，所以用药后 5~6 天必须复查。监测方式同前。

2. 超长方案　适用于子宫平滑肌瘤、子宫腺肌病、子宫内膜异位症等患者。可于月经周期第 1~3 天开始用长效 GnRH-a。原则是每 28 天作为一个复查周期，视病情使用 GnRH-a 2~6 个周期。若出现超低雌激素继发的症状，如潮热、皮肤干痒、关节疼痛、眼睛干涩等可给予雌激素反向添加，应从最低剂量试起。Gn 的启动、选择与监测同前。

3. 短方案　适用于卵巢储备功能较差或 AFC 较少者（如何评价卵巢储备功能详见相关章节）。其特点是利用 GnRH-a 的 flareup 效应使血清中 FSH、LH 水平骤然升高，可增强卵泡募集，减少 Gn 的相对用量，但卵泡早期的高 LH 水平可能会影响卵子质量，因此，此方案更适合于那些高龄、低 LH 水平的患者。短方案的另一个问题是卵泡的同步性较差，通过前一周期口服避孕药（oral contraceptive，OC）的应用可能得以部分改善。

月经周期第 2~3 天开始注射 GnRH-a 0.05~0.10mg/d，4~5 天后开始加用 Gn 直至 hCG 日。

4. 超短方案　超短方案也适用于卵巢反应不良的患者，其特点基本同短方案，但较之更为经济。月经周期第 2 天开始 GnRH-a 0.05~0.10mg/d，用 3~5 天后停药，接着启用 Gn，直至 hCG 日。

5. 拮抗剂方案　适用于各种人群，包括卵巢高反应、低反应以及正常反应人群。月经周期第 2~3 天启用 Gn，从 Gn 用药第 6 天（固定方案）或主导卵泡直径达到 12~14mm（灵活方案）时应用 GnRH-ant。单次注射 3mg（长效），4 天后加用一次；或 0.25mg/d（短效），直至应用 hCG 日。

6. 微刺激方案　主要适用于高龄和卵巢储备功能减退的患者，也可用于 PCOS 患者。微刺激方案相对于传统的超促排卵方案其 Gn 用量低，能改善 FSH 受体的超饱和状态，上调 FSH 受体敏感性；对于 PCOS，它是预防 OHSS 发生最有效措施之一。因此，微刺激方案更经济、安全。

CC+hMG 方案（更适用于高反应者）：月经第 3 天起口服 CC 50mg/d×5 天，第 8 天起每天或隔天肌内注射 hMG 75~150IU；LZ+hMG 方案（更适用于低反应者）：月经第 3 天起口服 LZ 2.5mg/d×5 天，第 6 天起肌内注射 hMG 75IU/d。当主导卵泡直径达到 18mm 左右，结合 E_2、P、LH 水平适时注射 hCG 进行扳机。为预防卵泡早排，除了 GnRH 拮抗剂可以使用外，一种简便的方法就是使用前列腺素合成抑制剂，如布洛芬等。

7. 高孕酮促排卵（progestin primed ovarian stimulation，PPOS）方案　主要使用于卵巢储备功能减退、卵巢反应不良或因子宫腺肌病、子宫内膜异位症、子宫平滑肌瘤、子宫内膜病变、胚胎植入前检测（preimplantation genetic testing，PGT）等原因需行冻胚移植的患者。包括卵泡早期孕酮联合 Gn 超排方案和黄体期超排方案 2 种。

（1）卵泡早期孕酮联合 Gn 超排方案：在月经第 3~5 天起开始口服醋酸甲羟孕酮（medroxyprogesterone acetate，MPA）片，每日 4~10mg，同时肌内注射 hMG 150~300IU/d，根据卵泡发育的情况调整 hMG 用量，当至少 1~2 个卵泡直径 ≥18mm、血清 E2 水平达到平均每个优势卵泡约 200pg/ml 时，注射 HCG 10 000IU 或 GnRH-a 0.2mg 联合 HCG 2 000IU 诱发排卵，诱发排卵后 34~36 小时取卵。

（2）黄体期超排方案：对卵泡期取卵后尚有 ≥2 枚小卵泡（直径 ≤8mm）者，在黄体期继续给予 Gn，hMG 起始剂量为 75~300IU，2~3 天后开始进行 B 超及性激素监测，根据卵泡发育情况调整 Gn 剂量。当至少 1~2 个卵泡直径 ≥18mm、血清 E_2 水平达到平均每个优势卵泡约 200pg/ml 时，当日给予 hCG 10 000IU，注射后 34~36 小时取卵。2 次取卵后所获胚胎均冷冻保存，择期行冻融胚胎移植术（frozenthawed embryo transfer，FET）。

（杨　菁　吴庚香）

第三节　辅助生殖技术中的控制性卵巢刺激技术

最早期的体外受精与胚胎移植技术是在自然周期取卵进行的,每一周期可供应用的卵子通常只有一个,经过一系列操作,最后可进行胚胎移植的机会和移植的胚胎数目都受到严重的限制,因而成功率很低。控制性卵巢刺激(controlled ovarian stimulation,COS)技术引入辅助生殖技术后,显著地改变了这种局面,它对于提高体外受精与胚胎移植技术的成功率和现代辅助生殖技术的建立和发展发挥了重要的作用,从而为一系列的辅助生殖技术奠定了基础,成为辅助生殖技术中的常规和基础技术之一。

一、控制性卵巢刺激技术常用的药物

(一)促性腺激素类

促性腺激素(gonadotropin,Gn)包括卵泡刺激素(follicle-stimulating hormone,FSH)、黄体生成素(luteinizing hormone,LH)和人绒毛膜促性腺激素(human chorionic gonadotropin,hCG)。FSH 和 LH 由垂体产生,绝经期女性血清中水平很高,尿液中含大量的 FSH 和 LH。在辅助生殖中,先后有促性腺激素包括人绝经期促性激素(human menopausal gonadotropin,hMG)、人 FSH、纯化的人 FSH 以及重组人 FSH 在临床广泛应用。hMG 每支含 FSH、LH 各 75IU,尿纯化 FSH 每支仅含 FSH 75IU,几乎不含 LH,但仍含有少量尿液中的杂质蛋白质,纯化的人 FSH 中的尿液杂质蛋白质大幅度减少。上述产品均为从绝经期女性的尿液中提取后经纯化的激素,来源受到限制,存在传递传染病的可能。重组基因工程技术解决了药物来源困难,药物纯度等问题,目前已上市的有重组 FSH 和 LH。hCG 是从孕妇尿中提取的由胎盘产生的促性腺激素,目前也有重组 hCG 可应用。

1. 化学结构　垂体促性腺激素(FSH、LH)、人绒毛膜促性腺激素(hCG)都属糖蛋白激素,由 2 个非共价结合的含糖的亚单位即 α 和 β 亚单位组成。它们的 α 亚单位氨基酸序列相同,均含有一个相同的多肽骨架或辅基蛋白,而 β 亚单位的氨基酸序列各异,决定着激素的生物学活性。糖基与激素的生物学活性密切有关。LH 的 β 亚单位和 hCG 的 β 亚单位高度同源,有 80% 的相似。

2. 生物学作用　FSH 在卵泡发生过程中对卵泡的募集和生长有增强的作用,它能够刺激卵泡的生长和成熟,促进颗粒细胞内芳香化酶的活性,将雄激素转化为雌激素,增加雌激素的水平和促进子宫内膜的增殖。FSH、LH 协同作用,刺激卵泡各种细胞的增殖和分化,刺激卵泡生长发育。LH 主要作用是刺激卵泡膜细胞产生雄激素,后者为芳香化酶的底物。因此,LH 协同 FSH 发挥在激素生成中的作用,并促进卵泡和卵母细胞的最后成熟、触发排卵、促进黄体的形成及其功能的维持。hCG 不但结构上与 LH 相似,生物学功能上也与 LH 接近,它可模仿 LH 峰刺激排卵,形成黄体,促进黄体功能。

(二)促性腺激素释放激素类似物

促性腺激素释放激素(gonadotropin releasing hormone,GnRH)是由下丘脑促垂体区肽能神经元分泌的十肽激素,由神经突触末端释放后通过垂体门脉系统,刺激垂体前叶细胞分泌 FSH 和 LH。下丘脑以一系列小脉冲的形式每 60~120 分钟释放一次促性腺激素释放激素,通过门脉系统进入垂体后与垂体的促性腺激素细胞表面的 GnRH 受体结合,促进细胞分泌 LH 和 FSH。生理状态下,垂体相应的腺体细胞内常有多余的和重新合成的受体,因而保证了有足够的受体对下次促性腺激素释放激素脉冲作出反应。

1971 年,Schally 等成功从猪的下丘脑中分离出 GnRH,随后阐明了其一级结构的氨基酸顺序。GnRH 的十肽中某些部位的氨基酸与其生物学活性有关,某些部位又与其稳定性有关,通过将不同位置的氨基酸进行置换或去除,可得到一些化学结构与 GnRH 相似的化合物,称为促性腺激素释放激素类似物(gonadotropin releasing hormone analog),它们与自然的促性腺激素释放激素相比,或者生物学功能有所改变,或者其稳定性不同而在体内维持更长的作用时间。依据它们对垂体的促性腺激素释放激素受体的作用性质而分为 GnRH

激动剂及 GnRH 拮抗剂。

1. 促性腺激素释放激素激动剂 促性腺激素释放激素激动剂(gonadotropin releasing hormone agonist, GnRH-a)是在天然 GnRH 十肽基础上的第 6、10 位以不同的氨基酸、酰胺取代原来的氨基酸。这种改变可使其在体内不易被肽链内切酶裂解，因而稳定性大大增强，半衰期延长，且与 GnRH 受体的亲和力也大为增强，从而使 GnRH-a 的生物学效应增加 50~200 倍。使用 GnRH-a 后，由于这是一种激动剂并且作用更为强大，与垂体细胞的受体结合后同样会促使其分泌 FSH 和 LH，引起用药初期的一个短促的血浆促性腺激素高峰，这种效应被称为激发作用(flare-up effect)。而此后，又由于 GnRH-a 对 GnRH 受体有更高的亲和力，与 GnRH 受体的结合更为持久，当 GnRH-a 持续存在时，大部分的受体被占据并内移至细胞内，使垂体细胞表面的 GnRH 受体明显地丢失并得不到补充而缺乏 GnRH 受体，因而不能对内源性或外源性的促性腺激素释放激素进一步发生反应。此外，持续而非脉冲式兴奋垂体可能增加了垂体的无反应性。其结果就是，垂体的 LH 和 FSH 分泌显著减少，在用药 5~7 天后开始下降，14 天之内降低到基础值以下，呈去垂体状态，继发的效果是卵巢内的卵泡停止生长和发育，体内雌激素经过给药初期的上升后，随着 GnRH-a 持续使用则处于低于卵泡早期甚至达绝经期的水平，这种现象被称为垂体的降调节。目前的 COS 周期中普遍使用 GnRH-a，其主要的目的就是利用垂体降调节抑制自然发生的 LH 峰。垂体功能的这种药物去垂体状态可随停药而恢复。

2. 促性腺激素释放激素拮抗剂 与 GnRH-a 不同，对 GnRH 的 1、2 或 3 位氨基酸修饰形成的类似物与 GnRH 受体结合后却不产生信号的转导，从而阻断了 GnRH 对垂体的作用，故称之为促性腺激素释放激素拮抗剂(gonadotropin releasing hormone antagonist, GnRH-ant)。GnRH-ant 的作用特点是：①与垂体 GnRH 受体竞争性结合；②即时产生抑制效应，降低 Gn 随之降低性激素水平，不存在 GnRH-a 开始使用时对垂体的激发作用；③抑制效果呈剂量依赖性；④保留垂体对 GnRH 的反应性。

(三) 类雌激素药物

类雌激素药物枸橼酸氯米芬(clomifene citrate, CC)，化学结构上与己烯雌酚近似，兼有雌激素和抗雌激素的作用。和胞质受体结合力低于 E_2，但在靶细胞核内作用持久，能与内源性雌激素竞争结合雌激素受体。通过竞争性结合下丘脑细胞内的雌激素受体，抑制补充雌激素受体而使靶细胞对雌激素不敏感，从而解除了雌激素对下丘脑的负反馈作用，下丘脑增加释放 GnRH，刺激垂体释放 FSH、LH，促使卵泡发育成熟，其发挥作用有赖于下丘脑 - 垂体 - 卵巢轴正负反馈机制的完整性。为了提高排卵率和妊娠率，可和其他药物联合应用，如 CC+hMG(或 FSH)-hCG，在 COS 中联合应用枸橼酸氯米芬可以降低 Gn 用量，如使用枸橼酸氯米芬 50mg/d，共 5 天，然后每日肌内注射 hMG(或 FSH)75IU，待卵泡成熟时再用 hCG 诱发排卵。但 CC 本身或因竞争结合子宫内膜的雌激素受体，可能会降低子宫内膜对胚胎的接受性或增加自然流产率。

(四) 芳香化酶抑制剂

芳香化酶抑制剂来曲唑(letrozole, LE)通过抑制芳香化酶的活性，减少雄激素向雌激素转化，降低了雌激素的水平从而弱化了雌激素的负反馈作用，使内源性 FSH 及 LH 分泌增加，促进卵泡的生长发育；另一可能机制为卵巢局部的雄激素上调，使卵泡 FSH 受体的敏感性增加。有临床研究提示，对于多囊卵巢综合征(polycystic ovarian syndrome, PCOS)的患者，来曲唑在诱导排卵及提高活产率方面效果优于枸橼酸氯米芬。

(五) 生长激素

卵泡生长不仅受垂体促性腺激素及卵巢类固醇影响，还促进生长肽类(growth-promoting peptide)如胰岛素、生长激素(growth hormone, GH)及胰岛素样生长因子(insulin-like growth factor, IGF)在调节正常卵泡发育中均有很重要的作用。现在认为：① IGF 有加强促性腺激素在促进卵泡发育中的关键作用；②整合颗粒细胞和卵泡膜在卵泡发育中的协同作用；③在主导卵泡的选择中发挥作用。临床上也有资料提示联用 Gn 和 GH 可减少诱发排卵所需 Gn 的总量，使 COS 反应不足的患者反应性增强，而有些 GH 水平低下的患者对外源性 Gn 治疗不敏感。临床研究显示,使用 GH 或 GH 释放激素可提高外周血中的 IGF-1 的水平,协同 Gn 增加 LH 的受体水平和刺激卵巢芳香化酶的活性,从而加强外源性 Gn 的作用,改善卵巢对 COS 的反应性,或者与 hCG 协同作用,增加黄体细胞黄体酮的产生,改善胚胎的植入过程,从而增加妊娠率。然而,IGF 系统在介导 FSH 或 GH 对卵巢功能调节过程中的确切地位仍有待更深入的研究,在 COS 中合用 GH 的确切疗效、合用的方式、剂量等仍然是颇有争议的问题。

二、常用控制性卵巢刺激技术方案

在充分掌握各种 COS 药物相关知识的基础上,应根据治疗的目的以及患者的生理和病理特征为患者制订恰当的 COS 方案。COS 方案通常包括以下内容:①促进卵泡的募集、生长发育和成熟;②诱发卵细胞的最后成熟和触发排卵;③抑制早发的 LH 峰;④黄体期的支持。它们相辅相成,构成有机的整体。只有在全面了解不同患者特点的基础上,选择恰当的方案,才能获得理想的 COS 效果。

(一)控制性卵巢刺激技术流程

1. 促进卵泡的募集、生长发育和成熟 自然周期单个卵泡发育和成熟的基础包括卵泡的募集、选择和主导化。COS 的基本原理是通过使用外源性的促性腺激素,增加在同一周期卵泡的募集,克服机体内在的选择单个卵泡的机制以及主导卵泡对次级卵泡生长发育的抑制作用,从而使多个卵泡同时生长发育并达到或接近成熟。

根据卵泡募集和选择的机制,不同的卵泡有不同的对 FSH 敏感的阈值,卵泡被募集并被选择从而具备继续发育、避免闭锁的能力,取决于卵泡对促性腺激素敏感的阈值和当时 FSH 的水平。因此,在卵泡的募集阶段提高 FSH 的水平使之超出更多的卵泡的敏感阈值,可使更多的卵泡获得募集。

相应地,在更多卵泡募集的基础上,继续提高 FSH 的水平,将使更多的卵泡可以克服卵泡的选择机制,避免闭锁的命运。这样,就有更多的卵泡可以继续发育并走向成熟,从而达到 COS 的目的。

因此,使用外源性的促性腺激素是 COS 的主要手段。越高的促性腺激素剂量,患者血中 FSH 水平越高,有可能将募集更多的卵泡,并有更多的卵泡克服卵泡的选择机制而继续发育成为成熟的卵泡。

在常规的 COS 治疗中,启动和维持的剂量多使用 FSH 150IU/d,一般用于女方对促 COS 的反应程度不明确的首个治疗周期或具有恰当的反应性的再次治疗周期,在多数情况下可获得满意的治疗效果。在常规的 COS 方案治疗过程中,如患者对使用中的剂量有恰当的反应,则不必要对使用的剂量进行调整。

对于卵巢的储备不足、对 COS 反应不良的患者,可于严密的监测下进一步增加促性腺激素的启动剂量和维持剂量。在自然的卵泡生长周期,卵泡在卵泡早期较高的 FSH 水平支持下启动生长到一定程度后,此时卵泡已具备更为丰富的 FSH 和 LH 受体,仍然能在卵泡晚期较低的 FSH 水平下继续生长直至成熟。据此,在一些反应不良患者的 COS 周期,可以以较高的启动剂量募集更多的卵泡并促使其生长至一定程度后,适当逐步降低维持的剂量。

此外,对 COS 反应不良的患者,也可利用 GnRH-a 用药初期的激发作用,在用药方案的设计时,把激发作用导致的促性腺激素高峰放在卵泡的募集阶段,以增加卵泡的募集,改善 COS 的反应不良。这通常是在月经周期的第 2 天同时开始使用促性腺激素和 GnRH-a。

相反,对于可疑过度反应或既往有过度反应史的患者,要特别注意启动和维持剂量的调整。过度反应的患者存在较低的卵泡募集和选择的阈值,即在较低的 FSH 水平下,卵泡即可克服卵泡的选择机制而成长为成熟的卵泡。因此,即使在一个常规的 COS 剂量下,这些患者有大量的卵泡募集和被选择并继续生长发育,最后形成过度反应或发展为 OHSS。

无论采用何种 COS 方案,都要求在 COS 的过程中严密监测,为治疗方案的调整提供参考。

2. 诱发卵母细胞的最后成熟和触发排卵 随着卵泡的生长发育和成熟,卵泡内的卵母细胞也发生一系列的变化,但卵母细胞的最后成熟特别是核的成熟和卵子最后从卵泡的排出即排卵的过程需要LH峰的激发。COS中通常使用hCG模拟LH峰达到这一目的。正确掌握注射hCG的时机是获得高质量卵母细胞的关键。过早使用hCG,卵泡的形态和功能未完全成熟,卵泡的颗粒细胞上的LH受体不够丰富,不能对hCG作出恰当的反应,卵子不能在恰当的时间排出,或回收的卵丘-卵母细胞复合体不够松散且紧附于卵泡壁,卵子回收率低;也可能影响卵母细胞的最后成熟,回收的卵子中不成熟卵比例增高,随后的受精、卵裂受到影响。过迟使用hCG,卵子可能已度过了最适当的受精时机,特别卵泡分泌的雌激素达到一定水平后,如果没有恰当的抑制LH峰的措施或者个别患者的垂体在GnRH-a或GnRH-ant的抑制下依然可发生"逃逸"现象,从而出现内源性的LH峰时,卵子的质量将受到严重的干扰,以后的受精和胚胎植入也会受到影响。

一般情况下,决定hCG使用的时机主要参考卵泡直径的大小、外周血中的雌激素的水平以及卵泡的数目。COS以优质卵母细胞回收为目的,当主导卵泡中有1个直径达18mm或2个达17mm或3个达16mm时,可于当天停用促性腺激素,于外源性促性腺激素最后一次给药后的36小时注射hCG 5 000~10 000IU;如外周血中的E_2水平每个主导卵泡达200~250pg/ml时也可使用hCG;如发育达成熟阶段的卵泡数目较多,为避免增高的E_2水平诱发内源性的LH峰,可适当提前注射hCG的时间。此外,也需要参考患者的具体情况,对过去资料显示卵泡期短的或排卵时卵泡直径小的患者,可适当提前注射hCG的时间,反之亦然。

3. 抑制早发的LH峰 在自然状态下,随卵泡发育波动的LH水平是单卵泡发育及排卵的重要保证。在卵泡发育早期,循环中的LH处于低水平,走上发育轨道的卵泡在FSH的作用下逐渐增大,主导并优势化,其卵泡膜细胞上开始出现LH受体,循环中逐渐上升的LH水平可促进卵泡膜细胞的增殖和分化,促进卵泡膜细胞产生雄激素,刺激颗粒细胞芳香化酶活性,协同FSH增加雌激素的产生,同时LH也促进卵泡的生长,促进卵子的

成熟;在卵泡晚期,LH可促进产生微量的孕酮从而促进雌激素的正反馈,为最终诱发排卵做好准备;LH峰触发卵母细胞的减数分裂恢复和卵泡细胞的黄素化,使原来较紧密的卵丘-卵母细胞复合体的颗粒细胞变得较为分散,并促使卵细胞壁改变导致卵泡破裂和排卵发生。因此,生理水平随卵泡发育波动的LH水平对正常的排卵功能是必要的。

在COS中,由于多个卵泡发育,雌激素水平上升曲线较自然周期更为陡峭,更早达到正常生理状态下产生正反馈的水平,在主导卵泡成熟前即出现LH峰。但这种内源性的早发LH峰的峰值有时相较于自然周期更低、延续、隐匿。在没有垂体降调节或使用GnRH-ant的情况下,5%~20%的COS患者可出现早发的LH峰。早发LH峰到来时,绝大多数卵泡尚处于未成熟阶段,过早启动排卵前卵母细胞的减数分裂和卵泡的黄素化,对于卵子的质量可造成不利的影响,对于此后一系列生殖事件,如受精、卵裂、植入、胚胎发育均造成不利影响,从而降低辅助生殖技术的效率。

所以,抑制早发的LH峰是COS的重点之一。既往有文献报道在采用GnRH-a进行垂体降调节后,取消周期率发生率可降至5%以下,减少早发LH峰的出现以降低周期取消率,同时获得良好的助孕结局。

抑制早发的LH峰主要有以下一些措施:

(1)使用FSH进行控制性卵巢刺激:认识到卵泡期的高LH水平对卵子质量有不良影响后,使用更高纯度的FSH进行COS成为降低卵泡期LH水平的常规手段。近年提出要区别适量LH的生理作用与超高水平LH的副作用。适当的LH水平在正常的激素和卵泡生成过程中有重要的作用;这种作用存在"上限"(ceiling),高于上限值的LH水平反而对卵泡的生长有不利的影响;根据这些认识,笔者建议在使用高纯度的FSH或rhFSH的COS周期,当主导卵泡生长达直径≥14mm后,在原COS方案的基础上,适当联用LH制剂继续COS直至使用hCG。

(2)使用GnRH-a进行垂体降调节:在COS中使用GnRH-a,利用垂体的降调节,减少内源性LH分泌,降低血浆内的LH水平,减少卵子暴露在超

高水平 LH 的可能,减少早发 LH 峰的发生,从而可以更主动地决定 hCG 的使用时间,有利于工作的安排。

(3) 使用 GnRH-ant 抑制 LH 峰:GnRH-ant 的特点是竞争性结合垂体细胞表面的 GnRH 受体,并不导致受体的耗竭,使用后均可快速而有效地抑制垂体 Gn 的分泌,对 LH 的抑制呈剂量依赖性,抑制作用可以被大剂量的 GnRH-a 所逆转。且 GnRH-ant 仅短时间使用,对卵泡的生长发育及其激素的生成以及黄体功能影响较小。

4. 黄体期支持 由于在 COS 下多使用垂体降调节,停药后垂体分泌促性腺激素的能力未能迅速从降调节中恢复,因而需要进行黄体期的支持。特别是使用长效的 GnRH-a 进行垂体降调节的 COS 周期,取卵时垂体通常还在降调节的有效时间内,内源性的 LH 还处于低水平,更要及时进行黄体支持。另外,在 COS 周期,多卵泡的发育导致高雌激素水平,而吸取卵泡的时候可能使颗粒黄体细胞减少,一方面导致黄体功能不足,另一方面高雌激素导致雌/孕激素的比例失调,可能对胚胎的植入不利。黄体期支持通常采用的方法包括如下:

(1) 补充孕激素:孕酮是自然状态下黄体期最重要的激素,对于胚胎植入、着床及后期妊娠的维持具有重要的意义。尽管循环中孕酮水平并不是妊娠成功与否的有效预测指标,但出于生殖系统准备及维持妊娠目的的孕酮补充对于采用辅助生殖技术的患者来说仍是必要的。常用的黄体酮补充方法有肌内注射、口服及阴道用药。鉴于不同途径各自的优势及缺陷,目前辅助生殖技术临床中常采取联合用药的方法。

1) 肌内注射:肌内注射黄体酮油剂,生物利用度高,循环中孕酮水平升高明显,且较为经济,是目前临床最常用的给药方式。给药剂量 20~100mg,各中心根据实践经验选择,目前尚无绝对的推荐剂量。由于油剂的特殊性,也给肌内注射黄体酮带来了相应的不良反应,如局部硬结、无菌性脓肿等,部分患者由于长时间臀肌肌内注射还可能造成坐骨神经损伤。

2) 口服:口服黄体酮是最简便的补充孕激素的方式,但由于肝脏首过效应,生物利用度低,血药浓度波动较大,单纯给药的疗效不确切;且由于代谢产物较多,可能产生肝功能损伤及中枢神经症状等不良反应,长期大量用药需要斟酌。

3) 阴道给药:近年来阴道用药已成为孕激素补充的重要方式。阴道用药利用子宫的首过效应,黄体酮在局部发挥作用,在血药浓度显著低于肌内注射黄体酮的情况下,也能达到促进子宫内膜的转化、镇静子宫及调节胎盘部位的免疫反应的效果。经阴道用药方便,不良反应较少,目前常用的经阴道黄体支持药物是黄体酮阴道缓释凝胶,经阴道使用微粒化的黄体酮的效果仍有待证实。

(2) 在补充孕激素的基础上补充雌激素:在辅助生殖技术的过程中,黄体期补充孕激素能提高妊娠率是目前被公认的。特别是在卵巢缺失或功能障碍的女性接受赠卵的胚胎移植周期,因缺乏正常黄体功能,黄体支持中必须考虑补充雌激素。但有资料认为在一般的辅助生殖周期中,黄体期加用 E$_2$ 反而可能有溶黄体作用,会抑制内源性孕酮的分泌、抑制子宫内膜活化,对胚胎着床不利,Meta 分析结果认为现有的证据尚不足以证明辅助生殖技术中黄体支持加用雌激素是有益的。

(3) 补充 hCG:在辅助生殖技术的黄体支持中,较少单独使用 hCG,多与孕激素联合用药或与雌、孕激素联合用药。对于发生 OHSS 的高危患者,应避免使用 hCG 进行黄体支持,以避免诱发或促进 OHSS 的发生或发展的可能。

(4) GnRH-a 的应用:近年有几项独立研究分别探讨了 GnRH-a 在辅助生殖技术的黄体支持中的潜在用途。在一项前瞻性研究中,采用 200μg 布舍瑞林喷鼻诱导卵泡成熟后,予以 100μg 布舍瑞林喷鼻,每日 3 次,共 15 天以支持黄体,发现其黄体支持的效果与对照措施(10 000IU hCG 注射诱导卵成熟后,给予阴道用微粒化黄体酮每日 3 次、每次 200mg)相当。有研究认为,GnRH-a 用于黄体支持可能对 GnRH-ant 治疗方案会更有效。

(二) 常用的控制性卵巢刺激技术方案

1. 激动剂方案 根据 GnRH-a 开始使用的时间与 COS 的 Gn 使用的配合,可将 GnRH-a 的使用分为长方案、短方案和超短方案及超长方案等。

长方案目前在我国仍最常被使用,它首先应

用 GnRH-a 使垂体达到降调节,再应用 Gn COS,可以有目的地控制和促进卵巢内多个卵泡的同步化发育和成熟,抑制内源性 LH 峰,阻遏卵泡过早黄素化及卵子提前发生核成熟。一般于治疗前的月经周期的黄体中期开始使用 GnRH-a。由于其激发作用可使 Gn 水平暂时升高,≥7 天后可达到降调节作用。因此,在黄体中期开始用药 10~14 天左右,开始给予外源性促性腺激素进行 COS,直至注射 hCG 时停用 GnRH-a。此方案使卵泡的发育基本上完全受外源性促性腺激素控制,因而避免了内源性过高水平的 LH 或不适宜的 LH 峰。这一方案主要利用 GnRH-a 的垂体降调节作用。在卵巢功能正常的患者中,COS 可首选长方案。常用的长方案,根据使用的 GnRH-a 的剂型不同,又可分为长效长方案和短效长方案 2 种。长效长方案使用 GnRH-a 长效制剂,于黄体中期一次给药,具体剂量根据患者的卵巢储备及体重决定,文献报道使用 1/4 至全量(以 3.75mg 计)都可以达到降调的目的,少数文献报道其至使用 1/10 量仍能实现 COS 中控制 LH 峰的目的。约 10~14 天后检测血清 FSH、LH 及 E_2 水平,达到降调节水平的患者开始使用外源性 Gn(具体剂量参考前述);短效长方案使用 GnRH-a 短效制剂,从黄体中期开始,每天给药(0.05~0.1mg),约 10~14 天后检测血清 FSH、LH 及 E_2 水平,达到降调节水平的患者继续每天使用短效 GnRH-a,同时开始加用外源性 Gn 促进卵泡生长,直至注射 hCG 时停用。

相较于短方案及超短方案,长方案卵泡发育同步化程度最高,可获得最多的成熟卵细胞及优质胚胎,同时子宫内膜容受性最佳,相应的临床妊娠率及活产率均最高。长方案降调节效果明确,但降调节作用时间长,强度大,也易导致降调节程度过深。降调节程度过深导致后期卵泡刺激时间长,Gn 用量大,延长治疗周期,增加患者时间及经济 2 方面的负担,增加辅助生殖临床工作量,也延长了后期黄体支持的时间;此外,长方案中被募集的同步发育卵泡个数较多,OHSS 风险较高;再次,黄体中期给药,GnRH-a 早期的激发效应导致卵巢囊肿形成的发生率增加;最后,由于垂体降调节时间较长,潮热、头痛等低雌激素症状的发生率也增加。

短方案于治疗周期第 2 天开始应用短效 GnRH-a,直到注射 hCG 时停药,既利用了 GnRH-a 的激发作用,又利用了 GnRH-a 的垂体降调节作用。短方案常用于卵巢储备不足或既往 COS 反应不良的患者。相对于长方案降调节后使用较大剂量 Gn 启动卵巢刺激,短方案利用 GnRH-a 早期的激发效应,达到相同刺激效果的同时,显著减少了 Gn 用量。对于卵巢反应不良的患者,其卵巢储备下降,卵泡期缩短,短方案 GnRH-a 作用时间尚达不到垂体降调节的程度,容易出现自发排卵;由于持续的激发作用,卵泡进入发育轨道的时间不一致,卵泡同步化较差,取卵时卵泡质量参差不齐;最后,由于垂体降调节的不确定,早发黄素化导致子宫内膜种植窗前移,降低了后期胚胎种植率。

超短方案仅利用 GnRH-a 对垂体最初的激发作用,使 FSH 分泌增加,从而强化卵泡的募集,同时给予外源性 Gn,促进卵泡发育;一般于治疗周期第 2~5 天的数天时间内给予短效 GnRH-a,第 3 天开始给予 Gn COS。超短方案也常用于卵巢储备不足或既往 COS 反应不良的患者。超短方案不仅减少了 Gn 用量,也减少了 GnRH-a 用量,治疗时间明显缩短。但其卵泡发育同步性差,且垂体降调节不足,容易出现自发排卵。

某些特殊病理状态的患者,如子宫内膜异位症或子宫腺肌病,可于治疗前使用 1~3 次的长效 GnRH-a,以抑制异位的子宫内膜的生长,改善盆腔及内生殖器官状况或盆腔内环境,在最后一次给药失效前(一般于给药的第 29 天)同时开始短效或再次予以长效 GnRH-a 和 Gn 给药,进行 COS,这种改良方案称为超长方案。超长方案加强降调节的程度,也适用于 PCOS 患者,降低其 LH 水平,减少高浓度 LH 对卵泡发育的不利影响,减少后期卵泡发育的个数,降低后期 OHSS 风险。超长方案垂体降调节时间长,GnRH-a 用量大,患者经济负担较重;假绝经状态较长,患者出现潮热、头痛、情绪波动比例高,部分患者甚至出现骨质疏松等不良反应。

2. 拮抗剂方案 拮抗剂方案有单次用药及多次用药两种。单次用药为卵巢刺激第 7 天一次性给予 GnRH-ant 3mg,可有效抑制早发 LH 峰,目前应用较少。多次给药的拮抗剂方案包括固定方案及灵活方案：固定方案是于卵巢刺激第6天开始每日给予 GnRH-ant 0.25mg 直至 hCG 日；灵活方案则是出现 ≥14mm 的卵泡时开始每日注射 GnRH-ant 0.25mg 直至 hCG 日。相比单次给药，多次给药抑制早发 LH 峰效果明确，同时不易出现垂体过度抑制。在长方案主导的 COS 临床实践中，拮抗剂方案过去多应用于卵巢过度刺激高风险或卵巢反应不良患者。但近年的研究表明，拮抗剂方案应用于卵巢功能正常的患者，活产率与长方案相当。相比长方案，拮抗剂方案不需要前一周期开始垂体降调节，在卵泡发育到合适程度时开始使用拮抗剂，治疗方案灵活而个体化；同时利用自身分泌的 FSH 募集卵泡，显著减少外源性 Gn 用量，缩短了治疗时间；最后还可利用 GnRH-a 取代 hCG 诱导排卵，使诱导排卵过程更加接近生理过程，减少未破裂卵泡黄素化的发生。由于弱化了卵泡募集时的同步化，收集的循证医学证据明确显示，拮抗剂方案较之经典的激动剂长方案，OHSS 的发生率降低。

拮抗剂方案同短方案一样利用自身 FSH 水平的上升募集卵泡，同时添加外源性的 Gn 使得持续有卵泡被募集进入发育轨道，故同样存在卵泡同步化程度低的缺陷。

3. 微刺激方案 微刺激方案是指不进行垂体降调节，直接采用小剂量 Gn、枸橼酸氯米芬、来曲唑等药物，以最多获卵 5 个作为治疗目标的 COS 方案。目前微刺激方案应用最多的药物是枸橼酸氯米芬，在应用枸橼酸氯米芬后加用小剂量 Gn 直至卵泡成熟再注射 hCG，此方案降低了枸橼酸氯米芬对子宫内膜的不良反应，而在晚卵泡期仍具有抑制内源性 LH 峰的作用，从而提高了临床妊娠率。微刺激方案费用少，对卵巢刺激小，可重复多次，适用于卵巢高反应、卵巢反应不良、高龄及因为其他病理状态需要行卵巢功能保存的患者。

微刺激的本质为减少卵巢刺激，相应的获卵数及可利用胚胎数也显著减少。因此在卵巢功能正常的患者中应用，其临床妊娠率显著低于其他 COS 方案。

4. 非常规方案和顺势简约方案

（1）非常规方案：近年来，越来越多的研究关注卵巢低反应人群，由于这部分人群卵巢功能减退与卵子质量异常，常规方案的应用不能使患者得到良好的妊娠结局，因此越来越多的方案在探索改善这部分人群的窦状卵泡数量，提升卵子质量。区别于以上在卵巢功能正常的人群应用效果稳定的常规方案，非常规方案最早是在卵巢功能减退的人群中试用。目前对于这些方案尚无标准适用人群与公认的规范用法。此处笔者暂且称这些方案为非常规方案。

1）黄体期促排卵（上海方案）：2014 年匡延平发表了上海方案，在低反应人群取卵 5 天后继续促排卵、至少 3 个优势卵泡直径为 18mm，扳机取卵。获得的卵子数量与胚胎质量不低于卵泡期促排卵。相比在同一个取卵周期 2 次促排卵，短时间内得到较多的胚胎供后续使用。缺点是新鲜周期无法移植。

2）PPOS 方案（孕激素主导的促排卵方案，progestin-primed ovarian stimulation）：在月经的 3~4 天同时使用 hMG 150~225IU 和 MPA 醋酸环丙孕酮 4mg/d，诱导至少 3 个优势卵泡直径为 18mm 时，由 GnRH-a（0.1mg）和 hCG 1 000IU 触发扳机。在触发后 34~36 小时进行经阴道超声下穿刺取卵，获得卵子数与长方案相比在卵巢功能正常女性患者中无差异。优点是孕激素的应用可以抑制 LH 水平，避免提前排卵；降低中 - 重度 OHSS；降低 hMG 使用剂量。缺点是因内膜受孕激素影响，不适合鲜胚移植，需要冷冻胚胎后准备内膜再移植。延长了助孕周期，增加了胚胎冷冻可能产生的风险。

3）双刺激方案（double-simulation protocol）、灵活刺激方案：有较多文章进一步探讨在一个周期内两次促排卵，在微刺激方案或拮抗剂方案卵泡期刺激后紧接着继续黄体期促排卵。有学者提出能够随机启动卵巢刺激的基础是在一个周期早卵泡期、晚卵泡期及黄体期均有卵泡波（egg wave）的发育，这是对传统"单卵泡波发育理论"的挑战。其实早于这之前灵活刺激方案已应用于罹患癌症且有生育力保存需求的人群。这部分患者因等待月经期再促排卵会耽误肿瘤治疗的时机,失去生育力保存的意义。在紧急情况下,可以在月经周期任一天开始卵巢刺激获得成熟卵子冷冻,而不会影响卵母细胞的产量和成熟度。有研究显示月经周期的任一时间随机启动卵巢刺激,获得的卵子数量和成熟卵子数量、受精率与长方案中的相似。同时也发现在卵泡晚期与黄体期开始卵巢刺激进行比较,获卵无差别。黄体或黄体期孕酮水平的存在不会对同步卵泡发育、回收的成熟卵母细胞数量和/或受精率产生不利影响。因此随机启动卵巢刺激比在月经期开始的常规促排卵方案时间上更灵活,周期治疗时间也短;在选择意愿性冻卵的患者中也有相似的情况。

非常规方案的出现不仅是适应特定人群的需求(肿瘤、冻卵患者)、对常规方案无效的低反应人群的尝试与探索,也是对传统的"卵泡发育理论"的补充。笔者在临床实践中发现,不仅仅是在月经期后窦状卵泡开始募集、发育、优势,而在月经期的任意时间都可能有接近发育成熟的卵泡,这一点在高龄或卵巢功能减退的患者中尤为明显。在部分患者中有时在月经期可以看到已经提前发育接近成熟的卵泡,有时B超监测会把它看作是上一周期未完全吸收的黄体囊肿,但笔者曾尝试对部分患者检测激素水平,如雌激素水平>100pg/ml,孕酮水平不高(<1ng/ml),不排除为上一周期黄体期提前发育的卵泡,可使用hCG扳机,提供外源性LH峰诱发排卵,可能获得优质卵子与胚胎。对于一些反复卵泡期促排卵未获得理想数目与质量的胚胎患者,笔者观察到在优势卵泡发育的同时,有部分小卵泡同期发育。优势卵泡发育成熟扳机后,这些小卵泡并未停止生长,而是继续发育。当取卵结束后,这部分小卵泡可在Gn的作用下进一步发育或生长较快时即使没有Gn的作用也可以发育接近成熟,但需要外来的hCG作用,诱发成熟与排卵。因此推测,每个月经周期,来自下丘脑-垂体-卵巢轴诱发卵泡排卵的激素作用只有1次,但等待发育的卵泡在月经周期的整个过程都存在,因此在周期的任意时间给予外来的Gn作用,都会有卵泡伴随发育,而且接受Gn作用时间越长,则获得优质卵子的概率可能要高于卵泡期开始的促排卵。以

上推论或假想,虽缺少确切的相关生理机制的理论支持,却是来自临床实践的观察,并且具有可重复性。

最初,在卵巢功能减退的患者中,患者来诊的任一时间都有可能会看到提前发育的卵泡。笔者在已有卵泡启动与发育的情况下,顺其自然,给予小剂量hMG持续刺激,促进卵泡的进一步发育与成熟。笔者称之为顺势简约方案,顾名思义,在月经的任一时间,使用最少的药物,做最简单的卵巢刺激方案。

(2)顺势简约方案

优点:这种卵巢刺激方案可在月经任一时间启动,不需要提前预处理在月经期开始刺激,不刻意追求卵泡发育的同步性,因为卵巢功能减退的患者本身卵泡数量少,即使干预后也很难达到卵巢功能正常患者的卵泡同步发育的促排卵效果;促排卵时间往往比卵泡期常规启动时间短,Gn启动剂量与总用量少;获得的卵子质量可能优于常规方案;可在一个周期内开始2次刺激,在较短时间内尽可能地获得更多的卵子,为卵巢功能减退的患者节约时间成本。

缺点:在卵泡期促排卵需要关注LH的变化,卵巢功能减退的患者有提前排卵的可能,即使检测LH水平不高时也可能出现隐匿性的LH峰。在这部分患者中容易出现内源性LH峰,诱发排卵或小卵泡排卵。如提前使用拮抗剂抑制LH峰的出现,也会因为部分患者本身LH分泌不足,过度抑制后,颗粒细胞功能异常,卵泡的进一步发育成熟受限,因此添加拮抗剂需要密切观察,因人而异。

黄体期促排卵或连续刺激时无法移植鲜胚胎,需行冻胚移植,增加了冷冻胚胎冻融复苏带来的风险。

方案用法介绍:

1)卵泡期促排卵。无论早卵泡期或晚卵泡期,从小剂量FSH或hMG开始,卵泡发育至1.8cm左右成熟,hCG扳机取卵。到取卵前P未上升,那么取卵后可以正常移植新鲜胚胎。

2)排卵后黄体期如有直径为1cm的卵泡,可以开始卵巢刺激,卵泡发育成熟,常规扳机取卵。黄体期促排卵或者P>1.5ng/ml,内膜不适合移植

胚胎,可以将胚胎培养后冷冻,等待冻胚移植。

3)连续刺激促排卵。卵泡期促排卵过程同上,取卵后隔日复查B超,如有0.8~1.0cm及以上小卵泡可继续使用hMG促排卵,卵泡发育至1.8cm左右或接近成熟时,hCG扳机取卵。在第2次促排卵过程中,黄体期P升高,LH处于低水平,因此较少出现LH峰及自发排卵,需要外源性LH诱导卵泡成熟。在年龄较大的患者,也会出现卵泡未发育成熟,P下降,E_2与P的负反馈抑制作用减弱,内源性LH峰诱发排卵。但大多数情况下不需要拮抗剂抑制LH峰的出现。

顺势简约方案是在常规方案应用失败的低反应人群中的探索与尝试。还需要大样本的临床研究去摸索应用规范与适用人群。

（三）综合考虑选择合适的COS方案

COS方案的选择要根据患者的基础疾病、卵巢的储备、既往治疗方案的反应性及当前治疗的目标决定。在目前应用的COS方案中,没有绝对的最优方案,即使对于同一患者,不同阶段需求的差异也会有不同选择。在临床实践中,应根据患者当前的具体情况做出相应调整,以求获得临床、经济及社会效益三者平衡的最佳结局。

三、COS过程的监测

在COS治疗时,卵巢对药物的反应性、卵泡的生长发育的形态学及其功能如分E_2的情况以及各自的成熟程度、子宫内膜的发育情况等,对药物的调整及适时给予hCG、获得良好的排卵或适时的取卵机会有着重要指导意义。然而,由于个体的差异等原因,在监测手段相对有限的情况下,适时的hCG使用仍是更为重视的环节。目前常用的监测方法分为2大类,第一种是超声监测,第二种是激素测定。

（一）COS中的超声监测

超声实时显像可直接对卵泡生长发育过程中的形态学变化进行追踪观察。它的特点是方便、省时、无创、可重复,并可即时获得有关信息。因此,在COS的监测中,对于了解卵巢对COS治疗的反应性、指导治疗方案的调整和个体化发挥着重要的作用。是COS监测中必备的、最常用的技术手段。

在进行超COS治疗前,常规行盆腔基础情况超声检查,以了解患者盆腔基本解剖情况及特殊病理情况,为治疗过程中盆腔情况变化提供对照参考。如采用长方案治疗周期前的黄体中期,利用超声确认情况后降调节,其后1周,排查卵巢囊肿,以便及时穿刺引流。降调节后2周,确认卵巢降调节的情况下,监测基础窦卵泡计数以决定Gn的启动剂量及时间。在COS过程中,监测发育卵泡的大小、发育速度、同步性及子宫内膜厚度、形态,为调整Gn种类、用量及确定注射hCG的时机提供参考。取卵后,复查盆腔情况,对确定出现OHSS的患者采取合适的后续诊疗计划以最大限度降低OHSS的危害。

（二）激素测定

1. 雌二醇的监测作用 循环血中E_2水平的变化,是卵巢中卵泡功能变化的指标,因此,它广泛地被应用于卵泡发育的监测。在COS周期中,一方面由于多卵泡的发育及其同步化程度的不同,另一方面由于对外源性促性腺激素反应性个体间差异范围很大,血中E_2水平与卵泡的发育和排卵时间的关系变得复杂化。因此,单纯依赖雌激素特别是单次检测的绝对水平判断卵泡的发育和成熟状态是不够全面的。每个成熟卵泡分泌的E_2约为血清水平200~300pg/ml,这一标准可作为大致判断卵泡成熟程度、决定hCG注射时机的参考。

2. LH的监测作用 LH测定在排卵预测中有重要意义。在正常生理状态下,LH峰的出现与排卵时间之间的关系已由大量的资料所证实。LH峰的启动与排卵发生时间之间的关系较为稳定。这种关系在COS周期同样存在,因此,LH的测定在COS周期也是预测排卵的有效手段。尿LH测定由于其无创伤和方便的特点被越来越多地使用。测定一般分段进行,如每天1~4次,测定前积累4小时的小便后收集样本进行测定,测定值反映该段时间间隔内LH的平均水平,它避免了血中LH测定可能受垂体的脉冲性分泌的影响。资料证实,尿中LH与同期血中LH水平间有很好的相关性。

3. 孕酮的监测作用 由于COS中多卵泡发育导致孕烯醇酮来源的增加,如果降调节导致的LH水平过低,使卵泡期颗粒细胞关键酶的活性相对不足,酶促反应偏向增加将孕烯醇酮转向孕酮合成方向而造成孕酮水平升高;或由于排卵前成熟的卵泡分泌的少量孕激素因多卵泡发育的叠加,孕酮在 LH 高峰日前即可开始上升,形成早发黄体酮升高。早发孕酮升高因可能影响子宫内膜种植窗的开关时间而降低新鲜胚胎移植周期的妊娠率。有资料提示这种早发孕酮升高不影响所获得的卵子形成的胚胎的复苏周期妊娠率,提示孕酮水平升高可能主要影响子宫内膜,或不影响卵母细胞的质量。晚卵泡期测定孕酮水平决定新鲜周期是否移植,当孕酮超过一定的阈值(如 1.5~2ng/ml)则考虑取消新鲜胚胎移植而进行全胚胎冷冻,但孕酮水平升高的临界值目前仍未达成一致意见。此外,由于成熟卵泡会产生少量孕激素,因此孕酮水平升高也作为注射 hCG 时点的参考因素。

4. FSH 的监测作用 FSH 在一定的水平以上,卵泡才对之敏感而被募集并生长发育,这个 FSH 水平被称为 FSH 阈值。不同的患者之间甚至同一患者的不同周期之间、卵巢内不同的卵泡之间其 FSH 阈值都存在差异。因此,临床观察提示血浆 FSH 水平和 COS 时可推动多卵泡发育的 Gn 剂量之间的相关性不强。因此,不能仅根据测定血浆 FSH 水平来决定使用外源性 FSH 的剂量。自然周期 FSH 的开始上升和高峰时间与 LH 大致相同,但变化的幅度明显小于 LH。在 COS 中,监测 FSH 水平对于药物剂量调整及治疗时机的决定意义不大。

四、控制性卵巢刺激中的特殊问题

(一)卵巢过度反应与过度刺激

COS 目标的本身是使卵巢获得一种超出生理水平的反应,但这种反应是在可控制或可调控的范围内,虽然对"过度"的"度"很难给予确切的定义,但当这种反应超出了可调控的范围,并且因此而影响患者的健康时,就可认为这种反应是过度的。虽然事实上反应良好的患者可获得更多的卵子和可供移植的胚胎而有较高的成功率,然而过度的反应却可能因为严重的全身状况的改变或者过高的雌激素水平和黄体期过高的雌激素 / 黄体酮比例而损害胚胎植入。

对卵巢过度反应的危害认识不足,不能在 COS 前预测或识别高反应的个体(如 PCOS 患者),为追求卵泡的数目而企图募集大量的卵泡,轻易使用强刺激方案或者基于治疗以外的其他原因,在卵巢出现过强的反应时仍不放弃治疗,继续进行卵巢的刺激,是导致卵巢过度刺激的重要原因。

卵巢对促 COS 的反应过度到一定程度后可表现为一系列的典型的症状和体征,即 OHSS。

(二)卵巢反应不良

与卵巢的反应过度相反,反应不良表现为卵巢在 COS 下不能获得理想的 COS 效果。根据 2011 年博洛尼亚标准:①≥40 岁或存在卵巢低反应的其他危险因素;②前次 IVF 周期卵巢低反应(常规刺激获卵数 ≤3 个);③ AFC<5~7 个、AMH<0.5~1.1μg/L。上述 3 条标准中符合其中 2 条即可诊断为卵巢反应不良。

卵巢反应不良的患者由于发育的卵泡数量少,因而回收的卵子数目、可供移植的胚胎数目也少,成功率因而降低,个别患者还可能存在卵子的质量问题。

1. 卵巢反应不良的原因 事实上,卵泡的生长发育包括卵泡的募集、选择和主导化等过程的确切机制尚未完全阐明,因而对 COS 反应不良的机制仍然认识不足,以下一些因素可能与反应不良有关:①卵巢功能储备明显减退:女性出生后卵母细胞即逐步减少,证据提示 35 岁后卵巢内卵泡储备加速下降。卵巢功能彻底衰竭、绝经之前的一段时间卵巢内的卵细胞数目快速丧失,虽然机体仍然有规律的月经,事实上卵巢的卵子发生功能已经明显衰退,卵巢储备减少。发生在与年龄相符者称为早期卵巢衰竭,发生在年轻的女性,则称为早期卵巢早衰。全身化疗、局部放疗、卵巢的手术等可导致卵巢功能减退提前发生甚至卵巢早衰。绝经前期无论发生在哪个年龄段,其共同的特点是抗米勒管激素水平下降,卵泡早期 FSH 水平升高,卵巢对 COS 的反应性降低。②部分患者体内存在 Gn 抗体,令使用的 Gn 失效。③卵泡的细胞上 Gn 受体缺陷。已证实有基因突变引起的 FSH 受体结构和功能异常的个体。④原因不明的不良反应者。仍然有部分患者其基础的 FSH 水平正常,但 COS 时反应不良。

2. 处理方法

(1)增加外源性的 Gn 的剂量:部分患者的反应不良可以通过增加 Gn 的剂量得到改善。应视患者的具体情况增加剂量,应采取逐步加量的方法,切忌盲目采用超强的刺激方案或突然大幅加量,以防止判断失误而造成过度刺激。

(2)提前使用外源性 Gn:可于月经第 3 天或第 2 天卵泡募集的阶段使用 Gn,甚至有提前至经前的黄体最晚期开始使用 Gn 的报道。

(3)使用超短方案:利用 GnRH-a 使用早期的刺激作用提高体内的 Gn 水平从而增加卵泡的募集。

(4)合用 GH 或生长激素释放激素:使用 GH 或 GnRH 可提高外周血中的 IGF-1 的水平,研究显示后者可协同 Gn 增加 Gn 受体水平,刺激卵巢芳香化酶的活性,从而加强外源性 Gn 的作用,文献报道可改善卵巢对 COS 的反应性。

(5)降低降调节中使用的 GnRH-a 的剂量,认为可以减轻对垂体的抑制,改善卵巢反应不良。

(6)在周期特定时机使用外源性的雌激素,负反馈抑制内源性的 LH、FSH 的分泌,通过改善卵泡的同步性改善 COS 的反应性。

(7)随时取卵:传统辅助生殖技术的取卵方案是建立在经典规律月经周期的认识上,通过对月经周期相应关键调节点激素水平的增减,以达到一定数量卵泡的发育及成熟,获得可利用的卵细胞,其本质是在规律月经调节模式下数量的调整,不改变月经周期的模式。

随着年龄的增长特别是进入绝经前期,HPO 轴生理调节功能的精确度下降,各种激素水平、卵泡发育以及月经出现之间的关系变得更为复杂,表现为"三种周期"失偶联而出现"分离"。在卵泡早期、月经中期及黄体中期都可能存在 FSH 水平上升导致的卵泡募集波。而获得卵母细胞对这个阶段的患者而言至为重要。因此,任何时点主要出现有发育潜能的卵泡(卵泡径线大小与雌激素水平相符),也进行卵泡发育的监测及取卵。

事实上,特别是对于那些绝经前期、卵巢储备减少的反应不足的患者,即使改变治疗方案,有时也难以获得确切的疗效。

(袁 媛 周灿权 丁玲玲)

─────── 参考文献 ───────

1. AUFFRET M, COTTIN J, VIAL T, et al. Clomiphene citrate and neural tube defects: a meta-analysis of controlled observational studies. BJOG, 2019, 126 (9): 1127-1133.

2. WELLER A, DANIEL S, KOREN G, et al. The fetal safety of clomiphene citrate: a population-based retrospective cohort study. BJOG, 2017, 124 (11): 1664-1670.

3. 张丽娜. 克罗米芬联合小剂量雌激素在治疗排卵障碍性不孕症中的应用. 呼和浩特: 内蒙古医科大学, 2019.

4. MORLEY L C, TANG T, YASMIN E, et al. Insulin-sensitising drugs (metformin, rosiglitazone, pioglitazone, D-chiro-inositol) for women with polycystic ovary syndrome, oligo amenorrhoea and subfertility. Cochrane Database Syst Rev, 2017, 11 (11): CD003053.

5. Practice Committee Of The American Society For Reproductive Medicine. Role of metformin for ovulation induction in infertile patients with polycystic ovary syndrome (PCOS): a guideline. Fertil Steril, 2017, 108 (3): 426-441.

6. GIVEN J E, LOANE M, GARNE E, et al. Metformin exposure in first trimester of pregnancy and risk of all or specific congenital anomalies: exploratory case-control study. BMJ, 2018, 361: k2477.

7. HANEM L G E, STRIDSKLEV S, JÚLÍUSSON P B, et al. Metformin use in pcos pregnancies increases the risk of offspring overweight at 4 years of age: follow-up of two RCTs. J Clin Endocrinol Metab, 2018, 103 (4): 1612-1621.

8. BORDEWIJK E M, NG K Y B, RAKIC L, et al. Laparoscopic ovarian drilling for ovulation induction in women with anovulatory polycystic ovary syndrome. Cochrane Database Syst Rev, 2020, 2 (2): CD001122.

9. KROENER L, DUMESIC D, AL-SAFI Z. Use of fertility medications and cancer risk: a review and update. Curr Opin Obstet Gynecol, 2017, 29 (4): 195-201.

10. SPAAN M, VAN DEN BELT-DUSEBOUT A W, LAMBALK C B, et al. Long-term risk of ovarian cancer and borderline tumors after assisted reproductive technology. J Natl Cancer Inst, 2021, 113 (6): 699-709.

11. DEL PUP L, PECCATORI F A, LEVI-SETTI P E, et al. Risk of cancer after assisted reproduction: a review of the

available evidences and guidance to fertility counselors. Eur Rev Med Pharmacol Sci, 2018, 22 (22): 8042-8059.

12. JONES T, HO J R, GUALTIERI M, et al. Clomiphene stair-step protocol for women with polycystic ovary syndrome. Obstet Gynecol, 2018, 131 (1): 91-95.

13. XU B, LI Y. Flexible ovarian stimulation in a poor responder: a case report and literature review. Reprod Biomed Online, 2013, 26 (4): 378-383.

14. VAIARELLI A, CIMADOMO D, UBALDI N, et al. What is new in the management of poor ovarian response in IVF? Curr Opin Obstet Gynecol, 2018, 30 (3): 155-162.

15. MADANI T, HEMAT M, ARABIPOOR A, et al. Double mild stimulation and egg collection in the same cycle for management of poor ovarian responders. J Gynecol Obstet Hum Reprod, 2019, 48 (5): 329-333.

16. KUANG Y, CHEN Q, HONG Q, et al. Double stimulations during the follicular and luteal phases of poor responders in IVF/ICSI programmes (Shanghai protocol). Reprod Biomed, 2014, 29 (6): 684-691.

17. JONES H W JR. The use of controlled ovarian hyperstimulation (COH) in clinical in vitro fertilization: the role of Georgeanna Seegar Jones. Fertil Steril, 2008, 90 (5): e1-3.

18. XI Q, TAO Y, QIU M, et al. Comparison between PPOS and GnRHa-long protocol in clinical outcome with the first IVF/ICSI cycle: a randomized clinical trial. Clin Epidemiol, 2020, 12: 261-272.

20 第二十章 辅助生殖技术

第一节　配子的准备

一、取卵前准备

(一)手术室的准备工作

取卵是体外受精 - 胚胎移植技术的重要环节,目前常规为 B 超引导下经阴道穿刺取卵。

1. 麻醉选择　目前无痛取卵术已被广泛普及和应用。静脉麻醉下取卵提高了患者的舒适度,消除了患者的紧张情绪,且麻醉后患者腹部及盆底肌肉松弛,使取卵手术更加安全高效。研究表明麻醉状态下取卵有效地提高获卵率、减少并发症、缩短取卵时间。应由麻醉科医生进行安全评估,术前 8 小时禁食禁水。

2. 术前准备

(1)取卵前 1 周,嘱患者做白带常规检查、禁止性生活,如发现白带异常应及时治疗。

(2)使用夫精的患者,告知其丈夫取卵前 3~7 天排精一次。

(3)取卵前核对患者信息、查阅病历,了解患者当前身体情况及既往病史,重点了解传染病病史及出血性疾病病史、凝血功能及抗凝药物使用情况等。

(4)告知手术及麻醉风险,并签署知情同意书。

(5)术前用无菌生理盐水冲洗外阴及阴道,取卵前排空膀胱。

(二)胚胎实验室的准备工作

1. 术前讨论　取卵前应详细核对患者信息,了解不孕病史、精液情况、卵泡数目、是否有传染性疾病等;对重复周期患者,根据既往周期的卵巢反应、获卵数目、受精率、胚胎质量等情况,与临床医生一起进行术前讨论,并制订改进方案。

2. 培养液准备

(1)取卵日所需培养液:体外操作液、受精液、矿物油等置于 $37.0\,℃$、$6\% \ CO_2$ 培养箱平衡过夜;体外操作液无须 CO_2 平衡。

(2)洗卵皿:皿中加入体外操作液,并覆盖矿物油,确保 $37.0\,℃$ 恒温,用于清洗卵冠丘复合体(oocyte-coronacumulus complex,OCCC),每位患者约需 2~3 个洗卵皿。

(3)受精培养皿:皿中加入受精培养液并覆盖矿物油,置 $37.0\,℃$、$6\% \ CO_2$ 培养箱备用,每位患者约需 1~3 个受精培养皿。

3. 仪器及耗材准备　于取卵前 30 分钟开启体外受精(in vitro fertilization,IVF)工作站,并检查显微镜工作状态;将恒温试管架和 IVF 工作站温板的温度设定为 37.5~38.0℃,以使卵泡液温度与体内温度一致;准备好各种耗材如 10cm 培养皿、巴氏玻璃管、1ml 无菌注射器等物品。

二、卵母细胞的收集

(一)取卵

1. 采用静脉麻醉的患者,开放静脉通道、心电和血氧监护。

2. 患者取膀胱截石位,固定腿部;5% 聚维酮碘消毒外阴及阴道,用生理盐水棉球擦净阴道及宫颈残留碘酮;铺无菌单,阴道超声探头涂抹耦合剂后外套无菌乳胶套,安装穿刺架。

3. 将安装好穿刺架的超声探头置入阴道,超声检查确认双侧卵巢位置、卵泡数目及大小,注意周围大血管分布。用 16G 或 17G 穿刺针与取卵试管及负压吸引器相连接,抽吸负压为 12~16kPa(100~120mmHg),进针前检查并确保上述连接及负压无误,并吸取 2~5ml 培养液冲洗取卵针,丢弃冲洗液。如需穿刺较小的卵泡,获取未成熟卵进行体外培养(in vitro culture),则需选择更细、穿刺斜面更短、硬度更高的穿刺针,并降低抽吸负压至 7.5kPa(56mmHg)左右,以减少对 OCCC 的损伤。

4. 超声屏幕调出穿刺引导线,并使其稳定在阴道穹窿组织与卵巢的最近距离,沿引导线进针,避开膀胱、肠管、子宫平滑肌层、宫颈等器官组织以及宫旁血管丛。进针快而准,当穿刺针进入卵泡时,启动负压抽吸,针尖平面可以向各个角度旋转,以彻底抽吸每个卵泡,至卵泡完全塌陷,卵泡液完全吸出。

5. 位于同一穿刺引导线上的卵泡可由近及远一次进针完成;对于不同穿刺引导线上的卵泡,适当调整穿刺方向;尽量减少反复进针的次数,尽可能进针一次完成取卵,以减少卵巢出血及损伤;一侧卵巢穿刺完毕,再行另一侧卵巢穿刺。如果患者卵泡数量少(≤3 枚)或获卵困难,可酌情使用双腔取卵针穿刺取卵,取卵要点同前述,在抽吸净卵泡液后由注入管注入冲洗液 3~5ml,反复冲洗卵泡,直至获卵;如果冲洗 5 次以上仍未获卵,则应放弃该卵泡。

6. 抽吸出的卵泡液按大体观分为 3 部分,第一部分透明、淡黄、量较多;中间部分稍浑浊,淡红色;最后为少量血性液体,表明颗粒细胞和 OCCC 已脱落,卵泡膜细胞层的血管已暴露。将卵泡液吸入标有患者信息的试管中,置于恒温试管架或立即交给胚胎师镜检。

7. 取卵结束,取出穿刺针后需再次超声检查两侧卵巢及盆腔,若可疑盆腔活动性出血,应保持静脉通道通畅,静脉或肌内注射止血针,并密切观察。确认盆腔无明显异常后取出阴道超声探头,立即检查阴道穿刺点,如见活动性出血,用纱布压迫止血,直至出血停止。待患者意识清醒、定向力恢复后测血压、心率正常,送观察室。术后休息半小时后复查阴道超声,观察 2~4 小时无特殊情况方可离院。

(二)收集卵冠丘复合体

1. 接收卵泡液时再次核对患者信息,并核对取卵管所标注的患者信息。

2. 迅速将卵泡液倒入直径 10cm 的预温培养皿中,体视显微镜下寻找由卵母细胞、透明带、放射冠和卵丘细胞组成的无色透亮黏液团,即 OCCC。

3. 轻轻晃动培养皿使卵泡液均匀分布,然后按从前往后、从左往右的顺序迅速在镜下寻找 OCCC。挑出 OCCC,转移至覆盖矿物油的体外操作液中。为确保不遗漏 OCCC,重复上述步骤 2~3 次;未发现 OCCC 的卵泡液,需双人复核,如果连续 2 管卵泡液中未见 OCCC,及时告知取卵医生。

4. 小心划掉 OCCC 周围老化及带血块的黏液团,于体外操作液中清洗 3~5 次,评估 OCCC 形态学特征、卵子成熟度等,然后将其转移到标记有患者信息的受精培养皿中,并在培养箱门上标注患者信息,于培养箱中孵育 2~4 小时。

5. 记录并告知取卵医生该患者获卵数、卵子成熟度和异常情况。

6. 清理台面,将废弃物按医学垃圾处理原则分类处理。

(三)卵母细胞体外孵育

体外孵育可以促进卵母细胞成熟。卵泡发育过程中,卵丘细胞(cumulus cell,CC)通过缝隙连接与卵母细胞进行物质交换,包括环磷酸腺苷、三磷酸肌醇、氨基酸等,并通过自分泌/旁分泌作用参与卵母细胞的代谢和成熟调控。研究表明卵母细胞排出后,CCs 与卵母细胞之间的缝隙连接仍然存在,可以持续促进卵母细胞的进一步发育。卵母细胞的成熟包括核成熟、胞质成熟及细胞膜成熟。卵母细胞完成减数第一次分裂,排出第一极体并停留于减数第二次分裂(metaphase Ⅱ,M Ⅱ)中期,标志着卵母细胞的核成熟。通常细胞核先于胞质发育成熟,胞质成熟度较难评估,形态学上表现为卵母细胞极体扁平,卵间隙窄等特点;如果胞质不完全成熟则会影响卵母细胞的受精及胚胎发育潜能,有研究表明 OCCC 体外孵育可以促进胞质和胞核成熟同步化。细胞膜成熟表现为表面褶皱逐渐增多,表面微绒毛分布均匀并深入透明带,与颗粒细胞形成桥粒连接从而起到传递物质和交换信息的作用。由于促排卵过程使用促性腺激素(gonadotropin,Gn)促使多个卵泡发育,每个卵泡发育速度并非同步,卵泡直径>12mm 的卵母细胞,其成熟度也存在一定差异,体外孵育也有助于促进多个卵母细胞成熟的一致性;另外,卵母细胞可能因体外操作、外界环境,如温度、pH、渗透压等变化而发生应激反应,体外孵育也有助于卵母细胞恢复正常状态。

卵母细胞体外孵育时间尚存争议。有学者推荐卵母细胞体外孵育小于 4 小时再行受精;有研究报道 OCCC 体外孵育 2~4 小时后再行卵胞质内单精子注射(intracytoplasmic sperm injection,ICSI)技术,可显著提高卵母细胞成熟度、受精率及胚胎质量。但是也有研究表明,体外孵育 2~5 小时再行 ICSI,并不提高受精率及囊胚可用率,这些差异可能与促排卵方案、扳机时间、纳入人群、培养条件等有关。我国《人类体外受精 - 胚胎移植实验室操作专家共识(2016)》建议注射人绒毛膜促性腺激素(human chorionic gonadotropin,hCG)后 38~40 小时再行受精。

(四)ICSI 前卵母细胞的准备

卵母细胞外周包裹着放射冠及卵丘细胞,在行 ICSI 前需通过透明质酸酶消化并结合机械法去除颗粒细胞,使卵母细胞"裸露"出来。

1. 卵母细胞脱颗粒细胞的时机　获卵后脱颗粒的最佳时机仍未统一,大量研究认为,根据卵母细胞的成熟度,孵育 2~4 小时脱颗粒为宜。

2. 卵母细胞脱颗粒细胞的准备工作

(1)双人核对并确认患者信息、受精方式及获卵数。

(2)透明质酸酶溶液(80IU/ml)预热至 37℃后备用。

(3)制备 3~5 个体外操作液液滴。

(4)准备巴氏玻璃管若干,将其烧拉成内径为 200~250μm 和 150~170μm 左右的玻璃管;或商品化的玻璃管。

3. 卵母细胞脱颗粒细胞的操作步骤

(1)用巴氏玻璃管将 OCCC 转入透明质酸酶溶液中轻轻反复吹打,以去除卵丘细胞,时间不超过 30 秒。

(2)将已基本去除卵丘细胞的卵母细胞转入体外操作液液滴,迅速稀释透明质酸酶,并用内径为 200~250μm 的巴氏玻璃管吹吸,以去除余下的卵丘颗粒细胞;将带有放射冠细胞的卵母细胞转入另一个体外操作液液滴中,用内径为 150~170μm 的巴氏玻璃管轻柔吹吸,去除放射冠细胞。

(3)将已脱去颗粒细胞的卵母细胞转入另外的体外操作液液滴中洗涤 3~5 次,然后转入受精培养皿,置 CO_2 培养箱培养。

4. 卵母细胞脱颗粒细胞操作注意事项

(1)所有试剂和培养皿均需 37℃预热。

(2)常用透明质酸酶为 80IU/ml,有研究认为稀释至 40IU/ml 或以下时也能有效去除颗粒细胞,可以根据实际操作条件,适当调整透明质酸酶的浓度。

(3)透明质酸酶的消化时间严格控制在 30 秒之内,长时间暴露于透明质酸酶中,影响卵母细胞质量。

(4)玻璃管的口径应逐渐变细,先使用略粗的玻璃管吹吸,去除卵丘细胞,然后再用较细的玻璃管去除放射冠细胞。玻璃管口径过细,容易对卵母细胞造成挤压,引起应激反应或损伤卵母细胞。

(5)为减少体外环境对卵母细胞质量的影响,尽可能缩短体外操作时间。

(6)去除颗粒细胞的程度,以清楚看见卵母细胞、极体、卵周隙、不影响 ICSI 操作为宜;对于拟行胚胎植入前遗传学检测(preimplantation genetic testing,PGT)的患者,应完全去除颗粒细胞。

5. 卵母细胞脱颗粒细胞后行 ICSI 的时机　脱颗粒细胞操作过程中透明质酸酶的化学刺激和玻璃管的机械刺激会引起卵母细胞的应激反应,所以脱颗粒细胞后,卵母细胞也应孵育一段时间后再行 ICSI。目前尚无明确的孵育时间,建议 0.5~2 小时为宜。

6. 卵母细胞质量的评估　发育良好的卵母细胞透明带光滑,厚度适中,无锯齿样改变;卵周隙适中,无异物;第一极体呈圆形或者椭圆形,无碎裂;细胞质颗粒均匀光滑,无空泡和折光体改变。目前对卵母细胞质量的评估尚局限于形态学观察,主要从以下几个方面评估卵母细胞质量。

(1)透明带:透明带是包裹于卵母细胞和植入前胚胎外的糖蛋白基质,在初级卵泡阶段开始形成,由卵母细胞、卵丘细胞及颗粒细胞合成、分泌、组装,并随着卵泡发育而增加;成熟卵母细胞时期其厚度约为 $15\sim20\mu m$。透明带异常主要表现为透明带颜色深、透明带变形、透明带过厚($\geqslant22\mu m$)、透明带致密等,罕见情况下会出现卵母细胞透明带缺失,这种现象可能与遗传因素有关。研究报道透明带异常影响受精率和胚胎发育潜能。

(2)卵周隙:卵周隙是指卵母细胞胞膜和透明带之间的腔隙。卵周隙内含有卵丘细胞分泌的大量糖蛋白。卵周隙异常主要表现为卵周隙过大或过小、卵周隙内可见颜色深暗的颗粒。卵周隙过大表明卵母细胞胞质收缩,提示卵母细胞质量差,卵周隙过小与成熟度相关,也会影响胚胎后续发育,而卵周隙的颗粒可能与药物刺激排卵和卵母细胞发育异常有关。

(3)第一极体:第一极体的出现,标志着卵母细胞的核成熟,其形态可以间接反映卵母细胞的成熟度和质量。形态良好且没有碎片的极体通常是发育良好的卵母细胞的标志;第一极体扁平、紧贴卵细胞膜,无卵周隙或者卵周隙很小,通常反映卵母细胞成熟度不佳;第一极体巨大或碎片化,受精后的胚胎质量欠佳。

(4)卵母细胞胞质:细胞质分为皮质和内质2部分:位于细胞膜之下的称为皮质,一般认为皮质颗粒、色素颗粒等位于皮质;其余部分称为内质。内质呈溶胶状,含有内质网、线粒体、高尔基体等细胞器。患者的年龄、基因缺陷以及临床促排卵方案等均可能影响卵母细胞胞质形态。卵母细胞胞质异常主要表现为:

1)空泡:卵母细胞胞质空泡是最常见的卵母细胞胞质形态异常之一,其形成的原因尚无定论,有学者认为空泡可能来源于高尔基体及滑面内质网等细胞器。研究发现空泡的大小、数量影响受精率和胚胎质量。

2)中央颗粒化:是一种常见的卵母细胞胞质形态异常,卵母细胞中央颗粒化对受精和胚胎发育的影响尚存争议,也有研究证明,卵母细胞胞质中央颗粒化的患者胚胎染色体异常的发生率、流产率增加。

3)滑面内质网聚集体:在卵母细胞中央呈圆形、扁平、清晰的盘状物即为滑面内质网聚集体。有研究显示滑面内质网聚集体的存在可导致非整倍体的发生率升高、临床妊娠率降低,这可能与滑面内质网释放钙离子影响卵母细胞成熟、受精及早期胚胎发育有关。

4)折光体:在光镜下发亮的胞质内的小型包涵物(直径 $10\mu m$)称为折光体,主要由脂质和脂肪的混合物组成。折光体的出现有可能会降低囊胚形成率,但也有研究认为折光体不影响胚胎发育及临床结局。

(5)纺锤体形态:纺锤体是卵母细胞的重要组成部分,为大量微管排列组成的中部宽阔、两极缩小的如纺锤状的结构。细胞分裂过程中,纺锤体对卵母细胞染色体的平衡、运动、分配和极体的排出非常关键,纺锤体异常是导致胚胎非整倍体的重要原因,因此,可以通过检测纺锤体的形态和动力学变化反映卵母细胞的质量。

(五)影响卵母细胞质量的因素及注意事项

1.环境因素 卵母细胞会受温度、湿度、pH、空气质量、光线照射等环境因素的影响或损伤。①卵泡液的适宜温度范围为 $36.4\sim36.9℃$,超过这一范围会影响囊胚形成率、着床率及活产率;卵母细胞长时间处于低温环境,其代谢及纺锤体功能受损,导致受精率下降、非整倍体率增加;②湿度主要包括胚胎培养室内的环境湿度和培养箱内的环境湿度,其通过影响培养液成分的浓度和渗透压间接影响卵母细胞质量,其中室内环境湿度对卵母细胞质量的影响更大;③ CO_2 浓度主要影响培养液的 pH,进而影响卵母细胞或胚胎的 pH,研究发现,在室内空气中暴露 2 分钟,其 pH 便上升到非生理状态;④挥发性有机化合物(volatile organic compound,VOC)是影响空气质量的重要因素之一,VOCs 对卵母细胞的影响主要是通过培养液进入细胞,从而影响细胞的生理功能,影响细胞分裂,导致染色体异常等。因此,OCCC 的收集过程应尽量缩短体外操作时间,如获 OCCC 数量多时,须及时转入受精培养皿,并置培养箱内培养。

2. 机械刺激 卵母细胞收集及处理过程中的机械刺激或机械损伤会增加细胞骨架损伤的风险,从而引起细胞功能异常;另外,也增加透明带出现裂口的风险,故取卵时抽吸压力不能过大,OCCC 收集、清洗、转移的过程都应尽量减少对卵母细胞的机械刺激。

3. 特殊卵泡液的处理 收集 OCCC 过程中,如遇到卵巢囊肿、卵巢巧克力囊肿、输卵管积水的患者,或者在采集过程中发现卵泡液为暗红色、灰色或者水样等,应在恒温台上保留卵泡液,待其余 OCCC 清洗转移到受精培养皿后,最后在异样卵泡液中收集 OCCC,清洗后将该 OCCC 单独放置一孔,并在记录单上标明。

4. 注意事项

(1)取卵前,仔细检查胚胎实验室及主要仪器设备质控参数是否正常;认真核对患者信息,并查阅病历。

(2)挑选 OCCC 的过程中,谨防体外操作、体外环境对卵母细胞质量的影响;获卵数过多时,应及时转移 OCCC 至培养箱;如遇特殊情况应及时与医生沟通。

(3)确保无菌操作,且严格落实双人核对制度;取卵结束后,清洁操作台面,再继续下一位患者的操作。

三、精子的准备

精子的准备是辅助生殖技术的关键步骤之一。通过对精子的优选,将精子从精浆中分离,去除或减少细胞碎片、白细胞、死精子、抗精子抗体和致病菌等组分,获得一定数量的有效精子,用于人工授精或体外受精。

(一)精子优选前的准备工作

1. 查阅患者的病历,关注精液检查报告、传染性疾病报告、精子的收集是否有特殊要求,如取精困难、逆行射精等。

2. 准备精液洗涤液,置于 37℃、6% 的 CO_2 培养箱平衡过夜。

3. 取卵或人工授精日,开启超净工作台、生物显微镜、离心机等,确保仪器设备正常运转,并准备操作所需的耗材和试剂。

4. 让患者确认取精杯上夫妻双方信息无误后,患者将精液收集在一次性无菌、无毒的取精杯内;工作人员接收样本时,核对患者夫妻双方的信息,留取精液标本,并在精液保存卡上签字、按压指纹。

5. 记录精液体积,观察精液外观和液化情况,并记录精子密度、活力、畸形率、圆形细胞和精子凝集等信息。

(二)不同来源精子的优选方法

1. 精液来源的精子优选方法 目前有多种精子优化处理方法,包括密度梯度离心法(density gradient centrifugation method)、精子上游法(sperm swim-up technique)、洗涤法(rinsing and compressing method)、磁激活细胞分选法(magnetically activated cell sorting,MACS)、微流控芯片筛选法(microfluidic chip sorting)等,前两种最为常用。

(1)密度梯度离心法:密度梯度离心法是指利用一定的介质在离心管中形成密度梯度,将精液置于介质之上,通过离心力的作用使精子与精液的其他成分分离,分为连续密度梯度和非连续密度梯度离心。密度梯度离心法具有广泛的适用性,尤其适用于质量相对较差的精液,该方法的精子回收率高,但操作方法较复杂、成本高,并可能会造成精子形态的改变、也可能增加精子 DNA 碎片率。非连续密梯度离心法在临床上较为常用,其具体操作流程如下:

1)将精液置于室温液化 15~20 分钟。

2)取少量混匀的精液置于显微镜下观察并记录精液的密度、精子的形态、活率和活力等参数。

3)取 2 只 15ml 尖底离心管,标记患者信息、助孕方式,先于一只离心管内加 0.5ml 45% 梯度液,再于离心管底部缓慢加入 0.5ml 90% 梯度液,确保界面清晰。

4)双人核对后,于配制好的梯度液上方缓慢加入液化的精液,300~500rcf 离心 10~20 分钟。

5)弃离心管上部的精浆和密度梯度液,用 1~2ml 的精子洗涤液重悬沉淀,并转移至另一支标记患者信息的离心管内。

6）300~500rcf离心5分钟，再次洗涤精子。

7）弃上清液，于沉淀上方缓慢加入0.3~0.5ml受精液，将标本置培养箱上游备用，并记录优选后的精子密度和活力。

（2）精子上游法：精子上游法是指利用精子的上游能力富集精子的方法，分为直接上游法和改良上游法，两种方法的区别在于：直接上游法是收集上游到受精液的精子直接用于授精，这种方法主要用于严重少弱精子症患者ICSI前的精子准备；改良上游法则是把上游到受精液的精子离心后再次上游，适用于精液液化良好、密度和活力较好的患者，主要用于常规IVF患者的精子准备。上游法相对温和、操作简便、技术难度和费用较低，获得的精子活力和DNA完整性较高，缺点是回收率偏低。以改良上游法为例，具体操作流程如下：

1）取3~5只试管并标记好患者信息，每只试管中加入0.5ml受精液，然后沿试管底部加入等量精液，确保界面清晰。

2）将试管倾斜45°，置于37℃、6% CO_2 培养箱中上游20~30分钟。

3）收集云雾状上层液体于标记患者信息的尖底离心管中，300~500rcf离心5~10分钟。

4）弃上清液，于沉淀上方缓慢加入0.3~0.5ml的受精液，记录优选后精子的密度和活力；将标本置37℃、6% CO_2 培养箱上游约15分钟，用于IVF授精。

（3）其他优选方法

1）混匀离心法：将液化精液与受精液等比例混匀，离心后弃上清液，于沉淀中加入0.3~0.5ml培养液，置37℃、6% CO_2 培养箱上游约15分钟。该方法操作简便、节省费用，但回收率低，且回收的前向运动精子占比低。

2）磁激活细胞分选法：磁性活性细胞分选法，是将凋亡标志物膜联蛋白V（annexin V）与磁珠偶联，把精子混悬液与偶联的磁珠孵育，通过磁力柱时利用磁力吸附作用，凋亡精子被吸附，未凋亡精子则自由通过，从而可以很好地去除凋亡精子。此方法可以有效地优选出膜和DNA完整度、形态较好的精子，不足之处在于精子的回收率低、技术难度较高，临床应用较少。

3）微流控芯片筛选法：一种高通量、自动化和高灵敏的平台。利用芯片进行微流控精子分选，精子加入入口样品室，通过微流体通道连接到出口收集室，从中分拣运动和形态正常的精子，潜在地避免氧化应激和DNA损伤，但此方法精子回收率低、费用和技术难度高，限制了其临床应用。

在临床工作中应根据精液参数和实际工作条件选取合适的优选方法。

2. 附睾来源精子的优选方法　经皮附睾精子抽吸术（percutaneous epididymal sperm aspiration，PESA）主要适用于梗阻性无精子症（obstructive azoospermia，OA）患者。PESA术前，核对患者身份；将附睾穿刺液收集于标有患者身份信息的培养皿中，于倒置显微镜下观察精子密度、活力、活率、形态等；若红细胞过多，可取一滴附睾穿刺液于精子计数板或载玻片，压片后镜检；将附睾穿刺液转移至尖底离心管中，采用密度梯度离心法回收精子。

3. 睾丸来源精子的优选方法　睾丸取精术主要适用于非梗阻性无精子症（non-obstructive azoospermia，NOA）、OA患者附睾内未获可用精子、取卵当日取精困难等情况。经皮睾丸穿刺取精（testicular epididymal sperm aspiration，TESA）是常用的从睾丸中获取精子的技术，工作人员将吸取的睾丸组织置于含体外操作液的培养皿中，在体视镜下用细针将生精小管撕碎，采用密度梯度离心法回收精子。

4. 显微镜下睾丸切开取精术精子的优选　显微睾丸取精术（microdissection testicular sperm extraction，mTESE）是随着显微外科技术的发展，近年来出现的新技术，主要适用于NOA、先天性生精小管发育不全综合征以及睾丸穿刺未获得精子或未获足够精子的患者。医生在手术显微镜下取少量睾丸组织，实验室人员在体视镜下用细针撕碎获取的生精小管后寻找精子，如有可用精子直接用于ICSI或冷冻保存。

（三）体外操作对精子质量的影响因素及注意事项

1. 影响因素

（1）精液处理方法：根据精液常规参数选择合

适的精液处理方法。密度梯度离心法较精子上游法的精子回收率高，但精子上游法较密度梯度离心法的精子 DNA 完整性更好。

（2）离心力和离心时间：离心过程中容易产生活性氧，引起精子 DNA 损伤，此外过高的离心力可能产生横向剪切力，对精子结构产生不利影响，有研究表明，选择较低的离心力结合适当长离心时间或者稍高的离心力结合较短的离心时间，均可获得相同数量和质量的精子。

（3）精子优化处理的温度：大量研究发现，37℃孵育 2 小时以上，精子核形态的完整性显著降低，且精子 DNA 碎片率升高，因此，精子优化处理应在室温下进行。

（4）精子优化处理后孵育时间：有研究发现延长体外放置时间会增加精子 DNA 的损伤，可能与放置过程中活性氧、超氧化物和过氧化氢的产生增加有关；另外，体外孵育时间过长，培养液中的活动精子消耗大量能量，自发顶体反应的发生率升高，精子 DNA 碎片率增加，进而影响精子功能，因此建议精子优化后半小时内应进行授精。

2. 注意事项

（1）患者取精前，护士认真核对患者身份、结婚证、身份证，并与建档时的信息比对；患者留取标本后，实验室工作人员再次核对患者和精液信息。

（2）精液处理前，检查精液常规参数与既往报告是否一致，如有效精子数低，必要时嘱患者二次取精。

（3）确保同一时间、同一区域，仅优化一位患者的精液。

（4）精液处理整个过程严格落实双人核对制度，且确保无菌操作。

（张爱军）

第二节　人工授精技术及其应用

人工授精是指将男性的精液通过非性交方式人工注入女性生殖道内，使精子和卵子在体内自然受精达到妊娠的目的。根据精子来源分为夫精人工授精（artificial insemination by husband，AIH）和供精人工授精（artificial insemination by donor，AID）。

一、人工授精适应证

人工授精前必须确保女方至少一条输卵管通畅；男方精液经密度梯度离心法后精子密度和活力具有授精的能力。目前临床对于可行人工授精的最低精子数量没有统一标准，有文献报道，处理后前向活动精子总数不宜少于 500 万条，才可以获得较好的临床妊娠率。

（一）夫精人工授精（AIH）适应证

1. 男性轻度少精、弱精、精液液化异常。

2. 男方精液正常，但勃起功能障碍、生殖器畸形、心理因素导致性交困难或精液不能射入阴道内。

3. 女方生殖道畸形、心理因素导致性交不能。

4. 宫颈因素不孕。

5. 免疫性因素不孕。

6. 原因不明不孕。

（二）供精人工授精（AID）适应证

1. 不可逆的无精子症、严重的少精子症、弱精子症、畸形精子症、死精子症。

2. 男性输精管阻塞、外伤或结扎术后复通失败、射精障碍等导致精子排出障碍。

3. 男方和/或家族有不宜生育的严重遗传性疾病。

4. 母儿血型不合，不能得到存活新生儿。

适应证 1、2 中，除睾丸性无精子症外，其他拟行供精人工授精技术的患者，医务人员必须向其交代清楚：通过 ICSI 技术也可使其获得与自己有血亲关系的后代，如果患者本人仍坚持放弃通过 ICSI 技术助孕的权益，则必须与其签署知情同意书后方可采用供精人工授精技术助孕。

二、人工授精禁忌证

（一）夫精人工授精（AIH）禁忌证

1. 女方双侧输卵管不通。

2. 一方患有生殖泌尿系统急性感染或性传播

疾病。

3. 一方患有严重的遗传、躯体疾病或精神心理疾病。

4. 一方接触致畸量的射线、毒物、药品并处于作用期。

5. 一方具有酗酒、吸毒等严重不良嗜好。

(二) 供精人工授精(AID)禁忌证

1. 女方双侧输卵管不通。

2. 女方患有生殖泌尿系统急性感染或性传播疾病。

3. 女方患有严重的遗传、躯体疾病或精神心理疾病。

4. 女方接触致畸量的射线、毒物、药品并处于作用期。

5. 女方具有酗酒、吸毒等严重不良嗜好。

三、人工授精前评估与准备

(一) 治疗前评估

人工授精前,医师必须对患者实施双侧输卵管通畅度检查,需证实至少一侧输卵管通畅。检查方法包括 X 线下子宫输卵管造影术(hysterosalpingography,HSG)、超声下输卵管造影术、宫腹腔镜直视下输卵管通液术等。在已明确输卵管通畅度的前提下选择适应证、排除禁忌证。拟行人工授精助孕的夫妇在助孕前至少还应进行以下孕前检查。

1. **女方** 评估健康情况、卵巢储备、子宫发育情况及是否可耐受妊娠。常规妇科检查、妇科超声、基础内分泌检查、阴道分泌物、宫颈分泌物衣原体、淋病奈瑟球菌检查、宫颈刮片细胞学检查、凝血功能、心电图(electrocardiogram,ECG)、胸部正位片等。

2. **男方** 评估健康情况、基础生育力状态等。常规男科检查;近半年内至少 2 次精液常规分析,若有 1 次异常,则需要再次复查精液常规分析;2次精液常规分析异常的患者,必要时建议行精子形态学分析。

3. **夫妇双方** 孕前行 TORCH 检查,包括弓形虫(toxoplasma,TOX)、其他病原微生物(others)、风疹病毒(rubella virus,RV)、巨细胞病毒(cytomegalovirus,

CMV)、单纯疱疹病毒(herpes simplex virus,HSV)等 5 种病原体;传染病学筛查,包括乙型肝炎病毒、丙型肝炎病毒、人类免疫缺陷病毒及梅毒螺旋体抗体等;ABO 及 Rh 血型、血常规、尿常规、肝功能、肾功能、血糖等。

(二) 其他准备工作

人工授精治疗前应认真核对患者夫妇双方身份证、结婚证等原件及复印件并留存双方上述证件的复印件。同时,应与患者夫妇进行充分沟通,向其讲明人工授精的程序、成功率、可能的并发症、所需费用、人工授精后的随访程序及随访的必要性等,充分知情后签署有关知情同意书,制订治疗方案,建立人工授精病历。

四、人工授精的方案、监测及授精时机

人工授精可以在自然周期或药物促排卵周期进行,但禁止以多胎为目的地应用促排卵药物。

(一) 自然周期

适用于有规律排卵的患者。以月经周期 28天为例,在月经第 8~10 天阴道 B 超监测,了解有无优势卵泡发育和子宫内膜情况,一般 2~3天后复查。若第二次监测时出现优势卵泡直径 ≥12mm,则增加 B 超监测频次。直至主导卵泡直径达 16~20mm 时,化验检查提示:血清雌激素水平达到 200~300pg/ml,血清 LH 水平上升大于基础值 2 倍,或尿 LH 呈现强阳性,患者自觉有透明稀薄或拉丝样白带,可安排在 24~48 小时人工授精。以往优势卵泡发育成熟有排卵异常者,需及时注射 hCG 6 000~10 000IU。

(二) 诱导排卵周期

1. **诱导排卵适应证**

(1)排卵障碍:如多囊卵巢综合征(polycystic ovarian syndrome,PCOS)、低促性腺激素性排卵障碍。

(2)月经不规律:周期缩短或延长,如 ≤25 天或 ≥35 天。

(3)卵泡发育异常史。

(4)未破卵泡黄素化综合征。

2. **诱导排卵常用的促排卵药物**

(1)枸橼酸氯米芬(clomifene citrate,CC):化学

结构与雌激素相似,通过竞争性结合下丘脑细胞内的雌激素受体,解除雌激素对下丘脑的负反馈作用,使下丘脑反射性释放 GnRH,进而使垂体释放 FSH 及 LH,从而促进卵泡生长发育及排卵。兼有抗雌激素及微弱雌激素的双重作用。其作用的发挥依赖于下丘脑 - 垂体 - 性腺轴正负反馈的完整性,适用于体内有一定内源性雌激素水平的 II 类无排卵患者,对低促性腺激素性排卵障碍者无效。

一般从小剂量开始应用,在月经第 3~5 天或黄体酮撤退性出血第 3~5 天开始每天给予 CC 50mg,连续口服 5 天,最长不超过 8 天。若 1~2 个周期无效,可加至每天 100mg,最大剂量可达到 150mg。有卵巢过度刺激倾向(年轻患者、低体重指数、卵巢呈现多囊样改变等)或既往有 OHSS 病史者,可从每天 50mg 开始。需根据 B 超监测卵泡发育情况、子宫内膜的同步增长情况决定复诊间隔,为了提高排卵率,可和 Gn 等其他药物联合应用。CC 有抗雌激素作用,影响子宫内膜的发育,导致子宫内膜薄,单用 CC 时可适量补充雌激素改善子宫内膜容受性。

(2)来曲唑(letrozole,LE):属于芳香化酶抑制剂,通过阻断雌激素合成,使雌激素水平降低,抑制雌激素对下丘脑 - 垂体的负反馈作用,促使内源性 GnRH 及促 Gn 分泌增多,从而刺激卵泡发育。

来曲唑可单独应用,也可与 Gn 等促排卵药物联合使用。与 CC 相比,来曲唑诱发排卵时的妊娠率较高,且主要表现为单个卵泡发育,多胎率及 OHSS 发病率较应用 CC 者明显下降。较 CC 相比,半衰期比较短,并且不影响雌激素受体的反应性,因此对子宫内膜容受性影响小,有利于胚胎着床。

用法:从月经第 3~5 天或黄体酮撤药性出血第 3~5 天开始,剂量为每天 2.5~5mg,连续口服 5~8 天。有卵巢过度刺激倾向或有 OHSS 病史者可从每天 2.5mg 开始。有随机对照试验(randomized controlled trial,RCT)研究显示在人工周期中月经第 3 天或第 5 天开始应用来曲唑的排卵率和妊娠率无明显差异。

(3)促性腺激素(Gn):Gn 包括 FSH、LH 和 hCG。FSH 对卵泡的募集和生长有增强作用,可刺激卵泡的生长和成熟;增加颗粒细胞内芳香化酶的活性,促使雄激素转化为雌激素,增加雌激素水平和促进子宫内膜增殖,可用于诱导排卵。LH 主要刺激卵泡膜细胞产生雄激素,后者可作为芳香化酶的作用底物。FSH、LH 协同作用可刺激卵泡内各种细胞的增殖和分化,刺激卵泡生长、发育。同时,LH 还可促进卵泡和卵母细胞的最后成熟、触发排卵、促进黄体生成和维持黄体功能。hCG 在结构上与 LH 接近,不仅能够模拟 LH 峰触发排卵,也可在黄体形成后促进和维持黄体功能。

Gn 适用于低促性腺激素性闭经及用枸橼酸氯米芬诱导排卵失败(枸橼酸氯米芬抵抗)的患者。Gn 的使用方法主要有:

1)单独应用:常用制剂有人类绝经期促性腺激素(human menopausal gonadotropin,hMG)和 FSH。一般于月经 3~5 天开始,要求用药从小剂量开始、个体化,起始剂量每天 37.5~75IU,根据卵巢反应情况及时调整用量,当优势卵泡直径 ≥ 17~18mm 时可停用 Gn,至卵泡成熟时注射 hCG。

由于低促性腺激素性闭经的患者体内同时缺乏 FSH 和 LH,因此此类患者只能应用 hMG 进行促排卵(75IU hMG 中含有 75IU FSH 和 75IU LH),一般从每天 150~300IU 开始,根据监测卵泡生长情况调整剂量。要注意促排卵情况下部分低促性腺激素的患者卵泡生长慢、周期长,应缓慢增加 hMG 剂量,避免加大剂量后短时间内出现同步发育卵泡过多,增加 OHSS 与多胎风险。

2)与 CC 或来曲唑联合应用:一般在应用 CC 或 LE 后,卵泡发育至直径 ≥ 12mm 时开始加用 Gn,起始剂量每天 37.5~75IU。要求用药从小剂量开始,个体化地根据卵巢反应情况及时调整用量,至卵泡成熟注射 hCG 诱发排卵。

3. 诱导排卵周期监测

(1)月经周期的第 3~5 天应用 B 超了解基础卵泡的数目及大小,合并卵巢囊肿者应建议患者放弃本周期或进行囊肿穿刺、排除禁忌证后方可开始应用促排卵药。

(2)早卵泡期选用 CC 或者来曲唑,用药 5~7 天后复查 B 超,无优势卵泡发育时可继续用药 2~3 天,单独使用 CC 或来曲唑的用药时间一般不应超过 8 天。若出现直径超过 12mm 的优势卵泡可改用每天 hMG 37.5~75IU 继续促排卵。有卵巢过度刺激倾向或既往有 OHSS 病史者,应从最低剂量开始,以减少 OHSS 的发生风险。

(3)CC 抵抗、早卵泡期需用 hMG 启动者:月经周期的第 3~5 天从小剂量开始,用药 5 天后或卵泡直径未超过 12mm 则每 3 天左右监测 1 次 B 超;随卵泡增大增加卵泡监测频次,根据卵泡发育速度和优势卵泡发育数量调整 hMG 剂量。当 1 个优势卵泡直径 ≥18mm 时,则停用促排卵药物,注射 hCG 5 000~10 000IU 诱导排卵。

(4)若有优势卵泡有 3~4 个应及时向患者交代有多胎妊娠风险,建议患者可以考虑尽早取消周期,如 ≥5 个应立即取消本周期,并嘱患者本周期禁止同房。若接近成熟卵泡 ≥3 个,应告知患者继续助孕治疗有发生多胎、宫内外同时妊娠的可能,建议取消周期。如患者坚持继续治疗,也可皮下注射短效促性腺激素释放激素激动剂(gonadotropin releasing hormone agonist,GnRH-a)0.1mg 诱导内源性 LH 峰,诱发排卵,或减少 hCG 剂量,避免诱发 OHSS。

(5)若用药后卵巢无反应或卵泡生长缓慢,须与患者沟通,必要时取消周期。

(三)未破卵泡黄素化综合征的促排卵治疗

未破卵泡黄素化综合征(luteinized unruptured follicle syndrome,LUFS)的诊断依据是:优势卵泡发育成熟但不排卵,LH 峰出现后 2 天,卵泡仍继续生长,出现黄素化,血清孕酮水平上升,B 超提示卵泡直径超过 25mm,有时部分卵泡内出现点状回声或网格样回声,腹腔镜检查卵巢上未呈现排卵口和血体。针对 LUFS 患者,可以采用自然周期或 CC/LE/Gn 诱导排卵方案,B 超监测卵泡成熟(直径 ≥18mm、出现尿 LH 峰)时使用 hCG 5 000~10 000IU,造成一个明显的 LH 峰,诱导排卵。诱发排卵阶段如 LH 和孕酮水平仍低,也可使用短效 GnRH-a 0.1~0.2mg 诱导内源性 LH 峰诱发排卵。用药后 48 小时仍无排卵则诱导排卵失败,如连续 3 个诱导周期均未排卵,可考虑排卵障碍,不适用 AIH。

(四)人工授精的实施时机

卵子在出现内源性 LH 峰或注射 hCG 后完成成熟过程。一般认为在 LH 峰后或注射 hCG 后 25 小时生殖泡破裂,完成减数第一次分裂并排出第一极体,之后卵母细胞开始减数第二次分裂并停留在中期,此时卵母细胞成熟,等待排卵。

自然排卵是卵细胞从卵泡溢出的过程,即卵泡破裂过程。自然周期中卵泡破裂发生在血 LH 峰后 34~36 小时,但监测血 LH 峰烦琐且有创,尿 LH 峰一般出现在血 LH 峰后 7~9 小时,监测方法简单且无创,临床实际应用中常通过尿 LH 峰半定量检测推测排卵时间。使用 hCG 时卵泡破裂大约发生在注射 hCG 后 36~48 小时。

1. 自然周期

(1)监测前一晚出现尿 LH 峰:当天上午 B 超监测如已排卵,行排卵后人工授精 1 次;如未排卵,行排卵前人工授精 1 次,次日复查 B 超看排卵,排卵后再次行人工授精 1 次。

(2)监测当天晨尿中出现 LH 峰:B 超监测未排卵,下午行人工授精 1 次,次日复查 B 超。24 小时内排卵可不需再次人工授精,超过 24 小时排卵可考虑重复授精。

(3)B 超监测至卵泡直径 ≥18mm、尿检未出现 LH 峰:当日注射 hCG 10 000IU,24 小时后行人工授精 1 次;次日复查 B 超直至排卵。24 小时内排卵可不需再次人工授精,超过 24 小时排卵可考虑重复授精。

2. 诱导排卵周期

(1)B 超监测至卵泡直径 ≥18mm、前一晚尿中出现 LH 峰:若上午 B 超监测未排卵,当日上午注射 hCG 10 000IU,当日行人工授精 1 次;次日复查 B 超,直至排卵。24 小时内排卵可不需再次人工授精,超过 24 小时排卵可考虑重复授精。

(2)监测当天晨尿出现 LH 峰、上午 B 超监测未排卵:当日上午注射 hCG 10 000IU,下午行人工授精 1 次;次日复查 B 超,直至排卵。24 小时内排卵可不需再次人工授精,超过 24 小时排卵可考虑重复授精。

(3)B 超监测至卵泡直径 ≥18mm、尿检未出现 LH 峰:当日下午注射 hCG 6 000~10 000IU,24 小时后行人工授精 1 次;再次日复查 B 超直至排卵。24 小时内排卵可不需再次人工授精,超过 24

小时排卵可考虑重复授精。

关于每个周期人工授精做几次并无明确的定论,一般是排卵前后1~2次。研究发现2次人工授精并不优于单次人工授精。

五、人工授精的精液处理

取精前要求患者丈夫2~7天内禁欲,没有性生活或遗精。留取精液前,向患者丈夫交代清楚取精的要求及注意事项,原则上不允许院外取精。由于各种原因可能导致人工授精当日男方取精失败者,最好提前冻存精子,做备选方案。

(一)精液标本收集方法及时间

1. 核对取精者身份,确认患者丈夫身份后,嘱手淫方式取精,射入无菌容器内;如不成功可通过性交将精液收集于特制的无毒无味避孕套内。

2. 尽可能在取出精液后30分钟内送进实验室,注明患者姓名、病历号、手术日期等信息,并做好精液标本留样。

3. 精液量少、黏稠或有精子抗体的精液,用适量培养液稀释。

4. 精液常规分析包括精液量、液化时间、pH、精子密度、活动率、非精子细胞成分及凝集度等。

(二)精液标本的处理

1. **混匀离心法** 利用离心把质量良好的精子从精浆中分离出来,再利用精子上游法筛选出运动能力良好的精子。

(1)在离心管中加入3~4ml洗精液,加入2~3ml液化后的精液,并混匀。

(2)用300rcf离心力离心10分钟,弃上清液,用滴管将沉淀打松。

(3)缓慢在沉淀上加0.5ml洗精液,放入37℃,6% CO_2 培养箱上游30~60分钟。

(4)收集0.3ml左右上游液,标识好患者姓名、病历号,做精子分析后临床备用。

2. **直接上游法** 利用精子自身的运动能力将活动精子从精液中分离出来,可以获得活动力良好的精子。

(1)首先在锥形离心管中加入1.2ml精子洗涤培养液。

(2)将1.0ml的精液加入上述离心管底部,倾

斜45°,置37℃的 CO_2 培养箱60分钟,收集云雾状上层培养液。

(3)用300rcf离心5分钟,将沉淀用0.5~1.0ml培养液悬浮,吸入写有患者姓名的管内(原精),并分析精子浓度和活动率,放入培养箱中备用。

3. **密度梯度分离法** 包括Pureception、Percoll、Isolate、SpermGrad(均为经特殊处理过的硅胶体颗粒的等渗平衡盐溶液)梯度离心法。以Vitrolife系列试剂为例,处理使用SpermGrad(浓度为90%、45%)和SpermRinse。

(1)首先在锥形离心管中加入2.0ml的45% SpermGrad,然后用巴斯德吸管沿离心管壁伸入底层缓慢加入2.0ml的90%SpermGrad,使两种浓度SpermGrad分层明显。

(2)后加入2.0ml的精液于最上层,300rcf离心15~20分钟。

(3)将沉淀物移入4ml SpermRinse内混匀,200rcf离心10分钟。

(4)弃上清液,用滴管将沉淀打松,加入0.5ml左右的SpermRinse,放入37℃,6% CO_2 培养箱上游30~60分钟。

(5)收集0.3ml左右上游液,标识好患者姓名、病历号,做精子分析后临床备用。

4. **冷冻精子的处理** 将需解冻的精子冻存管迅速从液氮罐取出,空气中复苏30秒,管口稍拧松后置入37℃水浴锅中10分钟,放入培养箱内。显微镜下观察解冻精液密度及活力。然后用直接上游法或密度梯度分离法进行精液处理。

5. **逆行射精处理**

(1)先碱化尿液,如用碳酸氢钠使尿液呈碱性,避免酸性尿破坏精子活动力。

(2)禁欲3~5天,行人工授精前晚9点,将4g碳酸氢钠冲一杯水,溶解后服下,在人工授精前1小时,再饮一杯含4g碳酸氢钠的水,并喝水1~2杯。

(3)拟射精前排空尿液,射精后立即将混有精液的尿液排入盛有洗涤液的容器内以稀释尿液,并迅速离心去除尿液。

(4)收集到的精子必须立即检查和处理。

逆行射精的患者需要提前做精液检查,碱化

尿液处理后前向运动精子的数量足够多，达到人工授精的标准方可行人工授精。如精子数量比较少建议直接考虑体外助孕治疗，避免因精子数量不足致人工授精成功率过低。

六、精液质量标准

因为涉及女方相关因素，关于人工授精获得良好临床妊娠结局的最低精子质量标准仍然存在争议。有文献报道新鲜精液浓度 $>5\times10^{6}$ 条/ml，活动精子总数 $>10\times10^{6}$ 条（前向运动精子占30%以上），同时正常精子形态率达到5%时，人工授精平均周期临床妊娠率可达到8%。如活动精子总数超过 40×10^{6} 条时，妊娠率超过50%。

目前国内沿用的标准，行宫腔内人工授精，精液优化后前向运动精子总数不得低于1 000万条；行宫颈内人工授精，其前向运动精子总数不低于2 000万条；周期临床妊娠率不低于15%（周期临床妊娠率＝临床妊娠数/人工授精周期数×100%）。用于供精人工授精的冷冻精液，复苏后前向运动的精子（a级＋b级）不低于40%。如低于以上标准，仍有妊娠可能，但要告知患者妊娠率可能会受影响。

七、人工授精方式

根据授精部位可将人工授精分为宫腔内人工授精（intrauterine insemination，IUI）、宫颈管人工授精（intracervical insemination，ICI）、阴道内人工授精（intravaginal insemination，IVI）等，目前临床上以IUI和ICI最为常见，其中IUI已成为大多数中心采用的人工授精方式。

（一）宫腔内人工授精

将精液洗涤优化处理后，约0.3~0.5ml用人工授精导管通过宫颈注入宫腔内授精。IUI是人工授精中成功率较高且较常使用的方法，拟行IUI的精子一定要经洗涤优化。具体步骤如下：取膀胱截石位，用无菌棉签轻轻拭去宫颈表面分泌物。将人工授精管轻柔地送入宫腔，停在突破宫颈内口1~2cm处，拔除内芯。1ml空针缓慢抽吸已经处理好的精子悬液0.3~0.5ml（根据人工授精管容积先抽取空气0.3~0.5ml），连接人工授精管，将精液缓

慢注入宫腔，停留1分钟后取出。注入精液标本前至少需双人核对患者夫妇姓名和标本编号，并需与患者确认标本信息，核对无误后方可推注精液。患者人工授精前可适量饮水，适度的膀胱充盈有利于减小子宫角度。如授精管遇到阻力，应轻轻调整方向或者调整窥器位置后再尝试进入，不可强行进入，以免刺激子宫引起出血。

（二）宫颈管内人工授精

将洗涤处理后的精液放入宫颈管内授精，主要用于IUI操作困难者。具体步骤如下：取膀胱截石位，用无菌棉签轻轻拭去宫颈表面分泌物。注入精液标本前至少需双人核对患者夫妇姓名和标本编号，并与患者确认无误。用1ml空针去掉针头后抽吸精液，连接人工授精管，将导管缓慢插入宫颈管内，慢慢注入处理后的精液0.5~1.0ml，停留1分钟后取出。

（三）阴道内人工授精

将整份未经任何处理的精液标本注入阴道后穹隆。本法不需暴露子宫颈，无须洗精，操作简单，但传染病感染风险明显增加。目前该方法已基本弃用。

八、黄体支持

目前维持黄体功能的药物主要是孕激素。用药途径包括口服、肌内注射及阴道内用药等。目前尚无公认的最佳黄体支持方案。自然周期人工授精是否需要黄体支持仍存在争议，但促排卵周期推荐使用黄体支持。常用的黄体支持方法有：

1. 孕激素 口服地屈孕酮片20~40mg/d，分2~3次服用。阴道用药选用黄体酮阴道缓释凝胶90mg/d；或者选用微粒化黄体酮200~300mg/d。肌内注射黄体酮注射液20mg/d，至验尿hCG日，确定妊娠者一般可继续用药至孕8~10周。因肌内注射的黄体酮油剂在注射部位吸收不彻底，易发生硬结肿块，故不宜长期使用。

2. 联合应用雌激素类药物 加用戊酸雌二醇2mg/d至验尿hCG日，如确定妊娠可用药至看胎心日停药。也有采用hCG与黄体酮联合的黄体支持，每次2 000IU，排卵后每2~3天肌内注射一次，共3~4次。目前文献报道仍无确切证据证明使用

hCG 能改善黄体功能与妊娠结局。但 OHSS 高危患者一般不建议使用 hCG。

九、人工授精的并发症

人工授精治疗操作简单,并发症相对较少,可能出现的情况有以下几种。

1. 出血 一般情况下,操作轻柔,顺宫颈与宫腔方向进入导管,不会引起出血。但子宫颈与宫体夹角过小进入困难、插管方向不正确、操作粗暴都会导致出血,宫腔出血会影响精子获能,使精子活力下降,降低人工授精妊娠率。所以应选用软硬适度的授精管,操作轻柔。前倾前屈位子宫操作前适量憋尿以改善子宫位置。

2. 感染 偶见发生。通常由于生殖道本身有急性炎症所致,因此术前应完善白带常规,排除阴道、宫颈、盆腔急性炎症,严格掌握禁忌证。同时在精液采集、精液处理及人工授精过程中均要求严格无菌操作。出现症状者及时应用抗生素。

3. 腹痛 一般常见术中或术后短时间内出现腹痛,可能与操作粗暴,过度牵拉宫颈,注入精液量过多或注入速度过快有关。要求缓慢推注,控制注入精子悬液量。多数可自行缓解。剧烈腹痛者给予肌内注射阿托品 0.5mg。

4. 卵巢过度刺激综合征 除少数患者自身对促排卵药物敏感外,外源性促性腺激素促使过多的卵泡发育、hCG 剂量使用不当均可能促使 OHSS 的发生。因此在促排卵监测过程中,要注意促排药物的起始剂量不能过大,根据优势卵泡发育的速度和数量调整,一般可一周调整一次剂量。当优势卵泡个数>3 个时,建议放弃本周期人工授精,降低多胎妊娠及诱发 OHSS 的风险。

5. 异位妊娠 主要是由于患者存在输卵管周围炎、子宫内膜病变不适合胚胎着床等因素所致,与人工授精操作无关。如发生异位妊娠,再次助孕考虑 IVF-ET。

6. 多胎妊娠 文献报道在促排卵行人工授精中,多胎妊娠发生率可达 20%。人工授精本身不会增加多胎妊娠的风险,主要是因为促排卵过程中多个卵泡发育、排卵并受精导致。多胎会导致早产及 OHSS 的风险增加。因此,应密切监测优势卵

泡发育个数,必要时取消周期,尽量避免过多卵泡发育及多胎妊娠的发生。

(丁玲玲)

第三节 体外受精 - 胚胎移植技术

1978 年,Steptoe 和 Edwards 采用自然周期取卵进行体外受精 - 胚胎移植(in vitro fertilization-embryo transfer,IVF-ET),诞生了世界首例"试管婴儿",为不孕不育症患者的临床治疗带来了革命性的突破。但自然周期取卵易于出现 LH 峰提前、提前排卵及其他原因而导致获卵率低、周期取消率高,妊娠率较低。目前主流的方法是使用促排卵药物使多卵泡同步发育,以期获得较多的可用于体外受精的卵子。控制性超促排卵(controlled ovarian hyperstimulation,COH)是指用药物在可控制的范围内诱发多卵泡同时发育和成熟,以获得更多的高质量卵子,从而获得更多可供移植胚胎,提高妊娠率。超促排卵技术应用于 IVF 至今已有 40 余年,人们一直致力于探讨合理的、个体化的超促排卵方案。1980 年,CardWood 及 Bruno 等首先将人类绝经期促性腺激素(human menopausal gonadotropin,hMG)联合人绒毛膜促性腺激素(human chorionic gonadotrophin,hCG)促排卵方案应用到 IVF-ET 中,获得成功分娩。1984 年,Porter 等首次报道促性腺激素释放激素激动剂(gonado-trophin releasing hormone agonist,GnRH-a)用于 IVF-ET 的 COH 过程,使促排卵用药方案发生了重大的变革。根据 GnRH-a 的不同生物学作用特点而衍生出的长方案、超长方案及短方案、超短方案已经为绝大多数 IVF 中心所采用。随后出现的促性腺激素释放激素拮抗剂(gonadotropin releasing hormone antagonist,GnRH-ant)及逐渐应用于 COH 过程的孕激素(progestogen,P)给予促排卵更多的选择。获得足够的高质量卵子是获得理想妊娠率的前提。

受精是成熟的精子与次级卵母细胞相互作用并结合成为受精卵的过程。体外受精按照受精方

式分为 2 类：常规体外受精（IVF）和卵胞质内单精子注射（ICSI）。

一、常规体外受精

常规体外受精（IVF）是指从女性体内取出卵子，体外培养后加入经过处理的获能的精子使之受精的过程，形成的受精卵在体外进行序贯培养发育成 4~8 个细胞的卵裂期胚胎或囊胚后，移植回母体子宫内并使之着床的完整过程称为 IVF-ET。常规 IVF-ET 的适应证为女方各种原因导致的配子运输障碍（主要是输卵管性不孕）、排卵障碍、中重度子宫内膜异位症和免疫性不孕，男方轻-中度少、弱或畸形精子症，原因不明性不孕，特别是经过反复手术、促排卵试孕、AIH/AID 多次失败者。主要的步骤包括 COH、穿刺取卵、精子处理、IVF、胚胎体外培养、胚胎移植等。此处将对后三者重点描述。

（一）受精过程

受精过程包括：①获能的精子穿过卵丘细胞与透明带（zona pellucida，ZP）接触；②精子穿透 ZP；③精子与卵微绒毛接触；④精子与卵子融合；⑤精子核释放入卵胞质。主要生物学过程包括精子的体外获能、精子发生顶体反应及穿过透明带、卵子发生透明带反应及精卵融合或雌雄原核形成等。

1. 精子的体外获能 精子获能是精子能够与卵母细胞发生顶体反应和受精的一个重要生理前提。刚射出的精子不具备受精能力，必须在生殖道内或者适宜的外界环境中孵育一段时间才能获得受精能力，该过程即为精子获能，其本质是清除附着于精子膜表面的糖蛋白，暴露卵子识别因子和结合因子，解除对精子顶体反应的抑制。生理条件下的人类精子获能是在女性生殖管道内进行的，体外获能是指应用各种人工培养液使精子获能的过程。体外获能液的成分多样，但基本成分与输卵管液成分相似。人精子体外获能的适宜温度为 37~38℃，平均获能时间 9 小时。

精子获能的分子机制相当复杂，受到多种细胞信号途径的调控。已有研究表明获能精子发生许多结构和生化变化，包括蛋白酪氨酸磷酸化、精子膜胆固醇外流、活性氧的产生及精子膜超极化，这些变化都有助于精子获能的发生。钙离子和碳酸氢根离子通过对环磷酸腺苷（cyclic adenosine monophosphate，cAMP）的调控有助于获能完成，葡萄糖、孕酮和肝素作为获能液的重要添加物，通过不同途径促发精子获能。

2. 顶体反应 获能的精子与卵子的放射冠接触后与精子受体结合，精子头部的外膜和顶体前膜融合、破裂，释放顶体酶（含顶体蛋白酶、透明质酸酶、酯酶等），溶解卵子外的放射冠及透明带，暴露顶体内膜，即顶体反应。它是精卵融合的先决条件，不仅使精子能够进入发生膜相互作用的卵周隙，还暴露和修饰精子表面首先与卵细胞膜发生作用的顶体内膜区域。

3. 透明带反应 人类卵子受精过程中，透明带起着不可替代的作用。人类 ZP 由 4 种糖蛋白组成（ZP1~4）。ZP2、3、4 聚合成 3 个单层膜结构，并由 ZP1 连接在一起形成一层包绕卵母细胞的外壳。获能的精子穿透卵丘细胞到达透明带，由透明带上糖蛋白诱导顶体反应，然后精子穿透透明带，进入卵周隙，并与卵质膜结合，进而穿入卵质膜，完成受精过程。一旦精子穿过透明带后，卵子细胞质内的皮质颗粒（cortical granule，CG）释放溶酶体酶等活性物质，于卵子表面形成皮质颗粒膜，并扩散至卵周隙，达到 ZP 表面，引起透明带结构改变，精子受体分子变性，阻止其他精子进入，这一过程即称为透明带反应，保证了正常的单精受精。

4. 精卵质膜融合 受精是一个复杂、动态的过程，由多种蛋白分子和细胞因子协助完成，精卵质膜融合是其中的一个关键事件。穿越透明带的精子外膜与卵子胞膜上的微绒毛顶端接触、周围的微绒毛抓住精子以促进精卵融合，精子膜结合到卵母细胞膜上，精子核进入卵母细胞质内。

其后，卵子迅速完成减数第二次分裂形成卵原核，同时与精原核融合，核膜消失，染色体融合，形成二倍体的受精卵。

（二）授精方法

传统的体外授精方式是过夜受精即精卵共同孵育过夜。卵母细胞受精最好在取卵后 2~4 小时内进行。从卵泡取出的卵子，经体外培养 3~4 小时后，即可进行体外受精。授精方式各生殖中心不统一，可采用 IVF 板（包括四孔板、35mm 板、单孔板等）或者在培养皿的微滴中进行。相应的精子加入方式有 2 种：一种是待 IVF 板中卵子孵育结束后直接加入一定体积合适浓度的精子；另一种是将处理后的活动精子调整至合适的受精密度并制成精子微滴，待卵子孵育结束后转移至精子微滴。常规体外受精中加入的精子数量没有统一的规范，一般为 5 万 ~10 万条精子 / 卵细胞，置于含 5%~6% CO_2 的 37℃培养箱内培养。也有生殖中心采用三气培养箱。精卵共孵育 16~18 小时或达短时受精孵化时间要求（最少 2 小时）后，用毛细管吹打法使卵子周围的颗粒细胞脱落，检查原核，确定是否受精。

过夜受精因其操作简便一直为大多数生殖中心所采用，但这种受精方式使卵子暴露给精子的时间较长，长时间的共培养使精子氧化应激产物——活性氧（reactive oxygen species，ROS）释放增加，有可能对胚胎的发育潜能和透明带的硬度产生影响。并且长时间的受精过程会在 IVF 板上产生很多碎片，导致 18 小时后难以剥离，影响受精后的脱颗粒过程，从而不利于后续的受精判断。因此，许多生殖中心倾向于缩短精子与卵子共孵育的时间，即短时受精。

精卵共同孵育 2~6 小时后即去除精子为短时受精。与过夜受精相比，短时受精缩短了精子暴露给卵子的时间，减少了不利胚胎发育的因素，有学者认为减少精卵孵育时间有助于胚胎质量的提高。目前关于短时受精的时间是否可以继续缩短的相关数据较少，有研究表明短时受精 3~4 小时的临床妊娠结局最佳。

（三）受精判断

受精卵在原核期的很多形态改变可在显微镜下观察到，原核期的观察应在雌雄原核融合前进行，适当的观察时间是授精后 16~18 小时。在受精判读前首先要完成脱颗粒步骤。根据受精方式的不同，脱颗粒的操作时间和方法也有所不同：一种是在过夜受精（受精 16~18 小时）完成后，在 IVF 板上用移液器抽吸受精卵，直至周围颗粒细胞被清除；另一种是在短时受精（精卵孵育 2 小时）后轻

轻剥离卵丘细胞，转移至新培养板孵育 14~16 小时，之后再次进行脱颗粒。双原核（2 pronucleus，2PN）的出现提示受精的成功。约有 30% 的卵子在体外授精后观察不到原核，但这不一定提示受精失败。有研究显示，授精后 16~20 小时的 0PN 卵子中，41% 可发育成形态正常的胚胎，其卵裂速度和卵裂球形态与观察到原核的卵发育成的胚胎没有差异；但也有 30% 的胚胎会停滞在分裂第 2 天（day 2，D2），而观察到原核之后又发生 D2 停滞的胚胎仅有 7%，二者在种植率上也有差别（6% vs. 11.1%）。细胞遗传学分析发现，与观察到 2PN 的卵子发育成的胚胎相比，0PN 者的染色体异常比例较高（55% vs. 29%）。也有胚胎在 D2 可观察到原核，但其发育潜能较差。Oehninger 认为延迟受精中的 37% 归咎于形态学或内分泌缺陷，精子缺陷占 14.8%，但仍有 33% 尚未观察到明显的卵子和精子异常。

（四）受精失败

常规体外受精中全部卵子在授精后的 16~20 小时未观察到原核形成，称为完全性受精失败。IVF 平均受精率为 70%，如受精率少于 25% 称为部分受精失败或受精低下。受精低下在 IVF-ET 的发生比例报道不同，大多数的报道为 10%~15%。

1. 受精失败原因 IVF 中受精失败原因有精子因素和卵子因素。精子透明带结合和穿透异常是 IVF 受精失败的主要原因。大多数精子透明带结合或穿透异常为精子异常所致，如精子密度低下、精子形态异常、透明带受体缺失等。在对部分精子透明带结合正常的精液研究中发现，虽然精子透明带结合正常，但透明带诱导的顶体反应缺陷（disordered zona pellucida-induced acrosome reaction，DPIAR）同样可影响精子穿透透明带，导致受精失败。不明原因的不孕患者中 DZPIAR 的发生率为 26%~29%。DZPIAR 患者再次助孕时采用 ICSI 方式受精可获得较高的受精率和临床妊娠率。

卵子因素主要包括卵子成熟延迟、透明带异常、纺锤体异常和胞质缺陷。透明带在卵子成熟、受精和着床的辅助生殖过程中发挥多重作用。透明带上的基因变异和透明带增厚影响皮质颗粒的释放，影响精子穿透。大剂量促排卵药物的使用，

可在纺锤体重组时引起染色体异常,阻止第一和第二极体的排出,导致非整倍体增加而影响受精。未受精卵子纺锤体和赤道板排列异常的概率显著高于受精卵子。

2. 受精失败的补救措施 目前尚没有办法完全避免受精失败的发生,常规体外受精失败后的补救方法是立刻行 ICSI,通常是在加精后 16~18 小时未见原核即行补救性 ICSI。这种方法能减少周期取消率,但临床应用的妊娠结局不佳,补救后的受精率和妊娠率较低。有研究数据表明,补救性 ICSI 后即使获得受精卵,得到的胚胎在移植后的妊娠率仅为 14.4%,提示卵子在体外培养 24 小时后质量下降,胚胎发育潜能差。另外,精卵共孵育时间较长,精子代谢产物浓度升高,或因精子穿透卵丘而驱散的颗粒细胞、部分退化和死亡的精子可能释放不利于胚胎发育的物质。因此,过夜受精后的补救性 ICSI 目前已基本不再被临床所应用。

目前倾向于尽可能早地发现受精失败并进行补救。早期补救 ICSI 除了可及早发现受精失败,还具有短时受精的优势,可避免卵子过度老化,保证胚胎发育与内膜种植的同步性。目前早期补救 ICSI 在国内的许多生殖中心得到了应用,ICSI 的适应证被进一步严格控制。同时,伴随早期补救技术的短时受精与早期受精评估,为早期卵子成熟度评价提供了技术上的支撑,可反馈于指导临床 COH 方案的实施。

但是,受精失败的原因是非常复杂的。在有些患者中,很难确切分析受精失败或受精障碍的原因是卵源性的、精源性的或与精卵融合相关。这样的患者受精失败后即使行早期补救 ICSI,其结果仍然不理想。另外,早期去除颗粒细胞和早期补救 ICSI 是否会增加对卵子的额外影响,如干扰卵子或早期胚胎中基因印记的建立和维持、影响早期胚胎的基因表达等,尚有待进一步研究。

目前的研究数据表明,早期补救 ICSI 的临床结局优于晚期补救 ICSI,早期去除颗粒细胞的操作对受精、胚胎的发育无显著影响。

二、显微受精

男性因素是引起不育的主要原因之一,不育夫妇中约 30% 是由男性因素引起的,另有 20%~30% 是夫妇双方因素共同导致。传统的体外受精在某些男性因素导致受精障碍或者受精失败的患者中无效。如在常规体外受精中,严重的男性少弱精子症精子不能穿过卵母细胞透明带达到精卵融合;或者精子顶体酶缺陷导致受精率低下;或者梗阻性无精子症患者附睾或者睾丸中取出的精子数目较少,达不到体外受精的要求。为此,显微辅助受精技术开始引入试管婴儿中,即通过透明带手术或直接将精子引入卵子内来提高受精率。在显微受精的发展过程中,曾经出现过透明带打孔/部分切割(partial zona dissection,PZD)、透明带下授精(subzonal insemination,SUZI),但由于多精受精率较高或早期的透明带缺损可影响其对卵子的保护,导致胚胎碎片产生增加,使优胚率较低,妊娠结局欠佳。目前,这 2 种方法已基本被淘汰,主流的显微受精方式是卵胞质内单精子注射(ICSI)。其适应证有:①严重的少、弱、畸形精子症;②梗阻性、非梗阻性无精子症;③生精功能障碍;④免疫性不孕;⑤常规体外受精失败;⑥精子顶体异常如圆头精子症;⑦取精困难或需行睾丸、附睾穿刺取精;⑧其他,如对体外成熟及冻融卵子进行受精、采用冷冻保存的精子进行受精、需进行胚胎植入前遗传学诊断等。

ICSI 的适应范围越来越广,但不能取代常规 IVF。用正常精液进行 IVF 或 ICSI 后,两组妊娠率无显著差异。与传统体外受精相比,显微操作需要的额外的显微操作仪及其控制系统,另外尚需显微注射针、显微固定针、透明质酸酶、精子制动液等耗材,治疗过程费时费力,并且是一种侵入性治疗方式,所以 ICSI 要限于有适应证的患者。

(一)受精方法

1. 卵子的处理 COH、取卵等步骤同传统体外受精,取卵后 4~6 小时是显微注射的最佳操作时间。在 ICSI 前,将冷藏保存的透明质酸酶放到培养箱中预热。取卵后 1~2 小时将卵丘 - 卵母细胞复合体置于透明质酸酶中,反复吹打数次,将大部分颗粒细胞去除,作用时间尽可能缩短,不能超过 30~40 秒,以减少对卵子的过度消化。随后将卵子吸出,在含碳酸氢盐新鲜培养液中换用管径适宜的毛细玻璃管反复吹打,以去除透明质酸酶并完全去除卵丘颗粒细胞,再将卵子用培养液冲洗数次,将脱颗粒后的卵母细胞放置于干净培养液中培养至少1小时再进行显微注射。

2. 精子的处理

(1)逆行射精、少弱精子症的精液可用密度梯度离心法处理,严重少弱精子症者可将液化后的精液采用MINI密度梯度离心法进行处理。

(2)PESA获取精子时,应在注射针筒中预先吸入1ml培养液,抽吸附睾液后,连同1ml培养液一起注入培养皿中,防止少量的附睾液粘在针筒壁上损失掉,同时便于观察抽吸液中的精子浓度,如其中精子密度较高,可直接使用。

(3)用睾丸精子进行ICSI时,先将曲细精管用两支注射针针尖撕碎,再将混悬液吸入离心管中,静置于培养箱孵育一段时间,直到用前反复吹打混匀,再静置一段时间,待大块组织沉淀后,将上层液体离心后使用。

(4)操作皿的制备:制备方法各生殖中心有所不同,聚乙烯吡咯烷酮(polyvinyl pyrrolidone,PVP)浓度也不尽相同。PVP质地黏稠,可使精子运动速度减慢,用于ICSI前精子的制动,便于捕捉精子。但PVP可能损害精子,并且注射时可能会有少许PVP进入卵子细胞质,从而对卵子和未来的胚胎造成不良作用,因此各实验室的常规并不统一,但一般都包括精子液滴、培养液液滴,且PVP浓度一般选择在3%~7%。液滴制作好之后,其上覆盖矿物油,置于培养箱中预热数分钟,待精子游至液滴边缘后即可进行ICSI操作。

(二)显微操作

目前商品化的注射针和固定针规格规范统一,使用方便。

ICSI操作步骤简介如下(图20-1):

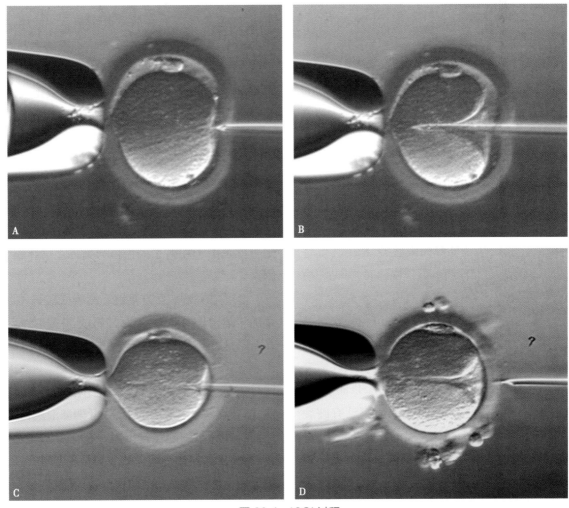

图 20-1 ICSI 过程

注:A~D 依次表示 ICSI 时将精子注射入卵子的过程。

1. 将注射针降低放入干净的 PVP 液滴中,旋转控制注射器的微调,调试注射针液体的进出速度。吸入少量培养液或 PVP,将油液界面保持在视野内,以便观察。静置片刻,等待液面平衡。

2. 将注射针放入含精子的 PVP 液滴中,挑选形态正常的活的精子,吸入注射针内,移至干净的 PVP 液中,应用注射针挤压其尾部中段压至培养皿底部达到制动目的。然后再将精子从尾部吸入注射针并抬高注射针。要注意注射针的角度,使针尖向下倾斜碰到培养皿底部。角度不合适时,会有注射针折弯处在培养皿底部、针尖向上的情况,这样无法制动精子。

3. 用巴斯德毛细玻璃管将一个卵子从卵子培养皿中转移至 ICSI 培养皿中的一个培养液液滴中,转移前需在体式显微镜下观察卵母细胞,并确认为 M Ⅱ 期卵母细胞。用固定针将卵子通过负压轻轻固定,第一极体在 12 点或 6 点处,避免注射过程对卵子纺锤体的损伤,将注射针移至含卵子的液滴。

4. 换至高倍镜,调整显微操作针。调整固定针 Z 轴和显微镜焦距,直至卵细胞膜最为清晰,固定针需与皿底部平行,以吸附固定卵母细胞;调整注射针 Z 轴,用针尖轻压透明带,将注射针尖调整到卵细胞正中。将精子移到注射针的针尖处,确认注射针、固定针内口及卵膜在同一水平后进针,穿过透明带后继续进针,同时不断调整平面,可以看到卵膜随注射针的顶入弹性伸展进入卵质中,这时不要将精子注入,因为卵膜尚未破裂,精子其实是注在了卵膜外。穿刺卵膜近卵子中间时,可见卵质回弹包住注射针,表明刺穿了卵膜,尽量避免将注射针扎入超过卵母细胞直径的 1/2,以免损伤对侧胞膜。偶尔也见到尽管注射针已刺入接近 9 点处的卵膜,但仍未刺穿卵膜,这时可回抽针尖,在原穿刺口下方重新以较快速度进针。回吸少量卵质,当卵质开始快速吸入注射针时,表明卵膜已有破裂口,立即停止回吸,转而注入吸出的卵质及精子,再迅速出针,尽可能少地注入 PVP 液。注射完毕观察卵膜恢复正常位置,并观察精子注入的部位是否随卵膜的恢复而至卵膜外,注入 PVP 的量及是否有卵质的外漏及卵子的损伤,正常情况下卵膜漏斗状凹陷会在注射针拔出后迅速消失。

5. 将卵子从固定针上松开,提高固定针和注射针。用巴斯德毛细玻璃管将注射后的卵子转移至细菌培养皿中,用培养液冲洗后培养。

6. 完成有关记录卵子观察、精子制动、注射方式和特殊现象等。

7. 将 ICSI 后的卵子培养约 16~18 小时后,观察是否存在 2PN,约 40 小时后观察受精卵有无卵裂并将胚胎进行评分,然后选择质量较好的胚胎移植入子宫。

(三) ICSI 结果及影响因素

1. ICSI 结果 依据不同的生殖中心、不同胚胎培养系统、操作人员经验及操作方式不同、所用显微操作仪不同,ICSI 结果不尽相同。总体来看,ICSI 的受精率为 50%~70%。ICSI 后完全性受精失败非常罕见,不超过 1%~3%。ICSI 后受精失败的原因与常规 IVF 不同。在传统的体外受精中,60%~90% 的受精失败的卵母细胞不含精原核,这表明精子穿透失败或排出是受精失败的主要原因。而 ICSI 后 60%~70% 的未受精的 M Ⅱ 卵母细胞中含有膨胀的精子头,这表明卵母细胞被正确注射,受精失败的主要原因应归因于卵母细胞激活缺陷。

2. 影响 ICSI 结局的因素

(1) 精子因素:是否有活精子是影响 ICSI 受精率的关键。尽管精液中可能无形态正常的精子,或无活动精子,但仍有可能妊娠,关键在于是否存在活的精子用于显微注射。ICSI 后如观察到 3PN,则可能是由于注射了染色体异常的 2 倍体精子等因素。

(2) 女方因素:女方年龄不影响受精率,但妊娠率随年龄增长而降低,当女方超过 40 岁时,活产率显著降低,通常随年龄增长的种植率降低是由卵子质量下降引起,与子宫内膜关系不大。只有 M Ⅱ 卵母细胞才具备受精能力,因此在进行显微注射前,需要在镜下观察并选择 M Ⅱ 期卵泡进行操作,然而有些卵母细胞在排出第一极体后即呈现出退化趋势,从而导致受精失败或异常受精率升高。有报道完全性受精失败的病例分析,其发生可能是由于卵母细胞中参与减数分裂、细胞生长和凋亡的基因存在问题。

（3）卵子的激活：卵子自然受精的激活发生在精子与卵子上的特异性受体结合，穿透卵膜及精卵融合过程，但 ICSI 时不发生自然激活过程，可以通过物理、化学及机械刺激的方式来实现卵母细胞激活。在显微注射过程中是否应猛烈来回抽吸卵质以激活卵子，尚存在争论。理论上认为在注射过程中对卵母细胞猛烈抽吸时，可通过机械刺激影响细胞内钙离子振荡，这被认为与卵子激活有关。卵子激活的另一个因素是精子制动，损伤精子尾部将增加精子膜渗透性，有助于精子核的解聚及雄性原核形成过程中的必要的一些生化反应。

（4）卵子结构的破坏：显微注射损伤卵子结构，可能发生卵子死亡。这可能由于减数分裂的纺锤体的破坏，和 / 或卵质从针眼的外漏引起。另外，注射过程和培养环境的改变（如温度的改变）也能导致纺锤体不可恢复的改变。另外也有 ICSI 实验员技术方面的因素，随着其经验的积累，卵子损伤率也会降低。损伤是否发生还与卵子质量有关，有的卵子卵膜易破，卵膜不能包住注射针周围，易发生卵膜上的缺口漏出卵质，这样的卵子 ICSI 后死亡率达 14%，而其他卵子损伤发生率仅为 4%。卵膜易破的卵子常见于大剂量 Gn 治疗、雌激素水平较低的患者，此类患者通常会伴有较多的不成熟卵子，需进行体外培养成熟。

（5）PVP：活动精子可游至 PVP 滴边缘或 PVP 液面，而杂质及死精只能停留原地，可以分离活精子；其次，黏稠的 PVP 使精子运动减慢，易于观察精子的活动方式，将其吸入或排出注射针，方便 ICSI 操作。目前大多数中心 ICSI 时仍用 PVP，但不用 PVP 也能进行 ICSI。有学者认为使用 PVP 行 ICSI 存在将 PVP 带入卵子胞质的可能性，其安全性未知。PVP 对受精、胚胎质量及囊胚形成等均可能有不良影响。

（四）ICSI 受精失败

ICSI 受精失败的真正原因目前尚不清楚，目前认为与卵子激活失败有关。对于 ICSI 失败病例，可用各种人工卵母细胞激活法（artificial oocyte activation，AOA）治疗，包括物理或化学方法激活卵子，如钙离子载体 A23187 激活卵子，用含高浓度钙离子的培养基（20mmol/L）进行显微注射，注射时在

接近卵膜处反复抽吸胞质等，以期提高受精率。

三、卵子、原核及胚胎的评价

在体外受精胚胎移植技术中，卵和胚胎的质量是影响妊娠结局的重要因素，如何评判卵和胚胎的质量，选择优质的胚胎进行移植，是胚胎工作中面临的一个重要问题。形态学评价是 IVF 技术中最常用的无损伤性评价卵和胚胎质量的方法。建立一套完善的卵子与胚胎的形态学评分标准，必将有助于卵子与胚胎质量、种植潜能的预测，从而提高妊娠率。

卵子与早期种植前胚胎的形态学评估是一个连贯的过程。通常对卵子的观察在取卵过程和加精或 ICSI 时，常规体外受精的患者采用短时受精技术去除卵周颗粒细胞后可在获卵当日评估卵子的形态，根据第二极体的释放与否初步判断早期受精情况。行 ICSI 受精时，可在显微操作过程中观察卵子特征，并判断胞膜的弹性。胚胎的观察主要是加精或 ICSI 后 18~20 小时原核的评估，取卵后 48 小时、72 小时卵裂期胚胎的评估和取卵后 120 小时囊胚期胚胎的评估。

目前常规采用的形态学指标，是根据卵子与胚胎的形态学特征对其质量进行的分级，这种方法具有一定的局限性。单纯的形态学评价并不能准确反映卵子与胚胎的发育潜能，而且标准并不统一。此外，形态学评价不可避免地带有观察者的主观因素。因此，学者们一直致力于探索能够客观评价胚胎发育潜能，同时又是非侵入性的检测手段和观察指标，以期准确评估胚胎的内在质量。

（一）卵子评估

体内卵子的成熟是一个长期的、精确的自然选择过程，而辅助生殖技术过程中卵巢刺激产生的大量卵子在同一卵巢中存在非常大的差异。卵子的自然选择被抑制，表面上看起来卵子似乎成熟了，但实际上卵子质量较差。因此，现在一般主张卵子孵育 3~6 小时后授精。另外，卵子可能存在核质成熟不同步的情况，从而导致后续受精失败或者胚胎发育差。卵子的充分成熟是精卵融合包括精子和卵子的活化、获能、顶体反应以及精子与卵膜间的相互作用等过程所必需的。卵子质量直接

影响胚胎质量从而影响胚胎种植后的结局。受精前对卵子形态的准确评价可以作为胚胎移植时选择胚胎的依据。因此,了解卵母细胞形态学,评估卵子质量,有助于对后续受精、胚胎发育以及妊娠的预测和判断。

1. 卵子成熟的标志 卵子的成熟主要包括细胞核成熟和细胞质成熟。核成熟的标志是卵细胞与透明带间出现间隙,第一极体形成。卵母细胞完成细胞核成熟到达 M Ⅱ 期,并不意味着它已经获得了充分的发育能力。细胞质成熟即完成蛋白质磷酸化和去磷酸化以及细胞质中细胞器如皮质颗粒、线粒体的重排,是完成受精和早期胚胎发育所必需的。细胞质的成熟程度直接影响着体外受精的结局,但是目前尚无公认的形态学特征来标示细胞质的成熟。

2. 卵子质量评价标准

(1)卵丘细胞尚未去除时,可依据卵冠丘复合体(OCCC)的形态初步评估卵子的成熟度。卵丘颗粒细胞是包裹在卵子周围的颗粒细胞层,它与卵子之间存在广泛的包括缝隙连接在内的细胞间复杂的连接机制,起着调节卵子发育的重要作用。颗粒细胞的形态以及功能上的改变直接影响相应卵子的发育潜能。根据 OCCC 的形态可初步评估卵子的成熟度。

1)未成熟期:卵丘细胞团小,卵丘细胞紧密排列,放射冠细胞未散开,卵细胞色深,有时可透过颗粒细胞看到大的细胞核。

2)欠成熟期:卵丘细胞排列较稀疏,放射冠细胞不同程度分散,卵细胞颜色变浅。

3)成熟期:卵丘细胞团大,排列疏松,放射冠细胞放射状排列,卵细胞色淡。

4)过熟期:卵丘细胞团小或块状聚集,放射冠发散,卵细胞颜色变深。

5)黄素化:卵丘细胞块状聚集,卵细胞颜色暗淡。

6)退化:颗粒细胞少,卵细胞色暗。

2006 年,李媛等提出了未成熟卵母细胞[处于生发泡(germinal vesicle,GV)期或减数第一次分裂(metaphase Ⅰ,M Ⅰ)期]评分系统,并在此基础上对人类未成熟卵体外成熟及发育潜能进行了

评价。根据卵母细胞形态和周围颗粒细胞的情况进行卵子评分(表 20-1,图 20-2、图 20-3)。

表 20-1 人未成熟卵母细胞的评分标准

评分 / 分	GV 期或 M Ⅰ 期卵细胞的特征
4	黏液团丰富,卵细胞形态规则,周围颗粒细胞层完整,层数为 6 层,与卵母细胞紧密连接
3	卵母细胞形态基本规则,周围颗粒细胞层基本完整,层数为 3~6 层,紧密包裹在卵子周围
2	卵细胞形态轻度不规则,颗粒细胞层不完整,层数为 3 层
1	卵细胞形态不规则,或有其他形态结构异常。颗粒细胞层不完整或者缺如
0	卵母细胞发黑,或者卵母细胞包裹在发黑的颗粒细胞团中,无法清楚分辨卵细胞的形态

卵母细胞和颗粒细胞之间的关系是相互的,卵母细胞分泌的一些重要的因子通过旁分泌作用促进颗粒细胞增生、分化及调节其功能,两者之间的相互作用共同调节卵泡的发育。卵丘细胞的凋亡与相应卵子的成熟、受精及相应胚胎的质量密切相关。研究卵丘细胞超微结构和凋亡状态与相应卵子的分级、受精、卵裂、胚胎的植入以及妊娠率的关系,将卵丘细胞凋亡检测作为估计相应卵子和胚胎质量的客观指标来指导选择优质胚胎移植,为胚胎挑选提供了新的依据。

(2)当卵子周围的卵丘细胞去除后,可根据生发泡是否破裂和第一极体是否释放准确判断卵子的成熟状态,同时对卵子胞质、第一极体、卵周隙和透明带的形态变化可进行更直观准确的观察(图 20-4)。

1)M Ⅱ 期:细胞核消失,第一极体(first polar body,PB1)释放。提示卵母细胞已成熟并具备受精能力,自然周期中可在排卵期自然排出。

2)M Ⅰ 期:细胞核消失,第一极体尚未排出。该阶段是短暂的,没有间歇期,提示 PB1 将随时有可能在短期内排出,需密切观察,确定合适的受精时间。

3)GV 期:胞质内可见核结构。提示卵母细胞

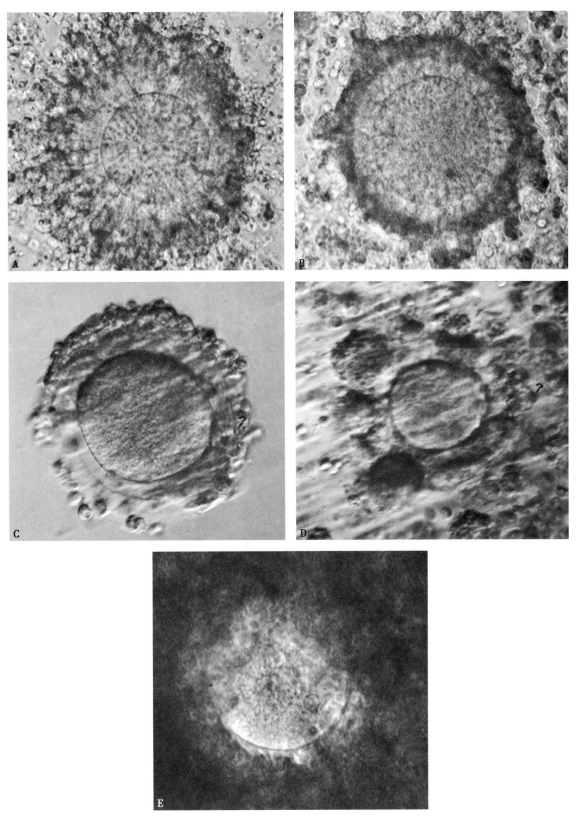

图 20-2　M Ⅰ 期未成熟卵评分

注：A. 4 分；B. 3 分；C. 2 分；D. 1 分；E. 0 分（×200）。

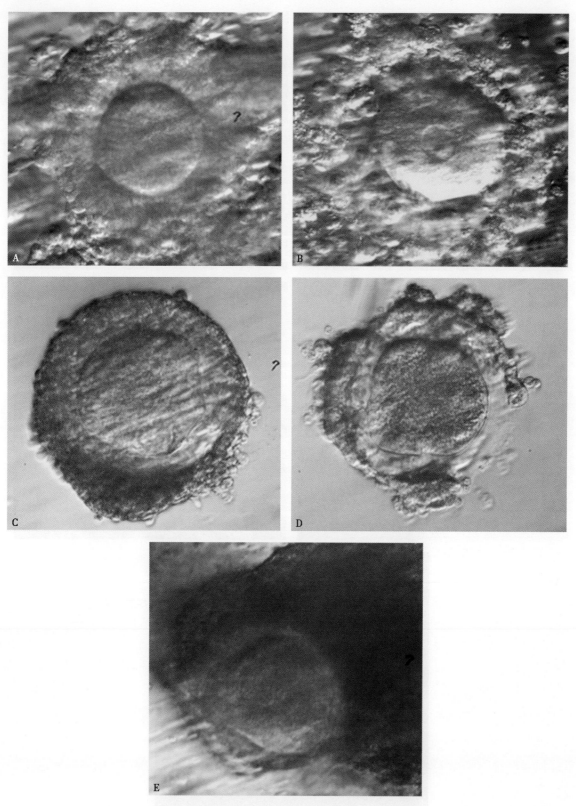

图 20-3　GV 期未成熟卵评分

注：A. 4 分；B. 3 分；C. 2 分；D. 1 分；E. 0 分（×200）。

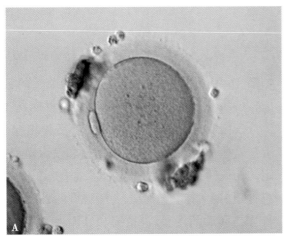
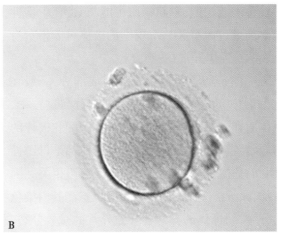
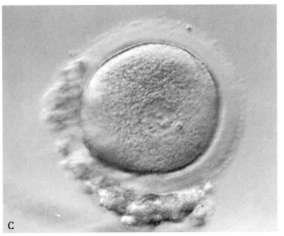

图 20-4　各种成熟度的卵子
注：A. M Ⅱ 期；B. M Ⅰ 期；C. GV 期。

处于减数第一次分裂前期。需在体外成熟 24~48 小时后才能排出 PB1，获得受精能力。

自然周期中，细胞核成熟和细胞质成熟通常作为一个整体同步发生。在促排卵周期中卵母细胞的细胞核成熟与细胞质成熟可能不同步。目前尚无公认的形态特征来标示细胞质的成熟。正常卵子的细胞质颗粒均匀光滑，没有空泡和白斑样改变；卵周隙适中，无异物；极体圆形或椭圆形，无碎裂；透明带光滑，厚度适中，无锯齿样改变。除此以外的形态学表现的卵子均可归为异常卵子。主要表现为细胞质以外的异常如透明带异常、卵周隙异常、极体异常；细胞质内的异常如颗粒粗糙、细胞质空泡等。细胞质颗粒化也是一种常见的卵子胞质形态异常，表现为胞质中央变黑、粗糙，局部颗粒增粗，与周围正常的细胞质有较明显分界。细胞质的颗粒化可能为细胞质不成熟的表现，是预后差的指标。细胞质内空泡表现为胞质内单个或多个

大小不一的圆形结构，内含液体，与周围细胞质分界清楚。部分卵子整体上呈棕色，另有巨卵等。

经卵巢刺激募集到的 M Ⅱ 期卵子可能处于不同的细胞质成熟期，并在极体和卵周隙的形态上表现出差异。极体和卵周隙形态的差异可显著地影响卵子的受精。第一极体的形态是卵子年龄的可靠标志。形态好没有碎片的极体是卵子健康的标志。促排卵过程中涉及大量药物的应用，促使多个卵泡同时发育，卵子在取卵前快速成熟达到 M Ⅱ 期，第一极体排出后需要有一段时间使卵子在受精前完成细胞质成熟，而受精前在该期阻滞时间延长可能会引起第一极体的退化。卵子发育欠成熟或退化，表现为第一极体形态异常。第一极体扁平，紧贴卵细胞膜，卵周隙无或很小，往往说明极体刚刚释放，卵子成熟度差。第一极体巨大，卵周隙很大，往往伴随卵子异常。有报道指出，卵周隙过大的卵子 ICSI 后发育较差。卵周隙中含颗粒物质的

卵子发育潜能较低,颗粒物质可能与COH中促性腺激素剂量过大有关。不规则的极体可能指示有丝分裂的纺锤体异常(图20-5)。

纺锤体是卵子的一个重要组成部分,一般在细胞分裂中期结构最为典型。细胞分裂过程中,纺锤体对卵子染色体的平衡、运动、分配和极体的排出非常关键。80%左右的非整倍体都是母源性的,而纺锤体结构和染色体的分布密切相关。因此,观测卵子纺锤体的结构也许可以推测其内染色体的分布,纺锤体的异常会导致异常的减数分裂,从而产生异常的胚胎。卵子的质量随着年龄的增长而下降,与此同时,卵子中纺锤体异常的发生率也随年龄增长而显著上升。这一现象从侧面反映了纺锤体可能推测卵子的质量。因此,纺锤体的形态和动力学变化可能反映卵子的质量,从而可以成为一项全新的选择移植胚胎的指标,能有效减少IVF周期中移植非整倍体的胚胎,提高临床妊娠率。

（二）合子评估

1. 合子评估的主要内容　原核观察一般在授精后16~18小时。其主要内容包括原核的数目、原核的大小及相互位置,在核仁发生早期,核仁前体(nucleolar precursor)的集结、生长和相互融合等。这些形态改变与胚胎的质量和发育潜力有一定的相关性。越来越多的研究数据显示,原核的形态、核仁的大小、排列方式、细胞质的外观等形态特征与胚胎的发育、种植率和妊娠率有显著的相关性。

(1)原核:原核是受精最容易观察的指标。原核应出现在相同的时间,2PN提示正常受精(图20-6)。2个原核的发育速度和对称性与胚胎的发育潜能相关。原核发育同步组的优质胚胎率显著高于原核发育不同步组。原核的大小也十分重要,在正常情况下,雄原核与雌原核的大小存在轻

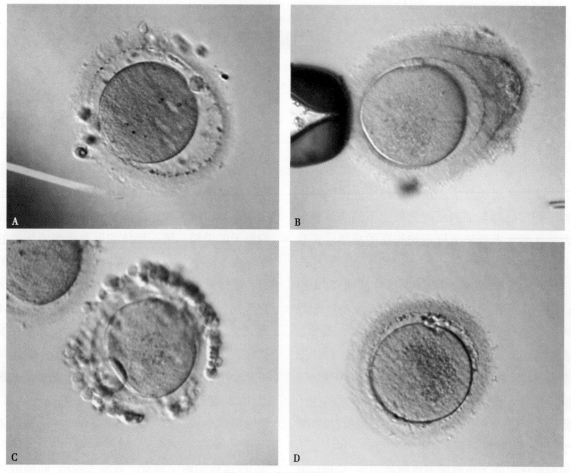

图20-5　各种异常卵子

注：A.卵周隙大；B.透明带畸形；C.第一极体较大；D.细胞质颗粒较粗。

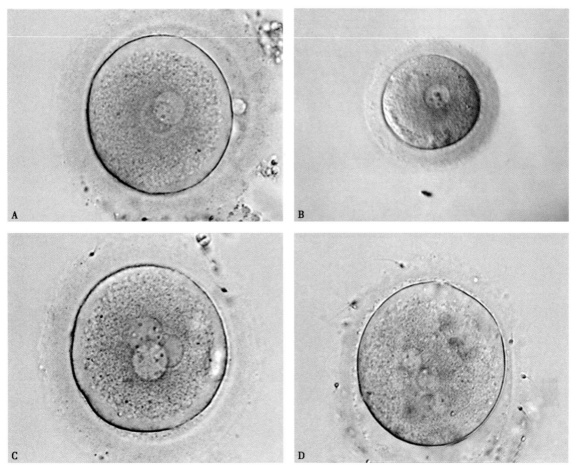

图 20-6　正常受精与异常受精原核
注：A. 2PN 正常受精；B. 1PN；C. 3PN；D. 多 PN。

微的差别。然而，如果差别很明显，则提示受精卵存在非整倍体等异常。通过观察原核相互间的大小差别，可有助于排除染色体异常的胚胎。原核小也属异常，提示胚胎质量较差。原核在胚胎中的定位很重要。雄原核定位在卵子的中央。受精过程中，微管会将雌原核拉向雄原核。因此，合子中两原核大小不等，相离分布，原核很小或不定位在卵子的中央都可能是不正常的，不宜用于移植（图 20-7）。

（2）核仁：雌、雄原核形成时，新的核糖体 RNA（ribosomal RNA，rRNA）开始合成，原核中出现核仁。所有核仁均位于核仁组织区，与编码 rRNA 的基因位于核染色体的相同位置。核仁是 rRNA 前体合成的场所，是雌、雄原核的染色体发挥作用的地方。推测核仁的数量可能与 rRNA 合成的量和活性有关，从而对胚胎的发育产生影响。受精卵核仁的具体数量与胚胎卵裂、可移植胚胎和优质胚胎

率之间存在一定的相关性。核仁数量相等、分布对称及发育同步的受精卵，具有较高的发育潜力和较好的形态，其染色体异常率显著低于核仁发育不同步的受精卵，囊胚形成率和囊胚质量较高。而核仁大小、数量不等或分布不对称的受精卵，往往不能正常发育，发育停滞的胚胎比例升高。核仁的不对称可能是雄原核和雌原核发育不同步、染色体显著异常或减数分裂异常的标志。

2. 原核评分系统　原核评分作为简单、快速和无创伤的参数，可以较客观地反映合子的质量，从而在卵裂期辅助筛选移植胚胎，增加胚胎植入率和降低多胎妊娠率。原核期质量最好的胚胎应为：两原核紧邻接近，原核对称，核仁数量相同，可以是 3~7 个，在 2 个原核的交界处排列成行或在 2 个原核中对称地分散分布，原核周围有清晰的细胞质晕圈。原核评分的关键是看有无胞质晕圈、空泡、核的大小和相对极体的取向、核仁前体的分布和数

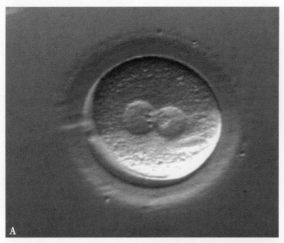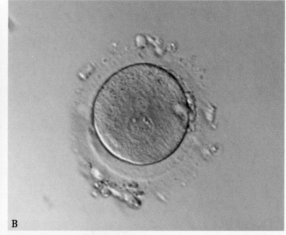
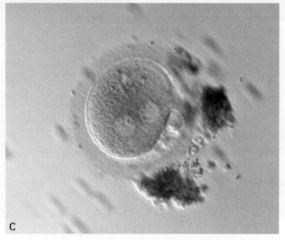

图 20-7　正常受精双原核的不同形态
注：A. 原核大小一致；B. 原核大小不一；C. 原核距离较远。

目。原核评分低、缺少晕圈，则胚胎发育缓慢，碎片增加，形成的囊胚质量差。

最早的原核评估系统是 1998 年 Scott 率先提出的。在 IVF 或 ICSI 后 16~18 小时对双原核合子从原核、核仁及胞质 3 方面进行形态评分，还包括核膜的破裂和第一次卵裂。两原核很近，核仁呈线状排列在原核交界处评 5 分；如原核清楚分开、大小非常不一致则评 1 分。核仁在原核交界处排列成线评 5 分，开始排列评 4 分，散在分布评 3 分。胞质四周有异质样晕圈，偶尔在核周有清楚区域或有黑色的环状表现评 5 分，胞质均匀或呈坑状和／或黑色胞质评 3 分。另外，若于受精后 24~26 小时移植时见核膜破裂或卵裂为 2 细胞再加 10 分。因此，如在受精后 16~18 小时最高分为 15 分，而在受精后 24~26 小时最高分为 25 分。Potts 等在 Scott 的基础上略作简化，根据胞质颗粒、原核接

触、核仁排列进行评分。中央胞质颗粒及外周晕圈清晰者评 5 分，部分清晰者评 3 分，不能分辨者评 1 分；原核紧密接触评 5 分，部分接触或未接触评 1 分；双原核核仁排列成线评 5 分，一原核核仁排列成线评 3 分，核仁皆分散评 1 分。累计分值经计算机处理后得 100 分数值，以 51% 作为优劣原核胚的分界线。

Z 分级是 Tesarlk 等对 Scott 评分方法的改良，将核的大小、排列情况作为评分参数，对于正常受精（2PN）的胚胎，根据原核期核及核仁的大小、数目和分布情况分为 Z1~Z4 级（表 20-2）。

1）Z1 级：在原核相交处有数目相同的核仁排列成线、核仁数 3~7 个。

2）Z2 级：原核中核仁的大小数目相等，均匀分散于核质。

3）Z3 级：核仁的大小数目相同但只在一个原

核中的核仁排列成行,而另一原核中核仁分散排列或者原核未连接,原核大小不同或原核不在合子中央。

4)Z4级:在一个原核中,核仁呈极(线)性排列,在另一个原核中,核仁呈分散排列。

Z分级是目前最常用的原核期受精卵评分标准。其中评分为Z1、Z2者被认为形态学正常、发育潜能较好。

表 20-2　PN 分级 -Z 评分标准

Z 分级	镜下形态特点
Z1	2PN 紧邻接近,原核对称 核仁大小、数目(3~7 个)相同 核仁排列成行于原核交汇处
Z2	2PN 紧邻接近,原核对称 核仁大小、数目(3~7 个)相同 核仁均匀分散分布于 PN 中
Z3	2PN 紧邻接近,原核对称 核仁大小、数目相同或不同 核仁在一个 PN 中线性排列于原核交汇处,在另一个 PN 分散分布
Z4	PN 大小不等或分离

(三)卵裂期胚胎评估

胚胎的形态学评分是目前最常用的评价胚胎质量的方法。大体观察项目包括胚胎颜色、明暗程度、分裂球大小的均匀性(一致性)、细胞质颗粒化、分裂球的碎片化程度等。胚胎形态性评估应该是动态的,各实验室都发展了本实验室评估胚胎质量的方法。质量好的胚胎卵裂球相等大小,无胞质碎片。一般情况下,优质胚胎在授精后第2天(42~44 小时)应分裂为 4~5 细胞,授精后第 3 天(66~68 小时)分裂为 8 细胞,无多核且细胞碎片均应<20%。不均等卵裂球对胚胎健康的影响尚不明确,但胚胎发育潜能较低,荧光原位杂交检测显示非整倍体等遗传缺陷比例高。胚胎观察中胞质的形态也很重要,胞质塌陷往往是胚胎预后差的标志。

胚胎体外培养过程中,常会产生细胞碎片。其产生的确切机制尚不明确,绝大多数胚胎学家认为碎片是 IVF 过程的正常现象,但不清楚碎片的产生是否由培养状况或卵巢刺激引起,或者仅仅是

人类胚胎发育过程中的一个特征。有学者认为促排卵刺激、受精时精子密度过高导致培养液中氧自由基含量上升、胚胎培养过程温度或 pH 的改变,都有可能导致碎片产生,但尚没有碎片产生原因的确切报道。碎片的程度从 5% 或 10% 到 100%,碎片可以定位或散在分布。分析细胞碎片的类型以及细胞碎片与胚胎发育潜能的关系可发现,不仅仅是碎片的程度,碎片的类型也决定了胚胎发育能力。

1. D3 卵裂期胚胎的碎片分型

(1)1 型:碎片少于 5%,局限在某一位置。

(2)2 型:5 个或 5 个以上形态均匀的卵裂球,碎片大于 5%,大多局限在某一位置。

(3)3 型:碎片分散,体积相近。

(4)4 型:卵裂球少,碎片大而分散,大小不均。

(5)5 型:碎片分散,细胞边界不清,常伴胞质收缩和颗粒化。

碎片为 1 型和 2 型的胚胎种植潜能最好,3 型、4 型者种植潜能下降,5 型则几乎没有种植能力。

2. 常用的卵裂期胚胎分级

(1)1 级:胚胎卵裂球等大,形态规则,胞质均匀清晰,无碎片或少于 10%。

(2)2 级:胚胎卵裂球不等,形态欠规则,碎片多于 10%。

(3)3 级:胚胎卵裂球大小不均,形态欠规则,碎片少于 50%。

(4)4 级:胚胎卵裂球大小严重不均,碎片大于 50%。

这种分级系统较简单,但不能反映发育速度,移植首选 1 级和 2 级胚胎。图 20-8 显示不同分裂时期的 1 级胚胎。此外,还有其他的形态学评估方法,如时差成像(time-lapse)技术,将胚胎显微镜与专业成像设备和系统软件相结合,于培养箱内自动拍照记录,以便动态观察胚胎的瞬时情况,评估胚胎发育潜能。时差成像的拍照频率一般为 5~20次 /min,弥补了传统胚胎形态学评估的不足,使得胚胎学家可以同时结合时间、空间维度评估胚胎质量,同时避免了频繁将胚胎取出改变胚胎培养温度、湿度等环境稳定性可能对胚胎造成的不良影

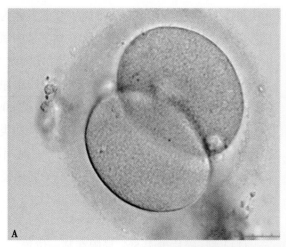
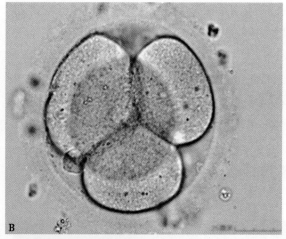
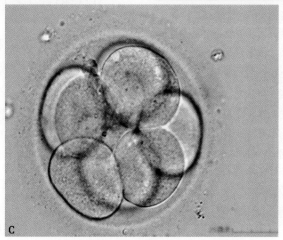

图 20-8 不同分裂时期的 1 级胚胎

注：A. 2 细胞期；B. 4 细胞期；C. 8 细胞期。

响。有证据表明选择早分裂的胚胎移植可获得较高妊娠率和分娩率，这也表明胚胎发育速度是胚胎质量评估的重要因素。由于各中心卵裂期胚胎评价系统不统一，因此难以对胚胎质量及妊娠结局做系统比较，亟需一套完善的卵裂期胚胎通用的形态学评价体系。

（四）囊胚评估

在适合的条件下，将胚胎培养至囊胚阶段可以筛选出发育潜能好的胚胎，而且符合生理情况。优质的囊胚在第 4 天从 16 细胞发展成致密的桑葚胚，难以进行细胞计数。胚胎致密化是指所有细胞变平，细胞界限模糊（完全致密化）或只有部分细胞变平，细胞边界还可辨识（不完全致密化）。推迟 1 天致密化、局部和融合样的致密化是不理想的。第 5 天形成或开始形成囊腔，有足够的滋养层细胞（trophocyte，TE），形成连续的一层，没有单个

细胞的伸张和变平，有明显的内细胞团（inner cell mass，ICM），细胞总数>60 个。ICM 是许多细胞形成的致密细胞团。细胞团小或细胞连接松散是不理想的，许多细胞紧密黏合形成的单层滋养层细胞是正常的。高质量的囊胚含有一个很好的扩张囊胚腔，多细胞接触的滋养层和清楚的核，以及一个清晰完整的内细胞团。最理想的囊胚是在受精后的第 5 天出现单个大的囊胚腔或囊胚腔扩张，显微镜下调焦在囊胚的表面及深部均可见到清楚的内细胞团和铺张很好的镰刀形的滋养层细胞。蛋白酶去除透明带，囊胚腔保持不陷落可作为另一个判断囊胚质量的指标。

囊胚的质量通常是通过镜下的形态学观察进行评定的，主观性较强。目前常用的分级标准有 2 种：一种是 Dokras 提出的较简便的分级标准，将囊胚分为 3 级。1 级：第 5 或第 6 天形成具有清晰

的滋养层细胞和内细胞团的扩展囊胚；2级：比1级囊胚发育延迟24~48小时，第6或第7天形成与1级形态相似的囊胚；3级：体外培养5~7天形成的内细胞团与滋养层细胞内有一些退化区域并且囊腔发育差的囊胚。

另一种分级标准为 Gardner 等提出的囊胚分级法，主要从囊胚的扩张状态、内细胞团（ICM）和滋养层细胞（TE）的发育对囊胚进行评估，该方法对于囊胚形态学评估更为全面，是目前各中心最常用的囊胚质量评估方法。其具体内容如下：

1. 根据囊胚腔的大小和是否孵化将囊胚的发育分为6个时期。

1期：早期有腔室囊胚，囊胚腔小于胚胎总体积的1/2。

2期：囊胚腔体积大于或等于胚胎总体积的1/2。

3期：完全扩张囊胚，囊胚腔完全占据了胚胎的总体积。

4期：扩张囊胚，囊胚腔完全充满胚胎，胚胎总体积变大，透明带变薄。

5期：正在孵出的囊胚，囊胚的一部分从透明带中溢出。

6期：孵出的囊胚，囊胚全部从透明带中溢出。

2. 处于3~6期的囊胚，还需对其内细胞团和滋养层细胞进行质量分级。

1）内细胞团分级：A级：细胞数目多，排列紧密；B级：细胞数目少，排列松散；C级：细胞数目很少。

2）滋养层细胞分级：A级：上皮细胞层由较多的细胞组成，结构致密；B级：上皮细胞层由不多的细胞组成，结构松散；C级：上皮细胞层由稀疏的细胞组成。

根据这个分级方法，第5天最好的囊胚评分应该是4AA（图20-9）。

囊胚的形态与妊娠率和种植率有关，根据囊胚发育阶段、内细胞团和滋养层细胞的综合情况来对囊胚质量进行评定，分级更细，评定更全面。通过对囊胚的发育和质量的评价，为挑选移植胚胎及评估胚胎着床率及妊娠率提供了依据。

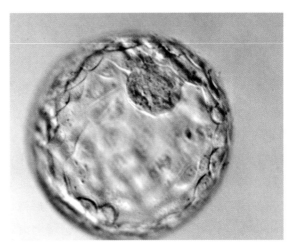

图 20-9　4AA 囊胚

（五）联合评估

IVF 技术的成功依赖许多因素，胚胎质量是最关键的因素之一。胚胎的形态学评分是目前最常用的评价胚胎质量的方法，从卵子成熟、受精到胚胎分裂、囊胚形成，是一个复杂的动态过程，每个发育阶段胚胎都有其专有特征，很难通过单一瞬间辨别出能发育到植入阶段的胚胎，故不能通过一次观察来完成形态评估。应建立连续胚胎评分系统，以选择合适胚胎进行移植。同时标准化评分方法的建立，可评估各胚胎实验室的操作质量以及帮助胚胎实验室内部进行质量控制。

有学者据此提出连续胚胎评分系统，将原核评分、早期卵裂及卵裂期胚胎评分合计，总体评估胚胎质量。

四、胚胎培养、选择与移植

（一）胚胎培养

胚胎培养技术要求严格。任何胚胎培养程序上的改变，如矿物油的来源、培养液、巴氏吸管都可能影响胚胎培养的结局。胚胎培养环境，如温度、CO_2、湿度应长期稳定。人类胚胎在恒温（37℃）、中性 pH（7.3~7.5）环境下生长最好。大多数培养液中含有碳酸氢根离子，在5%~6%的 CO_2 培养箱中平衡时 pH 可维持在7.2~7.4。其他缓冲系统（如磷酸盐缓冲系统等）的应用有助于在无 CO_2 情况下维持液体的 pH。

1. 胚胎培养方法　有2种培养系统被成功广泛地应用：微滴培养和 IVF 板培养。微滴培养是在培养皿中做上 8~9 个微滴，覆盖矿物油，每个微滴放置 1~2 枚卵。IVF 板培养则每培养孔放 0.5~1ml 培养液，并覆盖矿物油。

胚胎培养的发展经历了 3 个阶段：单一培养基培养、共培养和序贯培养。最初阶段，从受精卵到囊胚阶段的培养都被置于同一种培养基内。虽然也能获得囊胚，但囊胚形成率低，移植后着床率也低。共培养则是利用来源于生殖系统或其他的上皮细胞与胚胎一起培养。共培养的细胞层被认为可以调节体外培养胚胎的代谢系统，帮助清除某些代谢废物，还可向胚胎提供氨基酸，从而有效改善早期胚胎发育。运用共培养技术可明显提高囊胚形成率，但也存在如操作程序烦琐复杂、有传播疾病的潜在危险等缺点，且较难避免长时间体外培养过程可能产生的霉菌、细菌甚至病毒对胚胎的污染。所以共培养难以在辅助生殖领域广泛应用。目前常规选择的是序贯培养。

序贯培养对传统培养基在概念和配方上都做了改进。其主要理论基础是胚胎在 8 细胞期紧密化前后的代谢需求是不同的，因此应采用不同的培养基分阶段培养。在紧密化前，胚胎的生物合成及代谢水平低，不需要氨基酸，利用糖作为能源的能力低，以丙酮酸为主要能量来源；紧密化后，胚胎细胞开始出现分化，细胞的生物合成及代谢水平明显提高，糖的利用能力提高，对于氨基酸的需求也随之增加。序贯培养基可分为体外受精基、卵裂期培养基、囊胚期培养基。

2. 囊胚培养　移植卵裂期胚胎后的临床妊娠率一般在 30% 左右，但卵裂期移植多胎妊娠的可能性更大。随着序贯培养基的应用和改进，使胚胎在体外进一步发育至囊胚期已成为现实。

发育至囊胚的胚胎通常质量较好，更接近生殖生理的自然过程，与子宫内膜的发育更同步，具有较高的种植能力。缩短囊胚移植入子宫腔后胚胎进一步发育与着床之间的间隔，也减少了母胎相互间某些不利因素的影响。囊胚质量评价系统的出现，为挑选高质量胚胎提供了量化指标。在提高种植率的基础上，减少移植的胚胎数也为降低多胎妊娠率创造了条件。囊胚培养为分裂期胚胎活检、进行植入前遗传学检测（preimplantation genetic

testing, PGT）提供了充足的时间，还为人类胚胎干细胞研究提供了细胞来源。也可在囊胚期对滋养层细胞进行活检，避免了对 ICM 的直接损伤，从而减少了活检对胚胎继续发育的影响。

3. 胚胎发育停滞　在现有培养条件下，有部分胚胎停滞在 4~8 细胞期。确切原因尚不明确，可能的相关因素有精子染色体异常、卵子染色体异常、母体基因转为胚胎基因调控时出现障碍等。

（二）移植胚胎选择

子宫内膜的容受性、移植胚胎的质量以及胚胎发育和子宫内膜发育的同步性是影响 IVF 临床妊娠率的 3 个重要因素，如何选择具有较好发育潜能的胚胎用于移植尤为重要。特别是欧洲一些国家为了避免多胎妊娠的发生，提倡选择性单胚胎移植（elective single embryo transfer, eSET）。移植优质胚胎的选择主要是根据观察胚胎的形态进行估计，常规的鲜胚移植周期多是根据第 3 天胚胎的一些形态学特征来选择移植胚胎，如卵裂球的个数、卵裂球的大小差异、碎片的多少及类型以及有无多核卵裂球等。最好的胚胎形态被认为是卵裂球分裂同步，大小均匀，每个卵裂球仅 1 核，无细胞碎片。有学者认为透明带有薄弱区域、折光性好、细胞碎片无或很少的胚胎种植率高。而冻融胚移植常根据囊胚形态学评分选择较好的胚胎，评分为 4AA 的囊胚被认为种植率最高。目前，众多学者倾向于从原核期就开始评价，结合早期卵裂、第 3 天胚胎及囊胚的形态学特征来挑选最佳的胚胎用于移植。随着 PGT 技术在临床应用的逐渐普及，可综合胚胎染色体状态和形态学特征共同评估发育潜能。胚胎的发育潜能受多方面的影响，不能将单一指标作为选择移植胚胎的唯一参考，而应综合考虑各项观测指标，以期提高临床妊娠率。现临床上优质胚胎的定义依然沿用以形态学特征评估的方法，具体来说，移植的优质胚胎应具有以下指标。

1. 加精或 ICSI 后 16~18 小时观察原核期胚胎（D0）　①原核与核仁的对称性；②存在偶数核仁数目；③极体的定位。

2. 加精或 ICSI 后 25~26 小时观察早期卵裂（D1）　①胚胎卵裂至 2 细胞期；②合子的核膜破裂。

3. 加精或 ICSI 后 42~44 小时观察卵裂期胚胎(D2) ①卵裂球数目大于或等于 4 个;②碎片少于 20%;③没有多核的卵裂球。

4. 加精或 ICSI 后 66~68 小时观察卵裂期胚胎(D3) ①卵裂球数目大于或等于 8 个;②碎片少于 20%;③没有多核的卵裂球。

5. 加精或 ICSI 后 106~108 小时观察囊胚(D5) ①囊腔扩张充满;②内细胞团致密、细胞数多;③滋养层细胞数目多。

选择最好的胚胎应正视胚胎发育的连续性,连续动态的评估应更有助于胚胎挑选。

(三)胚胎移植

胚胎移植是将体外培养胚胎移植回母体子宫腔内的过程。分裂期胚胎移植一般在取卵后 48~72 小时进行,囊胚期胚胎移植一般在取卵后 5~6 天。对于反复种植失败的患者,可根据内膜容受性检测(endometrial receptivity test,ERT)确定该患者移植的最佳窗口期。

1. 胚胎移植步骤

(1)体位:患者取截石位,铺手术孔巾。以内窥器暴露宫颈,生理盐水棉球拭净阴道、宫颈表面,以蘸有培养液的棉球拭净宫颈口,清除宫颈黏液。超声检查子宫情况,重点了解宫颈和宫腔弯曲度及位置。

(2)放置移植管:根据已知宫腔的深度或在超声引导下将移植管内芯顶端置于距子宫底 0.5~1.0cm 处,外套管顶端则设置于既能保证其通过子宫内口,又距内芯顶端至少 1~1.5cm 的位置。备好后将移植管内芯送培养室。

(3)将外套管置入宫内:将外套管按宫颈、宫腔走向及弯曲度进行调整,然后缓慢将外套管放入子宫内,注意避免子宫颈管及宫腔内膜的损伤。

(4)胚胎装管:先用胚胎培养液冲洗移植管内芯,选择发育良好的早期胚胎集中于同一培养皿中以备移植。将待移植的胚胎连同约 20μl 培养液吸入移植管内芯,应尽量缩短胚胎装管与移植间的操作时间。有研究表明,胚胎在培养箱外暴露时间与妊娠率及着床率呈负相关。这可能是由于培养箱外温度下降、pH 及湿度等环境因素变化的对胚胎造成的不良影响有关。

(5)移植:将装有胚胎的内芯自外套管插入子宫腔内,将胚胎及少许胚胎培养液(约 20μl)注入宫腔内。取出整套移植管。如在 B 超引导下移植,则选择内膜条件好的部位注射。整个操作过程应轻柔,避免使用宫颈钳,尽量避免因机械刺激而产生宫缩。

(6)检查移植管:包括检查移植管的设置是否正确,外套管及内芯中是否有胚胎存留(用培养液冲洗,于立体显微镜下检查冲洗液),移植管顶端有无血迹及血迹多少。移植过程中子宫内膜受创伤而出血可明显影响胚胎移植的效果。

2. 移植胚胎数 伴随 IVF 成功率的提升,多胎的比例通常为 25%~35%,在一些国家甚至高达 40%。多胎妊娠是辅助生育技术常见的并发症之一,这其中主要是双胎比例的增加。多胎妊娠母婴发生不良妊娠结局的概率显著增加,增加了新生儿低出生体重及死亡的风险。与其他因素相比,年龄和移植胚胎数是影响多胎妊娠率的最主要因素。为了减少辅助生育技术中多胎妊娠的发生,部分国家的立法机关已经加强了法律管制,限制了体外受精技术中移植胚胎的数量。我国规定年龄小于 35 岁的女性只能移植 1~2 枚胚胎。

减少多胎出生的方法有 4 个,最简单的方法是减少胚胎移植数目,将单胚胎移植作为所有周期的常规操作,但可能会出现单次移植后妊娠率和出生率的下降。第 2 种方法是针对选择人群的选择性单胚胎移植。第 3 种方法是进行囊胚培养,以便选择合适囊胚行单囊胚移植。这 3 种减少多胎出生的方法都是通过减少胚胎移植数目降低多胎妊娠的可能性。第 4 种方法是进行胚胎减灭。虽然减胎术的开展为减少多胎出生提供了补救性的措施,但这项技术存在伦理争议,且剩余胎儿的流产风险增大,妊娠的最终结局尚不确定。因此,目前选择性单囊胚移植成为许多生殖中心关注的焦点。

3. 移植时机 IVF-ET 技术的发展日益广泛,已成为治疗不孕不育症的主要手段。最初 IVF-ET 周期在取卵后 2 天进行胚胎移植,此时胚胎一般处在 2~4 细胞期,成功率为 10%~20%。之后,随着胚胎技术的改进,胚胎发育至 8 细胞阶段移植成为常规。自然妊娠时,4~8 细胞期胚胎尚位于输卵管中,在输卵管内发育至第 5 天或第 6 天才能移行进入宫腔。因此即使胚胎发育与内膜同步性好,移植的分裂期胚胎较自然生理条件下提前到达宫腔,此时的宫腔内环境并不适合胚胎的种植及早期发育。随着序贯培养技术的进步,许多生殖中心倾向于囊胚期进行胚胎移植。此时,子宫内膜更符合生理周期中胚胎种植的生理环境,缩短了胚胎进一步发育与着床之间的间隔,也减少了母胎相互间某些不利因素的影响。同时,通过延长体外培养时间,可淘汰无发育潜能的胚胎。取卵后第 5 天移植,宫颈黏液减少,利于移植操作,子宫收缩明显减少,也可减少胚胎排出体外的机会。对于需要行 PGT 的患者,冻融囊胚移植提供了时间以便遗传学诊断,也使胚胎在活检后有更长时间恢复。由于囊胚移植后着床率明显提高,可以减少胚胎的移植数目,甚至可实行单胚胎移植,从而降低多胎风险,保留更多移植机会。随着囊胚培养与囊胚冷冻技术的日趋成熟,冻融胚胎移植及选择性单囊胚移植成为目前临床应用的总体趋势。行 PGT 的患者因为需要等待胚胎遗传学诊断,常规进行冻融囊胚移植。

原核期以后胚胎培养的目的是胚胎挑选。对于没有多余胚胎可供挑选的患者,可在第 2 天行胚胎移植。

五、辅助孵化

(一)辅助孵化的必要性

正常情况下,在胚胎完成紧密化并形成囊胚后,囊腔中液体增多,囊胚体积增大,透明带逐渐变薄。我们将囊胚脱离透明带的过程称为孵化(hatching)。辅助孵化(assisted hatching,AH)是用化学方法使透明带变薄,或用化学物质、激光、机械方法在透明带上打洞,以利于囊胚冲出透明带而促进着床的一种显微操作技术。Cohen 等为提高受精率,应用显微辅助受精技术,发现这些胚胎的植入率较透明带完整的胚胎高,于是他首次提出经体外培养后的人类胚胎需要辅助孵出,并指出人工开放透明带可以增强胚胎和子宫内膜间的代谢物交换和信息传递。孵出困难或障碍是种植失败的可能因素之一,可能也是目前 IVF-ET 周期中形态尚好的胚胎移植后种植率低下的原因之一。

对 IVF-ET 周期的胚胎进行辅助孵化的原因有:

1. IVF-ET 的体外胚胎培养环境与体内环境有很大差异,为保证单精受精以及更好地保护发育中的胚胎,体外受精、细胞培养或低温保存等离体操作可能引起透明带硬化,不利于孵出。

2. 由于胚胎体外发育环境的差异,胚胎发育可能迟缓,或有碎片形成,个别卵裂球会凋亡,这样可产生溶素的细胞不仅数量减少,而且功能不足。囊胚期滋养外胚层细胞产生破壳因子不足;透明带太厚($\geq 15\mu m$);或丧失弹性变硬,因此抵抗各种酶的溶解而不易孵出,这些情况易见于高龄或卵巢功能较差的女性。

3. IVF 体外培养的胚胎发育落后于体内发育,而超排卵治疗周期的子宫内膜接受胚胎着床的"窗口"早于自然周期,因此在鲜胚移植周期,辅助孵化有利于调整两者的时间差,使胚胎发育和子宫内膜尽可能达到同步化。

(二)辅助孵化的适应证

1. 年龄 ≥ 37 岁。

2. 月经第 2 天 FSH>10IU/L。

3. 多个(≥ 3)IVF-ET 周期移植形态发育正常的胚胎却着床失败。

4. 正常胚胎透明带较厚($\geq 15\mu m$)。

5. 冻融胚胎过程中一个或多个卵裂球死亡或卵裂球中有碎片>20%。

6. 正常胚胎发育较慢,为了尽快种植使其与种植窗同步。

7. 行种植前诊断时,为抽吸滋养层细胞进行遗传物质检测,将透明带溶解一小部分,也可起到辅助胚胎孵出的作用。

(三)进行辅助孵化的时机

由于孵出是在第 5 天囊胚形成后开始,所以一般选择在囊胚期进行 AH。此时也是囊胚自然孵出的时间;其次,因为卵裂球之间的紧密连接已形成,不会发生卵裂球从切口游出;再者,由于透明带正在自然变薄,辅助孵化后胚胎沿切口很容易完全孵出,而不发生透明带被卡呈"8"字现象。但实际临床工作中许多移植是在第 2 或第 3 天进行的,则辅助孵化也选在此时进行。

（四）辅助孵化的方法

辅助孵化方法包括机械法、化学法和激光法。辅助孵化需要的仪器设备与 ICSI 相同，即显微操作系统和倒置显微镜。显微操作系统一个臂用以操作固定针，另一个臂用以操作穿刺针或喷酸针。如采用激光辅助孵化，则需在显微镜内部或外面放置激光发生器，激光发生器通过一根光纤连接到显微镜物镜处组成激光物镜。在平皿上，做数个 5μl 培养液滴，上盖矿物油，将需辅助孵化的胚胎移入液滴中，每滴一个胚胎，先用低倍镜找到胚胎，再转为高倍镜（400 倍）或激光镜头。如采用激光辅助孵化，也无需用固定针，因激光法操作相对简单，目前已成为辅助孵化中最普遍应用的方法。激光辅助孵育又可分为透明带打孔和透明带薄化。2 种方法的操作均应选择胚胎卵周隙最大部位。透明带打孔是连续激光除去透明带，孔的直径与透明带厚度大致相当，尽量不伤及胚胎细胞。透明带薄化是发射激光削薄透明带，削薄范围为透明带周长的 1/4，深度为透明带厚度的 60%~80%，不穿透内侧透明带。

不同生殖中心进行辅助孵化的结果不同，其可能原因包括随机研究样本例数有限、采用辅助孵化方法不同、切口大小不一致、选择进行辅助孵化的适应证不尽相同、辅助孵化的技术和方法尤其是激光仪器和技术不同。虽然已有证据证明辅助孵化有利于提高胚胎种植率及临床妊娠率，然而目前尚未有高质量证据证明其对活产率的作用。并且有研究指出，辅助孵化可能会增加多胎妊娠率。因此，辅助孵化是否有效目前仍有争议。

（颜军昊）

第四节　人卵母细胞体外成熟

卵母细胞的体外成熟（IVM）是一项具有悠久历史的技术，早在 20 世纪 30 年代，研究者通过未成熟的兔卵母细胞进行了第一次体外受精（IVF）尝试。1965 年，Edwards 证明从窦状卵泡中收集的人类卵母细胞可以在体外成熟和受精。1991 年，Cha 及其同事报道了来自非刺激周期的卵母细胞 IVM 后的活产，大力推动了全球 IVM 的基础和临床研究。2001 年山东大学、中山大学和南京医科大学相继报道了国内前三例 IVM 新生儿的诞生。到 2013 年，全世界范围内已有超过 5 000 名通过 IVM 技术出生的新生儿。

IVM 主要用于多囊卵巢综合征（PCOS）等存在卵巢过度刺激综合征（OHSS）高风险的患者。该技术可使 Gn 用量更少，刺激周期更短，能有效避免 OHSS 的发生，降低经济成本。小样本的初步研究显示，通过 IVM 技术诞生的新生儿与常规 IVF 者在产科、围产期和发育结局方面无显著差异，但尚有待于大样本的长期随访评估。近年来 IVM 治疗的临床适应证已扩展到：①有生育力丧失风险，需进行生育力保存；②对外源性促性腺激素治疗反应高 / 差；③卵母细胞捐赠；④易栓症；⑤空卵泡综合征；⑥既往复发性着床失败。

迄今为止，与常规 IVF 相比，IVM 由于其卵母细胞取出和成熟率低，囊胚转化率低，植入和妊娠率低，而未广泛应用于临床实践。此外，由于缺乏 IVM 的标准和有效方案，不同中心的 IVM 结局不尽相同，IVM 的定义也因不同的学者而异。

一、卵母细胞的发育与体外成熟

卵母细胞成熟和卵母细胞质量是所有哺乳类动物物种生育力的基础，卵母细胞的数量和质量是辅助生殖技术成功的核心因素。调节哺乳动物卵母细胞成熟最重要的分子之一是环状核苷酸，即环磷酸腺苷（cyclic adenosine monophosphate，cAMP）和环磷酸鸟苷（cyclic guanosine monophosphate，cGMP）。卵母细胞减数分裂停滞依赖于高浓度的第二信使 cAMP，而维持减数分裂停滞所需的 cAMP 由卵母细胞自身产生，即内源性 cAMP 对于维持卵母细胞减数分裂的停滞是必需的。除了卵母细胞产生 cAMP 之外，来源于颗粒细胞的抑制信号也被传送到卵母细胞，维持减数分裂处于停滞状态。哺乳类动物卵泡中的卵母细胞周围包裹着一层卵丘细胞，形成一个卵丘 - 卵母细胞复合体（cumulus-oocyte complex，COC）。COC 连接一侧的壁层颗粒细胞,这是抑制信号的关键来源,其中涉及cGMP分子。当外层颗粒细胞移除后,卵母细胞即可恢复减数分裂过程。

排卵前的LH峰诱导颗粒细胞的cGMP下降和间隙连接丢失,在LH刺激的1分钟内,外周壁颗粒细胞的cGMP浓度开始降低,到20分钟时,cGMP的浓度降低2 000%以上,激发出cAMP的急性瞬时尖峰,cAMP的数量级增加80~200倍。cAMP的峰值似乎发生在生发泡分解(germinal vesicle breakdown,GVBD)期之前,水平在GVBD期急剧下降,cAMP中的这种排卵前峰值能够诱导减数分裂。因此,促性腺激素激增后cAMP浓度的急性变化在卵母细胞发育中起重要作用,这是cAMP介导的卵母细胞体外成熟(in vitro maturation,IVM)系统的重要依据。

减数分裂能力的恢复是在卵泡发生后期的窦状卵泡阶段获得的,这种转变伴随着转录的进行性沉默和卵母细胞核内染色质的结构变化。2015年Luciano发现直径5mm的牛窦状卵泡中的卵母细胞常染色质已聚缩,不再转录合成新RNA,与人类卵母细胞实验的结果相似,提示人小窦卵泡时期的卵母细胞已完全具备核成熟的能力,进行IVM将获得高质量的成熟卵母细胞。

在过去的几十年里,选择具有最佳发育潜力的卵母细胞一直是研究的焦点。形态学标准是最广泛使用的范式,但即使外观最正常的卵母细胞或胚胎也可能存在非整倍性,这提示该方法的局限性,并促使研究者寻找更动态的评估标准,例如卵母细胞到胚胎转变所需的时间。通过转录组学或基因组学评估基因表达也可更好地反映卵母细胞质量。使用微阵列杂交技术对卵泡发育不同阶段的小鼠卵母细胞转录组进行的研究发现,从原始卵泡中的卵母细胞到生长中的卵母细胞,超过5 000个基因表达发生变化。

年龄可影响卵母细胞的转录组,改变与染色体稳定性、细胞周期、氧化应激反应以及翻译相关的基因表达。研究发现,大量信使RNA(messenger RNA,mRNA)在体外的成熟卵母细胞中表达更丰富,这可能反映了卵母细胞不成熟和/或未能正确执行母源mRNA的降解程序。非整倍

体卵母细胞的转录组也与正常卵母细胞不同,受影响最大者与纺锤体组装、染色体排列和分离相关。

因此,如何改进IVM培养系统使卵母细胞核质同步发育,提高卵的成熟率和优质胚胎形成率,是目前亟待解决的问题。体内卵母细胞的成熟受排卵前LH激发颗粒细胞和卵母细胞cAMP信号通路控制。因此,在体外通过可逆性调控卵母细胞cAMP的生成或降解可控制卵母细胞体外成熟进程,改善卵母细胞质量。研究发现,联合序贯调控cAMP可显著促进人IVM卵的核质同步,可模拟生理性LH峰诱导的cAMP信号变化模式。在卵母细胞减数分裂成熟过程中,还存在其他重要信号通路的参与,其协调调控IVM的机制有待进一步阐明。

二、人卵母细胞IVM的影响因素

1. 取卵前的激素刺激 IVM通常在未受刺激或Gn用量最小的周期中进行。根据已发表的临床IVM报告以及最新共识,卵泡的启动方法包括低剂量FSH刺激、单次hCG注射和单次hCG注射前使用低剂量FSH刺激。

注射人绒毛膜促性腺激素(hCG)的目的是体外成熟之前在体内启动减数分裂恢复过程,这种方法最早用于治疗PCOS患者,后来推广用于正常排卵患者。通常,一旦最大卵泡达到10~12mm时即注射hCG 10 000IU,36~38小时取卵。大部分卵丘-卵母细胞复合体外观结构不受刺激的影响,卵丘细胞层紧致,卵母细胞处于GV期。从10~13mm卵泡获取的卵丘-卵母细胞复合体对hCG刺激有反应,表现为整个卵丘细胞团扩张。由于此时卵丘-卵母细胞复合体中的卵母细胞处于GV、GVBD或者减数分裂时期,成熟阶段不同,IVM过程需要多样化的培养方案。卵丘细胞扩张或者含成熟卵母细胞的卵丘-卵母细胞复合体在受精前需要短暂培育4~6小时,而含GV期卵母细胞的紧致卵丘-卵母细胞复合体,则需要至少培育30小时才能获得减数分裂恢复。

hCG的使用可以增强子宫内膜的血管生成,提高内膜的容受性。与单次FSH启动、hCG启动或非启动相比,FSH+hCG启动可显著提高卵母细

胞的 IVM 率。然而,hCG 启动可能会加速卵母细胞的体内成熟,并使获得的卵母细胞群呈异质性(即处于不同的成熟阶段),这种情况需要提高对卵母细胞的监测频率。具体的用药方案通常是从月经周期的第 3 天开始,每天注射 FSH 150IU,连用 3 天,当最大卵泡达到 10~12mm 时注射 10 000IU hCG。

2. IVM 基础培养基 IVM 基础培养基中的不同成分可影响卵母细胞的 IVM 和随后的胚胎发育。常见培养基主要包括组织培养基 199(TCM-199)、人输卵管液、Ham-F10 培养基、无葡萄糖培养基(P1)、Chang liver 培养基和囊胚培养基,然而目前尚未建立完美的 IVM 基础培养基。TCM-199 是人卵母细胞 IVM 最常用的非定制培养基,在成熟率、受精率和胚胎质量等方面优于人输卵管液。对于人无颗粒细胞的卵母细胞的 IVM,无葡萄糖的 P1 培养基优于含有高葡萄糖浓度的 TCM-199。商业定制的 IVM 培养基主要包括 MediCult 和 SAGE,与其他常见的自制 IVM 培养基的实验室结局相似。

3. IVM 培养基中的蛋白质来源 蛋白质源是 IVM 培养基最常见的补充,提供氮源并作为抗氧化剂以及有毒金属离子的螯合剂。在 IVM 技术的早期开发过程中,常将人卵泡液或人腹膜液添加到 IVM 培养基中,后来,患者自身血清、人血清白蛋白、合成替代血清或其他合成血清替代品被用作成熟培养基中的蛋白质源补充剂。考虑到复合物成分复杂、批次间的差异以及来自生物来源的蛋白质补充剂存在疾病/感染传播的潜在风险,建议将人血清白蛋白和其他合成血清替代品作为蛋白质补充剂,因为它们的组成相对纯净且定义明确。

既往研究显示,补充人血清白蛋白和人卵泡液的 IVM 培养基在促进未成熟卵母细胞发育中的效果相似。然而,最新研究发现,与补充人血清白蛋白相比,来自补充患者自身血清的培养基中的卵母细胞成熟率更高。这表明,母体血清中可能存在某些物质影响卵母细胞的成熟。因此有待进一步开发理想的蛋白质来源以取代母体血清。

4. 培养基中的激素添加 卵母细胞 IVM 系统是激素依赖性的。重组 FSH、hCG、LH、胰岛素和雌二醇等激素已添加到 IVM 培养基中。FSH 是最基础的激素补充剂,可以用作 IVM 培养基中的单一激素补充剂。FSH 的加入支持核成熟,但延缓了减数分裂进程。现有文献中,添加 FSH 的浓度范围为 0.075~0.75IU/ml,其中 0.075IU/ml 使用最广泛。目前 FSH 通常与 LH 联合使用,然而 LH 在 IVM 培养基中的作用尚存争议。动物研究表明,卵母细胞 IVM 可能不需要 LH,因为此时卵丘细胞中 LH 受体的水平非常低。而且在哺乳动物的卵泡中,LH 通过作用于外颗粒细胞而不是 COCs 来促进和调节卵母细胞成熟。

用裸卵和壁层颗粒细胞共培养系统进行卵母细胞分泌的促有丝分裂的生物素检测,发现生长分化因子 9(growth differentiation factor 9,GDF-9)、转化生长因子 -β(transforming growth factor-β,TGF-β)和激活素 A(activin A)都能够促进颗粒细胞的 DNA 合成。随着对卵母细胞 - 卵丘细胞间相互作用认识的加深,有望将 GDF-9 等各种相关因子加入 IVM 培养液中,不断优化 IVM 的培养方案,提高卵母细胞及胚胎的发育潜能。

5. 培养基中的碳水化合物 碳水化合物(如葡萄糖、乳酸和丙酮酸盐)对卵母细胞的核成熟具有刺激作用。卵母细胞本身代谢葡萄糖的能力相对较差,培养基中的葡萄糖主要被卵丘细胞消耗。有证据表明卵丘细胞负责提供葡萄糖代谢的中间体,如丙酮酸和乳酸盐,它们是卵母细胞的首选能量底物。

对于卵丘细胞封闭的卵母细胞,单独添加葡萄糖作为能量来源的培养基可以使卵母细胞恢复减数分裂,而对于裸卵,单独使用葡萄糖则不起作用,而补充丙酮酸盐则对于恢复其细胞减数分裂至关重要。研究发现,在不含卵丘细胞的情况下,培养基中加入丙酮酸和乳酸盐但不添加或少量添加葡萄糖可以实现更高的卵母细胞成熟率。

6. 培养基中的抗氧化剂 目前大多数研究显示抗氧化剂(如辅酶 Q10、褪黑激素、槲皮素、白藜芦醇)在改善人类卵母细胞的 IVM 率方面具有积极作用。与体内环境相比,卵母细胞的体外培养缺乏天然的抗氧化系统,这可能导致过量的活性氧产生。然而,改善培养条件是一个复杂的挑战,不仅取决于抗氧化剂的选择,还取决于其浓度。抗氧化剂添加的最优效果应该是将活性氧保持在生理范围内并保持氧化还原平衡。

7. 卵母细胞核的发育状态 卵母细胞在减数分裂前期完成同源重组后阻滞于双线期,此时卵母细胞为了继续转录 mRNA,染色质略微解聚,形成非聚集性(non-surrounded nucleolus,NSN)卵母细胞。NSN 细胞的体积逐渐增大,当直径达到 70~80μm 左右,转录活性逐渐被沉默。此时卵母细胞已经完成重启减数分裂前的所有准备。研究发现,与染色质高度凝集的聚集性(surrounded nucleolus,SN)卵母细胞相比,NSN 卵母细胞的成熟率和受精后的胚胎发育率都明显降低。SN 卵母细胞的成熟率在 70% 以上,而 NSN 卵母细胞的成熟率在 20% 左右。约 90% 的 SN 卵母细胞受精后可发育到 2 细胞期,20% 到囊胚期。而只有约 50% 的 NSN 卵母细胞可到达 2 细胞期,且均未突破 2 细胞阻滞。

除了染色质构型之外,哺乳类动物的减数分裂重启能力也与卵母细胞的直径相关。人卵母细胞只有在直径达到 120μm 时才具有几乎完全的减数分裂能力;而 100μm 以下的卵母细胞则不具有减数分裂重启能力。

8. IVM 的培养方式 体内成熟的卵母细胞,卵泡环境能够抑制细胞核成熟,使得胞质成熟和核成熟之间达到最佳平衡,排卵前 LH 峰最后使得胞质成熟和细胞核成熟同步进行。传统的 IVM 侧重于核成熟,而细胞质成熟可能滞后。然而成功的 IVM 需要核质和细胞质成熟,由此,双相 IVM 培养系统应运而生。其中 IVM 培养前期(约 24 小时)的主要目的是抑制减数分裂的恢复,促进细胞核与细胞质成熟的同步。

9. 年龄 随着女性年龄的增长,卵母细胞质量逐渐下降,30 岁以上女性卵母细胞的成熟率显著降低,表现出 DNA 损伤、减数分裂纺锤体异常、染色体错位、线粒体功能障碍、非整倍性发生率增加以及透明带双折射和厚度降低等异常。不同年龄段卵母细胞成熟能力的变化可能源于卵母细胞随着年龄的增长而出现的表观遗传变化和基因表达差异。

三、适应证和临床应用

IVM 首先在 PCOS 患者和既往 IVF 治疗周期中患有严重 OHSS 的患者中引入,近年来其适应证得到了扩展。

1. 多囊卵巢综合征。

2. 卵巢多囊样改变。

3. 卵母细胞成熟障碍。

4. 由于恶性肿瘤(如雌激素敏感肿瘤)需紧急进行卵母细胞获取。

5. 对 Gn 反应不良。

6. 常规 IVF 的挽救。

7. 反复着床失败。

8. 植入前遗传学检测(PGT)。

四、体外成熟的刺激方案和治疗方式

IVM 与常规 IVF 的区别在于前者的卵母细胞在体外条件下成熟。IVM 是实验室术语,而获得未成熟的卵母细胞取决于临床方案。这就是为什么 IVM 本身不是治疗方案,而是刺激周期的实验室部分。常见的刺激类型如下:

1. 无刺激性 IVM 循环,无 hCG 启动。

2. FSH 启动 IVM 周期(从第 3 天开始,75IU/d,持续 3 天)。

3. hCG 启动 IVM 循环(当子宫内膜达 8mm 时注射 hCG)。

4. FSH 和 hCG 启动 IVM 循环(上述方案的组合)。

5. 癌症患者周期独立 IVM(随机开始或使用 FSH 和来曲唑)。

6. 从常规 IVF 转换而来的 IVM 周期(抢救程序)。

7. 芳香酶抑制剂用于 IVM 卵巢刺激(从第 3 天开始,来曲唑 2.5mg,每日 2 次,持续 5 天)。

经阴道取卵(oocyte pick-up,OPU)时抽吸针的直径和真空抽吸压力对 COCs 的形态有显著影响,人类未成熟卵母细胞取出过程中的推荐压力从 56mmHg 到 180mmHg 不等,抽吸针直径范围为 16~20 号。低压抽吸与 20 号抽吸针联用可提高未成熟卵母细胞的发育能力。OPU 技术、OPU 总时间、冲洗介质以及抽吸泵系统中的温度调节也是影响卵母细胞发育潜力和体外细胞质成熟的重要因素。

五、IVM 卵母细胞的冷冻保存

冷冻保护剂可能损伤卵母细胞的纺锤体，玻璃化过程中也会导致 GV 期卵母细胞的染色体和细胞器的不可逆损伤。在成熟过程中，包括二甲基亚砜在内的活化溶液会导致钙离子浓度暂时升高，且玻璃化溶液的渗透性休克作用可能影响了 IVM 卵母细胞的成熟能力。因此，大多数研究建议在玻璃化前进行 IVM，以提高未成熟卵母细胞的临床利用率。

六、在生育力保存方面的应用

国家癌症中心的数据显示，近 10 年来我国癌症的发病率呈上升趋势，且低龄人群和女性上升幅度更快。虽然肿瘤的临床治愈率显著升高，但化疗、放疗及生殖器官的手术治疗均会造成生育能力不可逆转的损伤及衰竭。因此，生育力的保护和保存更显重要。目前常见的生育力保存方式有胚胎、卵母细胞或卵巢组织冻存，其中全球公认最常规的方法为胚胎冷冻。然而，IVM 在生育力保存方面具有其特有优势。

1. 避免对激素敏感性肿瘤患者使用激素，使患者不再暴露于促性腺激素刺激期间的高水平雌激素环境，这对乳腺癌患者尤为重要。在麦吉尔大学生殖医学中心使用 IVM 进行生育力保存的女性中，有 70% 为乳腺癌患者。

2. IVM 治疗从开始到卵细胞取出不超过 48 小时，可不受月经周期的限制。当患者不能推迟化疗时间时，IVM 可成为重要选择。IVM 在月经周期的任何阶段均可获取卵母细胞，且研究显示不同阶段获得的卵母细胞的数量、受精情况和胚胎发育潜能并无差异。

3. 卵巢活检标本中可获得未成熟卵母细胞。有时卵巢活检组织上会存在几个可见的窦状卵泡，这也可用于生育力保存。目前，已有从癌症患者接受活检的卵巢组织得到未成熟卵母细胞后行 IVM 后的活产病例。

4. 对于卵巢癌患者来说，若行卵巢组织冻存，则冻存组织移植后存在重新引入恶性细胞的可能。而卵泡的体外生长（in vitro growth，IVG）和未成熟卵母细胞的体外成熟无疑是风险更小的替代方案。目前对次级卵泡后行 IVM 已可获得 M Ⅱ 卵母细胞，但人类原始卵泡的 IVG 尚未成功。

七、IVM 的安全

迄今为止所有可获得的信息和数据都表明，IVM 对接受治疗的患者本人和子代都是安全的。对于 PCOS 女性来说，由于可规避 OHSS 风险，IVM 的危险性低于常规 IVF 治疗，且其发生流产、异位妊娠、妊娠期糖尿病和产前出血的风险与常规 IVF 相比并无显著差异。

在胎儿和新生儿发育方面，虽然卵母细胞的减数分裂发生在体外，但现有研究表明 IVM 并不会干扰基因组印记的建立。最新荟萃分析发现，通过 IVM 技术诞生的新生儿，在（自然、医源性）早产、过期产、先天性畸形等新生儿结局的主要衡量指标上与常规 IVF 者无明显差异，生后的体格和智力发育情况也与 IVF 儿童相似。当然，迄今为止 IVM 的周期数仍较低，该技术对子代的安全性仍需要大样本的临床随访证实。

总之，IVM 的临床应用日益广泛，为激素刺激提供了一种更安全、更生理的替代方案。尽管如此，临床医生、胚胎学家和实验技术人员对 IVM 的认知和研究仍然任重道远。

（梁晓燕）

第五节　人类生育力的冷冻保存

一、概述

人类生育力冷冻保存技术是辅助生殖技术中的一项衍生技术，其伴随着生殖医学的发展而发展，并逐渐成为一项独立的技术。人类生育力保存就是保存人类生殖繁衍的能力，避免或减少各种原因引起的生殖器官及其功能的损伤,从而解决各种原因引起的不孕或生育力低下的问题,为将来的生育力提供一定的保障。

不孕和生育力低下受遗传、环境等多种因素的影响,随着恶性肿瘤发病率和治愈率的增高,以及随之而来的肿瘤康复者生存期的延长,放化疗引起的生殖系统和器官的损伤成为人类生育力低下的重要影响因素。自20世纪70年代以来,儿童恶性肿瘤的发病率上升了20%,而随着恶性肿瘤诊治技术的提高,其致死率已大大下降。通过早期诊断、化学治疗和/或放射治疗,约90%的青少年和年轻人得以存活,据估计,每250个成年人中就有一位是恶性肿瘤幸存者。由于性腺对放化疗的敏感性,这些患者经常会面临内分泌和生殖功能的减退。因此,在放化疗前做好生育力保存,不仅对生殖健康具有重要意义,也可以通过内分泌情况的改善调整身心状态,提升生活质量。

由于卵巢损伤不可修复、卵巢组织中卵泡不可再生,女性生育力保存的任务更加艰巨。国际生育力保存学会、欧洲人类生殖和胚胎学学会、美国临床肿瘤学会均发布了女性生育力保存的相关指南。国内也制订了相应的生育力保存指南,指导临床医师告知患者相关治疗对生育力的影响,为患者制订有助于保存生育力的治疗策略及提供保存生育力的相关医疗支持和个体化的治疗方案,为肿瘤科医生、内外科医生、妇产科医生、生殖科医生及实验室技术人员等进行规范全面的生育力保存提供指导。目前,生育力保存的适应证包括一切接受放化疗或手术治疗可能带来生育力损伤的疾病;青春期前女性;青春期后女性诊断为癌症在接受放化疗前;青春期后女性患有良性疾病需要接受卵巢损伤的治疗(包括手术)或有过早丧失生育力的患者,如特纳综合征患者;变性人且出生时为女性及与年龄相关的生育力降低要求卵母细胞冷冻的女性。女性生育力保存的方法主要有胚胎冷冻、卵母细胞冷冻和卵巢组织冷冻(ovarian tissue cryopreservation,OTC),目前公认的首选方案为胚胎或卵母细胞冷冻。卵母细胞冷冻是青春期后患者保存生育力的标准方案,OTC是青春期前儿童保存生育力的主要方法。胚胎冷冻是一项在临床

上被成功应用的技术,但对于没有配偶的患者并不适用,而且冷冻胚胎需要促排卵过程,可能影响到疾病的治疗,因此胚胎冷冻和卵母细胞冷冻都需要一定的促排卵时间来获得足够数量的卵母细胞,以便为将来提供有效生育的胚胎。而卵巢组织和睾丸组织的冷冻可以解决以上配子及胚胎冷冻的难题,但其临床应用尚处于初步探索阶段,要实现更高效便捷的生育力保存,不仅有待于低温生物学本身的发展,更要依赖于组织细胞移植技术的进步和体外培养技术的提高。人工卵巢技术、卵泡体外培养技术和干细胞技术虽然也为生育力保存开辟了新的方法和途径,但仍然处于实验研究阶段。

男性精子因为体积小、便于获取等原因,较女性卵母细胞更容易冷冻保存,因此也获得了更早期和更广泛的临床应用。各种生殖系统疾病、肿瘤、少精子症、弱精子症、环境、社会因素等都导致男性生育力的损伤,在进行疾病和肿瘤治疗前、在生育力遭受威胁时,及早冷冻精子、睾丸组织或精原干细胞,可以最大限度地保存男性生育力,为将来的生育力储备资源。对于成年男性来说,精液冷冻保存是最常用和最方便的生育力保存措施,且已被广泛应用,但对于青春期前男孩不适宜,青春期前男性需考虑睾丸组织冷冻或者睾丸细胞悬液冷冻。

二、低温冷冻保存技术原理

(一)冷冻对组织细胞的影响

温度降低的直接效应就是冷休克损伤,这是急剧的温度下降对细胞结构和功能造成的损伤,该损伤具有种属特异性,与细胞膜渗透性的修饰和细胞骨架的改变有关。在人类精子和胚胎的冷冻过程中,这种现象并不明显,而在卵母细胞冷冻、卵巢组织冷冻和睾丸组织冷冻中变得较为严重。

对于水和任何一种水溶液,在温度下降的过程中,在冰核形成之前都倾向于冷却至熔点以下,这种现象就是超冷(supercooling)。有时温度可以远远低于熔点,而冰核一旦形成,温度反而可以上升,并且在继续结冰的过程中持续一段时间,这一段时间又称为"后热平台"。超冷现象的发生与一些因素有关,包括温度、降温的速度、体积大小、环境中冰核的排除以及微粒的纯度。在IVF系统

中,超冷状态是较容易发生的,为了避免超冷对细胞的损伤,在胚胎冷冻过程中可以人为控制冰的形成,这就是冷冻过程需要的"植冰",也就是诱导超冷液冰晶形成。冰核形成会有效地减少溶液中水分,剩余液相会更加浓缩,于是出现高浓缩的液相与冰晶共存的情况,随着温度的降低,液相溶液的离子浓度会越来越高,而这种高离子浓度对细胞是相当有害的,此时,加入冷冻保护剂就可以通过增加未冻液的体积来减小损伤。

在慢速冷冻过程中,植冰是一个非常重要的步骤,植冰后随着冰晶的蔓延,热量得以缓慢释放,保证了冷冻时温度的线性下降,从而能阻止细胞过度冷却,启动细胞的脱水过程。细胞外液凝固后造成的细胞外低化学势能,使得细胞内的水分只能由内向外渗,由高化学势能流向低化学势能,并继续在细胞外凝结。在经过足够缓慢的降温,细胞经过充分脱水之后,保护剂在细胞内呈极其黏稠的固体状态,这种状态能保持其溶液的离子和分子分布,即呈玻璃化状态,进入液氮时就不会受到损伤。控制冰核形成已经成为胚胎冷冻中关键的一步。程序冷冻仪对温度的控制要准确和稳定,避免任何原因的温度波动引起的冰核不能扩散,或者冰核融解。细胞冷冻实际上是细胞脱水的过程,在投入液氮前细胞能充分脱水,避免细胞内冰晶形成是冷冻成功的关键。胚胎、卵母细胞由于表面积较大,对水的通透性低,因此需要的理想降温速度较精子慢得多,通常冷冻都选用线性降温曲线。

玻璃化冷冻可以利用高浓度保护剂溶液在受冻时的固化,通过黏度极度增加的特点,从液态变为无结构的玻璃化状态,这种玻璃化状态能保持其溶液状态的分子和离子分布。通过迅速降温,抑制细胞内冰晶形成,减少了冷冻过程渗透压和激冷对细胞的损伤,玻璃化冷冻技术避免了细胞内冰晶形成,使得胚胎和卵母细胞冷冻的复苏率大大提高。玻璃化冷冻技术因其程序简单,不需要昂贵仪器,可以获得更高的复苏效率,逐渐替代程序化慢速冷冻成为生育力保存的主流技术。

针对程序化慢速冷冻和玻璃化冷冻,胚胎及配子的解冻过程也有不同。对于程序化慢速冷冻而言,升温的速度太快或太慢都会损伤细胞,太快

易发生透明带破坏,所以从液氮中取出冷冻管后需在空气中停留一定时间。如解冻太慢,就会形成细胞内冰晶,小的冰晶也会聚集变大,损伤细胞。快慢之间的合适速度界限很窄,细胞内冰晶的重新形成开始于 $-85\sim-70\,℃$,所以把冷冻管在空气中摇动一定时间,当其温度接近 $-80\,℃$ 时,就要立即将冷冻管置于 $30\,℃$ 水浴中,从而换成更快速复温法,复温速度可达 $500\,℃/min$,这样最大限度地降低了冷冻损伤,效果较好。玻璃化冷冻对应的复温方法则需要快速将细胞置于 $37\,℃$ 的复温液中,实现温度的迅速升高,使解冻液中的水分和细胞中的渗透性冷冻保护剂慢慢交换,达到成功解冻的目的。

(二)常用的冷冻保护剂

冷冻保护剂由多种化学物质构成,属于水溶性物质,其对细胞的毒性与浓度和温度成正比,作用是使细胞免受冷冻损伤。根据冷冻保护剂对细胞通透性的不同,可以分为渗透性和非渗透性冷冻保护剂,而从生物化学的角度分,可分为醇(甲醇、乙醇、丙二醇、1,2丙二醇和甘油)、糖(葡萄糖、乳糖、蔗糖和淀粉)、二甲基亚砜等小分子物质,容易通过细胞膜进入细胞质内,又称细胞内冷冻保护剂。它们发挥作用的机制有:①降低溶液的冰点(大约 $-3\sim-2\,℃$);与冷冻过程中细胞膜的修饰发生交互作用(由相对的液态变成相对坚硬的固态)。这些保护性作用主要是通过所携带的氢氧根离子或者氧离子与水结合形成水合物,改变了水的晶体结构,从而引起体积缩小。②防止细胞暴露在细胞内外高浓度的电解质中。冷冻保护剂可以降低液态水中高电解质浓度对细胞的损伤。溶液中加入冷冻保护剂会相应地增加液态水的量,从而减少水结晶的量,相对降低细胞外液电解质浓度。

二甲基亚砜(dimethyl sulfoxide,DMSO)是第一个被用于人类胚胎冷冻的冷冻保护剂,多用于分裂期胚胎。甘油在进出胚胎细胞时较 DMSO 和丙二醇(propylene glycol,PROH)慢得多,尤其是早期分裂期胚胎,但可以成功应用于桑葚胚和囊胚的冷冻,也是精子冷冻常用的冷冻保护剂。PROH 对细胞有更好的渗透性,与甘油或 DMSO 相比,浓度较高时毒性反而低,在胚胎冷冻过程中可以缩短平衡时间和减少毒性作用,因此近年来已被广泛应

用,尤其成为胚胎慢冷冻法保存的首选冷冻保护剂。乙二醇(ethylene glycol,EG)因其分子量小、快速渗透性和低毒性的特点,成为玻璃化冷冻卵母细胞和胚胎的主要冷冻保护剂。为了降低高浓度的渗透性冷冻保护剂的毒性作用,目前玻璃化冷冻液主要是使用2种渗透性冷冻保护剂配制,常用的是EG和DMSO组合,也有使用EG和PROH的报道,有研究显示使用3种渗透性冷冻保护剂的组合可以获得更好的冷冻复苏效果。

一些糖类,如单糖、双糖或三糖等大分子,不能穿过细胞膜,通过提高细胞外液的浓度而产生跨膜的渗透压梯度,将水分从细胞内吸出,又称细胞外冷冻保护剂。常用的有蔗糖,在冷冻降温的过程中,蔗糖能够提高细胞外液的浓度而产生跨膜的渗透压梯度,从而引起细胞脱水,在细胞快速溶解后发挥非特异性保护作用。近年来,海藻糖作为一种新型冷冻保护剂,逐渐替代蔗糖用于人类胚胎及配子的冷冻保存。海藻糖是性质最为稳定的天然双糖,几乎不能被一般的酶类分解,但在人体内可被水解成葡萄糖。当生物体处于高温、高寒、高渗透压、低温冷冻、有毒试剂等恶劣环境条件下时,海藻糖可以保护机体内蛋白质等大分子的活性。海藻糖是一种典型的应激代谢物,对于环境变化形成的应激状态具有高抗性。

冻存胚胎解冻时,细胞内含有的渗透性保护剂浓度很高,渗透压可达 2 000~3 000mOsm/L 或更高,显然不能直接将胚胎置于渗透压为 3 000mOsm/L 的等张盐溶液中,否则细胞外液大量快速进入细胞而保护剂却不能立即渗出势必造成细胞的急剧肿胀甚至破裂,即发生渗透性休克。胚胎明显地不能耐受如此大而突发的跨膜渗透压差。渗透性休克对胚胎的损害是可以避免的,通过在解冻液中加入非渗透性保护剂,使细胞内外的溶液等渗,这样胚胎进入非渗透性保护剂形成的渗透压缓冲液中,就不会因为细胞内含大量的渗透性保护剂而吸入大量水分,渗透性保护剂反而可以从胞内渗出,从而被稀释,这个过程称为再水化(rehydration)。完成再水化,胚胎恢复正常的生理状态。

一些多聚物,如葡聚糖,和组成血清的不同蛋白质本身具有保护性作用,或者与PROH、甘油、DMSO联合有保护性作用,因此,患者的血清或胎儿脐带血清被广泛用作冷冻液和解冻液的组成部分。

三、胚胎冷冻保存技术

(一)胚胎冷冻的意义

自1983年Trounson和Mohr首次将人胚冷冻、复苏、移植获得妊娠以来,胚胎冷冻及冻融胚胎移植技术已广泛应用于辅助生殖临床。其意义在于:①避免胚胎浪费;②避免移植过多胚胎,减少多胎发生;③增加IVF-ET周期的累积成功率,减少患者的经济、时间及身心负担;④预防严重OHSS的发生。研究表明对于IVF周期有重度OHSS倾向的患者,放弃移植新鲜胚胎,可以显著降低重度OHSS发生的可能性,同时避免该周期过高雌激素环境对着床的不利影响;⑤避免其他特殊情况下造成的胚胎浪费,如子宫内膜息肉或促排卵周期内膜条件差。可放弃移植新鲜胚胎,将胚胎冷冻保存,待充分准备内膜后移植;⑥有利于通过PGT对胚胎进行筛选;⑦生殖保险,对准备接受放化疗的女性(如果她们有伴侣),在接受治疗之前将胚胎冷冻保存以备将来之用;⑧方便卵母细胞捐赠,不必要求赠者和受者月经周期的同步,冷冻胚胎可以保存至赠卵者的人类免疫缺陷病毒(human immunodeficiency virus,HIV)检查完成之后。随着胚胎冷冻技术的不断改良和发展,冷冻胚胎已经获得与新鲜胚胎一样的种植率和妊娠率,已成为辅助生殖技术不可缺少的一部分。

(二)胚胎冷冻时机的选择

在行胚胎冷冻前,需认真对胚胎进行筛选,预测其发育潜能及冷冻保存的预后,以便将来选择合适的移植时机并获得较高的成功率。

通常,选择冻存的原核期胚胎必须有完整的透明带和2个清晰的原核,且必须避开原核迁移至融合的这一段时间,因为在原核迁移期间,原核内物质与微管系统对温度的敏感性较高,容易造成染色体的散乱,这个阶段进行冷冻会影响胚胎的存活。精确地选择冷冻时间对原核期胚胎的冷冻至关重要,一般在受精后20~22小时内冷冻为最好。

选择1级或2级的高质量、细胞碎片小于20%的卵裂期胚胎进行冷冻，卵裂球不均匀和碎片较多都会影响冷冻效果。3级胚胎也可以进行冷冻，由于碎片较多，细胞数量有限，冷冻后可能损伤一些细胞。

选择第5天或第6天的囊胚冷冻，此时囊腔形成，并可见活性良好的滋养细胞，内细胞团清晰可见。优先选择达到4期的胚胎冷冻，但要尽量避免胚胎孵出后冷冻。

(三)常用的胚胎冷冻方法

目前临床常用的且较为成功的胚胎冷冻方法有程序化慢速冷冻和玻璃化冷冻。程序化慢速冷冻的特点是所使用的冷冻保护剂浓度较低，对胚胎的毒性作用较小，但需利用程序化冷冻仪，耗时长，成本相对较高，且在冷冻的过程中细胞内有冰晶形成，易造成细胞损伤，近几年逐渐被成本较低、操作简单的玻璃化冷冻所替代。玻璃化冷冻技术避免了细胞内冰晶形成，使得胚胎冷冻的复苏率进一步提高，且解冻后胚胎中无卵裂球的损伤。下面以早期胚胎为例简单介绍程序化慢速冷冻和玻璃化冷冻技术。

1. 程序化慢速冷冻

(1)程序化慢速冷冻液的配方：程序化冷冻液的液体也是由3部分组成，首先是含有5mg/ml人血清白蛋白(human serum albumin，HSA)的杜氏磷酸盐缓冲液(dulbecco's phosphate buffered saline，DPBS)作为冲洗液，另外一种为含有1.5M PROH的平衡液，冷冻液为1.5M PROH+0.1M蔗糖的溶液。解冻液分别是含有1.5M PROH和0.2M蔗糖、1.0M PROH和0.2M蔗糖、0.5M PROH和0.2M蔗糖，以及只含有0.2M蔗糖的液体。配制好的液体在使用前过滤除菌，最好现用现配。

(2)程序化慢速冷冻操作过程：胚胎进行程序化慢速冷冻前需在平衡液中平衡10分钟，在冷冻液中也进行预平衡，平衡过程装入冷冻麦管，密封。最后进入程序冷冻仪冷冻，冷冻程序如下：冷冻仪开始温度为20℃，以-2℃/min的速度降至-7℃，停留5分钟后，人工协助冰晶形成(seeding)，即用在液氮中(-196℃)浸过的镊子快速夹住胚胎液柱的其中一端空气柱处，数秒后见液柱端形成白色

冰晶后放回冷冻室，再停留10分钟(holding)，然后以-0.3℃/min的速度从-7℃降至-30℃，继续以-30℃/min的速度从-30℃降至-120℃。最后将含有胚胎的麦管迅速投入液氮中，在液氮罐中储存。

(3)快速解冻过程：胚胎解冻过程是胚胎的再水化过程，将麦管从液氮中取出，需在室温空气中摇动40秒后投入30℃水浴中，停留40秒，然后将胚胎放入PROH浓度依次降低的解冻液中，各停留5分钟。并从室温逐渐升至37℃，此时可以评价胚胎的存活情况并做记录，胚胎损伤表现在透明带的破裂、卵裂球的溶解以及胞质的黄褐色变性，通常以50%的卵裂球保存完好即可认为胚胎存活。将存活的胚胎移入平衡过的胚胎培养液继续培养。如为原核期胚胎，则应过夜培养评价其发育潜能，如果是分裂期胚胎则至少培养1小时方可供移植。移植前再次观察胚胎情况并记录。

另外也有研究发现，乙二醇用于慢冷冻法保存人类胚胎得到了较高的临床妊娠率和单胚着床率，有可能取代PROH成为慢冷冻法的主要冷冻保护剂。近年来，随着玻璃化冷冻技术的飞速发展，程序化慢速冷冻逐渐被玻璃化冷冻所代替，对于胚胎程序化冷冻的研究报道也逐渐减少。

2. 玻璃化冷冻

(1)定义：玻璃化法是一种快速冷冻法，玻璃化是活细胞在冷冻的过程中，完全避免冰晶形成产生玻璃样固化的过程。同程序化慢速冷冻一样，玻璃化冷冻也要在冷冻复苏的整个过程避免冰晶形成。

(2)基本原理：与传统的程序化冷冻相比，玻璃化冷冻有许多优势，冷冻胚胎的过程是在瞬间完成的，通过迅速降温，抑制细胞内冰晶形成，而减少了冷冻过程中渗透压和激冷对细胞的损伤。其原理是利用高浓度保护剂溶液在受冻时的固化(非结晶)，通过黏度极度增加的特点，使胞质从液态变为无结构的玻璃状态，这种玻璃状态能保持其溶液状态的分子和离子分布。玻璃化法要求升温和降温的速度必须快，避免发生广泛的去玻璃化和再结晶。在玻璃化冷冻过程中，跨膜物质浓度与渗透压差不大，不易产生不可逆的细胞膜损伤而引起细胞死亡，但所需冷冻保护剂的浓度较高，保护剂对胚

胎的毒性增加。所以，用此法的保护剂必须严格筛选和配制。此外，缩短平衡时间和降低平衡时的温度也可能减少其毒性作用。

玻璃化冷冻的另一个优点是无需昂贵的降温仪器设备，所需时间短，节省人力物力。它作为一种便捷、低耗的冷冻技术，也正在被越来越多的 IVF 中心采用，并且取得了较好的临床应用结果。

（3）玻璃化冷冻液的配方：在过去，常常选择几种冷冻保护剂的联合，以求最大限度地降低毒性作用。如 DMSO、乙酰胺（acetamide）、丙二醇（propylene glycol，PG）和聚乙二醇（polyethylene glycol，PEG），溶于改良的磷酸盐缓冲液（phosphate buffer saline，PBS）中组成玻璃化冷冻液，却没有获得理想配方。近年来，EG 因其分子量小、毒性低的特点，被广泛用作玻璃化法冷冻的冷冻保护剂。随着玻璃化冷冻技术的进一步提高，在不改变冷冻保护剂的渗透性的同时，尽可能地降低冷冻保护剂毒性，提高冷冻安全性，成为玻璃化冷冻液配制的关键。目前玻璃化冷冻液的配方主要选择 2 种渗透性冷冻保护剂：EG 和 DMSO。另外，蔗糖、海藻糖和人血清或血清替代品也是最常用的冷冻液成分。是否添加其他大分子的非渗透性冷冻保护剂，如 PVP 等，不同实验室或者商家的配方略有不同。

（4）玻璃化冷冻载体：研究发现，玻璃化的效率可以通过增加降温和升温的速度而获得极大的提高，为了这一目的，诞生了各种冷冻载体，以实现其快速降温的目的，最早的有微细麦管（降温速度可达 2 500℃/min）、无菌的热软化拉伸的麦管（降温速度可达 20 000℃/min）、铝箔以及电子显微镜的金网或铜网等。目前使用最广泛的是叶片状载体。

（5）玻璃化冷冻解冻操作步骤：室温下，将胚胎置于平衡液中平衡 5 分钟左右，待胚胎皱缩再复张后至将胚胎移入冷冻液中停留 30~40 秒，并迅速装上载体，并将多余的液体吸掉（仅带 1~2μl 液体），直接投入液氮中。装管后放入液氮罐保存。解冻时，从液氮中取出装有胚胎的载体立即投入 37℃的 1.0M 蔗糖溶液中孵育 1.5~2 分钟，直至能观察到胚胎卵裂球的清晰轮廓。然后移入室温下的 0.5M、0.25M 和 0M 的蔗糖溶液中分别平衡 3~5 分钟，在最后的 0M 蔗糖溶液中将 37℃温台打开，

继续平衡 5 分钟。最后移入胚胎培养液放入培养箱培养。用这种方法获得的 8 细胞胚胎复苏率达 95% 以上。

对于卵裂期胚胎的冷冻，程序化慢速冷冻和玻璃化冷冻的临床效果差别不大。在临床应用中发现，玻璃化冷冻可以更好地保存胚胎的完整性，其复苏率更高，而程序化冷冻过的胚胎，总会有多少不等的卵裂球的死亡，虽然不太影响临床妊娠率，但总的胚胎复苏率低于玻璃化冷冻。因此，随着玻璃化冷冻技术的推广，慢速程序化冷冻已经逐渐被玻璃化冷冻所代替。

（四）囊胚的冷冻保存

随着实验室培养技术的改进，人类胚胎可以在体外培养环境下发育到囊胚期，为了降低辅助生殖技术中的多胎率，提高妊娠率，近年来有许多生殖中心采用单囊胚移植，移植后多余的囊胚可以冷冻保存。囊胚冷冻有不同于 8 细胞之前胚胎冷冻的特点，其细胞数多，更能耐受冻融的损伤，如部分滋养层细胞的损伤对胚胎的进一步发育无影响；有人认为囊胚移植易将内膜的发育调整至同步，囊胚移植也较合乎生殖生理。

最早的囊胚冷冻方法也是程序化慢速冷冻，效率较低，少有应用。近几年，玻璃化冷冻囊胚成为研究和应用的热点，在临床应用上也取得了很好的结果，冷冻囊胚复苏率可达 99%，临床妊娠率也达到并超过 50%。现将目前最常用的囊胚玻璃化冷冻方法介绍如下：

1. 玻璃化冷冻液配方 目前，囊胚冷冻液与卵裂期胚胎的冷冻液基本一致，根据不同时期的细胞特点，冷冻时的温度和时间有所不同，多为商品化试剂。在开展囊胚冷冻之初，囊胚冷冻多采用以下配方：基础液为含有 5mg/ml HSA 的体外操作液；平衡液为含有 7.5% EG+7.5% DMSO 的基础液；冷冻液为用基础液配制的 15% EG+15% DMSO+0.65M 蔗糖+10mg/ml 冷冻保护剂。

2. 玻璃化冷冻程序 操作过程同早期胚胎。一般在冷冻前将囊胚腔内液体放出，使囊胚尽可能皱缩（collapse），使得更快地达到渗透平衡。首先将囊胚从囊胚培养液移入基础液中简单洗涤，然后将其移入平衡液中平衡 2 分钟，准备好冷冻载体，

用 VS 做 2~3 个 30~50μl 小滴,将囊胚移入冷冻液的液滴中换液 2~3 次后,30 秒内装上载体并投入液氮中,注意冷冻胚胎周围的液体尽可能地少,以便实现更快的降温速度。再将装有胚胎的冷冻载体与预先浸入液氮的冷冻支架固定,放入液氮罐储存。

3. 解冻程序 解冻液蔗糖浓度分别为 0.33M、0.2M 和 0M 的基础液。解冻时,从液氮中取出装有胚胎的载体立即投入 37℃ 的 0.33M 的蔗糖溶液中孵育 2 分钟,然后移入 0.2M 蔗糖溶液中停留 3 分钟,最后移入 BS 中平衡 5 分钟,最后转入囊胚培养液置于 CO_2 培养箱进行培养,等待移植。整个解冻过程均在 37℃ 温台上进行。通常移植前要进行辅助孵化,以便于囊胚及时着床,提高冷冻胚胎移植成功率。其冷冻载体及注意事项同早期胚胎冷冻。

(五)胚胎冷冻发展现状及发展前景

目前,胚胎冷冻是辅助生殖技术中的一项常规技术,凡是开设 IVF-ET 技术的中心或医院均须具备胚胎冷冻技术。而随着 IVF-ET 体外培养技术和妊娠率的提高,伴随着促排卵获得的冷冻胚胎越来越多,较大的 IVF 中心均出现了胚胎库爆满、许多冷冻胚胎不能有效处置的难题。由于目前对胚胎捐赠尚存在伦理学争议,冷冻胚胎的利用率远远低于其冷冻储存率,过多的胚胎冷冻也成为亟待解决的问题。相信随着辅助生殖技术的发展和人们对待生育问题认识的提高,有效控制促排卵过程,适当减少促排卵周期比例,减少胚胎形成数目,将有助于进一步提高胚胎冷冻使用效率,减少胚胎浪费。

四、配子冷冻保存技术

(一)卵母细胞冷冻保存技术

卵母细胞冷冻保存技术是女性生殖力储备的最有效手段,具有广泛的应用前景:①可以保存因卵巢功能早衰、盆腔疾病、手术或放化疗等原因而可能丧失卵巢功能的女性生殖力,对需要放化疗而有生育需求的青少年肿瘤患者尤为重要;②可以缓解胚胎冷冻所面临的伦理、法律、道德、宗教等多方面的问题,有些国家禁止胚胎冷冻,但允许进行卵母细胞冷冻,遗弃剩余的冷冻胚胎也存在诸多伦理学争议;③保存体外受精胚胎移植中过剩的卵母细胞。常规 IVF-ET 过程中促超排卵技术的应用会产生过多的卵母细胞,在保证新鲜周期使用的前提下,如果能将这部分过剩的卵母细胞冷冻保存,受精或妊娠不成功时就可避免再次促排卵刺激及取卵手术,受精或妊娠成功后剩余的卵母细胞可以备将来不时之需,或者捐赠给他人;④保存目前尚不想生育的女性的卵母细胞,为其提供将来优生优育的保障;⑤未成熟卵母细胞冷冻同样前景广阔,可以在上述情况下解决暂时无法实现高效率体外成熟培养带来的难题,冷冻未成熟卵母细胞,提高卵母细胞利用率。

自 Whittingham 于 1977 年首次成功地冷冻成熟的小鼠卵母细胞以来,卵母细胞冷冻保存研究已涉及的哺乳类动物包括小鼠、兔、山羊、牛、马和人类等。Chen 等于 1986 年首次报道了用 DMSO 作为冷冻保护剂冷冻人类成熟卵母细胞取得成功,并获得双胎妊娠。1995 年,Gook 首次报道使用 1.5M 浓度的 PROH 冷冻卵母细胞,从此,PROH 因其较好的渗透性和较低的细胞毒性代替了 DMSO,成为慢速冷冻广泛应用的渗透性冷冻保护剂,第一个使用 PROH 冷冻卵母细胞试管婴儿也于 1997 年出生。最早报道玻璃化冷冻人类卵母细胞成功是在 1999 年,由于玻璃化冷冻技术快速、低成本、避免细胞内冰晶形成等特点,近年来成为卵母细胞冷冻的主导技术。冷冻保护剂由最初的甘油和蔗糖,到后来的 EG,直到最近几年认为较好的 EG 和 DMSO 以及其他大分子的组合。经过 20 多年的探索,到目前为止,全世界已有几千个冷冻卵母细胞来源的婴儿出生。越来越多的 IVF 中心开展了卵母细胞冷冻保存技术,相应的也诞生了各种品牌的商品化冷冻液和冷冻载体,卵母细胞冷冻保存技术获得了较好的临床应用效果,目前,成熟卵母细胞冷冻技术已经在越来越多的生殖实验室成为一项常规的必备技术。但在实际工作中,由于冷冻试剂及载体的多样性,各个实验室的结果很难趋于统一,目前尚缺乏大样本临床研究的数据。更高效稳定的卵母细胞冷冻保存技术仍然是生殖医学今后努力的目标和方向。

由于卵母细胞是哺乳动物体内最大的细胞，其细胞结构特点决定了卵母细胞较其他细胞相对较难冷冻。与胚胎相比，卵母细胞表面积与体积的比例较小，在冷冻的过程中脱水不充分，容易形成细胞内结晶；透明带对温度的敏感性以及成熟前皮质颗粒的提前释放，均导致透明带变硬，精子难以穿透，受精后胚胎孵出困难；减数第二次分裂中期的纺锤体对低温的敏感性使纺锤体解聚，尽管复温后染色体可以重新排列，染色体的丢失和染色体非整倍体的发生在所难免，胞质内会存在"游离"染色体；由于微丝微管对冷冻的敏感性，导致细胞骨架受损，引起细胞代谢的生理生化改变；卵母细胞本身易于发生自身激活；冷冻过程对胞质膜和细胞内其他结构的影响也会改变卵母细胞的发育潜能；另外，冷冻休克性损伤也是冷冻过程需要主要克服的问题。

由于卵母细胞具有这些不同于胚胎和一般体细胞的特点，因此，卵母细胞的冷冻与胚胎冷冻相比，遇到的挑战更大，这也正是曾经阻碍卵母细胞冷冻技术在临床上应用的原因之一。玻璃化冷冻技术的提高为卵母细胞的冷冻带来了新的希望，目前已经成为卵母细胞冷冻的主要方法，可以获得更高的冷冻复苏率和临床妊娠率。

1. 程序化慢速冷冻 卵母细胞程序化慢冷法与胚胎冷冻相似，冷冻前准备同胚胎冷冻。最早卵母细胞采用的慢速冷冻程序同胚胎冷冻相同，但冷冻效率较低，经过多年不断地研究改进，卵母细胞冷冻程序有了进一步的完善，以更适合于卵母细胞冷冻的生物学特点，如在慢速冷冻液中提高蔗糖浓度到 0.3M，冷冻基础液由单纯的磷酸盐缓冲液（phosphate buffered solution，PBS）逐渐转向生理培养液，使用低钠冷冻液氯化胆碱代替氯化钠，使用无钙溶液，都获得了相对传统基础液较好的冷冻效果，已被公认为改善卵母细胞冻存较为有效的方法。

卵母细胞程序化慢速冷冻是利用较低浓度的冷冻保护剂，在程序冷冻仪的控制下使卵母细胞缓慢脱水，利用植冰方法越过细胞的超冷阶段，进一步启动脱水过程，在进入液氮前使卵母细胞胞质处于玻璃化状态，实现卵母细胞低温保存，但程序化

冷冻过程中卵母细胞的脱水并不完全，如果卵母细胞在浸入液氮前还有小的冰晶存在，在复温过程，小的冰晶会骤然膨大引起细胞损伤。因此，在慢速冷冻发展的十几年中，卵母细胞冷冻的技术虽然也取得了一些成绩，但没有很大的突破，较低的冷冻复苏率和降低的发育潜能是卵母细胞冷冻发展的巨大障碍，文献报道的慢速冷冻卵母细胞来源的出生婴儿不足百人。随着玻璃化冷冻技术的发展，卵母细胞玻璃化冷冻技术逐渐取代了效率较低的程序化慢速冷冻。

2. 玻璃化冷冻 卵母细胞玻璃化冷冻技术因其程序简单，不需要昂贵仪器，可以获得更高的复苏率，逐渐成为世界各国生殖医学领域卵母细胞冷冻的主导技术，玻璃化冷冻避免了细胞内冰晶形成，使得卵母细胞冷冻的复苏率大大提高。

卵母细胞玻璃化冷冻最初以 EG 作为主要的冷冻保护剂，近年来，为了降低冷冻保护剂浓度以减少冷冻保护剂的毒性作用，卵母细胞冷冻液逐渐过渡到以 2 种渗透性冷冻保护剂与其他大分子组合配制的冷冻液。

卵母细胞冷冻技术经过 20 多年的发展，已被越来越多的生殖实验室认可并应用于临床，尤其是随着卵母细胞玻璃化冷冻技术的日益推广，卵母细胞冷冻临床妊娠率有了较大的改善和提高，部分研究病例报告获得了与新鲜周期相似的妊娠率，目前在国内外各个生殖中心基本以玻璃化冷冻为主。虽然世界各国的生殖中心都已经开始尝试并应用卵母细胞冷冻保存技术，而且获得了临床分娩病例，但目前报道的临床妊娠率并不稳定，冷冻卵母细胞复苏后进行体外受精-胚胎移植获得的临床妊娠率从 12.5%~62.5% 不等，其冷冻方法也各有不同。在冷冻保护剂的浓度及平衡时间方面文献报道也不尽一致，玻璃化冷冻过程在临床操作过程还有些不稳定因素，但其总的复苏率较程序化慢速冷冻有了极大的提高，玻璃化冷冻较慢速冷冻可以更好地保存卵母细胞中的 mRNA，从而更好地保存了生物学功能。而且，文献报道的玻璃化冷冻的卵母细胞的复苏率和纺锤体评价好于慢速冷冻。根据荟萃分析，按照每枚卵母细胞的冷冻效率计算，慢速冷冻卵母细胞的出生率为 2.3%，玻璃化冷

冻则为 5.2%,很显然,卵母细胞玻璃化冷冻的效率明显高于程序化慢速冷冻,因此,不可否认,卵母细胞玻璃化冷冻是卵母细胞冷冻保存的成功方法。

未成熟卵母细胞冷冻较成熟卵母细胞冷冻有更广阔的前景,可以解决自然周期获得的未成熟卵母细胞的冷冻保存,对于癌症患者化疗前可以无需促排卵直接获取未成熟卵母细胞冷冻。未成熟卵母细胞冷冻后的继续培养和受精,在动物实验中已经有子代产生,在人类,未成熟卵母细胞的冷冻仍然处于探索阶段,尽管也有妊娠和分娩的报道,但近几年的发展仍然缓慢,关于未成熟卵母细胞冷冻的研究报道也屈指可数,最好的结果也只是形成优质胚胎,未见再次妊娠的报道。虽然在减数第一次分裂前期(GV 期)冷冻,可以避开成熟卵母细胞必须面对的纺锤体和染色体的改变,但是冷冻对其他细胞器的影响也不可避免,是否会影响到卵细胞内大量的膜状结构,进一步影响体外成熟或者将来的胚胎仍然有待于进一步研究,而且未成熟卵母细胞的体外成熟培养(IVM)技术也尚未成为辅助生殖治疗的常规手段。因此,在成熟卵母细胞的冷冻技术日益成熟之时,未成熟卵母细胞的冷冻仍然面临极大的挑战。目前,对于未成熟卵母细胞的冷冻更倾向于体外成熟后再冷冻,且已经获得了健康婴儿的出生。

卵母细胞冷冻的安全性讨论一直伴随着卵母细胞冷冻技术研究过程,主要概括为以下三个方面。

(1)低温和冷冻保护剂对卵母细胞的毒性作用:冷冻会造成卵母细胞纺锤体的损伤,导致纺锤体结构异常、染色体的丢失或非整倍体的发生。然而,由于卵母细胞复苏后纺锤体可以自行修复,不会影响进一步的受精及胚胎分裂,但胚胎质量及发育潜能会受到较大影响。从遗传学角度看,对冷冻后胚胎的检测手段目前主要有碱性彗星实验检测 DNA 链断裂、检测染色体破坏(微核形成)的微核试验及线粒体的损伤情况等。冷冻保护剂可能导致 DNA 突变,评估接触一定浓度 EG、DMSO 及 PROH 的卵母细胞 DNA 链断裂情况,发现 DMSO 不具有遗传毒性,EG 不具有直接的遗传毒性,PROH 可以导致 DNA 损伤而产生突变。通过应

用实时反转录 PCR 技术对胚胎发育至关重要的 8 种蛋白的编码基因进行分析,发现卵母细胞玻璃化冷冻不影响卵母细胞的生物分子质量。据文献报道,936 例冷冻卵母细胞出生婴儿中有出生缺陷的为 12 例(1.3%),低于自然妊娠分娩的比例(3%)。虽然目前已有的研究显示,卵母细胞冷冻保存技术对卵母细胞的发育没有明显毒性作用,但由于已有研究提示体外培养及操作过程都对配子和胚胎基因印记有影响,冷冻操作过程也不会例外,因此相关研究还有待于进一步深入。

(2)玻璃化冷冻卵母细胞与液氮的直接接触污染:除封闭麦管外,多数载体使细胞和液氮直接接触,污染是无法回避的,尤其是病毒的传播。动物实验证明,将标本置于病毒污染的液氮中,21.3%的标本感染指标显示阳性,而其他微生物如细菌和真菌同样有感染的可能。对液氮的过滤是解决液氮污染的方法之一,但目前尚无相应的设备。封闭式装置可能效果更好,但相对于开放式冷冻载体,其冷冻效率会大大降低。有学者研发了避免与液氮接触的玻璃化冷冻载体,以在尽可能保持冷冻效率的基础上,避免卵母细胞与液氮的接触,尚无相关临床研究的报道。有研究发现将卵母细胞储存在液氮蒸汽中与直接浸入液氮中比较,液氮蒸汽中储存仍然可以获得较好的临床结果,可能对降低液氮的污染起到一定作用。庆幸的是目前人类胚胎及卵母细胞样本尚未有经液氮感染病毒或其他微生物的报道,但潜在风险是存在的,因此,安全有效地解决液氮直接接触污染的问题同样是卵母细胞冷冻研究中的重要课题之一。

(3)液氮冷冻期限:在液氮中,唯一的损害因素是来源于外界的物理辐射所造成的 DNA 结构的破坏。实验提示,理论上细胞在液氮中至少可以保存 2 000 年,从实用的角度看,冷冻卵母细胞可以保存 3~10 年。关于卵母细胞冷冻后出生的婴儿数量有限,多数研究报道的冷冻卵母细胞获得的婴儿是健康的,在大样本出生婴儿的调查中发现有一些存在先天畸形,但其发生率低于自然妊娠分娩。冷冻卵母细胞这一技术的安全性尚需进一步验证,随着卵母细胞冷冻技术在生殖医学临床的开展和应用以及相关分子生物学检测技术的进步,对卵母

细胞的安全性评价会更加完善,必将为卵母细胞冷冻技术的推广和应用提供可靠依据。

(二) 精子冷冻保存技术

在冷冻保护剂的作用下,将精液应用特定的程序进行冷冻保存,从而有效地保存精子,保存男性生育力。精子冷冻保存技术是最早发展起来的生育力保存技术,精子因其体积小、数目多,在发现冷冻保护剂之初,便迅速掌握并广泛应用。生殖领域中的精子冷冻技术主要用于:①治疗不育症,帮助在不孕症的治疗周期中不能在合适的时间提供可使用精液的夫妇。另外,通过冷冻技术建立起来的人类精子库还可以为无精子症患者提供合格的冷冻精液标本。②提供生殖保险,精子冷冻技术可以作为生育力的一种储备形式。对于要接受损伤生育力的外科治疗和因肿瘤(如白血病等)需进行放化疗的男性,同样可以提前取精,进行冷冻保存。对于从事有可能影响生育力工作(如接触有毒物质、放射线等)的男性,也可以提前将精液冷冻。在现代社会中,常常还有一些人在年轻时由于工作和/或学习等原因不愿生育,精子冷冻技术可以为他们储备部分精子,供以后生育时使用。③促进计划生育和开展优生,男性输精管结扎术前,可以预先冷冻储存一部分精液,以备以后要求再生育时使用。另外,对于夫方是患有遗传病或是遗传病致病基因携带者的夫妇,通过精子库提供的精液标本可以避免下一代遗传性疾病的发生。

1866 年,Mantegazza 第一次报道了人精子在 –15℃ 的低温下冷冻后仍有活精子,并建议建立人类精子库。冷冻精子的成功突破始于 1949 年,Ploge 等发现甘油(10%~15%)具有良好的冷冻保护性。1953 年,Sherman 等用 10% 的甘油冷冻人精子,获得了 67% 的成活率,并且出生健康婴儿。再后来,保存在液氮中的精液复苏后也获得了妊娠。1963 年,Sherman 等报道用卵黄和甘油作为精子冷冻保护剂可以提高妊娠率,精子冷冻技术有了大大的提高。到 20 世纪 70 年代末,全世界已建成 40 多家冷冻精子库。我国第一家精子库于 1981 年在湖南医科大学建成,此后,全国各地又建成了多家精子库。精子冷冻技术为生殖医学临床提供了极大的便利。

1. 精子冷冻液 目前精子冷冻最常用的精子冷冻液是含甘油和卵黄的复合型冷冻液,由甘油、卵黄、单糖、枸橼酸钠、抗生素组成。通常浓度为 5%~12% 甘油、20% 卵黄、10g/ml 庆大霉素等。

甘油是一种渗透性冷冻保护剂,分子量大,渗透性高,能插入精子膜的双层分子中,诱导膜结构变化,通过羟基(hydroxyl radical,OH)基团与水形成氢键,渗入细胞,修饰细胞质膜,改变细胞膜的稳定性和水通透性,降低细胞内液体冰点,阻止细胞内冰晶形成,稳定了细胞内外电解质浓度,起到了相当于膜内保护剂的作用。用甘油作为冷冻保护剂冷冻的精液复温后能获得较高的精子复苏率,但也正因为甘油具有高渗透性这一特性,很容易造成对精子的损伤。因为甘油可能干扰三磷酸腺苷(adenosine triphosphate,ATP)合成与利用间的平衡,改变精子的生物能量状态,在 ATP 缺少的情况下,如冷冻时,依赖离子的细胞反应过程的代谢控制可能受到损害,发生不可逆的细胞损伤。所以,甘油在保护液中的浓度是一个很重要的因素,当甘油在保存剂中的浓度过高时表现一定程度的细胞毒性,使精子制动、活力减低;相反,浓度过低保护效果就差。

卵黄主要成分是卵磷脂和低密度脂蛋白,属大分子膜外保护剂,可以稳定精子细胞膜结构的稳定性,其中的白蛋白可以降低细胞耗氧量,防止顶体外膜破裂。卵黄可以结合于细胞表面,调节膜的通透性,维持细胞内的稳定性,减轻由于过氧化物酶产生的自由基造成的精子质膜损伤,其与甘油配伍可以发挥膜内外协同保护作用。故含卵黄的精子冷冻液比单一甘油冷冻液能更好地保护冷冻精子的超微结构,提高复温后精子存活率和受孕率。

枸橼酸钠溶液是缓冲盐试剂,可以调整渗透压和 pH,并有保护线粒体的功能。

2. 精子冷冻程序

(1) 液氮蒸汽冷冻法:精液取出在 37℃ 下液化后,按照世界卫生组织(World Health Organization,WHO)的标准进行镜检,并做好记录。同时将精子冷冻液放至室温备用,根据精液量,按照 1:1 的比例缓慢加入冷冻保护剂,边加入边混匀,混匀后分装至冷冻管内,并在冷冻管上做好标记,将冷冻管置入 4℃冰箱内 15 分钟。将冷冻管装入已经做好标记的布袋内,将布袋置入液氮蒸汽 –80℃处,15分钟后将布袋投入液氮,冻存。

(2)程序冷冻仪法:精子准备同前,将装有冷冻液和精液混合物的冷冻管置于程序冷冻仪,开启冷冻程序。冷冻步骤:冷冻仪开始温度为 20℃,以 –1℃/min 的速度降至 2℃,保持(holding)5 分钟;以 –10℃/min 的速度降至 –3℃,再以 –6℃/min 的速度从 –3℃降至 –20℃,继续以 –10℃/min 的速度从 –20℃降至 –90℃。快速投入液氮,冻存。

(3)精子解冻方法:将精子冷冻管从液氮中取出后置于 37℃水浴中 10 分钟,根据解冻的目的进行相应处理后使用。

3. 微量精子冷冻 少精子症患者可以通过射精获得微量精子,而无精子症患者通过附睾或睾丸精子抽吸术获得少量的附睾或睾丸精子,将这些精子进行常规的精子冷冻可造成冻融精子不同程度的丢失,而微量精子冷冻保存技术可以解决这一问题。

微量精子冷冻常用的方法有空卵膜冷冻法和微型载体玻璃化冷冻法等。空卵透明带内精子冻融后的存活率和活动率都取得较好的结果,但是该类型冷冻载体不易获得,制作较复杂,有交叉感染的风险,因此限制了该冷冻方法的应用。冷冻环、微滴、开放式拉长麦管和标准开放式麦管都适用于精子的低温储存,利用无冷冻保护剂的玻璃化冷冻方法,获得了较好的精子存活率,但相关妊娠的报道较少。

Desai 等采用一种新型的高安全麦管进行睾丸和附睾精子慢速冷冻,并成功临床妊娠,该载体的密闭性使其成功地避开了与液氮的直接接触,安全可靠。利用封闭式塑料毛细麦管(50μl)对少弱精子症患者的精子进行玻璃化冷冻,该过程中仅使用非渗透性保护剂蔗糖(0.25mol/L),不含以往玻璃化冷冻中需要的渗透性保护剂,复温后 1 小时精子运动性、包膜完整性和顶体完整性都优于慢速冷冻,该法在行 IVF/ICSI 受精过程中可能具有很大潜力。

五、生殖腺组织及器官冷冻保存技术

(一)卵巢组织冷冻保存

1. 概述 随着医学发展、大剂量放化疗药物和骨髓移植技术广泛应用,肿瘤患者的生存率得到很大的提高。调查显示,大剂量放化疗药物和骨髓移植可治疗 90% 以上的年轻女性肿瘤患者。治疗肿瘤所采用的放化疗可能对卵巢产生不可逆的损伤,甚至导致卵巢功能早衰,丧失生殖和内分泌功能。然而,大多数肿瘤患者迫切希望可以保留生育自己遗传学意义上后代的能力,不愿采用供卵生育或领养。卵巢组织冷冻较胚胎冷冻和卵母细胞冷冻有独特的优势,不仅可以保存大量有生育功能的卵泡,还可以帮助患者恢复内分泌功能,缓解病理性卵巢早衰带来的生理和心理上的不适,因此卵巢组织冷冻成为肿瘤患者治愈后恢复内分泌和生殖功能的最有效方法。

另外,卵巢组织冷冻也可以用于预防卵巢早衰引起的不孕,在一般人群中,卵巢早衰的发病率为 1%~3%,在闭经者中约占 2%~10%。其病因可能为自身免疫功能异常、染色体或其他遗传因素异常、代谢异常、受体异常及病毒感染等。冷冻卵巢组织可以在患者发生卵巢早衰之前,取出部分卵巢组织,以备将来生育之用。但由于卵巢早衰的病因复杂,病程难以把握,一旦错过将终身遗憾。一般的良性肿瘤手术切除时也会携带部分正常卵巢组织,这部分卵巢组织中也存在相当数量的原始卵泡,通过冷冻保存技术将这部分卵巢组织冷冻也可以挽救许多卵巢良恶性肿瘤患者手术后失去的生育功能。

1960 年,Parrot 首次把小鼠的卵巢组织冻存在 –79℃甘油盐溶液中,快速解冻后进行同种移植,并产下幼仔。1994 年,Gosden 等将羊的卵巢切除后在液氮中冷冻保存,复温后自体移植,内分泌水平恢复良好并产下一只健康子代羊。2004年,Donnez 等通过腹腔镜手术将冻存 6 年的卵巢组织自体原位移植,诞生了世界首例由冷冻卵巢组织发育出来的正常女婴。目前,卵巢组织的冷冻保存和移植已成为人类生殖医学和生殖工程研究的热点。

卵巢皮质的冷冻优势在于含有大量的原始卵泡,与生长卵泡比较,原始卵泡更能耐受冷冻损伤。原因主要为:卵泡代谢率低;支持细胞数量少、体积小;卵母细胞停留在减数第一次分裂前期,细胞稳定;无透明带,无皮质颗粒,卵母细胞表面积/体积较大,利于冷冻保护剂的渗透。虽然技术上可以分离原始卵泡,但目前保存原始卵泡的唯一方法是保存卵巢皮质。

2.卵巢组织的获取及冷冻前处理

(1)卵巢组织的获取:卵巢组织需包含一定数量的高质量卵泡才具备冷冻价值,由于35岁以上的育龄妇女卵泡数量急剧减少,卵巢功能迅速衰退,所以应选择35岁以下患者的卵巢组织冷冻。获取卵巢组织的方法常用的有卵巢切除术和卵巢多点活检术。可以用腹腔镜圆形活检器获取直径5mm,厚2~3mm的圆形卵巢皮质组织块。也可以直接取材于手术中切除的卵巢,主要来源于卵巢肿瘤患者或行双侧附件预防性切除的患有其他部位肿瘤的患者。近年来,随着卵巢组织冷冻作为生育力保存技术在肿瘤患者中的应用,为了保存尽可能多的卵巢组织,常常采取单侧卵巢切除术。

(2)卵巢组织的运输及预处理:新鲜的卵巢组织应迅速将其浸泡在特定的组织培养液,冰袋内保存和运输。应在尽可能短的时间内运至实验室,以减少细胞内释放的内源性溶酶体酶引起组织自溶。实验室拿到卵巢组织后,将其置于装有组织培养液或生理盐水的培养皿中,首先观察卵巢组织表面是否有卵泡,若有卵泡,可用注射器吸取卵泡后在体式镜下寻找卵母细胞,酌情将卵母细胞冷冻或者行体外培养。若为完整的卵巢,则由两人合作,用齿镊对称夹紧卵巢组织后将整个卵巢从中间完整剖开,平分为两部分并分别处理,用手术刀片去掉卵巢的髓质和脂肪,然后小心操作将皮质保留1~2mm的厚度,要保证所保留的皮质无肉眼可见的黄体和卵泡。修剪边缘不整齐的部分。根据选择的冷冻方案确定冷冻卵巢组织的大小,若为慢速冷冻,则需将组织切成5mm×5mm的正方形,依组织修剪的形状,卵巢组织片也可以有不同的形状。若为玻璃化冷冻,卵巢组织片要修剪成1mm×1mm大小。在将卵巢组织片放到冷冻液之前,迅速将一块小的组织片进行切片处理,将小片的皮质置入玻璃制品固定(Bouins固定液),通过组织学检查评价冷冻卵巢组织中原始卵泡数量。目前也有新鲜卵巢组织切片染色技术,可以活体检测

卵泡数目。

3.卵巢组织冷冻复苏程序

(1)程序化慢速冷冻法:慢速冷冻是目前卵巢组织冷冻的主要方法,也是被证明为成功的方法。慢速冷冻多采用Oktay提出的方案,或者稍做改进。冷冻液为含有1.5M DMSO的基础体外操作液,5%~10%血清,加或不加0.1M的蔗糖。在1.8ml的冷冻管内加入0.5~1.0ml冷冻液,将1~2片卵巢组织皮质片放入其中,使其悬浮在冷冻液中。基础液可以用PBS或者组织培养液。其冷冻程序为:首先将处理好的卵巢组织片置入冰冷的冷冻液中平衡渗透30分钟,将冷冻管置入泡沫盒中的碎冰中以保证冷冻液的温度;然后将装有组织片的冷冻管放进程序冷冻仪,设置起始温度为1~2℃,以-2℃/min降至-9℃,保持5分钟,人工植冰(seeding);再以-0.3℃/min的速度降温至-40℃;继续以-10℃/min的速度降至-140℃;迅速投入液氮中,在液氮罐中储存。目前卵巢组织冷冻成功的报道中,植冰温度略有不同,也有选择-7℃进行植冰的成功报道。

卵巢组织复温的过程是冷冻的反过程,保证组织存活的关键是尽可能地提高复温速率,以避免胞内冰晶再结晶和细胞瞬间膨胀等造成细胞损伤。目前,不同冷冻方法的复温大多采用37℃水浴或室温下快速复温法,即将内含冻存组织及冻存液的冷冻保护容器从液氮中取出后,直接置于37℃水浴中至组织完全融解,或先置于室温下最长至30秒,待表面液氮蒸发后再置于40℃水浴中至组织完全溶解,再按浓度梯度逐渐置换冷冻保护剂。快速复温法可防止再结晶并降低复温过程可能对细胞及组织造成的损害。

解冻液用前在室温下放置30分钟使其达到室温。目前文献报道的解冻方案主要有以下2种:用EG作为主要冷冻保护剂冷冻的卵巢组织片,其解冻过程是在0.75M EG+0.2M蔗糖的PBS液、0.1M蔗糖的PBS液及PBS液中逐级再水化过程实现冷冻保护剂的置换;用DMSO作为冷冻保护剂冷冻的卵巢组织片,其解冻液为1.0M DMSO+0.1M蔗糖、0.5M DMSO+0.1M蔗糖和0.1M蔗糖,解冻在室温下进行(25℃),每步平衡3分钟。

冷冻卵巢组织的解冻多采用快速复温法,若解冻卵巢组织是为了进行卵巢组织移植,则解冻过程最好在移植手术室的附近,以便解冻后迅速递上手术台。解冻卵巢组织时要提前准备37℃的水浴缸,将盛有卵巢组织的冷冻麦管或冷冻管从液氮中取出,若有外套管的可以去掉外套管,室温空气中短时间停留后置入37℃的水浴中,约需要2~3分钟,边摇动边观察冷冻块融解的情况,至完全与冷冻管壁脱离后,用无菌纱布擦干冷冻管外周的水,将冷冻卵巢组织置入梯度解冻液,室温下每种液体停留10分钟,卵巢组织解冻过程最好能在摇台上进行,以便卵巢组织中冷冻保护剂和液体之间的快速交流。按浓度梯度溶液置换冷冻保护剂,此方法可防止再结晶,减少复温过程对细胞及组织造成的损害。

程序化慢速冷冻卵巢组织的技术较成熟,应用较多,迄今为止,经程序化慢速冷冻保存的卵巢组织自体移植后,已有近200例成功分娩的报道。但由于程序化慢速冷冻需要昂贵的仪器来控制降温速度,耗时长,过程烦琐,现在也有实验室试图用玻璃化冷冻程序进行卵巢组织冷冻。

(2)玻璃化冷冻法:玻璃化冷冻需要高浓度的冷冻保护剂,可增加对组织和细胞的毒性作用。目前多联合使用不同类型的冷冻保护剂以降低单个保护剂的浓度和毒性,提高冷冻保存效果。有学者提出,在冷冻液中添加一定浓度的非渗透性冷冻保护剂(蔗糖、海藻糖和PVP等),有利于改善渗透性冷冻保护剂的玻璃化性质,降低达到玻璃化效果所需的冷冻保护剂用量,减小玻璃化冷冻液的毒性,提高冻存效果。另外,增加降温速度同样可提高冻存效果。

目前卵巢组织玻璃化冷冻尚处于研究阶段,冷冻液配方也各有不同。根据所用冷冻载体的不同,玻璃化冷冻解冻过程略有差异,但均不影响最终的冷冻效果。随着卵巢组织玻璃化冷冻技术的深入开展,更多的文献报道认为,玻璃化冷冻比程序化慢速冷冻更有效。近年来,针对增加玻璃化冷冻降温速度尝试多种新的冷冻方案。Santos等将卵巢组织直接滴落在液氮中进行玻璃化冷冻,复苏后卵泡活力优于传统玻璃化冷冻法。Isachenko等

采用直接滴入液氮的方法冻存人卵巢组织,解冻后卵泡形态学变化及内分泌功能与新鲜对照组相比,差异无统计学意义。另有研究采用针灸针穿刺卵巢组织,直接置入液氮中进行玻璃化冷冻,也达到较好的冻存效果。但卵巢组织玻璃化冷冻还处于研究阶段,目前尚无临床成功应用的报道。

4. 冷冻卵巢组织的移植 移植部位对卵巢功能的恢复及存活至关重要,移植部位要有丰富的血运,可较好地固定移植物,并有足够的空间,以便使移植物尽快地恢复血供使卵泡充分发育,便于监测排卵及获取卵母细胞也是目前选择卵巢组织移植部位的条件之一。常用的原位移植部位为卵巢窝或卵巢蒂的位置。原来残留的卵巢内、卵巢窝附近的腹膜或盆腔壁组织也可以认为是卵巢原位移植的部位,异位移植常用的部位有肾被膜下移植,也可以移植到前臂皮下、乳房组织下、腹直肌筋膜、腹部皮下组织及肌肉组织等,也有移植到子宫内膜内的报道。异位移植较原位移植更方便于监测卵泡发育和取卵。

(1)原位移植:原位移植的优点是可以基本保存自然的组织结构和生殖功能,可观察移植的冻存卵巢是否具备生育子代的能力,但移植技术要求复杂,容易形成粘连影响妊娠,卵巢周期性生长结果不易直接观察到。2004年,Donnez等首次报道了采用程序冷冻方法保存的卵巢组织在解冻后经自体原位移植,最终获得一名女婴。截至目前,除了Kutluk O等报道的卵巢皮质块冷冻解冻后异位移植到患者下腹部皮下获得自然妊娠并分娩3名新生儿外,目前世界范围内来自卵巢组织冷冻/解冻移植出生的婴儿多数是通过原位移植获得。可以认为,卵巢组织原位移植是目前冷冻卵巢组织保存女性生育力的首选移植方法。

(2)异位移植:异位移植的优点包括:①避免侵入性操作;②便于收集卵母细胞;③如果需要重复移植时可以大大减少成本;④因严重盆腔粘连不宜进行原位移植时可以进行异位移植。主要移植部位简要介绍如下:

1)被膜下移植:作为检测冻存方法优劣的一个最有效的移植部位是实验动物卵巢组织的肾被膜下移植,肾被膜下方对卵巢血供和功能恢复更有

利。肾被膜下因其有丰富的血供被认为是较好的移植部位之一，但是来自被膜的压力可能会限制卵泡的生长发育。

2）皮下移植：皮下移植手术，操作简单，创伤小，组织移植于体表部位便于术后观察及取卵等，且皮下广阔的空间更有利于窦状卵泡的发育，皮下移植没有严格的部位限制，但一般要选皮下血管丰富的部位，如乳房外侧、腹壁下、腹股沟部及腋窝内，这些部位较为隐蔽，皮下脂肪丰富、疏松，易容纳移植物，移植物受压小，便于随访观察。腋下和前臂也被证实是自体卵巢异位移植的安全可行的部位。

3）肌肉内移植：有研究表明，肌肉内移植与皮下移植相比，可较好地保存移植的血管周细胞及卵泡的数量和完整性，但操作的复杂性要高于皮下移植。

5. 卵巢组织冷冻的效果评价

（1）组织学检查：石蜡切片检测卵泡的形态特征、免疫组织化学检测卵泡细胞的凋亡情况、中性红活体染色检测卵泡活性及电子显微镜的检测等都可以进行冷冻卵巢组织的形态学检测，以判断卵泡存活情况。正常卵母细胞呈圆形或卵圆形，包膜完整，无皱缩，细胞核大而圆，染色质稀疏；颗粒细胞无核固缩，围绕卵母细胞紧密规则排列、无间隙，颗粒细胞与基膜之间连接紧密，基膜完整。形态异常的卵泡表现为卵泡和卵母细胞形态不规则、卵母细胞皱缩、卵母细胞的胞质内出现大量空泡、核浓缩、外周颗粒细胞不完整等。

（2）卵巢组织及卵泡的体外培养：通过卵泡的体外培养，观察卵泡存活情况及发育潜能，可以很好地评价卵巢组织的冷冻效果。

（3）卵巢组织移植后的效果评价：包括激素水平的恢复，月经的恢复，卵泡生长、排卵及妊娠情况等，都是评价卵巢组织冷冻及移植效果的指标，自体移植卵巢功能恢复约需要 8~18 周。

6. 完整卵巢冷冻 完整卵巢冷冻可以避免组织移植的热缺血效应与功能恢复的短期效应，保存完整卵巢需要从血管中灌注冷冻保护剂，使组织中各细胞都可以浸泡在冷冻保护液中，但在慢速降温过程中卵巢表面的温度与中间的温度存在梯度差，

增加了冷冻保存的难度。2002 年，Nature 报道了我国科研人员参与的世界首例冷冻大鼠完整卵巢后移植产下幼仔的案例，目前，完整卵巢冷冻已在羊、猪等大动物中均有成功妊娠的报道。2 例来自人的完整卵巢冷冻保存曾实验成功，但未能做进一步的移植。随着卵巢组织冷冻技术的成功开展以及干细胞移植技术的提高，在目前尚无法解决完整卵巢冷冻的困难的情况下，完整卵巢冷冻的实现还有相当长的路要走。

7. 原始卵泡的冷冻 原始卵泡是处于静止期的卵泡，数量多，体积小，多分布在胶原丰富的卵巢外部，只要使用恰当的选择、处理、冷冻和融解方法，它们能够很好地耐受冷冻。动物研究表明，这些新鲜和冷冻的材料只要包含活的卵泡，就可形成成熟的可受精的卵母细胞，产生激素，支持妊娠，直至分娩。

卵泡冷冻较卵母细胞冷冻有许多理论上的优势：①原始卵泡中的卵母细胞的体积较成熟卵母细胞的体积小得多；②原始卵泡中的卵母细胞分化程度低，细胞器较少，没有透明带和皮质颗粒，代谢率低，所有这些均有利于卵泡的冷冻保存；③卵母细胞发育停留在细胞分裂前期，也就是原始胚泡期，理论上发生细胞遗传学错误的可能性非常小；④原始卵泡在长期的体外发育过程中有时间修复冷冻对细胞器的一些潜在损伤。但是，虽然原始卵泡有完整的颗粒细胞及卵泡膜细胞包裹，其冷冻过程可能损伤外周细胞的完整性，因此对于如何使卵母细胞成熟仍然是一个需要解决的问题。

原始卵泡的冻存可以采用酶处理后的单个卵泡的冷冻，也可以保存在薄片的卵巢组织中进行冷冻。要分离完整的卵泡单位，其中包含 1 个卵母细胞和 1 层前颗粒细胞，需要用蛋白分解酶，如胶原酶，并且要在 50~75 倍的解剖镜下机械分离。单个的原始卵泡体积小，操作须精细，常常需要与载体结合来得到保护。但是，卵泡的体外或者体内培养，或者卵巢组织移植回体内的研究显示，即使得到存活的原始卵泡，也不能保证它们一定能够发育到成熟期卵母细胞。

卵泡培养在将来是一项可以应用的技术，它可以使极少的卵母细胞得到最经济的利用，避免癌

症患者的恶性细胞再次移回体内的风险。最近虽然在小鼠实验研究中报道有冷冻原始卵泡完全体外成熟后得到子代分娩，但其胚胎发育仍然不尽理想。由于原始卵泡分离的复杂性及体外培养的难题，目前较少应用，临床上主要是借助卵巢组织冷冻来保存原始卵泡。

（二）睾丸组织冷冻保存

精子冻存已成为保存男性生育力的临床常规手段，但其不足之处是它只适用于成年而不适于青春期前男性。因为青春期前男性睾丸中的精原细胞和精子细胞尚未发育成熟为精子。另外，由于单个精子仅携带有限的遗传信息，而精原干细胞却携带整套遗传信息，因此冻存精原干细胞比冻存精子具有更大的价值和个体保存潜能。

精原干细胞冷冻保存和移植为男性生育力的长期保存开拓了新思路，即将精原干细胞从男性睾丸组织中分离出来并予以冻存，待其有生育要求时将精原干细胞再植入自身睾丸内或机体其他部位，抑或是其他受者体内，从而重启精子发生。

未成熟睾丸组织存在精原干细胞，可通过冷冻睾丸组织保存精原干细胞。睾丸组织冷冻同卵巢组织冷冻一样，可以提前保存将接受放化疗的成人和青春期前患者的生育力，同时也可以作为治疗隐睾及非阻塞性无精子症患者的有效治疗途径之一。睾丸组织冷冻较体内应用性腺抑制药物和单独保存睾丸组织细胞悬液有更多的优势，是青春期前男性生育力保存的理想选择。一项研究表明，137 个未成熟睾丸组织冷冻标本复苏后有 132 个仍存在精原细胞，提示将来采用这些精原细胞恢复生育力的可能性。未成熟睾丸组织中的精原干细胞可通过体内或体外成熟的方法生成精子，这一方法目前仅在动物上成功恢复了生育力。

大鼠睾丸组织经冻融后再移植全部成活，并具有生长发育和分泌睾酮的功能，该研究为睾丸组织保存提供了重要的实验基础，并从此开创了人类睾丸冷冻保存研究的纪元。有研究报道，将恒河猴的未成熟冷冻睾丸组织复苏后移植在去势成年猴后，可生成生精小管，恢复雄激素分泌和精子发生，其精子行体外受精获得胚胎发育和子代出生。未成熟睾丸组织冷冻复苏后行自体移植是获得体内

精子成熟的途径，但迄今未见临床应用报道。

睾丸组织冷冻根据其适用对象可分为胎儿睾丸组织冷冻、青春期前睾丸组织冷冻和成人睾丸组织冷冻；而根据患者患病性质大体可分为癌症、无精子症及隐睾等患者睾丸组织冷冻。对于成年癌症患者来说，精子冷冻仍然是生育力保存的主要方式，而冷冻睾丸组织具有特定的优势，主要表现在：①在冷冻前及复苏后培养过程中精原干细胞可增殖和分化，增加精原干细胞和精子数量；②精子是精原干细胞分化终产物，冻存精子意味着保存有限的基因型，而睾丸组织中精原干细胞能自我更新并通过减数分裂和染色体交叉产生新的基因型，从而得到更多遗传类型。

睾丸组织可通过睾丸活检或睾丸切除获得。常用的冷冻方法是采用慢速程序冷冻法冷冻睾丸组织切片或制备成细胞悬液冷冻。

（1）冷冻方案：DMSO 作为睾丸组织冷冻的首选冷冻保护剂较其他冷冻保护剂可以更好地保存睾丸组织的结构，保护组织启动精子发生的能力。程序化慢速冷冻可以更好地保护精原干细胞的形态。

（2）冷冻前处理：在无菌条件下将睾丸组织剪成 1~2mm 的组织块，漂洗 2 次后分装入 2ml 的冷冻管内，并加入 1.5ml 的冷冻液，拧紧管口密封。

（3）冷冻程序：采用程序降温法得到了较好的睾丸组织冷冻效果，具体方法如下：从 4℃ 起始，以 -1℃/min 的速度降至 0℃，保持 5 分钟；继以 -0.5℃/min 的速度降至 -8℃，保持 15 分钟；再以 -0.5℃/min 的速度降至 -40℃，保持 10 分钟；最后以 -7℃/min 的速度降至 -80℃，然后放入液氮中。复苏时多采取 37℃ 水浴解冻，然后洗涤。玻璃化冷冻技术也被用于睾丸组织的冷冻，方法与卵巢冷冻相似，目前尚处于研究阶段。

对由于白血病等血液恶性肿瘤而行未成熟睾丸组织冷冻的患者，其睾丸组织可能有肿瘤浸润，未成熟睾丸组织冷冻复苏后行自体移植可能带来肿瘤复发的风险。未成熟睾丸组织中精原干细胞行体外培养生成成熟精子可能有助于避免这一风险。但精原干细胞体外成熟培养目前也仍仅在动物上获得成功。

睾丸组织冷冻最终目的是要保持睾丸组织中生殖细胞、支持细胞和间质细胞的活性。支持细胞是生精小管中唯一的体细胞，具有重要功能，主要体现在其分泌多种生物活性物质及与生殖细胞直接接触，支持细胞分泌多种糖蛋白，在维持精原细胞活力和促进生殖细胞减数分裂中起重要作用。阻塞性无精子症患者睾丸组织体外培养能增加活动精子数量，也可能源于支持细胞和生殖细胞间相互作用。睾丸间质细胞分泌睾酮，其浓度过低时会导致生殖细胞凋亡。除冷冻因素外，睾丸组织体外操作可直接造成生殖细胞功能紊乱。睾丸组织本身的性质也会影响冷冻结果。

睾丸组织冻融结果主要从光镜、电镜、免疫组织化学和激素水平4个方面进行评价。具体参考指标为：以精原细胞从基底膜、支持细胞和精母细胞脱离的百分数作为评价生精小管冻存损伤的指标；以抑制素B和睾酮水平作为支持细胞和间质细胞功能检测的指标；以波形蛋白染色和抗白细胞分化抗原34（cluster of differentiation 34，CD34）抗体是否阳性等来检测精原细胞、支持细胞和睾丸基质冷冻损伤。

睾丸组织体外培养旨在保持和增强睾丸组织细胞活性、完成未成熟睾丸组织体外精子形成过程。在FSH和睾酮存在条件下，支持细胞能促进生殖细胞分化。无支持细胞的体外培养不能诱导精细胞成熟。高浓度FSH是体外培养睾丸组织的必需条件，FSH可促进精子形成过程早期事件的发生，如精原细胞增殖和减数分裂，并能促进生殖细胞增殖，但它不能增加生殖细胞活力，而且对未成熟睾丸组织，FSH不能引起精原细胞明显的形态变化。睾酮可增强FSH的作用，可能源于其防止支持细胞凋亡的作用。

在饲养板上培养睾丸组织细胞，借助于饲养细胞与生殖细胞直接接触或饲养细胞释放一些生长因子或细胞因子而优化培养过程，能增加精原细胞数量，诱导生殖细胞减数分裂和部分精子形成过程，对伴有早期或晚期精子成熟停滞的非阻塞性无精子症患者具有重要意义。

生殖细胞体外培养面临的主要问题是：①细胞活力逐渐下降；②细胞增殖速度较慢或不增殖；③在培养过程中细胞生化和形态特征改变，给细胞鉴别带来困难；④长时间培养后，可能会因自身营养细胞（主要是支持细胞）老化而使细胞群落逐渐消失。可通过下述方法改进：①在培养基中加入胎牛血清、各种细胞因子或激素，增强生殖细胞活力；②利用特定培养基；③将生殖细胞放在饲养板上培养；④将生殖细胞和支持细胞一起培养；⑤加入正常条件下支持细胞分泌的生长因子及其他因子；⑥加入激素等。

睾丸组织冻融有广阔的应用前景，源于其明显的优势，主要表现在：①可保持睾丸组织中不同细胞间相对完整的微环境，对于后继精子形成过程至关重要；②可减少精原细胞丢失；③可避免反复穿刺对睾丸的损伤；④行ICSI时间不受限制；⑤降低ICSI时得不到精子的概率，并可避免在ICSI时其配偶不必要的促排卵。

（1）自体移植：治愈的青春期前男性癌症患者或隐睾患者在达到生育年龄时，有望实现冻融睾丸组织自体移植，以完成精子形成过程，保障其生育力。

（2）异体移植：冻融睾丸组织通过异体移植可纠正不育或性功能减退患者的激素水平。将冻融的胎儿睾丸组织移植到患者皮下，可提高患者血清睾酮水平并能改善其精液质量。

动物体内完成精子形成过程，再借助辅助生殖技术使不育患者得到后代。异种异位移植睾丸组织是研究未成熟灵长类睾丸组织精原干细胞功能的一种简单而实用的方法。通过观察睾丸组织移植后是否有精子形成来推断精原干细胞是否存活。动物实验表明，精原干细胞本身在受体动物体内只能增殖而不能分化，移植后只有5%~10%的精原干细胞能克隆出生精小管。移植睾丸组织能提供未受破坏的微环境，完成精子形成过程。异种移植为检测癌症患者睾丸组织中是否含有癌细胞及研究不育动物和人类精子形成机制提供了便捷途径。

由于睾丸活检组织中或者较小的儿童睾丸中含有较少的精原干细胞，因此，从器官移植的角度考虑，完整睾丸冷冻会更好，但该技术目前尚处于研究阶段。

六、多潜能干细胞冷冻保存

(一)多潜能干细胞的生育力保存价值

多潜能干细胞在体外有无限自我更新的能力,同时具有分化为三胚层所有细胞的能力,包括生殖细胞的能力。它是用于体外建立生殖细胞发生模型的理想材料。正因为技术上可以从成体的体细胞建立多潜能干细胞,并建立了一系列遗传基因异常及细胞疾病的体外模型,使它们成为再生医学研究和潜在应用价值的重要支点。生殖干细胞是一类特殊类型的多潜能干细胞,它可以通过产生精子或卵子将遗传信息传递给下一代。胚胎干细胞在体外具有分化为生殖干细胞(包括精母细胞和卵母细胞)的能力,形成具有授精能力的精子,但形成卵母细胞的能力尚在研究中。

多潜能干细胞长期保持的最常用方式是液氮(-196℃)或液氮蒸汽(-150℃)保存。人类胚胎干细胞的保存方法源自小鼠胚胎干细胞和其他哺乳动物细胞。依据冻存降温的速度,胚胎干细胞冻存可分为慢速冻存(程序冷冻)和快速冷冻(玻璃化冷冻)两类。玻璃化冷冻操作简单,不需要专门设备,用于小标本量,冷冻体积为1~20μl,广泛地应用于胚胎和胚胎干细胞克隆冷冻。目前多潜能干细胞主要用于科学研究,只是小标本量保存。

(二)玻璃化冷冻复温方法

玻璃化冷冻液以具有缓冲的多潜能干细胞培养液为基础,添加高浓度的渗透性、非渗透性和高分子的保护剂构成,一般保护剂总浓度达到4M。

胚胎干细胞冷冻前需要进行标本准备,细胞呈聚集克隆生长是胚胎干细胞的重要特点。胚胎干细胞冷冻也以细胞团的形式进行,以便解冻复苏后的培养。通常情况下,将胚胎干细胞克隆以机械的方法或化学的方法制备成直径0.2mm左右、大约含数千细胞的细胞团。冷冻前细胞处理就是在冻存前使冷冻保护剂进入细胞置换出水分、细胞外保护剂和高分子保护剂形成细胞外高渗透压并使细胞内的水进一步转移到细胞外的过程。保持冷冻细胞的活性,细胞需要经过渗透压梯度由培养液环境逐步过渡到玻璃化液环境。

将置于玻璃化液中的细胞团块吸入到直径为1mm的毛细玻璃管,总体积<5μl。不封管,保持玻璃环开放状态。玻璃化冷冻的降温过程较为简单,直接将装载好的胚胎干细胞快速浸入液氮内即可。

复温是冷冻的多潜能干细胞由冻存状态恢复到常温状态的过程。复苏过程是容易导致细胞损伤的过程,复温过程细胞内、外水的再结晶一般在-30℃~-6℃之间发生。因此,与冷冻过程一样,复苏过程也要求升温速度快,其中在-70℃~-6℃之间最为重要。解决这一问题的方式首先是冷冻标本要小,其次复温前将复温液预热到30℃左右。

复温时,将标本取出液氮,迅速浸入复温液内。复温液为脱玻璃化保护剂的起始液体。细胞复温后,要尽快使细胞脱玻璃化液,水分进入细胞,将细胞内保护剂置换出来,重新恢复正常渗透压状态。恢复细胞正常培养环境需要经过一系列的操作来实现。通常采用蔗糖控制水分进出细胞的速度和量,使在脱玻璃化保护剂过程中,保护剂出细胞和水分进细胞基本保持平衡。其中蔗糖采用依次由高到低的浓度梯度(如0.2mol/L、0.1mol/L和0mol/L)孵育细胞5分钟左右,直到细胞中的保护剂全部被清除。

(三)干细胞的继续培养

所有操作中,操作轻柔,避免吹打细胞,保持胚胎干细胞处于细胞团状态,有利于细胞的接种培养。培养前,将胚胎干细胞在培养液内清洗、平衡5分钟,完全消除保护剂的污染后,按胚胎干细胞的培养传代方法接种于准备好的培养皿内培养。接种后24小时保持培养皿静止,以利于细胞贴壁。

得益于3D打印(three-dimensional printing, 3D printing)技术的应用与人工卵巢的探索实践,分离的原始卵泡、髓质中的内皮细胞、卵巢间质细胞和各类组织支架可以直接构建成用于移植的人工器官,或用于卵泡体外成熟的类器官,这能够有效避免肿瘤细胞再种植的发生。卵巢组织中含有丰富的卵原干细胞,是卵细胞获取的另一重要途径。胚胎干细胞和诱导的多能干细胞为生育力保存提供了新的方式,诱导产生的原始生殖细胞样细胞不仅可以用于体外成熟培养,也可用于人工卵巢的构建。此外,也有学者对组织内残存的内源性干细胞进行直接诱导，有希望帮助患者重获生育力。

（李　梅）

第六节　胚胎植入前遗传学检测

遗传性疾病已经成为威胁人类健康的主要疾病之一。随着不孕症术语的修订，植入前遗传学诊断（preimplantation genetic diagnosis，PGD）和植入前遗传学筛查（preimplantation genetic screening，PGS）已被植入前遗传学检测（preimplantation genetic testing，PGT）所取代。PGT 主要是在胚胎移植前，对卵母细胞的极体或胚胎进行活检，利用极体或胚胎（卵裂球或囊胚滋养层细胞）的 DNA，进行遗传异常或人类白细胞抗原（human leucocyte antigen，HLA）分型的检测，通过分析其遗传物质，推测判断卵母细胞或胚胎的染色体或基因状态，选择遗传物质正常或 HLA 配型一致的胚胎进行移植的技术。PGT 包括植入前非整倍体检测（preimplantation genetic testing for aneuploidy，PGT-A）、植入前染色体结构重排检测（preimplantation genetic testing for chromosomal structural rearrangement，PGT-SR）和植入前单基因遗传病检测（preimplantation genetic testing for monogenic gene disease，PGT-M）。PGT 既可以有效减少产前诊断技术对异常胎儿进行选择性流产的数量，也可以帮助有生育问题的家庭生育健康子代，因而受到广泛关注。随着全基因组扩增（whole genome amplification，WGA）技术和高通量检测技术的发展和推广应用，PGT 在生殖领域的应用越来越广泛。

一、植入前遗传学检测的现状

20 世纪 90 年代，PGT 最早是采用聚合酶链式反应（polymerase chain reaction，PCR）的方法进行性别和靶位点变异的检测来完成胚胎筛选。随后，荧光原位杂交技术（fluorescence in situ hybridization，FISH）被引入，并成为胚胎性别鉴定和检测染色体数目和结构畸变的标准方法。1992 年，全基因组扩增（WGA）技术与比较基因组杂交（comparative genomic hybridization，CGH）技术相继问世，使 PGT 进入新一代测序时代成为可能。2004 年以来，全基因组检测技术包括阵列比较基因组杂交（array compara-tive genomic hybridization，aCGH）、单核苷酸多态性阵列（single nucleotide polymorphism array，SNP array）和新一代测序等技术陆续应用于临床，并逐渐取代 FISH 和 PCR。

PGT-A 主要用于体外受精（IVF）患者，其最初目的是提高胚胎移植的妊娠率、减少流产率、增加单胚胎移植机会和缩短成功妊娠时间。PGT-A 常见适应证包括女方高龄（advanced maternal age，AMA）、核型正常的夫妇出现反复妊娠丢失（recurrent miscarriage，RM）、反复着床失败（repeated implantation failure，RIF）和严重的男性因素（severe male factor，SMF）。2021 年 *The New England Journal of Medicine* 发表的多中心、随机对照试验结果提示，在拥有 3 个或 3 个以上优质囊胚的 20~37 岁女性中，常规 IVF 的累计活产率并不低于 PGT-A，因此，对于预后良好的年轻人群是否适用于 PGT-A 的常规应用值得商榷。染色体结构异常包括相互易位、罗伯逊易位等，这类异常所引起的临床表现常常是因为易形成非整倍体胚胎而造成妊娠丢失；PGT-SR 技术可以将整倍体胚胎筛选出来并植入宫腔，以达到帮助患者活产的目的，但常规的 PGT-A 整倍体筛选并不能将易位携带者胚胎从整倍体胚胎中区分出来。目前，基于 SNP 阵列和新一代测序进行 SNP 单体型分析的 PGT-SR 已经用于区分平衡易位携带型胚胎和正常胚胎，并可同时分析易位相关染色体以外染色体的拷贝数变异。常见单基因病如遗传性耳聋、成人多囊肾、地中海贫血、进行性肌营养不良、脊髓性肌萎缩、苯丙酮尿症、甲基丙二酸血症、白化病、甲型血友病、先天性肾上腺皮质增生等可以常规进行 PGT-M 检测。一些无先兆突发可致死的或无治疗方法的遗传易感性疾病，如癌症（包括乳腺癌等）、先天性心脏病等，有此类风险的夫妇可以通过遗传咨询，明确其变异的致病性后，通过 PGT-M 进行胚胎选择，但此类选择存在一定的伦理争议。

此外,另一项争议较大的技术是植入前HLA配型。一些可通过干细胞(脐血、骨髓等)移植治愈的遗传病患者,由于HLA配型相符的供体在家系成员中很难找到,选择通过PGT-M或单独应用植入前HLA配型选择HLA匹配的供体胚胎进行移植,从而获得与先证者HLA匹配的子代,利用其干细胞对先证者进行治疗。目前该技术已在先天性遗传疾病如高免疫球蛋白M(immunoglobulin M,IgM)血症、地中海贫血等或者后天获得性疾病如白血病中开始应用并受到广泛关注。目前,PGT在线粒体DNA变异相关疾病中的应用还比较少,且存在一定的伦理分歧。

二、植入前遗传学检测的标本来源和取材方法

植入前遗传学检测的标本主要有极体、卵裂期卵裂球和囊胚期滋养层细胞。取材方法主要有透明带机械法、化学法或激光打孔法。机械法打孔(也称为部分透明带切开)是透明带打孔的第一种方法,机械法对显微技术要求高,在培养箱外暴露时间长,对胚胎发育不利,临床应用程度较低。化学法打孔使用酸性溶液局部溶解透明带,曾广泛应用于早期卵裂期胚胎活检。随着激光技术的应用,以及对酸性液对胚胎存活率的潜在毒性的担忧,大多数实验室不再使用化学法打孔。激光法具有精确、简便及非接触性等优点,是目前最常用的透明带打孔方法,被用于极体、卵裂期和囊胚活检。囊胚期活检是目前最常用的活检类型。

1. 极体活检 由于直接法检测可能会对卵细胞造成损伤,因此,临床可采用极体活检的方法。由于卵细胞减数分裂过程中同源染色体之间配对,交换遗传物质,所以正常或变异的基因均有可能出现在极体中。卵母细胞成熟时,完成减数第一次分裂,排出第一极体;受精后排出第二极体。根据第一、二极体的遗传学分析,可推测卵子内遗传物质状况,达到PGT目的。在第一、二次减数分裂中,均有可能发生染色体异常;随着年龄的增加,卵母细胞减数分裂时染色体不分离的倾向增加,从而导致非整倍体胎儿妊娠的危险性增加。随着接受IVF的高龄产妇人数的不断上升,获取卵子内遗传

物质信息非常必要。

与卵裂期PGT比较,使用极体进行PGT的优越性包括:①胚胎发育中第一极体无功能;②移除极体,不会引起胚胎物质减少,对胚胎发育无影响;③检测时间早,不会错过移植时间。其局限性为:①不能分析父方带来的遗传物质;②极体中高频交换不利于分析远着丝粒位点;③极体的DNA量有限,而且是间接反映卵细胞的情况,所以较直接地取分裂球期胚胎细胞的可靠性相对较差;④不能进行性别鉴定。

2. 卵裂期活检 卵裂期活检通常在受精后第3天、受精卵分裂到6~8细胞时,此时用显微操作仪吸取1~2个卵裂球细胞进行遗传学检测,可以同时反映胚胎母源和父源的遗传物质。为了将母体残留卵丘细胞和父源过剩精子污染活检标本的风险降到最低,一般采用ICSI方式并在ICSI前仔细清除卵丘细胞和冲洗卵母细胞。条件允许的情况下,可采用具有延时成像系统的封闭培养体系,以减少胚胎暴露在不利条件下的时间,并可选择最佳的活检时间。卵裂期活检的缺点是材料少。因为每一个卵裂球都具有促进胚胎发育的潜力,而它们最终形成内细胞团还是囊胚滋养层细胞尚未确定,因此一般情况下只活检1个卵裂球。在一些情况下,对于嵌合体胚胎,卵裂阶段单个卵裂球的检测并不能代表整个胚胎的状态。因此,卵裂期活检将导致胚胎的非整倍体嵌合漏诊和异常胚胎的移植。2个卵裂球的检测可减少漏诊和嵌合现象的影响,遗传学检测的可靠性增高。卵裂期活检工作量较大,因为受精卵在第3天之前停止生长的情况并不常见,每个胚胎的发育潜能无法预测,所有受精卵都必须进行活检。活检后,胚胎可以在等待遗传检测结果的同时进行延长培养,用于新鲜胚胎移植或冷冻保存。

3. 囊胚期活检 用显微操作法从囊胚期胚胎滋养外胚层吸取3~5个细胞作遗传学检测,这一过程不影响胚胎的孵化。目前存在的问题是体外培养的胚胎仅有20%~50%能够发育到囊胚期。但在囊胚期取样,获取的细胞数目比其他取样时期相对多些,经全基因组扩增后既可以作多方面的遗传分析,如染色体拷贝数异常和基因致病变异检

测，又可以减少嵌合现象的干扰。囊胚滋养层细胞活检常用激光法对透明带进行打孔，且激光强度应尽量小。透明带打孔要避开内细胞团，可在受精后3~4天进行，并在受精后5~7天活检囊胚滋养层细胞；也可以在囊胚形成当天进行透明带打孔，继续培养在囊胚滋养层细胞从透明带孵出后进行活检；也可以在囊胚充分扩张的当天同时进行透明带打孔和囊胚滋养层细胞活检。从透明带打孔处吸出3~5个囊胚滋养层细胞后，利用激光脉冲切断细胞间连接，以获取吸取的细胞；也可以通过活检针管对持卵针管的快速移动，机械地分离滋养层细胞，使细胞损伤最小化。为避免活检过程中的交叉污染，每个囊胚需要更换活检移液管，或者不更换的情况下，彻底冲洗活检移液管，但应在实验室进行验证，以确保足以避免交叉污染。与其他活检方法相比，囊胚活检通过分析更多的细胞而获得更高的可靠性，但滋养外胚层细胞不能代表整个囊胚，并不能完全体现内细胞团的遗传特征。而且，囊胚滋养层细胞以及内细胞团细胞均有可能存在嵌合现象，因此增加了PGT的复杂性。

囊胚的再活检只能在遗传检测失败、检测结果不完全或不确定的情况下进行，并根据胚胎形态、发育和胚胎移植策略等环节酌情考虑决定，毕竟再活检对胚胎进一步发育的影响仍然是一个待阐明的研究领域。在再次活检之前，需要有足够的时间使囊胚腔再次扩张，最好在原透明带开口处再活检，再活检后，应立即进行低温保存。

4. 无创标本采集 通过检测囊胚腔液和胚胎培养基中的游离DNA替代传统的胚胎细胞活检是目前研究的热点。囊胚腔液含有游离基因组DNA，可以用微创方法收集，纯化和扩增后用于下游基因检测。然而，目前尚无法有效区分胚胎DNA和其他DNA污染源，该技术的疗效和准确性还未达到临床应用的水平。

三、植入前遗传学检测技术

经胚胎活检获得的少量滋养外胚层细胞，清洗后转移到反应管中。细胞裂解后，经全基因组扩增（WGA）可以从微量的DNA样本中扩增足够的DNA模板来进行后续的检测，或与其他下游技术一起使用，如PCR及衍生技术、aCGH、SNP阵列或NGS等高通量检测技术等。目前有多种WGA方法，如多重置换扩增（multiple displacement amplification，MDA）技术、简并寡核苷酸引物PCR（degenerate oligonucleotide-primed PCR，DOP-PCR）和多重退火环状循环扩增（multiple annealing and looping-based amplification cycles，MALBAC）技术等。任何一种WGA技术都需要从基因组覆盖率、序列的高保真度、拷贝数变异的可靠量化、等位基因脱扣（allele dropout，ADO）和等位基因插入（allele drop-in，ADI）的技术误差等方面进行评估。同时，还应根据下游应用需要，针对其优缺点选择相应的WGA方法。目前，PGT-M常采用多重置换扩增（MDA）法，而简并寡核苷酸引物PCR（DOP-PCR）是检测染色体拷贝数变异的首选方法，多重退火环状循环扩增（MALBAC）技术既可用于PGT-M，也可用于染色体拷贝数变异检测。

（一）植入前非整倍体检测

1. PGT-A指征 PGT-A的适应证在临床实践中仍存在严重争议，已报道的适应证有女性高龄（AMA）、核型正常的夫妇出现反复妊娠丢失（RM）、反复着床失败（RIF）以及严重男性因素（severe male factor，SMF）导致的不育，不同的中心在适应证选择上存在不同。随着检测技术的进步，目前存在扩大PGT-A指征的呼声，2020年的报道显示，美国2017年PGT周期数量显著增加，已占全部辅助生殖周期的32%，且有3个生殖中心的PGT周期占比达到100%。2021年 *The New England Journal of Medicine* 发表的多中心、随机对照临床试验结果提示，在拥有3个或3个以上优质囊胚的20~37岁女性中，常规IVF的累计活产率并不低于PGT-A（81.6% *vs.* 77.2%），说明对于预后良好的年轻患者来讲，PGT-A并不一定是最优选择。另外，大约有10%~15%的胚胎检测后为嵌合体胚胎，在无整倍体胚胎存在及患者强烈移植意愿前提下，嵌合体胚胎可以让步移植；与整倍体移植相比，嵌合体胚胎移植也可以获得稍低的活产率。作为人类植入前胚胎的一种固有生物学现象，嵌合体胚胎已成为各生殖中心胚胎移植的备选策略。

2. PGT-A检测技术 FISH与PCR技术是

最早应用于 PGT 的技术，但由于只能检测到一部分染色体及特异几个靶点，这两项技术已渐渐淡出 PGT-A 领域。随着技术的进步，高通量技术已成为 PGT-A 领域的主流方法。微阵列 CGH（aCGH）在临床上可应用于全染色体异常的 PGT，提供染色体拷贝数的全面准确识别和快速分析。目前，与 aCGH 类似的 SNP 微阵列等技术分别通过利用染色体特异性文库、单核苷酸多态性位点（SNP）及寡核苷酸引物等实现对 23 对染色体检测的临床应用，且都成功地完成极体、单卵裂球和囊胚滋养层样品的染色体非整倍体检测。新一代测序（NGS）检测拷贝数变异的应用不同于 aCGH，它是对基因组片段的直接测序，并根据测序深度对其进行量化，而不是荧光标记的待检测样本和参考 DNA 样本之间的信号强度比较。NGS 的检测性能已经被广泛验证，且 NGS 测序成本的降低使 NGS 成为能够同步分析非整倍体、线粒体 DNA 和 / 或单基因疾病的最有希望的平台之一。目前，NGS 基础上的 PGT 检测试剂盒已获得产品注册证，可用于极体、单卵裂球和囊胚滋养层细胞等样本的非整倍体检测。

3. PGT-A 检测技术的局限性　aCGH 和 NGS 等高通量检测技术不能可靠地检测所有多倍体变异和单倍体，但可以检测到性别染色体比例不平衡的多倍体，如 69,XXY 和 69,XYY；另外，用于 PGT-A 的 aCGH 平台无法检测 <100 千碱基对（kilobase,kb）的微缺失或微重复，如 22q11.2 微缺失综合征。由于染色体嵌合的内在性质，活检得到的样本染色体组成可能只代表胚胎的一小部分，不一定能反映整个胚胎的染色体状态；而且，由于滋养层细胞活检的具体细胞数量未知，样本中嵌合体的确切水平也无法确定；虽然 NGS 和 aCGH 均能够检测到低于 20%~30% 的嵌合，但相对 aCGH，NGS 灵敏度更高，可以检出更多的片段嵌合。因此，从活检样本检测结果推断出的嵌合体水平可能不能代表真实的滋养层细胞染色体嵌合百分比或内细胞团构成。2015 年以来，陆续有研究报道，嵌合体胚胎移植后可获得健康活产。鉴于上述不确定性及活产结局，国际植入前遗传学诊断国际学会（Preimplantation Genetic Diagnosis International Society,PGDIS）发表声明指出，嵌合比率在 30%~70% 之间的胚胎可以报告为嵌合体，否则被报告为正常或非整倍体胚胎。aCGH 不能同时分析非整倍体和基因缺陷，而高深度的 NGS 可以。aCGH 不能识别减数分裂或有丝分裂错误和非整倍体的亲本来源，而 SNP 微阵列和 NGS 可以。

（二）植入前染色体结构重排检测

1. PGT-SR 指征　染色体结构重排是 PGT 的主要指征之一，包括不同的类型如相互易位、罗伯逊易位、插入易位、缺失、重复和倒置等，可以是遗传的或新发的。其中，遗传型相互易位和罗伯逊易位是 PGT-SR 最常见的指征。

2. PGT-SR 检测技术　目前应用最多的 PGT-SR 方法主要有 aCGH、SNP 阵列和 NGS，这些方法主要通过筛选整倍体将表型正常的胚胎筛出来，但并不能保证将正常胚胎与携带者胚胎区分开来。在有同家系中其他成员的参考单体型信息支持的前提下，SNP 阵列和 NGS 可以区分正常胚胎和平衡易位携带者胚胎，但 aCGH 依然无法将两者区分开来。随着三代测序技术的发展，可在无参照样本的情况下进行单体型分型，并通过直接测序方法读出平衡易位携带者断点的精确位置，然后经由 PCR 技术直接扩增胚胎样本来对胚胎进行判断。

3. PGT-SR 检测技术的局限性

（1）基于 aCGH 的 PGT-SR：易位片段的检测受到检测平台分辨率的限制。如果 4 个易位片段中有一个以上的片段大小低于平台检测的分辨率，aCGH 是无法检测的。在端粒附近或在亚端粒区域有断点的染色体片段不平衡分离检测常常因为这些区域的探针覆盖率很低而导致信息遗漏；aCGH 技术无法区分正常或易位核型的平衡胚胎；某些染色体（如 6、7、11、14、15、20 号染色体）参与不平衡或罗伯逊易位时，染色体重排携带者发生单亲源二体（uniparental disomy,UPD）的风险增加，而 aCGH 无法检测 UPD。在此情况下，经个体严格评估后，可在胚胎移植后行产前 UPD 检测。对于拟采用 aCGH 行 PGT-SR 的病例，在进入 PGT 周期前，应就上述局限性与患者进行充分沟通，并获得患者知情同意。与 NGS 相比,基于 aCGH 的 PGT-SR 分析对嵌合现象的检测灵敏度较低。

(2)基于 SNP 阵列的 PGT-SR:SNP 阵列不是基于实际染色体的检测,而是基于对 SNP 位点的对数比(log R ratio)和 B 等位基因频率值(B allele frequency,BAF)的计算。胚胎核型可以通过胚胎活检样本 DNA 中检测到的单体型来推断。对于染色体平衡重排的携带者来说,基于 SNP 单体型的 PGT-SR,可以将携带平衡形式重排的胚胎与正常二倍体非携带型胚胎区分开来。但如果受累片段大小在 SNP 阵列检测范围以外,则无法有效检出。在行染色体平衡易位携带者胚胎筛选时,SNP 阵列单体型分型需要至少一个携带相同易位染色体的一级亲属,以确定单体型。

(3)基于 NGS 的 PGT-SR:与 aCGH 相比,基于 NGS 的染色体拷贝数检测可能具有以下几个优势:①NGS 测序技术降低了 DNA 测序成本,且单次实验可同时测序的样本数量更多;②由于分辨率的提高,缺失和重复的检出率增加;③增加动态范围,提高了滋养层细胞样本中染色体嵌合检测的敏感度;④测序文库制备可实现自动化,最大限度地减少人为错误,缩短操作时间,并实现更高的检测通量和一致性。然而,其缺点有:①无法检测多倍体变化,一般情况下的测序深度(0.5×)无法检测低于预定分辨率的异常;②在无法进行单体型分型的情况下,无法区分平衡结果与正常结果;③有基因分型的 NGS 方案用于 PGT-SR 时成本较高。

(三)植入前单基因遗传病检测

1. PGT-M 指征 PGT-M 适用于具有生育常染色体显性、常染色体隐性、X 连锁隐性、X 连锁显性、Y 连锁等符合孟德尔规律的遗传病子代高风险的夫妇,且家族中的致病基因变异诊断明确或致病基因连锁标记明确。另外,还适用于具有遗传易感性的严重疾病,夫妇任一方或双方携带有严重疾病的遗传易感基因的致病变异,如遗传性乳腺癌的 *BRCA1*、*BRCA2* 基因致病变异。胚胎 HLA 分型是另一种不同的指征(没有致病变异检测),可单独检测 HLA 分型,也可与单基因疾病同时进行检测。对于临床意义不明的变异,进一步的研究(如功能研究、家系研究)可能会证明遗传变异的临床意义,从而满足 PGT 指征。表型不符的不明意义的遗传变异病例应排除在 PGT 之外。在基因检测结果不确定的情况下(如遗传/分子异质性),或在遗传模式不确定的情况下,不适合进行 PGT-M 检测。由细胞核基因变异导致的线粒体病也可进行 PGT-M;由线粒体 DNA(mitochondrial DNA,mtDNA)变异导致的线粒体病,因大多数变异具有异质性,且个体表现出临床症状时 mtDNA 变异达到的阈值也不同,需要根据不同的 mtDNA 变异类型进行个性化咨询。

2. PGT-M 检测技术 PGT-M 主要通过对目标基因致病变异和致病变异上下游 1Mb 或 2Mb 内的连锁 STR 或 SNP 位点检测进行。

(1)遗传标记物 STR 或 SNP 的选择:STR 位点是短的连续重复 DNA 序列(最常见的是二核苷酸重复),在人类基因组中具有高度的多态性并且分布较多(每 2 000~10 000bp 有 1 个 STR)。STR 位点可以通过已发表的论文或从公共数据库中选择,通常选择具有高杂合度(多个等位基因)的位点。利用荧光标记引物对 STR 基因座进行标记,并在多重 PCR 反应中进行共扩增,可识别一个人 STR 的组成,从而有效区分胚胎的单体型及与靶变异位点的连锁关系。SNPs 大多是双等位基因,每个位点的信息含量比 STRs 低。3 个有效性 SNPs 提供的信息与单个有效性 STR 相当,但与 STR 相比,SNPs 要丰富得多(每 300~1 000bp 有 1 个 SNP),更容易解释和高通量分析。

(2)检测方法:活检的单个细胞(极体或单个卵裂球)或少数细胞(3~5 个滋养层细胞)通过多重 PCR 进行靶向扩增反应或全基因组扩增(WGA)步骤,然后进行下游应用如 PCR、短串联重复序列(STR)片段分析、单核苷酸多态性(SNP)阵列或下一代测序(NGS),每种方法都有其优点和局限性。以上方法分析的原则均是基于单体型分析,技术允许的情况下可同时对目标基因致病变异进行检测。在遗传检测中选择目标基因附近可区分亲本单体型的遗传标记(STR 或 SNP)进行单体型分型。与致病性变异连锁的单体型被称为高风险单体型,不与致病性变异连锁的单体型被称为野生型或低风险单体型。遗传检测可以是直接的(致病变异和连锁遗传标记同时检测),也可以是间接的(当检测仅基于单体型连锁分析时)。当存在新生致病变异(夫妇携带的变异为新生变异)或无法获得相关家族成员 DNA 样本进行连锁分析时,则必须在检测策略中包括目标基因致病变异检测,高风险和低风险单体型可以在临床周期中根据活检的胚胎细胞的致病变异检测结果来确定。随着高通量检测技术的发展,基于 SNP 阵列或 NGS 的 SNP 单体型分析正在取代传统的 STR 单体型分析。

3. PGT-M 检测技术局限性 PGT-M 最大的挑战之一是起始 DNA 量低。DNA 数量低会造成 DNA 扩增失败、DNA 污染或等位基因脱扣(即杂合样本中 2 个等位基因中的一个被扩增而另一个未被检测到)的风险增加有关。以上情况的发生可能会严重影响检测结果的可靠性,必须采取预防措施。与分析几个细胞相比,单细胞分析往往更具挑战性。单细胞水平 WGA 合并多重 PCR 的 ADO 率高于单细胞多重 PCR,因此,目前大多数的 PGT-M 都在囊胚期活检,以获得更多数量可用于遗传学分析的样本,从而降低上述风险。对全基因组进行分析的准确度与检测平台和方法相关。SNP 阵列与 aCGH 方法受到所包含的固定探针数量的限制,NGS 方法的检测水平取决于基因组覆盖率、SNP 密度和测序深度等因素的影响。

4. PGT-M 的误诊风险 PGT-M 误诊风险与所采用的分析策略密切相关。连锁分析位点(STR 或 SNP)和致病性变异靶向扩增方案的联合应用可有效避免 ADO 及重组可能带来的风险,但相邻连锁分析位点与靶变异的遗传距离也是必须要考虑的因素,在 1Mb 距离以内,重组发生的概率相对较低;当使用部分有效连锁分析位点(STR 或 SNP)分析单体型时,重组可能不被注意到,残余风险升高。如果单独使用连锁标记或单独使用致病变异分析,未检测到的重组、双重重组以及致病变异的 ADO 均可能导致误诊。对于全基因组 SNP 阵列或基于 NGS 的单体型分析,误诊风险可能低于单独的靶向变异扩增策略,因为在一个基因或致病变异位点两侧存在多个 SNP,消除了单个 SNP 标记发生 ADO 的影响。此外,通过使用多个 SNP

标记,可减小重组导致不确定结果的可能。有效 SNP 位点到基因的距离对重组风险至关重要,距离越近,重组风险越小。需要注意的风险还有样本标识错误引起的风险;在 DNA 分析前处理活检样本所造成的风险,如果操作不当,可能会损害 DNA 的完整性;不恰当的实验条件(污染、ADO)或生物学原因(重组、双重重组、减数分裂或有丝分裂染色体畸变)也会导致不确定或错误结果及检测失败的风险等。

(四)综合性 PGT 的应用

WGA 后可进行 PGT-M、PGT-SR 及 PGT-A 组合的检测。针对一份相同的 WGA 产物用 2 种不同的方法,如 PCR 和 aCGH/SNP 进行分析,可以实现 PGT-M 和 PGT-A 的同时检测;也可以利用一种全基因组序列检测方法,如 SNP 或 NGS 同时检测样本的单体型和拷贝数变异,从而同时完成 PGT-M 和 PGT-A 检测。但此类检测亦存在局限性:PGT-M 和 PGT-A 一同检测需要进行单体型分析,不适用于所有 PGT-A 指征。基于 aCGH 或低深度 NGS 的方法不能可靠地检测所有类型的多倍体和单倍体;SNP 阵列和基于高深度 NGS 的单体型分析可以识别多倍体和单倍体。染色体嵌合检测的阈值也需要以大量数据为基础行评估确定。

(五)植入前人类白细胞抗原检测

1. PGT-HLA 指征 植入前 HLA 分型可作为罹患获得性疾病儿童需要移植治疗时的唯一适应证,或在需要同时避免家族遗传疾病传递时与 PGT-M 结合使用。当所有其他临床选择都用尽后,通过 PGT 选择 HLA 匹配的胚胎对于那些已经有一个患有恶性肿瘤、获得性疾病或遗传性疾病的儿童的夫妇来说是可以接受的。患病的儿童很可能被治愈,或通过移植来自 HLA 匹配的同胞的干细胞,大大延长其预期寿命。但是,应注意 PGT 前检查、PGT 周期和 HLA 匹配的同胞出生所需的时间,因此,如果患儿疾病严重,不能进行安全的干细胞移植或预期寿命极短,则应谨慎考虑进行 PGT。在没有特定疾病的情况下,任何利用 HLA 分型来为同胞提供未来供体的 PGT 都应该被拒绝。

2. HLA 检测策略 首选的 PGT 方法是间接 HLA 单倍型[使用短串联重复序列(short tandem repeat,STR）标记或全基因组 SNP 单倍型]，包括对 HLA 相关区域的遗传标记进行连锁分析，以确定受测胚胎和患儿之间匹配的单体型。目前最全面的方法是 NGS 和 SNP 阵列方法，可以利用单次检测数据进行全基因组单体型分析。

3. HLA 分型的复杂性　对于 HLA 分型，应讨论适合移植的理论胚胎数。疾病未受累的非 HLA 匹配胚胎应该在充分考虑到个人意愿、地方和国家法规允许情况下处理。由于程序的复杂性，建议临床医生、遗传学家、胚胎移植相关的手术室成员及患者之间应保持密切联系并充分沟通，并将整个程序的时间最小化。

四、植入前遗传学检测前景的展望

PGT 已经历了 30 多年的发展，近年由于高通量检测技术的发展，检测的遗传病种类越来越多，通量越来越大，检测越来越标准化。多种 PGT 检测技术包括 PGT-M、PGT-A 和 PGT-SR 的综合应用或者一体化检测逐渐实现临床应用。长片段单分子三代测序技术的发展也为 PGT 检测带来了新的技术选择，促进了基因组的从头组装测序、复杂区域测序以及可以用于多个 PGT 领域的无参考样本单体型构建等需求的实现。随着对囊胚腔液和胚胎培养液中 DNA 和小分子代谢物的研究越来越多，无创 PGT 技术有可能开辟一个新的 PGT 领域。结合已有研究数据对胚胎发育潜能进行预测的人工智能也有可能为胚胎移植选择提供一个更好的辅助手段。

PGT 的广泛应用使人们得以选择遗传特性良好的胚胎进行移植，因而减少了对胚胎数量的要求，降低了多胎妊娠的发生。由于线粒体疾病的复杂性，PGT 在线粒体疾病方面，特别是涉及核质置换的应用还存在包括技术上和伦理上的许多障碍。相信随着线粒体疾病相关研究的增加，PGT 技术也可以为线粒体疾病相关个体提供更好的生育选择。除了用于遗传病检测之外，PGT 技术也可应用于人类生命周期早期发育的研究，特别是一些有特殊遗传缺陷的基因在发育早期的表达，这对于了解人类生命周期发生发展的分子机制有重要意义，为提示染色体异常的形成、早期流产、畸形发育等

提供理论依据，为有效预防出生缺陷提供了可能的解决思路。

（高　媛）

第七节　辅助生殖技术的前沿进展

距离 1978 年第一例试管婴儿出生至今，辅助生殖技术已发展有 40 多年的历史。随着各项操作技术的不断提高和改进，辅助生殖技术的成功率已经显著提高，成为一项非常成熟的治疗不孕不育症的手段。近年来，辅助生殖技术不断突破，在不同的新领域都取得了长足的进步。

一、培养体系

人类胚胎体外培养的终极目标是获得最具发育潜能的胚胎移植到体内，并最终成功分娩出健康的胎儿。培养液是获得妊娠成功的基石，使用商品化的培养液进行胚胎培养看起来是一个简单的过程，但在实际应用中，为了维持胚胎的发育潜能，还需要严格的质量安全控制体系，包括气体环境、培养耗材、仪器设备、培养方法及人员培训等。因此，只有全面改善培养系统，才能获得最佳的培养效果。

（一）培养液

不同发育阶段的胚胎所处的代谢微环境不同，因此对营养物质有不同的需求。囊胚分化所需的物质与早期胚胎生长所需要的物质也不尽相同。胚胎在体内的发育是一个动态变化的过程，开始时代谢活动相对较弱，细胞氧化和生物合成水平较低，胚胎主要摄取丙酮酸和乳酸作为能量来源；经过 2~3 天的培养后，胚胎的新陈代谢和生物合成加快，对营养物质的需求量增加，在短短几天内由一个单细胞转变为含有 250~300 个细胞的生命体。当胚胎发育到含有内细胞团和滋养层细胞的囊胚后，其生物合成和耗氧量升高，胚胎代谢途径转向以葡萄糖代谢为主；与此同时伴随着蛋白质合成需求的增加，也需要更多的必需氨基酸和非必

需氨基酸。序贯培养液正符合配子和胚胎在不同发育阶段对营养物质不同需求的要求，由此应运诞生。G1-plus 和 G2-plus 培养液是辅助生殖实验室常用的序贯培养液，G1-plus 用于合子到 8 细胞阶段的培养（取卵后第 1~3 天）；G2-plus 用于 8 细胞以后到囊胚阶段的培养（取卵后第 4~6 天）。近年来随着延时摄影（time-lapse）培养箱的广泛使用，使用单一培养液进行胚胎培养也取得了一定程度的效果。Dieamant 对已发表的有关单一培养和序贯培养的随机对照试验进行了系统性回顾和荟萃分析，结果表明，单一培养液可以获得与序贯培养液相近的临床妊娠率。

研究发现多种生长因子受体在着床前的胚胎中表达，其中包括胰岛素样生长因子、表皮生长因子等，这些因子通过自分泌或旁分泌调节胚胎的体外发育。在女性生殖管道分泌液中也存在这些受体的配体，一系列动物实验研究证明在培养液中添加胚胎营养因子是有益的，但建议在添加之前应仔细研究生长因子的最佳组合形式，并严格评估其使用安全性。

另外，研究表明在未成熟卵的培养基中添加 FSH、LH、hCG、雌激素可以提高卵母细胞的成熟率、受精率和发育潜能。最新的研究发现添加一定浓度的生长激素和 / 或褪黑素也可起到类似效果。

（二）3D 培养及微流控培养体系

当前的细胞生物学研究大多数是在二维平面培养进行的，其生长方式、形态、分化、功能等与体内生理条件下存在明显差异，有一定的局限性。三维（3D）细胞培养允许培养物向各个方向扩展，能够更好地模拟自然的微结构，可保持细胞间的相互作用和更逼真的生理生化反应。在 3D 环境中，细胞对内源性和外源性刺激（如温度、pH、营养吸收、转运和分化等方面的改变）应答更接近于它们在体内的反应。另外，3D 培养的高分辨率成像为研究分子对组织结构完整性的影响提供了有价值的信息。

与复杂的 3D 模型相比，细胞球能方便地通过光学、荧光、共聚焦显微镜或高内涵系统等进行成像分析，更容易实现大小均一的大规模细胞球培养，非常适用于高通量筛选。制备 3D 细胞球的无

支架方法有超低吸附表面的微孔板、悬滴法、旋转培养和磁力悬浮法。细胞球内部具有氧气、营养物质、代谢产物的浓度梯度，可以很好地模拟固态组织的多个特性，为研究实体瘤发生和干细胞分化提供了理想的 3D 生理模型。目前 3D 培养在人类早期胚胎培养中的应用不多，主要应用在基础研究和药物研发。在药物开发过程的早期，获得可靠的、可预测的细胞毒性数据，能够避免可能导致临床试验失败的毒性试验，从而降低用药风险和科研成本。

自动化是时代发展的趋势，辅助生殖自动化平台可以在胚胎发育的不同时间点记录胚胎的表征参数以挑选出最具发育潜能的胚胎进行移植，减少不同胚胎操作人员在胚胎选择时的主观因素。理想情况下，胚胎培养、胚胎植入前的评价与挑选可以结合在一个单一的自动化平台上，自动化结合微流控培养技术可以实现这一目标。在过去的 20 年里，微流控技术在哺乳动物胚胎操作方面积累了一些宝贵的经验，基于现有的平台和微流控技术提供的各种功能，自动化结合微流控培养技术可以实现：①胚胎植入前体外培养，并在培养过程中监测胚胎生长；②移植前胚胎的自动评分和选择；③剩余胚胎的低温保存。

目前微流控培养技术在辅助生殖领域应用较少，主要原因有以下几点：①大多数微流控培养平台缺乏用户友好性和自动化特点；②微流控培养技术在培养人类胚胎方面缺乏强有力的和令人信服的证据；③胚胎学家和相关从业人员在测试和使用微流控培养技术方面存在一些心理门槛。尽管有以上诸多限制，随着该技术的优势逐渐被验证，笔者相信微流控培养技术在人类辅助生殖技术领域的应用会越来越广泛。

二、辅助生殖新技术

（一）延迟摄像技术及人工智能技术在辅助生殖技术中的应用

延迟摄像技术（time-lapse technology，TLT）是指利用延时摄像培养箱（time-lapse incubator，TLI），也称时差培养箱进行胚胎培养和观察。TLI 配备了内置的显微镜和相机对胚胎进行实时观察

和拍照并与外部的电脑连接,可以在不干扰胚胎培养条件的情况下实时监测人类胚胎发育,并提供丰富的形态动力学数据(morphokinetics data)。

普通培养箱在进行胚胎观察时,需要将胚胎取出在显微镜下进行观察,一方面会改变培养液的pH、温度等,同时培养箱的环境也会发生轻微改变。有研究表明这种培养环境的变化会造成胚胎的代谢应激,进而影响胚胎的发育。TLI的使用减少了胚胎的体外操作时间,提供了更加稳定的培养条件。已有研究证实TLI的实时拍照对胚胎发育没有影响。

经过近几十年的发展,辅助生殖技术本身已经非常成熟,目前遇到更多的挑战是如何挑选出最具有发育潜能的胚胎。普通培养箱只能是在特定的时间点进行胚胎形态观察,而且标准形态评价是一种非常有限的胚胎选择策略。时差培养箱可以准确地记录胚胎发育过程中的各项参数:第二极体的排出、原核的出现及消失、第一次有丝分裂、细胞分裂由2细胞至9细胞或以上的时间。有研究表明,根据原核消失的时间、从原核消失到第一次有丝分裂发生的时间可以预测胚胎的质量。更有研究发现,胚胎分裂至5细胞的时间是评价胚胎发育潜能和着床能力最有价值的参数。有研究利用时差培养箱发现了2个与囊胚形成相关的参数:桑葚胚的形成时间以及胚胎由5细胞分裂至8细胞的时间。时差培养箱可以准确地记录上述事件的发生,为挑选胚胎提供了有价值的参考数据。

TLT的优势在于,一方面为胚胎提供了得更稳定的培养条件,另一方面为挑选胚胎提供了更有价值的各项胚胎形态动力学参数。近几年越来越多的研究发现,通过对比胚胎的形态动力学参数还可以筛选出染色体异常的胚胎。染色体异常的胚胎与染色体正常的胚胎在各项动力学参数上表现出了明显的差异,虽然目前的研究还不足以支持其应用于临床,但是在胚胎的挑选方面仍具有很大的参考价值。

近年来,人工智能(artificial intelligence,AI)技术逐渐应用于医药行业,包括辅助生殖领域,通过AI技术可以挑选出最具有发育潜能的胚胎移植到体内。AI技术逐渐被广泛应用于辅助生殖领域

的各个方面,包括鉴别空卵泡和含有卵母细胞的卵泡、预测胚胎的发育阶段、囊胚的形成、新生儿的出生以及评估精子的形态和囊胚的质量,以帮助挑选出最优质的胚胎,进而提高辅助生殖的成功率。除此之外,AI还可以用于生育力评估以及促排卵方案的选择。

判断卵子是否成熟的传统方法是观察脱颗粒后的卵母细胞是否排出第一极体。AI技术可以实现在非侵入性的操作下实现对卵子成熟度的判断。有研究表明在时差培养系统中建立一个人工神经网络(artificial neutral network)可以准确地判断小鼠卵子的成熟度。另外也有研究人员尝试通过利用AI评估人类卵子的成熟度,进而预测其受精能力、是否能够发育成囊胚甚至预测其着床能力。不过,相关研究的数量仍较少,尚未应用于临床实践中。

此外,AI还可以应用于精子分析和筛选。目前已有的计算机辅助精液分析(computer-assisted sperm analysis,CASA)具有检测快、分析参数多、简单易操作等优点,已经得到了广泛的应用。利用AI技术还可以分析精子DNA的完整性以及男性生活方式和环境对精子质量的影响,随着技术的不断成熟,将会大大提高精子筛选的时效性和准确性。

AI技术还可用于胚胎的评估和选择。将AI技术与TLT结合,通过机器学习(machine learning,ML)及卷积神经网络(convolutional neural network,CNN)对胚胎数据进行分析,可以对胚胎质量做出准确的评估并挑选出最具发育潜力的胚胎进行移植。目前已有多个AI平台可以用于胚胎的选择,有的是针对胚胎发育的早期阶段,包括原核的形成及早期卵裂,有的则是针对D3以后的胚胎及囊胚期,都有利于挑选出更具发育潜能的胚胎。

(二)无创检测技术在辅助生殖技术中的应用(培养液中代谢物、无创DNA)

近年来无创检测技术的出现为辅助生殖技术提供了一个损伤更小、速度更快和费用更低的胚胎检测方法。通过检测胚胎培养液的各种标记物可以筛选出更具发育潜力的胚胎。早期相关研究发现胚胎培养液中的三磷酸腺苷(ATP)水平、葡萄糖

代谢水平都与胚胎的发育能力相关。现阶段已有的无创检测方法通过检测各种不同的标记物筛选更具发育潜力的胚胎,包括蛋白质、光折射率、耗氧量、氨基酸代谢、可溶性人类白细胞 G 抗原以及丙酮酸盐的摄入等。包括笔者前面提到的利用时差培养箱获得的胚胎动力学数据进行胚胎的选择也是一种无创检测方法。

葡萄糖的摄入和利用已被证实在多种哺乳动物中均可以用来当做筛选胚胎的标记物。活力好的胚胎具有更高的葡萄糖摄入量,活力差的胚胎则会产生过量的乳酸。由于培养液的样品量极小,要准确地分析小体积培养液中的成分需要依靠微流体技术(microfluidics technology)。有研究者进行了理论水平的研究,设计出一种芯片采用软光刻和聚二甲基硅氧烷,可以分析亚微升体积的介质。这类设备为实现准确测定培养液中的营养和代谢水平提供了可能。

拉曼光谱仪(Raman spectrometer)可以在无创且不需要标记物的前提下检测出培养液中代谢物组成,包括氨基酸、蛋白质、碳水化合物和脂肪等成分,从而反映出胚胎的表型和生理状态。通过拉普光谱仪检测丙酮酸钠／白蛋白以及苯基丙氨酸／白蛋白的比值可以作为检测胚胎发育潜力的一个参数。除此之外,将机器学习引入到拉曼光谱仪分别建立染色体正常和异常的胚胎分析模型,可以帮助筛选出染色体异常的胚胎,提供了一个快速、无创和经济可负担的筛选染色体异常胚胎的平台。

在辅助生殖技术中,针对染色体异常的不孕不育患者现阶段最常用的方法是胚胎植入前遗传学检测(PGT),方法是在囊胚的滋养层取出 5~10 个细胞进行染色体筛查,但是这一方法存在很多局限性,首先由于胚胎的嵌合现象可能会出现检测结果偏差,其次这一侵入性操作对胚胎的损伤还未可知。吸取囊胚腔液(blastocoel fluid,BF)对其中游离的 DNA(cell-free DNA,cfDNA)或 RNA 进行扩增也可以对胚胎进行染色体筛查。已有的研究已经证实利用该方法可以筛选与 X 性染色体相关的疾病,也可以检测胚胎是否为整倍体。但是这一方法不是完全无创的,需要对胚胎进行操作,即利用特制的操作针吸取出囊胚腔液。有研究提

出吸取囊胚腔液有可能会影响细胞与周围环境的分子物质交换。近年来,无创植入前遗传学检测(noninvasive preimplantation genetic testing,niPGT)成为了一个新的研究热点。利用胚胎培养液中游离的 DNA 或 RNA 检测胚胎染色体是否异常。这一无创 PGT 检测方法可以在不干扰胚胎的情况下实现染色体筛查,具有很大的临床应用价值。通过与囊胚活检测序结果相比较,利用 cfDNA 检测 D3 或 D5 整倍体胚胎的特异度可以达到 84.0%,灵敏度可以达到 88.2%。且在筛选非整倍体胚胎时 niPGT 检测结果的假阳性率(20%)明显低于传统的 PGT 方法。但是胚胎培养液中会有来自颗粒细胞、精子及卵母细胞极体等亲代的干扰物,影响检测结果的准确性。将卵子周围的颗粒细胞尽量全部脱干净并采用 ICSI 受精方式可以减少亲代物质的干扰。目前 niPGT 遇到的难题一方面是获取 DNA 的量较少,另一方面还包括核酸的完整性较差、亲代遗传物质的干扰及胚胎的嵌合现象。随着技术的不断发展成熟,niPGT 很有可能成为补充甚至取代囊胚活检 PGT 的一个有效染色体筛查的方法。

(三)甲基化测序技术在胚胎评估中的应用

表观遗传在动物的生长发育过程中扮演着至关重要的作用,它参与了细胞分化、器官发育的各个方面。在人类胚胎发育的早期阶段通常会发生 DNA 甲基化,有研究发现在小鼠中通过基因敲除阻断了 DNA 甲基化之后会明显阻滞胚胎的发育,证明 DNA 甲基化在胚胎发育过程中起着非常关键的作用。有研究对比了优质囊胚和劣质囊胚的全基因组 DNA 甲基化水平,发现两者之前存在显著差异。DNA 甲基化水平可以作为一个胚胎选择的参数。通过检测滋养层细胞的 DNA 甲基化水平可以判断染色体是否为整倍体。通过对比优质囊胚的 DNA 甲基化水平发现,DNA 甲基化状态与辅助生殖技术的活产率相关联。甲基化状态与 AA 级囊胚的水平越相近,其活产率越高。

(四)线粒体置换疗法在辅助生殖技术中的应用

线粒体 DNA(mtDNA)突变会导致一系列严重疾病的发生,主要影响能量消耗较高的器官,如大脑、骨骼肌、心脏和肝脏等。常见的线粒体疾

病有线粒体肌病、线粒体脑肌病、心肌病、线粒体眼病、帕金森病和2型糖尿病等。患有线粒体疾病的患者通常表现出异质性，同一细胞、组织或个体中同时出现野生型和突变型mtDNA。当突变的mtDNA达到一定的比例时，才有受损的表型出现，这一现象称为阈值效应。线粒体疾病是母系遗传，会通过卵细胞传递到下一代，线粒体置换疗法（mitochondrial replacement therapy，MRT），也就是俗称的第四代试管婴儿的出现解决了这一难题。除此之外，MRT还可以应用于高龄卵子少且质量差的不孕不育患者的治疗。

MRT是指将卵子或者胚胎的细胞质几乎完全替换掉，换成含正常mtDNA的细胞质，从而避免mtDNA突变遗传给下一代。目前已有的线粒体置换方法包括细胞质移植（cytoplasm transfer，CT）、生发泡移植（germinal vesicle transfer，GVT）、前原核移植（pronuclear transfer，PNT）、极体核移植（polar body nuclear transfer，PBT）和母系纺锤体移植（maternal spindle transfer，MST）。

1. 细胞质移植 指将患者卵子的细胞质替换成健康捐赠者的细胞质，旨在提高卵子的活力和发育潜力。该方法主要针对"细胞质缺陷"（ooplasmic deficiency），即由于胚胎质量差导致反复IVF移植失败的患者。最早使用电融合的方法进行细胞质移植的成功率较低，表现为受精率低、

前原核异常和胚胎发育质量差。而在行ICSI时同时注入少量的捐赠者细胞质则表现出了较高的成功率。已有数例不孕不育患者采用该方法后改善了IVF结局，甚至获得活产。这类患者本身没有mtDNA突变，且只使用了微量体积的捐赠者细胞质。研究结果发现行CT的13枚胚胎只有6枚可以检测到捐赠者的mtDNA，通过CT出生的4名新生儿中有2名其脐带血中可以检测到捐赠者mtDNA，因此该方法并不适用于患有线粒体疾病的患者。对于患有线粒体疾病的患者，其移植的细胞质体积需要达到最终体积的30%~50%。在保持卵子完整的状态下注入如此大体积的细胞质是几乎不可能实现的。早期行CT的患者其染色体异常和新生儿缺陷的发生率较高。目前美国食品药品监督管理局（Food and Drug Administration，FDA）已经禁止了CT的使用。

将患有线粒体疾病女性卵子的核DNA转移到一个去核的含有正常线粒体DNA的细胞质中也是线粒体置换的一个方法。对于未成熟的生发泡期的卵子，其核DNA是被包裹在一个显微镜下可见的生发泡（GV）里的。利用微量移液针将GV泡连同其周围极少量的细胞质一起转移到一个去核的GV期卵子的卵黄周隙称为生发泡移植（GVT）（图20-10）。该方法的局限性在于一方面GV期的卵子GVT后其体外成熟率较低，另一方

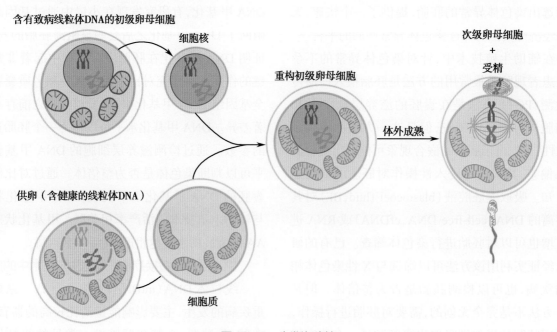

图 20-10 生发泡移植

面 GV 期卵子生发泡周围分布着大量的线粒体,在进行 GVT 的时候不可避免地会连同大量的患者自身的异常线粒体一起移植进去,成功率较低。

2. 原核移植 指在精卵结合受精之后再进行核移植(图 20-11)。挑选患者受精原核为 2PN 的受精卵将其原核取出移植到一个去核的含有健康线粒体的受精卵中。该技术在小鼠中已经成功应用,并可以成功活产。通过 PNT 活产的后代表现出了异质性,因为在受精卵阶段,线粒体是大量富集在原核周围的,在进行核移植时无法避免地会将线粒体一起转移。通过降低培养液中蔗糖的含量以及使用玻璃化冷冻过的捐赠细胞质可以降低异质性的比率。

3. 极体核移植 极体核移植也是线粒体置换的一个方法,包括第一极体核移植(PB1T)和第二极体核移植(PB2T)。PB1T 是将卵细胞的第一极体取下包裹到日本血液凝集病毒包膜(hemagglutinating virus of Japan envelope, HVJ-E)里然后转移到去核的卵细胞中,融合之后的卵细胞可以重新形成新的纺锤体,具备受精能力和发育成囊胚的潜力(图 20-12A)。2020 年孙强等人对猕猴进行了第一极体核移植,成功分娩了 2 只健康的猕猴后代,且 2 只猕猴均继承了其 PB1 供体猕猴的母体基因组。PBT 在灵长类动物中的成功应用预示了 MRT 在 mtDNA 突变疾病中应用的广阔前景。PB2T 是取受精合子的第二极体将其移植到已经去掉雌原核的捐赠卵子受精合子中

(图 20-12B)。相比较而言,PB1T 的囊胚形成率较高,为 82.4%,出生率为 42.8%,而 PB2T 的囊胚形成率相对略低一点。极体核移植的优点在于携带的母系线粒体较少,因为极体被膜包裹着携带了极少的细胞质。PB1T 和 PB2T 在人类配子中也是可行的,2017 年陈子江教授、林戈教授和 Shoukhrat M 教授分别报道了相关内容的研究。在 Shoukhrat M 教授等人的研究中 PB2T 没有获得囊胚,而陈子江教授团队的研究不仅获得了与 PB1T 相近的囊胚,并首次检测了线粒体的携带率。结果显示,最终构建的胚胎突变线粒体清除率可达到 99% 以上。而且,重构胚胎具有良好的发育潜能。陈子江教授团队与中国科学院上海生命科学研究院生物化学与细胞生物学研究所李劲松教授课题组合作,将重构的胚胎诱导形成的胚胎干细胞,干细胞经传代、分化等实验检测,均未发现致病线粒体扩增。

4. 母系纺锤体移植 也称为纺锤体-染色体复合物移植(spindle-chromosomal complex transfer, ST),是将 M Ⅱ 期的卵细胞中的纺锤体-染色体复合物移植到去核的含健康线粒体的 M Ⅱ 卵细胞中(图 20-13)。相比较其他线粒体置换方法,MST 具有很多优势。首先纺锤体-染色体复合物的体积比生发泡和 2PN 原核的体积都要小,理论上更易操作,且纺锤体周围的线粒体数量较少,突变 mtDNA 被同时移植的比率更小。其次相比较生发泡移植(GVT),MST 的卵子不需要再进

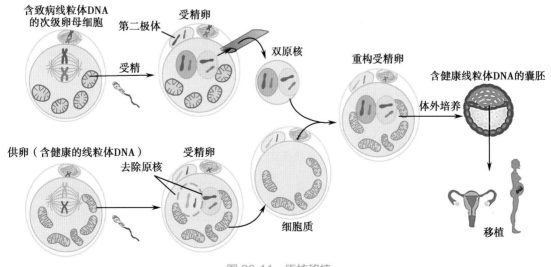

图 20-11　原核移植

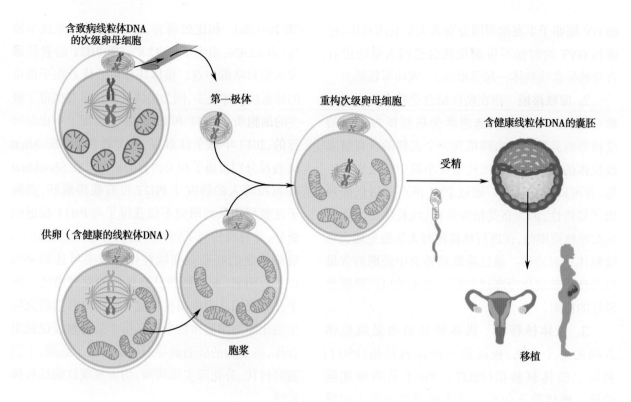

含致病线粒体DNA
的次级卵母细胞

第一极体

重构次级卵母细胞

含健康线粒体DNA的囊胚

受精

供卵（含健康的线粒体DNA）

胞浆

移植

A

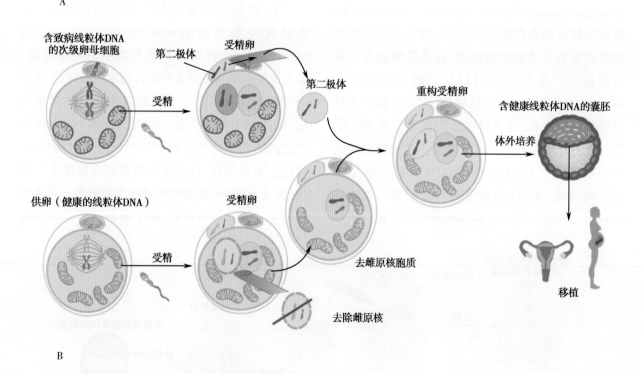

含致病线粒体DNA
的次级卵母细胞

第二极体

受精卵

受精

第二极体

重构受精卵

含健康线粒体DNA的囊胚

体外培养

供卵（健康的线粒体DNA）

受精

受精卵

受精

去雌原核胞质

受精卵

去除雌原核

移植

B

图 20-12　极体核移植
注：A. 第一极体移植；B. 第二极体移植。

行体外成熟培养，可以直接进行下一步授精操作。除此之外，理论上 MST 比前原核移植更容易让人接受，因为前原核移植需要已经正常受精的合子的细胞质，是要对已受精的合子进行干扰，伦理问题更多。技术上 MST 相比较其他几种线粒体置换方法也更加成熟：①目前利用偏光显微镜已经可以明显地观察到纺锤体；②使用激光在透明带上打孔进行纺锤体的分离和转移；③利用膜融合技术将纺锤体包裹到灭活的病毒包膜 HVJ-E 里进行转移和融合。MST 在猕猴中已得到成功应用，并且携带的线粒体 DNA 的几乎检测不到或低于 3%。在小鼠中进行 MST 后其线粒体异质性要略高一点，可能是由于小鼠卵细胞的纺锤体体积较灵长类动物大。在进行 MST 时，需要使用细胞骨架抑制剂如细胞松弛素 B 以软化膜结构使其在进行

核分离和转移时膜结构不易裂解。

线粒体置换疗法为那些可能将线粒体突变遗传给后代的女性带来了希望。随着线粒体置换技术的不断发展成熟，相信其在不久的将来就可以成功应用于临床，让每一位患有线粒体疾病的患者都能如愿生出健康的后代。

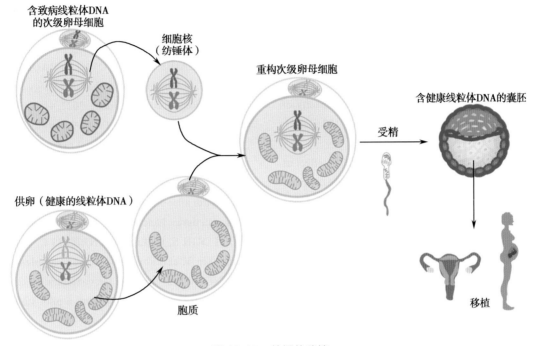

图 20-13 纺锤体移植

（吴克良）

—— 参考文献 ——

1. 曹云霞. 人类生育力保存. 北京: 人民卫生出版社, 2015.
2. 黄国宁, 孙海翔. 体外受精-胚胎移植实验室技术. 北京: 人民卫生出版社, 2012.
3. 黄荷凤, 乔杰, 刘嘉茵, 等. 胚胎植入前遗传学诊断/筛查技术专家共识. 中华医学遗传学杂志, 2018, 35 (2): 151-155.
4. 中华医学会生殖医学分会. 生育力保存中国专家共识. 生殖医学杂志, 2021, 30 (9): 1129-1134.
5. 马艳华. 人类辅助生殖技术工作人员应知应会手册. 天津: 天津科学技术出版社, 2018.
6. World Health Organization. 世界卫生组织人类精液检查与处理实验室手册. 5 版. 国家人口和计划生育委员会科学技术研究所, 中华医学会男科学分会, 中华医学会生殖医学会分会精子库管理学组, 译. 北京: 人民卫生出版社, 2011.
7. 孙青, 黄国宁, 孙海翔, 等. 胚胎实验室关键指标质控专家共识. 生殖医学杂志, 2018, 9 (29): 836-850.
8. 中国妇幼保健协会生育力保存专业委员会. 女性生育力保存临床实践中国专家共识. 中华生殖与避孕杂志, 2021, 41 (5): 383-391.
9. 中华医学会生殖医学分会第一届实验室学组. 人类体外授精-胚胎移植实验室操作专家共识, 2016, 26 (1): 1-8.
10. AITKEN R J, SMITH T B, JOBLING M S, et al. Oxidative stress and male reproductive health. Asian J Androl, 2014, 16 (1): 31-38.
11. ALIKANI M, GO K J, MCCAFFREY C, et al. Comprehensive evaluation of contemporary assisted reproduction technology laboratory operations to determine staffing levels that promote patient safety and quality care. Fertil Steril, 2014, 102 (5): 1350-1356.

12. American College of Obstetricians and Gynecologists Committee on Gynecologic Practice and Practice Committee. Female age-related fertility decline. Fertil Steril, 2014, 101 (3): 633-634.

13. AYELEKE R O, ASSELER J D, COHLEN B J, et al. Intra-uterine insemination for unexplained subfertility. Cochrane Database Syst Rev, 2020, 3 (3): CD001838.

14. BESSER A G, MCCULLOH D H, GRIFO J A. What are patients doing with their mosaic embryos？Decision making after genetic counseling. Fertil Steril, 2019, 111 (1): 132-137.

15. BHARTIYA D. Stem cells survive oncotherapy & can regenerate non-functional gonads: a paradigm shift for oncofertility. Indian J Med Res, 2018, 148: S38-S49.

16. BUNGE R G, SHERMAN J K. Fertilizing capacity of frozen human spermatozoa. Nature, 1953, 172 (4382): 767-768.

17. CARVALHO M, LEAL F, MOTA S, et al. The effect of denudation and injection timing in the reproductive outcomes of ICSI cycles: new insights into the risk of in vitro oocyte ageing. Hum Reprod, 2020, 35 (10): 2226-2236.

18. CHEMAITILLY W, LI Z, KRASIN M J, et al. Premature ovarian insufficiency in childhood cancer survivors: a report from the St. Jude Lifetime Cohort. J Clin Endocrinol Metab, 2017, 102 (7): 2242-2250.

19. CHENG Y, YU Q, MA M, et al. Variant haplophasing by long-read sequencing: a new approach to preimplantation genetic testing workups. Fertil Steril, 2021, 116 (3): 774-783.

20. CONTE B, DEL M L. Gonadotropin-releasing hormone analogues for the prevention of chemotherapy-induced premature ovarian failure in breast cancer patients. Minerva Ginecol, 2017, 69 (4): 350-356.

21. CONTI M, FRANCIOSI F. Acquisition of oocyte competence to develop as an embryo: integrated nuclear and cytoplasmic events. Hum Reprod Update, 2018, 24 (3): 245-266.

22. COSTA J, SOUZA G B, SOARES M, et al. In vitro differentiation of primordial germ cells and oocyte-like cells from stem cells. Histol Histopathol, 2018, 33 (2): 121-132.

23. CRAVEN L, TANG M X, GORMAN G S, et al. et al. Novel reproductive technologies to prevent mitochondrial disease. Hum Reprod Update, 2017, 23 (5): 501-519.

24. D FARHUD D, ZOKAEI S, KEYKHAEI M, et al. Strong evidences of the ovarian carcinoma risk in women after IVF treatment: a review article. Iran J Public Health, 2019, 48 (12): 2124-2132.

25. DE VOS M, GRYNBERG M, HO T M, et al. Perspectives on the development and future of oocyte IVM in clinical practice. J Assist Reprod Genet, 2021, 38 (6): 1265-1280.

26. DESAI N, GOLDBERG J, AUSTIN C, et al. Cryopreservation of individually selected sperm: methodology and case report of a clinical pregnancy. J Assist Reprod Genet, 2012, 29 (5): 375-379.

27. DIEAMANT F. Single versus sequential culture medium: which is better at improving ongoing pregnancy rates？. A systematic review and meta-analysis. JBRA Assist Reprod, 2017, 21 (3): 240-246.

28. DIMITRIADIS I, ZANINOVIC N, BADIOLA A C, et al. Artificial intelligence in the embryology laboratory: a review. Reprod Biomed Online, 2022, 44 (3): 435-448.

29. DOLMANS M M, AMORIM C A. Fertility preservation: construction and use of artificial ovaries. Reproduction, 2019, 158 (5): 15-25.

30. DONNEZ J, DOLMANS M M, DEMYLLE D, et al. Livebirth after orthotopic transplantation of cryopreserved ovarian tissue. Lancet, 2004, 364 (9443): 1405-1410.

31. EL FEKIH S, GUEGANIC N, TOUS C, et al. MACS-annexin V cell sorting of semen samples with high TUNEL values decreases the concentration of cells with abnormal chromosomal content: a pilot study. Asian J Androl, 2022, 24 (5): 445-450.

32. ESHRE PGT Consortium and Sig-Embryology Biopsy Working Group, KOKKALI G, COTICCHIO G, et al. ESHRE PGT Consortium and SIG embryology good practice recommendations for polar body and embryo biopsy for PGT. Hum Reprod Open, 2020, 2020 (3): hoaa020.

33. ESHRE PGT Consortium Steering Committee, CARVALHO F, COONEN E, et al. ESHRE PGT Consortium good practice recommendations for the organisation of PGT. Hum Reprod Open, 2020, 2020 (3): hoaa021.

34. ESHRE PGT-M Working Group, CARVALHO F, MOUTOU C, et al. ESHRE PGT Consortium good practice recommendations for the detection of monogenic disorders. Hum Reprod Open, 2020, 2020 (3): hoaa018.

35. ESHRE PGT-SR/PGT-A Working Group, COONEN E, RUBIO C, et al. ESHRE PGT Consortium good practice recommendations for the detection of structural and numerical chromosomal aberrations. Hum Reprod Open, 2020, 2020 (3): hoaa017.

36. FALCONE P, GAMBERA L, PISONI M, et al. Correlation between oocyte preincubation time and pregnancy rate after intracytoplasmic sperm injection. Gynecol

Endocrinol, 2008, 24 (6): 295-299.

37. FAYOMI A P, PETERS K, SUKHWANI M, et al. Autologous grafting of cryopreserved prepubertal rhesus testis produces sperm and offspring. Science, 2019, 363 (6433): 1314-1319.

38. FISCH B, ABIR R. Female fertility preservation: past, present and future. Reproduction, 2018, 156 (1): 11-27.

39. GILCHRIST R B, LUCIANO A M, RICHANI D, et al. Oocyte maturation and quality: role of cyclic nucleotides. Reproduction, 2016, 152 (5): 143-157.

40. GIRARDI L, SERDAROGULLARI M, PATASSINI C, et al. Incidence, origin, and predictive model for the detection and clinical management of segmental aneuploidies in human embryos. Am J Hum Genet, 2020, 106 (4): 525-534.

41. HANSON B M, TAO X, HONG K H, et al. Noninvasive preimplantation genetic testing for aneuploidy exhibits high rates of deoxyribonucleic acid amplifification failure and poor correlation with results obtained using trophectoderm biopsy. Fertil Steril, 2021, 115 (6): 1461-1470.

42. HAYASHI K, OGUSHI S, KURIMOTO K, et al. Offspring from oocytes derived from in vitro primordial germ cell-like cells in mice. Science, 2012, 338 (6109): 971-975.

43. HONDA T, TSUTSUMI M, KOMODA F, et al. Acceptable pregnancy rate of unstimulated intrauterine insemination: a retrospective analysis of 17, 830 cycles. Reprod Med Biol, 2015, 14 (1): 27-32.

44. HUANG B, TAN W, LI Z, et al. An artificial intelligence model (euploid prediction algorithm) can predict embryo ploidy status based on time-lapse data. Reprod Biol Endocrinol, 2021, 19 (1): 1-10.

45. HUANG L, BERHAN B, TANG Y, et al. Noninvasive preimplantation genetic testing for aneuploidy in spent medium may be more reliable than trophectoderm biopsy. PNAS, 2019, 116 (28): 14105-14112.

46. HUGHES E G. The effectiveness of ovulation induction and intrauterine insemination in the treatment of persistent infertility: a meta-analysis. Hum Reprod, 1997, 12 (9): 1865-1872.

47. IBÉRICO G, VIOQUE J, ARIZA N, et al. Analysis of factors influencing pregnancy rates in homologous intrauterine insemination. Fertil Steril, 2004, 81 (5): 1308-1313.

48. JENSEN A K, RECHNITZER C, MACKLON K T, et al. Cryopreservation of ovarian tissue for fertility preservation in a large cohort of young girls: focus on pubertal development. Hum Reprod, 2017, 32 (1): 154-164.

49. JOHNSON J, CANNING J, KANEKO T, et al. Germline stem cells and follicular renewal in the postnatal mammalian ovary. Nature, 2004, 428 (6979): 145-150.

50. KAMATH M S, MAHESHWARI A, BHATTACHARYA S, et al. Oral medications including clomiphene citrate or aromatase inhibitors with gonadotropins for controlled ovarian stimulation in women undergoing in vitro fertilisation. Cochrane Database Syst Rev, 2017, 11 (11): CD008528.

51. KAPLAN P F, KATZ S L, THOMPSON A K, et al. Cycle fecundity in controlled ovarian hyperstimulation and intrauterine insemination. Influence of the number of mature follicles at hCG administration. J Reprod Med, 2002, 47 (7): 535-539.

52. KINNEAR H M, TOMASZEWSKI C E, CHANG F L, et al. The ovarian stroma as a new frontier. Reproduction, 2020, 160 (3): 25-39.

53. KULIEV A, RECHITSKY S. Preimplantation genetic testing: current challenges and future prospects. Expert Rev Mol Diagn, 2017, 17 (12): 1071-1088.

54. LAMBERTINI M, MOORE H, LEONARD R, et al. Gonadotropin-releasing hormone agonists during chemotherapy for preservation of ovarian function and fertility in premenopausal patients with early breast cancer: a systematic review and meta-analysis of individual patient-level data. J Clin Oncol, 2018, 36 (19): 1981-1990.

55. LE GAC S, NORDHOFF V. Microfluidics for mammalian embryo culture and selection: where do we stand now ? Mol Hum Reprod, 2017, 23 (4): 213-226.

56. LEAL G R, MONTEIRO C A S, CARVALHEIRA L R, et al. The simulated physiological oocyte maturation (SPOM) system in domestic animals: a systematic review. Theriogenology, 2022, 188: 90-99.

57. LEIGH D, CRAM D S, RECHITSKY S, et al. PGDIS position statement on the transfer of mosaic embryos 2021. Reprod Biomed Online, 2022, 45 (1): 19-25.

58. LI C, DANG Y, LI J, et al. Preimplantation genetic testing is not a preferred recommendation for patients with X chromosome abnormalities. Hum Reprod, 2021, 36 (9): 2612-2621.

59. LI G Q, YU Y, FAN Y, et al. Genome-wide abnormal DNA methylome of human blastocyst in assisted reproductive technology. J Genet Genomics, 2017, 44 (10): 475-481.

60. LI J Y, LIU Y F, QIAN Y L, et al. Noninvasive preimplantation genetic testing in assisted reproductive technology: current state and future perspectives. J Genet Genomics, 2020, 47 (12): 723-726.

61. LI X, HAO Y, CHEN D, et al. Non-invasive preimplantation genetic testing for putative mosaic blastocysts: a pilot study. Hum Reprod, 2021, 36 (7): 2020-2034.

62. LI Y, LIU H, WU K, et al. Melatonin promotes human oocyte maturation and early embryo development by enhancing clathrin-mediated endocytosis. J Pineal Res, 2019, 67 (3): e12601.

63. LI Y, LIU H, YU Q, et al. Growth hormone promotes in vitro maturation of human oocytes. Front Endocrinol (Lausanne), 2019, 10: 485.

64. LIANG B, GAO Y, XU J, et al. Raman profiling of embryo culture medium to identify aneuploid and euploid embryos. Fertil Steril, 2019, 111 (4): 753-762.

65. LIU S, WANG H, DON L, et al. Third-generation sequencing: any future opportunities for PGT？. J Assist Reprod Genet, 2021, 38 (2): 357-364.

66. LU X, KHOR S, ZHU Q, et al. Decrease in preovulatory serum estradiol is a valuable marker for predicting premature ovulation in natural/unstimulated in vitro fertilization cycle. J Ovarian Res, 2018, 11 (1): 96.

67. LUCCHINI C, VOLPE E, TOCCI A. Comparison of intrafollicular sperm injection and intrauterine insemination in the treatment of subfertility. J Assist Reprod Genet, 2012, 29 (10): 1103-1109.

68. MEHTA A, SIGMAN M. Management of the dry ejaculate: a systematic review of aspermia and retrograde ejaculation. Fertil Steril, 2015, 104 (5): 1074-1081.

69. MERVIEL P, HERAUD M H, GRENIER N, et al. Predictive factors for pregnancy after intrauterine insemination (IUI): an analysis of 1038 cycles and a review of the literature. Fertil Steril, 2010, 93 (1): 79-88.

70. MESTRES E, GARCÍA-JIMÉNEZ M, CASALS A, et al. Factors of the human embryo culture system that may affect media evaporation and osmolality. Hum Reprod, 2021, 36 (3): 605-613.

71. MICHAU A, EL HACHEM H, GALEY J, et al. Predictive factors for pregnancy after controlled ovarian stimulation and intrauterine insemination: a retrospective analysis of 4146 cycles. J Gynecol Obstet Hum Reprod, 2019, 48 (10): 811-815.

72. MUNNÉ S. Status of preimplantation genetic testing and embryo selection. Reprod Biomed Online, 2018, 37 (4): 393-396.

73. NIKBAKHT R, SAHARKHIZ N. The influence of sperm morphology, total motile sperm count of semen and the number of motile sperm inseminated in sperm samples on the success of intrauterine insemination. Int J Fertil Steril, 2011, 5 (3): 168-73.

74. NUOJUA-HUTTUNEN S, TOMAS C, BLOIGU R, et al. Intrauterine insemination treatment in subfertility: an analysis of factors affecting outcome. Hum Reprod, 1999, 14 (3): 698-703.

75. NUOJUA-HUTTUNEN S, TUOMIVAARA L, JUNTUNEN K, et al. Intrafollicular insemination for the treatment of infertility. Hum Reprod, 1995, 10 (1): 91-93.

76. O'CONNELL M, MCCLURE N, Lewis S E. The effects of cryopreservation on sperm morphology, motility and mitochondrial function. Hum Reprod, 2002, 17 (3): 704-709.

77. ODRI D, KAWACHIYA S, KONDO M, et al. Oocyte retrieval timing based on spontaneous luteinizing hormone surge during natural cycle in vitro fertilization treatment. Fertil Steril, 2014, 101 (4): 1001-1007.

78. OKTAY K, TÜRKÇÜOĞLU I, RODRIGUEZ-WALLBERG K A. Four spontaneous pregnancies and three live births following subcutaneous transplantation of frozen banked ovarian tissue: what is the explanation？. Fertil Steril, 2011, 95 (2): 804.

79. OLIVER E, STUKENBORG J B. Rebuilding the human testis in vitro. Andrology, 2020, 8 (4): 825-834.

80. OMBELET W, DHONT N, THIJSSEN A, et al. Semen quality and prediction of IUI success in male subfertility: a systematic review. Reprod Biomed Online, 2014, 28 (3): 300-309.

81. OMBELET W, VAN ROBAYS J. Artificial insemination history: hurdles and milestones. Facts Views Vis Obgyn, 2015, 7 (2): 137-143.

82. Practice Committee of the American Society for Reproductive Medicine. Testing and interpreting measures of ovarian reserve: a committee opinion. Fertil Steril, 2020, 114 (6): 1151-1157.

83. PUJOL A, GARCÍA D, OBRADORS A, et al. Is there a relation between the time to ICSI and the reproductive outcomes？. Hum Reprod, 2018, 33 (5): 797-806.

84. QUINN M M, JALALIAN L, RIBEIRO S, et al. Microfluidic sorting selects sperm for clinical use with reduced DNA damage compared to density gradient centrifugation with swim-up in split semen samples. Hum Reprod, 2018, 33 (8): 1388-1393.

85. RAAD G, BAKOS H W, BAZZI M, et al. Differential impact of four sperm preparation techniques on sperm motility, morphology, DNA fragmentation, acrosome status, oxidative stress, and mitochondrial activity: a prospective study. Andrology, 2021, 9 (5): 1549-1559.

86. RAO M, TANG L, WANG L, et al. Cumulative live birth rates after IVF/ICSI cycles with sperm prepared by

density gradient centrifugation vs. swim-up: a retrospective study using a propensity score-matching analysis. Reprod Biol Endocrinol, 2022, 20 (1): 60.

87. RICHANI D, DUNNING K R, THOMPSON J G, et al. Metabolic co-dependence of the oocyte and cumulus cells: essential role in determining oocyte developmental competence. Hum Reprod Update, 2021, 27 (1): 27-47.

88. RICHANI D, GILCHRIST R B. The epidermal growth factor network: role in oocyte growth, maturation and developmental competence. Hum Reprod Update, 2018, 24 (1): 1-14.

89. RICHANI D, LAVEA C F, KANAKKAPARAMBIL R, et al. Participation of the adenosine salvage pathway and cyclic AMP modulation in oocyte energy metabolism. Sci Rep, 2019, 9 (1): 18395.

90. RICHARD S, BALTZ J M. Prophase I arrest of mouse oocytes mediated by natriuretic peptide precursor C requires GJA1 (connexin-43) and GJA4 (connexin-37) gap junctions in the antral follicle and cumulus-oocyte complex. Biol Reprod, 2014, 90 (6): 137.

91. RIOS P D, KNIAZEVA E, LEE H C, et al. Retrievable hydrogels for ovarian follicle transplantation and oocyte collection. Biotechnol Bioeng, 2018, 115 (8): 2075-2086.

92. ROSE B I. Approaches to oocyte retrieval for advanced reproductive technology cycles planning to utilize in vitro maturation: a review of the many choices to be made. J Assist Reprod Genet, 2014, 31 (11): 1409-1419.

93. SALAMA M, WOODRUFF T K. Anticancer treatments and female fertility: clinical concerns and role of oncologists in oncofertility practice. Expert Rev Anticancer Ther, 2017, 17 (8): 687-692.

94. SALONIA A, BETTOCCHI C, BOERI L, et al. European association of urology guidelines on sexual and reproductive health-2021 update: male sexual dysfunction. Eur Urol, 2021, 80 (3): 333-357.

95. SANCHEZ T, SEIDLER E A, GARDNER D K, et al. Will noninvasive methods surpass invasive for assessing gametes and embryos？Fertil Steril, 2017, 108 (5): 730-737.

96. SCIORIO R. Use of time-lapse monitoring in medically assisted reproduction treatments: a mini-review. Zygote, 2021, 29 (2): 93-101.

97. SCOCCIA H. In vitro fertilization oocyte retrieval: to "flush" or not？Fertil Steril, 2021, 115 (4): 891.

98. SCOTT S G, MORTIMER D, TAYLOR P J, et al. Therapeutic donor insemination with frozen semen. CMAJ, 1990, 143 (4): 273-278.

99. SENDRA L, GARCÍA-MARES A, HERRERO M J, et al. Mitochondrial DNA replacement techniques to prevent human mitochondrial diseases. Int J Mol Sci, 2021, 22 (2): 551.

100. SHU Y M, ZENG H T, REN Z, et al. Effects of cilostamide and forskolin on the meiotic resumption and embryonic development of immature human oocytes. Hum Reprod, 2008, 23 (3): 504-513.

101. SIKANDAR R, VIRK S, LAKHANI S, et al. Intrauterine insemination with controlled ovarian hyperstimulation in the treatment of subfertility. J Coll Physicians Surg Pak, 2005, 15 (12): 782-785.

102. SON W Y, HENDERSON S, COHEN Y, et al. Immature oocyte for fertility preservation. Front Endocrinol (Lausanne), 2019, 10: 464.

103. SPATH K, BABARIYA D, KONSTANTINIDIS M, et al. Clinical application of sequencing-based methods for parallel preimplantation genetic testing for mitochondrial DNA disease and aneuploidy. Fertil Steril, 2021, 115 (6): 1521-1532.

104. STAROSTA A, GORDON C E, HORNSTEIN M D. Predictive factors for intrauterine insemination outcomes: a review. Fertil Res Pract, 2020, 6 (1): 23.

105. STRĄCZYŃSKA P, PAPIS K, MORAWIEC E, et al. Signaling mechanisms and their regulation during in vivo or in vitro maturation of mammalian oocytes. Reprod Biol Endocrinol, 2022, 20 (1): 37.

106. SUN J, CHEN W, ZHOU L, et al. Successful delivery derived from cryopreserved rare human spermatozoa with novel cryopiece. Andrology, 2017, 5 (4): 832-837.

107. SWEARMAN H, KOUSTAS G, KNIGHT E, et al. pH: the silent variable significantly impacting meiotic spindle assembly in mouse oocytes. Reprod Biomed Online, 2018, 37 (3): 279-290.

108. TACHIBANA M, KUNO T, YAEGASHI N. Mitochondrial replacement therapy and assisted reproductive technology: a paradigm shift toward treatment of genetic diseases in gametes or in early embryos. Reprod Med Biol, 2018, 17 (4): 421-433.

109. TAKAE S, SUZUKI N. Current state and future possibilities of ovarian tissue transplantation. Reprod Med Biol, 2019, 18 (3): 217-224.

110. TAKEUCHI H, YAMAMOTO M, FUKUI M, et al. Single-cell profiling of transcriptomic changes during in vitro maturation of human oocytes. Reprod Med Biol, 2022; 21 (1): e12464.

111. TANG M, BOEL A, CASTELLUCCIO N, et al. Human

germline nuclear transfer to overcome mitochondrial disease and failed fertilization after ICSI. J Assist Reprod Genet, 2022, 39 (3): 609-618.

112. TIEMESSEN C H, BOTS R S, PEETERS M F, et al. Direct intraperitoneal insemination compared to intra-uterine insemination in superovulated cycles: a random-ized cross-over study. Gynecol Obstet Invest, 1997, 44 (3): 149-152.

113. VALLI-PULASKI H, PETERS K A, GASSEI K, et al. Testicular tissue cryopreservation: 8 years of experience from a coordinated network of academic centers. Hum Reprod, 2019, 34 (6): 966-977.

114. VAN DER SCHOOT V, DONDORP W, DREESEN J, et al. Preimplantation genetic testing for more than one genetic condition: clinical and ethical considerations and dilemmas. Hum Reprod, 2019, 34 (6): 1146-1154.

115. VERA-RODRIGUEZ M, DIEZ-JUAN A, JIMENEZ-ALMAZAN J, et al. Origin and composition of cell-free DNA in spent medium from human embryo culture during preimplantation development. Hum Reprod, 2018, 33 (4): 745-756.

116. VOLOZONOKA L, MISKOVA A, GAILITE L. Whole genome amplification in preimplantation genetic testing in the era of massively parallel sequencing. Int J Mol Sci, 2022, 23 (9): 4819.

117. VOLPES A, SAMMARTANO F, RIZZARI S, et al. The pellet swim-up is the best technique for sperm prepara-tion during in vitro fertilization procedures. J Assist Reprod Genet, 2016, 33 (6): 765-770.

118. WANG J J, GE W, LIU J C, et al. Complete in vitro oogenesis: retrospects and prospects. Cell Death Differ, 2017, 24 (11): 1845-1852.

119. WANG X, XIAO Y, SUN Z, et al. Effect of the time interval between oocyte retrieval and ICSI on embryo development and reproductive outcomes: a systematic review. Reprod Biol Endocrinol, 2021, 19 (1): 34.

120. WU K L, CHEN T L, HUANG S X, et al. Mitochon-drial replacement by pre-pronuclear transfer in human embryos. Cell Res, 2017, 27 (6): 834-837.

121. WU K L, ZHONG C Q, CHEN T L, et al. Polar bodies are efficient donors for reconstruction of human embryos for potential mitochondrial replacement therapy. Cell Res, 2017, 27 (8): 1069-1072.

122. WU L, JIN L, CHEN W, et al. The true incidence of chromosomal mosaicism after pre-implantation genetic testing is much lower than that indicated by trophecto-derm biopsy. Hum Reprod, 2021, 36 (6): 1691-1701.

123. YAN J, QIN Y, ZHAO H, et al. Live birth with or without preimplantation genetic testing for aneuploidy. N Engl J Med, 2021, 385 (22): 2047-2058.

124. YANG H, KOLBEN T, MEISTER S, et al. Factors influ-encing the in vitro maturation (IVM) of human oocyte. Biomedicines, 2021, 9 (12): 1904.

125. ZANINOVIC N, ROSENWAKS Z. Artificial intel-ligence in human in vitro fertilization and embryology. Fertil Steril, 2020, 114 (5): 914-920.

126. ZEGERS-HOCHSCHILD F, ADAMSON G D, DYER S, et al. The international glossary on infertility and fertility care. Hum Reprod, 2017, 32 (9): 1786-1801.

127. ZENG H T, REN Z, GUZMAN L, et al. Heparin and cAMP modulators interact during pre-in vitro maturation to affect mouse and human oocyte meiosis and develop-mental competence. Hum Reprod, 2013, 28 (6): 1536-1545.

128. ZENG H T, RICHANI D, SUTTON-MCDOWALL M L, et al. Prematuration with cyclic adenosine mono-phosphate modulators alters cumulus cell and oocyte metabolism and enhances developmental competence of in vitro-matured mouse oocytes. Biol Reprod, 2014, 91 (2): 47.

129. ZHANG Y, MA Y, FANG Z, et al. Performing ICSI within 4 hours after denudation optimizes clinical outcomes in ICSI cycles. Reprod Biol Endocrinol, 2020, 18 (1): 27.

第二十一章
辅助生殖领域的临床研究

医学在其发展的漫长历史中,有很长一段时间并没有科学作为其基础,而主要依靠经验的积累。医生根据个人经验,并结合医书上的病例记载、医案、验方等依据来诊治患者。直至18世纪末,随着人们对感染性疾病病原体的认识,逐渐对疾病的病因、发生机制、治疗措施等有了科学认识。在随后的发展过程中,人们逐渐积累了丰富的医学证据,医学实践模式从传统的经验医学模式过渡到了循证医学模式。循证医学实践模式要求我们在制定临床决策时,需要综合考虑3个要素:目前所能获得的最佳研究证据、医生个人的专业技能与经验、患者方面的期望与意愿。按照循证医学模式的要求,治疗措施在广泛用于临床之前应该接受严格的检验和评估,明确其有效性及安全性,即获得治疗效果的证据。

医学研究证据的主要来源有基础研究与临床研究。基础研究关注的是生物学现象的本质和原理,研究的对象是组织、细胞、分子或者动物模型,多数工作是在实验室内进行的。临床研究是指以疾病的诊断、治疗、预后、病因和预防为主要研究内容,以患者为研究对象,在医院等医疗机构内开展的研究。临床研究是医学循证证据的直接和主要来源;而且只有设计合理、分析得当的临床研究才能提供高质量的研究证据。在本章节中,笔者总结了辅助生殖领域临床研究的特点与挑战,介绍了常用的临床研究方法,并回顾了临床研究中常见的陷阱及应对策略。本章的初衷是抛砖引玉,引起同道们对临床研究方法学的关注,进一步提高辅助生殖领域临床研究的质量,促进学科发展,为患者提供更好的诊断和治疗。

一、辅助生殖领域临床研究的特点与挑战

辅助生殖技术自1978年创立至今的40余年的发展历程中,已经取得了长足的进步,其临床应用日益增加;全球已有超过1 000万个"试管婴儿"诞生,占出生人口总数的4%。随着临床应用的增加以及新的诊疗技术的进展,开展严谨的临床研究来科学地评价诊疗措施的效果及安全性,显得比既往任何时候都更迫切和重要。

首先,大多数辅助治疗措施对结局的影响幅度通常比较小,在众多混杂因素(而且多数为未知混杂因素)的影响下,将这些小幅度的改善作用凸显出来,对研究设计及统计分析提出了较高的要求;最为理想的情况是开展多样本的随机对照临床研究,但有些情况下,受到伦理及可行性的限制难以实现。可以开展随机对照临床试验的情况绝大多数也是针对辅助治疗措施开展的,而对于这些辅助治疗措施较标准的体外受精(in vitro fertilization,IVF)治疗而言,其对妊娠结局的改善幅度相对较小,也就是"信号 - 噪声比值"比较小。因此,辅助生殖领域的随机对照临床试验通常都需要较大的样本量以获得足够的统计效力来证实较小的组间差异。

其次,与其他医学学科相比,辅助生殖领域的发展速度较快,新的诊疗技术层出不穷,而新技术未经过严格的临床研究评估而直接广泛用于临床的情况普遍存在。在英国开展的一项研究,调查了

普遍用于临床的 IVF 标准治疗之外的 38 项辅助治疗措施的研究证据情况，结果显示绝大多数的治疗措施仍缺乏高质量的证据证实其有效性。目前在 IVF 临床诊疗措施与证据之间依然存在巨大的鸿沟，过度诊疗、缺乏标准、商业利益驱动等问题依然普遍，多位领域内的专家指出"目前在生殖医学领域艺术性仍然多于科学性"。因此，进一步开展高质量的临床研究，明确诊疗措施的有效性与安全性，是辅助生殖领域亟待解决的问题之一。

再次，与其他医学学科不同的是，辅助生殖相关的治疗通常涉及不止一人：妻子、丈夫、未来的孩子，因此辅助生殖临床研究的结局指标涉及多个人；另一方面，辅助生殖技术多步骤及多周期的特点也进一步增加了其结局指标的复杂性。一个常规的体外受精 - 胚胎移植周期，通常包括促排卵、取卵、胚胎培养、胚胎评分与挑选、胚胎移植、剩余胚胎冷冻保存、后续冻融胚胎移植等多个步骤；而且患者经常需要多个 IVF 周期（取卵周期或者胚胎移植周期）才能实现妊娠或者仍未妊娠。这种涉及多人、多步骤、多周期的特点使得辅助生殖领域的临床研究者在选择研究结局指标以及研究人群的时候常常面临抉择困难，而且数据结构与结局指标的复杂性也对统计分析方法提出了较大的挑战。辅助生殖领域的临床研究需要更加复杂精妙的研究设计、方法选择、统计分析，因此，建议临床医生在进行辅助生殖临床研究时最好与方法学专家密切合作，选择合适的研究设计及统计分析方法，提高研究结果的可靠性。

二、辅助生殖领域临床研究常用的研究方法

按照研究是否采用"随机分组"，可将临床研究分为观察性研究与试验性研究。观察性研究是指不采用随机分组的研究，患者的分组情况是临床上自然形成的，而不是研究者人为分配的。试验性研究是研究者采用随机分组的方法，人为地将研究对象分配到不同的组，每组实施不同的干预措施，通过一段时间的随访观察，比较不同组间主要及次要结局的差异，以评估不同干预措施的效果。观察性研究与试验性研究在辅助生殖领域都有着广泛

的应用，二者各有优缺点，为辅助生殖临床实践提供循证基石。

不同的研究类型产生的证据质量级别不同，对证据质量的评价是循证医学实践的重要步骤，目前有多种评价方法。牛津大学金字塔证据分级就是按照研究类型进行划分的，最高级别的证据是对多个同质的随机对照临床试验综合分析系统综述的结果，其次是单个随机对照临床试验的结果，再次是非随机的对照研究（如队列研究及病例对照研究）；接下来是没有对照的病例系列研究以及个案报道。按照研究类型进行证据质量分级只是一种大体的规律，需要注意的是，不是所有随机对照临床试验产生的结果一定是高级别证据。随机对照临床试验也有优劣之分，推荐分级的评估、制定与评价（grading of recommendations assessment, development and evaluation, GRADE）系统就是进一步考虑到研究的局限性、不同研究结果之间的一致性、偏倚的可能性等因素，将证据分为高质量（high）、中等质量（moderate）、低（low）、极低（very low）4 个级别。

（一）观察性研究

观察性研究（observational study）与试验性研究最主要的区别在于干预措施的分配方法不是研究者人为控制的，而是自然形成的。研究者在自然状态下，对研究对象的特征进行观察、记录，对结果进行分析、比较、归纳、判断，以揭示事物之间的联系。开展观察性研究相对容易，花费较少，而且可同时研究多个因素与研究结局的关系。观察性研究又可根据有无对照进一步分为分析性研究（如队列研究、病例对照研究等）和描述性研究（如横断面研究、病例报告与病例系列研究等）。

在观察性研究中，由于没有通过随机分组来均衡组间的混杂因素，通常无法确定结局指标的组间差异究竟是研究因素导致还是混杂因素及偏倚造成的结果，多数情况下只能进行关联性分析，不能进行因果推断。尽力控制混杂及偏倚因素对结果的影响是观察性研究最需要关注的方面。对已知并已测量的混杂因素，可以通过设计阶段的匹配或者统计分析阶段的校正、亚组分析等方法降低其对研究结果的影响，但是对于未知或未测量

的混杂因素,除了随机分组之外,目前尚无法有效控制其对结果的影响。正如前文所述,辅助生殖领域临床数据的复杂性,使得本领域开展观察性研究面临的困难和挑战更多;为规范观察性研究的质量,由流行病学家、统计学家及临床医生等组成的国际性合作小组制订了流行病学观察性研究报告规范 STROBE(strengthening the reporting of observational studies in epidemiology),建议临床研究者在开展研究时参考。

（二）试验性研究

试验性研究(clinical trial)最重要的特点是"研究者人为地分配干预措施",受试者所接受的干预措施是研究者指定的。在辅助生殖领域最常见的试验性研究是随机对照试验(randomized controlled trial,RCT)。RCT 是指研究者按照预先确定的研究方案,将符合条件的研究对象随机分配到试验组和对照组,分别接受相应的干预措施,并在一致的条件下或环境中,观测和比较组间结局的差异,从而明确试验组干预措施疗效的一种研究方法。RCT 可人为控制试验条件,包括设置入组标准、进行随机分组、采用标准化的诊断方法与干预措施、采用盲法等,其中最为核心的环节是随机分组。通过随机分组,可以平衡比较组之间的已知与未知的混杂因素,实现最优的组间可比性;组间除干预措施不同之外,基线指标、病情、预后等指标都均衡可比。在这种情况下,组间结局指标的差异则可以归因于干预措施的不同,因此随机对照临床试验可做出因果推断。目前 RCT 被认为是评价干预措施治疗效果的金标准。

但是 RCT 也存在局限性。首先,RCT 一般都会规定严格的纳入排除标准,研究对象可能不能完全代表临床普通患者群体,研究结果的外推性受限。其次,受观察时间的限制,RCT 经常采用中间结局指标,而不是最终结局指标,使得研究结果对临床诊疗决策的影响存在不确定性,尤其是当最终结局指标与中间结局指标之间存在不一致的情况下。再次,开展 RCT 通常花费大而且耗时长,研究开展的难度较大;而且有时不能及时跟随新技术的进展,在研究进行的过程中可能已经出现了新的诊疗方法,使得正在进行的研究的临床意义降低。

正如前文所述,辅助生殖领域的 RCT 通常需要较大的样本量,一般都需要多中心合作才能在有限的时间内完成目标数量的入组。按照既往研究的经历,辅助生殖领域的随机对照临床研究从方案设计到结果完成通常需要 3~5 年的周期。虽然开展过程耗时费力,难度较大,但是 RCT 对临床诊疗决策的制定具有重要的指导意义。如第一代植入前遗传学筛查(preimplantation genetic screening,PGS)技术于卵裂球期进行活检,采用荧光原位杂交(fluorescent in situ hybridization,FISH)技术筛查整倍体胚胎,在应用于临床多年之后,高质量的随机对照临床研究结果显示,其相对于标准 IVF 治疗而言,不仅不增加反而降低了继续妊娠率及活产率。这一研究结果发表后,第一代 PGS 的临床应用呈断崖式下降。

为了促进随机对照临床研究的规范开展,目前已有多项国际指南分别对研究方案的制订、研究结果的报告等过程有明确的规定,建议研究者在研究开展前仔细阅读和参考。

三、生殖内分泌领域临床研究中常见的陷阱及对策

（一）研究结局指标的选择

辅助生殖技术多步骤的特点决定了其结局指标的复杂多样性,从促排卵的结果到胚胎移植后的妊娠结局,可获得数百种结局指标。在临床研究的过程中,确定主要结局指标与次要结局指标,准确定义结局指标,以及科学计算结局指标对研究结果的可靠性具有重要影响。

首先,如何选择主要结局指标? 在临床研究,尤其是随机对照临床研究中,为了确定样本量,需要在研究方案设计时就确定某个结局为主要结局指标(primary outcome),进而通过估计该结局指标在组间的差异来确定研究所需的最小样本量;同时对该主要结局指标的统计分析结果将作为研究的主要结论。辅助生殖技术最终的目标是帮助不孕症患者获得孩子,因此,活产(live birth)是患者及临床医生更为关注的结局。2014年辅助生殖领域的临床研究专家在(consolidated standards of reporting trials,CONSORT)声明的基础

上，提出了不孕症相关临床研究的结果报告指南(improving the reporting of clinical trials of infertility treatments, IMPRINT)，建议所有评价不孕症治疗措施效果的临床研究应以活产(定义为孕20周及以上出生活婴儿的分娩)或累积活产(cumulative live birth，定义为某特定时间段内或某特定治疗周期内的累积活产数)为主要结局指标。而中间结局指标(surrogate outcome)，如临床妊娠(clinical pregnancy)，则可能因组间发生不同比例的妊娠丢失，而导致最终的活产率的结果与临床妊娠率的结果不一致的情况。如山东大学陈子江教授团队在PCOS患者中开展的比较冷冻胚胎移植与新鲜胚胎移植的随机对照临床试验结果显示，冻胚移植组与鲜胚移植组的临床妊娠率差异无统计学意义(58.7% vs. 36.2%, P=0.32)，但冻胚移植组的流产率却低于鲜胚移植组(22.0% vs. 32.7%, P<0.001)，使得冻胚移植组的活产率最终高于鲜胚组(49.3% vs. 42.0%, P=0.004)。另一方面，某种干预措施对中间结局指标有效，并不意味着其同样能改善最终活产率。如卵胞质内单精子注射(intracytoplasmic sperm injection, ICSI)技术在有些生殖中心被广泛用于非男性严重少弱精子症患者中，理由是ICSI较IVF可降低受精失败率，但最近的多中心随机对照临床试验结果显示，与常规IVF比较，在非男性因素的患者中实施ICSI并不能提高活产率(35% vs. 31%, P=0.27)。这种中间结局指标与活产率之间结果的差异进一步支持活产应作为评价辅助生殖治疗措施效果的主要结局指标。

不孕症临床试验核心结局测量倡议组在2020年提出了生殖相关临床试验的核心结局指标的国际共识，建议所有的临床试验应报告宫内活胎妊娠(包括单胎、双胎及多胎信息)、妊娠丢失(包括异位妊娠、流产、死产及终止妊娠)、活产、分娩孕周、出生体重、新生儿死亡、主要出生缺陷；建议在合适的情况下还应该报告"达获得活产的妊娠时间(time to pregnancy leading to live birth)"。

在主要结局指标之外的其他结局则作为次要结局指标(secondary outcome)。在临床研究中报告众多的次要结局指标，一方面可以对研究因素(比如，某种治疗措施)的作用提供全面的信息，包

括有效性(如获卵数、胚胎数、妊娠率等)及安全性(如OHSS、流产、孕期并发症等)、母体结局(如孕产期并发症等)与子代结局(出生体重、新生儿并发症、远期健康情况等)，可充分评估治疗措施的利弊风险；而另一方面，研究中报告众多结局指标，尤其是同时对其进行组间比较时，会对研究结果的统计学可靠性产生影响。多重比较(multiple testing)将导致Ⅰ类错误的概率大大增加，产生假阳性结果的概率远远超过5%。对于次要结局指标的报告，建议充分进行统计描述，而对其进行的统计检验则需在研究方案中预先指定对哪些次要结局指标进行，限制对次要结局指标进行统计检验的数量；而且对这些次要结局指标统计分析结果的解释需要慎重。目前 The New England Journal of Medicine 对于随机对照临床研究结果中的次要结局指标要求只报告可信区间，而不进行 P 值计算。

目前不同研究之间对结局指标的定义存在较大差异，如对于活产率的定义有"孕28周及之后分娩存活婴儿""孕24周及之后分娩存活婴儿"或"孕20周及之后分娩存活婴儿"等不同；临床妊娠的定义有"B超见宫内孕囊"或"B超见孕囊及胎心"等不同。结局指标定义的不统一影响研究结果之间的可比性，给荟萃分析造成困难，影响了研究的进展。为了方便研究之间的交流与比较，2017年提出了对不孕症治疗相关术语的国际共识定义，对结局指标、生物名词、治疗措施等283个术语进行了统一定义。此外，上文提到的不孕症临床试验核心指标的国际共识中对7项核心指标进行了统一的定义，如对活产率的定义是"20足周及以后出生有生命迹象(包括呼吸、心跳、脐带搏动及随意肌的活动等)的新生儿的分娩"。

(二)结局指标分母的确定

辅助生殖多步骤的特点使得计算结局指标时的分母有多种选择，如活产率的计算，分母可能的选择有所有启动促排卵的患者、所有取卵的患者、所有完成胚胎移植的患者等。通常而言，分母的选择需要根据研究的问题来确定，在有些情况下，"每启动周期的活产率"较"每移植周期的活产率"而言，由于将无可移植胚胎等预后差的病例纳入分析，更能体现治疗措施的效果。如在高育龄的患

者中比较胚胎植入前遗传学检测（preimplantation genetic testing，PGT）与常规 IVF，由于 PGT 技术在形态学评分之外，对胚胎整倍体的进一步筛选会导致可移植胚胎数降低，无可移植胚胎的患者比例增加；使用"每启动周期的活产率"与"每移植周期的活产率"可能会产生不同的结果和结论。一般情况下，若选择在干预措施实施之后的亚组人群作为分母（如选择完成胚胎移植的患者作为评估 PGT 活产率的分母），将会导致对干预措施效果的评价不准确；在随机对照临床研究中，由于随机产生的组间可比性是针对整个纳入人群而言的，如果选择在随机分组之后的亚组人群作为分母，将会导致组间可比性下降，则不能排除混杂因素对结果的影响。

辅助生殖干预措施对母体孕产期并发症（如异位妊娠率、流产率、孕产期并发症等）以及子代近远期健康（如出生体重、新生儿并发症、子代近远期疾病发生率等）的影响也是临床关注的问题。然而对于孕产期并发症以及子代结局指标分母的确定目前仍存有争议。一方面，简单而且常用的计算方法是以获得临床妊娠或继续妊娠的人群作为计算孕产期并发症的分母，以活产作为计算新生儿并发症的分母；但获得妊娠或者活产的人群一般是接受某种干预措施的全部人群的子集，或者是全部随机人群的一个亚组，这样可能使得组间可比性降低，影响结果的因果推断。而另一方面，若使用所有接受干预的人群或者随机分组的全部人群作为计算孕产期并发症或新生儿并发症的分母，会使得结果难以解释和理解。如某干预组的孕产期并发症降低，可能与其降低了妊娠率而使得孕期并发症的例数降低有关。

（三）分析单元的确定

简单的统计分析方法，如 t 检验、卡方检验等，要求每个观测（observation）之间相互独立。而辅助生殖相关临床研究的多周期特点，如每个患者可能有多个取卵周期，每个取卵周期有可能有多次胚胎移植周期。研究者有时仅仅分析患者的首个周期，这不仅限制了样本量，还忽视了许多患者需要尝试多个周期的事实，而且未考虑到许多干预措施可能影响下一个周期甚至多个周期的结局。而另一方面，纳入一个患者的多个周期结局，则会导致每个观测之间并非完全相互独立，使研究结果发生不可预测的偏倚，夸大了样本量，使结果产生"可信区间窄且 P 值小"的假象。因此，在选择分析单元（unit of analysis）时，需要根据研究目的，结合不同周期对结果的贡献以及统计分析的可行性慎重考虑。在可能的情况下，每例患者只纳入研究一次；在需要纳入一个患者多个移植周期结局的时候，采用能够处理重复观测的统计分析方法。

（四）累积活产率的计算

不孕症患者在接受辅助生殖技术助孕的过程中往往需要经过多个周期（多个移植周期或者多个取卵周期）才能获得妊娠或者活产。累积活产率是指经过数个周期辅助生殖治疗或者经过某段时间的辅助生殖治疗，获得活产的患者的比例。计算累积活产率可全面反映临床诊疗的实际过程，可更好地代表干预措施的治疗效果，对临床医生及患者选择诊疗措施具有指导意义。累积活产率是衡量一个完整的辅助生殖治疗过程效果的结局指标，也是 IMPRINT 指南推荐的辅助生殖技术临床研究的主要结局指标之一。在计算累积活产率时，对缺失值（是指在随访结束时，最终结局仍未知的病例）的处理是关键的问题之一。如有些患者在助孕过程中，由于各种原因中断了治疗或者失访，对这些患者需要估计他们的治疗结局。目前有 2 种常用的估计累积妊娠率的方法：保守估计法（conservative assumption）与乐观估计法（optimistic assumption），这 2 种估计法分别对应累积活产率的保守估计值与乐观估计值，而累积活产率的真实值通常介于保守估计值与乐观估计值之间。在保守估计法中，假设缺失最终结局的患者均未获得活产；而在乐观估计法中，则假设这些缺失结局的患者与未缺失结局的患者具有同样的概率获得活产。值得注意的是，当比较两组治疗措施对累积活产率的影响时，对两组累积活产率的保守估计并不等同于对组间差异的保守估计，如在对照组有更多缺失值的情况下，将这些患者假设为未活产患者，有可能高估干预组的治疗效果。

（五）多元回归模型的选择

观察性研究由于其实施过程简单易行，在辅

助生殖领域广泛应用。降低混杂因素对结果的影响是观察性研究实施过程中需注意的关键问题之一,可以通过多种方法来实现这一目的。在统计分析阶段,可以通过回归、分层分析等方法实现。其中,回归分析是辅助生殖临床研究中较为常用的方法。如何选择合适的回归模型是决定研究结果是否可靠的重要问题。标准回归模型[如线性回归、逻辑回归(logistic regression)等]要求各观测之间相互独立,而辅助生殖临床中多周期的特点使得结局指标存在重复测量的现象。在统计分析中,是纳入所有治疗周期还是仅纳入单个治疗周期,需要根据研究目的选择。当研究目的更偏向于暴露因素对整体结局的影响,如总的花费和活产率,应选择纳入所有周期;而若仅仅关心治疗措施对单个周期结局的影响等,则纳入单个周期更为合适。

当对纳入患者的多个治疗周期分析时,结局变量之间存在重复测量和相互关联的现象,此时使用标准化回归模型,则违背了变量之间相互独立的要求,将会造成回归系数的标准误差(standard error,SE)出现偏差(太小或太大),95% 的可信区间宽度变窄,进而可能产生错误的结论。对于存在重复测量的数据,不适合直接采用标准回归模型,而选择混合效应模型(mixed effect model)或广义估计方程(generalized estimating equation,GEE)更为准确。广义估计方程虽然更容易拟合,但要求结局指标的重复测量次数不能受到其他因素影响,而辅助生殖临床研究有时不能满足这样的要求,如患者获得的胚胎数及随后进行的胚胎移植次数可能受其潜在的生育力影响,这时更推荐使用混合效应模型。此外,当研究的结局指标是计数数据时,可选择泊松回归模型(Poisson regression model);Poisson 回归模型允许结局变量为 ≥0 的任意整数,比线性回归模型更适合分析离散的结局指标。Poisson 回归模型要求结局变量的均值等于方差,当变量的均值小于方差时,即分散且右偏的数据,比如获卵数,直接使用 Poisson 回归模型会导致标准误差的估计值偏低且可信区间变窄,这种情况选用负二项回归模型更合适。

(六)P 值的解读

在很多情况下,$P<0.05$ 被等效为结果有差异、有价值、有临床重要性、差异显著等,甚至基于此进行临床决策的选择。而实际上,P 值并没有这般神奇的功效。$P<0.05$ 作为有统计学意义的界值是人为规定的结果,是由 Fisher 教授在 1926 年首次提出;而且结果有统计学意义并不等同于结果有生物学意义或者有临床意义。P 值是由效应大小(如两组间活产率差值的大小)以及样本量这两个方面共同决定;当样本量足够大时,组间微小的差异都可能有统计学意义,但这种微小的差异对临床实践而言可能并没有实际意义。我们在结果解读时,不能只关注 P 值是否<0.05,而忽视实际的效应大小;而且还应该考虑结果的生物学可解释性(biological plausibility)。P 值本身并不能说明效应的大小、效应的重要性或者效应的方向;而且与研究结果的可靠性、是否受到偏倚或混杂因素影响也没有直接关系。完全基于 P 值来解释研究结果可能会产生不恰当甚至错误的结论;基于研究结果进行临床决策选择更不应该仅依靠 P 值,应该同时考虑到研究设计、偏倚或混杂风险、效应大小、生物学可能性等众多因素。

综上所述,辅助生殖领域的临床研究由于受到临床数据多周期多结局等复杂因素的影响,使得无论是开展观察性研究还是试验性研究都面临其特有的困难和挑战。同时,目前研究者普遍感兴趣的研究目标是各种可能进一步改善 IVF 治疗结局的辅助治疗措施,而这些干预措施相对于标准的 IVF 治疗而言,对结局的影响幅度相对较小,使得辅助生殖领域的临床研究通常都需要较大的样本量才能具有足够的统计学效力。因此,建议辅助生殖领域的临床研究者,一方面加强与方法学专家的合作,选择合理的研究设计和统计分析方法;另一方面鼓励多中心联合开展研究,在有限的时间和资源条件下,获得足够的有代表性的研究人群,提高研究结果的可靠性;最终提高辅助生殖领域临床研究的证据质量,推动辅助生殖技术的不断发展,为患者提供更好的诊疗。

(魏代敏)

参考文献

1. CHAN A W, TETZLAFF J M, ALTMAN D G, et al. SPIRIT 2013 statement: defining standard protocol items for clinical trials. Ann Intern Med, 2013, 158 (3): 200-207.

2. CHEN Z J, SHI Y, SUN Y, et al. Fresh versus frozen embryos for infertility in the polycystic ovary syndrome. N Engl J Med, 2016, 375 (6): 523-533.

3. CHIU Y H, STENSRUD M J, DAHABREH I J, et al. The effect of prenatal treatments on offspring events in the presence of competing events: an application to a randomized trial of fertility therapies. Epidemiology, 2020, 31 (5): 636-643.

4. DANG V Q, VUONG L N, LUU T M, et al. Intracytoplasmic sperm injection versus conventional in-vitro fertilisation in couples with infertility in whom the male partner has normal total sperm count and motility: an open-label, randomised controlled trial. Lancet, 2021, 397 (10284): 1554-1563.

5. DODGE L E, FARLAND L V, CORREIA K F B, et al. Choice of statistical model in observational studies of ART. Hum Reprod, 2020, 35 (7): 1499-1504.

6. DUFFY J M N, BHATTACHARYA S, BHATTACHARYA S, et al. Standardizing definitions and reporting guidelines for the infertility core outcome set: an international consensus development study. Hum Reprod, 2020, 35 (12): 2735-2745.

7. FRIEDEN T R. Evidence for health decision making-beyond randomized, controlled trials. N Engl J Med, 2017, 377 (5): 465-475.

8. GUYATT G H, OXMAN A D, VIST G E, et al. GRADE: an emerging consensus on rating quality of evidence and strength of recommendations. BMJ, 2008, 336 (7650): 924-926.

9. Harbin Consensus Conference Workshop Group. Improving the reporting of clinical trials of infertility treatments (IMPRINT): modifying the CONSORT statement. Fertil Steril, 2014, 102 (4): 952-959.

10. HENEGHAN C, SPENCER E A, BOBROVITZ N, et al. Lack of evidence for interventions offered in UK fertility centres. BMJ, 2016, 355: i6295.

11. MASTENBROEK S, TWISK M, VAN ECHTEN-ARENDS J, et al. In vitro fertilization with preimplantation genetic screening. N Engl J Med, 2007, 357 (1): 9-17.

12. SCHULZ K F, ALTMAN D G, MOHER D, et al. CONSORT 2010 statement: updated guidelines for reporting parallel group randomized trials. Ann Intern Med, 2010, 152 (11): 726-732.

13. VON ELM E, ALTMAN D G, EGGER M, et al. The strengthening the reporting of observational studies in epidemiology (STROBE) statement: guidelines for reporting observational studies. Ann Intern Med, 2007, 147 (8): 573-577.

14. WANG R, CHEN Z J, VUONG L N, et al. Large randomized controlled trials in infertility. Fertil Steril, 2020, 113 (6): 1093-1099.

15. WILKINSON J, BHATTACHARYA S, DUFFY J, et al. Reproductive medicine: still more ART than science？. BJOG, 2019, 126 (2): 138-141.

16. ZEGERS-HOCHSCHILD F, ADAMSON G D, DYER S, et al. The international glossary on infertility and fertility care, 2017. Hum Reprod, 2017, 32 (9): 1786-1801.

生育调控是为无生育需求的女性提供安全优质的避孕服务,避免非意愿妊娠;帮助有生育需求的夫妇提供科学的备孕指导和实现优生优育。1982 年党和政府将计划生育作为一项基本国策,提倡一对夫妇生育一个子女,避孕节育是此阶段生育调控工作的重点。此后,根据人口发展情况,不断调整生育政策,包括颁布和实施双独二孩、单独二孩、全面二孩及三孩政策。第七次全国人口普查数据显示,2020 年我国育龄妇女总和生育率为1.3,低于国际社会通常认为的 1.5 的总和生育率警戒线。2021 年针对我国人口增长态势,国家对生育政策做出调整,《中华人民共和国人口与计划生育法》第十八条规定:提倡适龄婚育、优生优育。一对夫妻可以生育三个子女。在新时期生育政策环境下,生育调控是在避孕节育的基础上,将更加关注提高育龄妇女生育力,将计划生育与优生优育相结合,并结合妇科相关疾病慢性病健康管理,为女性提供贯穿全生命周期的生殖健康咨询和服务,促进生殖健康水平的提升。

第一节　避孕节育

避孕节育不仅是国家层面实施计划生育政策的技术保证,也是女性自主决定生育时间、间隔及数量,保障母婴健康、维护家庭幸福不可或缺的举措。避孕节育包括避孕和对非意愿妊娠的人工终止。

一、避孕

避孕(contraception)是采用科学手段使女性暂时不受孕,主要通过控制生殖过程的 3 个关键环节实现的:①抑制精子与卵子产生;②阻止精子与卵子结合;③使子宫环境不利于精子获能、生存,或不适于受精卵着床和发育。理想的避孕方法应符合安全、有效、简便、实用、经济的原则,对性生活及性生理无不良影响,为男女双方均能接受并乐意持久使用。目前常用的女性避孕方法包括甾体激素类避孕药、外用工具避孕、宫内节育器、自然避孕和紧急避孕。

(一)甾体激素避孕药

甾体激素避孕药(简称激素避孕药)是一大系列含有类固醇激素的避孕药具的统称。

口服避孕药出现于 20 世纪 50 年代。我国于1960 年开始试制孕激素药物(甲羟孕酮),1963 年起研制成第一代甾体激素避孕药(炔诺酮等),先后研制长效口服避孕药及避孕针,并在短效避孕药减量试验及剂型改革等方面进行了大量研究,1967年起在全国推广。由于长效口服避孕药中所含雌激素剂量大,不良反应较明显,即将被淘汰。避孕药上市 60 余年并不断发展,主要体现在 3 个方面:降低雌激素含量,以减少不良反应;开发不同类型、高活性的孕激素;改变给药方案。

甾体激素避孕药根据药物作用时间分为短效、长效、速效和缓释类。按照给药途径可分为口服、注射、经皮肤、经阴道及经宫腔(宫内节育系统)。目前常用的激素避孕药种类包括:①复方口服避孕药类(combined oral contraceptives,COCs,单相型和三相型);②单纯孕激素避孕药(也称微丸类,progestogen-only contraceptive,POC,或 mini-pill,国内尚未注册);③速效避孕药类(探亲避孕药);④长效口服避孕药类;⑤长效避孕注射剂类(复方避孕注射剂和单纯孕激素避孕注射剂);⑥缓释系统避孕药系列(皮下埋置剂、阴道避孕药环、透皮贴剂和含有孕激素的 IUD 等);⑦紧急避孕药类。本章仅以复方短效口服避孕药类为主,对甾体激素避孕药这一避孕系列的共性问题进行讨论和阐述。

1. 甾体激素避孕药的组成成分 常用的甾体激素避孕药都是由一种雌激素和一种孕激素或者由单纯的一种孕激素组成。

(1)雌激素:甾体激素避孕药中常用的合成雌激素是炔雌醇(thinylestradiol,EE)、炔雌醇甲醚(mestranol)、炔雌醚(quinestrol,CEE)、戊酸雌二醇(estradiol valerate)和环戊丙酸雌二醇(estradiol cypionate)(图 22-1)。

(2)孕激素:甾体激素药中常用合成孕激素分为 3 类。

1)17α- 羟孕酮类:这类合成的孕激素主要有醋酸甲地孕酮(megestrol acetate)、氯地孕酮(chlormadinone)、醋酸甲羟孕酮(medroxyprogesterone acetate)、己酸羟孕酮(hydroxyprogesterone caproate)和醋酸环丙孕酮(cyproterone acetate)(图 22-2)。

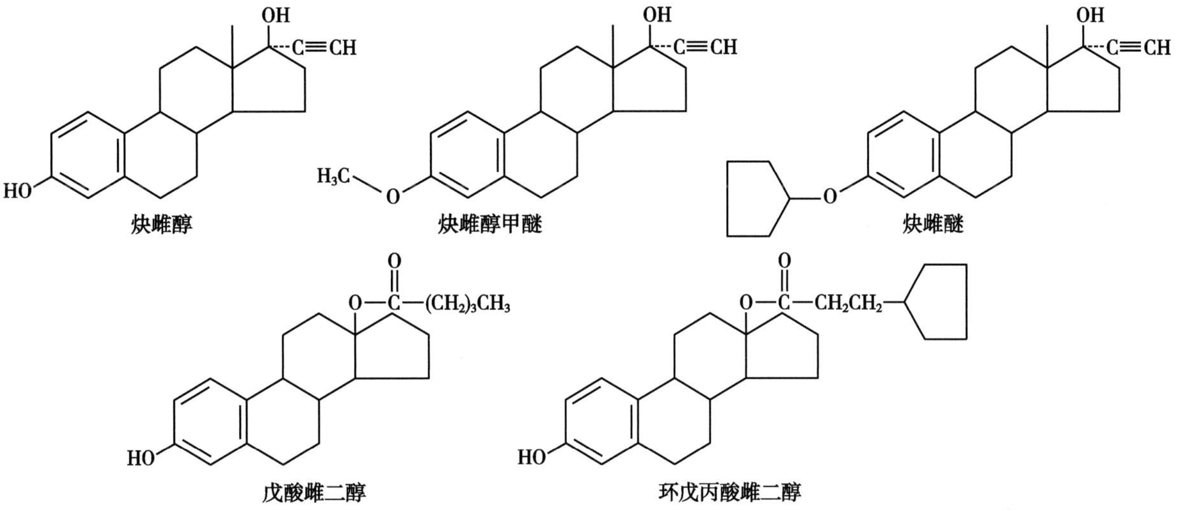

图 22-1 合成雌激素的化学结构

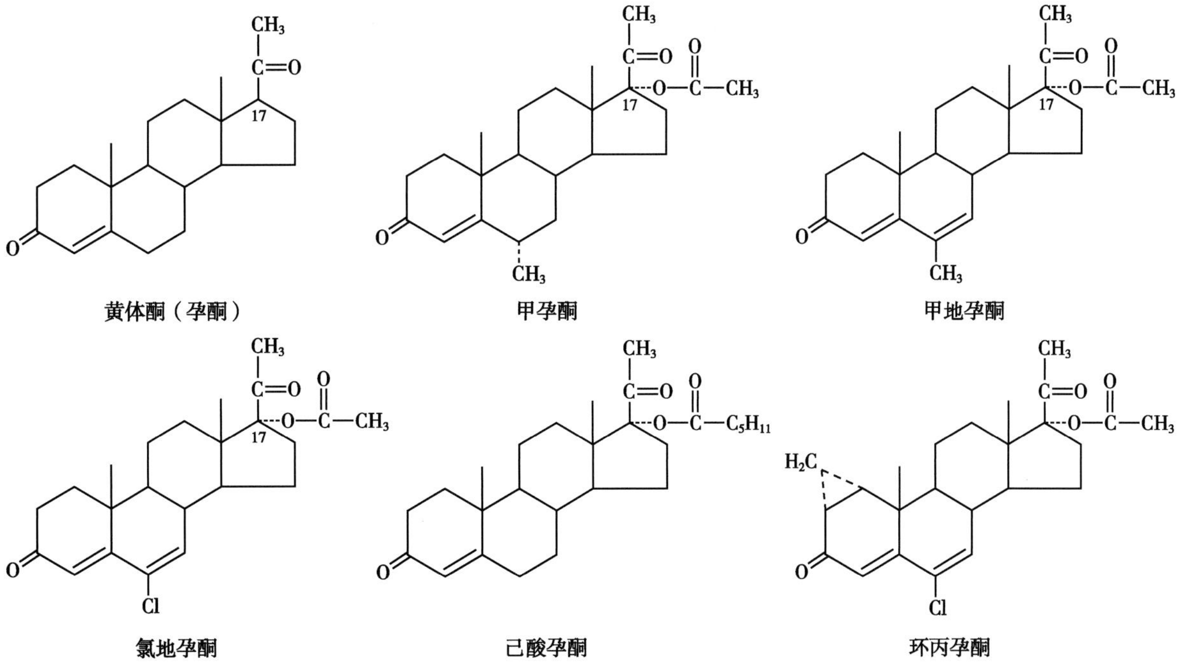

图 22-2 17α- 羟孕酮类孕激素的化学结构

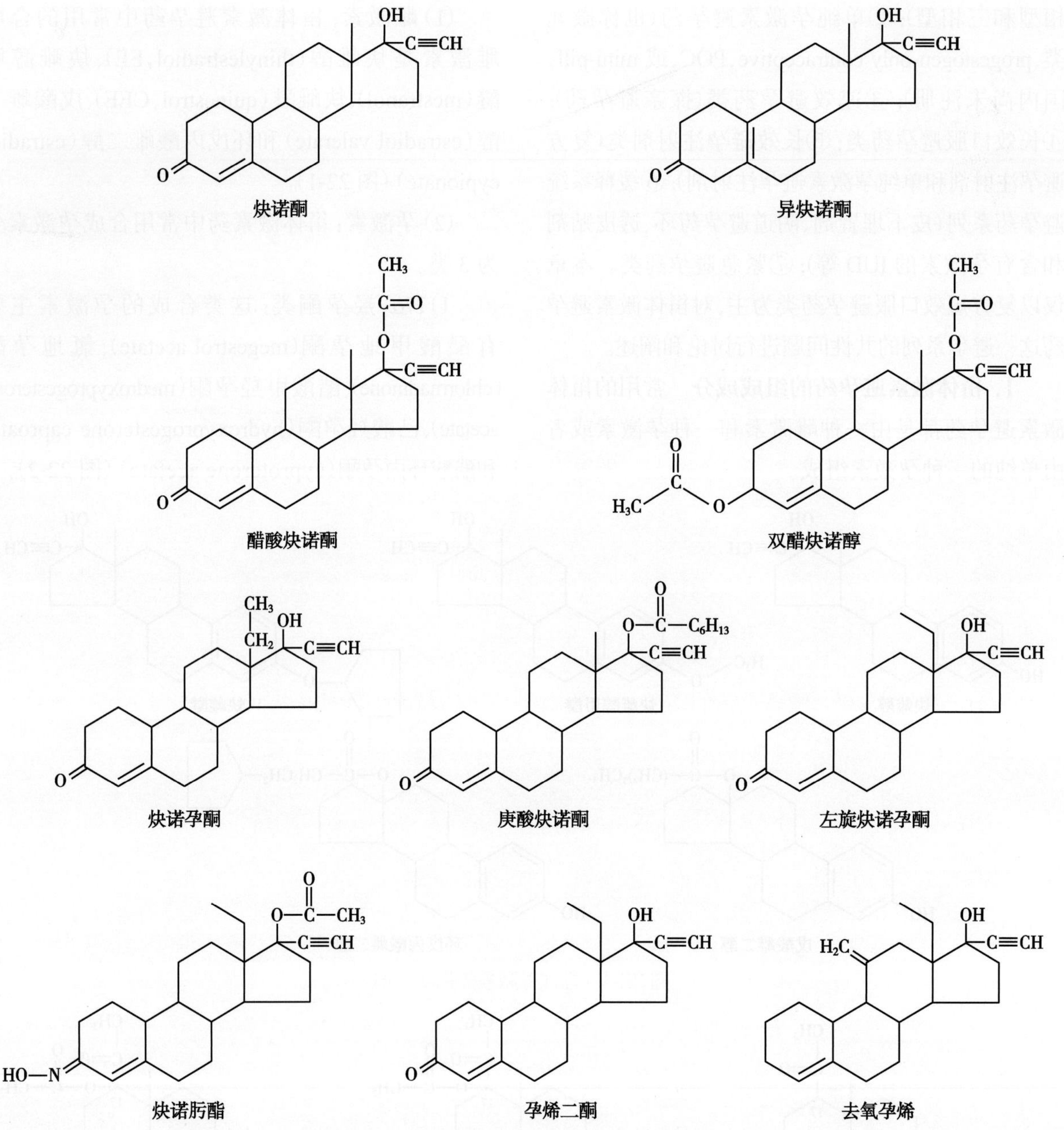

炔诺酮

异炔诺酮

醋酸炔诺酮

双醋炔诺醇

炔诺孕酮

庚酸炔诺酮

左旋炔诺孕酮

炔诺肟酯

孕烯二酮

去氧孕烯

图 22-3　19- 去甲基睾酮类孕激素的化学结构

2）19- 去甲基睾酮类：这类合成的孕激素主要有炔诺酮（norethisterone）、左炔诺孕酮（levonorgestrel，LNG）、炔诺肟酯（norgestimate，NMG）、去氧孕烯（desogestrel，DG）和孕二烯酮（gestodene，GSD）（图 22-3）。

3）17α- 螺甾内酯类：代表为屈螺酮（drospi-renone，DRSP），结构类似天然孕酮（图 22-4）。

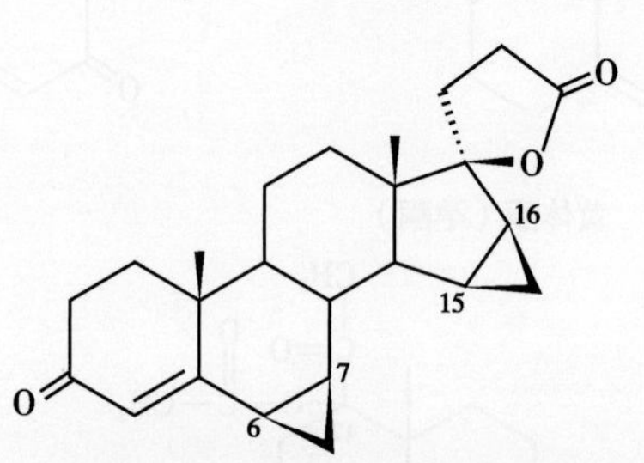

19- 去甲基睾酮类中炔诺酮在临床上被称为"第一代孕激素"，有较强的雄激素作用，现已少用；左炔诺孕酮被称为"第二代孕激素"，避孕效能更高；炔诺肟酯、去氧孕烯和孕二烯酮被称为"第三

图 22-4　屈螺酮的化学结构

代孕激素"，17α- 羟孕酮类中仅醋酸环丙孕酮和属于"第三代孕激素"，与第二代相比，抑制排卵的作用更强，且几乎无雄激素作用。新型孕激素有类似于天然孕酮的生理活性，并具有抗雄激素的作用，

有些还具有抗盐皮质激素的作用,见表 22-1。

表 22-1　不同孕激素在治疗剂量下的药理学特性

孕激素	孕激素活性	雌激素活性	糖皮质激素活性	雄激素活性	抗雄激素活性	抗盐皮质激素活性
天然孕酮	+	−	−	−	±	+
炔诺酮(第1代)	+	−	−	±	−	−
左炔诺孕酮(第2代)	+	−	−	±	−	−
孕二烯酮(第3代)	+	−	−	±	−	±
诺孕酯(第3代)	+	−	−	±	−	−
去氧孕烯(第3代)	+	−	−	±	−	−
地诺孕素	+	−	−	−	+	−
醋酸环丙孕酮	+	−	±	−	+	−
屈螺酮	+	−	−	−	+	+

注:+.有活性;−.无活性;±.治疗剂量下活性可忽略

总之,COCs 在不断研发中,主要体现在 3 个方面:①雌激素剂量降低,由 150μg 减少到 30~35μg,甚至 20μg。其中炔雌醇的含量 ≤35μg 的 COCs 为低剂量 COCs。②发现和应用更具有天然孕激素特性、不同类型的孕激素。③改进 COCs 给药方案,从最初模仿自然的 28 天月经周期,到现代 COC 的 21 天活性激素摄入期,之后为 7 天的无激素间期(hormone-free interval,HFI),通过人为降低雌激素和孕激素的血液浓度来诱导每月的撤退性出血。

2. 我国常用的复方短效口服避孕药制剂及其作用机制　复方短效口服避孕药(COCs)是目前所有避孕方法中效果最好的一类方法,按规定用药的避孕有效率高达 99.6~99.8/(100 妇女 08/ 高。

(1)常用的 COCs:我国常用的 COCs 可分为单相型和三相型 2 类(表 22-2)。单相型避孕药在周期中每片的剂量是一样的;这类口服避孕药主要有复方炔诺酮、复方甲地孕酮、复方左炔诺孕酮、复方去氧孕烯、复方孕二烯酮、复方环丙孕酮和复方屈螺酮。三相型避孕药在周期中服用的药片则

有 3 种不同的剂量,这类口服避孕药主要有复方左炔诺酮三相片。WHO 推荐使用的低剂量 COCs 即炔雌醇的含量 ≤35μg 的 COCs。

表 22-2　我国常用的复方短效口服避孕药

名称	每片炔雌醇含量	每片孕激素含量	剂型和包装
复方炔诺酮	0.035mg	炔诺酮 0.625mg	片剂、贴剂、滴剂 每板 22 片
复方甲地孕酮	0.035mg	甲地孕酮 1.0mg	片剂、贴剂、滴剂 每板 22 片
复方左炔诺孕酮	0.03mg	左炔诺孕酮 0.15mg	片剂 每板 22 片
复方去氧孕烯	0.03mg	去氧孕烯 0.15mg	片剂 每板 21 片
复方去氧孕烯	0.02mg	去氧孕烯 0.15mg	片剂 每板 21 片
复方孕二烯酮	0.03mg	孕二烯酮 0.075mg	片剂 每板 21 片
复方环丙孕酮	0.035mg	醋酸环丙孕酮 2.0mg	片剂 每板 21 片
复方屈螺酮	0.03mg	屈螺酮 3.0mg	片剂 每板 21 片
	0.02mg	屈螺酮 3.0mg	每板 21 片+4 片
复方左炔诺孕酮三相片			
第一相	0.03mg	左炔诺孕酮 0.05mg	片剂 6 片(黄色)
第二相	0.04mg	左炔诺孕酮 0.075mg	片剂 5 片(白色)
第三相	0.03mg	左炔诺孕酮 0.125mg	片剂 10 片(棕色) 每板 21 片

(2)COCs 的适应证和禁忌证:WHO 按照使用者的情况,分为以下 4 种级别:①对 COCs 的使用无限制;②理论上或已证实使用 COCs 的益处大于风险,即慎用;③理论上或已证实使用 COCs 的风险通常大于益处,即属于相对禁忌证;④使用 COCs 对健康有不可接受的风险,即属于禁忌证。

适应证:要求避孕的健康育龄妇女,无如下激素避孕药禁忌证者,均可选用(表 22-3、表 22-4)。

表 22-3　COCs 的使用禁忌证

类别	描述
个人情况和生育史	• 母乳喂养产妇：产后<6 周 • 产后未哺乳且合并其他 VTE 风险因素的女性：产后<21 天 • 吸烟：年龄 ≥35 岁且每天吸烟 ≥15 根
心血管疾病	• 冠状动脉疾病多风险因素，如老龄、吸烟、糖尿病、高血压（WHO 3 级或 4 级） • 高血压：收缩压>160mmHg 或舒张压>100mmHg 或伴血管疾病 • DVT 或 PE：DVT 或 PE 病史，急性 DVT 或 PE，DVT 或 PE 并且已经抗凝治疗，长期制动的大手术 • 已知与血栓形成相关的突变，如凝血因子 V Leiden 突变，凝血酶原突变，蛋白 S、蛋白 C、抗凝血酶缺陷 • 缺血性心脏病病史或目前正在患病 • 脑卒中（脑血管意外病史） • 复杂性瓣膜性心脏病：肺动脉高压，心房颤动风险，亚急性细菌性心内膜炎病史
风湿性疾病	抗磷脂抗体阳性或原因不明的 SLE
神经系统疾病	• 持续的无先兆偏头痛，且年龄 ≥35 岁 • 有先兆的偏头痛
生殖系统疾病	目前患乳腺癌
内分泌疾病	• 糖尿病合并肾、视网膜或神经病变（WHO 3 级或 4 级） • 糖尿病合并其他血管病变（WHO 3 级或 4 级） • 糖尿病病史>20 年（WHO 3 级或 4 级）
胃肠道疾病	• 初发的病毒性肝炎急性期或发作期 • 重度肝硬化（失代偿性） • 肝细胞性腺瘤或肝细胞癌

注：VTE. 静脉血栓栓塞；DVT. 深静脉血栓；PE. 肺栓塞；SLE. 系统性红斑狼疮。

表 22-4　COCs 的慎用情况

类别	描述
个人情况和生育史	• 母乳喂养产妇：产后 ≥6 周且<6 个月 • 产后未哺乳且未合并其他 VTE 风险因素的女性：产后<21 天 • 产后未哺乳且合并其他 VTE 风险因素的女性：产后 ≥21 天且 ≤42 天 • 吸烟：年龄 ≥35 岁且每天吸烟<15 根
心血管疾病	• 高血压病史且不能评估血压（包括妊娠期高血压） • 充分控制的高血压且血压可被评估 • 血压 140~159/90~99mmHg • 已确诊的高脂血症（WHO 3 级或 2 级）
神经系统疾病	• 持续的无先兆偏头痛，且年龄<35 岁 • 初发的无先兆偏头痛，且年龄 ≥35 岁
生殖系统疾病	乳腺癌病史：近 5 年未发病
胃肠道疾病	• 有症状且正在治疗的胆囊疾病 • 正在发病的有症状的胆囊疾病 • 使用 COC 后相关的胆囊炎病史

（3）用法：临床常用的复方短效口服避孕药主要有以下 2 种使用方法。

1）月经周期的第 5 天开始，每晚 1 片，连服 22 天，不能间断。通常在停药的 1~3 天月经来潮，月经第 5 天,开始服下一周期。如无月经来潮,应在停药第 7 天晚服下一周期药物。

2)月经周期的第 1 天开始,每晚 1 片,共服 21 片。停药 7 天,在此期间月经来潮。停药 7 天后,无论月经是否来潮或是否干净,都在第 8 天晚服下一周期。

通常,国产药物是第一种服用法,进口药物是第二种服用法。服用前应仔细阅读说明书。

3)注意事项:短效口服避孕药要按规定服用,不能间断。WHO 关于 COCs 避孕效果的研究发现,导致 COCs 避孕失败的主要原因是服药不规律和漏服。当 1 个周期中漏服 3 片甚至更多药片时,其妊娠的可能性最大。COCs 漏服时的补救措施:出现漏服现象,需立即补救以免出现避孕失败。漏服 1 片且未超过 12 小时,除须按常规服药 1 片外,应立即再补服 1 片,以后继续每天按时服用,无需采用其他避孕措施。如漏服超过 12 小时或漏服 2 片及以上时,原则为立即补服 1 片,若剩余药片为 7 片及以上时,可继续常规服药,同时,需要采用避孕套等屏障避孕法最少 7 天,或采用紧急避孕方法,防止非意愿妊娠;若剩余药片不足 7 片,可在常规服用完本周期药片后立即服用下个周期的药片。如在月经来潮第 2~5 天后开始服药,服药最初 7 天内最好加用其他避孕措施。若漏服无活性药片,无论几片,丢弃未服用的无活性药片,照常继续服药。其次,需要注意 COCs 与其他药物的相互作用,会影响避孕效果:①抗逆转录病毒治疗药物:如利托那韦等蛋白酶抑制剂;②抗惊厥药物:如苯妥英钠、卡马西平、巴比妥、扑米酮、托吡酯、奥卡西平、拉莫三嗪;③抗细菌药物:如利福平、利福布汀。再次,短效口服避孕药使用中,月经量会减少,但通常不会闭经。如连续 2 个周期无月经来潮,宜换另一种口服避孕药。换药后仍闭经,或连续 3 个周期无月经来潮,宜停药检查原因,酌情处理。停药期间应采取其他避孕措施,如屏障避孕等,以免发生非意愿妊娠。

3. 复方短效口服避孕药作用机制　我国常用的短效口服避孕药均是由雌、孕激素组成的复方制剂。从雌、孕激素本身的药理作用分析,雌激素作用于下丘脑和垂体,抑制 GnRH、FSH 与 LH 分泌

而抑制卵泡生长发育。孕激素同样可以改变排卵前垂体正常分泌的 LH 与 FSH 高峰,抑制下丘脑 - 垂体 - 卵巢轴对排卵的调节;与此同时,孕激素能改变子宫颈黏液的化学及物理性质,抑制精子穿透;并影响内膜发育,使胚胎着床失败。可见,避孕药是通过 2 条途径发挥作用:一是通过干扰下丘脑 - 垂体 - 卵巢轴的正常反馈机制,抑制卵泡发育和正常月经中期 LH 和 FSH 峰的分泌,达到抑制排卵目的;二是通过对生殖系统,即输卵管、子宫内膜和宫颈的直接作用,干扰精子与卵子运行及胚胎着床,影响正常的生殖生理过程,阻止妊娠的发生。具体而言,避孕药的作用机制是多环节的,因所含药物种类、剂量、制剂、给药途径、用药方法的不同,其作用环节也会有所不同。

(1)对下丘脑 - 垂体 - 卵巢轴的影响

1)对下丘脑 - 垂体的作用:临床观察发现,应用避孕药的女性,不仅排卵前对促性腺激素释放激素(GnRH)起正反馈作用的 E 峰和 LH、FSH 峰分泌受到抑制,而且月经周期中 LH 与 FSH 也处于较低的水平。

类固醇激素与大脑神经递质、神经肽的变化之间有相关性。性类固醇对去甲肾上腺素、多巴胺、血清素、GnRH、促肾上腺皮质激素释放激素(corticotropin releasing hormone,CRH)和内啡肽的合成和释放等均产生影响。动物实验及临床研究表明,避孕药对下丘脑多种激素有抑制作用。现已知 GnRH 的分泌是由儿茶酚雌激素和脑啡肽等相互作用所调节,这一过程十分复杂。儿茶酚雌激素是雌激素的天然代谢产物,与儿茶酚胺类多巴胺及去甲肾上腺素有着共同的分子结构,故可在中枢神经与儿茶酚胺受体及胞质的雌激素受体结合。不同的雌激素代谢产物有着不同的作用影响,可抑制或刺激 PRL 分泌,也可降低 GnRH 的分泌。因此,儿茶酚雌激素对下丘脑及垂体的作用机制可能是与儿茶酚胺受体结合,改变中枢神经系统儿茶酚胺的浓度,抑制多巴胺和去甲肾上腺素合成和降解,使神经递质受抑制,从而抑制 GnRH 分泌。

2)对垂体的作用:Spellacy 等以垂体对 GnRH 刺激的反应为观察指标,发现高剂量与低剂量复方避孕药之间有显著差异。较高剂量时,如炔雌醇

50μg/d,垂体分泌 FSH 与 LH 功能均明显降低;而较低剂量时,垂体分泌功能未受明显影响。

单纯孕激素制剂,如低剂量复方避孕药,可以抑制雌激素和 LH 峰分泌,抑制排卵。然而,垂体对 GnRH 反应分泌 LH 与 FSH 的功能基本未受影响,呈反应正常或仅轻度抑制。较低剂量的单纯孕激素制剂,多数情况下并不抑制排卵,其避孕机制是局部作用。

综上所述,低剂量复方避孕制剂主要作用于下丘脑,影响其调节机制,但不影响垂体对下丘脑 GnRH 的反应。高剂量复方避孕制剂(如炔雌醇 50μg/d),可使垂体 LH 与 FSH 的分泌处于静止状态。

(2)对卵巢的影响:服用避孕药虽然抑制下丘脑 - 垂体(GnRH 和 FSH、LH)的基值分泌水平,这一水平仍能使卵巢的卵泡早期发育,但是极少卵泡发育完全。服药者的雌激素分泌明显受到抑制,孕激素水平也很低,提示卵泡活动不超过窦状卵泡期。单纯孕激素避孕药则是抑制垂体 LH 峰的分泌,尽管在一定的促性腺激素持续刺激下,卵巢内可有多个卵泡发育甚至有卵泡达到成熟阶段,但不发生破裂和排卵。服用低剂量单纯孕激素避孕药或皮下埋植的女性,由于并不完全抑制排卵,有时可见卵巢中有黄体形成。

长期服用避孕药者,大多数情况下卵巢呈静止状态,表面光滑;有不同程度发育的初级卵泡。原始卵泡的数量与服药时间长短无关,而与年龄有关。Maqueo 等对长期应用不同配伍避孕药的 125 例年轻女性的卵巢标本进行研究,除大多数的卵巢萎缩外,也见有中等增大及微小囊肿形成者。服用低剂量孕激素的女性中,可见有新鲜发育良好的黄体。在所有不同配伍及用药时间长短的标本中,均可见正常的初级卵泡,其数目与正常女性无异;常可见发育受阻的次级卵泡,偶有三级卵泡,但成熟卵泡则极少见到。此外,COCs 和长效避孕药的卵巢间质结缔组织增多且呈纤维化表现。

(3)对输卵管的影响:输卵管具有极其复杂而精细的生理功能,通过输卵管上皮细胞的纤毛及分泌细胞的周期性变化和肌肉收缩活动,将精子与卵子分别从相反方向输送到壶腹部,使两者在适宜的

环境下结合成受精卵。

输卵管间质部是精子进入输卵管的一道屏障,精子到达此处后数目明显减少,故它具有调节精子进入输卵管的功能。

性激素对输卵管的生理调节影响着精子和卵子运行。随着卵泡期雌激素水平增高,输卵管黏膜上皮细胞生长,体积增大,非纤毛细胞分泌增多,黏液增多,为卵子和胚胎提供营养物质;至雌激素水平达高峰时,输卵管黏膜覆盖着大量黏液。随着黄体期孕激素水平升高,黏液分泌减少。服用避孕药的女性,其输卵管上皮持续在雌、孕激素作用下,会改变黏液的正常分泌活动和影响精子的运行。

雌激素可促进输卵管的收缩活动,而孕激素则抑制输卵管的收缩活动。在正常月经周期中,雌、孕激素有节律的分泌,使得输卵管的收缩和舒缓也随之有规律性的活动,因此精子和卵子顺利进入输卵管形成受精卵,并将受精卵按时输送至宫腔着床。服用避孕药后抑制了正常雌、孕激素的分泌,干扰了精子、卵子进入输卵管的速度,同时也改变受精卵在输卵管内的正常运行,干扰胚胎和内膜的同步性变化,从而不利于胚胎着床,降低着床的成功率。

(4)对子宫内膜的影响:避孕药影响子宫内膜的生理变化,干扰胚胎着床是实现避孕作用的主要环节之一。胚胎的着床需要与子宫内膜生理变化同步,任何干扰或破坏内膜的生理变化的因素,均不利于胚胎的着床与发育。

尽管复方避孕制剂中合成的雌、孕激素和内源性雌、孕激素对子宫内膜的作用相似,但由于各种制剂中雌、孕激素品种、比例不同,所表现出对内膜的影响也有差别。一般来说,复方制剂从月经周期第 1~5 天开始服用,此时卵巢中卵泡刚开始发育,分泌少量雌激素,子宫内膜开始增殖。服用避孕药后,药物中的孕激素对抗雌激素作用,抑制子宫内膜增殖,使子宫内膜腺体停留在发育不完全阶段,腺体较小而直,萎缩变窄,分布稀疏;并且在孕激的素作用下,内膜腺体又过早地进入分泌状态,腺上皮早期出现核下糖原空泡,根据孕激素种类及剂量不同而空泡大小不一;继续服药过程,使内膜腺体退变萎缩,分泌衰竭,呈无功能状态。服药

期间,内膜间质在药物作用下可以有散在性水肿,并出现蜕膜样变;内膜血管发育差,一般无螺旋动脉,只有小而直的毛细血管。这样,就使胚胎无法在子宫内膜着床。

(5)对子宫颈黏液的影响:宫颈具有独特的解剖学与组织学结构与分泌功能,是精子从阴道到输卵管受精部位的必经之路。宫颈管内膜细胞包括分泌细胞与纤毛细胞,前者分泌黏液,后者的纤毛运动则使黏液流向阴道。正常育龄妇女每天分泌黏液 20~60mg,近排卵期分泌量增加 10 倍,每天可达 700mg。宫颈黏液是多相的分泌物,主要由蛋白质与水分组成,水分约占 92%~95%。排卵期黏液量最多,水分含量可高达 98%。蛋白质主要为蛋白多糖(proteoglycan),还有可溶性蛋白质及多种酶、无机盐等,其中蛋白多糖大分子相互作用形成一个网络。精子穿透宫颈黏液,主要取决于 2 个方面:一是空间结构,即黏液大分子之间的间隙,围排卵期这一间隙变大;二是黏液的流变特性,即黏弹性,围排卵期黏弹性最小,精子的渗透率最大。

宫颈黏液受到卵巢激素的调节,发生周期性变化。在雌激素作用下,黏液逐渐稀薄如蛋清液,呈碱性,所含氯化钠浓度增加,蛋白质与细胞少,拉丝度可长达 10~15cm,易于精子上行,黏液干燥后呈羊齿植物叶状结晶。排卵后在孕激素作用下,则抑制宫颈细胞的分泌,黏液中水分减少,蛋白及细胞增多,黏液量变少、黏稠,拉丝度短,干燥后无羊齿状结晶。

复方口服避孕药中的孕激素可明显对抗雌激素对宫颈黏液的作用。在服药周期中,宫颈黏液量少,高度黏稠,成为精子穿透的生物屏障。使用单纯孕激素的避孕药,同样可改变宫颈黏液的性状,减少黏液。放置 Norplant 皮下埋植或服用单纯孕激素微丸时,因孕激素含量很低,有相当比例的使用对象并不抑制排卵,对宫颈黏液的作用就成为主要的避孕机制,在使用 1~3 天后,宫颈黏液就发生变化,起到避孕作用。服用以雌激素为主的复方长效口服避孕药,则宫颈黏液量多,呈典型雌激素影响,避孕作用主要是源于抑制排卵。

4. 复方口服避孕药的副作用及安全性 作为一类药物,复方口服避孕药(COCs)可能会引起不良反应,如胃肠道反应、突破性出血、体重增加、情绪波动等;但仍然有些严重的不良反应可能危及生命,如心血管疾病(主要是血栓栓塞、脑卒中)等。这些严重不良反应在 35 岁以上、吸烟者中有所增加。总体而言,COCs 的严重不良反应极为罕见。

血栓栓塞的风险会随着年龄和雌激素剂量的增加而增加,在低剂量复方口服避孕药研发和使用是明智的。另一方面,COCs 在健康女性中使用可以延续到 40 岁以后,甚至到绝经期,都是安全的。因为该阶段仍可能发生不规律的排卵,所以女性应该避孕到最后一次月经后一年。鉴于持续使用复方口服避孕药对卵巢、子宫内膜和结直肠癌症的发生有保护性作用,而很多恶性肿瘤在 50 岁以上的女性中高发,如果她们坚持服用 COCs,则长期的、预防癌症方面的获益可能会抵消短期的不利。因此,在 COCs 的使用方面需要综合评估获益和潜在风险,严格掌握适应证,安全使用。

(1)轻度不良反应:多数女性服用避孕药后不发生任何副作用,有些会经历轻度的副作用,如恶心、头痛、乳房疼痛、点滴出血、突破性出血、月经量过少、体重增加、情绪改变、性欲减退和皮肤症状等。轻微和短暂的副作用常常发生在服药的第一个周期,并且很可能在第二个周期就没有任何不适。

1)类早孕反应:服用 COCs 药后,出现恶心、头晕、乏力、食欲减退、乳房胀痛、白带增多等类早孕反应,是雌激素刺激胃黏膜和乳腺等所引起的。常在初始服药的第 1~2 周发生。轻者不需要特殊处理,坚持服药数日后可以自然减轻或消失。必要时考虑对症治疗,服用维生素 B₆ 或复合维生素。症状严重者则考虑更换其他制剂。

2)点滴出血和突破性出血:避孕药制剂中雌、孕激素的比例可能对子宫出血有影响。事实上,月经紊乱本身就是因为雌激素过多或过少地作用于子宫内膜。月经间期出血和闭经往往引起使用者对怀孕的担忧和对避孕方法的怀疑,尤其是青少年,担心由此导致月经不规律,更有可能因此中断药物使用。临床上发现,不规范服用药物、衣原体

第二十二章 生育调控   589

感染和吸烟等是影响点滴出血和突破性出血的发生率重要的原因。

在服用 COCs 开始的 3 个周期,月经间期出血的频率很大程度上受到是否规范服用药物的影响。在规范服用药物的人群中,月经间期出血的发生率低于 2.6%。应告知初次服药者有月经间期出血的可能,并且指导她们继续服用药物。对于少量出血者,加用雌激素,与 COCs 同时服用到停药日;如果出血量多,接近月经量,或者出血时间接近月经期,可以停止服药,将出血当作月经,再在出血第 5 天开始服药。坚持正确服用药物,可以减少月经间期出血的发生。

衣原体感染可能会增加服药者月经间期出血风险。当规范服用 COCs、发生点滴出血或突破性出血时,应考虑除 COCs 以外的其他原因和是否有衣原体感染的可能。吸烟可能会通过干扰雌激素代谢增加不规则出血的风险。因此,在 COCs 服用者中,吸烟女性更容易发生突破性出血。

3)月经量过少或停经:避孕药可以使子宫内膜发育不全,腺体分泌不足,子宫内膜因不能正常生长而变薄,致使月经量减少。个别女性因避孕药的抑制作用过度,可能会出现闭经。绝大多数停经或月经过少者,在停药后可自然恢复。若停药后月经仍不来潮,应在停药的第 7 日开始服下一个周期避孕药,不宜久等,以免影响避孕效果。连续发生 2 个月停经者,应考虑调换避孕药种类。调换药品后仍停经,或出现闭经者,应停止服药,观察一段时间,等待月经自然恢复。停药超过 6 个月依然闭经,称为避孕药后闭经,原因可能是下丘脑-垂体系统异常,可以尝试用人工周期进行调节,使其功能恢复。月经减少通常不需要特殊处理。停用避孕药期间,应采用其他避孕措施,以免非意愿妊娠发生。

4)体重增加:少数女性因为察觉体重增加而中断 COCs 的服用。为了阐明激素避孕是否会引起体重增加,人们开展了一些研究,但总体而言,没有发现两者的必然关系。

服用 COCs 的女性有体重增加的倾向是因为水钠潴留,这种体重增加不会导致肥胖症,不影响身体健康。使用复方屈螺酮口服片似乎是避免这个问题的理想方法。来自 Cochrane 系统综述发现,没有证据支持联合口服避孕药或联合皮肤贴片与体重变化之间存在因果关系。不同复合避孕药之间未显示体重没有实质性差异。

5)情绪波动

a. 抑郁:性激素的波动、大脑系统对激素的波动的敏感性等是导致女性抑郁发生的诱因,一些女性生殖生理事件可能与抑郁有关,如经前期综合征、妊娠、产后、绝经期、流产、不孕不育、激素替代疗法(HRT)和激素避孕药的使用等。

一项来自瑞典的纳入 739 585 名女性的队列研究显示,与未使用 COCs 者相比,服用 COCs 者患抑郁的风险较低或无增加,RR(95%CI) 为 0.89(0.87,0.91);仅使用孕激素药片的 RR(95%CI) 为 1.03(0.99,1.06)。年龄分层分析表明,青少年使用 COCs 不会增加风险($RR=0.96$,95%CI: 0.93~0.98),而仅使用孕激素药片($RR=1.13$,95%CI: 1.07~1.19)、避孕贴片/阴道环($RR=1.43$,95%CI: 1.30~1.58)、皮下埋植($RR=1.38$,95%CI: 1.30~1.45)或左炔诺孕酮宫内节育器($RR=1.59$,95%CI: 1.46~1.73)与风险增加相关,即非口服制剂与抑郁风险增加相关。来自丹麦的一项大型前瞻性队列研究也是类似的发现,抑郁风险随着年龄的增加而下降。但是在青少年中,联合口服避孕药使用者抑郁的 RR(95%CI) 为 1.7(1.66,1.71)。表明抑郁症是使用激素避孕的潜在副作用。虽然关于 COCs 是否影响女性心理问题目前仍然有争议,但可以认为,服用 COCs 的女性可以预期的情绪变化的可能性很小,出现抑郁症女性的占比随服用 COCs 时间的增加而有所下降。

b. 性欲:在服用 COCs 的女性中,15% 有性欲降低的副作用。虽然当前的药物使用者因性欲降低而停用的概率比以往高剂量药物使用者低,但是随着极低剂量炔雌醇口服避孕药的推广,由阴道干涩引起的性交困扰和性欲减退问题可能会随之出现。在一项评价 COCs(1.5mg 雌二醇和 2.5mg 诺美孕酮醋酸盐)对性功能影响的随机对照研究中,发现 COCs 使用者在性欲、性活动满意、阴道润滑方面有下降,同时发现睾酮和游离睾酮水平下降,上述性功能评价指标和睾酮的变化有弱相关性,而在性交频率、吸引力方面无明显变化。尽管 COCs

也可能导致情绪情感、副交感神经和心理障碍，但研究调整情绪对性功能的影响，差异依然有统计学意义。从生物学的观点来看，雄激素水平的改变和雌激素波动的消失可能与此有关。两者可能主要在性的不同方面（如性欲、阴道润滑）分别起作用。

值得注意的是，在人类群体，性行为并不是简单地通过性激素水平所能决定的，性欲受到生物、心理和社会多因素的影响，是各因素复杂而又特殊的综合。虽然 COCs 对性功能的副作用已引起注意，但有待于进一步研究以确定究竟哪种是当前最大的影响因素。

6）皮肤影响：虽然 COCs 可能对某些雄激素依赖性皮肤病有益，如含有抗雄激素活性的孕激素类 COCs 对痤疮治疗很有效，但是在某些人群，COCs 对皮肤却有不利影响。黄褐斑、深褐色的色素沉着和痤疮在 COCs 引起的所有皮肤副作用中占半数以上。黄褐斑、深褐色的色素沉着常发生在受阳光照射时，且消退得比妊娠引起的色素沉着更慢。对复方口服避孕药的过敏性反应包括荨麻疹和湿疹，也可以表现为全身性的皮疹瘙痒，严重时会涉及胃肠道和支气管，已经有全身过敏反应和心血管疾病突发事件报道。COCs 引起的皮肤、血管表现与雌激素有关，它包括毛细血管扩张、血管瘤、网状青斑。COCs 可能会使一些皮肤病和全身性疾病加重，如遗传性血管性水肿、妊娠疱疹、系统性红斑狼疮等。

（2）中度不良反应

1）肝胆并发症：低剂量口服避孕药的问世使肝胆并发症的发生率明显下降。肝内胆汁淤积症可以在妊娠或服用口服避孕药时发生。具有肝内胆汁淤积遗传倾向的女性，COCs 可能会引起皮肤瘙痒、厌食、乏力、恶心呕吐、无发热体重减轻、皮疹或腹部疼痛。这些症状在 COCs 停用后 1~3 个月内消失且无后遗症。COCs 对胆汁排泄减少的影响可能会引起黄疸，但是很罕见。黄疸在停药后 2 个月内消失，也不遗留后遗症。服用口服避孕药发生黄疸的女性中，有 1/2 在怀孕时可能会发生肝内胆汁淤积。有胆汁排泄家族性缺陷的女性，包括杜宾 - 约翰逊综合征（Dubin-Johnson syndrome）、罗托综合征（Rotor syndrome）、良性肝内复发性胆汁淤

积等，不宜服用 COCs。有肝脏疾病史、肝功能试验已恢复正常者，可以服用 COCs，但需密切监测不良反应。对慢性肝炎或其后遗症的研究中得到的有限数据表明，COCs 的使用不影响肝硬化、肝纤维化发展的进程，也不增加慢性肝炎女性发生肝癌的风险以及乙型肝炎病毒携带者肝功能障碍的风险。

2）偏头痛：研究表明，头痛和雌激素之间有关联，而头痛和孕激素之间没有发现这样的关联。雌激素可以调节神经递质和神经肽的活性，如 5- 羟色胺、多巴胺、阿片样肽和神经肽 Y。其中 5- 羟色胺在偏头痛的发病机制中发挥重要作用。雌激素水平的下降通过增加色氨酸羟化酶的表达和降低 5- 羟色胺再摄取转运体的表达来减少 5- 羟色胺的产生。持续的低 5- 羟色胺状态与难治性慢性偏头痛相关。另外，雌激素水平会影响先兆症状。大多数会在月经期间出现偏头痛，低雌激素状态时没有先兆症状，高雌激素浓度时先兆症状更为普遍。研究发现在黄体晚期补充雌激素能减少雌激素降低幅度，减少或避免偏头痛发生。因此，连续服用 COCs 可降低头痛发作的频率、持续时间和强度，与口服避孕药相关的头痛，通常会随着持续使用而改善。如果头痛的程度和频率进行性加重，新发生的、伴有先兆的偏头痛或非偏头痛性头痛持续 3 个月以上，应考虑停药。

偏头痛被认为是一种良性的，不会危及生命的神经系统疾病。尽管如此，一些研究表明它是缺血性脑卒中罕见的危险因素，尤其是有先兆症状。来自欧洲头痛联合会（European Headache Federation，EHF）和欧洲避孕和生殖健康学会（European Society of Contraception and Reproductive Health，ESC）的资料，年轻女性不使用 CHC 无偏头痛的脑卒中的绝对风险为 2.5/10 万，有偏头痛但没有先兆症状的绝对风险为 4/10 万，有先兆症状的偏头痛的绝对风险为 5.9/10 万。COCs 是女性缺血性脑卒中风险增加的独立危险因素。使用 COCs 的无先兆症状偏头痛的缺血性脑卒中发生风险为 25.4/10 万，有先兆症状偏头痛的发生风险为 36.9/10 万。进一步分析这些数据，发现这一现象可能与既往使用的 COCs 多为高雌激素 COCs 有关。目前尚缺乏

使用的低雌激素水平的COCs是否增加偏头痛风险的研究。

重要的是，不仅要讨论COCs可能增加脑卒中的相对风险，而且要讨论增加脑卒中的绝对风险。育龄妇女每年脑卒中的发病率约为3.56/10万。基于现有有限的数据，患有先兆症状偏头痛的女性使用COCs的潜在脑卒中发病率增加约为每年每10万例增加18例(21.7/10万)。这与妊娠期中缺血性脑卒中的19.9/10万的发生率相似。妊娠期偏头痛的存在进一步增加了发生这种风险的7~30倍，这比有先兆症状的偏头痛使用COCs的发生风险高得多。因此，对这些数据的分析、解释宜谨慎。WHO提出，偏头痛女性如果没有先兆症状，不吸烟，身体健康，年龄小于35岁，COCs的使用还是可以考虑的。医生和患者应讨论脑卒中的发生风险，将潜在避孕和其他健康益处进行权衡后，共同决策，为患者提供最佳选择。

(3)严重不良反应

1)对心血管系统的影响：大量关于COCs不良影响的前瞻性研究显示，循环系统疾病的风险增加(主要是血栓栓塞)与雌激素的剂量有明显的相关性。据估计，目前COCs的使用者发生动脉和静脉血栓栓塞的相对风险分别增加了2倍和4倍，最高的静脉血栓栓塞风险发生在使用COCs的第一年($OR=4.17$)，使用4年后降低到2.76；但绝对的风险很小，30~40岁的COCs使用者风险为10/万，女性避孕的获益超过了这种方法相关的风险。

与未使用COCs者相比，COCs使用者发生心肌梗死或缺血性脑卒中的风险增加，心肌梗死的$RR(95\%CI)$为1.6(1.2,2.1)，缺血性卒中的为1.7(1.5,1.9)。并且发现，随着雌激素剂量的增加心肌梗死或缺血性脑卒中的发生风险似乎增加，尤其是含≥50μg雌激素的制剂风险最高。不同孕激素种类未发现增加心肌梗死或缺血性脑卒中的风险。

避孕药引起的高血压占1%~8.5%。对于患有高血压的女性，停用COCs可以改善血压控制。动脉高血压患者使用COCs相关心血管风险已被证实，可使心肌梗死发生率增加2~3倍，缺血性脑卒中发生率增加3倍，出血性脑卒中发生率甚至增加10~15倍。在使用COCs之前测量血压的女性，能使患心肌梗死和缺血性脑卒中的风险降低2~2.5倍。由于与没有病史的女性相比，既往妊娠期间有血压异常史的女性发生心肌梗死和VTE的风险增加，对血压值正常的女性使用COCs前，需要排除既往怀孕期间的高血压疾病史。

目前35岁以上的COCs使用者，与35岁以下COCs使用者和未使用者相比，静脉血栓栓塞的风险分别增加了2.5倍和10倍。随着年龄增加，静脉血栓栓塞发生比率增加。吸烟的COCs使用者患心肌梗死的风险增加了10倍，而患脑卒中的风险增加了近3倍。在荷兰的一项临床随访研究中发现，有吸烟史、糖尿病和高胆固醇血症史的口服避孕药使用者的心肌梗死发生风险最高。

可见，心脏病发作风险的增加主要局限于吸烟者和年龄较大的女性。目前的指南建议，35岁以上的女性在COCs服用前，应评估心血管疾病的危险因素，包括高血压、吸烟、糖尿病、肾病和偏头痛。对于患有缺血性心脏病、充血性心力衰竭或其他脑血管疾病以及有许多心血管危险因素的女性，如果需要激素避孕药，推荐使用孕激素避孕。

2)恶性肿瘤的风险：有证据表明，COCs使用者和非使用者相比，乳腺癌、宫颈癌、肝癌的发生风险有所增加；子宫内膜癌、卵巢癌和结直肠癌的发生风险有所降低。如果使用COCs能坚持至50岁(多数恶性肿瘤的好发阶段)以上，那么COCs在恶性肿瘤方面的长期获益可能随之显现。

a.乳腺癌：乳腺癌是女性发病率最高的恶性肿瘤。COCs是否与乳腺癌发生相关一直备受人们关注。有研究发现，COCs使用者中乳腺癌发病率与未使用者相比，略有显著增加($OR=1.08$，$95\%CI$: 1.00~1.17)；近期使用口服避孕药的风险更高。一项大型的荟萃分析对1960—2010年期间开展的79项病例对照研究进行了重新分析，共纳入72 030例组织学确诊的乳腺癌和123 650例人群对照。发现与从未使用COCs相比，曾经使用COCs与乳腺癌风险之间的无相关性($OR=1.01$，$95\%CI$: 0.95~1.07)。根据使用制剂类型分析，发现使用含有高剂量雌激素COCs和使用低雌激素COCs也无差异。在25岁之前开始使用COCs

者患乳腺癌的风险略有降低（OR=0.91，95%CI：0.83~1.00）。但是与从未使用COCs相比，第一次足月妊娠前使用COCs显著增加乳腺癌风险（OR=1.14，95%CI：1.01~1.28）。COCs使用超过5年会导致乳腺癌风险轻微但显著增加（OR=1.09，95%CI：1.01~1.18）。可见，关于COCs是否增加乳腺癌发生风险尚有争议。

BRCA1和BRCA2基因突变与乳腺癌发病相关，BRCA1和BRCA2基因突变携带者，50岁时患乳腺癌的累积风险BRCA1基因突变为43%（95%CI：39%，49%），BRCA2基因突变为35%（95%CI：29%，41%）。因此，使用COCs是否增加乳腺癌发生风险也受到关注。有研究表明，曾使用COCs的BRCA1/2基因突变携带者患乳腺癌的风险显著增加（HR=1.47，95%CI：1.16~1.87）。然而，有些研究没有发现COCs对BRCA1和BRCA2突变携带者的乳腺癌风险增加。有研究发现，使用COCs至少12个月显著降低BRCA1突变携带者的乳腺癌风险（OR=0.22，95%CI：0.10~0.49），而BRCA2突变携带者的乳腺癌风险无明显变化（OR=0.93，95%CI：0.69~1.24）。可见，关于BRCA1和BRCA2基因突变是否与乳腺癌发病相关尚有待于大样本研究证实。

b.卵巢癌：有证据表明，COCs的使用对预防卵巢癌提供了重要的保护作用，而且随着COCs使用时间的延长，可呈剂量和时间依赖性的减少罹患卵巢癌的风险达50%。对纳入英国生物样本库的1939—1970年出生的256 661名女性进行了一项横断面队列研究，探讨了长期使用COCs与癌症风险之间的时间依赖性效应。发现长期使用COCs显著降低卵巢癌的患病风险（OR=0.72，95%CI：0.65~0.81），其中使用COCs至少20年的女性中，OR为0.60（95%CI：0.48，0.75），证实随使用时间变化呈显著下降的趋势。COCs对卵巢癌的保护作用在最后一次使用COCs后的35年内仍然有效。因此认为COCs可以显著降低女性患卵巢癌的风险。

COCs的保护作用已在多个研究中被证实。然而，目前尚不清楚这种保护是否包括有遗传易感性的卵巢癌的女性。BRCA1基因和BRCA2基因的突变与卵巢癌的终身高风险相关。据估计，BRCA1突变携带者在70岁前患卵巢癌的平均累积风险为41%，BRCA2突变携带者为15%。COCs是否对这部分人群有保护作用备受关注。较长时间使用COCs和近期使用COCs能降低BRCA1突变携带者患卵巢癌的风险；对于BRCA2突变携带者，使用COCs也有同样的趋势。其中，COCs的使用时间是显著的保护因素，与使用COCs<5年相比，使用时间5~9年的HR为0.67（95%CI：0.40，1.12）；使用时间≥10年的HR为0.37（95%CI：0.19，0.73）。COCs的使用时间与卵巢癌风险之间的负相关持续超过15年。因此，对于BRCA1突变携带者来说，延长COCs的使用时间可以大大降低卵巢癌的风险，而且这种保护作用是长期的。对于BRCA2突变携带者来说，也有类似保护作用，但由于样本量较小，研究结果有待于进一步证实。

c.子宫内膜癌：子宫内膜癌为女性最常见的恶性肿瘤，位居第六位。全球预计每年新增子宫内膜癌约41万余例。多数情况下，子宫内膜样腺癌是由内膜增生发展而来的，无不典型的子宫内膜复杂性增生病例中约有2%发展为腺癌；不典型增生中约有17%~45%可发展为腺癌。

多项研究证实，使用COCs降低约30%~40%的子宫内膜癌发生风险。与从未使用过COCs相比，使用过COCs的子宫内膜癌OR为0.68（95%CI：0.62~0.75），使用超过20年女性的OR为0.36（95%CI：0.28~0.45），发生概率更低，这与使用时间的相关性更强。由于这种保护作用，COCs的使用对子宫内膜癌高风险女性是一个有用的药物预防方法。另外，释放左炔诺孕酮的宫内系统（LNGIUS）已经成为子宫内膜不典型增生和子宫内膜腺癌保留生育力的方法，并且取得较好的治疗效果，并在临床上广泛应用。

d.宫颈癌：有研究发现，COCs的使用与患宫颈癌的风险增加相关。COCs使用增加患宫颈癌的风险，其中腺癌中的发病率高于鳞状细胞癌。众所周知，人乳头瘤病毒（human papilloma virus，HPV）感染是导致宫颈癌的原因。HPV感染的女性中，子宫颈癌的风险随着COCs的使用时间的延长而增加。使用 COCs 与未使用相比，患侵袭性宫颈癌的 OR 为 1.29（95%CI：0.88~1.91），原位宫颈癌 OR 为 2.54（95%CI：0.95~6.78）。使用时间与宫颈癌发病率显著相关，如与从未使用 COCs 的女性相比，使用 COCs 5~9 年的女性 OR 为 2.82，使用 10 年的 OR 为 4.03。可见，COCs 与宫颈癌发生有相关性，具体机制有待于进一步探讨。

e. 结肠、直肠癌：迄今为止，COCs 的使用与结直肠癌的关系呈相互矛盾的结果。有研究显示，与未使用 COCs 的女性相比，使用 COCs 女性患结直肠癌风险降低（$OR=0.86$）。而一项纳入 2 个大型前瞻性队列的研究则显示不同的研究结果，队列一为 88 691 名护士健康研究和队列二为 93 080 名护士健康研究，在 1976—2010 年每 2 年评估一次 OC 的使用与癌症发生，未发现 COCs 使用对结直肠癌有保护作用。因此，COCs 与结直肠癌的关系尚有待于进一步研究。

f. 皮肤癌：皮肤表达雌激素、孕酮和雄激素受体。COCs 是否会增加皮肤癌，特别是黑色素瘤的发病风险是一个值得关注的问题。在一项纳入 98 995 名 40~65 岁法国女性的前瞻性队列，未发现 COCs 使用与黑色素瘤风险之间有相关性。可见，尽管皮肤对雌激素、孕激素和雄激素有反应，但当雌激素暴露不过量时，这些反应不会显著增加患皮肤癌的风险。

g. 肝癌：关于 COCs 使用与肝癌的关系一直存在争议。早在 1973 年有研究发现口服避孕药在肝癌的发展中发挥了作用。此后，有研究提示 COCs 相关的肝癌诊断相对困难。多数研究认为，COCs 的使用增加良性肝肿瘤和肝癌的风险。但是近期的一项纳入 17 个研究的荟萃分析，使用 COCs 的女性与未使用者相比，肝癌风险 RR 为 1.23，提示 COCs 的使用与肝癌的风险没有相关性。

5. 对妇女生育力、出生婴儿的影响 停用 COCs 后女性的生育力迅速恢复。有资料显示，停药后的第一个周期即有 70% 的服药者发生排卵；停药 3 个月后，90% 以上恢复排卵。有些服药者停药后生殖激素水平甚至会高于服药前水平，出现所谓的反应，但当雌激素暴露不过量时，这些停用 COCs 后女性第 1 年和第 2 年的妊娠率与未服药

者相似，COCs 对女性的生育力没有明显影响。

关于 COCs 使用对子代的影响一直备受人们关注，多数研究提示停用 COCs 后出生的婴儿并无畸形发生率增加的情况。鉴于暴露于具有雌激素或抗雄激素特性的外源性激素可能会影响男性子代的生殖器官发育，一项基于丹麦国家出生队列（DNBC）的 44 408 名活产独生子的数据显示，在怀孕前或怀孕期间使用口服避孕药没有增加隐睾或尿道下裂的发生风险，这也印证了上述观点。另外研究提示尽管孕前使用 COCs 的女性早产的风险略有增加，但是自然流产风险降低，低体重儿出生率差异无统计学意义。总之，基于国内外的研究结果，目前认为短效 COCs 对子代无致畸作用，停药后即可妊娠。

（二）宫内节育器

宫内节育器（intrauterine device，IUD）是一类放置在子宫腔内、局部发挥作用的避孕器具。IUD 一经放置即产生避孕效果；如无不适，可放置数年；取出后可很快恢复生育，是一种安全、有效、简便、经济、可逆、不直接影响性生活的长效避孕法（long acting reversible contraception，LARC）。含铜宫内节育器（Cu-IUD）1 次放置可有效使用 10 年。左炔诺孕酮宫内缓释节育系统（levonorgestrel-releasing intrauterine system，LNG-IUS）的使用期限为 5 年，也属于高效 LARC。

1. 适应证和禁忌证 育龄妇女要求放置 IUD 而无禁忌证者均可放置。禁忌证：①妊娠或可疑妊娠；②生殖道急性炎症或感染者；③近 3 个月有月经失调或不规则流血史；④宫腔深度>9cm 或<5.5cm；⑤生殖器官肿瘤或可疑恶性病变；⑥生殖器官畸形或解剖学异常如宫颈过松、重度裂伤或严重子宫脱垂；⑦严重全身性疾病；⑧铜过敏史。

2. 放置和取出

（1）放置：①月经干净后 3~7 天（含孕激素 IUD 在月经第 4~7 天放置）；②人工流产吸宫术后宫腔深度<10cm 且无出血和感染倾向；③顺产后 42 天或剖宫产后 3 个月；④哺乳期（应先排除妊娠）；⑤自然流产于转经后放置，药物流产在 2 次正常月经后放置；⑥紧急避孕为性交后 5 日内放置。

(2) 取出：①不需继续避孕（如离异、丧偶、计划再生育或绝经）；②改用其他措施或放置期满需更换；③副作用治疗无效或出现并发症；④随访发现 IUD 异常（变形、断裂、异位、移位等）；⑤带器妊娠（宫内或宫外）；⑥绝经过渡期停经 1 年内。IUD 取出时间一般在月经干净后 3~7 天。生殖道有炎症、感染时宜积极抗感染治疗后再取出；全身情况不良时需待病情稳定后取出。

3. 宫内节育器的避孕机制 尚未完全阐明，以局部的组织反应和对精子、受精卵的直接作用为主，通过抗受精和抗着床达到避孕的目的。IUD 放入宫腔后，在宫腔内占据一定的位置和面积，可机械性地妨碍受精卵着床和妊娠的建立；同时还会产生机械性压迫作用，在子宫收缩时压迫子宫内膜，并与之相互摩擦，导致浅层子宫内膜受到损伤，组织崩解，产生炎症反应、前列腺素等，改变输卵管蠕动，影响精子运行和受精卵。此外，左炔诺孕酮宫内缓释节育系统（LNG-IUS），含左炔诺孕酮 52mg，每天在子宫腔里释放量为 20μg 孕激素，使子宫内膜腺体萎缩、间质蜕膜化和改变子宫颈黏液性状达到干扰受精和阻止着床的作用。

4. IUD 的副作用和并发症 主要副作用为月经量增多、经期延长、周期缩短以及少量不规则出血，特别是在放置后的最初几个月经周期。其中，LNG-IUS 使用初期可能出现不规则出血或点滴出血，多发生在放置后的前 6 个月内，部分可持续 1 年，约 20% 的使用者会发生闭经，这些情况通常无需特殊治疗。不规则出血是导致取出 IUD 的主要原因。

并发症包括盆腔感染，变形或断裂，异位，脱落和带器妊娠。①盆腔感染：根据 WHO 2008 年报告，在 22 908 例共计 616 790 个女性的使用中，盆腔炎性疾病（pelvic inflammatory disease，PID）的发生率为 1.6/（1 000 妇女·年），与未使用 IUD 者相似。目前认为，长期使用 IUD 没有额外增加感染的发生率。②变形或断裂：在放置过程中和使用期间，由于子宫的收缩或长时间的应用等，可发生变形。IUD 断裂后，为防止其对子宫内膜的损伤，应及时取出。③IUD 异位：IUD 部分或完全嵌入平滑肌层（部分异位或完全异位），或异位于子宫外盆腔、阔韧带、肠管、膀胱等脏器内。④脱落包括完全脱落、部分脱落、下移，应及时取出。⑤带器妊娠是指使用宫内节育器的女性，在发生怀孕时，宫内节育器仍在宫腔内。国外报道带器妊娠后的继续妊娠发生流产、死胎、早产及低体重儿的风险增加。一项多中心研究表明，带器妊娠并在妊娠 3 个月内选择继续妊娠的女性，在孕中期发生自然流产的风险比正常妊娠女性增加 10 倍。一经确诊，建议在行人工流产的同时取出 IUD。

（三）紧急避孕

紧急避孕是指在未避孕或觉察到避孕失败的性生活后几小时或几天内采用的防止非意愿妊娠的一类措施。紧急避孕包括紧急避孕药物和放置 Cu-IUD。

1. 紧急避孕药物 紧急避孕药物（emergency contraceptive pill，ECP）是在无防护措施（包括采用不适当防护措施）或觉察避孕失败的性生活后服用的能避免非意愿妊娠的激素类避孕制剂。目前，常用的紧急避孕药主要有 3 类：雌孕激素复合剂、单纯孕激素药物（左炔诺孕酮）和抗孕激素药物（米非司酮）。

（1）雌孕激素复合剂（Yuzpe 法制剂）：这种紧急避孕药每片含有乙炔雌二醇 0.05mg 和左炔诺孕酮 0.25mg（或炔诺孕酮 1mg），在无防护性生活或觉察避孕失误的性生活后 72 小时内服用 2 片，12 小时后再重复服用 2 片。国内没有雌孕激素复合制剂（Yuzpe 法制剂）紧急避孕药物，可以用短效口服避孕药来代替。具体用药方法：性交后 72 小时内，口服国产复方左炔诺孕酮短效避孕药 4 片，12 小时重复一次。用药时，须认清药品的标记和包装，不要错用长效口服避孕药。之所以能用国产复方左炔诺孕酮短效口服避孕药替代紧急避孕雌孕激素复合制剂，是因为前者所含的雌激素和孕激素的成分与后者紧急避孕药一样，都是炔雌醇和左炔诺孕酮；且每 4 片的剂量与 Yuzpe 法一次口服的剂量也相仿（表 22-5）。

表 22-5　复方左炔诺孕酮短效避孕药与 Yuzpe 法制剂的激素含量比较

药品	炔雌醇含量	左炔诺孕酮含量	用法
Yuzpe 法制剂	0.05mg	0.25mg	性交后 72 小时内口服 2 片,12 小时后重复一次
复方左炔诺孕酮短效口服避孕药	0.03mg	0.15mg	性交后 72 小时内口服 4 片,12 小时后重复一次

使用 Yuzpe 法制剂的禁忌证是妊娠或者疑似妊娠的女性。到目前为止还没有任何研究观察到 Yuzpe 法制剂失败后药物对胎儿生长发育的影响。

(2)左炔诺孕酮:左炔诺孕酮(levonorgestrel,LNG)是一种单纯孕激素药物,无防护性生活或觉察避孕失误的性生活后 72 小时内尽早服用 0.75mg,12 或 24 小时后重复一次;也可以将这 2 次剂量一次性服用,即左炔诺孕酮 1.5mg。在全世界多数国家和地区,LNG 紧急避孕药都是非处方药,可以在社会药房随时买到。

1998 年,WHO 进行的一项有 21 个中心参与的大规模随机双盲临床试验,比较了 LNG 与 Yuzpe 法制剂紧急避孕的有效性。研究结果显示 LNG 紧急避孕药的意外妊娠率为 1.1%(11/976),而 Yuzpe 方案组的为 3.2%(31/979)。与 Yuzpe 方案相比,LNG 紧急避孕药相对妊娠风险为 0.36(95%CI: 0.18~0.70)。LNG 方案和 Yuzpe 方案预防意外妊娠的比例分别为 85%(95%CI: 74%~93%)和 57%(95%CI: 39%~71%)。LNG 方案的恶心和呕吐的发生率(23.1% 和 5.6%)明显低于 Yuzpe 方案(50.5% 和 18.8%)。研究还发现这 2 种紧急避孕药的有效性都是随着无保护性生活与服药的间隔时间增加而下降,在 24 小时内服 LNG 紧急避孕药失败的妊娠率为 0.4%,在 48~72 小时服药的失败率就增加到 2.7%,说明无保护性生活后越早服药避孕效果越好。

此后,WHO 开展的另一项大规模随机双盲临床研究,比较了 LNG 分次与单次服用法的避孕效果,发现两种服药方法的避孕效果没有显著差别(RR=0.84,95%CI: 0.53~1.33),除了在头痛和月经量增多方面单次比分次服药法明显增加外,其他副作用的发生率基本相似。鉴于单次服药使用者的依从性更好,因此,WHO 和许多国家都推荐使用 LNG 1.5mg 单次服药法。单次服药与分次服药的

药代动力学研究显示,2 种使用方法的体内血药浓度没有显著性差异。

(3)米非司酮:米非司酮(mifepristone)是一种口服应用的抗孕激素药物(图 22-5),与内膜孕激素受体的亲和力是孕酮的 5 倍,能竞争性结合蜕膜的孕激素受体,阻断孕激素作用,阻止胚胎着床。在无防护性生活或觉察避孕失误的性生活后 120 小时内尽早服用 10mg 或 25mg。

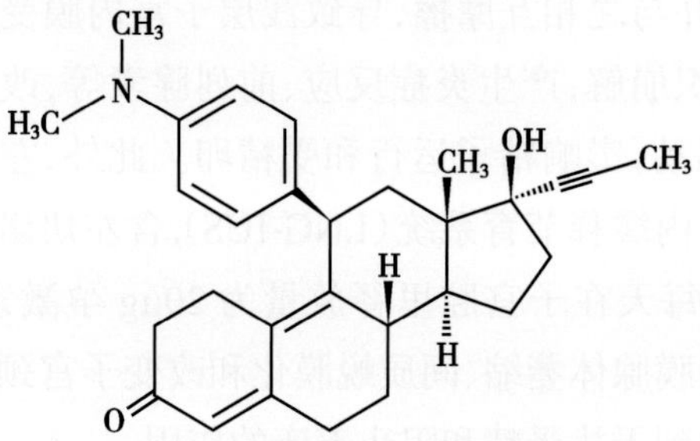

图 22-5　米非司酮的化学结构式

英国的 Glaser 等最早进行米非司酮紧急避孕的临床研究,比较了米非司酮 600mg 与 Yuzpe 法制剂紧急避孕的效果,发现大剂量米非司酮紧急避孕效果可高达 100%。随后 WHO 组织了随机双盲多中心临床研究,比较了不同单剂量(600mg、50mg、10mg)米非司酮紧急避孕效果,发现这 3 种剂量都能使非意愿妊娠的发生率下降至 1.3% 以下,但是副作用的发生率随着剂量的增大而明显增加,推荐使用 10mg 剂量。肖碧莲等在国内 10 家计划生育研究中心和医院开展了米非司酮 10mg 与 25mg 的双盲随机对照研究,3 052 例符合条件并在无保护性生活 120 小时内要求紧急避孕的女性被随机分配到两组,除了 22 例失访外,有明确结果的为 3 030 例,服米非司酮 10mg 者 1 516 例,服米非司酮 25mg 者 1 514 例。每组各有 17 例妊娠,妊娠率为 1.1%(RR=1.00,95%CI: 0.51~1.95)。随着服药时间的延迟,紧急避孕效果有下降趋势。副作用少,并且很轻微。

3 种常见的紧急避孕药物及其用法汇总情况详见表 22-6。

表 22-6　紧急避孕药物及其用法汇总表

药物化学名称	剂量	使用方法*	备注
米非司酮片	10mg/ 片 25mg/ 片	无保护同房后 120 小时内口服 1 片	处方药 越早服药避孕效果越好
左炔诺孕酮片	1.5mg/ 片 0.75mg/ 片	①无保护同房后 72 小时内口服 1.5mg ②无保护同房后 72 小时内口服 0.75mg， 12 或者 24 小时后再服 1 片	非处方药，可以在药房买到 越早服药避孕效果越好
雌孕激素复合制剂 （Yuzpe 法制剂）	炔雌醇 0.05mg+ 左炔诺 孕酮 0.25mg/ 片	无保护同房后 72 小时内口服 2 片，12 小 时后再服 2 片	国内没有供应 越早服药避孕效果越好

注：* 经临床试验发现，左炔诺孕酮片在性交后 120 小时（5 天）内口服也有避孕效果；但在国内外的药品说明书上仅标明在无防护措施同房后 72 小时内服药。

（4）紧急避孕药应用的注意事项

1）紧急避孕药作为一种事后补救办法，它的使用方法与一般常规短效避孕药不同，只对服药前最近的一次无保护性生活产生避孕作用。如果在同一月经周期内多次使用紧急避孕药，除了避孕效果差以外，也会明显增加药物的副作用。

2）有紧急避孕需要的妇女应尽早使用，以求达到较好的避孕效果。

3）按规定、按剂量服药，不必多服。多服并不能提高紧急避孕的有效率，只会增加副作用的发生率和严重程度。

4）服药后 2 小时内发生呕吐，应尽快补服一次。

5）服药后有少量阴道出血不是避孕成功的标志。女性用药后应密切留意月经的变化，尤其是在预期月经延迟 1 周以上时，应及时到医院检查以明确是否妊娠，并且注意排除异位妊娠。

6）紧急避孕药物不能用于预防和治疗性传播疾病。

7）不能将紧急避孕药当常规避孕药，经常和反复使用。使用紧急避孕药后必须立即落实常规避孕方法，避免再次发生意外妊娠。

2. 宫内节育器作为紧急避孕的临床应用　对于有无防护性生活或觉察避孕失败的性生活且希望长期避孕的女性，可在性生活后 168 小时（7 天）之内放置带铜宫内节育器（Cu-IUD）进行紧急避孕。一篇纳入 1979—2011 年国内外使用 Cu-IUD 进行紧急避孕的系统综述，有 7 034 位女性在无保护性生活后 2~10 天内放置 Cu-IUD，其中 74% 的女性是 5 天内放置的。研究发现使用 Cu-IUD 进行紧急避孕的失败率仅为 0.09%。到目前为止，只有 GyneFix 正式注册可以用于临床紧急避孕，其他 Cu-IUD 用于紧急避孕都是 "off label use" 即说明书以外的使用。在 2009 年，国内已经把 Cu-IUD 可以用于紧急避孕写入宫内节育器放置常规中。与紧急避孕药相比，Cu-IUD 用于紧急避孕的优缺点见表 22-7。

表 22-7　Cu-IUD 用于紧急避孕的优缺点

优点	缺点
避孕效果好（即使本周期已有多次性生活）	侵入性操作，IUD 放置术可能发生并发症
保护窗口时间长（无保护性生活后 7 天）	需要培训过的医务人员、手术室和无菌条件
对本周期中再次性生活也有保护作用	可能有潜在的盆腔炎（PID）风险
适用于对激素方法有禁忌证的女性，没有服用激素类药物后常见的恶心、呕吐等副作用 可以作为长期避孕方法继续使用	不适用于青春期女性 部分女性放置后可能发生月经量过多、经期延长、周期缩短等副作用

3. 使用紧急避孕的注意事项　值得注意的是，并非任何情况下都能使用紧急避孕。在提供紧急避孕服务的临床实践中，医务人员和计划生育工作者总结出 4 种情况：可用，不禁用，相对禁用和禁用，详见表 22-8。

表 22-8 各种紧急避孕方法适应症、禁忌证

女性情况	米非司酮片	左炔诺孕酮片	雌孕激素复合法	带铜宫内节育器
可疑妊娠	禁用	禁用	禁用	禁用
有宫外孕史	可用	可用	相对禁用	相对禁用
有血栓疾病史	可用	可用	禁用	可用
有偏头痛	可用	可用	禁用	可用
潜在感染因素	可用	可用	可用	禁用

(四) 其他避孕方法

易受孕期知晓法: 所谓易受孕期知晓法(fertility awareness method, FAM), 就是不用任何药具, 也不施行医疗手段, 而是根据女性月经周期中出现的症状和体征, 间接判断排卵过程, 识别排卵前后的易受孕期, 进行周期性禁欲, 以达到避孕的目的。

20 世纪 50 年代以来, 易受孕期知晓法体系逐渐形成, 即日历表法类(calendar or rhythm method)、基础体温法(the basal body temperature method, the BBT method)、症状体温法(the symptothermal method)、比林斯法(宫颈黏液法)(Billings method, ovulation method, or the cervical mucus method) 和哺乳闭经避孕法(lactational amenorrhoea method, LAM) 等都开展了临床试验, 并逐渐被人们认识和不同程度地接受。近年, 还出现了使用更为方便的标准日法(standard days method) 和二日法(two days method)。本节仅介绍使用较为广泛的日历表法、基础体温法、比林斯法和哺乳闭经避孕法。

(1) 日历表法: 月经规则的女性, 其排卵通常发生在下次月经前 2 周(14 天)左右。据此, 出现了很多推算易受孕期("危险期")和不易受孕期("安全期")的方法或公式。在我国流行较广的是"安全期避孕"; 值得介绍的是 WHO 推荐的日历

表法(calendar or rhythm methods)计算公式; 更为实用的是通过改良使用的日历表方法。

1) 安全期避孕: 将预计下次月经来潮日减 14 天, 作为"假定排卵日"; 把假定排卵日的前 5 天和后 4 天(总共 10 天)作为危险期(易受孕期), 要避免性生活; 其余日子则为安全期(不易受孕期), 可以同房(图 22-6)。

2) WHO 推荐的计算公式: 根据以往 6~12 个月的月经周期天数, 按下列公式计算:

最短周期(天数)-18 天, 向前是前安全期。

最长周期(天数)-11 天, 向后是后安全期。

在前、后安全期(不易受孕期)内可以同房。否则, 需要禁欲。

3) 日历表法的改良使用: 所谓"日历表法的改良使用", 实际上是一种"联合避孕方法", 即无论采取哪种方法计算, 在不易受孕期(安全期)仍需应用外用杀精剂同房; 而在易受孕期(危险期)则不必禁欲, 但需应用避孕套。这样的联合避孕, 能为多数自然避孕法应用者接受, 而且更为方便, 也更为安全、可靠。

(2) 基础体温法: 正常性成熟女性排卵后, 在孕激素的作用下, 基础体温会升高 0.3~0.5℃。因此, 一个月经周期中, 基础体温呈双相型变化。根据这一规律, 可以判断排卵期, 并实施避孕, 称为"基础体温法"。

基础体温的测量, 一般在清晨醒来时进行。根据测量结果, 基础体温处于升高水平的 3 个昼夜后, 即从第 4 天起至月经来潮前为不易受孕期(安全期), 可进行无防护措施的性生活(图 22-7)。

(3) 比林斯法: 女性通过观察子宫颈黏液周期性变化来判断自己的易受孕期和不易受孕期, 这种方法称为"宫颈黏液法"。由于这种方法是澳大利亚的比林斯医师在 20 世纪 50 年代创立, WHO 称

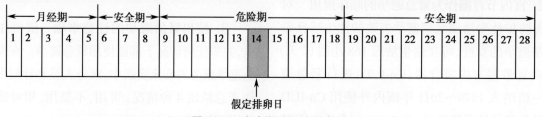

图 22-6 安全期避孕法示意图

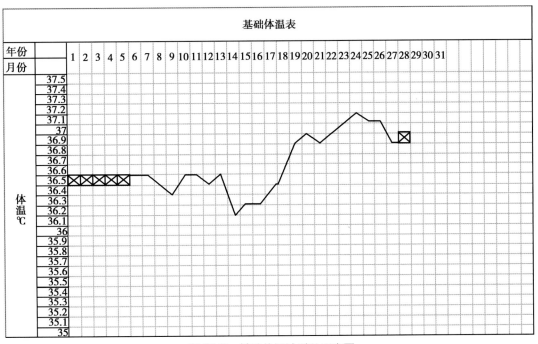

图 22-7　基础体温法避孕示意图

之为"比林斯法"(Billings method)。

1)宫颈黏液周期性变化:月经周期中,宫颈黏液分泌受雌孕激素影响而发生周期性变化。在卵泡发育的早期,雌激素分泌量少,子宫颈管分泌 G型黏液。G型黏液结构呈紧密网状,封闭子宫颈口;此时子宫颈口也处于闭合状态,所以女性会有外阴干燥的感觉。随着卵泡发育,雌激素分泌量增加;约在排卵前 6天,子宫颈黏液的分泌逐渐以 L型为主。与 G型黏液相比,L型黏液要稀薄一些,黏液结构呈松散的网状;此时子宫颈口也有所开放,女性外阴就会有潮湿感,但比较黏稠。接近排卵期,优势卵泡快成熟时,雌激素大量分泌,子宫颈黏液量大大增加,开始分泌 S型黏液。S型黏液的结构为胶束状,能为精子提供上行通道,此时子宫颈口也处于开放状态。一定比例的 S型和 L型黏液,外观如生蛋清,透明而富有弹性,女性外阴就会产生明显的潮湿和润滑的感觉。约在排卵前 37小时,雌激素分泌达高峰,继而触发垂体形成 LH峰。LH峰几乎与子宫颈分泌的"黏液峰日"(平均在排卵前 14小时)同步发生。排卵后一天,S型和 L型黏液分泌迅速减少,子宫颈管下部隐凹分泌以G型为主的黏液,重新封闭子宫颈口。女性外阴潮湿、润滑的感觉也就随之消失,这就是为什么女性

会在"黏液峰日"前后产生外阴感觉突然变化的原因。在黄体期,虽然有雌激素分泌的第二个高峰,但由于大量孕激素的拮抗,子宫颈管的黏液分泌量一直处于很少的状态,以 G型黏液为主。此时子宫颈口又恢复关闭状态,女性外阴会有持续的干燥感,直至月经来潮。

女性观察宫颈黏液的变化主要是依靠外阴的感觉。首先需要分辨是"干燥"的,还是"潮湿"的感受;如果能明确区分"干燥"与"潮湿",还要进一步区分是"潮湿"而又"黏稠"的,还是"潮湿"而又"润滑"的。子宫颈黏液的观察,开始时可配合视觉进行,即利用小便前、洗澡前,用手纸擦拭外阴后看看纸上的黏液是否与感觉一致。熟练后则可完全凭感觉观察。每天观察 3~4次,至临睡前把最易受孕的特征用简单的符号记录下来。

2)比林斯法的使用规则:①获孕规则:如需获取妊娠,在月经周期中有子宫颈黏液分泌的日子里性交,尤其是在黏液呈清亮、富于弹性和润滑感时性交;②避孕的"早期规则":月经期、阴道流血期避免性交;干燥期可隔天晚上性交;一旦出现宫颈黏液就要禁欲,直至重新干燥 3整天后(即第 4天晚上)才能性交。

干燥期是不易受孕阶段。女性只有经过一整

天的观察,才能确认这天仍处于干燥期,所以只能晚上性交。性交后第 2 天上午,精液、阴道分泌物等会从女性生殖道流出,与宫颈黏液分泌的感受很难区分。只有在第 3 天仍然是干燥的,才能有把握地认为前一天的潮湿是同房留下的分泌物所致。一旦出现子宫颈黏液,哪怕是黏稠而无弹性的宫颈黏液,也标志着进入"易受孕期",应避免性交。有些长周期的前半阶段(滤泡期)或无排卵周期,往往会"干燥"与"潮湿"的感觉交替出现,为避免意外妊娠,须待重新出现"干燥"感觉的 3 整天,如果第 4 天仍然是"干燥"的,晚上才能恢复无防护措施的性生活。

3)避孕的"峰日规则":确定"黏液峰日"后第 4 天起至下次月经来潮是不易受孕期,无论白天和晚上都能性交。

(4)哺乳闭经避孕法:1988 年在意大利贝拉焦的一次学术会议上,科学家综合了 13 项临床和内分泌学的前瞻性研究资料后认为,产后 6 个月内,如果是完全哺乳(或近乎完全哺乳),并且月经尚未恢复,那么意外妊娠的可能性在 2% 以下。据此,"哺乳闭经避孕法"在一些国际组织倡导下形成,并应用哺乳闭经避孕法指导和使用,如图 22-8 所示。

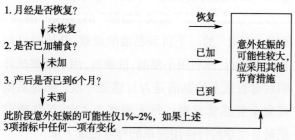

哺乳闭经避孕法三项观察指标

1.月经是否恢复?
↓未恢复
2.是否已加辅食?
↓未加
3.产后是否已到 6 个月?
↓未到
此阶段意外妊娠的可能性仅 1%~2%,如果上述 3 项指标中任何一项有变化

恢复 →
已加 →
已到 →
意外妊娠的可能性较大,应采用其他节育措施

图 22-8 哺乳闭经避孕法指导示意图

为避免意外妊娠,采用哺乳闭经避孕法者,如发现 3 项观察指标中有一项发生变化(或更早一些时),就需采用其他节育措施。

(5)体外排精:同房时,男性有射精感,及时将阴茎撤出,将精液排在阴道外。通常,宜将精液排在事先准备好的毛巾或软布上。采用此法者宜先戴避孕套练习数次,掌握要领后再正式使用。此法虽然简便,因失败率高,不推荐。

(五)外用工具避孕

外用工具避孕是用物理方法阻挡精子到达宫腔,阻断精子和卵子相遇而达到避孕的目的。外用工具避孕措施最常用的是避孕套,既具有避孕作用又在一定程度可以预防性传播疾病(sexually transmitted disease,STD)。WHO 及《中华医学会计划生育学分会中国专家共识》均认为坚持正确使用安全套是目前预防 HIV 传播最行之有效的方法。避孕套是有效的一种避孕方法,坚持正确使用避孕套的避孕有效性可达 95%,第一年的意外妊娠率低于 3/(100 妇女·年)。

1. 适应证与禁忌证 避孕套适用于各年龄段的育龄人群,尤其适合于新婚、患心、肝、肾等疾患的男性,以及有可能感染 STD 者。少数男性或女性对乳胶过敏者不适合用乳胶避孕套;少数男性阴茎不能保持在勃起状态者不宜使用避孕套。

2. 用法和不良反应 每次性交都必须使用,性交开始时就必须戴上,不要等到有射精感时才用,因射精前常有少量精子随分泌物排出,易发生意外妊娠。不良反应:一定程度上影响性交快感;皮肤刺激和过敏反应较少见。

安全套是目前唯一可预防 HIV 传播的避孕方法,正确并坚持使用男用或女用安全套,能有效防止 HIV 及其他性传播疾病感染。

二、绝育

绝育包括女性绝育和男性绝育。女性绝育术是通过手术或手术配合药物等在输卵管部位阻止精子与卵子相遇。方法有输卵管结扎切断、电凝、输卵管夹和药物粘堵输卵管腔,是安全、永久性节育措施。男性绝育为输精管结扎术,是将输送精子的输精管切断结扎,使睾丸产生的精子无法通过输精管排出,从而达到绝育的目的。

输卵管绝育手术是否会对卵巢功能产生不良影响一直受到人们的关注,但至今仍存在着争论。Gentile 在 1998 年收集 200 多篇论文,系统评价了输卵管绝育术后女性月经和激素的变化,发现 30 岁以后的女性行输卵管绝育术并不导致月经功能紊乱、痛经或经前期综合征;较年轻的女性尽管没有出现显著的激素改变,但月经异常的风险可能增加。

三、人工终止妊娠

人工终止妊娠(人工流产)是指妊娠24周前,用人为的方式终止妊娠,是避孕失败的补救措施,与生育调节有着密切的关系。按妊娠周数不同可分别采取:①药物流产(妊娠49天内);②早期妊娠人工流产术(妊娠6~10周采用负压吸引术,妊娠11~14周采用钳刮术);③中期妊娠引产术(妊娠13~27周)。近年针对妊娠14~27周女性的药物终止妊娠开展了相关研究,形成治疗草案。

(一)早期妊娠人工流产

1. 药物流产 使用药物为主终止早期妊娠的避孕失败补救措施。临床常用的药物流产方法是米非司酮配伍米索前列醇,米非司酮是抗孕激素的类固醇类制剂,具有抗孕激素和抗糖皮质激素的作用,其与内膜孕激素受体的亲和力是孕酮的5倍,能竞争性结合蜕膜的孕激素受体,阻断孕激素作用而终止妊娠;米索前列醇是前列腺素类似物,具有促进子宫收缩和软化宫颈的作用;二者配伍的完全流产率可达90%~95%。

(1)适应证和禁忌证:适用于≤49天的宫内妊娠,尤其适用于负压吸引术的高危对象(子宫有瘢痕、子宫畸形、多次人工流产手术史、哺乳期妊娠等)以及对手术流产有恐惧心理者。以下状况者不宜使用:①急性传染病或其他疾病急性期;②宫外孕或宫外孕可疑者;③IUD带器妊娠者;④使用米非司酮和前列腺素类药物的禁忌证如有心、肝、肾或内分泌疾患(肾上腺),血液病或有血栓病史,或贫血(Hb<9.5g)者,低血压(低于80/50mmHg)者,青光眼、哮喘或胃肠功能紊乱者,过敏体质者,3个月内使用过甾体类药物者等。

(2)用药方法:米非司酮分为顿服法和分服法。顿服法为150~200mg/次服用。分服法为首剂50mg,以后每12小时口服25mg(总量150mg);于第3天晨服最后一次米非司酮后1小时,米索前列醇0.6mg(3片)口服,留院观察6小时,注意有无妊娠组织物排出。有妊娠组织物排出完整者,于服用米索前列醇后的第14天和42天门诊各随访

一次;无妊娠组织排出,改行手术治疗。

(3)注意事项:药物流产只能在有正规抢救条件的医疗机构开展;要按时服药,用药期间不宜同时服用吲哚美辛、水杨酸及镇静剂;如出血量多于月经或出血时间超过3周,持续腹痛或发热,均需到用药单位就诊处理。对于不全流产或药流失败者,仍需手术流产;药物流产后应尽早落实常规避孕方法。

2. 手术流产 手术流产是采用手术方法终止妊娠,包括负压吸引术和钳刮术。

(1)负压吸引术

1)适应证:宫内妊娠10周以内的终止妊娠。

2)禁忌证:以下情况不宜施行:①各种疾病的急性期或严重的全身性疾患(需待治疗好转后住院手术);②生殖器官急性炎症;③全身情况不良或妊娠剧吐酸中毒尚未纠正;④术前2次体温≥37.5℃。

(2)钳刮术:适用于宫内妊娠11~14周时,因胎儿较大,需做钳刮及吸宫终止妊娠。为保证钳刮术顺利进行,应事先作扩张宫颈的准备。扩张宫颈的方法有机械性的(宫颈插入导尿管或扩张棒)和药物性的(前列腺素药物口服或阴道给药)。钳刮术中应仔细操作,先夹破胎膜;后钳夹胎盘与胎儿组织;酌情应用宫缩剂;术后注意预防感染。

(3)并发症

1)人工流产综合反应:术中或手术结束时出现心动过缓、心律失常、血压下降、面色苍白、出汗、头晕、胸闷,甚至发生晕厥和抽搐,一般在手术暂停或手术结束后很快恢复,但严重者可危及生命。人工流产综合反应的发生主要是由于宫颈和子宫遭受机械性刺激反射性引起迷走神经兴奋所致,同时与孕妇精神紧张,不能耐受宫颈扩张、牵拉和负压过高有关。因此,术前应给予精神安慰,术中操作力求轻柔,吸净后不宜反复吸刮宫壁。一旦出现人工流产综合征,可静脉注射阿托品0.5~1mg,并予以吸氧。

2)子宫穿孔:手术中器械进入宫腔,突然出现"无底"感觉,或者进入的深度明显超过检查时子宫大小,即可诊断为子宫穿孔。小的穿孔(如探针等)可无明显症状;严重时,受术者可感到腹痛,伴

恶心、呕吐；也会出现出血和失血性休克；有时术中会发现吸出脂肪组织或肠管等。哺乳期妊娠、剖宫产后妊娠、反复多次人工流产、子宫过度屈曲或有畸形等情况，施行人工流产时易发生子宫穿孔。如果手术者查清子宫大小及位置，谨慎操作，则可避免大多数子宫穿孔。一旦发生子宫穿孔，应停止手术，给予缩宫素和抗生素，严密观察患者的生命体征及有无腹痛、阴道流血及腹腔内出血征象。子宫穿孔后，若患者情况稳定，胚胎组织尚未吸净者，应由有经验的医师在 B 型超声或腹腔镜监护下清宫；尚未进行吸宫操作者，则可等待 1 周后再清除宫腔内容物。发现内出血增多或疑有脏器损伤者，应立即剖腹探查并修补穿孔处。

3）术中出血：人工流产术时出血诊断依据孕周有所不同，妊娠 10 周内的出血量超过 200ml，妊娠 10~14 周的出血量超过 300ml，可诊断为人工流产术时出血。多发生于妊娠月份较大、组织不能迅速排出、影响子宫收缩时，也可能因子宫损伤或受术者凝血机制障碍等所致。如因子宫收缩不良，可在宫颈注射缩宫素促使子宫收缩，同时尽快取出胎盘及胎体。其他情况则应根据病因作相应处理。

4）羊水栓塞：偶见于人工流产手术过程中。妊娠早中期时羊水中有形成分含量少，即使发生羊水栓塞，症状及严重性远不如晚期妊娠发病凶险。

5）漏吸：确诊为宫内妊娠，但术时未吸到胚胎及胎盘绒毛；往往因胎囊过小、子宫过度屈曲或子宫畸形造成。如果吸出物过少，应复查子宫位置、大小及形状，并重新探查宫腔，酌情处理。吸出组织送病理检查，如果未见绒毛或胚胎组织，除考虑漏吸外，还应排除宫外孕。确属漏吸，应再次行负压吸引术。

6）吸宫不全：为手术流产的常见并发症。主要是部分胎盘或胎儿组织残留，多因宫体过度屈曲或技术不熟练所致。术后流血超过 10 天，血量较多，或流血停止后又发生流血，应考虑为吸宫不全，B 型超声检查有助于诊断。如果无明显感染征象，应行刮宫术；刮出物送病理检查，术后用抗生素预防感染。

7）术后感染：主要表现为体温升高、下腹疼痛、白带混浊或不规则流血，双合诊时子宫或附件区有压痛。术后感染开始时常为急性子宫内膜炎，治疗不及时可扩散至子宫平滑肌层、附件、腹膜，甚至发展为败血症。多因吸宫不全或流产后过早性交引起，也可能因器械、敷料消毒不合格或操作时缺乏无菌观念所致。治疗通常为抗感染、卧床休息和支持疗法。宫腔内妊娠物残留者按感染性流产处理。

8）宫颈裂伤：是指宫颈钳造成的宫颈环形撕裂或宫颈扩张器所致的宫颈内口裂伤。多发生在宫颈较紧或操作用力过猛等情况下。妊娠月份大的胎儿骨骼较硬、宫颈管扩张不充分、胎儿通过时均可导致裂伤。有活动性出血或裂伤超过 2cm 者需用可吸收线缝合。

9）宫腔粘连：又称阿谢曼综合征，发生粘连部位多在子宫颈管，单纯宫腔粘连少见且多为不完全粘连。宫颈管粘连阻断经血排出可造成闭经和周期性腹痛，可用探针和宫颈扩张器扩张宫颈，使经血排出，腹痛可迅速缓解。宫腔粘连可在宫腔镜下行粘连分离术，术后宫腔放置 IUD，同时应用人工周期疗法 2~3 个月，使子宫内膜逐渐恢复。

（二）中期妊娠引产术

中期妊娠终止手术困难，并发症多。临床以依沙吖啶羊膜腔内注射引产为首选，简便、安全、经济、有效。此外，米非司酮配伍前列腺素及水囊引产也在临床用于中期妊娠引产。妊娠 20 周以后的引产，其流产过程与足月分娩有相似之处，可出现出血、胎盘胎膜残留、感染、子宫损伤、羊水栓塞，甚至弥散性血管内凝血等严重并发症。

（三）人工流产后避孕服务

早在人工流产（药物流产或手术流产）后 8 天，女性就可以恢复排卵。83% 的女性在流产后的第一个周期发生排卵，且超过 50% 的女性被发现在人工流产后 2 周内重新开始性活动，因此，在人工流产后实施避孕使女性避免另一次意外怀孕的发生是必要的。人工流产后避孕（post abortion contraception，PAC）是旨在预防人工流产女性再次非意愿妊娠、避免重复流产所提供的一系列标准服务流程。根据 WHO 指南，广义的 PAC 包括 5 方面内容：人工流产手术并发症的医疗服务、人工流产后计划生育服务、人工流产后咨询服务、人工流产后社区服务和人工流产后生殖健康综合服务,主要是人工流产后计划生育服务,其核心是人工流产后避孕服务(PAC),即提高流产女性(包括配偶、伴侣及亲友)主动避孕的意识,落实高效避孕方法。高效避孕方法包括 IUD、皮下埋植剂、长效避孕针和男性、女性绝育术以及能够坚持和正确使用短效 COCs。

总之,对近期无生育需求的女性提供避孕指导时,建议无禁忌证女性首选长效可逆避孕方法,避免非意愿妊娠,降低人工流产次数及其对近远期生育力的损害。对近期有生育需求的女性,首选短效可逆避孕方法,使其有选择地控制生育时间、提高生育质量。新时期计划生育技术服务将围绕着为育龄期女性提供全生命周期的生殖健康服务这一目标,不断扩大女性生育调控范围,为育龄期女性提供安全、可靠的避孕节育服务。

(鹿 群)

第二节 生殖系统相关疾病的防治

一、生殖道感染性疾病防治

生殖道感染是指发生在生殖系统的一组感染性疾病,是常见的妇科疾病之一。其中,盆腔炎性疾病(pelvic inflammatory disease,PID)是育龄妇女的常见病,为上生殖道及其周围组织的一组感染性疾病,是导致不孕症、慢性疼痛和异位妊娠的常见原因。大约 8% 的美国女性和 15% 的瑞典女性在一生中曾患过 PID,发展中国家的 PID 患病率要更高。多种微生物均可导致 PID 发生,包括淋病奈瑟球菌、沙眼衣原体、支原体和寄居于阴道内的菌群如需氧菌、厌氧菌等,这些病原体从下生殖道上行,感染子宫、输卵管和卵巢。淋病奈瑟球菌、沙眼衣原体感染生殖道黏膜柱状上皮,损伤内层的纤毛,导致输卵管阻塞或闭合或粘连形成,造成不孕症、异位妊娠、复发性 PID 和慢性盆腔疼痛。由于

PID 的症状各异和体征轻重不同,临床诊断上相对困难。鉴于 PID 治疗不及时,会出现严重的后遗症,在诊断 PID 时应采用最低诊断标准,如性活跃的年轻女性或有性传播疾病风险的高危人群,出现下腹痛、子宫/附件压痛或宫颈举痛,在排除其他原因后,即可诊断为 PID。PID 的治疗应包括广谱抗生素和联合用药方案,全程足量。PID 未能得到及时、有效的治疗,可能会出现一系列后遗症。如 PID 后不孕症发生率为 20%~30%;与 PID 发作次数有关,随着发作次数增加到 3 次,发生率可以达到 40%~60%。不孕症发生率还与病原体相关,即使是采用抗生素治疗后,淋病奈瑟球菌感染导致的不孕症发生率为 13%,沙眼衣原体感染为 19%,厌氧菌感染为 22%,解脲支原体感染为 27%,人支原体为 17%。异位妊娠、慢性盆腔痛以及盆腔炎反复发作等也是 PID 后遗症,危害着女性生殖健康。

研究显示,生殖道感染发生与育龄妇女对生殖健康相关知识的掌握以及不良生活习惯直接相关。可通过一系列措施来预防:①加强生殖道感染防治的健康教育,提高育龄人群对生殖道感染危害的认识,增强自我保健意识。积极引导育龄人群建立健康的生活方式,增强防病能力。②对既往生殖道感染史尤其是性传播感染史的人群应加强随访,重点管理。③生殖道感染防治与计划生育日常工作相结合,提高避孕节育的咨询指导、技术和随访服务。④加强女性生殖道感染疾病的规范性诊断和治疗工作。

二、妇科恶性肿瘤性疾病防治

宫颈癌、子宫内膜癌和卵巢癌妇科三大肿瘤严重威胁着女性生命和生殖健康。近年来宫颈癌、子宫内膜癌的发病出现明显的年轻化趋势,随着生育年龄的延迟,很多女性发病时尚未完成生育,这几乎使生育力丧失。卵巢癌发病隐匿,尽管手术和化学治疗取得了长足的进展,但晚期卵巢癌的 5 年生存率仍然很低,生育的希望更加渺茫。因此需要重视妇科恶性肿瘤的定期普查,尤其是对高危人群加强监测,做到早发现、早诊断、早治疗,对年轻患者实施保留生育力。

1. 子宫颈癌筛查和预防 子宫颈癌发病率居女性生殖系统恶性肿瘤第一位。根据 WHO 的数据，全球每年有新增病例 59.8 万，约 33.88 万女性因子宫颈癌死亡。宫颈原位癌高发年龄为 30~35 岁，浸润癌为 45~55 岁。近年来发病有年轻化的趋势。宫颈癌筛查和人乳头瘤病毒（human papilloma virus, HPV）疫苗的普遍应用，使得子宫颈癌的发病率和死亡率已有明显下降。

高危型 HPV 持续感染是宫颈癌的主要危险因素，此外多个性伴侣、初次性生活 <16 岁、初产年龄小、多孕多产等都是宫颈癌高危因素。宫颈细胞学涂片是筛选宫颈癌的最简单、易行的方法。液基薄层细胞学检查（TCT）技术可获得薄而均匀的细胞层，并尽可能地清除了妨碍观察的血液、黏液及杂质，明显地提高了标本质量和诊断的准确率，已逐渐取代传统巴氏涂片。高危型 HPV 疫苗的问世是医学和公共卫生领域的重大突破，通过诱导有效的体液免疫应答来抵抗 HPV 感染。目前已经建立的细胞学筛查、HPV 检测及阴道镜检查等宫颈癌的三级预防体系，将宫颈癌预防的时间点大大前移，争取做到早发现、早诊断、早治疗，尽早实现消除宫颈癌发生的目标。

2. 子宫内膜癌防治 随着社会的发展、经济条件的改善和生活方式改变，子宫内膜癌的发病率也逐年升高，目前仅次于宫颈癌，居女性生殖系统恶性肿瘤的第二位。高危人群包括不孕、肥胖、绝经延迟，长期服用三苯氧胺等。子宫内膜癌病因尚不明确。其中约有 5% 的患者是遗传性子宫内膜癌，如林奇综合征（常染色体显性遗传病）。该类患者发病年龄比散发性子宫内膜癌患者平均年龄小 10~20 岁。因此，要针对高危人群进行筛查，以便早期发现、早期治疗。对月经紊乱治疗无效的年轻妇女，应及时做 B 超检查和子宫内膜活检，排除子宫内膜癌的可能。MRI 对判断子宫内膜肌层浸润程度有价值，特别在宫颈管是否受累及淋巴结有无转移方面具有重要价值，其缺点是费用较高，普及应用受到一定限制。在普查的同时，应加强宣教工作，鼓励改变生活方式，节制饮食，加强锻炼，积极治疗糖尿病、高血压、脂肪肝、高脂血症等内科合症。对不孕夫妇进行系统的不孕原因检查，并进行

相应的治疗。

5% 的子宫内膜癌在 40 岁前发病，许多患者尚未完成生育或者有二次生育的意愿，对这部分患者建议进行保留生育功能治疗。高效孕激素连续使用是子宫内膜非典型增生和早期子宫内膜样癌的经典治疗方案。左炔诺孕酮宫内缓释节育系统（LNG-IUS）也被推荐为子宫内膜非典型增生和早期子宫内膜样癌的一线治疗方案。此外，GnRH-a 或高效孕激素联合芳香化酶抑制剂也可作为保留生育功能的子宫内膜非典型增生和早期子宫内膜样癌治疗方法。

3. 卵巢癌筛查和治疗 卵巢癌因在早期不易被发现，晚期治疗效果差，在女性生殖系统肿瘤中死亡率最高。早期筛查高危人群尤为重要。约 5%~10% 的卵巢癌有遗传性、易感性，如遗传性乳癌与卵巢癌综合征、遗传性非息肉性结肠癌综合征和部位特异的卵巢癌综合征的家族成员卵巢癌的发生率较高，应作为高危人群对待。年龄在 40 岁以上，出现月经紊乱，腹胀、食欲缺乏及消瘦等症状应引起高度重视。经阴道超声能显示出卵巢肿瘤的大小、形态、鉴别囊实性、是否为多房、囊内有无乳头样物突出等表现。卵巢癌相关的肿瘤标志物有助于诊断，如 CA125 主要用于上皮性卵巢癌的筛查，对浆液性囊腺癌的敏感性高；AFP 对内胚窦瘤的诊断敏感性接近 100%，对含有卵黄囊成分的未成熟畸胎瘤或混合型无性细胞瘤也可呈阳性表达；CA19-9、CEA 在卵巢黏液性囊腺癌可呈阳性结果。出现上述症状和体征，结合辅助检查阳性结果，要高度警惕卵巢癌的可能，必要时尽早手术探查，明确诊断。上皮性卵巢癌患者保留生育功能的条件要求严格，而生殖细胞肿瘤和交界性肿瘤患者保留生育功能的条件相对宽泛些。

三、妇科常见疾病防治

1. 子宫平滑肌瘤 子宫平滑肌瘤是生殖道最常见的肿瘤，在育龄期女性的发病率是 20%~50%。子宫平滑肌瘤对生育力和妊娠结局的影响以及无症状女性切除肌瘤是否能改善生育能力或妊娠结局，一直存在争议。

子宫平滑肌瘤可能对生育力产生不利影响的机制：①子宫颈的移位可能减少精子暴露的机会；②子宫腔的增大或畸形可能会干扰精子的迁移和运行；③导致输卵管近端梗阻；④改变了输卵管-卵巢的解剖结构，干扰了卵子的捕获；⑤子宫收缩改变，可能阻碍精子或胚胎的运行；⑥黏膜下肌瘤上方的子宫内膜扭曲或对面内膜受压萎缩会影响胚胎着床；⑦子宫内膜血流受损；⑧子宫内膜炎或血管活性物质的分泌。尽管如此，目前尚没有足够的证据表明平滑肌瘤会降低妊娠概率。然而，有充分的证据表明，切除导致宫腔形态异常的无症状肌瘤可以提高妊娠率，但没有足够的证据表明对活产或早期流产的影响。

2. 子宫内膜异位症相关不孕症 子宫内膜异位症是最常见的妇科疾病之一，生育年龄的发病率约为10%。子宫内膜异位症患者不孕症发生率较高，达30%~50%，自然妊娠率低（2%~10%）。子宫内膜异位症导致生育力下降、不孕的机制不明。研究发现子宫内膜异位症可致盆腔粘连、输卵管扭曲和/或阻塞等盆腔解剖结构异常；未破卵泡黄素化综合征（LUFS）；还通过氧化应激、炎症、免疫反应等机制影响卵子发育、排卵、受精过程、胚胎质量、胚胎着床等多个环节导致不孕，称为子宫内膜异位症相关不孕症（endometriosis associated infertility）。因此，要重视子宫内膜异位症患者的生育，预防和治疗子宫内膜异位症相关不孕症。

对于有生育要求的子宫内膜异位症来说，治疗应以提高生育力为核心。生育力指数（endometriosis fertility index，EFI）作为治疗中的一个指标，EFI有助于术后选择最佳妊娠方式。应根据患者年龄、既往手术史、是否存在其他不孕因素、卵巢储备功能以及是否存在疼痛症状等来决定是否进行腹腔镜手术。腹腔镜手术可用于治疗 rASRM Ⅰ/Ⅱ期子宫内膜异位症相关不孕症，手术提高持续妊娠率。对于合并高龄、卵巢储备功能下降、复发子宫内膜异位症以及中-重度子宫内膜异位症推荐进行辅助生殖技术助孕（详见第十四章第二节）。

（鹿 群）

第三节　适龄孕育、促进自然妊娠

一、适龄孕育、促进生育

1. 年龄对生育力的影响下降 生育力是指男女双方能够生育活产儿的能力，通常在无保护性交的前几个月受孕的可能性最高，此后逐渐下降。大约80%的夫妇会在尝试怀孕的前6个月内怀孕。每月受孕能力（每月怀孕的概率）在前3个月最大。与处在生育高峰期的30岁女性相比，40岁女性的生育力下降约一半。

生育力的高低具有人群差异。男、女双方生育力均随着年龄的增长而下降，但年龄对女性生育力的影响更为明显。女性生育力大约在32岁开始显著下降，37岁后下降更为明显。以卵母细胞数量变化来说明卵巢储备功能随着年龄增加而下降，如在妊娠20周时，卵母细胞的数量最大，为600万~700万；出生时，减少到大约100万~200万；青春期为30万~50万；37岁时为25 000枚；51岁时为1 000枚。生育力下降表现在妊娠率和活产率方面，12个周期人工授精的累计妊娠率提示，31岁以下的女性累计妊娠率为74%，31~35岁的女性下降至62%，35岁以上的女性下降至54%。在体外受精-胚胎移植（in vitro fertilization and embryo transfer，IVF-ET）也观察到了类似的趋势，35岁以下的女性活产率是41.5%，35~37岁为31.9%，38~40岁为22.1%，41~42岁为12.4%，43~44岁为5%，超过44岁为1%。

另外，卵母细胞的质量也发生变化，女性年龄每增加一岁，获得的整倍体囊胚的概率下降12%；下降的幅度也受到年龄的影响，年龄越大，获得的整倍体囊胚的概率下降更明显。自然流产率随着年龄的增长而逐渐增加，从35岁以下女性的13%增加到44岁或以上女性的54%。其中，在新鲜IVF-ET获得临床妊娠（妊娠7周后），33岁以下女性的自然流产率为9.9%；33~34岁女性为11.4%，35~37岁逐步增加到13.7%，38~40岁的女性为19.8%，41~42岁的女性为29.9%，42岁以上的女性为36.6%。因此，随着母亲年龄的增长，非整倍体和自然流产的风险增加,而怀孕和活产的机会逐渐下降。尽管男性的精液参数在 35 岁后也会明显下降,但男性的生育力在 50 岁之前似乎没有受到明显影响。

2. 适龄孕育,促进自然妊娠

(1)适龄孕育:随着女性接受教育机会增多,受教育程度提高,对事业的追求以及避孕药物的使用,女性生育意愿下降,生育年龄延迟。21 世纪全球生育变化的趋势是生育的孩子少,生育时间晚。文献报道,1977 年生育第一胎的年龄是 26.5 岁,到 2000 年生育的年龄是 29.5 岁。根据女性生育力变化趋势,女性最佳生育年龄是为 22~28 岁,建议年龄至少不超过 35 岁;提倡适龄孕育不仅是促进生育,也是实现优生优育的有效策略。

(2)监测易受孕期,促进生育:生育窗口期设置为推定排卵日的前 5 天和后 4 天。即使是月经周期规律的女性,在特定周期内的受孕窗口时间也可能有很大差异。使用易受孕知晓法来确定生育窗口并在适当的时间性交可增加排卵周期中受孕的可能性。在一项对 221 名假定有生育力的女性研究中发现,在排卵日前 2 天内发生性交时,生育力最高(图 22-9)。在另一项研究中,采用监测基础体温和雌激素、孕酮代谢物确定排卵的可能时间,在排卵前一天发生性行为时怀孕概率最大,从排卵日开始下降。

二、提倡健康生活方式,促进生育

1. 饮食对生育力的影响 过瘦或过胖女性的生育率都会降低。正常饮食变化对有排卵女性的生育力是否有影响缺乏报道。推荐备孕女性每天至少补充叶酸 400μg,以降低胎儿神经管缺陷的发生风险。

有多项队列研究已评估了饮食模式、营养素、微量元素与生育力的关系。基于护士健康研究发现,生育饮食提倡多摄入单不饱和脂肪酸、植物来源蛋白、高脂肪乳制品、复合维生素、多补充植物来源及保健品补给的铁和低糖碳水化合物饮食,可降低因排卵障碍所致的不孕症风险。但是未发现这一饮食模式能改善使用辅助生殖技术助孕女性的妊娠率或活产率。另有研究发现略微不同的促生育饮食模式(更多摄入叶酸、维生素 B_{12}、维生素 D、低农药种植物、全谷物、奶制品、豆制品、海产品而不含肉类)能增加活产率。同样的,有研究发现地中海饮食(高蔬果、低脂奶制品、橄榄油、鱼类、禽类)或荷兰饮食(高摄入全谷物、单或多不饱和油、蔬菜、水果、肉类或肉替代品、鱼类)可提高生化妊娠率、持续临床妊娠率和活产率。但是其他研究未发现地中海饮食与妊娠结局相关。

总的来说,尽管健康的生活方式可能有助于改善有排卵障碍女性的生育力,但几乎没有证据表明饮食变化,如素食、低脂饮食、富含维生素的饮食、抗氧化剂或草药疗法,可以改善排卵正常女性的生育力。尽管改变饮食和生活方式可以改善整体健康,尚缺乏强有力的证据表明饮食和生活方式干预可以改善自然生育能力和辅助生殖技

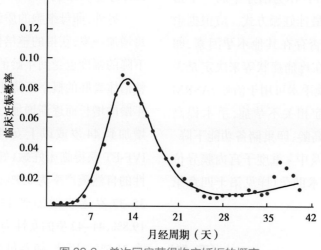

图 22-9 单次同房获得临床妊娠的概率

术（assisted reproductive technology, ART）的妊娠结局。

2. 肥胖对生育力的影响 肥胖对排卵、月经、自然生育力和生育率、不孕症治疗的成功率和安全性以及产科结局等生殖情况均有不利的影响。排卵障碍在肥胖女性中更常见。尤其是中心型肥胖，内脏脂肪可导致高胰岛素抵抗和高胰岛素血症。胰岛素抵抗直接作用于卵巢，降低肝性激素结合球蛋白的产生，引起高雄激素血症，导致 PCOS 发生。

除了排卵障碍外，肥胖与不孕症治疗预后不良相关。表现为卵泡数量减少，卵巢反应低下；卵泡微环境发生改变，胰岛素水平、炎症标志物和游离脂肪酸水平升高，表现为卵母细胞的质量降低。来自美国疾病预防控制中心国家辅助生殖技术监测系统和来自 SART 临床数据库的回顾性研究，发现随着 BMI 的增加，妊娠率和活产率均会降低。尽管不同 BMI 女性的整倍体胚胎的比例无差异，但是肥胖与妊娠丢失风险增加有关。有研究观察到肥胖女性的整倍体流产率较高，表明 BMI 升高是自然流产的独立危险因素。

肥胖导致精液质量下降和男性因素不育，机制不明，可能包括内分泌改变、性功能障碍和其他医学问题。男性肥胖可能改变精子功能、增加精子 DNA 损伤、降低精子线粒体活性，以及诱导精浆氧化应激。最新的数据表明，肥胖男性的精子在表观遗传学层面也发生改变，这对其子代可能会造成影响。在辅助生殖技术领域，男性肥胖似乎会影响囊胚发育，导致每个 ART 周期的活产率降低（OR=0.65, 95%CI: 0.44~0.97），以及妊娠失败的绝对风险增加 10%。

总之，肥胖对男女双方的生育能力都有影响。生活方式干预、减重药物和减重手术会使体重大幅下降，并可能提高自然受孕的机会；但是减重对活产的影响仍不明确。虽然减重干预试验未能证实改善 ART 治疗患者的活产率，但是妊娠期并发症发生率降低，意味着健康妊娠和活产的可能性增加。

3. 吸烟对生育力的影响 吸烟对生育力有大的影响。一项大型荟萃分析比较了 10 928 位吸烟女性与 19 128 位不吸烟女性，发现吸烟女性更倾向于患不孕症（OR=1.6, 95%CI: 1.34~1.91）。与不吸烟女性比较，吸烟女性平均提早 1~4 年进入更年期，这意味着吸烟可能加速卵泡损耗。吸烟女性自然受孕或通过辅助生殖技术受孕的自然流产风险增加。尽管在吸烟男性中观察到精子密度和精子活力下降，精子畸形率增加，但现在没有证据表明吸烟降低男性生育力。鉴于吸烟对生育力的不良影响大，建议孕前戒烟。

4. 酒精对生育力的影响 酒精对女性生育力的影响尚有争议。一项大型队列研究显示，每天摄入 2 种酒精饮品女性的不孕症的发生风险明显增加，而每天摄入少于一种酒精饮品女性的不孕症风险降低。有限的证据表明，较高的酒精摄入降低受孕力。

男性慢性酒精依赖与精液量和精子数量少、精子活动力低、精子畸形率高、低血睾酮水平相关。研究发现，与低摄入及不摄入酒精男性的伴侣比较，重度酒精摄入男性的伴侣受孕时间更长。嗜酒和男女性功能障碍相关，增加射精障碍、早泄、性欲减退、性交困难、阴道干燥风险。因此，孕前建议戒酒。

5. 咖啡因 大剂量的咖啡因摄入（500mg；每天摄入 5 杯或 5 杯以上咖啡）与生育力降低有关。在妊娠期间，每天咖啡因摄入量在 200~300mg（约 2~3 杯）可能会增加自然流产风险，但是并不会增加胎儿先天性疾病的风险。总的来说，妊娠前或妊娠期间适量的咖啡因摄入（每天 1~2 杯）对生育力和妊娠结局没有明显不良影响。因此，孕前、孕后不宜过多摄入咖啡因。

三、减少环境污染物的暴露，促进健康生育

越来越多的研究表明，接触食物、水、空气及日常用品的人工或自然合成的化学物质可能会导致男性和女性的生育力下降，尤其是内分泌干扰物，它可以改变激素分泌和机体稳态系统，对生育造成不利影响。有研究证实多氯联苯对女性怀孕时间有不良影响，也有研究发现多溴二苯醚、全氟烷基和多氟烷基物质对女性怀孕时间长短有影响。女性接触有机氯农药与怀孕时间之间是否有关联

尚缺乏证据支持。男性持续接触任何有机污染物是否对生育力有影响目前没有结论。

空气污染对生育的潜在不良影响日益受到人们的关注。长期暴露于空气污染物,可能是生育率水平降低的原因之一,同时也可能增加多种不良妊娠结局,如早产、自然流产、低出生体重和死产的发生风险。大量研究也发现,空气污染导致精液参数发生变化,包括精子DNA碎片增加及非整倍体增多、精子形态和活力降低以及生殖激素水平改变。此外,动物实验和流行病学研究提示,空气污染可能对精子、卵子以及早期胚胎的发育造成影响。这些研究表明空气污染可能影响到人类生殖过程的各个阶段。

因此,应该鼓励有生育计划的夫妇采取健康的生活方式和饮食,并告知育龄男性和女性尽可能避免接触食品、水和个人护理产品中的有害化学物质,尤其是内分泌干扰物,也需要注意空气污染对生育功能的影响,减少空气污染物暴露时间。

(鹿 群)

第四节 不孕症诊治

不孕症是指育龄夫妇在无保护的性生活后12个月或更长时间内未能成功怀孕。全球的不孕症发病率约15%。2001年WHO报道,发展中国家不孕症发病率为8%~12%,即5 000万~8 000万对夫妇患有不孕症。我国不孕症患病率也呈上升趋势,由上海市计划生育科研所报道1976—1985年我国初婚育龄期女性总不孕症发病率为6.89%,在2010年上升到15.5%。美国生殖医学会建议要基于病史和体格检查及时对夫妇双方进行不孕症的评估;没有明确病史或异常体格检查的情况下,对于年龄<35岁的女性,12个月未避孕且未孕时,要进行评估,可能需要开始治疗;≥35岁的女性,则应在6个月未孕时就进行评估并开始治疗;而对于>40岁的女性,开始评估和治疗的时间可能需要更加提前;如果存在已知可引起不孕的情况,

应在就诊时立即开始不孕的检查和诊断(详见第十七章)。

(鹿 群)

第五节 生育力保存

随着生育观念的改变和科学技术的进步,人类对生育力保存愈加重视,形成一个多学科交叉合作的新领域,需要肿瘤学科、内科、外科、生殖医学、放疗、遗传、妇产科、男科、护理、心理、法律以及伦理等全面评估治疗方案、不孕风险等,共同制订生育力保存方案,建立相关的临床诊疗规范,提高医生及患者生育力保存的意识。这对于提高我国人口出生率和提升人口质量具有重要的战略意义。

一、女性生育力保存

女性生育功能受到多种因素的影响。年龄是影响生育力关键的因素;遗传因素和后天因素如性腺毒性药物的使用、部分性腺或性腺切除,可能会严重损害女性的生育功能,应该重视女性生育力保护和保存。

(一)肿瘤患者生育力保存

据2020年全球癌症统计,全球有1 930万新发癌症病例和近1 000万癌症死亡病例。以乳腺癌为例,女性乳腺癌已经超过肺癌成为最常见的癌症,估计有230万新发病例,占所有癌症病例的11.7%。而在2017年,乳腺癌估计有200万病例,可见近年来乳腺癌发病率呈明显的上升趋势。我国乳腺癌发病年龄较欧美国家早近10年。在发达国家,年龄<40岁的乳腺癌在所有乳腺癌的占比<7%,而我国年龄≤35岁的乳腺癌的占比超过10%,发病年龄≤25岁的乳腺癌约占0.5%,表现为更年轻化的趋势。

手术和抗肿瘤治疗的进展,使得肿瘤治疗取得了长足的发展,显著提高年轻肿瘤患者长期生存率,但是这些治疗却会在不同程度上导致生育力降低。另外,孕育年龄的延迟,很多肿瘤患者

在发病时,尚未完成生育。因此,生育力保护及保存日显重要。推荐任何有生育要求或未完成生育的育龄期女性或青春期以及儿童肿瘤患者尽早进行生育力保护相关咨询,并实施生育力的保留、保存。

(二)非肿瘤性疾病生育力保存

在多种非肿瘤性疾病的治疗中,生育力保存也需要讨论和实施,因为这些疾病的治疗可能对育龄期女性和青春期前女性生育功能造成不同程度的损伤,造成早发性卵巢功能不全(premature ovarian insufficiency,POI)。

1. 自身免疫性疾病 患有慢性自身免疫性疾病女性的 POI 和雌激素缺乏的发病风险明显增高。新的治疗方法正在改善自身免疫性疾病患者的预后,但是关于生殖毒性的信息有限。

2. 子宫内膜异位症 对患有卵巢子宫内膜异位囊肿女性保留生育力的益处仍不完全明确,临床医生应告知患者保留生育力的利弊后与患者商议。此外,有 POI 倾向的患者(如二次手术的卵巢子宫内膜异位症、双侧子宫内膜异位囊肿等)亦有生育力保存指征。

3. 造血干细胞移植 造血干细胞移植(hematopoietic stem cell transplantation,HSCT)已成为一些肿瘤性和非肿瘤性全身性疾病的重要治疗手段。HSCT 前需要放射治疗、化学治疗和破坏预先存在的骨髓功能,因此,接受 HSCT 的女性患者中约 64%~85% 将会发展为 POI,推荐进行生育力保存。

4. 年龄相关因素 女性生育力随年龄增长开始下降,32 岁之后下降幅度增加,37 岁以上下降更为明显,这使得推迟生育的高龄女性有保存生育力的需要。目前,美国、日本等国家已经可以为单身女性提供卵母细胞冷冻技术,保存生育功能。

5. 其他导致 POI 的医学因素 POI 相关遗传因素(特纳综合征、脆性 X 染色体综合征)以及先天性性腺发育不足,医源性手术切除双侧输卵管 - 卵巢的患者,生育力保存技术可能使其受益。

二、男性生育力保存

(一)肿瘤患者生育力保存

男性肿瘤发病率较女性高。据 2020 年全球癌症统计报道,男性所有癌症的发病率为 222/10 万,女性的发病率为 186/10 万,较女性高 19%。对于需要接受手术或放化疗,可能暂时或永久伤害生育力的年轻男性肿瘤患者,实施生育力保护很有必要。

(二)非肿瘤性疾病生育力保存

1. 自身免疫性疾病影响精子质量或需要使用烷化剂治疗者。

2. 接受造血干细胞移植的患者。

3. 影响生育力的男性遗传性疾病如克兰费尔特综合征。

4. 睾丸损伤影响生育力者。

5. 从事高危行业,如长期接触射线、高温或有毒、有害物质等的人群。

四、生育力保存的方法

目前女性生育力保存的方法主要有胚胎冷冻、卵子冷冻和卵巢组织冷冻(ovarian tissue cryopreservation,OTC),目前公认的首选方案为胚胎或卵子冷冻。OTC 是青春期前儿童保存生育力的主要方法(详见第二十章第五节)。

(鹿 群)

───── 参考文献 ─────

1. LI H T, XUE M, HELLERSTEIN S, et al. Association of China's universal two child policy with changes in births and birth related health factors: national, descriptive comparative study. BMJ, 2019, 366: 14680.

2. QIAO J, WANG Y, LI X, et al. A Lancet Commission on 70 years of women's reproductive, maternal, newborn, child, and adolescent health in China. Lancet, 2021, 397 (10293): 2497-2536.

3. 中华医学会计划生育学分会. 40 岁及以上女性避孕指导专家共识. 中华妇产科杂志, 2020, 55 (4): 239-245.

4. 程利南, 狄文, 丁岩, 等. 女性避孕方法临床应用的中国专家共识. 中华妇产科杂志, 2018, 53 (7): 433-447.

5. GALLO M F, NAMDA K, GRIMES D A, et al. 20μg versus＞20μg estrogen combined oral contraceptives for contraception. Cochrane Database Syst Rev, 2013, 2013

(8): CD003989.

6. DINGER J, DO MINH T, BUTTMANN N, et al. Effectiveness of oral contraceptive pills in a large U. S. cohort comparing progestogen and regimen. Obstet Gynecol, 2011, 117 (1): 33-40.

7. MAITRA N, KULIER R, BLOEMENKAMP K W, et al. Progestogens in combined oral contraceptives for contraception. Cochrane Database Syst Rev, 2004 (3): CD004861.

8. MAQUEO M, RICE-WRAY E, CALDERON J J, et al. Ovarian morphologyy after prolonged use of steroid contraceptive agents. Contraception, 1972, 5 (3): 177-185.

9. WOLF D P, SOKOLOSKI J, KHAN M A, et al. Human cervical mucus. Ⅲ. Isolation and characterization of rheologically active mucin. Fertil Steril, 1977, 28 (1): 53-58.

10. KATZ D F. Human cervical mucus: research update. Am J Obstet Gynecol, 1991, 165 (6 Pt 2): 1984-1986.

11. DUNSON T R, BLUMENTHAL P D, ALVAREZ F, et al. Timing of onset of contraceptive effectiveness in norplant implant users. Part Ⅰ. changes in cervical mucus. Fertil Steril, 1998, 69 (2): 258-266.

12. GALLO M F, LOPEZ L M, GRIMES D A, et al. Combination contraceptives: effects on weight. Cochrane Database Syst Rev, 2014, 29 (1): CD003987.

13. LUNDIN C, WIKMAN A, LAMPA E, et al. There is no association between combined oral hormonal contraceptives and depression: a Swedish register-based cohort study. BJOG, 2022, 129 (6): 917-925.

14. SKOVLUND C W, MØRCH L S, KESSING L V, et al. association of hormonal contraception with depression. JAMA Psychiatry, 2016, 73 (11): 1154-1162.

15. LUNDIN C, MALMBORG A, SLEZAK J, et al. Sexual function and combined oral contraceptives-a randomised, placebo-controlled trial. Endocr Connect, 2018, 7 (11): 1208-1216.

16. VOEDISCH A J, HINDIYEH N. Combined hormonal contraception and migraine: are we being too strict？. Curr Opin Obstet Gynecol, 2019, 31 (6): 452-458.

17. KAMINSKI P, SZPOTANSKA-SIKORSKA M, WIELGOS M. Cardiovascular risk and the use of oral contraceptives. Neuro Endocrinol Lett, 2013, 34 (7): 587-589.

18. GUNARATNE M D S K, THORSTEINSDOTTIR B, GAROVIC V D. Combined oral contraceptive pill-induced hypertension and hypertensive disorders of pregnancy: shared mechanisms and clinical similarities. Curr Hypertens Rep, 2021, 23 (5): 29.

19. KARLSSON T, JOHANSSON T, HÖGLUND J, et al. Time-dependent effects of oral contraceptive use on breast, ovarian, and endometrial cancers. Cancer Res, 2021, 81 (4): 1153-1162.

20. GIERISCH J M, COEYTAUX R R, URRUTIA R P, et al. Oral contraceptive use and risk of breast, cervical, colorectal, and endometrial cancers: a systematic review. Cancer Epidemiol Biomarkers Prev, 2013, 22 (11): 1931-1943.

21. SUNG H, FERLAY J, SIEGEL R L, et al. Global cancer statistics 2020: GLOBOCAN estimates of incidence and mortality worldwide for 36 cancers in 185 countries. CA Cancer J Clin, 2021, 71 (3): 209-249.

22. KANADYS W, BARAŃSKA A, MALM M, et al. Use of oral contraceptives as a potential risk factor for breast cancer: a systematic review and meta-analysis of case-control studies up to 2010. Int J Environ Res Public Health, 2021, 18 (9): 4638.

23. SCHRIJVER L H, ANTONIOU A C, OLSSON H, et al. Oral contraceptive use and ovarian cancer risk for BRCA1/2 mutation carriers: an international cohort study. Am J Obstet Gynecol, 2021, 225 (1): 51. e1-51. e17.

24. BURCHARDT N A, SHAFRIR A L, KAAKS R, et al. Oral contraceptive use by formulation and endometrial cancer risk among women born in 1947-1964: the Nurses' Health Study Ⅱ, a prospective cohort study. Eur J Epidemiol, 2021, 36 (8): 827-839.

25. 周蓉, 鹿群, 刘国莉, 等. 早期子宫内膜癌保留生育功能治疗专家共识. 中国妇产科临床杂志, 2019, 20 (4): 369-373

26. MITTERMEIER T, FARRANT C, WISE M R. Levonorgestrel-releasing intrauterine system for endometrial hyperplasia. Cochrane Database Syst Rev, 2020, 9 (9): CD012658.

27. BERNARD L, KWON J S, SIMPSON A N, et al. The levonorgestrel intrauterine system for prevention of endometrial cancer in women with obesity: a cost-effectiveness study. Gynecol Oncol, 2021, 161 (2): 367-373.

28. ASTHANA S, BUSA V, LABANI S. Oral contraceptives use and risk of cervical cancer-A systematic review & meta-analysis. Eur J Obstet Gynecol Reprod Biol, 2020, 247: 163-175.

29. CHARLTON B M, WU K, ZHANG X, et al. Oral contraceptive use and colorectal cancer in the Nurses' Health Study Ⅰ and Ⅱ. Cancer Epidemiol Biomarkers Prev, 2015, 24 (8): 1214-1221.

30. LESLIE K K, ESPEY E. Oral contraceptives and skin

cancer: is there a link？. Am J Clin Dermatol, 2005, 6 (6): 349-355.

31. CERVENKA I, MAHAMAT-SALEH Y, SAVOYE I, et al. Oral contraceptive use and cutaneous melanoma risk: a French prospective cohort study. Int J Cancer, 2018, 143 (10): 2390-2399.

32. NEUBERGER J, PORTMANN B, NUNNERLEY H B, et al. Oral-contraceptive-associated liver tumours: occurrence of malignancy and difficulties in diagnosis. Lancet, 1980, 1 (8163): 273-276.

33. AN N. Oral contraceptives use and liver cancer risk: a dose-response meta-analysis of observational studies. Medicine (Baltimore), 2015, 94 (43): e1619.

34. BUUR L E, LAURBERG V R, ERNST A, et al. Oral contraceptive use and genital anomalies in sons. A Danish cohort study. Reprod Toxicol, 2019, 89: 67-73.

35. TANG R, YE X, CHEN S, et al. Pregravid oral contraceptive use and the risk of preterm birth, low birth weight, and spontaneous abortion: a systematic review and meta-analysis. J Womens Health (Larchmt), 2020, 29 (4): 570-576.

36. 车焱, 顾向应, 黄丽丽, 等. HIV 感染女性避孕方法选择的中国专家共识. 中国计划生育和妇产科, 2020, 12 (5): 3-8.

37. SHEN J, CHE Y, SHOWELL E, et al. Interventions for emergency contraception. Cochrane Database Syst Rev, 2017, 8 (8): CD001324.

38. JATLAOUI T C, RILEY H, CURTIS K M. Safety data for levonorgestrel, ulipristal acetate and Yuzpe regimens for emergency contraception. Contraception, 2016, 93 (2): 93-112.

39. WHO Task Force on Postovulatory Methods of Fertility Regulation. Randomised controlled trial of levonorgestrel versus the Yuzpe regimen of combined oral contraceptives for emergency contraception. Task force on postovulatory methods of fertility regulation. Lancet, 1998, 352 (9126): 428-433.

40. WHO Task Force on Postovulatory Methods of Fertility Regulation. Efficacy and side effects of immediate post-coital levonorgestrel used repeatedly for contraception. United Nations Development Programme/United Nations Population Fund/World Health Organization/World Bank Special Programme of Research, Development and Research Training in Human Reproduction, Task Force on Post-Ovulatory Methods of Fertility Regulation. vonhertzenh@who. ch. Contraception, 2000, 61 (5): 303-308.

41. FESTIN M P, BAHAMONDES L, NGUYEN T M, et al. A prospective, open-label, single arm, multicentre study to evaluate efficacy, safety and acceptability of pericoital oral contraception using levonorgestrel 1.5mg. Hum Reprod, 2016, 31 (3): 530-540.

42. GLASIER A, THONG K J, DEWAR M, et al. Mifepristone (RU 486) compared with high-dose estrogen and progestogen for emergency postcoital contraception. N Engl J Med, 1992, 327 (15): 1041-1044.

43. WHO Task Force on Postovulatory Methods of Fertility Regulation. Comparison of three single doses of mifepristone as emergency contraception: a randomised trial. Lancet, 1999, 353: 697-702.

44. 肖碧莲, H VON HERTZEN, 赵珩, 等. 两种单剂量米非司酮用于紧急避孕的随机双盲比较研究. 中华医学杂志, 2003, 83 (10): 813-818.

45. CLELAND K, ZHU H P, GOLDSTUCK N, et al. The efficacy of intrauterine devices for emergency contraception: a systematic review of 35 years of experience. Hum Reprod, 2012, 27 (7): 1994-2000.

46. VAN DER WIJDEN C, MANION C. Lactational amenorrhoea method for family planning. Cochrane Database Syst Rev, 2015, 2015 (10): CD001329.

47. 侯庆昌, 肖绍博, 曹小明, 等. 比林斯自然避孕法的推广使用. 中国计划生育学杂志, 1997, 6 (32): 342347.

48. 刘树昇, 张燕尔, 柴丽萍, 等. 上海市黄浦区社区比林斯自然避孕法的应用研究. 生殖与避孕, 2010, 30 (6): 416419.

49. GENTILE G P, KAUFMAN S C, HELBIG D W. Is there any evidence for a post-tubal sterilization syndrome？ Fertil Steril, 1998, 69 (2): 179-186.

50. 曹泽毅, 乔杰. 中华妇产科学. 4 版. 北京: 人民卫生出版社, 2023.

51. 方爱华, 王益鑫. 计划生育技术. 3 版. 上海: 上海科学技术出版社, 2012.

52. 魏丽惠. 妇产科手术精要与并发症. 北京: 北京大学出版社, 2012.

53. GEMZELL-DANIELSSON K, KOPP H K. Post abortion contraception. Womens Health (Lond), 2015, 11 (6): 779-784.

54. CURRY A, WILLIAMS T, PENNY M L. Pelvic inflammatory disease: diagnosis, management, and prevention. Am Fam Physician, 2019, 100 (6): 357-364.

55. HAGGERTY C L, NESS R B. Diagnosis and treatment of pelvic inflammatory disease. Womens Health (Lond), 2008, 4 (4): 383-397.

56. 茅娅男, 尤志学. ASCCP 2019 共识指南子宫颈癌筛查结果异常管理解读. 现代妇产科进展, 2021, 1: 58-64.

57. 中国优生科学协会阴道镜和宫颈病理学分会专家委员会. 中国子宫颈癌筛查及异常管理相关问题专家共识. 中国妇产科临床杂志, 2017, 18 (2): 190-192.

58. ZHAO S, CHEN L, ZANG Y, et al. Endometrial cancer in Lynch syndrome. Int J Cancer, 2022, 150 (1): 7-17.

59. FEICHTINGER M, RODRIGUEZ-WALLBERG K A. Fertility preservation in women with cervical, endometrial or ovarian cancers. Gynecol Oncol Res Pract, 2016, 3: 8.

60. 马博文, 郭云泉, 马丽丽. 液基薄层细胞技术对宫颈上皮细胞异常筛查作用的研究. 中华病理学杂志, 2004, 33 (3): 287.

61. INOUE O, HAMATANI T, SUSUMU N, et al. Factors affecting pregnancy outcomes in young women treated with fertility-preserving therapy for well-differentiated endometrial cancer or atypical endometrial hyperplasia Reprod Biol Endocrinol, 2016, 14: 2.

62. 郎景和, 冷金花, 邓姗, 等. 左炔诺孕酮宫内缓释系统临床应用的中国专家共识. 中华妇产科杂志, 2019, 54 (12): 815-825.

63. 陈晓军, 杨佳欣, 王华英, 等. 子宫内膜非典型增生和早期子宫内膜样癌的保留生育功能治疗及评估的建议. 中华妇产科杂志, 2019, 54 (2): 80-86.

64. 中国研究型医院学会妇产科专业委员会. 早期子宫内膜癌保留生育功能治疗专家共识. 中国妇产科临床杂志, 2019, 20 (4): 369-373.

65. YIN J, WANG Y, SHAN Y, et al. Pregnancy and oncologic outcomes of early stage low grade epithelial ovarian cancer after fertility sparing surgery: a retrospective study in one tertiary hospital of China. J Ovarian Res, 2019, 12 (1): 44.

66. CRAFTON S M, COHN D E, LLAMOCCA E N, et al. Fertility-sparing surgery and survival among reproductive-age women with epithelial ovarian cancer in 2 cancer registries. Cancer, 2020, 126 (6): 1217-1224.

67. Practice Committee of the American Society for Reproductive Medicine. Removal of myomas in asymptomatic patients to improve fertility and/or reduce miscarriage rate: a guideline. Fertil Steril, 2017, 108 (3): 416-425.

68. Practice Committee of American Society for Reproductive Medicine in collaboration with Society of Reproductive Surgeons. Myomas and reproductive function. Fertil Steril, 2008, 90 (5 Suppl): S125-30.

69. 中国医师协会妇产科医师分会, 中华医学会妇产科学分会子宫内膜异位症协作组. 子宫内膜异位症诊治指南 (第三版). 中华妇产科杂志, 2021, 56 (12): 812-824.

70. Members of the Endometriosis Guideline Core Group, BECKER C M, BOKOR A, et al. ESHRE guideline: endometriosis. Hum Reprod Open, 2022, 2022 (2): hoac009.

71. MENKEN J, TRUSSELL J, LARSEN U. Age and infertility. Science, 1986, 233 (4771): 1389-1394.

72. American College of Obstetricians and Gynecologists Committee on Gynecologic Practice and Practice Committee. Female age-related fertility decline. Committee Opinion No. 589. Fertil Steril, 2014, 1 (3): 633-634.

73. Practice Committee of American Society for Reproductive Medicine in collaboration with Society for Reproductive Endocrinology and Infertility. Optimizing natural fertility: a committee opinion. Fertil Steril, 2022, 117 (1): 53-63.

74. Practice Committee of the American Society for Reproductive Medicine. Definitions of infertility and recurrent pregnancy loss: a committee opinion. Fertil Steril, 2020, 113 (3): 533-535.

75. BAIRD D T, COLLINS J, EGOZCUE J, et al. Fertility and ageing. Hum Reprod Update, 2005, 11 (3): 261-276.

76. WILCOX A J, WEINBERG C R, BAIRD D D. Timing of sexual intercourse in relation to ovulation. Effects on the probability of conception, survival of the pregnancy, and sex of the baby. N Engl J Med, 1995, 333 (23): 1517-1521.

77. 中华医学会妇产科学分会产科学组. 孕前和孕期保健指南 (2018). 中华妇产科杂志, 2018, 53 (1): 7-13.

78. SUN Z L, YANG X, BAI W, et al. Maternal ambient air pollution exposure with spatial-temporal variations and preterm birth risk assessment during 2013-2017 in Zhejiang Province, China. Environ Int, 2019, 133 (Pt B): 105242.

79. ZHANG Y J, WANG L, CHEN H, et al. Ambient $PM_{2.5}$ and clinically recognized early pregnancy loss: a case-control study with spatiotemporal exposure predictions. Environ Int, 2019, 126: 422-429.

80. LU C W, ZHANG X, ZHENG J, et al. Combined effects of ambient air pollution and home environmental factors on low birth weight. Chemosphere, 2020, 240: 124836.

81. 梁晓燕, 方丛, 李晶洁, 等. 中国女性肿瘤患者生育力保护及保存专家共识. 中国肿瘤临床, 2020, 47 (5): 217-221.

82. SCHÜRING A N, FEHM T, BEHRINGER K, et al. Practical recommendations for fertility preservation in women by the FertiPROTEKT network. Part Ⅰ: indications for fertility preservation. Arch Gynecol Obstet, 2018, 297 (1): 241-255.

83. MEIROW D, BIEDERMAN H, ANDERSON R A, et al.

Toxicity of chemotherapy and radiation on female reproduction. Clin Obstet Gynecol, 2010, 53 (4): 727-739.

84. MARTINEZ F. Update on fertility preservation from the Barcelona international society for fertility preservation-ESHRE-ASRM 2015 expert meeting: indications, results and future perspectives. Hum Reprod, 2017, 32 (9): 1802-1811.

85. ANDERSON R A, MITCHELL R T, KELSEY T W, et al. Cancer treatment and gonadal function: experimental and established strategies for fertility preservation in children and young adults. Lancet Diabetes Endocrinol, 2015, 3 (7): 556-567.

86. ESHRE Guideline Group on Female Fertility Preservation, ANDERSON R A, AMANT F, et al. ESHRE guideline: female fertility preservation. Hum Reprod Open, 2020, 2020 (4): hoaa052.

中英文名词对照索引